中国中医药年鉴

周谷城题

2021

· 学术卷

· 主办　国家中医药管理局

· 承办　上海中医药大学

· 编审　《中国中医药年鉴（学术卷）》编辑委员会

上海辞书出版社

图书在版编目(CIP)数据

中国中医药年鉴. 学术卷. 2021 /《中国中医药年鉴(学术卷)》编辑委员会编.—上海:上海辞书出版社,2021

ISBN 978-7-5326-5881-7

Ⅰ.①中… Ⅱ.①中… Ⅲ.①中国医药学-2021-年鉴 Ⅳ.①R2-54

中国版本图书馆 CIP 数据核字(2021)第 233011 号

中国中医药年鉴(学术卷)2021

《中国中医药年鉴(学术卷)》编辑委员会 编

责任编辑 王 莹
特约编辑 袁 琦
装帧设计 姜 明
责任印制 曹洪玲

出版发行 上海世纪出版集团
上海辞书出版社(www.cishu.com.cn)
地 址 上海市闵行区号景路 159 弄 B 座(邮政编码:201101)
印 刷 上海盛通时代印刷有限公司
开 本 889×1194 毫米 1/16
印 张 39.5
插 页 8
字 数 1 050 000
版 次 2021 年 12 月第 1 版 2021 年 12 月第 1 次印刷
书 号 ISBN 978-7-5326-5881-7/R·78
定 价 280.00 元

本书如有质量问题,请与承印厂联系。电话:021-37910000

《中国中医药年鉴(学术卷)》编辑委员会

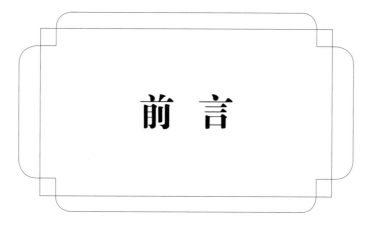

前　言

前　言

《中国中医药年鉴》由国家中医药管理局主办，其前身为1983年上海中医学院创办的《中医年鉴》，1989年更名为《中国中医药年鉴》，至今已连续编撰出版38卷。2003年，国家中医药管理局决定将《中国中医药年鉴》分为行政卷和学术卷两部分，行政卷由中国中医药出版社承办，学术卷由上海中医药大学承办。《中国中医药年鉴（学术卷）》（以下简称《年鉴》）是一部全面反映中国中医药学术成就和学术进展的综合性、前沿性、权威性、史料性工具书，也是一部属于历史档案性质的工具书。

2021卷《年鉴》以上一年度全国公开发行的中医药学术期刊和全国性学术会议中发表的优秀论文为依据，由《年鉴》编委、编辑、撰稿人和相关专家共同商讨，确定撰写条目。全书经编辑初审，副主编、主编复审，由《年鉴》编辑委员会最终审定。

本书分为纸质版和网络版。纸质版内容包括特载、专论、校院长论坛、重大学术成果、学术进展、记事、索引等栏目，附录有《年鉴》文献来源前50种期刊、《年鉴》文献来源前50所院校、《年鉴》文献来源前40家医疗机构等。网络版内容包括新订中医药规范、原则、标准，中医药科研获奖项目，中草药中的新成分研究，中医药出版新书目，中医药期刊一览表，中医药学术期刊论文分类目录。其中期刊论文目录索引约200万字，具有多途径的检索功能，为读者查询上一年度的中医文献信息提供了便利。

2020年，面对突如其来的新型冠状病毒肺炎疫情，中医药发挥了积极而重要的作用。习近平总书记指出：“中西医结合、中西药并用，是这次疫情防控的一大特点，也是中医药传承精华、守正创新的生动实践。”为此，本卷特别开设了“抗疫专题”栏目，收录了国医大师、中国工程院院士等专家撰写的相关学术论文，如《抗疫是中医守正创新的生动实践》《养护精气神　筑牢防疫堤坝》等，较全面地总结了中医药抗疫的经验和取得的成果，更加坚定了抗疫信心和中医自信。

在学术进展方面，仍密切追踪各学科重大项目的连续性报道。本卷《年鉴》引用公开发表于中医药期刊的论文，以及国家自然科学基金、科技部、国家中医药管理局等资助项目的论文约3 500条。

《年鉴》的前言和目录采用中英文对照。

2020年，是惊心动魄、史无前例的抗疫之年，也是我国“十三五”规划的收官之年。经过全党全国各族人民持续奋斗，我们实现了第一个百年奋斗目标，在中华大地上全面建成了小康社会，历史性地解决了绝对贫困问题，正在意气风发向着全面建成社会主义现代化强国的第二个百年奋斗目标迈进。随着一系列重要规划纲要、文件的颁布和实施，中医药事业迎来新机遇，也指引着我们奋发努力，继续开创中医药振兴发展新局面，为建设健康中国和实现中华民族伟大复兴的中国梦贡献力量。

《年鉴》工作是一项承上启下、继往开来、服务当代、有益后世的文化基础事业。全体编者将以严谨求实的态度和崇高的历史使命感，进一步提高《年鉴》的编撰水平和学术影响力，充分发挥其存史资政、鉴往知来的作用，让《年鉴》成为中医药学术的家园和品牌。

编　者

2021年8月

Preface

Traditional Chinese Medicine Yearbook of China is sponsored by the State Administration of Traditional Chinese Medicine and its predecessor was Yearbook of Traditional Chinese Medicine which was first published by Shanghai College of Traditional Chinese Medicine in 1983. In 1989, the Yearbook was renamed Traditional Chinese Medicine Yearbook of China. Thirty-eight volumes have been consecutively published so far. In 2003, the State Administration of Traditional Chinese Medicine decided to divide the Yearbook into two volumes, administration volume and academic volume. The administration volume is compiled by China Press of Traditional Chinese Medicine, while the academic volume is compiled by Shanghai University of Traditional Chinese Medicine. Traditional Chinese Medicine Yearbook of China (Academic volume) (hereafter referred to as the Yearbook) is a comprehensive, advanced, authoritative and historical reference book fully reflecting the academic achievement and progress of China traditional Chinese medicine(hereafter referred to as TCM), also considered as a reference book of historical archives.

The Yearbook 2021 is based on published national TCM scholarly journals and best essays presented in national academic conferences in the last year. Each item included was finalized through discussion among editorial board member of the Yearbook, editors, writers and relevant experts. The Yearbook has to go through initial evaluation by editors, review by deputy editor-in-chief and editor-in-chief, and final approval by editorial board of the Yearbook.

Both paper version and web version of the Yearbook are available. The paper version consists of columns such as Special Reprint, Special Papers, University President Forum, Academic Achievements, Academic Progress, Events and Index. The Appendix lists Top 50 Journals for Citation Frequency in the Yearbook, Top 50 Universities and Colleges for Citation Frequency in the Yearbook, Top 40 Medical Institutions for Citation Frequency in the Yearbook, etc. The web version covers the newly published TCM specifications, principles and standards, the project list of TCM awards, the study of new ingredients and components of Chinese material medica, the lists of newly published TCM books and TCM journals, and classified catalogue of TCM scholarly journal articles. The content indexes of TCM articles contain around 2 000 000 Chinese characters with multi-way retrieval function, providing easy access for readers to search TCM literature of the last year.

In year 2020, confronting the sudden outbreak of COVID-19, TCM has played a positive and important role. General Secretary Xi Jinping commented that "Combination of TCM and western medicine is a major feature of epidemic prevention and control this time, it is also a vivid practice of TCM inheritance and innovation". Therefore, the *Yearbook* specifically sets up a column Fighting Epidemic which includes academic papers written by master of Chinese medicine, academician of Chinese Academy of Engineering, etc., such as "Fighting Epidemic is a Vivid Practice of TCM Inheritance and Innovation" "Nourishing Essence, Qi and Spirit to Strengthen the Dyke Against Epidemic", etc., comprehensively summarizing the experience and achievements on anti-epidemic effect of TCM, to further build confidence in fighting epidemic and self-confidence in TCM.

The academic progress part still closely follows continuous reports of key projects in various disciplines. The *Yearbook* has about 3 500 citations from articles published on TCM journals, and essays sponsored by National Natural Science Foundation of China, Ministry of Science and Technology and the State Administration of Traditional Chinese Medicine.

The Preface and Table of Contents of the *Yearbook* are written in both Chinese and English.

2020 is a thrilling and unprecedented year fighting against the epidemic, also the last year of China's 13th Five-Year Plan. Through continuous striving of the entire Party and the people of all nationalities, we have achieved the first centennial goal, built a comprehensive well-off society on the land of China, solved the problem of absolute poverty, and are marching forward with high spirit to the second centennial goal of building a modern powerful socialist country. With a series of important plans and documents being issued and implemented, TCM is facing new opportunities, guiding us to work hard, continue to initiate new prospect of TCM revitalization and development, contribute to building a healthy China and realizing the Chinese dream of the great rejuvenation of the Chinese nation.

The *Yearbook* is essential for academic inheritance and innovation. It will not only serve the contemporary but also benefit the future. All the editors, with tremendous rigor and enormous sense of historical mission, will further improve the compilation quality and increase the academic influence of the *Yearbook* to enable it to play full role in supporting state affairs upon recording history and foreseeing the future by reviewing the past, makeing the *Yearbook* homeland and brand of TCM science.

Editor

August 2021

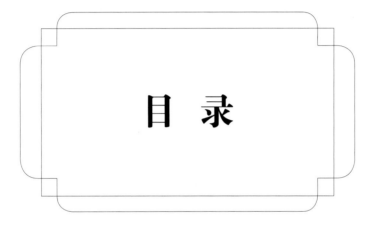

目　录

目　录

特　载　　在全国抗击新冠肺炎疫情表彰大会上的讲话 ⋯⋯⋯⋯⋯ 37
　　　　　构建起强大的公共卫生体系　为维护人民健康提供
　　　　　　有力保障 ⋯⋯⋯⋯⋯⋯⋯⋯⋯⋯⋯⋯⋯⋯⋯⋯⋯⋯⋯ 44

专　论　　充分发挥中医药独特优势和作用　为人民群众健康
　　　　　　作出新贡献 ⋯⋯⋯⋯⋯⋯⋯⋯⋯⋯⋯⋯⋯⋯⋯⋯⋯⋯ 51
　　　　　加强我国新发突发传染病中医药应急防控体系建设
　　　　　　的战略思考 ⋯⋯⋯⋯⋯⋯⋯⋯⋯⋯⋯⋯⋯⋯⋯⋯⋯ 55
　　　　　打造中西医学疗效评价"公平秤" ⋯⋯⋯⋯⋯⋯⋯⋯⋯ 61

校院长论坛　"平战结合"推动中医药事业发展 ⋯⋯⋯⋯⋯⋯⋯⋯ 69
　　　　　中西医结合,助力完善我国公共卫生体系 ⋯⋯⋯⋯⋯ 71

重大学术成果　2020年度国家科学技术进步奖 ⋯⋯⋯⋯⋯⋯⋯⋯ 75
　　　　　张伯礼获"人民英雄"国家荣誉称号 ⋯⋯⋯⋯⋯⋯⋯ 75
　　　　　2020年度中医药十大学术进展 ⋯⋯⋯⋯⋯⋯⋯⋯⋯ 76

抗疫专题　抗疫是中医守正创新的生动实践
　　　　　　——学习习近平在专家学者座谈会上讲话精神笔谈 ⋯ 81
　　　　　养护精气神　筑牢防疫堤坝
　　　　　　——从《黄帝内经》谈新型冠状病毒肺炎的防和护 ⋯ 84
　　　　　避毒气　养正气　宁神气　复元气
　　　　　　——从四气入手谈新型冠状病毒肺炎防治 ⋯⋯⋯⋯ 88
　　　　　中医气功:提升精气神　铸战"疫"堡垒 ⋯⋯⋯⋯⋯⋯ 91

学术进展　一、理论研究 ⋯⋯⋯⋯⋯⋯⋯⋯⋯⋯⋯⋯⋯⋯⋯⋯⋯ 95
　　　　　　(一)中医基础理论 ⋯⋯⋯⋯⋯⋯⋯⋯⋯⋯⋯⋯⋯ 95
　　　　　　　概述 ⋯⋯⋯⋯⋯⋯⋯⋯⋯⋯⋯⋯⋯⋯⋯⋯⋯⋯ 95

阴阳五行学说研究 …………… 100

病因病机研究 ………………… 102

诊法研究 ……………………… 103

证候规律研究 ………………… 105

证候实质研究 ………………… 107

体质学说研究 ………………… 109

〔附〕 参考文献 …………… 113

（二）中药理论 ……………… 117

概述 …………………………… 117

中药配伍理论研究 …………… 118

中药药性考证与分析研究 …… 121

〔附〕 参考文献 …………… 123

二、临床各科 ………………………… 126

（一）名医经验 ……………… 126

熊继柏 ………………………… 126

禤国维 ………………………… 128

〔附〕 参考文献 …………… 130

（二）传染科 ………………… 132

概述 …………………………… 132

新型冠状病毒肺炎的病名及病因
病机研究 …………………… 134

新型冠状病毒肺炎的治疗 …… 135

〔附〕 参考文献 …………… 136

（三）肿瘤科 ………………… 139

概述 …………………………… 139

肿瘤癌毒病因论研究 ………… 139

中医药治疗肿瘤相关性贫血研究 …… 140

固本清源理论在肿瘤治疗中的应用
………………………………… 141

大肠癌的治疗与研究 ………… 142

髓系白血病的治疗与研究 …… 143

〔附〕 参考文献 …………… 144

（四）内科 …………………… 147

概述 …………………………… 147

重症肺炎的治疗及临床研究 … 151

咳嗽变异型哮喘的治疗及临床研究
………………………………… 152

急性心肌梗死的治疗与研究 … 152

慢性心力衰竭的治疗与研究 … 153

慢性萎缩性胃炎的治疗及临床研究
………………………………… 154

溃疡性结肠炎的治疗与研究 … 155

非酒精性脂肪肝的治疗与研究 … 157

肝纤维化的治疗及实验研究 … 159

肝硬化及并发症的治疗及临床研究
………………………………… 160

慢性肾小球肾炎的治疗及实验研究
………………………………… 161

慢性肾衰竭的治疗与研究 …… 162

特发性膜性肾病的治疗及临床研究
………………………………… 163

再生障碍性贫血的治疗与研究 … 165

原发免疫性血小板减少症的治疗及
临床研究 …………………… 166

过敏性紫癜的治疗及临床研究 … 166

2型糖尿病的治疗与研究 …… 167

糖尿病肾病的治疗与研究 …… 168

帕金森病的治疗及临床研究 … 170

缺血性中风的治疗及临床研究 … 171

类风湿关节炎的治疗与研究 … 171

强直性脊柱炎的治疗及临床研究 … 172

血管性痴呆的治疗及实验研究 … 173

〔附〕 参考文献 …………… 175

（五）妇科 …………………… 182

概述 …………………………… 182

子宫内膜异位症的治疗及实验研究 … 186

妊娠期绒毛膜下血肿的治疗 … 188

妊娠期糖尿病的治疗 …………… 189
产后盆底功能障碍的治疗 …………… 191
卵巢储备功能减退的治疗与研究 …… 192
〔附〕 参考文献 …………………… 195

（六）儿科 ……………………………… 199

概述 ………………………………… 199
新生儿高胆红素血症的治疗 ……… 205
小儿外感发热的治疗 ……………… 206
儿童流行性感冒的治疗 …………… 207
小儿反复呼吸道感染的治疗 ……… 208
小儿支原体肺炎的治疗 …………… 209
小儿咳嗽变异性哮喘的治疗 ……… 210
小儿变应性鼻炎的治疗 …………… 211
小儿功能性消化不良的治疗 ……… 212
小儿迁延性腹泻的治疗 …………… 212
小儿紫癜性肾炎的治疗 …………… 213
儿童注意缺陷多动障碍的治疗 …… 214
小儿湿疹的治疗 …………………… 215
〔附〕 参考文献 …………………… 216

（七）外科 ……………………………… 221

概述 ………………………………… 221
痤疮的治疗与研究 ………………… 225
带状疱疹的治疗与研究 …………… 227
黄褐斑的治疗与研究 ……………… 228
湿疹的治疗及实验研究 …………… 230
急性胰腺炎的治疗及实验研究 …… 232
乳腺增生病的治疗及实验研究 …… 234
胆囊炎的治疗与研究 ……………… 235
肛瘘的治疗及实验研究 …………… 236
糖尿病足的治疗及实验研究 ……… 237
〔附〕 参考文献 …………………… 239

（八）骨伤科 …………………………… 244

概述 ………………………………… 244
颈椎病的治疗与研究 ……………… 246

膝骨关节炎的治疗及实验研究 …… 249
骨质疏松症的治疗及实验研究 …… 250
腰椎间盘突出症的治疗与研究 …… 253
〔附〕 参考文献 …………………… 254

（九）五官科 …………………………… 257

视网膜静脉阻塞的治疗与研究 …… 257
糖尿病性视网膜病变的治疗与研究
………………………………… 258
干眼症的治疗与研究 ……………… 259
年龄相关性黄斑变性的治疗与研究
………………………………… 260
视神经萎缩的治疗及临床研究 …… 260
耳鸣的治疗 ………………………… 261
分泌性中耳炎的治疗 ……………… 262
变应性鼻炎的治疗与研究 ………… 262
鼻-鼻窦炎的治疗与研究 ………… 264
慢性咽炎的治疗 …………………… 264
复发性口腔溃疡的治疗及临床研究 … 265
慢性牙周炎的治疗与研究 ………… 266
〔附〕 参考文献 …………………… 267

（十）针灸 ……………………………… 270

概述 ………………………………… 270
针灸防治新型冠状病毒肺炎 ……… 275
针灸治疗肥胖 ……………………… 280
针灸治疗阿尔茨海默病的实验研究
………………………………… 281
针灸治疗抑郁症的临床与实验研究
………………………………… 283
针灸治疗慢性疲劳综合征 ………… 284
针灸治疗膝骨关节炎的临床与实验
研究 ……………………………… 286
针灸治疗产后缺乳 ………………… 288
《黄帝内经》针灸研究 …………… 289
基于 CiteSpace 的针灸相关研究 …… 291
〔附〕 参考文献 …………………… 292

（十一）推拿…………………… 300

概述…………………………… 300
推拿基础实验研究…………… 302
推拿治疗小儿脑瘫…………… 305
推拿古籍及流派研究………… 306
〔附〕 参考文献…………… 307

（十二）气功…………………… 310

概述…………………………… 310
传统功法对新型冠状病毒肺炎康
　复作用的研究……………… 314
传统功法对 2 型糖尿病康复作用
　的研究……………………… 315
传统功法对老年人跌倒效能和平
　衡能力影响的研究………… 316
〔附〕 参考文献…………… 317

（十三）护理…………………… 319

概述…………………………… 319
呼吸系统疾病护理…………… 322
老年性疾病护理……………… 323
失眠的护理…………………… 324
骨科疾病护理………………… 324
〔附〕 参考文献…………… 325

三、中药………………………… 327

（一）中药资源………………… 327

概述…………………………… 327
药用植物转录组研究………… 330
药用植物种子萌发特性研究… 333
非生物胁迫对药用植物生长特性及其
　活性成分合成的影响……… 334
〔附〕 参考文献…………… 340

（二）中药质量评价…………… 345

概述…………………………… 345

中药品种考证研究…………… 350
中药材基原物种及其混伪品 DNA
　条形码分子鉴定…………… 356
中药材质量标志物预测分析研究… 362
〔附〕 参考文献…………… 365

（三）中药化学………………… 369

概述…………………………… 369
2020 年中草药中发现的新化合物和
　新骨架……………………… 371
UPLC-Q-TOF-MS/MS 在中药及复方
　化学成分分析中的应用…… 371
〔附〕 参考文献…………… 378

（四）中药药剂………………… 411

概述…………………………… 411
超临界提取技术的研究……… 419
中药缓控释制剂的研究……… 420
中药胶囊剂的研究…………… 422
中药配方颗粒的研究………… 423
〔附〕 参考文献…………… 425

（五）中药炮制………………… 430

概述…………………………… 430
24 种中药炮制工艺的研究 … 432
19 种中药炮制前后化学成分变化的
　研究………………………… 436
17 种中药炮制前后药理作用变化的
　研究………………………… 441
〔附〕 参考文献…………… 446

（六）中药药理………………… 451

概述…………………………… 451
中药防治新型冠状病毒肺炎的网络
　药理学研究………………… 457
中药改善急性肺损伤的实验研究
　……………………………… 458

中药治疗缺血性脑卒中的作用机制
研究 …………………………… 460
中药治疗糖尿病的机制研究 ……… 461
中药调控 RAS 双轴的作用研究 …… 462
中药调控脂肪细胞分化及脂代谢的
机制研究 …………………………… 463
代谢组学的研究 ………………… 464
〔附〕 参考文献 ………………… 467

（七）方剂研究 ………………………… 481
概述 ……………………………… 481
复方治疗糖尿病及其并发症研究…… 487
基于数据挖掘的组方配伍规律研究 … 488
四君子汤的研究 ………………… 490
逍遥散的研究 …………………… 492
方剂防治新型冠状病毒肺炎的配伍
规律研究 ………………………… 495
复方防治血管性痴呆的作用机制
研究 ……………………………… 496
〔附〕 参考文献 ………………… 498

四、养生与康复 ………………………… 506
概述 ……………………………… 506
保健食品的研究 ………………… 509
养老保健服务的研究 …………… 510
新型冠状病毒肺炎背景下的养生康复研究
………………………………… 512
〔附〕 参考文献 ………………… 513

五、医史文献 …………………………… 516
（一）古籍文献 ………………………… 516
概述 ……………………………… 516
涉医出土文献研究 ……………… 518
中医翻译研究 …………………… 519
〔附〕 参考文献 ………………… 524

（二）医家学派 ………………………… 527
概述 ……………………………… 527
孙思邈学术思想研究 …………… 527
海上医家学术思想研究 ………… 529
岭南医学研究 …………………… 529
〔附〕 参考文献 ………………… 530

（三）医史文化 ………………………… 533
概述 ……………………………… 533
儒家文化与中医之研究 ………… 534
中医海外传播研究 ……………… 536
〔附〕 参考文献 ………………… 538

六、民族医药 …………………………… 542
藏医药研究 ……………………… 542
蒙医药研究 ……………………… 545
彝医药研究 ……………………… 547
维吾尔医药研究 ………………… 548
民族医药防治新型冠状病毒肺炎研究 …… 550
〔附〕 参考文献 ………………… 551

七、国外中医药 ………………………… 555
国外针灸治疗研究 ……………… 555
中医药海外发展现状 …………… 557
冥想状态下脑电活动的研究 …… 559
〔附〕 参考文献 ………………… 561

八、教学与科研 ………………………… 564
（一）教学研究 ………………………… 564
新型冠状病毒肺炎疫情下中医院校
教学方法的实践探索 …………… 564
慕课在中医药教学中的应用研究…… 565
〔附〕 参考文献 ………………… 567

13

（二）科研方法…………… 569

中医药产业的创新发展研究………… 569

中医药翻译的应用研究……………… 570

中医数据挖掘常用算法研究………… 571

［附］参考文献……………………… 572

记　事

一、学术会议 ……………………… 577

第二届海峡两岸青年中医药传承创新论
坛暨第二届皖湘中药论坛在衡阳召开
…………………………………… 577

世界中医药学会联合会睡眠医学专业委
员会第十届学术年会召开 ……… 577

中华中医药学会脾胃病分会第 32 次全
国脾胃病学术交流大会先锋青年学者
论坛召开 ………………………… 577

第 674 次香山会议在北京召开 … 577

第四届中医药文化大会在日照召开 … 578

世界中医药学会联合会中医特色诊疗研
究专业委员会第四届理事换届会议暨
第十三届国际学术年会在北京召开 … 578

中华中医药学会神志病分会第十二次学
术研讨会暨换届选举会议在哈尔滨
召开 …………………………… 578

中华中医药学会健康管理分会第五次学
术年会暨换届选举会议在连云港召开
…………………………………… 578

中华中医药学会防治艾滋病分会 2020 年
学术年会在西安召开 …………… 579

"全国中医微创针法与经方论坛"在南阳
召开 …………………………… 579

中华中医药学会李时珍研究分会换届选
举会议暨第十三届李时珍医药论坛在
天津召开 ……………………… 579

中华中医药学会补肾活血法分会 2020 年
学术年会暨换届选举会议在天津召开 … 579

2020 年海峡两岸暨港澳青年科学家学术
论坛在深圳召开 ………………… 579

中华中医药学会第二十四次全国风湿病
学术会议在哈尔滨召开 ………… 580

中华中医药学会眼科分会第十九次学术
年会在线召开 …………………… 580

中华中医药学会推拿分会第二十一次学
术年会在长春召开 ……………… 580

第十六届国际络病学大会暨第八届中西
医结合血管病学大会在石家庄召开 … 580

中华中医药学会感染病分会 2020 年学
术年会在北京召开 ……………… 580

中华中医药学会编辑出版分会 2020 年
学术年会在长沙召开 …………… 581

中华中医药学会针刀医学分会 2020 年
学术年会在线召开 ……………… 581

首届傅山学术与文化传承研讨会在太原
召开 …………………………… 581

中华中医药学会仲景学说分会换届选举
会议暨第 28 次全国仲景学说学术年
会在北京召开 …………………… 581

中华中医药学会肾病分会 2020 年学术
会议暨换届选举会议在天津召开 … 581

世界中医药学会联合会满医专业委员会
第三届学术年会在长春召开 …… 582

中华中医药学会检验医学分会 2020 年
学术年会暨换届选举会议在北京召开
…………………………………… 582

中华中医药学会继续教育分会 2020 年
学术年会暨继续教育高峰论坛在成都
召开 …………………………… 582

中华中医药学会周围血管病分会第十二
　　次学术年会线上召开 …………… 582

中华中医药学会外科分会 2020 学术年
　　会系列活动在南昌启动 ………… 582

中华中医药学会治未病分会 2020 年学
　　术年会暨换届选举会议在长沙召开 …… 583

世界中医药学会联合会骨关节疾病专委
　　会第六届学术年会在洛阳召开 ……… 583

中华中医药学会综合医院中医药工作委
　　员会 2020 年学术年会在成都召开 …… 583

世界中医药学会联合会外科专业委员会
　　换届大会在北京召开 …………… 583

中华中医药学会皮肤科分会 2020 年度
　　主委扩大会议在重庆召开 ………… 584

中国针灸学会针推结合专业委员会第二
　　届委员会换届会议暨 2020 年学术年
　　会在深圳召开 ………………… 584

2020 年世界中医药学会肿瘤精准医学专
　　业委员会第四届学术交流大会召开 …… 584

中华中医药学会养生康复分会 2020 年
　　学术交流会在深圳召开 ………… 584

中华中医药学会适宜技术国际推广合作
　　论坛暨"和之道"中医学术思想研讨会
　　在上海召开 …………………… 585

中华中医药学会第十八次中医护理学术
　　交流会在北京召开 ……………… 585

中华中医药学会免疫学分会第六次学术
　　交流会在广州召开 ……………… 585

中华中医药学会内科分会 2020 年学术
　　年会在北京召开 ……………… 585

2020 年中国中医经方大会在郑州召开 …… 585

第十七届世界中医药大会在北京召开 …… 586

中华中医药学会皮肤科分会 2020 年科
　　研工作会议在西安召开 ………… 586

中华中医药学会全科医学分会 2020 年
　　学术年会在线上召开 …………… 586

二、中外交流 ………………………… 587

世界针灸学会联合会第一次中医药治疗
　　新型冠状病毒肺炎国际团体会员网络
　　论坛召开 …………………… 587

世界中医药学会联合会举办中医药专家
　　经验全球直播 ………………… 587

世界中医药学会联合会举办中医药专家
　　经验全球直播(第二场) ………… 587

世界中医药学会联合会举办中医药专家
　　经验全球直播(第三场) ………… 587

世界中医药学会联合会中医药抗疫经验
　　专家网络会召开 ……………… 587

世界中医药学会联合会举办中医药抗疫
　　经验专家对话——意大利专场全球直播
　　…………………………… 588

中西医结合防治新型冠状病毒肺炎网络
　　学术交流会(英文专场)召开 ……… 588

"新型冠状病毒中医药对策中日网络交
　　流会"线上召开 ……………… 588

第 73 届世界卫生大会视频会议召开
　　…………………………… 588

博鳌亚洲论坛全球健康论坛第二届大会
　　筹备工作暨"全球疫情防控经验和国
　　际合作交流"视频专家会议召开 …… 588

2020 上海合作组织传统医学论坛视频会
　　议召开 ……………………… 589

世界中医药学会联合会第十二届中医儿
　　科国际学术交流大会召开 ……… 589

第三届中国-东盟卫生合作论坛和第六
　　届传统医药论坛在广西召开 …… 589

首届博鳌中医药国际发展论坛召开 …… 590

世界针灸学会联合会 2020 国际针灸学
　　术研讨会在海口召开 …………… 590

第八次世界中西医结合大会在武汉召开
　　…………………………… 590

15

联合国教科文组织保护非物质文化遗产
　　政府间委员会第十五次会议召开 ……… 590
第二届中国老年健康国际论坛在珠海
　　召开 …………………………………… 591

三、动态消息 ……………………………… 592

2020 年全国中医药局长会议召开 ……… 592
中医药国家队"逆行"向武汉 …………… 592
第二支国家中医医疗队驰援武汉 ……… 592
第三支国家中医医疗队从五省市赶赴
　　武汉 …………………………………… 593
三部门表彰全国卫生健康系统新型冠状
　　病毒肺炎疫情防控工作先进集体和先
　　进个人 ………………………………… 593
国家中医药管理局向港澳地区捐赠中药 … 593
中西医并重助力人类卫生健康共同体建
　　设访谈活动召开 ……………………… 593
第二届中医药国际化发展论坛在北京召开
　　…………………………………………… 593
公共卫生防控救治能力视频会议召开 …… 594
新型冠状病毒肺炎中医药防治工作专家
　　研讨会召开 …………………………… 594
中医药法实施三周年视频交流会召开,
　　"中医药法宣传月活动"启动 ………… 594
"十四五"中医药发展规划编制"专班"工
　　作启动 ………………………………… 594
《中医药抗疫蓝皮书》第一次编写工作会
　　召开 …………………………………… 594
后疫情时代中医药高质量发展论坛召开
　　…………………………………………… 595
2020 重大科学问题和工程技术难题发布
　　…………………………………………… 595
2020 年中国医师节座谈会召开 ………… 595
于文明在武汉调研并主持召开中医药工
　　作座谈会 ……………………………… 595

余艳红主持召开长三角中医药发展座谈会
　　…………………………………………… 596
2020 年全国中医药局长专题学习研讨班
　　召开 …………………………………… 596
第四批全国中医临床优秀人才研修项目
　　第六期中医药经典理论培训班开班 …… 596
中华中医药学会中医疫病学学科发展项
　　目启动会召开 ………………………… 596
首届中医药促进大会(西柏坡)高峰论坛
　　在石家庄召开 ………………………… 597
后新冠疫情下的"一带一路"卫生健康共
　　同体建设研讨会召开 ………………… 597
中华中医药学会首届基层中医药协同创
　　新发展大会召开 ……………………… 597
古代经典名方工作推进会在北京召开 …… 597
中医药文化传播行动正式启动 ………… 597
中国医院协会中医医院分会第六届年会
　　在北京召开 …………………………… 598
《中医病证分类与代码》和《中医临床诊
　　疗术语》印发 ………………………… 598
首届"一带一路"传统医药联盟成立暨生
　　物医药成果转化会召开 ……………… 598
2020 中国针灸学会专家工作站/服务站
　　建设经验交流会在海口召开 ………… 598
全国中医药行业高等教育"十四五"规划
　　教材建设专家论证会在北京召开 …… 598
中华中医药学会第七次全国会员代表大
　　会召开 ………………………………… 599
中华中医药学会第一届监事会成立 …… 599
中医药标准化综合知识培训班在广州
　　召开 …………………………………… 599
2020 健康责任论坛在北京召开 ………… 599
2020 年中医药非物质文化遗产发展论坛
　　在厦门召开 …………………………… 599
中医药首次写入《国家基层高血压防治
　　管理指南(2020)》 …………………… 600

索 引　　　　　主题词索引 ······································· 603

附 录　　　　　一、2021卷《中国中医药年鉴(学术卷)》文献来源
　　　　　　　　　前50种期刊 ·································· 615
　　　　　　　　二、2021卷《中国中医药年鉴(学术卷)》文献来源
　　　　　　　　　前50所大学(学院) ·························· 616
　　　　　　　　三、2021卷《中国中医药年鉴(学术卷)》文献来源
　　　　　　　　　前40家医疗机构 ···························· 617
　　　　　　　　四、2021卷《中国中医药年鉴(学术卷)》撰稿人名单 ··· 618

附 图　　　　　一、"中医基础理论"栏目参考文献关键词分布图········· 623
　　　　　　　　二、"妇科"栏目参考文献关键词分布图················· 624
　　　　　　　　三、"外科"栏目参考文献关键词分布图················· 625
　　　　　　　　四、"骨伤科"栏目参考文献关键词分布图··············· 626
　　　　　　　　五、"方剂研究"栏目参考文献关键词分布图············· 627
　　　　　　　　六、"养生与康复"栏目参考文献关键词分布图··········· 628

2021卷《中国中医药年鉴(学术卷)》网络版目录

一、2020年新订中医药规范、原则、标准

1.《中医病证分类与代码(修订版)》

2.《中医临床诊疗术语　第1部分:疾病(修订版)》

3.《中医临床诊疗术语　第2部分:证候(修订版)》

4.《中医临床诊疗术语　第3部分:治法(修订版)》

5.《中医病证分类与代码》等4项标准新旧版本映射表

6.《诊所改革试点地区中医(综合)诊所基本标准》

7.《诊所改革试点地区中医诊所基本标准》

8.《中医病案质量控制中心建设与管理指南(试行)》

9.《古代经典名方关键信息考证原则》

10.《古代经典名方关键信息表(7首方剂)》

11.《中医药传承创新工程重点中医医院中医经典病房建设与管理指南》

12.《全国公共卫生信息化建设标准与规范(试行)》

13.《新型冠状病毒肺炎重型、危重型病例诊疗方案(试行第二版)》

14.《新型冠状病毒肺炎诊疗方案(试行第三版)》

15.《新型冠状病毒肺炎诊疗方案(试行第四版)》

16.《新型冠状病毒肺炎诊疗方案(试行第五版)》

17.《新型冠状病毒肺炎诊疗方案(试行第六版)》

18.《新型冠状病毒肺炎诊疗方案(试行第七版)》

19.《新型冠状病毒肺炎诊疗方案(试行第八版)》

20.《新型冠状病毒肺炎恢复期中医康复指导建议(试行)》

21.《新冠肺炎出院患者主要功能障碍康复治疗方案》

22.《中医药康复服务能力提升工程实施方案(2021—2025年)》

二、2020年中医药科研获奖项目

1.2020年度国家科学技术进步奖获奖项目(中医药类)

2.2020年度中华医学科技奖获奖项目(中医药类)

3.2020年度中华中医药学会科学技术奖获奖项目

4.2020年度中华中医药学会岐黄国际奖拟授奖名单

5.2020年度中华中医药学会政策研究奖拟授奖项目

6.2020年度中华中医药学会学术著作奖拟授奖名单

7.2020年度李时珍医药创新奖拟授奖名单

8.2020年度中青年创新人才及优秀管理人才奖拟授奖名单

9. 2020 年度中国中西医结合学会科学技术奖获奖项目

10. 2020 年度中国针灸学会科学技术奖获奖项目

三、2020 年中草药中发现的新化合物和新骨架

四、2020 年中医药出版新书目

五、2020 年中医药期刊一览表

六、2020 年中医药学术期刊论文分类目录

1. 中医基础理论

2. 护理

3. 方剂

4. 中药

5. 老中医学术经验

6. 传染科

7. 肿瘤科

8. 内科

9. 妇科

10. 儿科

11. 外科

12. 骨伤科

13. 五官科

14. 针灸

15. 推拿

16. 气功

17. 养生与康复

18. 医史文献

19. 民族医药

20. 国外中医药

21. 中医教育

22. 科技研究

23. 动态消息

24. 其他

Table of Contents

Special Reprint

Speech at the National Commendation Conference for Fighting Against COVID-19 ·················· 37

Building Strong Public Health System to Guarantee People's Health ······························ 44

Special Papers

Achieving Full Potential of Unique Advantages and Effects of TCM to Contribute to

People's Health ·· 51

Strategy Thinking on Strengthening National Construction of TCM Response and

Control System in Public Health for Emerging and Sudden Infectious Disease ················· 55

Building "Fair Scale" for Evaluating the Efficacy of TCM and Western Medicine ················ 61

University President Forum

Peace-War Combined Operation Driving Development of TCM ································· 69

Combination of TCM and Western Medicine Assisting in Perfecting National Public Health System ··· 71

Academic Achievements

National Science and Technology Advancement Prize in 2020 ································· 75

Zhang Boli Won the National Honorary Title of "People's Hero" ······························ 75

Top Ten TCM Academic Developments in 2020 ·· 76

Fighting Epidemic

Fighting Epidemic is a Vivid Practice of TCM Inheritance and Innovation

—Notes on Studying the Speech by General Secretary Xi Jinping on

a Symposium with Experts and Scholars ··· 81

Nourishing Essence, Qi and Spirit to Strengthen the Dyke Against Epidemic

—On Prevention and Nursing of COVID-19 from Perspective of *Yellow Emperor's*

Canon of Medicine Win the Fight Against Epidemic in TCM Thinking ················ 84

Avoiding Toxic Qi, Cultivating Healthy Qi, Calming Spirit Qi and Restoring Vital Qi

—On Prevention and Treatment of COVID-19 from Perspective of Four Qi ··············· 88

TCM Qigong: Reinforcing Essence, Qi and Spirit to Fight Epidemic ························· 91

Academic Progress

1. Theoretical Research ························· 95

  1) Basic Theories of TCM ················· 95

    Overview ····························· 95
    Research on Theories of Yin-Yang and
      Five Phases ····················· 100
    Research on Etiology and Pathogenesis
    ························· 102
    Research on Diagnostic Methods ········· 103
    Research on Lay of Syndromes ··········· 105
    Research on Essence of Syndromes ······· 107
    Research on Constitution Theory ········· 109
    Appendix: References ··············· 113

  2) Theories of Chinese Materia Medica ······ 117

    Overview ····························· 117
    Research on Compatibility Theory of
      Chinese Materia Medica ············· 118
    Research on Validation and Analysis of
      Property of Chinese Materia Medica ··· 121
    Appendix: References ··············· 123

2. Clinical Specialties ······················ 126

  1) Experience of Famous Physicians ········· 126

    XIONG Jibai ····················· 126
    XUAN Guowei ····················· 128
    Appendix: References ··············· 130

  2) Infections Disease ····················· 132

    Overview ····························· 132
    Research on Disease Name, Etiology and
      Pathogenesis of COVID-19 ············· 134
    Treatment of COVID-19 ············· 135
    Appendix: References ··············· 136

  3) Oncology ························· 139

    Overview ····························· 139
    Research on Cancer Toxin Theory of
      Tumor ····························· 139
    Research on Treating Cancer Related
      Anemia by TCM ················· 140
    Application of Theory of Consolidating
      Constitution to Eliminating
      Pathogenic Factors to Cancer
      Treatment ····················· 141
    Treatment and Research on Colorectal
      Cancer ····························· 142
    Treatment and Research on Myeloid
      Leukemia ························· 143
    Appendix: References ··············· 144

  4) Internal Medicine ····················· 147

    Overview ····························· 147
    Treatment and Clinical Study of Severe
      Pneumonia ····················· 151
    Treatment and Clinical Study of Cough
      Variant Asthma ················· 152
    Treatment and Research on Acute
      Myocardial Infarction ··············· 152
    Treatment and Research on Chronic
      Heart Failure ··················· 153
    Treatment and Clinical Study of Chronic
      Strophic Gastritis ················· 154
    Treatment and Research on Ulcerative
      Colitis ····························· 155
    Treatment and Research on Nonalcoholic
      Fatty Live ····················· 157
    Treatment and Experimental Study of
      Hepatic Fibrosis ················· 159

Treatment and Clinical Study of Cirrhosis
and its Complications ·················· 160

Treatment and Experimental Study of
Chronic Glomerulonephrititis ········· 161

Treatment and Research on Chronic Renal
Failure ································· 162

Treatment and Clinical Study of Idiopathic
Membranous Nephropathy ··········· 163

Treatment and Research on Aplastic
Anemia ································ 165

Treatment and Clinical Study of Primary
Immune Thrombocytopenia ··········· 166

Treatment and Clinical Study on Allergic
Purpura ································ 166

Treatment and Research on Type 2
Diabetes ······························ 167

Treatment and Research on Diabetic
Nephropathy ·························· 168

Treatment and Clinical Study of
Parkinson's Disease ··············· 170

Treatment and Clinical Study of Ischemic
Stroke ································· 171

Treatment and Research on Rheumatoid
Arthritis ······························ 171

Treatment and Clinical Study of
Ankylosing Spondylitis ·············· 172

Treatment and Experimental Study of
Vascular Dementia ················· 173

Appendix: References ················ 175

5) Gynecology ························· 182

Overview ····························· 182

Treatment and Experimental Study of
Endometriosis ······················ 186

Treatment of Subchorionic Hematoma
During Gestation Period ············· 188

Treatment of Diabetes During Gestation
Period ································· 189

Treatment of Post-natal Pelvic Floor
Dysfunction ·························· 191

Treatment and Research on Poor Ovarian
Reserve ······························ 192

Appendix: References ················ 195

6) Pediatrics ·························· 199

Overview ····························· 199

Treatment of Neonatal Hyperbilirubinemia
····································· 205

Treatment of Exogenous Fever in Children
····································· 206

Treatment of Influenza in Children ······ 207

Treatment of Recurrent Respiratory Tract
Infection in Children ················ 208

Treatment of Mycoplasma Pneumonia in
Children ······························ 209

Treatment of Cough Variant Asthma in
Children ······························ 210

Treatment of Allergic Rhinitis in Children
····································· 211

Treatment of Functional Dyspepsia in
Children ······························ 212

Treatment of Persistent Diarrhea ········ 212

Treatment of Purpura Nephritis in
Children ······························ 213

Treatment of Attention Deficit Hyperactivity
Disorder in Children ················ 214

Treatment of Eczema in Children ········ 215

Appendix: References ················ 216

7) External Medicine ··················· 221

Overview ····························· 221

Treatment and Research on Acne ········ 225

Treatment and Research on Herpes
Zoster ································· 227

Treatment and Research on Chloasma
····································· 228

Treatment and Experimental Study of
　　Eczema ·································· 230

Treatment and Experimental Study of
　　Acute Pancreatitis ················· 232

Treatment and Experimental Study of
　　Mastoplasia ························· 234

Treatment and Research on Cholecystitis
　　·································· 235

Treatment and Experimental Study of
　　Anal Fistula ······················ 236

Treatment and Experimental Study of
　　Diabetic Foot ····················· 237

Appendix: References ··············· 239

8) Orthopedics and Traumatology ········· 244

Overview ·························· 244

Treatment and Research on Cervical
　　Spondylosis ························ 246

Treatment and Experimental Study of
　　Knee Osteoarthritis ··············· 249

Treatment and Experimental Study of
　　Osteoporosis ······················ 250

Treatment and Research on Lumbar
　　Disc Herniation ··················· 253

Appendix: References ··············· 254

9) Ophthalmology and Otorhinolaryngology ··· 257

Treatment and Research on Retinal Vein
　　Occlusion ·························· 257

Treatment and Research on Diabetic
　　Retinopathy ······················· 258

Treatment and Research on Xerophthalmia
　　·································· 259

Treatment and Research on Age-related
　　Macular Degeneration ·············· 260

Treatment and Clinical Study of Optic
　　Atrophy ··························· 260

Treatment of Tinnitus ·············· 261

Treatment of Secretory Otitis Media ······ 262

Treatment and Research on Allergic
　　Rhinitis ··························· 262

Treatment and Research on Rhinosinusitis
　　·································· 264

Treatment of Chronic Pharyngitis ······ 264

Treatment and Clinical Study of Recurrent
　　Oral Ulcer ························· 265

Treatment and Research on Chronic
　　Periodontitis ······················ 266

Appendix: References ··············· 267

10) Acupuncture and Moxibustion ··········· 270

Overview ·························· 270

Prevention and Treatment of COVID-19
　　by Acupuncture ···················· 275

Treatment of Obesity by Acupuncture
　　and Moxibustion ··················· 280

Experimental Study of Treating
　　Alzheimer's by Acupuncture and
　　Moxibustion ······················ 281

Clinical and Experimental Study of
　　Treating Depression by Acupuncture
　　and Moxibustion ··················· 283

Treatment of Chronic Fatigue
　　Syndrome by Acupuncture and
　　Moxibustion ······················ 284

Clinical and Experimental Study of
　　Treating Knee Osteoarthritis by
　　Acupuncture and Moxibustion
　　·································· 286

Treatment of Post-delivery Lactation by
　　Acupuncture and Moxibustion ······ 288

Study of Acupuncture and Moxibustion in
　　Yellow Emperor's Canon of Medicine ··· 289

Study of Acupuncture and Moxibustion
　　Based on CiteSpace ················ 291

Appendix: References ··············· 292

11) Tuina(Chinese Medical Massage) ········ 300

  Overview ·································· 300

  Research on Fundamental Experiments
    of Tuina ······························· 302

  Treatment of Cerebral Palsy in Children
    by Tuina ······························· 305

  Research on Ancient Books and Schools
    about Tuina ···························· 306

  Appendix: References ····················· 307

12) Qigong ··································· 310

  Overview ·································· 310

  Study on Effect of Traditional Qigong
    on COVID-19 Recovery ·············· 314

  Study on Effect of Traditional Qigong
    on Type 2 Diabetes Recovery ········ 315

  Study on Influence of Traditional
    Qigong on Fall and Balance
    Capability of the Elderly ············· 316

  Appendix: References ····················· 317

13) Nursing ································· 319

  Overview ·································· 319

  Nursing in Respiratory Diseases ········· 322

  Nursing in Senile Diseases ·············· 323

  Nursing in Insomnia ····················· 324

  Nursing in Orthopedic Diseases ········· 324

  Appendix: References ····················· 325

3. Chinese Materia Medica ················ 327

  1) Resources of Chinese Materia Medica ··· 327

  Overview ·································· 327

  Transcriptomics Research on Medicinal
    Plants ·································· 330

  Research on Seed Germination of Medical
    Plants ·································· 333

Effect of Abiotic Stress on Growth and
  Active Ingredients Synthesis of Medical
  Plants ·································· 334

Appendix: References ····················· 340

2) Quality Assessment of Chinese Materia
  Medica ·································· 345

  Overview ·································· 345

  Research on Species of Chinese Materia
    Medica ································· 350

  DNA Code Molecular Identification of
    Primitive Species of Chinese Materia
    Medica and Counterfeits ·············· 356

  Prediction Research on Quality Markers
    of Chinese Materia Medica ············ 362

  Appendix: References ····················· 365

3) Chemistry of Chinese Materia Medica ··· 369

  Overview ·································· 369

  New Compounds and Skeletons Discovered
    in Chinese Medicinal Herbs in 2020
    ·································· 371

  Application of UPLC-Q-TOF-MS-MS to
    Chemical Components Analysis of
    Chinese Materia Medica and
    Compound Preparation ················ 371

  Appendix: References ····················· 378

4) Preparation of Chinese Materia Medica ··· 411

  Overview ·································· 411

  Research on Supercritical Extraction
    Technology ····························· 419

  Research on Sustained and Controlled
    Release Dosage Forms of TCM ······ 420

  Research on TCM Capsules ·············· 422

  Research on TCM Granules ·············· 423

  Appendix: References ····················· 425

5) Processing of Chinese Materia Medica ⋯ 430

Overview ⋯⋯⋯⋯⋯⋯⋯⋯⋯⋯⋯⋯⋯ 430
Processing Study of 24 Chinese Materia
　Medica ⋯⋯⋯⋯⋯⋯⋯⋯⋯⋯⋯ 432
Study of Chemical Components of 19
　Chinese Materia Medica Before and
　After Processing ⋯⋯⋯⋯⋯⋯⋯⋯ 436
Study of Pharmacological Action of 17
　Chinese Materia Medica Before and
　After Processing ⋯⋯⋯⋯⋯⋯ 441
Appendix: References ⋯⋯⋯⋯⋯⋯ 446

6) Pharmacology of Chinese Materia Medica
⋯⋯⋯⋯⋯⋯⋯⋯⋯⋯⋯⋯⋯⋯⋯⋯ 451

Overview ⋯⋯⋯⋯⋯⋯⋯⋯⋯⋯⋯ 451
Network Pharmacological Study of
　Prevention and Treatment of COVID-19
　by Chinese Materia Medica ⋯⋯⋯ 457
Experimental Study of Treatment of
　Acute Lung Injury by Chinese Materia
　Medica ⋯⋯⋯⋯⋯⋯⋯⋯⋯⋯⋯ 458
Mechanism Study of Treatment of Ischemic
　Stroke by Chinese Materia Medica ⋯ 460
Mechanism Study of Treatment of Diabetes
　by Chinese Materia Medica ⋯⋯⋯ 461
Study of Regulation Effect on RAS Dual
　Axis by Chinese Materia Medica ⋯⋯ 462
Mechanism Study of Regulation on Adipocyte
　Differentiation and Lipid Metabolism by
　Chinese Materia Medica ⋯⋯⋯⋯ 463
Research on Metabonomics ⋯⋯⋯ 464
Appendix: References ⋯⋯⋯⋯⋯ 467

7) Research on Formulas ⋯⋯⋯⋯⋯ 481
Overview ⋯⋯⋯⋯⋯⋯⋯⋯⋯⋯⋯ 481
Study of Compound on Treating Diabetes
　and Complications ⋯⋯⋯⋯⋯⋯ 487

Compatibility Study Based on Data
　Mining ⋯⋯⋯⋯⋯⋯⋯⋯⋯⋯⋯ 488
Study of *Si Jun Zi* Decoction ⋯⋯⋯ 490
Study of *Xiaoyao* Powder ⋯⋯⋯⋯ 492
Compatibility Study of Formulas on
　Preventing and Treating COVID-19 ⋯⋯ 495
Mechanism Study of Compound on
　Preventing and Treating Vascular
　Dementia ⋯⋯⋯⋯⋯⋯⋯⋯⋯⋯ 496
Appendix: References ⋯⋯⋯⋯⋯ 498

4. Healthcare and Rehabilitation ⋯⋯⋯⋯ 506

Overview ⋯⋯⋯⋯⋯⋯⋯⋯⋯⋯⋯ 506
Study of Health Foods ⋯⋯⋯⋯⋯ 509
Study of Health Care Services for the
　Elderly ⋯⋯⋯⋯⋯⋯⋯⋯⋯⋯⋯ 510
Study of Health Preservation and
　Rehabilitation in the Context of
　COVID-19 ⋯⋯⋯⋯⋯⋯⋯⋯⋯ 512
Appendix: References ⋯⋯⋯⋯⋯ 513

5. Literature and Medical History ⋯⋯⋯ 516

1) Ancient Medical Literature ⋯⋯⋯⋯ 516

Overview ⋯⋯⋯⋯⋯⋯⋯⋯⋯⋯⋯ 516
Study of Unearthed Medical Literature ⋯ 518
Study of TCM Translation ⋯⋯⋯⋯ 519
Appendix: References ⋯⋯⋯⋯⋯ 524

2) Schools of Traditional Chinese Medicine ⋯ 527

Overview ⋯⋯⋯⋯⋯⋯⋯⋯⋯⋯⋯ 527
Study of Academic Thoughts of Sun
　Simiao ⋯⋯⋯⋯⋯⋯⋯⋯⋯⋯⋯ 527
Study of Academic Thoughts of Physicians
　in Shanghai ⋯⋯⋯⋯⋯⋯⋯⋯⋯ 529
Study of LingNan Medicine ⋯⋯⋯ 529
Appendix: References ⋯⋯⋯⋯⋯ 530

3）Medical History and Culture ·············· 533

    Overview ···································· 533

    Study of Confucianism and TCM ········· 534

    Study of TCM Oversea Transmission ··· 536

    Appendix：References ·················· 538

6. Traditional Medicines of National Minorities ··· 542

    Study of Tibetan Medicine ················ 542

    Study of Mongolian Medicine ············· 545

    Study of Yi Medicine ···················· 547

    Study of Uygur Medicine ················ 548

    Study of National Medicine on Preventing
    and Treating COVID-19 ················· 550

    Appendix：References ··················· 551

7. Traditional Chinese Medicine in Foreign
Countries ······························· 555

    Study of Acupuncture and Moxibustion
    Abroad ·································· 555

Overseal Development of TCM ·············· 557

Study of Brain Activity in Meditation ······ 559

Appendix：References ··················· 561

8. Education and Research ················· 564

1）Education Research ····················· 564

    Exploration on Teaching Method of
    TCM Universities in the Context of
    COVID-19 ···························· 564

    Application Research of MOOC to
    TCM Teaching and Study ············· 565

    Appendix：References ················· 567

2）Research Methodology ················· 569

    Innovation and Development of TCM
    Industry ····························· 569

    Application Study of TCM Translation
    ···································· 570

    Study of Common Algorithms on TCM
    Data Mining ·························· 571

    Appendix：References ················· 572

Events

1. Academic Conferences ···················· 577

    2nd Forum on TCM Inheritance and Innovation
    of Youth at Both Sides of the Taiwan Strait
    and 2nd Wan Xiang TCM Forum was held
    in Hengyang ························· 577

    10th Academic Congress of Sleep Medicine
    Commission，World Federation of Chinese
    Medicine Societies，was held ············ 577

    Pioneer Young Scholars Forum of the 32nd National
    Academic Congress of Branch Association of
    Spleen and Stoch Disease，China Association
    of Chinese Medicine，was held ········· 577

674th Xiangshan Science Conference was
    held in Beijing ························ 577

4th TCM Culture Conference was held in
    Rizhao ······························ 578

13th International Academic Congress and 4th
    Election Meeting of Commission of Research
    on Diagnosis and Treatment with TCM
    Features，World Federation of Chinese
    Medicine Societies，was held in Beijing ··· 578

12th Academic Congress and Election Meeting
    of Branch Association of Mental Diseases，
    China Association of Chinese Medicine，
    was held in Harbin ···················· 578

5th Academic Congress and Election Meeting of Branch Association of Health Management, China Association of Chinese Medicine, was held in Lianyungang ·················· 578

2020 Academic Congress of Branch Association of AIDS Prevention and Treatment, China Association of Chinese Medicine, was held in Xi'an ····· 579

"National Forum on TCM Minimal Invasive Needling and Classical Prescriptions" was held in Nanyang ·············· 579

13th and Li Shizhen Medicine Forum and Election Meeting of Branch Association of Li Shizhen Research, China Association of Chinese Medicine, was held in Tianjin ··· 579

2020 Academic Congress and Election Meeting of Branch Association of Tonifying Kidney and Promoting Blood Circulation, China Association of Chinese Medicine, was held in Tianjin ·················· 579

2020 Academic Forum of Young Scientists at Both Sides of the Taiwan Strait, Hongkong and Macao was held in Shenzhen ················ 579

24th National Academic Conference of on Rheumatism of China Association of Chinese Medicine was held in Harbin ··· 580

19th Academic Congress of Branch Association of Ophthalmology, China Association of Chinese Medicine, was held online ······ 580

21st Academic Congress of Branch Association of Tuina, China Association of Chinese Medicine, was held in Changchun ········· 580

16th International Collateral Disease Congress and 8th Angiology Congress of Integrated TCM and Western Medicine was held in Shijiazhuang ·············· 580

2020 Academic Congress of Branch Association of Infectious Disease, China Association of Chinese Medicine, was held in Beijing ················ 580

2020 Academic Congress of Branch Association of Editing and Publishing, China Association of Chinese Medicine, was held in Changsha ············· 581

2020 Academic Congress of Branch Association of Acupotomy, China Association of Chinese Medicine, was held online ················ 581

1st Symposium on FuShan Academy and Culture Heritage was held in Taiyuan ············· 581

28th National Academic Congress and Election Meeting of Branch Association of Zhongjing Doctrine, China Association of Chinese Medicine, was held in Beijing ················ 581

2020 Academic Congress and Election Meeting of Branch Association of Nephrology, China Association of Chinese Medicine, was held in Tianjin ············· 581

3rd Academic Congress of Man Medicine Commission, World Federation of Chinese Medicine Societies, was held in Changchun ·············· 582

2020 Academic Congress and Election Meeting of Branch Association of Laboratory Medicine, China Association of Chinese Medicine, was held in Beijing ················ 582

2020 Academic Congress and Summit on Continuous Education of Branch Association of Continuous Education, China Association of Chinese Medicine, was held in Chengdu ·············· 582

12th Academic Congress of Branch Association
 of Peripheral Vascular Disease, China
 Association of Chinese Medicine was
 held ·· 582
2020 Academic Activities of Branch Association
 of External Medicine, China Association
 of Chinese Medicine, was launched in
 Nanchang ····································· 582
2020 Academic Congress and Election
 Meeting of Branch Association of
 Preventive Treatment, China
 Association of Chinese Medicine,
 was held in Changsha ····················· 583
6th Academic Congress of Osteoarthropathy
 Commission of World Federation of
 Chinese Medicine Societies was held
 in Luoyang ·································· 583
2020 Academic Congress of TCM in General
 Hospital Commission, China Association
 of Chinese Medicine, was held in
 Chengdu ····································· 583
Election Meeting of External Medicine
 Commission, World Federation of
 Chinese Medicine Societies, was held
 in Beijing ·································· 583
2020 Chairman Enlarged Meeting of
 Branch Association of Dermatology,
 China Association of Chinese Medicine,
 was held in Chongqing ·················· 584
2020 Academic Congress and Election
 Meeting of 2nd Integration of Acupuncture
 and Tuina Commission, China Association
 of Acupuncture and Moxibustion, was held
 in Shenzhen ······························ 584
4th Academic Congress of Cancer Precision
 Medicine Commission, World Chinese
 Medicine Societies, was held in 2020
 ··· 584

2020 Academic Congress of Branch Association
 of Healthcare and Rehabilitation, China
 Association of Chinese Medicine, was
 held in Shenzhen ························· 584
International Cooperation Forum on
 Appropriate Technology Promotion
 and Symposium on Academic Thoughts
 of TCM "Law of Harmony", China
 Association of Chinese Medicine, was
 held in Shanghai ························· 585
18th Academic Congress on TCM Nursing
 of China Association of Chinese Medicine
 was held in Beijing ······················ 585
6th Academic Congress of Branch Association of
 Immunology, China Association of Chinese
 Medicine, was held in Guangzhou ········ 585
2020 Academic Congress of Branch Association
 of Internal Medicine, China Association of
 Chinese Medicine, was held in Beijing ··· 585
2020 China Conference on TCM Classical
 Prescriptions was held in Zhengzhou ······ 585
17th World Congress of Traditional Chinese
 Medicine was held in Beijing ············· 586
2020 Scientific Research Conference of
 Branch Association of Dermatology,
 China Association of Chinese Medicine,
 was held in Xi'an ························· 586
2020 Academic Congress of Branch
 Association of General Practice, China
 Association of Chinese Medicine was
 held ·· 586

2. International Exchange ······················· 587

World Federation of Acupuncture-Moxibustion
 Societies held the 1st Network Forum of
 International Group Members on TCM
 treating COVID-19 ························ 587

World Federation of Chinese Medicine
Societies held global live broadcast of
experience of TCM experts ················· 587
World Federation of Chinese Medicine
Societies held global live broadcast of
experience of TCM experts(Scene 2)······ 587
World Federation of Chinese Medicine
Societies held global live broadcast of
experience of TCM experts(Scene 3)······ 587
World Federation of Chinese Medicine
Societies held online experience sharing
session by TCM experts on fighting
epidemic ····································· 587
World Federation of Chinese Medicine
Societies held communication by experts
on TCM fighting epidemic—global live
broadcast of Italy session ··············· 588
Internet Exchange Meeting(English Session)
on Prevention and Treatment of COVID-19
by Integrated TCM and Western Medicine
was held ······························· 588
"China-Japan Internet Exchange Meeting on
TCM Treatment of COVID-19" was held
online ····································· 588
73rd World Health Assembly video conference
was held ····································· 588
Preparatory Meeting of the 2nd Congress
of World Health Forum, Boao Forum
for Asia, and video experts conference
on "Global Epidemic Prevention and
Control Experience and International
Cooperation Exchange", was held ········ 588
Video conference of 2020 Traditional
Medicine Forum, Shanghai Cooperation
Organization, was held ··············· 589
12th International Academic Congress of
TCM Pediatrics, World Federation of
Chinese Medicine Societies, was held ··· 589

3rd China-ASEAN Health Collaboration
Forum and 6th Traditional Medicine
Forum was held in Guangxi ·············· 589
1st Boao Forum on International Development
of TCM ································· 590
2020 International Acupuncture and
Moxibustions Symposium, World
Federation of Acupuncture-Moxibustion
Societies, was held in Haikou ··········· 590
8th World Congress of Integrated Chinese
and Western Medicine was held in
Wuhan ···································· 590
15th Meeting of UNESCO IGC on Protecting
Intangible Cultural Heritage was held ······ 590
2nd China International Forum on Elderly
Health was held in Zhuhai ··············· 591

3. News and Events ····················· 592

2020 Meetings of Directors of Nationwide
Administrations of Traditional Chinese
Medicine was held ····················· 592
National TCM team went in the "opposite"
direction to Wuhan ····················· 592
2nd National TCM medical team rushed to
support Wuhan ························· 592
3rd National TCM medical team rushed to
Wuhan from 5 provinces and cities ······ 593
Three Departments recognized advanced
collectives and advanced individuals on
COVID-19 prevention and control in
national health system ················· 593
State Administration of Traditional Chinese
Medicine donated Chinese medicine to
Hongkong and Macao ················· 593
Attaching Equal Importance to TCM and
Western Medicine to Promote Construction
of Human Health Community was held ··· 593

2nd TCM International Development Forum
was held in Beijing ···················· 593

Public video conference on Health
Prevention and Treatment Capacity
was held ···························· 594

Expert Symposium on Prevention and
Treatment of COVID-19 by TCM
was held ···························· 594

Video conference for the 3rd anniversary of
TCM laws implementation was held and
"TCM Laws Promotion Month" was
initiated ···························· 594

Special Work for the 14th Five-Year Plan TCM
Development Program was initiated ······ 594

1st Compiling Meeting of Blue Book of
TCM Fighting Epidemic was held ······ 594

High Quality Development of TCM in
Post-Epidemic Era was held ·········· 595

2020 Major Scientific Problems and Engineering
Difficultieswas released ············ 595

Symposium of 2020 China Doctor's Day was
held ···························· 595

Yu Wenming, Director of State
Administration of Traditional Chinese
Medicine, went to Wuhan for investigation
and presided Symposium on Traditional
Chinese Medicine ···················· 595

Yu Yanhong, Deputy Director of State
Administration of Traditional Chinese
Medicine, presided Symposium on
Development of Traditional Chinese
Medicine in the Yangtze River Delta ······ 596

2020 special seminar for directors of
Administrations of Traditional Chinese
Medicine was held ···················· 596

6th TCM Classical Theories Training
Session, 4th National TCM Clinical
Talents Workshop, was launched ········ 596

Project Kick-off Meeting of Development
of TCM Epidemiology, China Association
of Chinese Medicine, was held ··········· 596

1st TCM Promotion Conference(Xibaipo)
Summit was held in Shijiazhuang ········ 597

Symposium on Belt and Road Health
Community Construction in
Post-Epidemic Situation was held ········ 597

1st Collaborative Innovation and
Development Conference of Primary
TCM, China Association of Chinese
Medicine was held ···················· 597

Work Promotion Meeting on Famous
Ancient Formulas was held in Beijing ··· 597

Cultural Communication Action of
Traditional Chinese Medicine was
initiated ···························· 597

6th Annual Meeting of Branch Association
of TCM Hospital, Chinese Hospital
Association was held in Beijing ··········· 598

Printing and Distribution of Classification
and Codes of TCM Diseases and
Syndromes and TCM Clinical
Diagnosis and Treatment
Terminology ···························· 598

1st "Belt and Road" Traditional Medicines
Alliance Founding Meeting and Biomedical
Achievements Transformation Conference
was held ···························· 598

2020 China Association of Acupuncture
and Moxibustion Expert Work Station/
Service Station Establishing Experience
Exchanging Meeting was held in
Haikou ···························· 598

Expert Verification Meeting on Compiling of
Teaching Materials for the 14th Five-Year
Plan of Higher Education in TCM was
held in Beijing ···················· 598

7th National Congress of Members of China
    Association of Chinese Medicine was
    held ·· 599
China Association of Chinese Medicine
    set up the 1st board of supervisors
    ··· 599
Training session on comprehensive knowledge
    of TCM standardization was held in
    Guangzhou ······································ 599

2020 Health Responsibility Forum was held
    in Beijing 2020 ······························ 599
2020 Forum on Development of Intangible
    Cultural Heritage of Traditional Chinese
    Medicine was held in Beijing ·············· 599
Traditional Chinese Medicine was included
    into *National Guideline for Basic*
    Prevention and Treatment of
    Hypertension ······························· 600

Index

    Subject Index ·· 603

Appendix

    1. Top 50 Journals for Citation Frequency in *Traditional Chinese Medicine Yearbook of China*
       (*Academic volume*) 2021 ··· 615
    2. Top 50 Universities and Colleges for Citation Frequency in *Traditional Chinese Medicine*
       Yearbook of China (*Academic volume*) 2021 ··· 616
    3. Top 40 Medical Institutions for Citation Frequency in *Traditional Chinese Medicine*
       Yearbook of China (*Academic volume*) 2021 ··· 617
    4. Name List of Writers for *Traditional Chinese Medicine Yearbook of China* (*Academic*
       volume) 2021 ··· 618

Attached Figures

    1. Keyword Distribution Map of References in Section "Basic Theories of TCM" ·················· 623
    2. Keyword Distribution Map of References in Section "Gynecology" ······························· 624
    3. Keyword Distribution Map of References in Section "External Medicine" ······················· 625
    4. Keyword Distribution Map of References in Section "Orthopedics and Traumatology" ········· 626
    5. Keyword Distribution Map of References in Section "Research on Formulas" ··················· 627
    6. Keyword Distribution Map of References in Section "Healthcare and Rehabilitation" ··········· 628

Web Version Contents of *Traditional Chinese Medicine Yearbook of China*(*Academic volume*) 2021

1. New Formulated Regulations, Principles, and Standards on Chinese Medicine in 2020

1) *Classification and Codes of TCM Diseases and Syndromes*(*revised edition*)

2) *TCM Clinical Diagnosis and treatment Terminology Part 1: Disease*(*Revised Edition*)

3) *TCM Clinical Diagnosis and treatment Terminology Part 2: Syndrome*(*Revised Edition*)

4) *TCM Clinical Diagnosis and treatment Terminology Part 3: Treatment*(*Revised Edition*)

5) Previous and New Version Mapping Table of 4 Standards including *Classification and Codes of TCM Diseases and Syndromes*

6) *Basic Standards for TCM*(*Comprehensive*) *Clinic in Pilot Area of Clinic Reform*

7) *Basic Standards for TCM Clinic in Pilot Area of Clinic Reform*

8) *TCM Medical Record Quality Control Center Construction and Management Guidelines*(*Trial*)

9) *Principles of Textual Research on Key Information of Famous Ancient Formulas*

10) *Key Information Sheet of Famous Ancient Formulas*(*7 Formulas*)

11) *Guidelines on Establishing and Management of TCM Classic Ward in Key TCM Hospitals of TCM Inheritance and Innovation Project*

12) *National Public Health Information Construction Standards and Specifications*(*Trial*)

13) *Diagnosis and Treatment Program of COVID-19 for Severe and Critical Cases*(2nd *Trial Edition*)

14) *Diagnosis and Treatment Program of COVID-19*(3rd *Trial Edition*)

15) *Diagnosis and Treatment Program of COVID-19*(4th *Trial Edition*)

16) *Diagnosis and Treatment Program of COVID-19*(5th *Trial Edition*)

17) *Diagnosis and Treatment Program of COVID-19*(6th *Trial Edition*)

18) *Diagnosis and Treatment Program of COVID-19*(7th *Trial Edition*)

19) *Diagnosis and Treatment Program of COVID-19*(8th *Trial Edition*)

20) *Suggestions on TCM Rehabilitation Guidance for COVID-19 Patients in Recovery*(*Trial*)

21) *Rehabilitation Treatment Program of Major Functional Disorder for Discharged COVID-19 Patients*

22) *Implementation Plan of Improvement of TCM Rehabilitation Services*(2021—2025)

2. Research Awards for Traditional Chinese Medicine in 2020

1) List of Winners for 2020 National Science and Technology Advancement Prize(Traditional Chinese Medicine)

2) List of Winners for 2020 Science and Technology Prize, China Society of Medicine(Traditional Chinese Medicine)

3) List of Winners for 2020 Science and Technology Prize, China Association of Chinese Medicine

4）List of Winners to be granted for 2020 Qihuang International Prize，China Association of Chinese Medicine

5）List of Winners to be granted for 2020 Policy Research Prize，China Association of Chinese Medicine

6）List of Winners to be granted for 2020 Academic Works Prize，China Association of Chinese Medicine

7）List of Winners to be granted for 2020 Li Shizhen Medical Innovation Prize

8）List of Winners to be granted for 2020 Young and Middle-aged Innovative Talents and Managerial Talents

9）List of Winners for 2020 Science and Technology Prize，Chinese Association of Integrative Medicine

10）List of Winners for 2020 Science and Technology Prize，China Association of Acupuncture and Moxibustion

3. New Compounds and Novel Skeletons Found in Chinese Medicinal Herbs in 2020

4. List of Newly Published Books of Traditional Chinese Medicine in 2020

5. List of Journals of Traditional Chinese Medicine in 2020

6. Categorized Contents of Papers of Academic Journals on Chinese Medicine in 2020

1）Basic Theories of TCM

2）Nursing

3）Herbal Formulas

4）Chinese Materia Medica

5）Experience of Famous Physicians

6）Infectious Diseases

7）Oncology

8）Internal Medicine

9）Gynecology

10）Pediatrics

11）External Medicine

12）Orthopedics and Traumatology

13）Ophthalmology and Otorhinolaryngology

14）Acupuncture and Moxibustion

15）Tuina(Chinese Medical Massage)

16）Qigong

17）Healthcare and Rehabilitation

18）Literature and Medical History

19）Traditional Medicines of National Minorities

20）Traditional Chinese Medicine in Foreign Countries

21）Education of Traditional Chinese Medicine

22）Research and Technology

23）Events

24）Others

特　载

在全国抗击新冠肺炎疫情表彰大会上的讲话

习近平

同志们、朋友们：

在过去 8 个多月时间里，我们党团结带领全国各族人民，进行了一场惊心动魄的抗疫大战，经受了一场艰苦卓绝的历史大考，付出巨大努力，取得抗击新冠肺炎疫情斗争重大战略成果，创造了人类同疾病斗争史上又一个英勇壮举！

今天，我们隆重召开全国抗击新冠肺炎疫情表彰大会，向作出杰出贡献的功勋模范人物颁授共和国勋章和国家荣誉称号奖章，表彰抗疫先进个人和先进集体，弘扬伟大抗疫精神，为决胜全面建成小康社会、夺取新时代中国特色社会主义伟大胜利而不懈奋斗！

在这里，我代表党中央、国务院和中央军委，向受到表彰的先进个人和先进集体，向为这次抗疫斗争作出重大贡献的广大医务工作者、疾控工作人员、人民解放军指战员、武警部队官兵、科技工作者、社区工作者、公安民警、应急救援人员、新闻工作者、企事业单位职工、工程建设者、下沉干部、志愿者以及广大人民群众，向各级党政机关和企事业单位广大党员、干部，致以崇高的敬意！向积极参与抗疫斗争的各民主党派、工商联和无党派人士、各人民团体以及社会各界，向踊跃提供援助的香港同胞、澳门同胞、台湾同胞以及海外华侨华人，表示衷心的感谢！

在中国人民抗疫期间，许多国家的领导人、政府、政党、社会团体和驻华使馆，联合国有关组织、有关地区组织和国际机构、外资企业以及国际友好人士，以各种方式向中国人民表达真诚问候、提供宝贵支持。我代表中国政府和中国人民，向他们致以诚挚的谢意！

当前，新冠肺炎疫情仍在全球肆虐，中国人民对疫情给各国人民带来的苦难感同身受，对被病魔夺去生命的人们深感痛惜，向正在争分夺秒抗击疫情、抢救生命的人们深表敬意，向不幸感染病毒、正在接受治疗的人们表示诚挚的祝福！

此时此刻，我们特别要向为抗击疫情而英勇献身的烈士们，向在疫情中不幸罹难的同胞们，表达深切的思念和沉痛的哀悼！

同志们、朋友们！

新冠肺炎疫情是百年来全球发生的最严重的传染病大流行，是新中国成立以来我国遭遇的传播速度最快、感染范围最广、防控难度最大的重大突发公共卫生事件。

病毒突袭而至，疫情来势汹汹，人民生命安全和身体健康面临严重威胁。我们坚持人民至上、生命至上，以坚定果敢的勇气和坚忍不拔的决心，同时间赛跑、与病魔较量，迅速打响疫情防控的人民战争、总体战、阻击战，用 1 个多月的时间初步遏制疫情蔓延势头，用 2 个月左右的时间将本土每日新增病例控制在个位数以内，用 3 个月左右的时间取得武汉保卫战、湖北保卫战的决定性成果，进而又接连打了几场局部地区聚集性疫情歼灭战,夺取了全国抗疫斗争重大战略成果。在此基础上,我们统筹推进疫情防控和经济社会发展工作,抓紧恢复生产生活秩序,取得显著成效。中国的抗疫斗争,充分展现了中国精神、中国力量、中国担当。

面对突如其来的严重疫情,党中央统揽全局、果断决策,以非常之举应对非常之事。党中央坚持把人民生命安全和身体健康放在第一位,第一时间实施集中统一领导,中央政治局常委会、中央政治局召开 21 次会议研究决策,领导组织党政军民学、东西南北中大会战,提出坚定信心、同舟共济、科学防治、精准施策的总要求,明确坚决遏制疫情蔓延势头、坚决打赢疫情防控阻击战的总目标,周密部署武汉保卫战、湖北保卫战,因时因势制定重大战略策略。我们成立中央应对疫情工作领导小组,派出中央指导组,建立国务院联防联控机制。我们提出早发现、早报告、早隔离、早治疗的防控要求,确定集中患者、集中专家、集中资源、集中救治的救治要求,把提高收治率和治愈率、降低感染率和病亡率作为突出任务来抓。我们全力以赴救治患者,不遗漏一个感染者,不放弃每一位病患者,坚持中西医结合,费用全部由国家承担,最大程度提高了治愈率、降低了病亡率。我们注重科研攻关和临床救治、防控实践相协同,第一时间研发出核酸检测试剂盒,加快有效药物筛选和疫苗研发,充分发挥科技对疫情防控的支撑作用。我们迅速建立全国疫情信息发布机制,实事求是、公开透明发布疫情信息。我们时刻挂念海外中国公民的安危,千方百计保障我国公民健康安全和工作生活,向留学生等群体发放"健康包",协助确有困难的中国公民有序回国。我们及时将全国总体防控策略调整为"外防输入、内防反弹",推动防控工作由应急性超常规防控向常态化防控转变,健全及时发现、快速处置、精准管控、有效救治的常态化防控机制。各级党委和政府、各部门各单位各方面闻令而动,全国农村、社区、企业、医疗卫生机构、科研机构、学校、军营各就各位。在党中央的坚强领导下,全国迅速形成统一指挥、全面部署、立体防控的战略布局,有效遏制了疫情大面积蔓延,有力改变了病毒传播的危险进程,最大限度保护了人民生命安全和身体健康!

面对突如其来的严重疫情,中国人民风雨同舟、众志成城,构筑起疫情防控的坚固防线。武汉和湖北是疫情防控阻击战的主战场,武汉胜则湖北胜、湖北胜则全国胜。一方有难,八方支援。我们举全国之力实施规模空前的生命大救援,用 10 多天时间先后建成火神山医院和雷神山医院、大规模改建 16 座方舱医院、迅速开辟 600 多个集中隔离点,19 个省区市对口帮扶除武汉以外的 16 个市州,最优秀的人员、最急需的资源、最先进的设备千里驰援,在最短时间内实现了医疗资源和物资供应从紧缺向动态平衡的跨越式提升。各行各业扛起责任,国有企业、公立医院勇挑重担,460 多万个基层党组织冲锋陷阵,400 多万名社区工作者在全国 65 万个城乡社区日夜值守,各类民营企业、民办医院、慈善机构、养老院、福利院等积极出力,广大党员、干部带头拼搏,人民解放军指战员、武警部队官兵、公安民警奋勇当先,广大科研人员奋力攻关,数百万快递员冒疫奔忙,180 万名环卫工人起早贪黑,新闻工作者深入一线,千千万万志愿者和普通人默默奉献……全国人民都"为热干面加油"! 大家都说:"全中国等你痊愈,我们相约春天赏樱花。"武汉的患病者也毫不气馁,说"谢谢你们,没有放弃我们,病好了我要去献血"。"武汉必胜、湖北必胜、中国必胜"的强音响彻中华大地。武汉人民、湖北人民识大体、顾大局,不畏艰险、顽强不屈,自觉服从疫情防控大局需要,主动投身疫情防控斗争,为阻断疫情蔓延、为全国抗疫争取了战略主动,作出了巨大牺牲和重大贡献!

面对突如其来的严重疫情,广大医务人员白衣为甲、逆行出征,舍生忘死挽救生命。全国数百万名医务人员奋战在抗疫一线,给病毒肆虐的漫漫黑夜带来了光明,生死救援情景感天动地! 54 万名湖北省和武汉市医务人员同病毒短兵相接,率先打响了疫情防控遭遇战。346 支国家医疗队、4 万多名医务人员毅然奔赴前线,很多人在万家团圆的除夕之夜踏上征程。人民军队医务人员牢记我军宗旨,视疫情为命令,召之即来、来之能战、战之能胜。广大医务人员以对人民的赤诚和对生命的敬佑,争分夺秒,连续作战,承受着身体和心理的极限压力,很多人脸颊被口罩勒出血痕甚至溃烂,很多人双手因汗水长时间浸泡发白,有的同志甚至以身殉职。广大医务人员用血肉之躯筑起阻击病毒的钢铁长城,挽救了一个又一个垂危生命,诠释了医者仁心和大爱无疆!我国广大医务人员是有高度责任感的人,身患渐冻症的张定宇同志说:"我必须跑得更快,才能从病毒手里抢回更多病人。"同时,他们又是十分谦逊的人,钟南山同志说:"其实,我不过就是一个看病的大夫。"人民群众说:"有你们在,就安心!"广大医务人员是最美的天使,是新时代最可爱的人!他们的名字和功绩,国家不会忘记,人民不会忘记,历史不会忘记,将永远铭刻在共和国的丰碑上!

面对突如其来的严重疫情,我们统筹兼顾、协调推进,经济发展稳定转好,生产生活秩序稳步恢复。我们准确把握疫情形势变化,立足全局、着眼大局,及时作出统筹疫情防控和经济社会发展的重大决策,坚持依法防控、科学防控,推动落实分区分级精准复工复产,最大限度保障人民生产生活。我们加大宏观政策应对力度,扎实做好"六稳"工作,全面落实"六保"任务,制定一系列纾困惠企政策,出台多项强化就业优先、促进投资消费、稳定外贸外资、稳定产业链供应链等措施,促进新业态发展,推动交通运输、餐饮商超、文化旅游等各行各业有序恢复,实施支持湖北发展一揽子政策,分批分次复学复课。我们以更大的决心、更强的力度推进脱贫攻坚,支持扶贫产业恢复生产,优先支持贫困劳动力务工就业,防止因疫致贫或返贫。我国成为疫情发生以来第一个恢复增长的主要经济体,在疫情防控和经济恢复上都走在世界前列,显示了中国的强大修复能力和旺盛生机活力!

面对突如其来的严重疫情,中国同世界各国携手合作、共克时艰,为全球抗疫贡献了智慧和力量。我们本着公开、透明、负责任的态度,积极履行国际义务,第一时间向世界卫生组织、有关国家和地区组织主动通报疫情信息,第一时间发布新冠病毒基因序列等信息,第一时间公布诊疗方案和防控方案,同许多国家、国际和地区组织开展疫情防控交流活动70多次,开设疫情防控网上知识中心并向所有国家开放,毫无保留同各方分享防控和救治经验。我们在自身疫情防控面临巨大压力的情况下,尽己所能为国际社会提供援助,宣布向世界卫生组织提供两批共5 000万美元现汇援助,向32个国家派出34支医疗专家组,向150个国家和4个国际组织提供283批抗疫援助,向200多个国家和地区提供和出口防疫物资。从3月15日至9月6日,我国总计出口口罩1 515亿只、防护服14亿件、护目镜2.3亿个、呼吸机20.9万台、检测试剂盒4.7亿人份、红外测温仪8 014万件,有力支持了全球疫情防控。我们倡导共同构建人类卫生健康共同体,在国际援助、疫苗使用等方面提出一系列主张。中国以实际行动帮助挽救了全球成千上万人的生命,以实际行动彰显了中国推动构建人类命运共同体的真诚愿望!

同志们、朋友们!

青年是国家和民族的希望。在这次抗疫斗争中,青年一代的突出表现令人欣慰、令人感动。参加抗疫的医务人员中有近一半是"90后""00后",他们有一句话感动了中国:2003年非典的时候你们保护了我们,今天轮到我们来保护你们了。长辈们说:"哪里有什么白衣天使,不过是一群孩子换了一身衣服。"世上没有从天而降的英雄,只有挺身而出的凡人。青年一代不怕苦、不畏难、不惧牺牲,用臂膀扛起如山的责任,展现出青春激昂的风采,展现出中华民族的希望!让我们一起为他们点赞!

同志们、朋友们!

抗击新冠肺炎疫情斗争取得重大战略成果,充分展现了中国共产党领导和我国社会主义制度的显著优势,充分展现了中国人民和中华民族的伟大力量,充分展现了中华文明的深厚底蕴,充分展现了中国负责任大国的自觉担当,极大增强了全党全国各族人民的自信心和自豪感、凝聚力和向心力,必将激励我们在新时代新征程上披荆斩棘、奋勇前进。

同志们、朋友们!

在这场同严重疫情的殊死较量中,中国人民和中华民族以敢于斗争、敢于胜利的大无畏气概,铸就了生命至上、举国同心、舍生忘死、尊重科学、命运与共的伟大抗疫精神。

生命至上,集中体现了中国人民深厚的仁爱传统和中国共产党人以人民为中心的价值追求。"爱人利物之谓仁。"疫情无情人有情。人的生命是最宝贵的,生命只有一次,失去不会再来。在保护人民生命安全面前,我们必须不惜一切代价,我们也能够做到不惜一切代价,因为中国共产党的根本宗旨是全心全意为人民服务,我们的国家是人民当家作主的社会主义国家。我们果断关闭离汉离鄂通道,实施史无前例的严格管控。作出这一决策,需要巨大的政治勇气,需要果敢的历史担当。为了保护人民生命安全,我们什么都可以豁得出来! 从出生仅30多个小时的婴儿到100多岁的老人,从在华外国留学生到来华外国人员,每一个生命都得到全力护佑,人的生命、人的价值、人的尊严得到悉心呵护。这是中国共产党执政为民理念的最好诠释! 这是中华文明人命关天的道德观念的最好体现! 这也是中国人民敬仰生命的人文精神的最好印证!

举国同心,集中体现了中国人民万众一心、同甘共苦的团结伟力。面对生死考验,面对长时间隔离带来的巨大身心压力,广大人民群众生死较量不畏惧、千难万险不退缩,或向险而行,或默默坚守,以各种方式为疫情防控操心出力。长城内外、大江南北,全国人民心往一处想、劲往一处使,把个人冷暖、集体荣辱、国家安危融为一体,"天使白""橄榄绿""守护蓝""志愿红"迅速集结,"我是党员我先上""疫情不退我不退",誓言铿锵,丹心闪耀。14亿中国人民同呼吸、共命运,肩并肩、心连心,绘就了团结就是力量的时代画卷!

舍生忘死,集中体现了中国人民敢于压倒一切困难而不被任何困难所压倒的顽强意志。危急时刻,又见遍地英雄。各条战线的抗疫勇士临危不惧、视死如归,困难面前豁得出、关键时刻冲得上,以生命赴使命,用大爱护众生。他们中间,有把生的希望留给他人而自己错过救治的医院院长,有永远无法向妻子兑现婚礼承诺的丈夫,也有牺牲在救治岗位留下幼小孩子的妈妈……面对疫情,中国人民没有被吓倒,而是用明知山有虎、偏向虎山行的壮举,书写下可歌可泣、荡气回肠的壮丽篇章! 中华民族能够经历无数灾厄仍不断发展壮大,从来都不是因为有救世主,而是因为在大灾大难前有千千万万个普通人挺身而出、慷慨前行!

尊重科学,集中体现了中国人民求真务实、开拓创新的实践品格。面对前所未知的新型传染性疾病,我们秉持科学精神、科学态度,把遵循科学规律贯穿到决策指挥、病患治疗、技术攻关、社会治理各方面全过程。在没有特效药的情况下,实行中西医结合,先后推出八版全国新冠肺炎诊疗方案,筛选出"三药三方"等临床有效的中药西药和治疗办法,被多个国家借鉴和使用。无论是抢建方舱医院,还是多条技术路线研发疫苗;无论是开展大规模核酸检测、大数据追踪溯源和健康码识别,还是分区分级差异化防控、有序推进复工复产,都是对科学精神的尊崇和弘扬,都为战胜疫情提供了强大科技支撑!

命运与共,集中体现了中国人民和衷共济、爱好和平的道义担当。大道不孤,大爱无疆。我们秉承"天下一家"的理念,不仅对中国人民生命安全和身体健康负责,也对全球公共卫生事业尽责。我们发起了新中国成立以来援助时间最集中、涉及范围最广的紧急人道主义行动,为全球疫情防控注入源源不断的动力,充分展示了讲信义、重情义、扬正义、守道义的大国形象,生动诠释了为世界谋大同、推动构建人类命运共同体的大国担当!

人无精神则不立,国无精神则不强。唯有精神上站得住、站得稳,一个民族才能在历史洪流中屹立不倒、挺立潮头。同困难作斗争,是物质的角力,也是精神的对垒。伟大抗疫精神,同中华民族长期形成的特质禀赋和文化基因一脉相承,是爱国主义、集体主义、社会主义精神的传承和发展,是中国精神的生动诠释,丰富了民族精神和时代精神的内涵。我们要在全社会大力弘扬伟大抗疫精神,使之转化为全面建设社会主义现代化国家、实现中华民族伟大复兴的强大力量。

同志们、朋友们!

"物有甘苦,尝之者识;道有夷险,履之者知。"在这场波澜壮阔的抗疫斗争中,我们积累了重要经验,收获了深刻启示。

抗疫斗争伟大实践再次证明,中国共产党所具有的无比坚强的领导力,是风雨来袭时中国人民最可靠的主心骨。中国共产党来自人民、植根人民,始终坚持一切为了人民、一切依靠人民,得到了最广大人民衷心拥护和坚定支持,这是中国共产党领导力和执政力的广大而深厚的基础。这次抗疫斗争伊始,党中央就号召全党,让党旗在防控疫情斗争第一线高高飘扬,充分体现了中国共产党人的担当和风骨! 在抗疫斗争中,广大共产党员不忘初心、牢记使命,充分发挥先锋模范作用,25 000 多名优秀分子在火线上宣誓入党。正是因为有中国共产党领导、有全国各族人民对中国共产党的拥护和支持,中国才能创造出世所罕见的经济快速发展奇迹和社会长期稳定奇迹,我们才能成功战洪水、防非典、抗地震、化危机、应变局,才能打赢这次抗疫斗争。历史和现实都告诉我们,只要毫不动摇坚持和加强党的全面领导,不断增强党的政治领导力、思想引领力、群众组织力、社会号召力,永远保持党同人民群众的血肉联系,我们就一定能够形成强大合力,从容应对各种复杂局面和风险挑战。

抗疫斗争伟大实践再次证明,中国人民所具有的不屈不挠的意志力,是战胜前进道路上一切艰难险阻的力量源泉。苦难考验了中国人民,也锻炼了中国人民。正是因为中国人民经千难而前仆后继,历万险而锲而不舍,我们才能在列强侵略时顽强抗争,在山河破碎时浴血奋战,在一穷二白时发愤图强,在时代发展时与时俱进,中华民族才能始终屹立于世界民族之林。千百年来,中国人民就以生命力的顽强、凝聚力的深厚、忍耐力的坚韧、创造力的巨大而闻名于世,我们都为自己是中国人感到骄傲和自豪! 历史和现实都告诉我们,只要紧紧依靠人民、一切为了人民,充分激发广大人民顽强不屈的意志和坚忍不拔的毅力,我们就一定能够使最广大人民紧密团结在一起,不断创造中华民族新的历史辉煌。

抗疫斗争伟大实践再次证明,中国特色社会主义制度所具有的显著优势,是抵御风险挑战、提高国家治理效能的根本保证。衡量一个国家的制度是否成功、是否优越,一个重要方面就是看其在重大风险挑战面前,能不能号令四面、组织八方共同应对。我国社会主义制度具有非凡的组织动员能力、统筹协调能力、贯彻执行能力,能够充分发挥集中力量办大事、办难事、办急事的独特优势,这次抗疫斗争有力彰显了我国国家制度和国家治理体系的优越性。历史和现实都告诉我们,只要坚持和完善中国特色社会主义制度、推进国家治理体系和治理能力现代化,善于运用制度力量应对风险挑战冲击,我们就一定能够经受住一次次压力测试,不断化危为机、浴火重生。

抗疫斗争伟大实践再次证明,新中国成立以来所积累的坚实国力,是从容应对惊涛骇浪的深厚底气。我们长期积累的雄厚物质基础、建立的完整产业体系、形成的强大科技实力、储备的丰富医疗资源为疫情防控提供了坚强支撑。我们在疫情发生后迅速开展全方位的人力组织战、物资保障战、科技突击战、资源运动战。在抗疫形势最严峻的时候,经济社会发展不少方面一度按下"暂停键",但群众生活没有受到太大影响,社会秩序总体正常,这从根本上得益于新中国成立以来特别是改革开放以来长期积累的综合国力,得益于危急时刻能够最大限度运用我们的综合国力。历史和现实都告诉我们,只要不断解放和发展社会生产力,不断增强经济实力、科技实力、综合国力,不断让广大人民的获得感、幸福感、安全感日益充实起来,不断让坚持和发展中国特色社会主义、实现中华民族伟大复兴的物质基础日益坚实起来,我们就一定能够使中国特色社会主义航船乘风破浪、行稳致远。

抗疫斗争伟大实践再次证明,社会主义核心价值观、中华优秀传统文化所具有的强大精神动力,是凝聚人心、汇聚民力的强大力量。文化自信是一个国家、一个民族发展中最基本、最深沉、最持久的力量。向上向善的文化是一个国家、一个民族休戚与共、血脉相连的重要纽带。中国人历来抱有家国情怀,崇尚天下为公、克己奉公,信奉天下兴亡、匹夫有责,强调和衷共济、风雨同舟,倡导守望相助、尊老爱幼,讲求自由和自律统一、权利和责任统一。在这次抗疫斗争中,14亿中国人民显示出高度的责任意识、自律观念、奉献精神、友爱情怀,铸就起团结一心、众志成城的强大精神防线。历史和现实都告诉我们,只要不断培育和践行社会主义核心价值观,始终继承和弘扬中华优秀传统文化,我们就一定能够建设好全国各族人民的精神家园,筑牢中华儿女团结奋进、一往无前的思想基础。

抗疫斗争伟大实践再次证明,构建人类命运共同体所具有的广泛感召力,是应对人类共同挑战、建设更加繁荣美好世界的人间正道。新冠肺炎疫情以一种特殊形式告诫世人,人类是荣辱与共的命运共同体,重大危机面前没有任何一个国家可以独善其身,团结合作才是人间正道。任何自私自利、嫁祸他人、颠倒是非、混淆黑白的做法,不仅会对本国和本国人民造成伤害,而且会给世界各国人民带来伤害。历史和现实都告诉我们,只要国际社会秉持人类命运共同体理念,坚持多边主义、走团结合作之路,世界各国人民就一定能够携手应对各种全球性问题,共建美好地球家园。

同志们、朋友们!

当前,世界百年未有之大变局加速演进,国内改革发展稳定任务艰巨繁重。站在"两个一百年"奋斗目标的历史交汇点上,我们必须全面贯彻党的基本理论、基本路线、基本方略,坚持稳中求进工作总基调,坚定不移贯彻新发展理念,着力构建新发展格局,统筹国内国际两个大局,办好发展安全两件大事,推进国家治理体系和治理能力现代化,不断开创党和国家事业发展新局面。

我们要毫不放松抓好常态化疫情防控,奋力夺取抗疫斗争全面胜利。当前,疫情仍在全球蔓延,国内零星散发病例和局部暴发疫情的风险仍然存在,夺取抗疫斗争全面胜利还需要付出持续努力。要慎终如始、再接再厉,全面做好外防输入、内防反弹工作,坚持常态化精准防控和局部应急处置有机结合,决不能让来之不易的疫情防控成果前功尽弃。要加大药品和疫苗科研攻关力度,深入开展爱国卫生运动,加强公共卫生设施建设,提升全社会文明程度,用千千万万个文明健康的小环境筑牢常态化疫情防控的社会大防线。

我们要扎实做好"六稳"工作、全面落实"六保"任务,确保完成决胜全面建成小康社会、决战脱贫攻坚目标任务。要增强信心、鼓足干劲,奋力把失去的时间抢回来、把疫情造成的损失补回来。要积极构建疫情防控和经济社会发展工作中长期协调机制。要坚持以供给侧结构性改革为主线,坚持深化改革开放,牢牢把握扩大内需这个战略基点,保护和激发市场主体活力,确保宏观政策落地见效,提高产业链供应链稳定性和竞争力。要瞄准脱贫攻坚突出问题和薄弱环节,一鼓作气、尽锐出战。要始终把人民安危冷暖放在心上,帮助群众解决就业、收入、就学、社保、医保、住房等方面的实际困难,扎扎实实做好保障和改善民生各项工作。

我们要加快补齐治理体系的短板弱项,为保障人民生命安全和身体健康夯实制度保障。这场抗疫斗争是对国家治理体系和治理能力的一次集中检验。要抓紧补短板、堵漏洞、强弱项,加快完善各方面体制机制,着力提高应对重大突发公共卫生事件的能力和水平。要构筑强大的公共卫生体系,完善疾病预防控制体系,建设平战结合的重大疫情防控救治体系,强化公共卫生法治保障和科技支撑,提升应急物资储备和保障能力,夯实联防联控、群防群控的基层基础。要完善城市治理体系和城乡基层治理体系,树立全周期的城市健康管理理念,增强社会治理总体效能。要重视生物安全风险,提升国家生物安全防御能力。

我们要秉持人类命运共同体理念,同国际社会携手应对日益严峻的全球性挑战。中国将继续推进疫情防控国际合作,支持世界卫生组织发挥全球抗疫领导作用,同各国分享防控和救治经验,继续向应对疫情能力薄弱的国家和地区提供帮助,发挥全球抗疫物资最大供应国作用,推动构建人类卫生健康共同体。我们将拓展同世界各国的互利互惠合作,继续推进经济全球化,坚定维护多边贸易体制,维护全球产业链供应链安全畅通运转,共同推动世界经济早日重现繁荣。我们愿同各国一道推动形成更加包容的全球治理、更加有效的多边机制、更加积极的区域合作,共同应对地区争端和恐怖主义、气候变化、网络安全、生物安全等全球性问题,共同创造人类更加美好的未来。

我们要坚持底线思维、增强忧患意识,有效防范和化解前进道路上的各种风险。彩虹和风雨共生,机遇和挑战并存,这是亘古不变的辩证法则。我们党建党近百年、新中国成立70多年、改革开放40多年的历史,从来都不是一帆风顺的。志不求易者成,事不避难者进。我们要辩证认识和把握国内外大势,加强战略性、系统性、前瞻性研究谋划,做好较长时间应对外部环境变化的思想准备和工作准备,善于在危机中育新机、于变局中开新局。要发扬斗争精神,敢于斗争、善于斗争,根据形势变化及时调整斗争策略,团结一切可以团结的力量,调动一切积极因素,不断夺取具有许多新的历史特点的伟大斗争新胜利。

同志们、朋友们!

"天行健,君子以自强不息。"一个民族之所以伟大,根本就在于在任何困难和风险面前都从来不放弃、不退缩、不止步,百折不挠为自己的前途命运而奋斗。从5 000多年文明发展的苦难辉煌中走来的中国人民和中华民族,必将在新时代的伟大征程上一路向前,任何人任何势力都不能阻挡中国人民实现更加美好生活的前进步伐!

让我们更加紧密地团结起来,大力弘扬伟大抗疫精神,勠力同心、锐意进取,奋力实现决胜全面建成小康社会、决战脱贫攻坚目标任务,在全面建设社会主义现代化国家的新征程上创造新的历史伟业!

转载自《新华日报》2020-9-9(3)

构建起强大的公共卫生体系
为维护人民健康提供有力保障

习近平

2018 年 1 月，我在学习贯彻党的十九大精神专题研讨班开班式上列举了 8 个方面 16 个风险，其中特别讲到"像非典那样的重大传染性疾病，也要时刻保持警惕、严密防范"。这次新冠肺炎疫情，是 1918 年大流感以来全球最严重的传染病大流行，是第二次世界大战结束以来最严重的全球公共卫生突发事件，其复杂性、艰巨性前所未有，对全球经济社会发展的冲击前所未有。

面对突如其来的新冠肺炎疫情，党中央统筹全局、果断决策，坚持把人民生命安全和身体健康放在第一位，全党全军全国各族人民上下同心、全力以赴，采取最全面、最严格、最彻底的防控举措，用 1 个多月时间初步遏制了疫情蔓延势头，用 2 个月左右时间将本土每日新增病例控制在个位数以内，用 3 个月左右时间取得了武汉保卫战、湖北保卫战的决定性成果，全国疫情防控阻击战取得重大战略成果。这些成就的取得，彰显了中国共产党领导和我国社会主义制度的显著政治优势，体现了改革开放以来我国日益增强的综合国力，展现了全党全军全国各族人民同舟共济、众志成城的强大力量。

在疫情防控斗争中，广大专家学者以高度的政治责任感和使命感，发挥专业优势，在分析疫情形势、完善防控策略、指导医疗救治、加快科研攻关、修订法律法规、促进国际合作等方面献计献策，为疫情防控斗争作出了重要贡献。在此，我代表党中央，向大家表示衷心的感谢！

疫情发生后，我多次提出，要在做好疫情防控工作的同时，放眼长远，总结经验，吸取教训，针对疫情防控中暴露出来的问题和不足，抓紧补短板、堵漏洞、强弱项。今天，邀请各位专家学者开这个座谈会，是要就完善我国重大疫情防控体制机制、健全国家公共卫生体系、增强应对突发重大公共卫生事件的能力听取大家意见和建议。

人类健康是社会文明进步的基础。我在 2016 年 8 月举行的全国卫生与健康大会上说过："如果疾病控制不力、传染病流行，不仅人民生活水平和质量会受到重大影响，而且社会会付出沉重代价。"在人类社会发展长河中，传染病始终是重大威胁。一部人类文明史可以说是人类同瘟疫斗争的历史。天花、鼠疫、出血热等重大疾病都造成了骇人听闻的致死人数和巨大的破坏。进入 21 世纪，随着人类活动范围扩大、跨境流动频繁，病原体快速扩散到全球的条件不断发展，新发传染病平均每年出现 1 种，严重威胁人类健康。以冠状病毒为例，新世纪以来已经发生过 3 次大的流行：2003 年的非典、2012 年的中东呼吸综合征、2019 年的新冠肺炎。这次疫情的传播速度、感染范围、防控难度都远远超过前两次。

人民安全是国家安全的基石。突发急性传染病往往传播范围广、传播速度快、社会危害大，是重大的生物安全问题。我们要强化底线思维，增强忧患意识，时刻防范卫生健康领域重大风险。

党的十八大以来，党中央明确了新时代党的卫生健康工作方针，把为群众提供安全、有效、方便、价廉的公共卫生和基本医疗服务作为基本职责,成功防范和应对了甲型 H1N1 流感、H7N9 流感、埃博拉出血热等突发疫情,主要传染病发病率显著下降。党的十九届四中全会提出"强化提高人民健康水平的制度保障"的要求,将加强公共卫生服务体系建设、及时稳妥处置重大新发突发传染病作为治理体系和治理能力现代化的重要目标和任务;强调预防为主,加强公共卫生防疫和重大传染病防控,稳步发展公共卫生服务体系。在实现"两个一百年"奋斗目标的历史进程中,发展卫生健康事业始终处于基础性地位,同国家整体战略紧密衔接,发挥着重要支撑作用。

这次新冠肺炎疫情防控斗争表明,我国公共卫生服务体系、医疗服务体系、医疗保障体系、药品供应保障体系以及重大疫情防控与应急管理体系,总体上是有效的,但也存在一些薄弱环节。这里面,有些是体制机制问题,有些是政策落实问题,有些是发展中的问题。只有构建起强大的公共卫生体系,健全预警响应机制,全面提升防控和救治能力,织密防护网、筑牢筑实隔离墙,才能切实为维护人民健康提供有力保障。结合大家意见和建议,我再进一步谈几个问题。

第一,改革完善疾病预防控制体系。预防是最经济、最有效的健康策略。疾病预防控制体系是保护人民健康、保障公共卫生安全、维护经济社会稳定的重要保障。从这次疫情防控斗争看,我国公共卫生体系发挥了重要作用,但在特大疫情面前,暴露出能力不强、机制不活、动力不足、防治结合不紧密等问题。这些也是老问题,现在到了下决心解决的时候了。方向是立足更精准更有效地防,在理顺体制机制、明确功能定位、提升专业能力等方面加大改革力度。

要建立稳定的公共卫生事业投入机制,改善疾病预防控制基础条件,完善公共卫生服务项目。要优化完善疾病预防控制机构职能设置,健全以国家、省、市、县四级疾控中心和各类专科疾病防治机构为骨干,医疗机构为依托,基层医疗卫生机构为网底,军民融合、防治结合的疾控体系,建立上下联动的分工协作机制。要加强国家级疾病预防控制机构能力建设,强化其技术、能力、人才储备,发挥领头雁作用。要健全疾控机构和城乡社区联动工作机制,加强乡镇卫生院和社区卫生服务中心疾病预防职责,夯实联防联控的基层基础。要创新医防协同机制,建立人员通、信息通、资源通和监督监管相互制约的机制。要加强疾控人才队伍建设,建立适应现代化疾控体系的人才培养使用机制,稳定基层疾控队伍。要建设一批高水平公共卫生学院,着力培养能解决病原学鉴定、疫情形势研判和传播规律研究、现场流行病学调查、实验室检测等实际问题的人才。

第二,加强监测预警和应急反应能力。2003 年非典疫情发生后,国家建立了传染病网络直报系统,疾控机构硬件条件得到较大改善。

要把增强早期监测预警能力作为健全公共卫生体系当务之急。早发现、早报告、早隔离、早治疗"四早"的关键是"早发现"。要完善传染病疫情和突发公共卫生事件监测系统,改进不明原因疾病和异常健康事件监测机制,提高评估监测敏感性和准确性,建立智慧化预警多点触发机制,健全多渠道监测预警机制,提高实时分析、集中研判的能力。要加强实验室检测网络建设,提升传染病检测能力。要建立公共卫生机构和医疗机构协同监测机制,发挥基层哨点作用,做到早发现、早报告、早处置。要健全突发公共卫生事件应对预案体系,分级分类组建卫生应急队伍,覆盖形势研判、流行病学调查、医疗救治、实验室检测、社区指导、物资调配等领域。要强化基层卫生人员知识储备和培训演练,提升先期处置能力。要深入开展卫生应急知识宣教,提高人民群众对突发公共卫生事件认知水平和预防自救互救能力。各级党委和政府要建立定期研究部署重大疫情防控等卫生健康工作机制,健全和优化平战结合、跨部门跨区域、上下联动的联防联控协调机制,做到指令清晰、系统有序、条块畅达、执行有力。

第三,健全重大疫情救治体系。这次新冠肺炎患者救治工作,是对改革开放 40 年来医疗服务体系建设、20 年来重点专科建设、深化医药卫生体制改革 10 年来成果的一次集中检阅。我们坚持人民至上、生命至上,前所未有调集全国资源开展大规模救治,不遗漏一个感染者,不放弃每一位病患,从出生不久的婴儿到 100 多岁的老人都不放弃,确保患者不因费用问题影响就医。这次驰援湖北的 346 支医疗队、4.2 万余名医务人员,绝大部分来自公立医院。实践证明,政府主导、公益性主导、公立医院主导的救治体系是应对重大疫情的重要保障,要全面加强公立医院传染病救治能力建设,完善综合医院传染病防治设施建设标准,提升应急医疗救治储备能力,把我国重大疫情救治体系和能力提升到新水平。

要优化医疗资源合理布局。要立足平战结合、补齐短板,统筹应急状态下医疗卫生机构动员响应、区域联动、人员调集,建立健全分级、分层、分流的传染病等重大疫情救治机制。要以城市社区和农村基层、边境口岸城市、县级医院和中医院为重点,完善城乡三级医疗服务网络。要加强国家医学中心、区域医疗中心等基地建设,提升重大传染病救治能力。要加强重大疫情救治相关学科建设,特别是急需的重症医学、呼吸、麻醉等专业学科建设。要制定实施有关政策措施,吸引更多高水平医务人员从事传染病防治工作。

第四,深入开展爱国卫生运动。爱国卫生运动是我们党把群众路线运用于卫生防病工作的成功实践。要总结新冠肺炎疫情防控斗争经验,丰富爱国卫生工作内涵,创新方式方法,推动从环境卫生治理向全面社会健康管理转变,解决好关系人民健康的全局性、长期性问题。

要全面改善人居环境,加强公共卫生环境基础设施建设,推进城乡环境卫生整治,推进卫生城镇创建。要倡导文明健康绿色环保的生活方式,开展健康知识普及,树立良好饮食风尚。要推广出门佩戴口罩、垃圾分类投放、保持社交距离,推广分餐公筷、看病网上预约等文明健康生活习惯。要推动将健康融入所有政策,把全生命周期健康管理理念贯穿城市规划、建设、管理全过程各环节,加快建设适应城镇化快速发展、人口密集特点的公共卫生体系。各级党委和政府要把爱国卫生工作列入重要议事日程,在部门设置、职能调整、人员配备、经费投入等方面予以保障,探索更加有效的社会动员方式。

第五,发挥中医药在重大疫病防治中的作用。中西医结合、中西药并用,是这次疫情防控的一大特点,也是中医药传承精华、守正创新的生动实践。几千年来,中华民族能一次次转危为安,靠的就是中医药,并在同疫病斗争中产生了《伤寒杂病论》《温病条辨》《温热论》等经典著作。这次临床筛选出的"三药三方",就是在古典医籍的经方基础上化裁而来的。

要加强研究论证,总结中医药防治疫病的理论和诊疗规律,组织科技攻关,既用好现代评价手段,也要充分尊重几千年的经验,说明白、讲清楚中医药的疗效。要加强古典医籍精华的梳理和挖掘,建设一批科研支撑平台,改革完善中药审评审批机制,促进中药新药研发和产业发展。要加强中医药服务体系建设,提高中医院应急和救治能力。要强化中医药特色人才建设,打造一支高水平的国家中医疫病防治队伍。要深入研究中医药管理体制机制问题,加强对中医药工作的组织领导,推动中西医药相互补充、协调发展。

第六,完善公共卫生法律法规。2003 年战胜非典以来,国家修订了传染病防治法,陆续出台了《突发事件应对法》《突发公共卫生事件应急条例》以及配套预案,为疫情处置工作提供了法律遵循,但也存在法律规定内容不统一、不衔接的情况。要有针对性地推进传染病防治法、突发公共卫生事件应对法等法律制定和修订工作,健全权责明确、程序规范、执行有力的疫情防控执法机制,进一步从法律上完善重大新发突发传染病防控措施,明确中央和地方、政府和部门、行政机关和专业机构的职责。要普及公共卫生安全和疫情防控法律法规,推动全社会依法行动、依法行事。

第七,发挥科技在重大疫情防控中的支撑作用。我一直强调,科学技术是人类同疾病斗争的锐利武器,人类战胜大灾大疫离不开科学发展和技术创新。这次疫情初期,我国研究机构通力合作,开展病因学调查和病原鉴定等,用 8 天时间在世界上首先判明"不明原因病毒性肺炎"的病原体为"新型冠状病毒";用 16 天时间完成诊断试剂盒的优化,具备了较大规模筛查疑似病例的能力;并且迅速筛选了一批有效药物和治疗方案,多条技术路线的疫苗研发进入临床试验阶段,为疫情防控提供了强有力支撑。

生命安全和生物安全领域的重大科技成果是国之重器,一定要掌握在自己手中。要加大卫生健康领域科技投入,加快完善平战结合的疫病防控和公共卫生科研攻关体系,集中力量开展核心技术攻关,持续加大重大疫病防治经费投入,加快补齐我国在生命科学、生物技术、医药卫生、医疗设备等领域的短板。当前,我们一定要发挥新型举国体制的优势,力争率先研发成功新冠肺炎疫苗,争取战略主动。要深化科研人才发展体制机制改革,完善战略科学家和创新型科技人才发现、培养、激励机制,吸引更多优秀人才进入科研队伍,为他们脱颖而出创造条件。

第八,加强国际卫生交流合作。这次疫情发生以来,我们秉持人类命运共同体理念,积极履行国际义务,密切同世界卫生组织和相关国家的友好合作,主动同国际社会分享疫情和病毒信息、抗疫经验做法,向 100 多个国家和国际组织提供力所能及的物质和技术援助,体现了负责任大国的担当。

我们要坚持底线思维,保持战略定力,勇于斗争,善于斗争。要牢牢把握斗争方向,团结一切可以团结的力量。在第七十三届世界卫生大会上,我在视频讲话中阐释了中国抗疫理念和主张,宣布了 5 项举措,在国际社会引起积极反响。大会最终达成的决议符合我方立场主张,也是国际社会绝大多数国家的共同愿望。现在,新冠肺炎疫情仍在全球肆虐,我们要继续履行国际义务,发挥全球抗疫物资最大供应国作用,全面深入参与相关国际标准、规范、指南的制定,分享中国方案、中国经验,提升我国在全球卫生治理体系中的影响力和话语权,共同构建人类卫生健康共同体。

当前,我国疫情防控工作已经转入常态化,但境外疫情扩散蔓延势头仍然没有得到有效遏制,国内外防输入、内防反弹任务仍然不可放松。希望各位专家深入调查研究,加强前瞻性谋划和规律性思考,提出真知灼见,为统筹好疫情防控和经济社会发展工作、加快恢复生产生活秩序、早日夺取抗击疫情斗争全面胜利作出新的更大的贡献。

（习近平 2020 年 6 月 2 日在专家学者座谈会上的讲话）

转载自《求是》2020,18

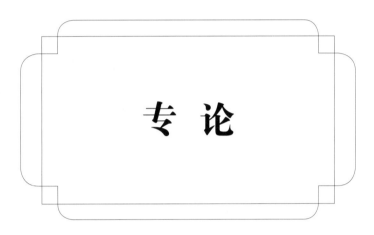

专　论

充分发挥中医药独特优势和作用
为人民群众健康作出新贡献

余艳红　国家卫生健康委党组成员、国家中医药管理局党组书记
于文明　国家中医药管理局局长

2020年6月2日，习近平总书记主持召开专家学者座谈会并发表重要讲话，强调"中西医结合、中西药并用，是这次疫情防控的一大特点，也是中医药传承精华、守正创新的生动实践"，从人民生命安全和身体健康的战略高度，充分肯定中医药在疫情防控中作出的贡献，对充分发挥中医药独特优势和作用作出重要部署。我们必须认真学习、深刻领会，准确把握、指导实践，切实增强责任感、使命感和紧迫感，推动新时代中医药传承创新发展。

一、学习领会习近平总书记关于中医药工作的重要论述，坚定中医药传承创新发展的信心与决心

党的十八大以来，习近平总书记对中医药工作作出了一系列重要论述，聚焦促进中医药传承创新发展这个时代课题，充分肯定中医药独特优势和作用，深刻回答了新时代如何认识中医药、如何发展中医药、发展什么样的中医药等根本性、长远性问题，为新时代中医药传承创新发展指明方向、描绘蓝图、明确任务，为做好中医药工作提供根本遵循和行动指南。

深刻认识中医药的历史地位和时代价值。习近平总书记指出，中医药学凝聚着深邃的哲学智慧和中华民族几千年的健康养生理念及其实践经验，是中国古代科学的瑰宝，也是打开中华文明宝库的钥匙。传统医药是优秀传统文化的重要载体，在促进文明互鉴、维护人民健康等方面发挥着重要作用，中医药是其中的杰出代表。这些重要论述深刻阐述了中医药的历史价值、文化价值、现实作用，是坚定民族自信、文化自信的重要支撑，增强了我们传承创新发展中医药的底气和信心。

深刻认识传承创新发展中医药的目标任务。习近平总书记指出，中医药振兴发展迎来天时、地利、人和的大好时机，希望广大中医药工作者增强民族自信，勇攀医学高峰，深入发掘中医药宝库中的精华，充分发挥中医药的独特优势，推进中医药现代化，推动中医药走向世界，切实把中医药这一祖先留给我们的宝贵财富继承好、发展好、利用好。这些重要论述深刻指明了传承创新发展中医药必须把握的重要机遇、重点任务，是我们做好新时代中医药工作的强大动力，是推动中医药发展的着力点和落脚点。

深刻认识中医药在防病治病中的独特优势。习近平总书记指出，坚持中西医并重，推动中医药和西医药相互补充、协调发展；发挥中医药在治未病、重大疾病治疗、疾病康复中的重要作用；努力实现中医药健康养生文化的创造性转化、创新性发展，使之与现代健康理念相融相通，服务于人民健康；中医药副作用小，疗效好，中草药价格相对便宜。这些重要论述充分肯定了中医药的独特优势，深刻阐明了中医药与西医药的关系，彰显了中医药在维护人民健康、促进中国特色卫生健康事业发展中的重要作用。

深刻认识新时代中医药高质量发展道路。习近平总书记指出，要遵循中医药发展规律，传承精华，

守正创新;建立健全中医药法规,建立健全中医药发展的政策举措,建立健全中医药管理体系,建立健全适合中医药发展的评价体系、标准体系;用开放包容的心态促进传统医学和现代医学更好融合,为促进人类健康、改善全球卫生治理作出更大贡献。这些重要论述着眼人类健康的广阔视野,始终坚持强烈的问题导向、鲜明的目标导向,为我们在新时代传承创新发展中医药开出了一剂标本兼治、综合施策的良方。

二、总结中医药在抗疫中的经验,发挥中医药在抗疫防病治病中的独特优势和作用

从历史上看,中华民族屡经天灾、战乱和瘟疫,却能一次次转危为安,人口不断增加,文明得以传承,中医药作出了重大贡献。中医药学是我国各族人民在长期生产生活实践和与疾病作斗争中,逐步形成并不断丰富发展的医学科学。特别是在与疫病斗争中产生《伤寒杂病论》《温病条辨》《温疫论》等经典著作,形成了系统的、独特的防病治病的理、法、方、药。屠呦呦研究员从葛洪《肘后备急方》中汲取灵感,发现了青蒿素,挽救了全球数百万人的生命,并因此获得诺贝尔生理学或医学奖。近年来,病毒性呼吸道传染病频发流行,中医药在治疗严重急性呼吸综合征(SARS)、甲型 H1N1 流感等方面也取得明显成效,为应对新发突发传染病积累了丰富经验、独特理论、技术体系和经典方药。

发挥国家制度组织优势,动员全国中医药力量驰援湖北武汉。 新冠肺炎疫情发生以来,我们坚决贯彻落实习近平总书记重要讲话和一系列重要指示批示精神,坚决服从中央应对疫情工作领导小组及国务院联防联控机制的指挥,按照中央指导组部署,贯彻"坚定信心、同舟共济、科学防治、精准施策"总要求,组织全国中医药系统全力投入防控救治。我们与湖北省、武汉市政府及相关部门协同联动,调动全行业力量,全程深度介入。第一时间选派国家中医药专家组赴武汉考察疫情、诊疗病人,通过四诊合参、辨证施治、三因制宜,从中医理、法、方、药角度认识和把握疾病,研究确定病因病机、治则治法。与国家卫生健康委共同发布具有中西医结合特色的第三至第七版国家诊疗方案,指导临床一线开展有针对性的中医诊疗。第一时间组建国家中医医疗队赴武汉整建制接管医院病区,开展救治和临床科学研究,探索以中医药为特色、中西医结合的诊疗模式。先后组建 5 批国家中医医疗队共计 773 人,整建制接管武汉市金银潭医院、雷神山医院、湖北省中西医结合医院 8 个病区和江夏方舱医院。

发挥中医药临床科研一体化支撑作用,不断优化诊疗方案和有效方药。 在国务院联防联控机制科研攻关组部署下,聚焦中医药临床救治、有效方药筛选和疗效评价,全力推进中医药科研攻关,设立了"中医药防治 2019-nCoV 的研究""中西医结合防治新冠肺炎的临床研究"等重点专项,有力支撑了临床救治。同时,启动了应急研究专项,以临床"急用、实用、效用"为导向,本着边救治、边观察、边优化的原则,深入发掘历代疫病防治经验,对现有治疗瘟疫的中成药、经典方剂进行筛选,纳入国家诊疗方案。对已经纳入诊疗方案的中成药和方剂,同步进行临床疗效观察和科学研究,及时发布"三药三方"科研成果,优选出一批有效方药。

发挥中医药独特优势和作用,提高防控救治水平。 对医学观察期人群,中医药防控工作前移,探索并推广武昌中医药防控模式经验,服用中药提高免疫力。对轻症患者,以方舱医院为主阵地,做到中药早服应服尽服,有效减少轻症向重症发展。对重症、危重症患者,建立中西医会诊和联合巡诊制度,实行中西医结合、中西药并用,减缓重症向危重症发展,最大程度提高救治效果。对出院恢复期人群,制定中医康复"套餐",加快机体恢复。各地党委政府坚持中西医并重,统筹中西医资源,强化中医中药协同,中西医结合救治工作机制的作用得到有效发挥,开创了我国中西医结合防治传染病的新局面。全国中医药参与救治确诊病例的比重达到 92%,湖北省确诊病例中医药使用率和总有效率超过 90%,为全国疫情防控取得重大战略成果贡献了中医药力量。

发挥"中国方案"特点,开展中医药国际交流合作。通过新闻发布会、中央主流媒体宣传,举办了30余场抗疫专家视频交流和直播活动,交流中国中医药抗疫诊疗方案、方药和经验,展示中医药全程深度参与疫情防控的进展,展示中医药救治新冠肺炎患者的成效,展示中医药人抗击疫情的感人事迹,讲好中医药抗疫故事。根据对方需要,向有关国家捐助中药,向意大利、德国、日本、韩国、巴基斯坦等国家提供中医药救治经验,增强国际社会对中医药的认可,增强对中华文化的认同。

这次疫情防控,是贯彻落实《中共中央、国务院关于促进中医药传承创新发展的意见》和全国中医药大会精神的生动实践,是传承精华、守正创新的生动实践,是中医药人践行初心使命、体现责任担当的生动实践。中医药参与面之广、参与度之深、受关注度之高,都是前所未有的,不仅有效缓解了早期疫情集中暴发、医疗资源不足的压力,而且在提高治愈率、降低病亡率方面发挥了重要作用。中医药成为"中国方案"的一大亮点和特色优势。实践充分证明,中西医并重的中国特色卫生健康发展模式具有显著优势,中医药与西医药相互配合、优势互补,成为疫情防控阻击战取得胜利的重要原因。实践也再次证明,祖先留下的宝贵财富,屡经考验、历久弥新,依然好使管用、经济易行,中医药简便验廉的独特优势和作用值得进一步坚持和发扬。

三、推动中医药与西医药相互补充、协调发展,为增进人民健康福祉作贡献

2016年,习近平总书记在全国卫生与健康大会上强调,坚持中西医并重,推动中医药和西医药相互补充、协调发展,是我国卫生与健康事业的显著优势。《中共中央、国务院关于促进中医药传承创新发展的意见》提出"坚持中西医并重、打造中医药和西医药相互补充协调发展的中国特色卫生健康发展模式"。我们要深入学习贯彻习近平总书记关于中医药工作的重要论述,落实党中央国务院决策部署,进一步坚持问题导向、目标导向、效果导向,内外兼修,推动中医药振兴发展,推动中医药与西医药相互补充、协调发展。

坚持传承精华、守正创新,突出中医药独特优势和作用。传承是中医药发展的根基,创新是中医药发展的时代活力。没有传承,中医药发展就没有根和魂;没有创新,中医药发展就没有时代活力和应用价值。创新的根本目的就是为了促进中医药学术发展,提高临床疗效,提高中医临床诊疗能力和水平。

面对常见病、多发病、重大疑难疾病和新发传染病防治需求,中医药必须尊重规律,做到"传承师古不泥古、创新发展不离宗",通过传承精华来发展中医药学,突出中医药特色优势,同时吸收科学技术和文明成果,创新中医药理论与实践,服务当代临床防病治病需求,发挥中医药独特优势和作用。

坚持安全有效根本要求,促进中医药事业和产业高质量融合发展。2015年2月,习近平总书记调研西安市雁塔区二〇五所社区中医馆时指出:"现在发展中医药,很多患者喜欢看中医,因为副作用小,疗效好,中草药价格相对便宜。"2018年10月,总书记考察珠海横琴新区粤澳合作中医药科技产业园时强调,要深入发掘中医药宝库中的精华,推进产学研一体化,推进中医药产业化、现代化,让中医药走向世界。2019年10月,总书记对中医药工作作出重要指示,强调要遵循中医药发展规律,传承精华,守正创新,加快推进中医药现代化、产业化。总书记的一系列指示要求,为中医药事业和产业高质量发展指明了方向。

"药为医用,医因药存。"要坚持中药质量安全有效根本要求,突出质量优先,不断提高中药质量。中药材质量好,中药饮片、中成药质量才会好,中医临床防治才会有疗效,中药产业才会高质量发展,中医药事业才会高质量发展。要围绕以较低费用取得较大健康收益目标,规划建设一批国家中医药综合改革示范区,鼓励在服务模式、产业发展、质量监管等方面先行先试,推动中药饮片、中成药及中药产业高质量发展。推动深化医改中医药工作,提高中医药疗效和防病治病能力,促进中医药事业和产业融合

高质量发展,为健康中国建设和经济社会发展探索政策举措和经验模式。

坚持中西医药相互补充、协调发展,彰显我国卫生健康发展显著优势。"促进中医药振兴发展,加强中西医结合"是2020年政府工作报告部署的重点工作任务,是中国特色卫生健康发展模式的必然要求。当前中医药学科、人才队伍、服务体系、中医药传承创新科技支撑以及中医药事业和产业高质量融合发展的能力和水平,与西医药学科服务体系相比还有很多地方需要加强、健全、完善,还需要"补短板、强弱项、激活力"。这就要求我们必须坚定中医药发展自信,彰显我国卫生健康事业显著优势。

一要加强古典医籍精华的梳理和挖掘,建设一批科研支撑平台。加强中医古籍文献系统挖掘、整理和利用,重视活态传承,建立与知识产权制度相互衔接、相互补充的中医药传统知识保护制度。建立多学科融合的科研平台,力争在疾病防治、重大新药创制、重大关键技术装备研发等方面取得重大突破。二要加强中医药服务体系建设,提高中医医院应急和救治能力。建设一批国家中医医学中心、区域中医医疗中心和国家中医应急救援与疫病防治基地。全面加强中医医院建设,提升中医药特色服务、应急救治能力。三要推动中药审评审批机制改革,促进中药新药研发和产业发展。坚持安全有效根本要求,通过完善标准、加强监管、全过程追溯、诚信体系建设等措施,提升中药质量安全。建立符合中医药特点的评价标准和方法,简化古代经典名方中药复方制剂注册审批程序。四要强化中医药特色人才建设,打造一支高水平的国家中医疫病防治队伍。深化中医药院校教育改革,强化中医思维培养和临床技能培训。加强对名老中医药专家学术经验的传承。建立完善促进中医药优秀人才脱颖而出的评价和激励机制。五要建立中西医协同高效的重大疫情防控救治机制,建设具有中国特色、中西医并重的国家公共卫生应急管理体系。推动各级疾病预防控制机构建立中医药工作平台岗位,将中医医院纳入重大疫情救治基地建设范围。

传承创新发展中医药是新时代中国特色社会主义事业的重要内容。中医药作为我国独特的卫生健康资源、潜力巨大的经济资源、具有原创优势的科技资源、优秀的文化资源和重要的生态资源,是中国特色卫生健康道路的重要组成部分。我们要以习近平新时代中国特色社会主义思想为指导,深入学习贯彻习近平总书记关于中医药工作的重要论述,建立健全中医药法规,建立健全中医药发展的政策举措,建立健全中医药管理体系,建立健全适合中医药发展的评价体系、标准体系,推动中医药特色发展、内涵发展、转型发展、融合发展,充分发挥中医药防病治病的独特优势和作用,为推进健康中国建设和增进人民健康福祉作出贡献。

转载自《中国中医药报》2020-8-17(1)

加强我国新发突发传染病中医药应急防控体系建设的战略思考

仝小林等　　中国中医科学院广安门医院

全球大流行的新冠肺炎疫情持续肆虐,截至北京时间 2020 年 8 月 16 日 16 时,新冠肺炎全球确诊病例数已达到 2 129 万,死亡病例超 76 万。面对这百年不遇的重大突发公共卫生事件,中国乃至全球的公共卫生应急保障体系均遭受了巨大冲击。在政府和人民团结一心、众志成城的坚强阻击下,我国本土疫情传播已经基本得到控制,生产生活逐步恢复正常。我国之所以能在疫情防控工作中取得阶段性胜利,并坚守住这来之不易的成果,不仅是因为采取了追踪并隔离高风险人群、暂停公众集会,以及限制人口流动等综合防控措施,中医药力量的全面、全程参与也是制胜的关键一环。

中华人民共和国成立后,党和国家领导人十分重视中医药的传承和发展,坚持中医、西医并重,中西医协调发展的医疗卫生方针。因此,中医药学得到长足的发展和进步,并在防治流行性乙型脑炎、甲型 H1N1 流感、流行性出血热、非典型肺炎(SARS)、新冠肺炎(COVID-19)等传染病中发挥了突出作用。例如,在 SARS 流行时期,中医药作为重要力量参与了疫情防治工作,并证实中药早期干预可阻断病情进展,减轻临床症状,在缩短发热时间、促进炎症吸收、减少激素用量等方面效果显著。在此次新冠肺炎疫情防控工作中,中医药迅速介入、全程深度参与救治,充分发挥"未病先防、已病防变、瘥后防复"等中医抗疫特色优势,以"中医通治方+社区+互联网"为框架的创新社区防控机制"武昌模式"应运而生;在没有特效药情况下使大量患者得到了及时救

治,这显示了中医药的疗效优势,也为全球抗疫贡献了中国智慧和中国方案。然而抗疫成功的背后也暴露出中医药在防治新发突发传染病中存在的薄弱环节。例如,中医药力量应急响应不够及时、缺乏高质量循证医学证据、中医传染病学专业人才与中药战略资源储备不足、中西医结合救治协调决策机制不顺畅等,这些问题和短板是中医药应急防控体系建设和应对新发突发传染病救治能力提升的"瓶颈"。因此,加强我国新发突发传染病中医药应急防控体系建设势在必行。

一、加强我国新发突发传染病中医药应急防控体系建设的必要性和紧迫性

1. 中医药应对防治新发突发传染病具有鲜明的特色和优势

中医药防治急性传染病具有独特的理论认识与丰富的实践经验。从历史上看,我国是传染病多发国家。南北朝的天花,唐代的疟疾、麻风,明朝的鼠疫,以及清朝的霍乱等——自西汉以来,我国先后发生过 321 次较大规模的疫病流行。中医药正是在一次次抗疫斗争中积累了丰富的实践经验。例如:《伤寒杂病论》便是东汉张仲景在观察诊治"伤寒"这一时疫的基础上撰写而成,开创了六经辨证体系;其后百年,葛洪撰写了中医第一本急救手册《肘后备急方》,汇集了多种治疗瘟疫的单方、验方,其中一些治法对后世影响深远——屠呦呦就是受书中鲜青蒿榨汁治疗疟疾的启发,改进了青蒿素的提取方法,救治

了数以百万计的疟疾患者;明清时期瘟疫频发,吴又可首先提出"疠气"致瘟的病因学观点,叶天士、吴鞠通等医家则创立了卫气营血、三焦辨证等疫病诊疗体系,使中医药对疫病的防治从理论到临床逐渐成熟。

依靠鲜明特色与传统优势,中医药在近现代历次重大疫病防治中发挥了重要作用,尤其是在我国此次新冠肺炎疫情阻击战中得以深刻体现。《抗击新冠肺炎疫情的中国行动》白皮书指出,充分发挥中医药特色优势,中医药参与救治确诊病例的占比达到92%,湖北省确诊病例中医药使用率和总有效率超过90%。在国家卫生健康委员会、国家中医药管理局共同发布的《新型冠状病毒肺炎诊疗方案》试行第三版至第七版中均纳入了中医诊疗方案。

研究发现,中医药在治疗新型冠状病毒肺炎(新冠肺炎)疾病全过程中均发挥了独特优势。例如,对于大量疑似病例及密切接触者,通过大规模使用寒湿疫方(武汉抗疫1号方)提前干预,成功阻断疫情发展的迅猛势头。截至2020年3月2日,寒湿疫方在武汉累计发放72.3万付,救治5万余人次;武昌区卫生健康委员会资料显示,发放药品14天后,新增确诊人数首次出现断崖式下降,并维持在低位水平,证明中医药早期介入不仅保护了大量易感人群,也降低了高风险人群的发病率。对于轻症患者,中医药干预可以有效降低转重率。一项721例寒湿疫方干预轻症患者的回顾性队列研究发现,中药可降低新冠肺炎轻型、普通型患者转重率,其中430例服用中药汤剂的患者无一例加重,而对照组是19例(19/291,6.5%)。对于重症患者,中医药干预可降低病亡率,提高治愈率。在武汉市中西医结合医院开展的662例重症患者回顾性队列研究发现,中药汤剂干预组的死亡风险下降了87.7%。对于恢复期患者,中医药则具有促进患者康复、减少"复阳"风险的作用等。一项420例中医干预恢复期患者的回顾性队列研究发现,中医综合干预组的复阳率为2.8%(9/325),而无中医干预组复阳率为15.8%(15/95)。因此,加强重大突发公共卫生事件中医药应急防控

体系的建设,提升中医药防治重大疫病的服务能力,将使我国在面对未来新发突发传染病时更加从容。

2. 新发突发传染病及慢性传染病防治形势日益严峻

许多原有传染病包括病毒性肝炎、肺结核、梅毒、艾滋病等仍广泛存在;由于环境改变、人口流动、耐药菌的增加以及不明病原微生物的产生,导致部分原本已被控制的急、慢性传染病防治出现困难。自20世纪70年代开始,新发传染病即以每年新增一种或多种的速度出现,包括2003年的SARS、2009年的甲型H1N1流感和今年的新冠肺炎等,传染病依然是人类健康的重大威胁。在新时代背景下,人类医学将面临如何应对新发突发传染病,以及如何有效控制已有传染病和耐药菌感染等重大挑战。中医药具有独特的理论体系与治疗手段,面对新发突发传染病时,在现代医学有效药物和疫苗未研发成功之前,中医药可提供独具特色、行之有效的治疗策略、方药、技术,具有快速反应、快速救治、疗效显著的优势。

3. 加强新发突发传染病中医药应急防控体系建设契合保障人民生命安全与健康需求

"生命至上、人民至上"是我国制度优势的充分体现,保障人民生命安全和健康是中华民族伟大复兴的重要基础。传染病对人类的威胁是严重的、长期的,而中医药是人类抗疫的重要武器。实践证明,公共卫生体系建设必须要有中医药参与,中西医并重快速介入是提高收诊率和治愈率、降低感染率和病亡率的基础,是成功战胜重大疫情的关键。加强中医药防治新发突发传染病应急防控体系建设,不仅有助于提升中医药在现代科技背景下服务健康的能力,同时符合健康中国的战略部署。习近平总书记对中医药工作作出重要指示:"要遵循中医药发展规律,传承精华、守正创新……"因此,加强中医药防治新发突发传染病应急防控体系建设,是传承中医药防控新发突发传染病经验精华的体现,也是创新中医药应对重大疫情防控机制的体现。

二、现有国家公共卫生中医药应急防控体系建设的基本情况

1. 我国国家公共卫生中医药应急防控体系建设现状

2003 年 SARS 疫情之后,我国逐步建立起了较为完善的国家卫生应急防控体系。其中,中医药在公共卫生应急工作中的优势和作用初步得到保障。例如,2009 年《中共中央国务院关于深化医药卫生体制改革的意见》明确提出"充分发挥中医药(民族医药)在疾病预防控制、应对突发公共卫生事件、医疗服务中的作用";同年下发的《关于在卫生应急工作中充分发挥中医药作用的通知》要求"各级中医药管理部门应组建中医药系统突发公共事件卫生应急组织领导体系"并"组建突发公共事件卫生应急中医药专家队伍";2013 年新修订的《中华人民共和国传染病防治法》第八条规定"国家发展现代医学和中医药等传统医学,支持和鼓励开展传染病防治的科学研究,提高传染病防治的科学技术水平";2016 年颁布的《中华人民共和国中医药法》明确要求"县级以上人民政府应当发挥中医药在突发公共卫生事件应急工作中的作用,加强中医药应急物资、设备、设施、技术与人才资源储备"。

中医药相关部门积极响应国家政策,推动中医药应急防控体系的初步建立。2006 年至今,国家中医药管理局先后确定了全国超 200 家医院作为中医药防治传染病临床基地建设单位。国家中医药管理局在 2012 年成立了突发公共事件中医药应急工作领导小组,按照中西结合、整合资源、统一领导、密切配合的原则,协调指挥中医药系统参加突发公共卫生事件应急工作。"十三五"期间国家重点推进了包括国家级中医药应急基地、国家中医药防治传染病临床基地、省级和地市级中医药应急基地、中医医院应急能力等中医药应急防控体系的建设。正是得益于中医药应急防控体系的初步建立,中医药在SARS、甲型 H1N1 流感及新冠肺炎等历次重大疫情防控工作中均作出了突出贡献,中医药应急救治能力逐渐显示出其独特优势。

2. 我国公共卫生中医药应急防控体系建设存在的问题

(1) 对中医药在新发突发传染病救治中重要作用的认识不充分。 中医药无论在历史上还是在近现代,均对传染病防治等卫生应急工作作出了突出贡献。但长期以来,社会上对中医形成了"慢郎中"的惯性认识,认为"中医临床疗效缓慢,治不了急症和传染病"。社会公众以及部分中医药从业人员对中医药应急救治能力缺乏足够了解,对中医药在应对新发突发传染病应急救治工作中能够发挥的重要作用认识不足。例如,在此次新冠肺炎疫情救治过程中,中医临床疗效虽然突出,但国内部分省份对中医药救治能力的认识不足、重视不够,导致中医药未能尽早介入、深度参与救治,因此限制了中医药作用的发挥。

(2) 中医药应急响应机制及工作制度有待健全。 与过去相比,中医药在此次新冠肺炎疫情防控中的应急响应已经非常迅速,但仍然没有做到第一时间响应、第一时间参与到疫情防控工作中。例如,中医诊疗方案在《新型冠状病毒感染的肺炎诊疗方案》(试行第三版)中才首次出现。因为在此次疫情防控过程中,存在着卫生行政部门与中医药主管部门沟通、协调不及时,各级各类医疗机构之间的信息共享机制缺失等问题。在中国疾病预防控制中心及一些卫生健康行政部门应急工作领导小组中,尚无中医药主管部门和中医药人员参加。由于没有健全的响应机制及应急预案,"中医救治关口前移、第一时间介入"的战略部署在部分地区并未得到充分的贯彻落实,部分地方中医药主管部门尚未成立突发公共事件中医药应急工作领导小组,部分中医医院尚未建立突发公共事件中医药应急工作领导小组及相关工作组,没有制定完善的医院应急预案等。

(3) 中医药应急科研体系及人才队伍建设有待加强。 目前,应急状态下的中医药科研思路还不够明确,如缺乏中医药应对重大疫病的临床研究预案以及各单位间统一领导、统一指挥、密切配合、协调

一致的运行机制,致使面对重大突发疫病时,难以快速开展大规模、多中心的临床研究,中医药防治疫病的高质量循证医学证据难以获得。此外,突发急性传染病的医学伦理与时效性比较特殊,如何保证在不妨碍治病救人的同时尽可能深入开展科研,获得有益研究证据,即构建应急状态下的中医药科研方法有待探索。此次疫情还暴露出中医药疫病防治的学科体系不够健全、专业人才队伍缺口较大等问题。例如,尚未形成成熟的中医或中西医结合防治疫病的学科体系,以及"中医疫病学"的学科队伍建设未引起中医院校的普遍重视;该领域的中青年临床专家及科学研究人员比较匮乏,在疫情期间,一线人员多为从临床各科紧急抽调,缺乏熟练运用中医药技能开展重大疫病应急救治的专业人才。

(4) 中医药应急研究平台建设及应急中药储备管理有待加强。 在抗击新冠肺炎疫情的斗争中,大型数据库及科技平台的缺失在一定程度上阻碍了中医药疫情防控工作的顺利开展。例如,中医药领域的传染病临床研究基地及生物安全三级(P3)实验室的缺乏,以至无法独立开展病毒感染模型构建等实验,限制了潜在有效中药的筛选研究。而中医药疾病预警预防平台、重大疫病的信息网络共享平台、高效便捷的药物筛选平台的建设与完善也是当前所急需的。应对重大疫病的中医药资源储备为国家重要的战略物资,但其科技支撑和资源储备力量还比较薄弱。例如,国家级抗疫相关中药采购、供应平台、抗疫核心中药材的种植面积、质控、存储及加工等环节的常态化管理体系,以及储备药物的数字化管理体系等亟待建立。

三、加强构建有中国特色的新发突发传染病中医药应急防控体系

针对上述存在的问题,秉持"守正创新"核心思想,首先,应充分认识国家新发突发传染病中医药应急防控体系建设的必要性和紧迫性,在总结历代抗疫经验的基础上,找出中医药应急防控体系存在的问题和短板。其次,应立足现实基本条件,瞄准

未来抗疫的实际需要,建好建强中医药应急防控体系。尤其要在中西医协同抗击疫情、中医药应急专业人才队伍建设、中医药应急资源的生产和储备、借助现代科技打造中医药抗疫长效机制等方面,"平战结合",搭好体系框架,并在谋求政策支持、聚焦防瘟抗疫、保障生命安全等目标方面出重拳,充分发挥中医药抗疫的疗效优势,传承好中医药的经验和智慧,释放中医药防治新发突发传染病的活力。

1. 进一步完善中医药应急管理的法律法规体系

要加快中医药相关法律法规的修订完善,并将其融入国家公共卫生应急管理的法律法规体系中。在修订《中华人民共和国传染病防治法》《中华人民共和国突发事件应对法》《国家突发公共卫生事件应急条例》和《国家突发公共卫生事件医疗卫生救援应急预案》时,将坚持中西医并重、中西医结合、中西药并用,建立中西医协同协作的公共卫生应急管理体系、完善中医药防控体系建设纳入相应的法律法规,予以法制保障,进一步强化中医药在应对突发重大公共卫生事件中的主体地位。

2. 进一步建立健全中医药应急响应与工作机制

(1) 在应急响应机制方面。 要建立中医药分级疫情应急响应机制。根据新发突发传染病的严重程度,建立与卫生行政部门确定的分级疫情应急响应机制相衔接的中医药分级疫情应急响应机制,完善中医药参与突发公共卫生事件防控工作的启动机制、应急措施及终止机制,明确各级中医药管理部门和中医医疗机构分级响应的具体要求,制定并实施中医药分级疫情管理制度。

(2) 在应急工作机制方面。 进一步明确并强化各级中医药主管部门在公共卫生应急管理方面的职能,赋予其在本区域内一定的统筹协调、物资调配、应急救助、防疫研究等职能。建立各级中医药机构由下至上的应急直报系统,进行风险预警。各级卫生健康主管部门和中医药主管部门要加强沟通,实现卫生健康行政部门、中医药主管部门和各级各类医疗机构之间的信息共享共通。

3. 建立政府协调的中西医协同应急救治机制

新冠肺炎疫情发生以来,党中央统一决策部署,要求充分发挥中西医各自的优势,中西医协同参与救治。正是这一决策的贯彻落实,才使得中医通治方"寒湿疫方"在武汉市武昌区快速大规模向易感人群及轻型、普通型患者发放,保护高危人群并有效延缓或阻断轻症患者向重症、危重症转化。建立政府协调的中西医协同机制,就是要确保中医药第一时间介入、全程参与救治,保证中医药抗疫经验和智慧得到充分运用。在这个前提下,中西医协同应急救治机制应加强以下3个方面的建设:①推动中医药纳入公共卫生法治建设,明确中医药参与应急防控体系建设的权利、责任和义务;②在集中统一高效的领导指挥体系中,健全和优化"平战结合"的联防联控机制,上下联动、中医药全面参与的中西医协同的疫情应对机制;③将中医药纳入疾病预防控制体系之中,中医药全面介入重大公共卫生事件风险发现、报告、预警、响应和处置全环节当中。

4. 建立基于"武昌模式"的"中医药+"抗疫长效机制

利用现代科技助力中医药发展。"武昌模式"是源于中医"未病先防"医学思想的传染病创新防控模式。面对疫情集中暴发、没有特效药物和疫苗、大量高风险人群无法得到及时诊治的危急情况,以"中医通治方+社区+互联网"为框架的"武昌模式"将防控重心前移、下沉至社区,不仅大大降低了高危人群发病率、阻断轻症患者病情加重,还为政府决策提供了实时的数据支撑。其核心就是通过中医"望闻问切"快速找到新冠肺炎的病机特点和演变规律,确定共性治疗方案(即通治方)第一时间通过社区大规模集中用药,从而让尽可能多的高风险人群和患者得到及时干预,截断疫情的恶化;并借助互联网建设"中医药+"新冠肺炎中医管理平台,搭建了沟通隔离区患者、一线抗疫人员、社区医生、专家团队与志愿者之间的联系通道,实时收集并反馈一线疫情防治资料。在疫情防治常态化背景下,"武昌模式"为中医药如何有效参与疫情防控,如何打造中医药抗

疫长效机制,提供了一套切实可用的方法和标准操作的范本。

5. 加强中医药应急科研体系与基础平台建设

(1) 中医药应急科研体系建设方面。要完善以中医药应对新发突发传染病国家科研平台为引领、省级中医药科研平台为支撑的中医药应对新发突发传染病科研体系。国家可以设立专项资金,依托现有的科研院所和医院,建立国家级中医药防治传染病研究机构,加快完善中医药疫病研究基础建设,在中医药系统内建设P3实验室。增设国家级中医药应对突发公共卫生事件防控专项课题,将中医药防控新发突发传染病作为一项固定的研究内容给予专项资金支持,建立资助的长效机制。

(2) 基础平台建设方面。建议以此次疫情为契机,对现存数据资源进行整合,建设具有中医药特色的疫病预警平台:与现代气象学等学科领域合作,深化以"五运六气"为核心的中医疫病预测原理研究,建立科学实用的中医疫病预测平台,并将成果转化应用;建设抗疫中药(及其有效成分)筛选平台,基于古代文献、疫病大数据及高通量筛选手段,确定一批应对疫病感染切实有效的"靶方""靶药",并设立科研专项,开展中药"量-效-毒"研究,加快中医药防治疫病新药创制。

6. 加强中医药应急学科体系与人才队伍建设

(1) 学科建设方面。①支持建设一批中医预防医学、中医传染病学、中医急诊学、中医肺病学等重点学科,培养一批学科带头人和学科团队。加强中医传染病学学科建设,组织领域专家厘清学科内涵、规范名词术语、拟定教学大纲、充实课程内容。②推动疫病领域的中西医融合发展,结合此次抗疫经验、各取所长,探索建设具有中医特色的疫病防控新学科。③指导建立一批有关疫情防控的学术团体,整合各地资源、促进经验共享、助力学科长效发展。

(2) 人才队伍建设方面。加大中医临床类专业"温病学"等抗疫经典理论课程比重,设置"中医疫病学""中医运气学说"等课程。设立人才培养专项,面向中医医院呼吸科、感染科、重症医学科,培养一批

高层次中医药应急领军人才和骨干人才。积极协调相关部门,在中医药应急人才的培养使用、待遇保障、评价激励等方面给予适当政策倾斜。

7. 加强中医药应急资源的生产和战略储备

为保障中医药能够第一时间、深度参与新发突发传染病应急防控工作,应加强中医药应急资源的生产和战略储备。①由中医药相关部门组织编制国家中医药应急物资储备目录,纳入军、民和地方政府一体化的应急物流系统,提升中医药应急资源及其他卫生资源的有效调度。②大力发展基于基层社区的中医药应急资源储备和配置,实现"藏医于民、藏药于民",在大灾后能及时向民众提供基本医疗服务。③加强抗疫中药资源的储备和生产,根据突发公共事件发生后的具体情况,及时调度相关应急资源,各级卫生行政部门、中医药管理部门要定期开展应急培训和演练,配备必需的设施设备,将具有中医特色的应急技术加以整理、研究和推广,在平时临床中充分发挥其作用,以备战时需要。

8. 加强重大公共卫生事件的国际合作与交流

病毒没有国界,疫情不分种族。习近平总书记指出,新冠肺炎疫情的发生再次表明,人类是一个休戚与共的命运共同体。在经济全球化时代,这样的重大突发事件不会是最后一次。加强新发突发传染病中医药应急防控体系建设,还应当推动建立中医药应急对外交流与合作机制,加强中医药抗疫的海外宣传,与国际社会分享中医药应对新发突发传染病的诊疗方案与实践经验,提升他国政府及民众对中医药的认可度。同时,积极参与全球疫情防控和应急工作。比如,针对中医药具有优势的恢复期治疗,以及国外接受度较高的非药物疗法(如针灸、推拿、功法、药膳等),在经确证有效后,尽快形成相关指南,积极向海外推广。此外,还要加强国内外应对重大疫病的科研合作,并建立长效机制,借助发达国家技术优势,助推中医药防疫治疫的科学研究。

转载自《中国科学院院刊》2020,35(9)

打造中西医学疗效评价"公平秤"

刘保延　中国中医科学院首席研究员

辨证论治是中医诊疗疾病的主体方法,个体化诊疗是其突出的特点,但辨证论治个体化诊疗的疗效评价问题,长期以来制约着中医药的发展。大量的研究显示,如果照搬现代临床流行病学的方法,固定了干预,针对"标准证候"进行评价,往往失去了辨证论治个体化诊疗特点,疗效自然而然也很难得到真实客观的展示,如何在保持辨证论治不被扭曲的状况下,对其诊疗效果进行评价就成为一个瓶颈,也是中医"传承精华,守正创新"必须解决的首要问题之一。

辨证论治的临床效果及其评价

辨证论治是遵循中医学发展规律、实现"天人合德"理念的原创诊疗方法,距今已有近两千年的历史,目前仍然是中医诊疗疾病的主体方法。辨证论治过程中,每一次复诊均会通过望、闻、问、切四诊合参对上次治疗的效果做出判断,以此作为"效不更方"或"无效更方"的重要依据,但这种对效果的评判始终只是停留在医者本人针对患者个体的层面。直到20世纪八九十年代临床流行病学、循证医学被相继引入我国以后,中医、中西医结合的有识之士开始借鉴现代临床评价思路和方法进行了大量的尝试,但符合辨证论治特点的评价方法尚未形成,辨证论治疗效缺乏高质量证据的问题仍在长期制约着中医优势特色的发挥。辨证论治临床疗效评价,是指用科学合理的方法,对医者辨证论治患者群体的效果做出客观、量化的评价,目的是为医者思路的调整、方案的优化与改进,以及疗效的提升提供支撑,同时也为辨证论治推广应用提供高质量的临床证据。辨证论治大致可分为个体化干预(使用饮片煎煮汤剂)与专病专方干预(协定处方、院内制剂、中成药等)两种形式。中医个体化干预是临床使用的主要方法,表现为同一医者根据同一患者不同诊次的临床表现与证候演变而调整方案,进行有针对性的治疗;也可以是不同医生对同一疾病患者辨证论治,采用各自不同的诊疗方案。个体化干预是辨证论治突出的特色优势,也是中医需要坚守的发展方向。"专病专方"形式是在辨证论治过程中,随着经验积累和提炼,所形成的针对某种疾病、某一症状等较稳定患病群体的相对"固定干预"。实践证明,"专病专方"是个体化干预的重要补充,但代替不了个体化干预形式。辨证论治临床评价瓶颈主要是指对个体化干预的评价。

固定干预的评价方法不适合辨证论治个体化诊疗特点。临床流行病学的临床医学科研设计、衡量、评价(DME)方法,是将流行病学与统计学相结合,从群体的层面,采用量化的科学方法对临床疾病进行研究的现代临床研究方法学,是公认的创造临床最佳研究成果的有力工具。其对干预类研究均是针对固定干预,选定标准的患病群体,通过对照与临床结局治疗前后的变化,来评判干预的疗效,在评价过程中为了避免系统性偏倚,要将医者等人为干扰因素消除到最小,以便评价结果能够真实、可靠地反映干预本身的效果。DME方法被引入我国以后,1982年我国出现了首个针对证候方药的随机对照试验,开启了采用DME方法开展辨证论治疗效评价的先河。几十年来,有关中医临床试验的报告已有几千篇,基本采用的是"固定干预"针对"标准证候"的疗效评价思路与方法。如根据疾病统一的病机选定一个固定方药,针对一个规范、标准证候进行干预,临证时再适当随症加减,对其进行疗效评价;或根据疾病的标准证型选定相应的固定方药,分层分组进行疗效评价,这些方法由于缺乏公认且难以把握的"标准证候",以及"固定干预"扭曲了个体化的特点,而且研究质量难以保证等问题,尚未成为被广泛接受的评价方法。此外,辨证论治前瞻性队列、适应性设计、个体随机对照等思路和方法虽已被提出,考虑了辨证论治个体化的特点,但尚未见有实操性案例的报告。目前大数据时代真实世界临床研究方法已经开始应用于临床评价的实践,遵循规律,解放思想,另辟蹊径,开创辨证论治临床疗效评价的新思路、新策略,选择新方法,走出符合中医特点的发展道路正当其时。

辨证论治的疗效并非单纯由方药、针灸等干预措施所产生

中医学是中国古代科学的产物,以现象层面即事物的自然整体层面为认识的重点,形成了一条独特的认识路线,以静观和意象方法获得了关于天地万物自然整体状态的规律,并按照这样的规律实践,建立了人与人、人与万物共存、共荣、共享的体系。辨证论治正是这一体系的具体体现,其包括辨证、论治与反馈调整三个阶段。辨证是医者在中医理论指导下,通过望、闻、问、切获取患者临床表现,并经四诊合参,在对中医病因、病位、病机和病势等分析理解的基础上,做出疾病证候诊断的过程;论治是医者根据辨证结果,结合自己的临床经验,形成治则治法和治疗方案的过程;反馈调整则是根据患者治疗后的反映,对诊断、治疗方案进行适当调整,最终达到防治疾病目的的过程。辨证论治是一个医者主导、医患互动,以疗效为导向,"证—治—效"紧密相关的整体、动态、个体化、复杂的干预过程。从治疗效果看,虽然离不开方药、针灸、按摩等干预措施的作用,但实质是医者将"干预措施"与患者"状态"有机结合所产生的综合效果。由于药物有四气五味、升降沉浮、七情和合的区分,穴位有归经、分布等不同,而患者的健康状态又与自然、社会、家庭以及心理环境紧密相关,而不同医生遵照和对中医理论的理解有别,各自的临床经验有异,将"干预措施"与患者状态匹配的结果因人而异且相差很大。同时在医患交互过程中,不同医者与不同患者交互的模式也不相同,每个医者都有各自的方式,而这些都会对辨证论治的疗效产生影响。可见辨证论治效果体现的是医者驾驭"干预措施"与医患交互等综合能力和水平。对于这样一种以医者为核心的辨证论治,如果只针对固定干预"方药""针灸"等干预措施而单纯评价其作用效果,一则支撑其的"证候标准"难以达成共识,即使制定了"证候标准"但临床实际中也难以应用;二则固定干预并不能客观反映"人与人""人与物"共存共荣的效果。这与现代医学疾病对抗模式是不同的。现代医学中干预措施是标准化的简单干预,针对一个标准化诊断的同质人群,评价疗效只需要评价某种干预方法对某种疾病是否有效,在评价中医生、患者人为的、非特异性的因素均是被控制、消除的主要内容。而对于辨证论治个体化诊疗疗效的评价必须从简单范式评价固定干预措施(简单干预)的传统套路中解脱出来,回归到辨证论治的本源和特点,来评价在辨证论治过程中驾驭干预措施的医者——"人"的疗效,为辨证论治疗效的不断提升和优化奠定基础,评价结果推荐的是"医者",而非一个固定方药。

体育竞赛评价"人"驾驭"物"效果的启迪

体育运动早在人类社会文明的初期就已经出现,是一种特定心身活动形式,已经有数千年的历史。体育运动是人的自然需要和本能冲动,是一种寻求生存平衡、身体强大和生命意义的自然表达,是人类生存和发展的必需,也是最为真实的情感体验。体育比赛是对运动员身体本能、对驾驭器物能力和水平进行评估的过程。比赛中裁判员通过评估的标

准(指标)对运动员遵循规定规则所进行运动能力和水平进行评价。要求运动员在比赛过程不仅要遵守运动规则,还要遵从道德规范。体育比赛显示的不是器械本身的作用,而是运动员驾驭器械的能力和水平,是"人与物"共融的效果。例如,乒乓球比赛中乒乓球是运动场上运动员公用的器物,比赛不是评估乒乓球本身的作用,而是评估运动员个人驾驭乒乓球与运动员群体相互协同实现进球目标的能力和水平。比赛制定了一整套合理、公认的规则和指标体系,有严谨的专业化裁判队伍,有公平公正的流程和管理,以保障比赛的结果真实可靠。比赛的类别是领域类与区域层次类相结合,而运动员或代表队的水平,是由不同层次的比赛记录来体现的。高层次比赛的参加者是通过低层次的比赛而逐级选拔产生,区域的运动水平往往是由代表队的水平来体现。随着大数据、人工智能以及互联网等广泛的应用,体育比赛记录、显示、组织、实施的方式及机制日新月异,但这些现代科技只是让体育运动的特色更加突出,而并没有改变体育运动本身的特点。

辨证论治的过程类似于体育运动,医者是运动员,干预措施——方药、针灸等相当于运动员手中的篮球、乒乓球等,尽管干预措施是直观影响治疗效果和预后的主体,但实际效果由医者驾驭这些干预措施,以及医患交互的综合作用共同产生。可以借鉴体育竞赛以评价运动员驾驭运动器物能力和水平的思路方法,评价医者辨证论治某病的效果而非单纯评价干预措施的作用,评价结果推荐的不是一种固定方药或针灸等外治方法,而是一个或一群治疗某种疾病疗效较优、把握度较高的医者。通过对医者疗效的评价,同时可对医者诊疗的特点、优势分析总结,成为医者间相互学习、以疗效为导向不断提升自我辨证论治能力和水平的原始动力。还可以对医者诊治某种疾病的"专病专方"进行整理挖掘,为更多来源于临床的院内制剂以及中药新药的研发提供支撑。对于中医治疗某类疾病的效果,也可以效仿体育比赛的方法,以经过层层筛选的"代表队"来体现中医不同层次治疗某种疾病的能力和水平,而不是

用参与此类疾病治疗的所有医者的平均治疗效果来体现。由于辨证论治是"证—治—效"紧密相关的过程,蕴含着中医对健康、疾病、养生观等认知以及有效干预措施的思路和途径等丰富的内涵,有显著疗效的"代表队"成员的理念、经验也将成为中医理论完善的源泉和依据,这也是克服目前中医理论与实践脱节、走出"纸上谈兵"困境最有效的解决办法。

根据中医特点完善疗效评价"公平秤"

疗效评价是不同医学间统一的度量衡系统,应该是一杆"公平秤",根据中医临床特点完善此"公平秤",是疗效评价的首要任务。中医药与现代医学以及其他医学间干预效果的比较,是丰富临床诊疗方法,不断提升临床疗效的驱动器。疗效评价系统是一个跨学科的、统一的"疗效"的度量衡系统,应该是一个"公平秤"。作为一个"公平秤"其度量衡系统是标准、规范的,是适应于不同学科的。如对疾病的诊断标准、疗效评价的标准、数据质量标准等应该是统一的,是学术界公认的。但由于各个学科理论基础不同,对同一事物的认识角度和方法不一样,对构成"公平秤"的器件要求不一样。如"秤盘"的大小、"秤砣"的规格等,各个学科要求不同。目前的此"公平秤"是现代医学根据其临床特点所打造的,在许多"器件"上并不能完全适应"中医药"学的需求,如辨证论治个体化诊疗在现代医学中就没有,需要我们创新思路,来建立相应的"器件"和方法,要根据中医自身的特点来改造、完善临床评价体系,而非给中医单独构建一个评价系统。在临床干预效果评价中,"比较"是基本方法,找到"同质"人群进行抽样分组,也是辨证论治个体化诊疗中首先要解决的问题。根据辨证论治鼻祖张仲景《伤寒论》"某种病脉症并治"的思路和方法,我们可以从疾病入手,采取统一疾病诊断、纳入、排除标准,统一年龄、疾病程度等,来保证在疾病层面患病群体是同质的,并根据研究目的对疗效评价指标和测量方法达成共识进行统一。而对于证候诊断(主要是影响预后的非特异性因素)等理、法、方、药(穴位)等则不制定统一的标准,由医生

自己来确定,但要规范、完整、准确地做好诊疗过程数据收集,特别要注意治疗效果数据的规范与跟踪收集。关键是要收集一定时间段中被评价医生治疗此种疾病的"全样本"数据。最终显示的是两种干预(中医是某个医生、现代医学是某个干预药物等)对某种疾病的治疗效果而非效力,这种比较可为中西医优势互补奠定基础。同时我们要采取"先人后药"的辨证论治疗效评价的策略。在对辨证论治个体化诊疗医者疗效评价中,先采用真实世界的临床研究方法,通过比较找出治疗某一疾病比较有明显效果的"人-医者",其后再对医者有效的干预措施进行深入细致的研究,明确其核心的处方、加减变化的规律以及针对的人群,形成相对固定的方药或方穴与刺灸方法。在此基础上,再采用"理想世界"的方法,在严格控制条件下开展随机对照研究,来确定固定干预的净效应,"两法并举"走出适合中医特点的临床疗效评价之路。

大数据的理念和方法将成就个体化诊疗的临床评价

用评价"人"来评价辨证论治疗效不只是评价思路的转变,更重要的是一种研究范式的转换,同时也是大数据时代研究者世界观、价值观以及方法论的一场革命性变化。评价具体方药等固定干预净效应的方法,是一种抽样、精确、小数据的方法,是小数据时代简单范式的体现,而评价医者辨证论治的疗效将主要采取全样本、混杂、大数据真实世界临床研究方法,这是一种大数据时代的复杂范式。

任何一个临床研究过程都是一个数据产生、收集、融合、存储、管理、分析、利用的过程。在传统临床研究中,由于要将复杂问题简单化,尽量排除研究者、研究环境对研究对象的干扰,根据研究目的,采用结构化的临床观察表,收集研究目的规定的、有限的、与结局密切相关的数据,形成可分析利用的最小数据集,以便用精确的数据判断干预与结局间的因果关系。但辨证论治的临床过程,医生面对的是患者而非受试者,主体与客体、客体与环境不可能分

离,每位医者的学术观点、遵从的中医理论以及临床经验等都不可能通过所谓的证候标准来统一,医者对疾病认识的角度不同,对同一疾病抓取的临床表现不尽相同,医生各自的理、法、方、药是自洽的,但医者间则是不同的,所以只能采用真实世界的数据来进行研究。而真实世界的临床数据,是将临床诊疗过程中医患互动的信息、干预后效应信息,进行如实、规范、完整、及时地记录,进而形成可分析利用的数据。对复杂临床数据进行预处理、建立数据仓库、建立临床数据多维检索查询系统、数据挖掘分析平台、知识图谱展示平台等,都是真实世界临床评价研究所必需的。而我们十多年来研发的中医临床科研信息共享系统正是实现以上研究的有力支撑和技术平台。传统的临床干预性研究中对照、随机、重复的原则是保障不同干预组间可比性的基础,对于"人"的评价同样适用。我们可以根据临床具体条件,采用解释性或实用性随机对照、队列研究、病例对照、巢式病例对照研究、伞式研究、篮式研究等设计,尽可能使评价对象间差异最小化,使医者辨证论治疗效的差异不是来自患者本身的差异,而是医者的干预。

辨证论治以医者为评价对象的疗效评价,其数据是临床实践中的真实世界数据,但并不影响不同研究设计的应用,随机对照试验仍然是真实世界临床研究的金标准。对于此类的研究我们已经以原发性失眠等为例,开展了一系列的临床研究,建立分析挖掘新知识的模型和相关平台,积极探索了从评价医者入手,开展的前瞻性队列研究、随机对照研究以及安慰剂对照研究等,初步显示此类研究是可行的,是可以达到评价辨证论治疗效以及发现不同医者诊疗特点、核心处方的目的。对于辨证论治疗效评价中"人"驾驭干预措施能力和水平的评价方法、组织模式、运行机制等,体育竞赛中许多成功的经验是值得我们进一步深入学习、借鉴。

辨证论治是中医原创的诊疗方法,尽管其规范用语只有60多年,但此种方法从张仲景开始已经使用了近两千年,目前仍然是临床的主体,也是中医需

要坚守的特色优势。既往评价干预措施本身疗效的方法,由于扭曲了辨证论治,并不能客观地反映辨证论治的能力和水平。本文提出借鉴体育竞赛的理念和方法,利用真实世界的数据,以评价主导辨证论治的医者及其代表队的疗效,来反映辨证论治的疗效,将能直接促进辨证论治的方案优化,提升辨证论治的疗效。同时为患者找到合适的医生,让医生去诊疗适宜的患者奠定基础;为专病专方的发现和深入研究提供数据支撑。此外,这一方法也为从临床实践凝练中医理论,丰富和发展中医理论找到具体载体奠定了基础。同时我们认为,从系统论来看,每一位中医医师就是一个独立的子系统,而中医则是由这些子系统组成的一个开放的、复杂巨系统。子系统间处于一种自适应、自组织、自我完善、相互学习、相互竞争的发展过程中,而辨证论治个体化诊疗的临床评价,将会成为中医发展的动力系统,为中医走出符合自身规律的发展之路,奠定坚实基础。尽管我们已经按照此思路和方法做了一些探索性研究,但具体的方法还需要在实践中不断创立和完善。相信随着互联网、人工智能、5G 技术等不断完善,随着辨证论治效果评价新方法的建立和应用,以高技术为支撑的辨证论治新热潮必将形成,并突破瓶颈,释放潜能,使中医的优势特色在健康中国建设中发挥出更大作用。

转载自《中国中医药报》2020-12-25(3)

校院长论坛

"平战结合"推动中医药事业发展

黄璐琦　中国中医科学院院长

2019 年全国中医药大会召开期间,习近平总书记对中医药工作作出重要指示,要求遵循中医药发展规律,传承精华,守正创新,充分发挥中医药防病治病的独特优势和作用,为中医药发展指明了前进方向,提供了根本遵循。3 月 2 日,在北京考察新冠肺炎疫情防控科研攻关工作时,习近平总书记指示,坚持中西医结合、中西药并用,加快推广应用已经研发和筛选的有效药物。自新冠肺炎疫情发生以来,习近平总书记亲自领导、亲自指挥、亲自部署,社会各界万众一心、众志成城,经过全国上下艰苦努力,疫情防控取得了阶段性成果,疫情防控形势持续向好。在这次疫情防控中,中医药人快速反应,积极应对,充分发挥了中医药在新冠肺炎疫情防控中的作用及优势,以实际行动践行习近平总书记提出的"打赢疫情防控的人民战争、总体战、阻击战"的指示要求。

中医药具有防治疫病的完善理论和丰富经验

中医药在我国历次重大疫情中均发挥了重要作用。中医在我国已有数千年的历史,它立足整体观念,坚持辨证施治,在无数次与疾病的斗争中不断发展完善,形成了完整的理论体系和独特的治疗思路,对维护人民健康发挥了不可替代的作用。从东汉著名医家张仲景《伤寒论》提出的六经辨证,到明清医家提出的表里九传辨证、三焦辨证及卫气营血辨证,建立起了中医疫病辨证论治体系。

中医和瘟疫的斗争从未停止,中医药抗疫屡建奇功。据文献记载,自公元 369 年至 1644 年,中华民族经历过 95 次瘟疫大流行,我们的祖先正是紧紧依靠中医中药,有效地维护了民族的生息繁衍。以天花为例,早在宋朝,中医就开始采用人痘接种法预防天花,清代康熙年间设立"种痘局",应该是全球最早的官方免疫机构,该方法后来被其他国家效仿。在瘟疫流行超过了以往任何一个时期的清代,中国人口总数却有了大幅度的增长,正是得益于中医温病学说的形成和中医疫病理论体系的逐步完善。

2003 年非典疫情过后,世界卫生组织专家充分肯定我国中西药结合治疗非典的方法,认为中西药结合治疗可减轻非典病人气短、呼吸急促等症状;可促进肺部炎症吸收,减少糖皮质激素和抗病毒药的用量及副作用。每一次中医药都以其独特的作用优势,于危急时刻福佑众生。

中医药防治重大疾病体系不断完善,防治能力不断提升。2009 年,国家中医药管理局设立了中医药防治甲流、乙脑及手足口病行业专项,使得中医药在传染病防控的基地、网络及平台建设方面取得了显著进展,形成的系列诊疗方案,在甲流防治中发挥了重要作用,并培养了一支中医药防治传染病的人才队伍。为了提升中医药防治流感的能力,2019 年,中国中医科学院组建多学科协作的中国中医科学院中医药防治流感技术体系,集合全国优势专家团队,开展中医药应对流感等疫情的方案、机制、药物等方面研究,为流感防治提供技术支撑。此次疫情发生后,流感体系快速反应,临床—科研数据分析—药物筛选环环紧扣,多领域联动,有效支撑了疫情防治工作。

中医西医优势互补,防治新冠肺炎发挥了"1+1>2"的作用

全面参与,全程救治。在此次新冠肺炎疫情应对中，中医药全程参与，从密切接触人群的防控到轻症、普通型患者及重症、危重症患者的治疗，中医药全程发挥了作用。研究证实，中西医结合能较快地改善发热、咳嗽、乏力等症状，缩短住院天数，提高核酸转阴率，有效减少轻型和普通型向重型、重型向危重型的发展，提高治愈率、减少病亡率。

抢救重症，防治轻症。与以往不同的是，中医药行业在此次疫情暴发初期即动员全行业参与到疫情防控中，用中西医结合的办法开展重症患者救治。临床结果表明，危重症患者经中医和西医专家的联合会诊、辨证论治后，中药在改善血氧饱和度、抑制炎症风暴等方面发挥积极作用。一项75例重症患者的临床对照试验显示，中西药并用与单纯西药组相比，核酸转阴时间、住院时间平均缩短3天。同时，对密切接触者、经过分检的轻症发热患者等采用中成药进行干预，能够控制病情进展，减少重症发生率。一项针对452例轻型和普通型患者的随机对照开放性试验显示，中西医结合在改善症状、提高核酸转阴率方面，显著优于单纯的西药组。另一项500例的临床队列研究显示，肺部CT影像明显改善，没有轻型患者转为重型。

边救治，边总结，边优化。与西医诊疗方式不同的是，中医治病不需要病毒分析、动物实验、临床试验等复杂程序。中医药在疫情暴发时发挥辨证论治的优势，在症状学搜集、病机分析、临床诊疗后即可确定中医治疗方案，并迅速应用于临床。在临床救治中，中医根据患者病情的变化及疾病的发生发展，边救治边进行临床数据分析研究，不断优化临床治疗方案，达到事半功倍的效果。如接管武汉金银潭医院病区的首批国家中医医疗队，在救治重症患者的同时，经过一段时间的临床救治经验积累，总结出临床经验方——化湿败毒颗粒，在临床上取得了较好的疗效，在其他医院推广应用后，也取得了满意的效果。目前，后方科研攻关组已经完成了该方的药理、毒理、工艺、质量等工作，已获得国家药品监督管理局临床试验批件。

"平战结合"，提高中医药防控传染病能力，推动中医药事业发展

在党和国家的大力支持下，中医药得以深度介入本次新冠肺炎疫情诊疗的全过程。但同时我们也发现，在体制机制、人才队伍、机构及基地平台建设等方面存在一些问题，使得中医药在公共卫生应急管理体系中的作用未能充分发挥出来。如中医药还未被完全纳入突发公共卫生事件防控法律框架体系中，中医药在整体应急机制中的参与力较弱；中医药防治传染病的机构建设不够完善，缺乏专门的中医传染病医院，中医医院的传染病科建设和传染病医院的中医科建设不足；中医药防治传染病的人才队伍严重缺乏，中医药感控、重症治疗人才缺乏，院校教育及继续教育阶段对中医防治传染病教育重视程度有待提高；中医防控传染病的临床研究基地及实验、数据支撑平台建设不足等。

为使中医药能够在传染病防治中进一步发挥作用，我们应从以下几方面开展工作。一是完善体制机制。将中医药真正融入公共卫生应急管理体系中来，实现中西医并重参与传染病防控；完善中西医协作的机制，确保中医第一时间了解疫情、全程参与。二是加强人才队伍建设。在高等院校教育中，加强中医疫病学、传染病学及公共卫生管理课程的教学，建立起中医药防治传染病的学科体系；培养建设一支中医功底深厚、重症救治能力强的临床人才队伍；加强中医药从业人员公共卫生管理能力与水平的培养。三是提高科技创新能力。加强中医药防治传染病的科技创新体系建设和科技攻关，建立科学家集智攻关、团结协作模式，聚焦中医疫病理论创新、临床诊疗方案筛选及优化、中药新药研发及机制研究等领域，在传染病预防、治疗、康复等环节的关键点上进行突破。四是搭建基地平台。建立国家级中医药应对传染病的应急响应中心，使中医药防治传染病的信息平台及防控网络与国家公共卫生新发突发传染病防控信息平台能够信息互通、数据共享，真正做到中西医协同应对传染病；支持国家传染病中医药临床研究中心、传染病中医药临床研究基地、中医药防治传染病重点实验室建设，形成中医传染病临床救治及科学研究的网络体系。

应该说，加快中医药传染病防控能力建设，全面发挥中医药在我国突发公共卫生事件防控中的作用，构建中西医协同的卫生应急体系，对健全国家公共卫生应急管理体系，推动健康中国建设具有重大意义。

转载自《学习时报》2020-3-23(1)

中西医结合,助力完善我国公共卫生体系

张伯礼　天津中医药大学校长

习近平总书记指出,"中西医结合、中西药并用,是这次疫情防控的一大特点,也是中医药传承精华、守正创新的生动实践"。

中医药在疾病预防、治疗、康复中发挥着重要作用,是我国医疗卫生体系的一大特色和优势。数千年来,中医药在维护健康、防治疾病中表现优异,尤其是近些年来,中医药在防治 SARS、禽流感等流行病方面发挥的独特作用使医学界更加相信,虽然中西医两种医学体系存在着明显差异,但两者有机结合将会起到意想不到的效果。

在此次新冠肺炎疫情阻击战中,我国用了大约一个半月的时间,迅速控制住了疫情,并降低了新冠肺炎致死率,这与中医药的早期介入和全程参与是分不开的,成为这次我国疫情防控的一大亮点。

应对新冠肺炎疫情是对医学界的一场大考,无论是西医还是中医都没有完全相同的先例可循。几千年来,中医药有数百次应对疫病的成功经验,以及较为完整的理论和方法体系,能够根据不明原因疫病的临床特点,通过核心病机分析确定治疗原则,迅速制定并实施有效方案。根据中医理论,在抗击新冠肺炎疫情过程中,我们及时总结和优化临床经验,形成覆盖医学观察期、轻型普通型、重型危重型、恢复期全过程的中医药治疗方案,在阻断病情发展、降低病亡率、提高治愈率、促进机体康复等方面发挥了重要作用,湖北中医药使用率和临床治疗总有效率均超过了 90%。

此次抗击新冠肺炎疫情的中国实践再次证明,中医药在保障人民健康甚至生命安全方面具有重要

作用。主要体现在以下几方面:一是中医药早介入、早使用,能有效阻断轻症转为重症,促进病人康复。中医接管的武汉江夏方舱医院 564 例患者中,无 1 例转为重症。二是中医药救治应当有自己的阵地,方能显身手。此次武汉保卫战,国家中医药局历史上首次成建制派出国家中医医疗队,接管方舱医院和定点医院重症病区,探索形成了以中医药为特色、中西医结合救治的系统方案。三是坚持中西医结合,中西医全程联合巡诊和查房,发挥了中医药和西医药优势互补的作用,显著提高了重症救治效果。四是坚持临床科研一体化,坚持以疗效为导向,边临床边研究,快速筛选出了临床疗效确切的"三药三方"(金花清感颗粒、连花清瘟颗粒和胶囊、血必净注射液,清肺排毒汤、化湿败毒方、宣肺败毒方)。

坦诚地说,中医药在充分发挥疫病防治独特作用的同时,也存在一些短板。比如,中医药在我国疾控体系中基本缺位,参与公共卫生应急响应机制还不畅通,中医院的基本建设、条件设施、人才储备等还不适应传染病防控需要,中医药疫病理论研究和科研基础薄弱,缺少临床专科和医学中心,全行业没有 P3 实验室等。

因此,中医药未来发展应当按照习近平总书记指示,针对行业短板开展以下工作:中医药继承古典医籍中的精华是创新发展的根本,应当结合现代技术加强系统梳理和挖掘工作;中医药创新发展离不开科研支撑,尤其需要在循证医学理念下生产科学证据,指导临床实践;研发一批确有疗效、安全性好的现代中药;鉴于中医药独特的理论特性,创新适合

于中医药特点的临床评价方法和中药审评审批机制,开拓原创标准研究;尽快启动中医药重大装备研制专项研究,这将是中医药发展的助推器;中医药具有广泛深厚的群众基础,应当加强和完善中医药服务体系,全面覆盖全民健康需求;中医药应急和救治能力有待提高,应加强常态化中医药应急处理能力和人才培养,加强重症、ICU 科室建设,建设高水平的疫病防治学科。

转载自《光明日报》2020-6-11(7)

重大学术成果

2020 年度国家科学技术进步奖

2020 年度国家科学技术奖共评选出 264 个项目、10 名科技专家和 1 个国际组织。其中,国家自然科学奖 46 项,国家技术发明奖 61 项,国家科学技术进步奖 157 项。有 8 位外国专家和 1 个国际组织获中华人民共和国国际科学技术合作奖。2 个中医药相关项目获 2020 年度国家科学技术进步奖二等奖,具体如下:

【中医药循证研究"四证"方法学体系创建及应用】

获奖单位:北京中医药大学、广东省中医院、中国中医科学院中医临床基础医学研究所、兰州大学、香港浸会大学

获奖人员:商洪才、田贵华、吴大嵘、王燕平、陈耀龙、郑颂华、赵晨、张晓雨、邱瑞瑾、郑蕊

【基于"物质-药代-功效"的中药创新研发理论与关键技术及其应用】

获奖单位:天津药物研究有限公司、中国中医科学院中药研究所、天津中医药大学第一附属医院、天津中新药业集团股份有限公司、济川药业集团有限公司、江苏康缘药业股份有限公司、成都泰合健康科技集团股份有限公司

获奖人员:刘昌孝、张铁军、章臣桂、曹龙祥、王振中、林大胜、申秀萍、胡思源、许海玉、许浚

张伯礼获"人民英雄"国家荣誉称号

2019 年是中华人民共和国成立 70 周年,党中央决定,首次开展国家勋章和国家荣誉称号集中评选颁授,隆重表彰一批为新中国建设和发展作出杰出贡献的功勋模范人物。

国家荣誉称号授予在各领域、各行业作出重大贡献、享有崇高声誉,道德品质高尚、群众公认的杰出人士。国家荣誉称号的名称冠以"人民",如"人民科学家""人民教育家""人民艺术家""人民英雄"等,也可以使用其他名称,具体名称由全国人民代表大会常务委员会在决定授予时确定。

2020 年 8 月 11 日,国家主席习近平签署主席令,授予钟南山"共和国勋章",授予张伯礼、张定宇、陈薇"人民英雄"国家荣誉称号。

在抗击新冠肺炎疫情斗争中,涌现出一大批可歌可泣的先进典型。为了隆重表彰在这一斗争中作出杰出贡献的功勋模范人物,弘扬他们忠诚、担当、奉献的崇高品质,根据《宪法》《国家勋章和国家荣誉称号法》,十三届全国人大常委会第二十一次会议作出关于授予在抗击新冠肺炎疫情斗争中作出杰出贡献的人士国家勋章和国家荣誉称号的决定。

授予在抗击新冠肺炎疫情斗争中作出杰出贡献的人士国家最高荣誉,有利于大力宣传抗疫英雄的

卓越功绩和光辉形象,强化国家尊崇与民族记忆;有利于强化爱国主义、集体主义教育,弘扬社会主义核心价值观;有利于充分展示中华儿女众志成城、不畏艰险、愈挫愈勇的民族品格,为顺利推进中国特色社会主义伟大事业,实现第一个百年奋斗目标凝聚党心、军心、民心。

张伯礼现为中国工程院院士、天津中医药大学校长。

2020 年度中医药十大学术进展

为贯彻落实《中共中央、国务院关于促进中医药传承创新发展的意见》和全国中医药大会精神,定期梳理总结中医药研究成果,动态呈现中医药学术研究、创新成果的轨迹和趋势,充分发挥学术团体的学术引领作用,中华中医药学会组织开展"2020 年度中医药十大学术进展"遴选工作。中医药在新冠肺炎防治中发挥重要作用,"三药三方"治疗新冠肺炎疗效获得肯定等 10 项入选,分别为:

1. 中医药在新型冠状病毒肺炎防治中发挥重要作用

中医药全面深度介入新冠肺炎疫情防控救治,积极探索中医药抗疫理论及实践,获取临床证据,在防控期、治疗期、康复期均发挥重要作用,新冠肺炎防治的理论及临床实践、清肺排毒汤防治新冠肺炎的效应物质及作用机制等多项学术成果受到关注。

2. "三药三方"治疗新型冠状病毒肺炎疗效获得肯定

"三药三方"在抗疫中发挥了重要作用。临床研究证实,"三药三方"可有效降低新冠肺炎发病率、转重率、病亡率,促进核酸转阴,提高治愈率,加快恢复期康复。

3. 穴位敏化现象的物质基础和机制被部分揭示

经中国中医科学院研究团队、江西中医药大学研究团队提出并进行应用实践,成都中医药大学研究团队在传承传统中医针灸经典理论的基础上,通过临床研究初步揭示了穴位敏化的物质基础,部分阐明了穴位敏化的临床应用价值及其科学基础。

4. 中医药临床研究核心指标集技术规范建立并应用

天津中医药大学研究团队牵头制定了《中医药临床试验核心指标集研制技术规范》,研制了首个新冠肺炎临床评价核心指标集,首先提出降低"转重率"是疗效评价的核心指标,得到世界卫生组织的认可并已广泛应用。

5. 中风病辨证论治方法体系的推广与应用

中国中风病多学科研究团队构建了中风病辨证论治方法体系,形成了中风病中医药循证临床实践指南。2020 年 11 月 *Chinese Medicine* 发布《香港中风病循证中医药实践指南》。2020 年 12 月世界中医药学会联合会发布首个中风病临床实践中医药国际组织标准——《国际中医临床实践指南·中风》。

6. 手法治疗骨与关节退行性疾病取得重大进展

中国中医科学院望京医院研究团队明确了扳动类手法治疗骨与关节退行性疾病的效应机理,开创了科学、可重复的手法传承及评价新模式。相关成果被纳入美国物理治疗学会发布的《颈痛治疗国际循证临床实践指南》,获 2020 年度中华中医药学会科学技术奖一等奖。

7. 破译雷公藤复杂基因组并解析其活性成分生物合成关键途径

首都医科大学研究团队鉴定新颖细胞色素 p450 酶 TwCYP728B70 为雷公藤甲素生物合成关键后修饰酶,解析并在酵母中重构了其关键途径。相关学术论文于 2020 年 2 月在 *Nature Communications* 发表。

8. 针灸治疗偏头痛、功能性消化不良等病症获得高质量临床研究证据

华中科技大学研究团队、北京中医药大学研究团队分别组织开展的针刺治疗偏头痛、功能性消化不良等病症的临床研究获得高质量临床证据,相关学术论文 2020 年发表在 BMJ,*Anna Intel Med* 等国际权威医学期刊。

9. 通过针刺实践发现治疗哮喘的新靶标

上海中医药大学研究团队构建了从针灸经验传承、临床疗效、效应调节、生物过程、物质基础到靶标发现的路径,并依此路径发现并证明 Transgelin-2 是治疗哮喘的新靶标。*Nature Reviews Drug Discovery* 对此报道。

10. 降血糖创新中药——桑枝总生物碱获批上市

2020 年 3 月 18 日,由国家重大新药专项支持的桑枝总生物碱片获国家药监局批准上市,该药兼具中、西药特点,是国内首个降血糖原创天然药物。

抗疫专题

抗疫是中医守正创新的生动实践
——学习习近平在专家学者座谈会上讲话精神笔谈

孙光荣等　北京中医药大学

习近平总书记在 6 月 2 日主持召开的专家学者座谈会上指出："中西医结合、中西药并用，是这次疫情防控的一大特点，也是中医药传承精华、守正创新的生动实践。"

实践是检验真理的唯一标准。新冠肺炎疫情暴发以来，习近平总书记亲自部署、亲自指挥，全国上下群策群力，各行各业勇于奉献，为防止疫情蔓延、保障群众生命安全和身体健康做出了巨大贡献。在这场史无前例的抗疫人民战争总体战、阻击战中，中西医联手共同铸就了一道牢固的生命防线，成为我国疫情防控的一大亮点。其中，国家卫生健康委、国家中医药管理局推荐使用的抗疫利器"清肺排毒汤"成为使用面最广、使用量最大、使用效果最好的方剂，彰显了中医药的特色和优势，充分体现了中医药"传承精华、守正创新"方向的正确性。由此，对如何进一步促进中医药学术进步和推动中医药事业发展引发了思考、获得了启示。

认知人与自然　勇于担当使命

中医药学是立足于"以人为本""天人合一""形神合一"的医药学，中医药学认为"人以天地之气生，四时之法成"（《黄帝内经·素问·宝命全形论》），"人者，上禀天，下委地；阳以辅之，阴以佐之；天地顺则人气泰，天地逆则人气否"（《中藏经·人法于天地论第一》）。因此，人类唯有顺应自然、适应自然、利用自然，才能保命长生。但是，由于人类从崇拜自然到改造自然再到掠夺自然，有意或无意地破坏了自然，从

远古时代走到 21 世纪的今天，人与自然的关系不断恶化，背离"天人合一"越来越远，达成"形神合一"越来越难。天晦地秽，就必然天降瘟疫。纵观古今中外，均有大型疫病相继发生，国外的"黑死病""大型流感"曾经造成了灭顶之灾。国内从公元前 360 年到公元 1644 年的两千年中，有记载的瘟疫竟达 250 次以上。多次大型疫情造成死亡枕藉，张仲景《伤寒论·序》曾哀叹："余宗族素多，向余二百，建安纪年以来，犹未十稔，其死亡者，三分有二，伤寒十居其七。"当今世界，人与自然的关系持续恶化的现状尚未得到有效的、根本的改变，由此导致各种致病因子不断变异，人类疾病谱亦随之越来越快速地演变。于是，SARS、MERS、H1N1 流感、H7N9 禽流感、埃博拉、霍乱、新冠肺炎等传染病此起彼伏地祸害天下苍生。这是因为疫情传播的规律具有"四无差别"的特点，即无国界差别、无种族差别、无贫富差别、无等级差别地迅速传染流行，百疫丛生也就越来越趋向于常态。

基于"人民至上，生命至上"的执政理念，习近平总书记明确指出："人民安全是国家安全的基石。要强化底线思维，增强忧患意识，时刻防范卫生健康领域重大风险。只有构建起强大的公共卫生体系，健全预警响应机制，全面提升防控和救治能力，织密防护网、筑牢筑实隔离墙，才能切实为维护人民健康提供有力保障。"

中医药在中国历史上责无旁贷地处在疫病防控的第一线，中医治未病学术思想完全符合疫病防控的主旨。治未病涵盖"未病先防、既病防变、病中防逆

转、瘥后防复发"的疾病发生发展全程。事实证明中医药对疫病的防控非常有效,截至5月20日,纳入"清肺排毒汤"临床观察的10个省(不包括湖北省)66家定点医院1 337例本土患者中,有1 323例治愈出院(占98.95%),其中包括57例重型患者。且救治患者无1例轻型转为重型、普通型转为危重型,彻底实现了"病中防逆转",阻断了患者向重型、危重型转化;山西省报告显示"清肺排毒汤"治疗确诊病例和疑似病例都具有良好疗效,核酸转阴率达100%,至目前未见复发,有效地实现了"未病先防""既病防变""瘥后防复发"。

这一"中医药传承精华、守正创新的生动实践",给予了我们重要的启示:

一是我们必须充分认知人与自然关系的现实。作为医药卫生工作者"要强化底线思维,增强忧患意识,时刻防范卫生健康领域重大风险",必须勇于担当护卫生命健康的使命,加强疫病的防控工作。

二是中医药在疫情防控的"战时"必须尽早及时介入,在疫情防控的"平时"要参与"构建起强大的公共卫生体系,健全预警响应机制",与西医药携手,优势互补,"全面提升防控和救治能力,织密防护网、筑牢筑实隔离墙,才能切实为维护人民健康提供有力保障"。

三是"要加强中医药服务体系建设,提高中医院应急和救治能力",要遵循中医药自身发展规律,进一步完善体制机制,用行动和效果来实现和体现真正意义上的"中西医并重"。

辨析核心病机　诚于传承精华

新型冠状病毒本身不仅具有很强的致病性,同时也具有较强的变异性,因此,面对病毒蔓延的疫情,必须争分夺秒寻求有效方药救治。为贯彻落实习近平总书记1月25日在中共中央政治局常委会上的重要讲话以及党中央、国务院关于新冠肺炎疫情防控的一系列部署,国家中医药管理局于1月27日即以临床"急用、实用、效用"为导向,紧急启动了"中医药防治新冠肺炎有效方剂临床筛选研究"专项。

首先面临的第一个难题是:中医如何认知新冠肺炎? 虽然专家们认为新型冠状病毒引起的肺炎当然属于"疫病"范畴,是瘟疫的一种,具备疫病的易感性、相似性、传播性、危害性四大共性。但是,究竟属于"肺温""湿温""湿毒疫""湿疫"还是"寒湿疫"? 也就是对病因存在温毒、湿毒、湿热还是寒湿等不同的认识。治病必求本。纵观本次疫情,寒湿入肺,痰饮郁结,出现气逆咳喘等症状;毒邪入里化热,壅遏于肺,肺失宣降致发热、咳嗽等症状;湿邪入里,加之肺为水上之源,肺失宣降,水经不布,水湿内盛,以致脘痞、纳差、呕恶、便溏等胃肠道症状及普遍的舌苔厚腻。《黄帝内经》言"邪之所凑,其气必虚"(《素问·评热病论》),又言"盖无虚,故邪不能独伤人"(《灵枢·百病始生》)。本病发病之前即有正气虚,发病之后病邪内羁,气血津液受耗,又容易致虚。因此,虽然致病因素很多,但本病主要由"寒湿之邪"所致,寒湿病邪是核心病机,此疫当为"寒湿疫"。

"知其要者,一言而终!"《伤寒杂病论》强调"观其脉证,知犯何逆,随证治之",而这正是中医临证思维的精华所在,只要辨析核心病机精准,则组方针对病证精准。有是病、见是证、立是法、组是方、用是药。证变则法变,法变则方药变,以变应变,灵活运用,精准匹配。所以,21世纪20年代初的新冠肺炎患者,运用筛选、组合自3世纪初的中医经典《伤寒杂病论》的"清肺排毒汤"终能疗效显著、战绩斐然。

这一"中医药传承精华、守正创新的生动实践",给予了我们重要的启示:

一是要加强古典医籍精华的梳理和挖掘。包括:加强中医药典籍研究利用;编撰《中华医藏》;制定中医药典籍、技术和方药名录;建立国家中医药古籍和传统知识数字图书馆;研究制定《中医药传统知识保护条例》;收集筛选民间中医药验方、秘方和技法。总之,要使传承精华有"根"、有"本"。

二是要完善学术传承制度,加快推进活态传承。关键在于加强中医临证思维和学术流派的挖掘、整理、传授、继承与发扬。

三是建立合作开发和利益分享机制;推进中医药博物馆事业发展;实施中医药文化传播行动,把中医药文化贯穿于国民教育始终。

研制核心处方　善于守正创新

"清肺排毒汤",这是由中医典籍《伤寒杂病论》中的四首经方为主化裁而来:分别是清肺化热平喘的麻杏甘石汤、温阳利水化湿的五苓散、和解少阳郁热的小柴胡汤以及宣肺止咳化痰的射干麻黄汤。此方经过山西、河北、黑龙江、陕西四省救治确诊患者的临床观察,获得90%以上有效率之后,于2020年2月6日被国家卫生健康委员会、国家中医药管理局在全国推广使用,并作为治疗各型新冠肺炎患者的唯一通用方,成为真正应对这次疫病有良好疗效的核心处方。海军军医大学和中国科学院大连化学物理研究所研究团队联合开展药效物质基础及作用机制研究。资料表明,该方21味中药中有16味归肺经,其余中药协同保护心脏、肝脏、脾胃和肾脏等器官。目前该研究已完成300余种化学成分、200余种入血成分的鉴定工作,预测出790个潜在作用靶标,证明"清肺排毒汤"可通过多成分、多靶标对机体起到整体调控作用,对新冠肺炎从病毒入侵、病毒复制到继发炎症因子造成多器官损伤的整个通路发挥作用,从而在改善临床症状、避免或缓解炎症风暴的同时,调整改善身体内环境,增强清除病毒能力,降低复发复发风险。

"清肺排毒汤"以其显著疗效得到广泛应用:疫情峰值期间,为抗疫主战场武汉定点医院、方舱医院、隔离点配送汤剂39万袋、复方颗粒剂近50万剂;近期,外交部协调国家药监局和国家中医药管理局为了应对国际疫情蔓延,为我国驻外使领馆配备复方颗粒剂近8万剂,并为老挝捐赠5 160剂。这再次证明:大疫急难当头之时,中医可以基于患者临床症状、体征、发病的时间、地域以及气候等特点,通过病因病机分析进行辨证论治,在很短的时间内"守正创新"地制定出准确的方案,运用到临床救治之中以拯溺救焚、解难纾困。

这一"中医药传承精华、守正创新的生动实践",给予了我们重要的启示:

一是要"强化中医药特色人才建设,打造一支高水平的国家中医疫病防治队伍"。可以从名老中医药专家、全国以及省市中医药优秀人才、西学中、西医药、计算机、新科技等跨界专业人才和民间中医、少数民族医确有专长的人才中遴选、培养。特别是全国中医(临床、基础)优秀人才,它创造性地采用"读经典、做临床、跟名师"的方式已经研修培训到第四批了,被业界誉为"中医黄埔",这是中医药传承创新中承上启下的中坚力量。同时,建议建设国际一流的中医药大学、集中培养高端中医药人才。

二是要"建设一批科研支撑平台,改善中药审评审批机制,促进中药新药研发和产业发展"。

三是要做到"五求":在传承创新全程中要力求做到求正、求真、求实、求精、求新。其主导思想就是"实事求是"。"求正",就是要力求方向正、思路正;"求真",就是要求理论真、方术真、药物真、传授真;"求实",就是要求案例实、数据实、疗效实、业绩实;"求精",就是要求释典精准、辨治精准、组方精准、用药精准;"求新",就是要求创新理论、创新治法(包括给药途径)、创新方术、创新药物(包括炮制和剂型)。

总之,以"清肺排毒汤"为代表的中医药抗击新冠肺炎的实践,充分体现了"传承精华、守正创新"的强大生命力,我们应该力争做到"三要":一要在守正的前提下创新,做到"继承不泥古,创新不离宗",既不能唯古是从、故步自封,又不能以西律中、削足适履;二要以中医理论为主导,以现代科技为支撑,以跨界融合为平台,从理、法、方、药四个方面开展创新;三要以治未病和中医优势病种为主,让国际医疗保健与原创中医"接轨"。

子曰:"君子道者三⋯⋯仁者不忧,知者不惑,勇者不惧。"(《论语·宪问第十四》)作为新时代的中医人,我们应该具备仁心仁德而不忧于名利得失,具备大智大慧而不惑于假象矫饰,具备刚强勇敢而不畏惧挑战冲击。让我们在习近平新时代中国特色社会主义思想指引下,跨界联合西医药和各种现代科技等多领域,脚踏实地、团结奋进,为护卫人类生命安全与健康提供真正优质的中医药服务。

转载自《中国中医药报》2020-7-17(3)

养护精气神　筑牢防疫堤坝

——从《黄帝内经》谈新型冠状病毒肺炎的防和护

王庆其　上海中医药大学

庚子年初，新冠肺炎疫情蔓延，当前，一场融中西医学于一体的防控"冠毒"人民战争，正在如火如荼地进行中。现就疫情防控的中医认识，从《黄帝内经》出发，并结合当前全国疫病防控情况，谈一些思考和建议供参考。

正气存内，邪不可干

新冠肺炎，属于中医"疫病"范畴，《黄帝内经》称为"金疫"（按中医五行学说"肺属金"，故肺系疫病称为"金疫"），病因感受疫疠之气袭肺。从目前全国各地的报道来看，其发病具有四个特点：一是传播快，传染性强（部分带病毒患者没有症状同样具有传染性）；二是发病症状以乏力、低热或中等发热（部分患者无热）、干咳（部分患者无肺部症状）为主要症状；三是病势发展迅猛，变化快，如不及时有效地治疗，病情可能迅速加重，甚至出现呼吸衰竭等重症，危及生命；四是大多数患者可以康复，只有少数老年人及有基础疾病者预后差。以上特点正如《黄帝内经素问·刺法论》所说："五疫之至，皆相染易，无问大小，病状相似，不施救疗，如何可得不相移易者……避其毒气，天牝（鼻）从来。"清代医著《温疫论》也说："疫者感天地之疠气……此气之来，无论老少强弱，触之者即病，邪从口鼻而入。"可以说，疫病即感受疫疠瘴气，从鼻吸入由呼吸道传染的急性传染病。

从中医角度看，笔者认为无论是预防或者治疗，努力提高患者的免疫能力，通过患者自身的抗病能力抵御邪毒，是防控疫毒的关键，而要提高机体的免疫能力最重要的是养护好人的"正气"。

《黄帝内经》记载："正气存内，邪不可干""邪之所凑，其气必虚""风雨寒热不得虚，邪不能独伤人，卒然逢疾风暴雨而不病者，盖无虚，故邪不能独伤人"。经文提示，疫毒之所以侵犯人体，主要由于"正气虚"，反之"正气不虚"，疫毒就不能干犯，即使得病往往症状比较轻，预后好，痊愈快。对于机体来说，"正气"集中体现在人的抗病能力。《黄帝内经》认为，人体内部有一种生化和制约并存的自稳调节机制，所谓"亢害承制"，即生化和制约机制必须和谐协调才能精气充足，神气旺盛，可以抵御致病因素的侵犯，《黄帝内经》所谓的"阴平阳秘"，就是一种机体的"内稳态"。国医大师裘沛然认为，人体本身存在一个调控系统，具有自我调节、自我控制、自我修复、自我防御四大功能，人体依靠这些自稳调节功能维系着生命活动的有序进行，并抵御致病因素的干犯。

从预防角度看，《黄帝内经》所强调的"治未病"理念，包括三个层次含义：一是尚未感染病毒者，应该养护好精气神，令邪毒无由侵袭；二是已经感染病毒，尚未出现临床症状者，应该在做好隔离的同时，防止已病防变；三是已经确诊患病并出现典型症状者，应该处理好邪正关系，做到扶正祛邪，祛邪而不伤正。

就治疗而言，《黄帝内经》给我们以下启示：

治疗之本"养护正气"　《黄帝内经》说："病为本，工为标，标本不得，邪气不服。"医生的治疗措施是标，患者的正气为本，只有治疗"标本相得"，疫病

才能"邪气乃服"。元代医著《读素问钞》注："药非正气不能运行,针非正气不能驱使,故曰针石之道,精神进,志意治则病可愈;若精神越,志意散,虽用针石,病亦不愈。"针药只有通过正气才能发挥治疗效果,而养护正气的前提是"精神进,志意治",否则恐难应手。

五脏虚证,扶养胃气 《黄帝内经》说:"脉细、皮寒、气少、泄利前后、饮食不入,此所五虚""浆粥入胃,泄注止,则虚者活"。清代张志聪注:"五脏之气皆由胃气之所资生,浆粥入胃,泄注止,胃气复也。"《景岳全书·传忠录》云:"以治法言之,凡药食入胃,所以能胜邪者,必赖胃气施布药力,始能温吐汗下以逐其邪。"皆说明,在疾病治疗过程中出现各种虚弱证候时,要处处顾护胃气,"有胃气则生,无胃气则死"。保护胃气(是正气之一部分)疾病可能康复,如果出现"浆粥入胃,泄注止"现象是胃气来复的佳象。此提示我们,在新冠肺炎的防治过程中,不可滥用损伤胃气的药物。

用药中病即止,不伤正气 《黄帝内经》记载:"大毒治病,十去其六;常毒治病,十去其七;小毒治病,十去其八;无毒治病,十去其九;无使过之,伤其正也。不尽,行复如法。""大积大聚,其可犯也,衰其大半而止,过者死。"对治疗疫病来说,重病可能要下猛药,但前提是中病即止,避免损伤正气。切勿在临床治疗上滥用抗生素和大剂苦寒克伐之品等伤及正气的药物。

善用食养,以补益精气 《黄帝内经》说:"五谷为养,五果为助,五畜为益,五菜为充,气味合而服之,以补益精气。"意思是,药物治疗与食疗应该同步进行,尤其是疫病后期出现阴阳气血亏虚者,可以通过食养调理,有助于生化气血,促进康复;对于未被感染者,平时多喝水,多吃新鲜蔬菜、水果,保证营养丰富,以充养气血,增强抗病能力。应该指出的是,对于没有感染的人群,没有必要乱服"预防药",不要轻信谣言和各种没有根据的信息,养好精气神,科学做好防护才是根本。

抗疫必重调神养神

面对疫情,生命安全受到威胁,担忧、焦虑、恐慌侵扰着人们心理的堤坝,加重了疫情带来的伤害。为了缓解人们的心理压力,提高心理免疫力,增强战胜疫情的信心,应该为心理重筑防疫的堤坝。

中医养生尤重养神,治病更重治神。《黄帝内经》始终把养神、治神放在首位,并提出一系列的预防保健措施。裘沛然先生认为,人体内部"自我调控"功能的发挥,必须以心境泰然、神志安定、澄心息虑、充满乐观和信心为前提,否则反而导致疾病的加速恶化。当今社会滥用药物及来自多方面的心理压力,是破坏人体自稳调节功能的主要原因,尤其是面临大疫之病,精神心理因素对于治疗效应和预后转归,极为重要。若一病当先,精神过度紧张、焦虑、抑郁,以至如出现《黄帝内经》所谓"神不使"(即精神崩溃)时,必不可治。人要恢复、完善调控机制,必先养神,缓解身心压力,恢复人体"自我调控"功能,正所谓"精神内守,病安从来?"

关于养神,《黄帝内经》曾经提出"节欲养神""独立守神""积精全神""四气调神"等理念。联系当前疫情,针对大众容易出现的焦虑、恐惧、惊慌等情绪,笔者认为应该注意以下几点:

澄心息虑 焦虑情绪是人遇到潜在危险或威胁时的正常情绪应答,是人体对外界刺激的防御保护,常常是一过性或短时间的心理应激反应。适度的焦虑可以提高人们的警觉水平,伴随焦虑产生的交感神经系统被激活,可以提高人们对环境的适应和应对能力,是一种保护性反应,但如果过度或不恰当,就是有害的心理反应,伴有运动性不安和自主神经功能紊乱,常有呼吸困难、心悸、窒息感等症状。

克服过度焦虑的方法,力求做到澄心息虑。所谓澄心,即静心定意;息虑,并不是说人不要思维,而是面对疫情,做到淡定、镇静,不诚惶诚恐。未病者积极采取各种预防措施,少出门、多通风、勤洗手、戴口罩等;已病者,积极配合医生,遵循医嘱,既来之,则安之,循序渐进,病毒的演变有其自然规律和周期,邪正相争,有一个病理演变过程,若能做到澄心

养护精气神 筑牢防疫堤坝

息虑,使神气内守,标本相得,有助于疾病向愈。《黄帝内经》说:"静则神藏,躁则消亡。"南朝梁时养生家陶弘景说:"静者寿,躁者夭"。无数医疗实践证明,静则神气内藏,不易外泄;焦躁不安,肝郁化火,心神失守,易损伤精气神,导致神经内分泌免疫功能紊乱,人体免疫能力下降,或促使发病,或加重已病,甚至影响治疗效果和预后。古代医家的观点不容忽视。

心安不惧　恐惧是一种遇到灾难时惊慌害怕、惶惶不安的情绪反应,没有信心和能力战胜危险,欲回避或逃跑。过度或持久的恐惧会对人产生严重不利影响,如失眠、食欲减退等。《黄帝内经》说"恐则气下",恐惧可令正气下泄,甚至衰竭。提倡"心安而不惧""气从以顺""恬淡虚无,真气从之"。说明只有"心安""恬淡"才能"气顺""气从",正气顺畅,气血流通,足以抵御疾病。诚如《金匮要略》所说:"五脏元真通畅,人即安和。"

木(肝)郁达之　情绪低落、消极悲观、孤独、无助、无望等负性情绪状态,伴有失眠、食欲减退、性欲下降等身体不适感,严重时甚至有悲观厌世的想法,这也是罹患疫病前后,最容易出现的证候。中医所谓的"木郁",实指肝郁(因为肝五行属木),由情志因素引起肝气郁滞的病证。中医有"因郁致病"与"因病致郁"之分,前者因长期忧郁而致病,后者由患某种病而引起的精神症状。金元医家朱震亨说:"气血冲和,百病不生,一有怫郁,诸病生焉。故人身诸病,多生于郁。"肝属木,木喜条达,肝喜疏泄,因疫病致肝气郁滞,称为"木郁则不达",治疗则需要"木郁达之"。何梦瑶《医碥·郁》:"郁而不舒,则皆肝木之病矣。"疫病过程中出现忧郁情绪,十分常见,表现为过度夸大应激事件的潜在和消极后果。如果不能及时纠正,可能引发抑郁症。裘沛然先生提出养生应该潇洒、豁达,是疏泄肝郁的好办法。有诗曰:"心无惭疚得安眠,我命由吾不在天;利欲百般驱客老,但看木石自延年。"

总之,面对疫病,我们应该科学调适心理,摆脱引起肝郁的负性情绪,保持平和心态,神气充则正气

盛,邪气祛之。对于医务人员来说,在防控疫病过程中,心理抚慰和心理治疗应该贯穿始终。

疫疠之气,及时避之

笔者认为处理疫病的关键环节有三:处理疫病源、隔断传播途径、积极治疗病患。《黄帝内经》告诉我们:"正气存内,邪不可干,避其毒气""虚邪贼风,避之有时"。意思是对待疫病一方面要求养护正气,以增强抗病能力,另一方面的关键还是要做好隔离,远离疫毒源。所谓"避其毒气",就是大众避免去人员密集的公共场所活动,尤其是空气流动性差的地方;不要接触、购买和食用野生动物;尽量避免前往售卖活体动物的市场,禽、肉、蛋要充分煮熟后食用;勤开窗,通风;减少接触公共场所的公用物品和部位;外出佩戴口罩等。

疫疠之气,及时避之,不仅仅是个人的防护问题,更关系到整体防控效果。

起居有常,不妄作劳

防控疫病,不可忽视的养护之道,就是《黄帝内经》所说的"起居有常,不妄作劳"。医学研究证实,人体所有物质的代谢都有一定规律的,所以有规律地安排好饮食起居,是养护精气神,提高人体免疫能力的重要方面,不可小觑。我们应该倡导,无论患病与否,都应该维持规律作息,合理安排生活,吃好三餐,多喝水,选择合适的身体锻炼方式,避免吸烟、饮酒、熬夜等不利于健康的生活方式,有计划地做一些让自己感到愉悦的事情,比如听音乐、看书、做家务等,自己掌控生活的节奏。

另外,疲劳永远是诱发各种急慢性疾病的基础原因。《黄帝内经》提倡"形劳而不倦""不妄作劳",唐代养生家孙思邈主张"动而中节",皆是至理名言。疲劳包括形劳、神劳、房劳,都应该保持"中节"。《内经》有"生病起于过用"之明训,明代医家张介宾说"过用曰淫",意思无论情志、饮食、劳作都需要把握好一个"度"。饮食之度:"饥中饱,饱中饥";劳逸之度:"起居有常,不妄作劳";运动之度:"动而中节"

"形劳而不倦";房室之度:"欲不可绝,亦不可纵";悲欢之度:"乐而不淫,哀而不伤"。

健康是一种"三和"的状态

《黄帝内经》有一段关于健康标准的精彩论述:"是故血和则经脉流行,营复阴阳,筋骨劲强,关节清利矣。卫气和则分肉解利,皮肤调柔,腠理致密矣。志意和则精神专直,魂魄不散,悔怒不起,五藏不受邪矣。寒温和则六府化谷,风痹不作,经脉通利,肢节得安矣。此人之常平也。"

由此可见,健康无病之人的标准是:"血和""卫气和""志意和""寒温和"四点,概括起来就是:"气血和"意为气血运行和畅;"志意和"理解为精神活动正常;"寒温和"指人能适应外界寒温环境。简言之,健康的本质就是天人和、形神和、气血和。这段经文有两层意义:第一层意思是人要健康必须符合三个条件:天人和、形神和、气血和,天人和,就是人应该顺应自然界阴阳变化;形神和,就是做好生理和心理的调摄,保持心身协调;气血和,就是通过各种措施使人体气血充沛运行有序。在抗击疫病过程中,也要注意达到此"三和"。第二层意思正如古希腊医学家阿尔克迈翁说:"健康就是一种和谐的状态,是一些成对的相反因素之间的平衡。而疾病只不过是和谐遭到破坏的表现,是一元素多于另一元素,或者一对元素多于另一对元素所致。"

联系疫病的防治,中医学不是着眼于针对病毒本身,而是针对致病因素作用与人体所产生的种种反应,通过治人达到治病的目的。也即通过调节天与人、形与神、气与血以及脏腑阴阳等种种失调而立法,即通过整体系统的理念进行辨证论治,尤其是要突出因人、因地、因时制宜,这是取效的关键。疫病的发生与季节、气候、体质、地域密切相关,更应该强调这一点,这就是所谓的中医特色。明代医学家张介宾所谓的"调其不调""和其不和",是中医治疗疾病的基本原则,包括疫病防控。《景岳全书》曰:"和方之剂,和其不和者也。凡病兼虚者,补而和之;兼滞者,行而和之;兼寒者,温而和之;兼热者,凉而和之,和之为义广矣。亦犹土兼四气,其中补泻温凉之用,无所不及。务在调平元气,不失中和贵也。"现代学者李中华先生说:"中国哲学的智慧,集中体现在一个'和'字上,它不仅是中华民族的基本精神和基本特质,也是中国哲学和中国文化的最高价值标准。"

总之,中医认为精气神是生命的基本要素。《黄帝内经》说:"人之血气精神者,所以奉生而周于性命者也。""气"是构成自然界万物(包括人体)的基本物质;"精"是"气之精专者也",是人体中精、血、津、液等精华物质的统称;"神"是人体生命机能活动的总括。精、气、神被称为"人生三宝",精和气是维护生命活动的基本物质,神是生命活力的外在体现。精气充盛则神旺;精气衰惫则神衰。《内经》说:"阴平阳秘,精神乃治;阴阳离决,精气乃绝。"人体的阴阳和谐协调,"精"与"神"两个方面都正常;如果阴阳失调,是疾病的标志;阴阳分离,精气衰亡神也就消失,预示着死亡。防控疫病,莫不以此为准绳。

生命重于泰山,疫情就是命令,防控就是责任。为生命接力,与病毒赛跑。历史长河奔腾不息,只要我们坚定信心、同舟共济、科学防治、精准施策,充分发挥中西医两个医学体系的协同作用,就一定能打赢疫情防控阻击战。

转载自《中国中医药报》2020-2-19(3)

避毒气　养正气　宁神气　复元气

——从四气入手谈新型冠状病毒肺炎防治

王　平　湖北中医药大学

《新型冠状病毒肺炎诊疗方案（试行第六版）》中将新冠肺炎归属于中医"疫病"范畴，《说文解字》中记载"疫，民皆疾也"。关于其病因，明代吴又可在《瘟疫论·原序》提到"夫瘟疫之为病，非风、非寒、非暑、非湿，乃天地间别有一种异气所感"，认为疫病是感受"疫疠"之气所致。目前中西医针对新冠肺炎的特异防治方法均不明确，需要结合其临床特征，抓住"疫毒"这个主要病因，秉持"未病先防，既病防变"原则从以下四气着手进行防治。

避其毒气　新冠肺炎的病因病机涉及湿、热、毒、虚、瘀。湿邪致病既可外感，亦可内生，根据主要临床表现发热、干咳、痰少、咽喉不利、倦怠乏力、肌肉酸痛，或伴纳差，甚至恶心、便溏、舌苔厚腻，结合武汉"百湖之市"、衔两江跨三镇的地理位置，可得出其发病具有典型的湿邪致病特点。热，是指新冠肺炎在发病和发展过程中以发热为主要特征，若病情难以控制，疾病进一步传变，逆传心包，可表现为神昏谵语、喘脱、厥脱等症。毒，一方面指湿疫毒，毒随邪入，发病急骤，传受迅速，极易导致喘促厥脱；另一方面邪盛酿毒，浸淫脏腑，使之功能失调，甚则发生实质损害。虚，为正气虚，发病之初即有正气虚，发病之后，正气尚盛，转归较好，反之则差。从新冠肺炎死亡病例来看，以久病或年老之体为多；另一方面，病邪内羁，气血津液耗损，容易致虚。瘀是疫毒蕴结，血热煎熬成瘀，同时邪热灼伤阴液，阴液不足也可造成血液运行迟滞成瘀，新冠肺炎发病过程中表现的微循环障碍及肺间质性病变等皆为瘀的表现。

《素问·刺法论》言"避其毒气，天牝从来"，"天牝"是指鼻子，说明疫病是通过呼吸道传播的，预防也需要从呼吸道着手来避其毒气。在"避其毒气"以防止疫病的传染和流行方面，古人亦积累了丰富的经验。

首先是舍空邸第。《汉书·平帝纪》有言："民疾疫者，舍空邸第为置医。"意思是要采取隔离制度以防治疫病，即对与疫病患者密切接触者要有隔离与防护措施。如《晋书·王彪之传》云："永和末多疾病，旧制，朝臣家有时疾染易三人以上者，身虽无疾，百日不得入宫。"其次是消毒辟秽。采用辛温香燥之药以奏芳香辟秽，健脾化湿之功。《太平惠民和剂局方》的仙术汤（苍术、干姜、枣、杏仁、甘草）能"辟瘟疫，除寒湿，温脾胃，进饮食"。《本草纲目》等书中多处记载，谓凡疫气流传，可于房内用苍术、艾叶、白芷、丁香、硫磺等药焚烧以进行空气消毒辟秽。最后是蒸煮消毒。《本草纲目》记载，对患者接触过的衣被等应放于蒸笼中蒸或开水煮沸进行消毒，则"一家不染"。

目前针对新冠肺炎的防治，隔离仍是最重要的预防措施。提倡居家隔离，监测体温、单独居住、每天开窗、正确洗手、佩戴口罩、单独用餐、注意消毒、单独卫浴，以避其毒气。

避其毒气除了采用隔离的方法外，还需要给病邪以出路。《新型冠状病毒肺炎诊疗方案（试行第六版）》中推荐的"清肺排毒汤"就是由麻杏石甘汤、五苓散、小柴胡汤和射干麻黄汤四方化裁而来,清热化湿,驱邪于体外。

内养正气 中医学重视"邪气"对人体的伤害,但更重视"正气"抗邪、抗毒、抗病的能力。《素问·刺法论》中说:"正气存内,邪不可干。"《灵枢·百病始生》中言:"风、雨、寒、热,不得虚,邪不能独伤人。卒然逢疾风暴雨而不病者,盖无虚,故邪不能独伤人。此必因虚邪之风,与其身形,两虚相得,乃客其形。"明确指出人体正气虚弱是邪气入侵人体并导致发病的一个决定性因素。张仲景在《金匮要略·脏腑经络先后病》中提到:"若人能养慎,不令邪风干忤经络……不遗形体有衰,病则无由入其腠理。"强调人在未病时要培固正气,强壮体质,以避邪气。

"养"在《说文解字》中的释义为"养,供养也。从食羊声"。在《金匮要略》中,单以字面解释即"内养正气"。张仲景指出:"房室勿令竭之,服食节其冷、热、苦、酸、辛、甘""馨饪之邪从口而入,宿食也",告诫人们平时对日常生活中的饮食起居等应注意调理,《素问·藏气法时论》指出"五谷为养,五果为助,五畜为益,五菜为充,气味合而服之,以补精益气"。在目前居家隔离的特殊时期,营养摄入一定要均衡,不可偏食偏嗜,注意保暖,每天开窗通风。《素问·宣明五气》载"久视伤血,久卧伤气,久坐伤肉,久立伤骨,久行伤筋",告诫人们要劳逸结合,在当前居家隔离时期也需要保证充足睡眠,适度运动,同时也不可久卧于床,导致睡眠不规律。"若五脏元真通畅,人即安和",即人体的脏腑气血充沛和调,机能旺盛,则外邪无以入,人体即可达到平和的中间状态。正气强则抵御外邪能力强,病邪难入则减少疾病的发生。

宁神静气 健康的心理对于人的身体健康具有积极的促进作用。《素问·阴阳应象大论》提到"怒伤肝""喜伤心""思伤脾""忧伤肺""恐伤肾"。正常的情志活动是脏腑功能正常、精气充盈的反映。由于情志活动与脏腑、气血有关,如果情志活动过度,不加以调节,就会直接损伤脏腑的气血阴阳,引起机体的气机逆乱。

《素问·举痛论》指出:"怒则气上、喜则气缓、悲则气消、恐则气下、惊则气乱、思则气结。"目前若人们对新冠肺炎具有恐惧悲观心理,这些不良的心理状态会对疾病的诊治产生不利的影响,因此需要及时疏导条畅情绪。感染新冠肺炎的患者尤其容易出现"金囚木旺",根据五行学说,金代表肺,木代表肝,正常相克关系是金克木。因邪热壅肺,不能克制肝木,故容易出现肝气上逆,心肝火旺。这就要求人们尽量做到宁神静气,保持平和。《灵枢·通天》云"阴阳和平之人,居处安静,无为惧惧,无为欣欣,婉然从物,或与不争",提出人面对世事需要淡然,遇到这种突如其来的疫情更应该保持婉然从物。《医宗金鉴》曰:"婉然从物者,谓豁然而大公,物来而顺应也。"平心静气、豁达乐观的情绪对预防生病或促进疾病康复均具有重要价值。

宁神静气对睡眠也具有良好的促进作用。疫情期间很多人在微博、微信等社交平台持续浏览疫情相关信息,因为一些负面消息致使自身情绪起伏,难以入睡,甚至彻夜难眠。针对这种情况可以"三因制宜"为理论指导,借助音乐、运动、香熏等方法舒缓情绪,帮助入眠。

"三因制宜"同样也是预防新冠肺炎的指导思想,针对武汉冬季阴冷寒湿的特点,《新型冠状病毒肺炎诊疗方案(试行第六版)》中推荐了中成药藿香正气胶囊(丸、水、口服液)用以散寒除湿。

恢复元气 老百姓大病久病之后都有"大伤元气"的感慨。中医学中"元气"含义为:"元气,是人体最基本最重要的气,不仅是维持生命活动的基础物质,还是其原动力,又名原气、真气。"中医所提到的元气,乃生命的本原和各项生理活动的物质保障,源于先天禀赋。根据《难经》记载,元气即原气,而来源于脾胃的谷气和来自肺吸入的清气,是后天元气形成的物质基础。人体的元气充沛,则表现为各脏腑、经络、形体官窍的功能正常,正气旺盛而不易为外邪侵犯;若先天禀赋不足,或久病损耗,或后天失调,导致元气的化生不足、耗损太过或运行失常,各种病变应运而生。王清任云:"人行坐动转,全仗元气。若元气足,则有力;元气衰,则无力;元气绝,则死矣。"因此,对解除隔离和出院后的人群来说,提升元气有助于后期的康复;对老年人及易感人群而言,提升元气有利于抵抗外邪。

恢复元气一方面需要应用培补元气的药物,能改善气虚证患者的各项临床症状,其机制可能与调节免疫功能有关。另一方面则需要采用导引、拔罐、针灸等方法培元固本,比如命门、肾俞、气海、关元等穴位进行艾灸,达到补中益气,增强机体抵抗力的作用。

综上所述,虽然新冠肺炎作为一个新发传染病来势汹汹,但是从中医角度看来,遵循避毒气、养正气、宁神气、复元气四法,有效防控,相信疫情一定能早日迎来转机。

转载自《中国中医药报》2020-2-24(3)

中医气功：提升精气神　铸战"疫"堡垒

黄　健　上海中医药大学

刘天君　张海波　北京中医药大学

为充分发挥中医药独特优势，加快新冠肺炎恢复期康复，国家卫生健康委员会办公厅、国家中医药管理局办公室发布《新型冠状病毒肺炎恢复期中医康复指导建议（试行）》，其中将八段锦、六字诀分别作为"传统功法"和"其他疗法"予以推荐。由此，中医气功战"疫"再次引起人们的关注。

中医气功战"疫"历史悠久

回顾中医气功学发展史，无论是对疫病的预防、治疗，还是康复，都留下了十分经典的论述和案例。

在预防方面，《内经》中为百姓耳熟能详的"正气存内，邪不可干"一句，即是古代医家针对疫病的预防并结合中医气功提出的。

在治疗方面，隋代太医令巢元方主持编写的《诸病源候论》"时气病诸候·时气候"中，提出以肢体运动（调身）为主的导引方。该书还在"温病诸候·温病候"中介绍了以存想（调心）为主的导引法，在"疫疠病诸候·疫疠病候"中也介绍了类似导引法。

在康复方面，温病大家叶天士倡导药物疗法与气功疗法相结合、医生处方治疗与患者主动锻炼相结合，应用于热病（包括疫病）康复期，在《临证指南医案》中多有记载。

培育正气调情志

中医气功疗法是一种发挥患者自身抗病潜能的自我身心疗法，其长于扶正，具体地说，体现在以下几个方面。

补益正气，扶正祛邪　"气"是中医学的核心概念，大家耳熟能详的"人活一口气"正是道出了中医对人体之气的重视。中医养生、治病都着眼于"疏其血气，令其条达，而致和平"（《素问·至真要大论》），即扶助正气以实现祛除病邪，恢复健康状态。中医气功正是通过机体主动锻炼身形、调节呼吸、调整心理状态与情绪活动，建立形、气、神之间的正向循环，提高人体自我抗病、自我修复、自我疗愈、自我调节能力，最终达到神安、气充、形健，实现"正气存内，邪不可干"的健康目的。八段锦、五禽戏、六字诀等中医气功代表性功法在此次抗击新冠肺炎疫情中的有效应用，正是基于这一机理。

调和阴阳，权衡以平　"和"是人体健康的重要保证，也是健康的标志，包括人与自然的和谐、人体内部功能的和谐。中医气功锻炼能够起到顺天辟邪和天人、动静结合和形神、辨证施功和阴阳、调畅气机和内气、相辅相成和脏腑等"和"的作用，这在气功战"疫"中具有举足轻重的意义。以八段锦为例，其中第一节"两手托天理三焦"、第三节"调理脾胃需单举"的主要作用是调和气机的升降；第二节"左右开弓似射雕"（旧称"左肝右肺似射雕"）、第五节"摇头摆尾去心火"的作用是调和脏腑五行生克，目的都是使人阴阳调和。

疏通经络，因势利导　经络于人体健康和疾病防治的重要性不言而喻。气功，古代也有"导引"之称。"导引"在中医气功学中，又是一个动词，义近"引导"。气功锻炼时，通过形体的运动（调身）、呼吸的调控（调息）、身心的安静和意念的应用（调心），来导引内气的运行（包括运行的方向和速度），由此充实脏腑之气、活跃经络之气，并以此实现防病治病的目的。如张仲景言"若人能养慎，不令邪风干忤经络。适中经络，未流传脏腑，即医治之。四肢才觉重滞，即导引、吐纳、针灸、膏摩，勿令九窍闭塞"。金元四大家之一的张从正，还将华佗五禽戏等导引列为汗法用于临床。

调畅情志，戒"焦"戒"躁" 新冠肺炎患者无论病情轻重，均会或多或少出现一些负面情绪，如焦虑、烦躁、恐惧等，这些负面情绪都会降低人体的抗病能力。中医气功学通过"呼吸精气、独立守神、肌肉若一"的锻炼，在强壮形体的同时，转移患者的注意力，调整气机，疏解情志，改善或克服不良情绪。如三线放松功，应用"长呼短吸"、呼气时默念"松"字音，并自上而下意守身体的一个部位，实现放松肢体、调控情绪的目的；再如六字诀，通过呼气时分别发"嘘、呵、呼、呬、吹、嘻"6个不同的汉字，在祛除病邪、调整脏腑的同时，将锻炼者的注意力集中在吐字发音的准确性和呼气时相的延长上，从而起到对负面情绪的改善作用。

协同增效，提升"药"力 与药物疗法等常规"给予性"医疗方法不同，气功疗法是一种发掘患者自身抗病潜能的"主动性"医疗方法，具有整体作用、双向作用、协同作用等主要特点。在此次新冠肺炎防治中，最有意义的是其协同作用。所谓协同作用，是指气功疗法与其他治疗方法同时应用时，不但不矛盾，而且还有相互促进、增强疗效的作用，也就是说气功疗法与其他中西医疗法的科学同时应用，可以获得"1＋1＞2"的疗效。

气功战"疫"需"三辨"

传统中医气功的功法众多，临床应用时应遵循中医辨证施治的总原则，在防治新冠肺炎中应灵活运用。重在辨虚实（辨别疾病的虚实）、辨病证（除了辨别疾病属于哪一期之外，还要辨别施治的对象是以解决躯体疾病为主，还是以解决心理问题为主）、辨体质（辨别患者体质的强弱）。大凡病变为实证、患者体质强壮者，可施以动功为主，如以八段锦、五禽戏、五行掌类为主，配以六字诀；对于体质虚弱或处于恢复期，症见乏力明显者，则宜施以坐式或卧式的静功为主，如静坐、内养功、松通养心功等。对于焦虑、烦躁等不良情绪明显者，可施以三线放松功、站桩功等。同时，还要注意因地制宜，根据所处环境及当地的功法资源，选择一定的功法予以锻炼。

中医气功对于疫病防治而言，目前总体处于辅助地位，但其适应人群却很广，除了疫情期间"宅"家健康人群选用外，医学观察期人员、临床治疗期患者、恢复期患者可在医师指导下科学练习来配合治疗。总之，科学的气功锻炼可以起到补益正气、调和阴阳、疏通经络、调畅情志等作用，值得在当前新冠肺炎预防、治疗、康复等各个环节中推广应用。

转载自《中国中医药报》2020-3-26（3）

学术进展

一、理论研究

（一）中医基础理论

【概述】

2020 年的中医基础理论研究不乏真知灼见，让人耳目一新。如石卫华等提出人体健康的最佳状态并非"平衡态"，而是"微阳态"。这一观点似可与朱丹溪的"阳有余阴不足"论互为表里。郑若韵等提出精神类疾病诊治中，要重视阳气虚不能温养神气的发病机制。熊雯雯等阐述了江一平从肾论治脾气虚的学术思想等。中医理论发生学研究领域的不少探索有新意或新的进展。如曹正同等论述了道医丹学中气液生化规律较之传统中医心肾相交理论更加完备。谷建军论述了宋以后肾藏象体系的形上化去实体化路径。成西等发现《名医类案》《续名医类案》二书不同舌象间的内在联系较薄弱等。多数领域继续实证性研究资料的积累，如运气学说研究和体质学说研究。借鉴现代医学的微观指标，从中医学角度探讨体内"微"炎症的损害继续受到关注。如陈菲等研究血游离 DNA 在慢性阻塞性肺疾病患者不同中医分型中的表达水平。闫润泽等观察糖尿病肾病不同分期内热证与肾功能及炎症指标的相关性。高亚斌等从肠源性微炎症探讨糖尿病肾脏病"内热致癥"病机内涵等。

阴阳学说及运气学说研究方面，石卫华等认为，阴阳的地位是阳主阴从，健康人体阴平阳秘的"正常值"包含从微阳、平衡到微阴的状态。"阴平阳秘"的微阳态为人体处于稳态平衡中的略微阳盛状态，其脏腑气血充足，功能为正常中之激盛状态，表现为机

体健康、积极进取、性格开朗、反应灵敏，其抗病康复能力、心理应激能力、社会适应能力均为健康状态中之激盛者。因此人体稳态平衡的最佳点，并非阴阳完全对等，而是以"阳主阴从"为理论基础的微阳态。"微阳态"相较于"平衡态"和"微阴态"的人体，对病理因素的反应和抗邪能力、愈合能力更强。临床中，病邪入侵人体，阳态体质者易从阳化热，阴态体质者易从阴化寒，常见阳热证相对于阴寒证而易治。基于微阳态理论，对阴阳盛衰的调治、恶性肿瘤中晚期调治及健康人养生保健均可应用微阳态调治法。微阳态理论与扶阳学派的"阳主阴从"认识基础一致，但微阳态调治法是基于辨证论治，以微阳态为中心点的有节度调治，又与扶阳学派有本质区别。李自艳等探讨双相情感障碍患者先天运气禀赋的特点，为揭示双相情感障碍的病因病机及发病规律提供思路。他们分析 233 例双相情感障碍患者的病例资料，以出生日期推算受孕日期，以统计学方法分析其出生、受孕时五运六气的分布情况。结果：双相情感障碍患者出生及受孕禀赋的岁运、司天-在泉、主气、客气分布无差异，岁运-司天/在泉分布有差异，且出生禀赋为太土-太阴湿土者双相情感障碍患者人数最多，受孕禀赋为太土-太阳寒水者双相情感障碍患者人数最多。原因可能是双相情感障碍患者多禀受肾阳郁遏之体。在太土之年，雨湿流行，肾水受邪，再加上太阴湿土之气或太阳寒水之气的影响，阴强阳弱，阳为阴抑，胎儿受自然界阴阳变化的影响，易禀受肾阳郁遏之体，此可能是双相情感障碍发生的体质病机所在。

经络、藏象、气血学说研究方面,刘彦汶等通过同步检测 109 例 2 型糖尿病患者体质类型和不同经络的经络能量值,探讨糖尿病患者体质与经络能量的关系。中医体质分型标准参考中华中医药学会2009 年发布的《中医体质分类与判定》。经络检测采用掌型经络检测仪。掌型经络检测仪的原理依据张延生的手诊微经络理论,拇指归脾、胃经,食指归肝、胆经,中指归心经和小肠经,无名指归肺经和大肠经,小指归肾经和膀胱经。检测手指十二经络反射区的皮肤电阻,进而判断经络的虚实。结果:109例患者中,阴虚质 46 例(42.2%)、平和质 33 例(30.3%)、气虚质 12 例(11.0%)、阳虚质 10 例(9.2%)、痰湿质 5 例(4.6%)、湿热质 2 例(1.8%)、血瘀质 1例(0.9%)。阴虚质患者左侧三焦经经络检测值明显高于平和质患者,右侧胆经经络检测值明显低于平和质患者。气虚质患者右侧心经经络检测值明显高于平和质患者,右侧胆经经络检测值明显低于平和质患者。曹正同等比较了中医学和道医学心肾相交理论的异同,认为中医学心肾相交理论与其道丹学中气液生化规律密切相关。传统中医将"心""肾"之间协调、化生规律描述为"心肾相交",道医学认为"气与液"生化规律与心肾的生理功能密切相关,也称之为"心肾相交"或"水火既济"。两者在阐述心肾关系规律方面各有所侧重,且道医学"气液生化规律"较之传统中医心肾相交理论阐述更加完备。"气液生化规律"载于道医典籍《灵宝毕法》,气液生化规律可以自以下 5 个方面进行分析,即肾水生气、心火生液、真气真液相交媾、气机升降规律和心肾之气生旺时。肾水生气,所生气中包含着真水,心火生液,液中包含真气,水中有火、火中有水,真水、真气相互交合,名为交媾龙虎。气液生化的规律也受气机运行变化的影响,其中特别是受肝气升发和肺气降敛作用的影响。谷建军认为,《黄帝内经》时期,脏腑的功能作用涵盖形上学与形下学两个层面,如心主神志属于形上学层面,主血脉的作用则基于解剖学。宋以后,随着大量哲学思想的引入,宋明理学的兴起,医学学理呈现了鲜明的哲学化取向,脏腑功能在解剖学方面更加弱化,脏腑逐渐脱离了实体的存在意义而概念化、形上化。在肾藏象体系中,肾脏逐步被命门所取代,主要表现在肾功能的形上化,肾藏精气水火。肾功能的扩展,肝肾合一。肾与命门功能的置换,命门本体化。虚证辨证论治的去实体化等几个方面。在命门本体化方面,孙一奎、赵献可、张介宾三家将肾的功能转移到命门之中,以无形命门代替肾的功能作用,这一改动使解剖学上的肾脏彻底脱离了肾藏象理论体系,进而不再参与有关疾病的辨证论治。命门太极本体论体系的建构,阐明了心肾相交为生命运动的基本机制。命门学说的建构可谓藏象学术发展中的重大变革,是藏象理论体系形上化、哲学化的关键转折。

病因病机及治则治法研究方面,夏文娟等探索湿证与 HP 感染的相关性及对胃黏膜屏障中胃黏液蛋白 MUCA5AC、MUC6、MUC1 表达的影响。收集 160 例慢性胃病患者,辨证为湿证 80 例(湿证组),另设对照组(健康体检人群)80 例。快速尿素酶实验检测 HP(幽门旁 2 cm 处 1 块、胃体 1 块),并将 2 个部位胃黏膜组织活检标本送至病理科石蜡包埋固定。免疫组织化学的方法检测 MUCA5AC、MUC6、MUC1 的表达情况。结果:与对照组比较,湿证组中 HP 阳性率明显升高,湿证与 HP 感染呈正相关;湿证组胃黏膜中 MUCA5AC、MUC6、MUC1 因子表达明显降低(均 $P < 0.05$)。研究提示,湿邪可降低胃黏膜屏障中黏液蛋白的表达,破坏胃黏膜屏障,可能是 HP 感染或复发的关键病理因素。王玉光等探析新冠肺炎的临床特征与辨证治疗,大部分患者以身热不扬、咳嗽、乏力、纳差、舌苔厚腻为主要症状,根据采集的四诊信息研判核心病机,认为该病病性为湿毒,可称之为湿毒疫。病位在肺脾,基本病机特点为"湿、毒、瘀、闭"。需要与当今的时行感冒、风温、冬温等病证相鉴别。根据疾病传变规律,可分早期、进展期、极期(危重期)、恢复期四个阶段辨治。治宜辟秽化浊,以祛邪为第一要义,以分解湿热、宣畅气机。应当重视早期治疗,把握早期治疗是减少危重症、降低病死率的关键,同时避免轻

症转为重症。石岩等探讨 COVID-19 与风寒湿疫的关系。根据临床表现结合对时间、空间、人间以及大生态、小生态、微生态的分析,认为该病病性为风寒湿,风寒湿疫毒由口鼻侵袭机体后直入脾肺,脾肺受损,表里俱病而偏于里。内有湿而外有寒是前驱期的基本病机,治宜健脾宣肺透邪为主;进展期疫毒化热,湿阻气机,治宜表里双解,宣肺通腑,清泻湿热;危重期内闭外脱,根据寒闭、热闭的不同分别治以回阳复脉、开窍醒神。庞稳泰等阐述辛开苦降法的理论沿革及其在 COVID-19 中的应用体现,并对国家及各省市发布的中医药防治方案的方证规律进行系统的梳理分析。结果:各方案中共出现中药 1 110 次,其中有 545 次具有苦味,446 次具有辛味,而具有酸、咸、淡、涩等药味的药物出现次数均在 60 次以内;疾病初期共出现中药 359 次,184 次具有辛味,200 次具有苦味;中期共出现中药 497 次,185 次具有辛味,256 次具有苦味,提示辛开苦降为该病的核心治法之一。涉及辛开苦降法的有麻杏石甘汤、麻杏苡甘汤、藿朴夏苓汤、升降散、达原饮等方剂;寓有辛开苦降法的高支持度药对有:麻黄、杏仁、半夏、黄芩、草果、槟榔、藿香、厚朴。在治疗中尤当重视肺、脾气机的升降。辛开苦降是历代疫情防控的重要方法,COVID-19 因于湿毒侵袭、气机升降失调,导致肺气失宣贯穿始终,采用辛开苦降之法,可以辛味开散,以苦味降泄,具有调理气机,开泄湿毒的功效,可使邪去正复。更多关于 COVID-19 病因病机方面的研究详见传染病栏目专条"新型冠状病毒肺炎的病名及病因病机研究"。

诊断学研究方面,成西等探讨了《名医类案》《续名医类案》各种舌象间的相关性。《名医类案》和《续名医类案》是古代最具代表性的面向历代所有医家的医案专著。因此,二书的舌诊在中医舌诊学说的历史发展中具有一定的重要地位。该文在先前从各类、各种舌象出现的频数和所占比例的角度探讨《名医类案》《续名医类案》舌象特点的基础上,进一步采用斯皮尔曼(Spearman)非参数相关分析方法,从该二书各种舌象间相关性的角度探讨其特点。结果:

①二书各种舌象间有统计学意义的相关系数比例较低,且这些相关系数的绝对值较小,说明各种舌象间有相关关系者较少,有相关关系者其相关的密切程度也较低。②不同舌象有统计学意义的相关系数个数的多少,基本上与该舌象出现频数所占的比例正相关。研究提示,《名医类案》《续名医类案》各种舌象间有相关关系者较少,有相关关系者其相关的密切程度也较低,应是由于其舌诊发展仍较初步,故对不同舌象间内在联系规律的掌握较薄弱。阮新梅探讨彩色多普勒超声辨别肝硬化患者中医证型的应用价值。选取 182 例肝硬化患者行彩色多普勒超声检查。观察患者肝表面形态、实质回声,检测肝右叶最大斜径及前后径、肝左叶上下径及前后径、腹水深度,检测门静脉、脾静脉主干内径及平均血流速度。参考《肝硬化临床诊断、中医辨证和疗效评定标准(试行方案)》辨证。结果:肝气郁结型、水湿内阻型、湿热内蕴型肝硬化肝左叶上下径均大于瘀血阻络型。这可能与上述 3 型多属于肝硬化早中期,正处于炎症活动期,形态代偿性增大有关。肝气郁结型、水湿内阻型、湿热内蕴型肝硬化出现被膜锯齿状、弥漫回声增高比率低于瘀血阻络型、脾肾阳虚型、肝肾阴虚型。各证型肝硬化腹水深度及盆腔腹水深度比较,差异均无统计学意义。瘀血阻络型、脾肾阳虚型、肝肾阴虚型肝硬化门静脉主干内径大于湿热内蕴型。肝气郁结型肝硬化门静脉平均血流速度大于瘀血阻络型。研究提示,彩色多普勒超声可为肝硬化的中医辨证分型提供一定的指导。李诗佳等探讨南北方高血压病患者的舌象分布差异。检索 2000—2019 年各数据库收录的有关高血压病舌象的临床研究文献,经筛选后将纳入的 24 篇文献分为北方组、南方组,文献样本采集地区在秦岭-淮河线以北的文献划分为北方组,在秦岭-淮河线以南的划分为南方组。系统整理后对数据进行统计分析,分别对 2 组舌色、常见舌形、苔色、常见苔质、腻苔分布进行比较。24 篇文献共收集高血压病患者 12 296 例,其中北方组 8 208 例,南方组 4 088 例。结果:南方组淡红舌、胖大舌、齿痕舌、裂纹舌、白苔、少/无苔、腻苔

分布多于北方组,淡舌、红绛舌、瘦小舌、黄苔、厚苔分布少于北方组。说明南北方高血压病患者舌象分布存在明显差异,提示北方地区的高血压病患者中肝火亢盛证、阴阳两虚证比例高于南方,而南方地区高血压病患者中阴虚阳亢证、痰湿壅盛证比例高于北方。南方组中淡红舌、白苔的分布多于北方组,提示南方地区气血调和的平人、或病情轻浅的患者分布较多。与气候、先天禀赋、饮食习惯等有一定关系。

具体病种的证候分布规律研究方面,牛少强等通过聚类分析的方法,探讨 208 例煤工尘肺(CWP)患者的中医证候特点。目前 CWP 的中医名称、证候分型及证候要素没有统一的规范。结果:CWP 病性类证候要素主要有气虚、热(火)、风(外)、痰、血瘀、寒(外)、阴虚、湿(内)。病位主要集中在肺、脾、肾。临床辨证有:肺气虚证、风热犯肺证、血瘀证、痰热蕴肺证、脾气虚证、风寒犯肺证、痰湿阻肺证、肺阴虚证、肾阴虚证、表寒肺热证 10 种证候。对四诊信息进行聚类分析,可聚为 7 类:肺气虚证、痰热蕴肺证、痰湿阻肺证、风热犯肺证、血瘀证、肾阴虚证、脾气虚证。辨证以肺气虚证、痰湿阻肺证、血瘀证、肾阴虚证、脾气虚证为主。合并急性感染时,常合并痰热蕴肺证、风热犯肺证的兼证。研究提示,利用聚类分析的方法在一定程度上揭示了煤工尘肺中医证候学的主要特点。随着低剂量螺旋 CT 等设备的广泛应用,肺小结节的检出率逐年增高。许海柱等采用聚类分析和因子分析方法,探讨 385 例肺小结节患者的中医证候特点。385 例中,男性 156 例,女性 229 例,年龄 27～94 岁,平均(62.09±10.86)岁。结果:肺小结节患者中医症状以虚为主,神疲乏力、夜寐不安、舌红、咳嗽、口渴、口干咽燥、面萎黄、气短、脉细弱、食少纳呆等居多。中医证候以肺脾气虚证最多,占 52.2%,其余依次为肺阴亏虚证、气虚血瘀证、肝肾不足证。肺脾气虚证主症为喘息、大便稀溏、腹胀、食少纳呆、神疲乏力、自汗、舌淡红、齿痕舌、苔薄白、脉细弱,次症为夜寐不安、面萎黄。肺阴亏虚证主症为口干咽燥、口渴、咳嗽、痰少难咳、盗汗、痰中

血丝、裂纹舌、苔少、脉细,次症为烦躁易怒、面红润、舌红。气虚血瘀证主症为头晕、胸痛、气短、面晦暗、舌黯红,次症为心悸。肝肾不足证主症为胸胁隐痛、喜太息、脉细弦、苔白、腰膝酸软、胸闷、耳鸣、便秘,次症为浮肿证候实质研究有新的积累。陈菲等探讨血游离 DNA(cfDNA)在慢性阻塞性肺疾病(COPD)患者不同中医分型中的表达水平。cfDNA 是炎症反应时免疫细胞和凋亡细胞释放的 DNA,与机体炎症、细胞损伤水平有相关性。选择呼吸重症监护病房(RICU)急性加重期 COPD(AECOPD)患者 83 例、稳定期 COPD 患者 90 例及健康对照者 60 例,测定其 cfDNA、WBC、IL-6 及 PCT,分析 COPD 患者中 cfDNA 水平及其临床意义,同时就其中医证候分布进行分析。结果:在 COPD 急性加重期和 COPD 稳定期,血中 cfDNA 均有明显的升高,这与其他一些炎性标志物,如白细胞、CRP、PCT、IL-6 等不同。特别是稳定期 COPD 患者仍有增高的 cfDNA,似乎也再次证实了 COPD 患者中体内存在持续的炎症反应。AECOPD 患者在急性加重期时各项炎症指标明显高于稳定期。而 COPD 稳定期仅 cfDNA 水平高于正常组。COPD 急性加重期痰热壅肺型(59 例)血清 cfDNA 比非痰热壅肺型(24 例)高,稳定期各组 cfDNA 含量,肺气虚证组 cfDNA 为 195.27±27.89,肺脾气虚组为 230.94＋25.27,肺肾气虚组为 257.27±18.18,肺肾气阴两虚证组为 337.12＋26.79,各组间 cfDNA 差异明显($P<0.05$)。COPD 稳定期、急性加重期胃肠功能紊乱患者血 cfDNA 高于未出现胃肠道症状者。孟一等研究老年衰弱综合征合并脑梗死患者甲状腺功能与中医辨证分型的关系。选取 110 例老年衰弱综合征患者,其中合并脑梗死 51 例为研究组,未合并脑梗死 59 例为对照组。比较 2 组甲状腺功能促甲状腺激素(TSH)、三碘甲状腺原氨酸(T3)、甲状腺素(T4)、游离三碘甲状腺原氨酸(FT3)、游离甲状腺素(FT4)水平。结果:研究组 T3、FT3 水平均低于对照组;2 组间 TSH、T4、FT4 水平比较差异均无统计学意义。研究组各中医证型 T3 水平均低于对照组,风痰瘀阻型 FT3

水平低于对照组、阴虚风动型。研究组各中医证型 TSH、T4、FT4 水平与对照组比较差异均无统计学意义。研究表明 T3 降低是老年衰弱综合征患者发生脑梗死的危险因素，FT3 水平可为老年衰弱综合征合并脑梗死患者中医辨证分型提供一定的临尿依据。研究提示，脑血管病的发生可能与甲状腺功能减退或亢进有关，低 T3 是脑梗死的危险因素。闫润泽等观察糖尿病肾病不同分期内热证与肾功能及炎症指标的相关性。收集 202 例糖尿病肾病患者的临床资料，检测微炎症指标（HS-CRP、IL-6、TNF-α），进行统计分析。202 例中，早期组内热证 47 例，中期组内热证 59 例，晚期组内热证 45 例。内热证在早、中、晚期的分布分别为 77%、79.7%、67.2%。结果：与非内热证组比较，中期、晚期内热证组 24 小时尿蛋白定量明显升高。晚期内热证组的血清肌酐明显升高，肾小球滤过率（GFR）明显降低。炎症因子 CRP、IL-6、TNF-α 随疾病进展均呈上升趋势。晚期内热证组与非内热证组比较，IL-6、TNF-α 升高。中期 HS-CRP 与内热积分呈正相关，晚期 TNF-α 与内热积分呈正相关。研究提示，内热病机贯穿于糖尿病肾病的始终，与糖尿病肾病肾功能以及疾病进展密切相关。同时，内热积分与炎症因子 HS-CRP、TNF-α 的表达存在一定的相关性，这种相关性在疾病中期、晚期表现更加明显。

证候动物模型的建立、规范及应用方面，谢有琼等通过前期研究发现，雾霾伤肺临床常见温燥袭肺、凉燥伤肺和寒湿阻肺三种证型，其中温燥多发于初秋。他们探索建立雾霾伤肺温燥证大鼠模型。将 20 只 Wistar 大鼠随机分为空白对照组、温燥模型组，每组 10 只。在人工设置温燥环境下，采用自制 $PM_{2.5}$ 烟雾染毒箱对温燥模型组大鼠进行染毒。根据近年来对武汉秋季雾霾 $PM_{2.5}$ 平均浓度的研究，使染毒箱里的 $PM_{2.5}$ 浓度维持在 500 $\mu g/m^3$ 左右。通过对大鼠行为学观察、血清炎性因子检测、肺组织病理切片分析对模型进行评价。造模 4 周后温燥模型组大鼠出现声音嘶哑、躁动、毛发枯槁、口腔分泌物减少、喜饮等表现。肺组织切片可见炎性损伤，出现肺泡间隔增宽、肺组织结构破坏、成纤维细胞增殖、大量胞外基质聚集，而空白组无明显异常。血清检测提示温燥模型组炎性因子白介素-1(IL-1)表达水平明显增高，与空白对照组比较具有显著性差异。白介素-8(IL-8)表达水平增高，与空白对照组比较差异不明显。张喜召等探讨 AMPK（腺苷酸活化蛋白激酶）-PGC-1α 信号通路及氧化应激在"上火"动物模型中的作用。将 32 只 Wistar 大鼠，随机分为正常对照组、模型组（单纯口腔溃疡模型）、阴虚溃疡组、实热溃疡组，每组各 8 只。用干姜附子肉桂水煎液灌胃构建阴虚动物模型，造模 21 d。在第 15～21 d 用党参黄芪水煎液灌胃构建实热动物模型，在第 21 天用氢氧化钠晶体灼烧法叠加口腔溃疡模型。叠加口腔溃疡后第 6 d，所有动物麻醉取材。结果：与正常对照组比较，模型组血浆 GSH 浓度显著升高，阴虚溃疡组浓度显著高于模型组和实热溃疡组。与正常对照组比较，模型组血浆 SOD 活性显著降低，阴虚溃疡组显著低于模型组和实热溃疡组。与模型组比较，阴虚溃疡组与实热溃疡组 AMPK 及 PGC-1α 基因表达显著下调，且实热溃疡组表达较阴虚溃疡组显著下调，阴虚溃疡组与实热溃疡组 AMPK 及 PGC-1α 蛋白表达呈下调趋势，但差异无统计学意义。各组大鼠 1 周内溃疡愈合情况，模型组溃疡直径减小最多，实热溃疡组直径减小最少，阴虚溃疡组直径减少量处两者之间。

体质学说仍是研究的热点之一。毕兵等观察四川省自贡地区高同型半胱氨酸（HCY）血症人群的中医体质分布、中医体质与心血管危险因素的相关性。结果：514 例高 HCY 血症人群中，主要以痰湿质（28.2%）、血瘀质（17.1%）、湿热质（14.8%）、阴虚质（12.3%）为主，男性体质分布以痰湿质（32.2%）、血瘀质（16.9%）、湿热质（14.2%）、气虚质（11.2%）为主，女性体质分布以痰湿质（23.9%）、血瘀质（17.4%）、湿热质（15.4%）、阴虚质（14.6%）为主。痰湿质、血瘀质、湿热质、阴虚质的年龄、舒张压、三酰甘油水平比较，差异有统计学意义。其中，痰湿质年龄水平高于其他 3 种体质，湿热质年龄水平最低。

血瘀质舒张压高于其他 3 种体质,舒张压水平从高到低依次为血瘀质、痰湿质、湿热质、阴虚质。湿热质三酰甘油含量高于其他 3 种体质。三酰甘油水平在 4 种体质间从高到低为湿热质、阴虚质、血瘀质、痰湿质。痰湿质、血瘀质高 HCY 人群与饮酒有显著相关性,湿热质高 HCY 人群与高血压有显著相关性,痰湿质、阴虚质高 HCY 人群与血脂异常有显著相关性。何开英等了解 178 例慢性肾衰竭持续性不卧床腹膜透析(CAPD)患者甲状腺功能与心脏结构,及与阳虚、气虚体质的关系。178 例中,男性 119 例,女性 59 例。平均年龄为(47.42±14.61)岁。结果:CAPD 患者甲状腺功能异常者占 44.9%,低 T3 综合征占 29.2%,左心室肥厚者占 69.1%,气虚质 37.6%,阳虚质占 23.6%。FT3 与室间隔厚度(IVST)、左室舒张末内径(LVEDd)、左室后壁厚度(LVPWT)、左心室质量指数(LVMI)、相对室壁厚度(RWT)负相关。FT4 与左房内径(LAD)、LVEDd、LVPWT、LVMI 负相关。FT3、FT4 与阳虚质、气虚质转化分呈负相关。甲状腺功能异常组的阳虚、气虚转化分、IVST、LVMI、RWT 均较正常组高,而左室肥厚率(89.7%)高于正常组(53.1%)。Logistic 回归分析,以左心室肥厚为因变量,FT3 的相对危险度(OR 值)为 0.493($P<0.001$),阳虚质的 OR 值为 11.503($P<0.001$),气虚质的 OR 值为 11.316($P<0.001$)。研究提示,FT3、阳虚质、气虚质可能是 CAPD 患者并发左心室肥厚的危险因素。CAPD 甲状腺激素不足时主要表现为肾阳虚症状。低 T3 综合征主要表现为阳虚证,且 T3 水平与阳虚程度呈负相关。

(撰稿:陈小野　审阅:李俊莲)

【阴阳五行学说研究】

薛公佑等认为,中医学的阴阳学说本质上是一种关系认识论,作为"关系实在"的阴阳是对人体系统内的相对关系的描述,具体体现为系统功能属性和系统状态变化的过程阶段。中医阴阳学说以气论这一关系本体论为前提,使中医哲学实现了由本体论哲学向认识论哲学的过渡,从而为指导具体的中医学临床实践提供了依据。对阴阳学说作出符合经典原意又可与现代语境通约的新阐释,能够明确其在现代学术语境之中的定位,有助于推动中医现代化的进展,为中医学在新时代中的传承与复兴提供助力。蒋燮尝试按照发生的逻辑来阐释阴阳五行的演进,并首次提出五行在不同时空层次下具有不同序列与关系,各具其使用范围与特点,兼具稳定与不确定两大特性。同时,还阐述了划分阴阳时的不同倾向和两种模式。王雷阐述了中医阴阳与日晷测影、五行与北斗历法、六气与候气实验等古代天文历法的内在联系性,揭示了中医与古天文历法的渊源。从古代天文学角度梳理中医理论构建的来龙去脉,则能看清中医的本原。认为要深入掌握中医,必须返本求源,回归对古代天文学的学习与掌握。胡素敏等认为,中医阴阳概念是中医学的基本概念之一,其内涵多具体而明确,主要包含属性概念、关系概念以及实体概念。其特点突出体现在阴阳的划分原则与阴阳双方的复杂关系中,包括阴阳和谐而非平衡、阴阳对待而非对立、阴阳既相对又绝对等特点。纪雯婷等认为,混沌理论作为非线性系统研究的重要理论,是人类对自然生命进一步认识的思想结晶,具有实际性与先进性。其哲学内涵与阴阳哲学有着共通之处,从混沌理论的角度对中医阴阳学说进行新的认识,可有助于更好地理解传统医学,赋予其合理、科学的内涵。沈小芳等将以《黄帝内经》中涉及阴阳学说的相关内容为载体来初步探究秦汉时期阴阳观念对其阴阳理论形成的影响。阴阳观念作为中国传统哲学中重要的理论组成部分,在千年来发展历程中,逐渐成为中国人认识世间万物最基本的理论工具,涉及政治、思想、社会等方方面面。秦汉时期阴阳观念成为社会主流思想,此时的中医学正处于形成时期,自然而然地接收阴阳观念为己所用,构建起独特中医学理论体系。张天星对《素问·阴阳应象大论》"重阴必阳""重阳必阴"进行解读,在古代医家注解基础上,提出了从表里解读阴阳的观点。

"重阳必阴"是指外感之邪太甚,或反复伤于六淫,疾病会由表及里,伤及五脏气机;"重阴必阳"是指内伤之邪太甚,里气不守,疾病也会由里及表,反复出现外感病。"喜怒伤气,寒暑伤形"言外感和内伤二类邪气伤人之常规规律,"重阴必阳""重阳必阴"则言其易于变。"重阴必阳""重阳必阴"本质上阐释的是外感与内伤之间的关系,该思想是临床上认识病因、分析病理、审证求机的理论基础,值得挖掘、继承和发扬。李吉武等基于阴阳气化的思维,以六经之气升降气机为角度,从"欲解"时态探析《伤寒论》阴阳六经病证的升降病机演变及证治方药。先从元气与阴阳之气、阴阳之气与升降制化、升降失常与阴阳六气之病证、阴阳升降与六经欲解"时"关联等方面对元气升降与阴阳气化六经进行辨析,再从升降失常角度具体论述三阳三阴(六经)病病机及证治方药。以期从阴阳升降气化的传统理论思维去统观与认识六经病脉证辨治。

周晓玲等以阴阳本体结构的学术源流为基则,为"内阳外阴"理论提供依据。并从医用红外热成像技术入手,结合中医体质、人体动静脉血液系统热量转换来论证"内阳外阴"的客观性;以此为依据,能为临床在辨证推理及处方立法上提供客观的、直观的、规范的参照系统。谷建军指出,宋以后医学学理的哲学化取向,主要体现在命门太极学说的本体论体系建构。命门统领真水、真火,为先天,人的脏腑形体皆为后天,五行范畴因而扩展,形成了两套五行关系体系,使五脏原有的五行关系发生重构,出现了真火生脾土、乾金生真水,以及先天水火同源既济等关系形式。在重大疾病、危重病证的辨证论治上皆从先天论治后天,提出了如"小病治气血,大病治水火"等治疗思想。

杨颖溪等认为,动脉粥样硬化斑块的形成、发展与机体和局部的内环境密切相关。斑块的形成是其微环境阴阳消长失衡的结果;当微环境中各种阴阳属性的因子过度转化时,则进一步加剧失衡状态,最终走向阴阳格拒,导致斑块破裂。中医药具有多靶点的调节作用,恢复疾病状态下的阴阳动态平衡是治疗动脉粥样硬化斑块的基本准则。戚莹媛等认为,在中土五行的五行模式中,土行居于"中"位,调节和控制东南西北四方的木火金水四行。肠道微生态参与人体代谢的途径是心血管疾病治疗的药理学靶点。中医药可通过调节肠道菌群改善肠道微生态,改变宿主的代谢状况,进而阻断或逆转心血管病的进展。目前存在的问题有:①关于肠道微生态与机体的发病机制研究多集中在消化系统疾病上,对其他系统疾病的研究相对较少,肠道菌群及其代谢产物在心血管疾病的发生、发展方面的作用机制仍需进一步研究;②在中医药与肠道微生态之间的研究多局限于动物实验,缺乏较多的临床试验数据支持。随着新一代核酸测序技术、宏基因组技术和生物信息学的发展可以进一步推动心血管领域的肠道微生物组学的研究,未来通过不同的方式测定机体不同物质水平,结合肠道微生物代谢物鉴定,可为中医药调节肠道微生态进而治疗心血管疾病提供新的途径。杨梅等认为,"有道无术,术尚可求,有术无道,止于术",张仲景在《金匮要略》中论述了虚劳的辨治,集中体现了张仲景辨治虚劳特有的道与术。其辨之道,总归于阴阳之整体性、恒动性、辨证性;其辨之术,不惟"虚"而多为"杂";其治之道,求于本;其治之术,不惟"补"而在虚实异治。因此在"道"的层面上,做到治病求本;在"术"的层面上,做到灵活选用治则治法。朱玲等介绍罗颂平从阴阳论治卵巢早衰。罗氏认为其病机特点为肾精早亏,天癸早衰,冲任早虚。从阴阳辨其病机本质,乃阴精虚衰为主,兼阳亦不足。故治疗卵巢早衰以补肾填精为其基本治则,阳中求阴,助源生化,同时重视补后天助先天,使脾胃健运,气血生化有源,则气能生精,血能化精,天癸得充,冲任得养,胞宫始能化经血孕胎元。陈朝阳等认为,肝风内动是抽动障碍的病机关键,肝属木,木气太过失于疏泄,则出现风动之象。肝木克土,或土虚木乘,脾胃运化功能失调,痰湿内生,随风邪走窜,抽动症状反复多样;木气生火,或心火亢盛,子病及母,致风火相煽,心神扰动可伴发多动症、焦虑症、睡眠障碍等;金可克木,金气虚弱,木失承制,过于升发,故感寒受凉后抽动症状易复发;后期子盗母气,五行之水处于过度消耗的状态,水不涵木,出现阴虚风动,肝阳上亢之象。抽动障碍临床症状复杂多样,可从五行理论探讨其病因病机及辨证治疗。

(撰稿:于峥 魏民 审阅:陈小野)

【病因病机研究】

王彦刚等基于"矛盾论"探究中医"核心病机观"。在疾病病理演变过程中,疾病内部的基本矛盾是促进其发生、发展的内在本质,即为核心病机。相对于核心病机而言,在病情发展的过程中,可能会出现不同于核心病机的其他病机,其中起主要作用的可称之为"主要病机",将其他的病机统称为"次要病机"。核心病机隶属于事物发展过程中的"基本矛盾",而主要病机隶属于疾病发展过程指导的某一阶段的"主要矛盾"。"核心病机观"具有特殊性、绝对性、相对性。当核心病机与主要病机一致时,治疗方法和治疗法则是一致的;如果核心病机与主要病机不一致时,疾病的核心病机往往不以主要病机的表现而表现,则需要抓住主要病机进行治疗。

程磊强等阐述《外台秘要》对健忘及其病因病机的认识。病名方面包括喜忘、善忘、健忘、多忘、好忘、忘误、谬忘、眩忘8种,病因病机主要在心气虚、肝寒、肾虚,涉及热盛伤津、风邪侵袭、药物配伍不当等方面。认为《外台秘要》对于健忘,总体上形成了朴素简约而有区别的理论与辨证思维。张国松等通过追溯相火渊源,剖析了相火的内涵与特征,深入探析了相火的生理作用和刘完素、张子和、李杲、朱震亨、张景岳、黄元御六位医家的相火观。刘完素首提命门相火说,并把相火与肾、命门、手厥阴心包经、手少阳三焦经联系在一起,对后世朱震亨相火论和明代命门学说的形成有启迪之功。张子和提出了相火的正化和对化问题,三焦为相火正化,胆为相火对化,相火包含了三焦与胆,其对相火的认识更加深

刻。李杲提出了相火为元气之贼这一著名论断,并确立其方治。朱震亨首倡相火论,相火易动为其核心内容。张景岳首提五脏均有君相的说法,指出"君相之火,正气也"黄元御以相火学说阐释人体生理病理,并运用到具体病证之中。因此,相火之论从唐以后经后代各医家发挥阐释,逐渐完善,内涵更丰富,也更贴合于临床。胡霖霖等从"结"病机探讨了伏邪的致病机理及治疗思路。伏邪是中医病因理论的重要组成部分,"结"是伏邪致病的核心病机,在病机演变过程中,"结"对气血水有不同程度的影响,其与伏邪"结"在经在络、所"结"之处的经络气血多少、经络浅深,在脏在腑、脏腑功能所主等密切相关,对气血水影响所致的化气、瘀血、痰饮水湿等继发因素又可作为致病因素,导致血热互结、瘀热互结、痰瘀互结等证,这也是造成"结"病机更为复杂且难以截断的原因。"谨守病机"以立法,伏邪"结"相关疾病当以散结为核心治法,兼顾透邪气、清化气、行滞气、活血、利水诸法,并应根据所"结"部位的不同和病机的动态演变,把握治疗的主次与缓急。另外,由于伏邪为病"发则有证可辨,伏则无机可循",通过对伏邪"结"病机的动态认识,可以帮助临床对伏邪"结"相关疾病进行早期识别和早期干预。

孙旗策等从三焦气化失常角度阐明了"上火"的病因病机。"上火"属于中医"火热证"范畴,与人体多个脏腑气机失调密切关联。上焦六气上受、中焦中气下降、下焦元气虚越是上火的主要原因。上焦以肺气不宣、心气不收多见,中焦以肝气不舒、脾气不升、胃气不降为主,下焦则为肾气不藏。"上火"涉及人体头面部多个官窍,与人体多个脏腑关系密切。曹慧敏等以线粒体稳态失衡为切入点,以脾病"脉道不利"为理论基础,阐述动脉粥样硬化(AS)的病机及演变特点。认为脾失健运所致线粒体稳态失衡是AS的重要机制。脾病"脉道不利"包涵"脾虚脉道不利"及"脾实脉道不通"两层含义。秘红英等从"五脏之气"出发,以产生的痰浊、瘀血、水饮等为病理因素探讨代谢综合征(MS)的发病机制。认为其发生与机体内气机的升降出入及伴随而发生的形气转化的

气化功能失常关系密切。气归于五脏分别称之为心气、肝气、脾气、肺气、肾气，为一个有机的整体，各司其事，而又相互影响。"五脏之气"参与机体水谷精微的生成、输布及排泄的全过程。陈迪等认为儿童哮喘以痰瘀为夙根，与肺脾肾三脏不足密切相关。而痰瘀为有形阴邪，必因阳不化气、水停血滞而成，认为儿童哮喘应有脏腑阳气虚损的病理基础；加之小儿属"稚阴稚阳"之体，处于以阳气为主导的生长发育阶段，易受外邪、饮食因素影响，造成阳气亏耗；或因先天禀赋不足，生而阳气本虚。肺是哮喘的核心病位，阳气虚者在于肺也，认为肺阳虚是儿童哮喘发病的基本病机，也是痰瘀形成的重要原因。随着病程延长，病理产物逐渐产生、积聚，终致痰瘀胶结，形成"肺阳亏虚-气血津液失常-痰瘀伏肺"的动态病机演变过程，三者互为因果贯穿于儿童哮喘始终。

关于新冠肺炎病因病机方面的研究详见传染病栏目专条"新型冠状病毒肺炎的病名及病因病机研究"。

（撰稿：柏冬　审阅：陈小野）

【诊法研究】

孙鑫亮等通过计算医案数据中证型与症状之间的互信息，构造证型对应症状组合的联合概率分布函数，将中医诊断问题转化为有向图搜索问题，提出多标记加权有向图搜索算法（ML-WDGS）。将 ML-WDGS 与经典的多标记学习算法（MLNB、BPMLL）在中医数据集上进行测评，以平均精度（AVP）、覆盖率（COV）、汉明损失（HL）、1-错误率（OE）、排序损失（RL）为评价指标，评价模型诊断效果，建立中医量化诊断方法。结果：ML-WDGS 模型平均 AVP 为 91.62%，COV 为 2.08%，HL 为 4.08%，OE 为 11.66%，RL 为 1.69%，总体诊断效果优于 MLNB 和 BPMLL。得出结论，基于加权有向图的中医量化诊断方法能够较好地模拟中医诊断思维，诊断过程符合中医诊断逻辑。

林怡等根据中医相关理论，面色分为赤、黄、白、黑 4 大类，利用深度学习方法可实现面部图像的关键点识别和感兴趣区域的自动分割。结合颜色空间特征、面部纹理统计特征、唇部颜色特征等要素，使用多种机器学习方法对提取到的面部特征进行分类识别。使用专业仪器采集 575 幅人脸图像组成数据库，并在中医专家指导下进行面色标定。结果：融合面部皮肤颜色特征、面部纹理特征、唇部颜色特征的最佳识别率可达 91.03%，颜色特征是中医面色分类识别最重要的特征之一。研究提示，面部多种特征在面色分类上具有互补特性，不同的分类器适用于不同的特征组合，融合使用多特征进行分类可大幅提高准确率。蒋诗情等根据《黄帝内经》原文及后世与阙部面诊相关的论述，从辨体质、别风痹、候脏腑、察五色 4 个方面探讨了《黄帝内经》阙部面诊思想的主要内容，认为此部以丰隆为体质强，所别之风乃外感病邪袭于皮毛肺表之病机，痹乃经络气血凝滞之病机，所候脏腑有肺、心、肝 3 种说法，五色察病可有阴阳寒热与五行生克 2 种模式，并列举了阙部五色常见病证。李玉坤等介绍韩学杰临证经验，韩氏从手诊的定性、定位两个方面，提出了大鱼际三维望诊辨证的理论以及手诊三焦纵向定位法，辨证原则为：部位定脏腑，形态分虚实，色泽辨寒热，面积度轻重。辨病如鱼际色青，扁平或凹陷提示月经不调，痛经等；鱼际色红，提示高血压；鱼际有红点，连接成片状，可见于高脂血症或脂肪肝患者；大鱼际发红，拇指根部出现血管，多提示冠心病。

齐城成等通过查阅古籍及对 CNKI、万方、维普等数据库的检索，选取相关信息进行研究。结果：黄腻苔除可由湿热引起外，还可由痰热、食滞、阳虚、表邪入里、伤暑和湿温等导致；黄腻苔可出现于干咳、中风病急性期、脾胃病、肝病和肾病等疾病过程中，治法涉及清热、温补、通腑、表里双解、消食导滞、健脾祛湿和分清泌浊等。研究提示，黄腻苔成因复杂，涉及病种繁多，治疗手段丰富多彩，临床当悉心辨析，合理施治。郭晨阳等将"独处藏奸"思想运用到舌诊中去，独处藏奸是中医重要辨证思想，指在错综复杂的临床症状中观察某些独特的指征，进而揭示疾病的本质。一是通过察舌本身之"独"，把握疾病的本质，观察某些独特的舌象以诊断和预防疾病。二是在特殊情况下独重舌诊，包括：①辨证无所参可从舌象考虑；②证候复杂，舌症矛盾当舍症从舌。黄娜等收集当代中医名家的 7 691 个医案及 1 036 例临床病例，统计涉及肝、胆的病例出现的频数、频率以及肝、胆的病例涉及各种舌象的频数、频率，并对肝、胆病例中较为常见的数个舌象分别涉及肝、胆病位比率的差异进行统计学分析以探讨肝、胆与舌象的相关性。结果：7 691 个医案中涉及病位证素肝的有 1 895 例，较为常见的舌象是红舌、白苔、薄苔及黄苔，其中红舌病例中涉及肝的比率高于薄苔、白苔；1 036 例临床病例中涉及病位证素肝的有 176 例，较为常见的舌象为黄苔、薄苔、红舌、白苔，其中黄苔、薄苔、红舌病例中涉及肝的比率显著高于白苔；医案与临床研究的胆病病例分别为 238 例、41 例，较为常见的舌象均为黄苔、红舌、腻苔，而医案的黄苔病例中涉及病位证素胆的比率显著高于红舌、腻苔。结论认为，在肝病中较为常见、与肝相关性较高的舌象有红舌、薄苔、黄苔等；在胆病中较为常见、与胆相关性较高的舌象有黄苔、红舌、腻苔。郭歆等回顾性分析了 199 例女性偏头痛患者，统计舌象三观（舌色质、舌体、舌苔）数据，以及其与发病年龄、病程、既往服用止痛药的相关性。结果：199 例病例中，舌体三观异常舌象出现比例较高的为淡白舌占 60%，胖大舌占 20%，白腻苔占 32%；发病年龄高发区间依次为 28～35 岁、35～42 岁、49～56 岁，舌象三观分布特点与总体一致；病程为 1～10 年中，淡白舌、胖大舌、白腻苔的比例逐渐增大；17% 的患者长年服用止痛药，异常舌象分布与总体一致且较未服用止痛药人群占比更大。研究提示，女性偏头痛患者舌象三观以淡白舌、胖大舌、白腻苔多见，揭示偏头痛的核心病机为脾虚湿困，肝脾胃失调。长期单纯服用止痛药治疗偏头痛易致脾胃虚寒，进一步加重头痛，造成恶性循环，应尽早中医药辨治，防止演变为慢性头痛。买莹莹等运用上海中医药大学自行研制的中医

舌面一体仪采集 359 例冠心病患者的舌诊信息，并运用方差分析统计不同证候下舌诊参数的差异性。结果：淡红舌 101 例（占 28.13%）；紫舌（淡紫舌或紫暗舌）的比例最高（占 32.59%），其中淡紫舌占比仅次于淡红舌，为 18.11%。研究提示，冠心病不同证候舌象参数变化具有一定的规律性。周耿标等应用中医传统望舌方法，采集 139 例新冠肺炎住院患者的舌诊资料，包括舌色、舌形、苔色、苔质。观察比较不同临床分型（轻型、普通型、重型、危重型）患者舌质、舌苔特征，并探讨其与临床分型的关系。结果：139 例新冠肺炎患者舌色主要为淡暗舌 40 例（28.78%）、红舌 36 例（25.90%）、淡红舌 33 例（23.74%）；正常舌形 85 例（61.15%）、齿痕舌 41 例（29.50%）、裂纹舌 13 例（9.35%）。分析 134 例患者舌苔，其中腻苔 79 例（58.96%）、薄苔 33 例（24.63%）、厚苔 22 例（16.42%）；润苔 115 例（85.82%）、干苔 19 例（14.18%）；黄苔 94 例（70.15%）、白苔 40 例（29.85%）。不同临床分型患者舌色、舌形、舌苔厚薄程度、舌苔润燥程度、舌苔颜色分布具有显著差异（$P<0.05$）。与普通型比较，危重型患者红舌、暗红舌更多见，重型、危重型患者裂纹舌更多见，危重型患者厚苔较多见，黄苔在重型、危重型患者中占比更高；与普通型、重型比较，危重型患者干苔更多见。研究提示，新冠肺炎患者病情严重时可出现红舌、暗红舌、裂纹舌，以及黄苔、干苔、厚苔，随着病情加重，疫邪存在化热、化燥表现，同时伤及气阴。

余致力等从《难经·四难》入手，论述《难经》寸口脉法与《灵枢·终始》人迎寸口脉法的异同之处。认为两者在源流、辨证（八纲辨证）、判断标准（阴阳划分标准、人迎寸口位置关系、经络与脏腑的表里关系）、机理（阴阳转化）等方面存在互相参照的可能。张靖等整理分析相关古籍，探讨三部九候脉诊法，从诊脉位置脉象、部位演变、指导临床诊断、指导针灸用药等方面着手，认为三部九候脉诊法可指导经络辨证、针灸治疗，并可一定程度补充寸口诊法的局限性，在脏腑辨证、特殊临床用药时应用该脉法可辅助寸口诊法提高诊断准确性。司帆等应用文献研究方

法,以定性分析与定量分析相结合,并举例论证,探究仲景脉法体系。仲景脉法体系是以病为纲、病脉证治,以脉来推病因、演病机、别病证、断预后;仲景脉法体系结合了阴阳理论和三焦理论,将脉形、脉位、脉势分别辨阴阳,以分析疾病之病性与疾病之动态转归;分别将寸、关、尺三部与上、中、下三焦相对应,以判断疾病的病位、病势及气血津液的盛衰。此外,在仲景脉法体系中,脉象的动态对比分析尤为关键。许跃远等从脉诊角度研究中医经络实体。认为寸口桡动脉的边缘(左桡动脉内侧、右桡动脉外侧)均存在纤细的脉动细线,并类似于《灵枢·经脉》有关手太阴肺经的描述。寸口到少商穴的经脉线存在5枚小脉动,其位置与手太阴肺经的列缺、经渠、太渊、鱼际、少商穴位置一致。在对反关脉和斜飞脉(桡动脉背行)的脉动感触中,手太阴肺经更清晰。从少商穴开始向上臂感循,手太阴肺经循行线实体及其11枚经穴位置与明刊本《正人名堂图》完全相同。该技法可推广到全身,经脉的实质是脉诊感触下的脉动细线,经穴则是经脉线上的小脉动。手太阴肺经循行线及其经穴真实存在于上肢外侧缘皮表。翁棉伟等结合历代著述和临床发现对溢脉脉象做初步说明,并发现溢脉的病理基础在于肺失肃降或肝用太过,同时结合脉位、脉形、脉势等脉象要素探讨了溢脉的诊断意义。杨丽等认为,在濡脉的脉象特征上,西晋的《脉经》明确定义濡脉脉象特征为"浮软而细"。自此之后,各代医家大多继承《脉经》观点,认为濡脉为浮、细、软三者兼具的脉象,并沿用至今。明清时期,少数文献中还出现了濡脉的沉、细、大等不同观点,但在理论与临床实践上对后世均影响较小。现代文献中,存在濡脉与其他脉象组合为相兼脉的现象,忽略了濡脉本身浮、细、软的脉象特征。在濡脉的临床意义上,在宋代以前,以主诸虚证为主,亦可见于平人。宋代医家陈无择在《三因极一病证方论》中首次提出濡脉除主诸虚证外还可主湿证,这一新观点多被后人沿用。现代中医流行病学在调查中发现,濡脉的临床意义仍以主诸虚证与湿为主,且与脾联系密切。唐一华等探析头痛脉诊。

在六经辨证中,太阳头痛多见脉浮紧,少阳头痛多见脉弦细,阳明头痛多见脉浮缓长,太阴头痛多见脉沉缓,厥阴头痛多见脉浮缓,少阴头痛多见脉沉细。在八纲辨证中:外感头痛常见浮脉,风寒头痛多浮紧脉,风热头痛多浮数脉,风湿头痛多濡脉;内伤头痛多弦脉,其中气血亏虚头痛以沉脉、细脉常见;亦有气虚外浮之浮脉,肾虚头痛可见尺脉沉细无力,肝阳头痛常见弦脉,或兼细脉、滑脉、数脉,火热头痛以洪、数、大之脉为主,痰浊头痛常见弦滑脉,亦常兼见数脉、紧脉、浮脉,瘀血头痛常见涩脉,或细涩脉,血少且瘀者可见结代脉。余维等观察早期妊娠女性寸口尺的脉象变化。将102例妊娠(4~8)+6周女性按照症状、体征分为正常早期妊娠组70例和异常早期妊娠组32例。应用ZM-300中医智能脉象仪采集脉图,并对其脉名、脉位、脉力进行比较,同时比较正常早期妊娠组与异常早期妊娠组左、右寸口尺的脉图参数差异。结果:早期妊娠寸口尺的脉力比较,正常早期妊娠组左、右寸口尺的脉力比较差异有统计学意义,异常早期妊娠组左、右寸口尺的脉力比较差异无统计学意义,正常早期妊娠组与异常早期妊娠组脉力比较差异无统计学意义;早期妊娠寸口尺的脉位以中脉位多见,但正常早期妊娠组与异常早期妊娠组脉位比较差异无统计学意义,正常早期妊娠组与异常早期妊娠组之间弦脉比较差异无统计学意义。研究提示,正常早期妊娠与异常早期妊娠女性寸口尺的脉象均以弦脉多见,尤其以弦Ⅰ型脉多见,这可能与妊娠期特殊的母体状态有关,而导致妊娠期多见弦脉的机制还有待进一步研究。

(撰稿:于峥 魏民 审阅:陈小野)

【证候规律研究】

陈灵等分析武汉市第三医院130例新冠肺炎患者中医临床证候特点,采用中医证候量表,以描述性分析及聚类分析法,分析其病机演变规律。结果:130例COVID-19患者临床表现主要以咳嗽、发热、胸闷、喘气、乏力、咯痰为主,舌象以红舌、白厚苔或黄腻苔多见,脉象以滑数脉、浮数脉多见。中医证型分布依次为湿热袭肺证、湿热壅肺证、痰热壅肺证、寒邪袭表证、疫毒闭肺证、气营两燔证。男、女性患者均以湿热袭肺证、湿热壅肺证、痰热壅肺证为主。≤35岁患者以湿热袭肺证为主,36~55岁患者以湿热袭肺证和湿热壅肺证为主,56~75岁患者以湿热袭肺证、湿热壅肺证和痰热壅肺证较多,≥76岁患者以湿热壅肺证为主。发病时间≤3 d时以寒邪袭表证为主,在4~7 d者以湿热袭肺证和湿热壅肺证为主,在8~14 d者以湿热袭肺证为主,发病时间≥15 d时以湿热壅肺证和痰热壅肺证为主,可出现疫毒闭肺证和气营两燔证。宋忠阳等探讨甘肃地区60例普通型COVID-19患者中医证候特点,采用中医证候量表,以描述性分析及聚类分析方法,分析其病机演变规律。结果:60例患者中医临床症状频数高低依次为咳嗽、发热、咳痰、乏力、肌肉酸痛、气短、胸闷憋气、咽痛、咽干、口渴、头痛。舌质主要见淡红舌、红舌和黯红舌;舌苔主要见黄腻苔、白腻苔、薄白苔;脉象主要见滑脉、濡脉、浮脉。中医证型频数高低依次为湿热郁肺证、寒湿犯肺证、湿热并重证、热毒闭肺证、肺脾气虚证、温邪犯肺证、湿毒血瘀证。男性患者以湿热郁肺证、寒湿犯肺证为主,女性患者以寒湿犯肺证、湿热并重证较为常见。20~29岁患者以寒湿犯肺证为主,30~49岁以湿热郁肺证、湿热并重证较多,50~59岁以肺脾气虚证为主。发病时间<3 d者,以寒湿犯肺证多见,3~7 d者以湿热郁肺证、湿热并重证较为多见,>7 d者以热毒闭肺证、肺脾气虚证为主。陆云飞等纳入上海市公共卫生临床中心收治的50例患者,分析其中医证候分布特点。采集流行病学资料及血常规、胸部CT、证候特征、舌象脉象等信息,并依据《上海市新型冠状病毒感染的肺炎中医诊疗方案(试行)》进行辨证。结果:COVID-19患者的年龄均在50岁左右,男性居多,男女比为1.27∶1;74%的患者有武汉/湖北旅居史,20%的患者有确诊患者密切接触史;胸部CT检查显示以多肺叶病变为主,白细胞计数未见明显升高,多见淋巴细胞计数降低、CRP水平升高。半

数以上患者伴有发热(84%)、咳嗽(62%)、乏力(62%)、纳差(58%)、口干(56%)、腹泻(56%)、自汗(54%)症状;舌象以淡红舌或红舌为主,多见腻苔(68%)、白苔(74%)。患者以湿毒郁肺证为主(82%),少数患者表现为热毒闭肺证(18%),前者的平均年龄显著低于后者,前者男性构成比则显著高于后者(均$P<0.05$)。原庆等探讨北京市境外输入患者中医临床证候特点,收集2020年3月14日~4月3日北京市小汤山定点医院收治的北京市境外输入轻型及普通型患者41例,分析其病机演变规律。结果:41例患者中医临床证候表现依次为咳嗽、发热、流涕、咽痛、鼻塞、胸闷、乏力、脘痞、头痛、咳痰。舌质主要见红舌和淡红舌为主;舌苔主要见白腻苔、黄腻苔、薄白苔;脉象主要见滑脉、数脉、濡脉。中医证型依次为疫毒袭肺证、湿邪郁肺证、风热犯卫证、湿阻肺胃证。研究提示,北京市境外输入新冠肺炎患者的中医证候分布具有一定规律性,疫毒袭肺证最为常见,病邪以湿邪为主体,但易化热。崔寒尽等收集华中科技大学同济医学院附属协和医院西院181例新冠肺炎重症患者一般资料及四诊资料,采用卡方检验、因子分析、聚类分析和Pearson相关性检验等方法对其中医证候特点、证型规律及肺脾系统症状相关关系进行分析。结果:纳入181例患者男女比例为1.6∶1,平均年龄(61.32 ± 10.46)岁;证候要素由高到低依次为胸闷、气促、口干、口苦、干咳;舌脉要素由高到低依次为舌淡红、苔白浊、脉细。气促,口苦,纳差,舌淡红,苔白浊在性别间分布差异明显($P<0.05$);发热,气促,胸闷,纳差,舌淡红、苔白浊,脉细在年龄段间分布差异明显($P<0.05$)。新冠肺炎重症患者肺系症状与脾胃系统症状显著相关($r=0.42$)。提取的12个公因子经聚类分析以少阳痰湿证、气虚津亏证为主。研究提示,新冠肺炎重症患者肺系症状与脾胃系统症状显著相关,且少阳痰湿证和气虚津亏证为其主要证型。

罗亨通等对100例慢性咳嗽伴小气道功能障碍患者进行综合分析,探讨其证候分布。结果:慢性咳嗽伴小气道功能障碍病位在肺、脾、肝三脏;中医证

候分邪实与正虚两个方面,实证以痰湿蕴肺证、痰热郁肺证、肝气犯肺证、风寒袭肺证、湿热郁肺证常见,虚证以肺阴亏虚证、肺脾气虚证多见。研究提示,实证肺功能以仅见小气道功能障碍及小气道功能障碍伴支气管激发试验或舒张试验阳性为主,虚证肺功能以小气道功能障碍伴通气功能障碍(阻塞性、限制性或混合性)为主。张璐等研究产后缺乳患者的中医证型分布特点及证候规律,采用问卷调查的方法,共收集患者 62 例,将有关资料进行系统聚类分析。结果:患者辨证以气阴两虚证、阴血亏虚证、湿热内阻证、脾胃气虚证、肝郁气滞证 5 种为主,并各有其典型的临床表现。丁丽凤等分析儿童阻塞性睡眠呼吸暂停低通气综合征(OSAHS)的中医证候规律,收集 90 例患儿(病例组)及 30 例非 OSAHS 儿童(对照组)的中医证候资料及 PSG 数据。结果:90 例 OSAHS 患儿中,出现频率位于前 10 位的症状或体征依次为打鼾、腺样体肿大、张口呼吸、呼吸暂停或憋醒、扁桃体肿大、白天嗜睡、易感冒、倦怠身重、多汗、纳呆;中医证型以痰湿互结型最为多见(42.2%),其次为肺脾气虚型(31.1%),肺经郁热型相对少见(26.7%);男性多于女性($P<0.05$);3~6 岁患儿数量多于 7~12 岁患儿($P<0.05$);与对照组比较,肺经郁热型、痰湿互结型、肺脾气虚型患儿阻塞性呼吸暂停指数(OAI)、呼吸暂停低通气指数(AHI)升高(均 $P<0.05$),平均氧饱和度(SM)、最低氧饱和度(SN)降低($P<0.05$);与肺经郁热型、肺脾气虚型比较,痰湿互结型患儿 OAI、AHI 值升高(均 $P<0.05$),SM、SN 降低(均 $P<0.05$)。

卢伟名等分析《伤寒论》太阳病变证的证候规律,通过对《伤寒论》中太阳病变证的相关条文进行症状信息提取,建立数据库,并对其进行因子分析以探讨太阳病变证的证候规律。结果:太阳病变证篇中共载症状 73 个,症状频次总计 328 次;经因子分析共抽取了 5 个公因子,其累积方差贡献率达 69.16%。研究提示,太阳病变证的证候可以归纳为痞证、肺热津伤证、热结腑实证、胃热气逆证、结胸证 5 个方面,以脾胃系统症状多见。李妍等为了探讨

共情缺陷常见病症的中医证候分布规律,运用中国知网全文数据库(CNKI)检索近 20 年间发表的共情缺陷常见病症的相关文献进行归纳、整理、分析。结果:存在共情缺陷的病症有 14 种,对其中 9 种病症的中医证候进行统计筛选得中医证候 51 个。在各病症中出现频率最高的前四位证候是痰火内扰证、心脾两虚证、肝郁脾虚证、肝肾阴虚证。研究提示,共情缺陷多涉及心、肝、脾、肾四脏,临床诊疗可从以上思路进行证候辨识并进行早期干预,避免严重精神心理疾病的发生。

(撰稿:鲍健欣　审阅:李俊莲)

【证候实质研究】

李泰贤等从分子网络切入,解析非创伤性股骨头坏死(NONFH)不同中医证候的生物学基础及其对证方药的作用机制。以 30 例 NONFH 患者(包括痰瘀阻络证、经脉痹阻证、肝肾亏虚证各 10 例)为疾病组,10 例接受激素治疗未发生 NONFH 的患者为对照组。通过全基因组表达谱芯片检测与生物分子网络分析相整合的方法,筛选 NONFH 不同证候相关差异基因。在中医药整合药理学研究平台(TC-MIP)v2.0 的疾病表型相关分子数据库与中药材数据库中分别检索并筛选 NONFH 不同中医证候临床表型相关基因与其对证方药的化学成分谱以及相关化学成分所对应的候选靶标谱。通过构建 NONFH 不同中医证候及其对证方药的相互作用网络,筛选不同中医证候及对证方药相关核心基因与靶标。结果:痰瘀阻络证相关分子网络分析显示,其核心证候基因参与的通路主要与调节骨代谢和脂质代谢相关,并参与机体"免疫-炎症系统"平衡和血液循环。健脾活骨方相关靶标网络分析显示,其核心靶标基因参与的通路主要与成骨相关,并参与化痰、活血、止痛、调节机体代谢、提高免疫功能和减轻炎症等。经脉痹阻证相关分子网络分析显示,其核心证候基因参与的通路主要与调节血液循环和机体"免疫-炎症系统"平衡相关,并参与调节脂质代谢和

骨代谢;活血通痹方相关靶标网络分析结果显示,其核心靶标基因参与的通路主要与减轻炎症反应和成骨相关,并参与补气、活血、通痹等。肝肾亏虚证相关分子网络分析显示,其核心证候基因参与的通路主要与骨代谢、调节机体"免疫-炎症系统"平衡和脂质代谢相关,并参与调节血液循环;补肾壮骨方相关靶标网络分析显示,其核心靶标基因参与的通路主要与增强免疫功能和减轻炎症反应、强筋、壮骨有关,并参与活血和止痛。研究提示,NONFH不同证候生物学基础各有侧重,痰瘀阻络证以调节骨代谢和脂质代谢相关通路异常为主,经脉痹阻证在机体"免疫-炎症系统"失衡基础上,出现血液循环调节通路异常,肝肾亏虚证则在骨和脂质代谢、机体"免疫-炎症系统"和血液循环等方面呈现多通路的异常,上述对证方药的核心靶标均体现出与其对应证候生物学基础匹配的作用特点。

李缘缘等分析了代谢综合征(MS)痰证、非痰证患者外周血中脂肪含量与肥胖相关(FTO)基因表达情况及其与痰证素、理化指标之间的相关性。采用"证素辨证法"将MS患者分为痰证组和非痰证组各35例,同时以35例正常人为对照。采集外周静脉血行生化指标检测,并以实时荧光定量PCR和酶联免疫吸附测定(ELISA)法分别检测全血FTOmRNA和血清FTO蛋白的表达量。结果:正常组、MS痰证组、MS非痰证组FTOmRNA及蛋白相对表达量差异明显(均$P<0.05$),FTOmRNA表达量由高到低依次为MS痰证组、MS非痰证组、正常组,蛋白表达量由高到低依次为正常组、MS非痰证组、MS痰证组。MS痰证组尿酸(UA)、体重指数(BMI)与痰证素积分正相关($P<0.05$),MS非痰证组谷丙转氨酶(ALT)与痰证素积分正相关($P<0.01$)。MS痰证组FTOmRNA表达量与低密度脂蛋白(LDL-C)正相关,FTO蛋白表达量与LDL-C负相关(均$P<0.05$);MS非痰证组FTOmRNA表达量与谷草转氨酶(AST)正相关($P<0.01$),与尿素氮(BUN)负相关($P<0.05$)。研究提示,FTOmRNA的高表达可能使MS痰证形成的风险增高,MS痰证组外周血

UA、BMI、LDL-C水平,MS非痰证组外周血ALT、AST、BUN水平可能与FTO基因的高表达有关,FTO基因可作为MS痰证诊断的辅助指标。

朱黎霞等研究痰瘀互结型冠心病患者的血浆脂质组学特征,寻找其与健康志愿者之间的差异脂质代谢物。采集痰瘀互结型冠心病患者及同年龄段健康志愿者血浆,采用UPLC-Q/TOF-MS进行血浆脂质组学研究。血浆样本在正、负离子模式下分别进行检测,同时采集一级和二级质谱(m/z检测范围分别为100~2 000、50~2 000),采用正交偏最小二乘法-判别分析(OPLS-DA)建立脂质组学模型,基于多元统计发现并鉴定差异脂质代谢物。结果:OPLS-DA模型可明显区分痰瘀互结型冠心病患者及健康志愿者,15个差异脂质代谢物分别为C16sphinganine,植物鞘氨醇,N,N-dimethylsafingol,2-hydroxyphytanicacid, orotinichalcone, PC[18:2(2E, 4E)/0:0], PC(0:0/16:0), epitestosteronesulfate, etiocholanolonesulfate, PS[22:1(11Z)/0:0], PC[16:0/20:4(5E, 8E, 11E, 14E)], PC[19:1(9Z)/17:2(9Z, 12Z)], PC(16:0/0:0), PC(18:0/0:0), PS[15:1(9Z)/22:1(11Z)]。研究提示,痰瘀互结型冠心病患者及健康志愿者的血浆脂质组学特征存在显著差异($P<0.05$),血浆差异脂质代谢物有助于痰瘀互结型冠心病的辨证。

吴敏等探讨基于电子鼻的热证患者口腔呼气的气味图谱特征,为热证的诊疗提供客观依据,为嗅诊客观化提供基础研究。收集284例热证患者、172例非热证患者及110例健康者的四诊信息并运用电子鼻采集口腔呼气的气味图谱,选取气味图谱响应曲线的振幅和斜率作为图谱特征参数,研究热证患者口腔呼气的气味图谱特征。结果:热证患者谱响应曲线A、H的振幅显著低于健康者,曲线B、C、D、E、G、J的振幅显著高于健康者(均$P<0.01$),曲线G的振幅高于非热证患者($P<0.05$)。热证患者图谱响应曲线A、F、G、H的斜率显著低于健康者($P<0.01$,$P<0.05$),曲线C、J的斜率显著高于健

康者($P<0.01$),曲线 G 的斜率低于非热证患者($P<0.05$)。利用 Fisher 判别分析发现在振幅特征上,对热证和健康者、热证及非热证患者的识别准确率分别为 86.6%、61.0%;在斜率特征上的识别准确率分别为 84.5%、58.1%。

赖芳等探讨阴证及阳证严重脓毒症患者的中医证型分布规律、免疫功能与预后的相关性。共纳入 2016 年 5 月至 2018 年 11 月广东省中医院收治的严重脓毒症患者 155 例,其中阴证 85 例、阳证 70 例。收集患者一般资料、纳入 24 h 内炎症指标、血乳酸水平、免疫指标及 28 d 病死率等。采用二分类 Logistic 回归评估各指标与脓毒症阴阳分型的相关性,纳入年龄、性别、APACHE Ⅱ 评分≥15、氧合指数>400、TBIL≤32、肌酐(Cr)≤170、血清总补体(CH50)共 7 项自变量。结果:氧合指数>400(OR=3.153,95% CI[1.218,8.164]),CH50(OR=1.026,95% CI[1.001,1.052])与脓毒症阳证呈独立正相关。回归模型评估严重脓毒症患者病死率,校正后的模型显示,白介素-6 及心率升高与最终死亡的风险增加正相关($P<0.001$)。研究提示,脓毒症患者中阴证较阳证存在更差的呼吸及免疫失衡;脓毒症早期的炎症反应和心功能可能与病死率有关。

苟小军等研究了非酒精性脂肪性肝病(NAFLD)肝胆湿热患者尿液中代谢物的变化,寻找其特征代谢物,探索 NAFLD 肝胆湿热证的证候本质。采用气相色谱质谱联用(GC-MS)技术检测 NAFLD 肝胆湿热证(142 例)、无证可辨(61 例)以及健康对照组(98 名)的尿液中小分子代谢产物。采用主正交偏最小二乘法(OPLS)的方法,寻找并鉴定肝胆湿热证患者尿液特征代谢物。结果:无证可辨组与健康对照组、肝胆湿热组与无证可辨组的代谢谱有很好的区分,获得了 12 个有显著性差异的代谢物,包括 4-硝基苯甲酸酯、异龙脑、1H-吲哚、醋酸、色氨酸、古龙酸、岩藻糖、尿嘧啶、假尿苷、2,4-二氨基丁酸、葡萄糖、油酸。这 12 个代谢物可以作为 NAFLD 肝胆湿热证诊断的尿液中潜在的生物标志物;色氨酸代谢、

赖氨酸生物合成、糖酵解或糖异生 3 条代谢通路与 NAFLD 肝胆湿热证密切相关。研究提示,NAFLD 肝胆湿热证的生物学本质体现在色氨酸代谢、赖氨酸生物合成、糖酵解或糖异生等方面。

(撰稿:柏冬　审阅:李俊莲)

【体质学说研究】

中医体质学说在各人群的体质分布规律、体质与疾病相关危险因素的关系、体质的生物学基础等各领域的研究均有所进展。研究更加细化而有针对性。中医体质与证候相关性的研究有待加强。小儿体质近年成为热点领域,小儿体质的特点也逐渐显露。部分人群如过敏性疾病患者、糖尿病患者、心血管病患者的中医体质研究持续得到关注。

各类人群中医体质的分布规律仍是研究重点。吴凡等观察不同高血压分级患者的体质特点及其与经络特性的关系。110 例患者中,男性 58 例(52.7%)、女性 52 例(47.3%),年龄 30～74 岁、平均(58±6.3)岁。采用《中医体质分类判定标准》为体质分类标准对高血压患者进行体质评估,并运用经络电传导测量技术,采用北京身心康国际中医研究院研制的 SHXK-JL-200F 掌型经络检测仪进行经络检测。结果:110 例患者中,1 级高血压患者体质类型以痰湿质、阳虚质及平和质为主,2 级高血压患者以气郁质、阴虚质及血瘀质为主,3 级高血压患者以血瘀质、阳虚质及阴虚质为主。同时高血压患者膀胱经和肝经的电能量值与血压级别呈正相关,而肺、脾、胃、肾经电能量值与血压级别呈负相关。研究提示:不同高血压分级患者调理体质当有不同侧重,2 级高血压患者当以滋阴理气为主,3 级高血压患者当以活血化瘀为主。高血压患者肝经、膀胱经表现为本虚标实,而肺、脾、肾经以本虚为主。黄惠风等探讨肠易激综合征(IBS)中医体质与焦虑抑郁的相关性。调查共发放问卷 164 份,回收有效问卷 162 份。有效调查对象中男 83 例、女 79 例。年龄 21～73

岁,平均 43.06 岁。结果:162 例 IBS 患者中医体质分布情况为阳虚质 31 例、阴虚质 4 例、气虚质 26 例、痰湿质 5 例、湿热质 7 例、血瘀质 7 例、气郁质 58 例、特禀质 5 例及平和质 19 例,IBS 患者体质以气郁质最为常见。无焦虑抑郁患者体质以平和质(65.22%)为主。焦虑患者以阳虚质(29.82%)与气虚质(28.07%)为主,重度焦虑患者阳虚质、气虚质比例明显高于轻度与中度焦虑者。抑郁患者以气郁质(62.50%)为主,重度抑郁患者气郁质明显高于轻度及中度抑郁者。焦虑、抑郁患者以气郁质(66.67%)为主。廖丽等基于“左肝右肺”“左瘀右痰”理论探讨不同偏侧乳癖(乳腺增生症)患者中医体质的差异。150 例乳癖患者中最小年龄 19 岁,最大年龄 55 岁,平均年龄(39.66±9.86)岁。对 150 例乳癖患者进行双侧乳房疼痛和肿块评分,根据差值判定发病偏向性,分别纳入偏左组、偏右组和双侧组并对各组进行中医体质调查。其中 3 例患者仅单侧乳房符合乳腺增生症诊断标准,共计纳入 297 个乳房,判定为偏左组 53 例,偏右组 40 例,双侧组 57 例。中医体质类型的判定参照中华中医药学会《中医体质分类与判定》标准。结果:气郁质是各组检出率最高的体质。体质构成上,偏左组气郁质、瘀血质占比最高,偏右组痰湿质、气郁质占比最高,双侧组气郁质、瘀血质占比最高。体质评分上,偏右组痰湿质评分高于偏左组和双侧组,而偏左组和双侧组瘀血质评分高于偏右组。研究提示,针对乳癖发病的左右偏侧不同,可采取偏重化瘀或化痰等调治方法。

体质与疾病相关危险因素关系的研究方面,王思静等研究新疆和田地区不同中医体质人群心血管病的危险因素。选用分层抽样方法,选择无症状受访者进行中医体质辨识量表问卷及国人缺血性心血管病十年发病危险度评估表评分。在 810 例 35～75 岁居民中纳入 804 例进行研究。结果:其中以气虚质(37.2%)、平和质(25.4%)、阳虚质(13.7%)、痰湿质(7.2%)为主。收缩压异常受访者与糖尿病受访者的中医体质分布有显著差异($P < 0.05$),吸烟史、总胆固醇异常、BMI 异常受访者中医体质分布无显著差异($P > 0.05$),各个中医体质间心血管病绝对危险度分布有显著差异($P < 0.05$)。中医体质与心血管病中高危风险之间显著相关,气虚质人群心血管病中高危风险是平和质的 6.325 倍,阴虚质人群心血管病中高危风险是平和质的 9.950 倍,血瘀质人群心血管病发病危险度为中高危风险是平和质的 19.900 倍,血虚质人群心血管病发病危险度为中高危风险是平和质的 9.185 倍。郭哲倩等分析黑龙江省寒冷地区耳鸣患者中医体质与其危险因素的相关性。收集以耳鸣为主述的患者 280 例与同期体检正常者 280 例为研究对象。病例组男性 129 例,女性 151 例。平均年龄(61.06±14.11)岁。对照组男性 137 例,女性 143 例。平均年龄(62.16±16.45)岁。结果:病例组的体质依次分别是阳虚质、气虚质、气郁质、阴虚质,所占比例分别为 26.1%、22.9%、20.4%、18.2%,对照组的阳虚质、气虚质、气郁质、阴虚质所占比例分别为 13.6%、12.9%、9.6%、8.9%,且平和质病例组和对照组所占比例分别为 14.6%、36.1%($P < 0.05$)。分析得出,病例组与对照组相比,阳虚质、阴虚质、气郁质、气虚质是该病的危险因素。且其易感性阳虚质>阴虚质>气郁质>气虚质。平和质与发病呈负相关,其中阳虚质与饮酒呈负相关;与体质指数、吸烟、情绪状况呈正相关。气虚质与性别因素呈正相关,气郁质与高血糖、睡眠状况、情绪状况呈正相关。阴虚质与耳鸣相关危险因素无明显相关性。研究提示,阳虚质为耳鸣最主要危险因素,可能与黑龙江省的地域环境有关,其寒冷季节持续时间长,易感外寒,而生内寒。

体质生物学基础的研究继续取得进展。张昌云等研究阳虚质和平和质肠道微生物菌落构成的特点。选取阳虚质及平和质人群,每组各 30 例,提取两组人群新鲜粪便样本中细菌 DNA,运用 Illumina MiSeq 高通量测序平台对样本 DNA 进行 338F_806R 区 16S rDNA 测序以检测肠道菌群。应用 I-Sanger 生信云平台分析门水平和属水平的肠道菌群结构变化。结果:阳虚质 Alpha 多样性有下降趋势。在门水平上两组优势菌门都是厚壁菌门、变形菌门、拟杆菌门、放线菌门,阳虚质厚壁菌门、拟杆菌门丰度低于平和质,变形菌、放线菌丰度高于平和质。属水平上与平和质相比,阳虚质中粪栖杆菌、直肠真杆菌属、拟杆菌属、巨单胞菌属、罗氏菌属丰度下降。埃希杆菌/志贺杆菌属、链球菌属、消化链球属、柯林斯菌属等菌属丰度上升。研究提示,两组肠道中微生物的物种丰度及多样性指数比较虽无显著性差异,但阳虚质微生物群落的物种丰度和物种均匀度呈现降低的趋势。拟杆菌属相对丰度的显著下降是阳虚质肠道菌群的特征。随着平和质到阳虚质的变化,可能出现了代谢及免疫功能下降的趋势。肖遥等研究 2 型糖尿病患者肠道菌群与阳明胃热、太阴脾虚体质的相关性。选择新发 2 型糖尿病患者 30 例和健康者 13 例,结合《三阴三阳体质辨识量表》,分为阳明体质 2 型糖尿病组、太阴体质 2 型糖尿病组、阳明体质健康组、太阴体质健康组。收集粪便样本进行 16 s rDNA V3—4 区测序。结果:①阳明体质 2 型糖尿病患者、太阴体质 2 型糖尿病患者与阳明体质健康者、太阴体质健康者各组间菌群丰度查奥指数(Chao)、艾斯指数(Ace)、多样性香农指数(Shannon)、辛普森指数(Simpson),无显著统计学差异。②四组的 OTU 相似性较高,但各组均有其特异的 OTUs,其中糖尿病阳明体质组为 4 个,糖尿病太阴体质组为 11 个。③四组的菌群结构组成是厚壁菌门、放线菌门、拟杆菌门、变形菌门。④阳明体质 2 型糖尿病组有 2 种显著升高的肠道菌群组分,太阴体质 2 型糖尿病组有 11 种显著升高的肠道菌群组分。阳明体质 2 型糖尿病患者的主要差异物种以厚壁菌门等为主,太阴体质 2 型糖尿病患者的主要差异物种以拟杆菌门等为主。陈岳祺等探讨桥本甲状腺炎(HT)患者的体质分布特征及与甲状腺激素的相关性。300 例患者中男 19 例(6.33%),女 281 例(93.67%),男女性别比例为 1:14.8。年龄 23~70 岁,平均(46.27±11.42)岁。采用《中医体质分类与判定表》评价患者的中医体质类型。并抽取静脉血行甲状腺功能检查。结果:复合型体质(53.67%)多于单一型体质(46.33%)。常见的复合体质为气虚兼气郁质、阳虚兼阴虚质、阴虚兼血瘀质和阴虚兼痰湿兼湿热质。分布最多的前 3 位体质为:气虚质 68 例(22.67%)、阳虚质 55 例(18.33%)和痰湿质 46 例(15.33%)。平和质患者的游离三碘甲腺原氨酸(FT3)、游离甲状腺素(FT4)水平最高,促甲状腺素(TSH)水平最低,甲状腺过氧化物酶抗体(TPOAb)水平最低,发生甲减的比例也最低。阴虚质、血瘀质、痰湿质和湿热质 4 种体质的患者 FT3、FT4 水平低于其他体质,TSH、TPOAb 水平和甲减发生比例均高于其他体质。

小儿体质的相关研究甚多,尚需进一步规范。邵晶晶等基于 2019 年珠海市 10 家幼儿园 1 923 名儿童的年度健康体检结果,探讨现代小儿的中医生理特点。结果:①现代营养和生活条件的改善,使儿童的生机和体质增强(龄别高和高别重均有明显上升趋势),会对儿童脏腑娇嫩、形气未充,稚阴稚阳,肺肾常不足,心肝常有余等生理特点有良性作用。另一方面,从高别重指标反映出来的儿童明显营养过剩现象,也会导致其更多地出现的"火"和"痰"的体质。现代居所狭窄、室内工作较多、电子产品的使用等对视力的影响,相较古代也明显不一样。②高别重与龋齿数和龋齿发生率均呈显著的负相关关系。即高别重越高,龋齿数越少、龋齿发生率越低。从中医角度分析,高别重较高的儿童,固然有上述弊病,但另一方面也在一定程度上说明其生机和体质较强,因而牙齿质量较好,不易患龋。宋媛媛等调查皖南地区芜湖市镜湖区 3~6 岁儿童中医体质状况。以课题组制订的 3~6 岁儿童亚健康体质调查问卷表,采用横断面现场调查方法。结果:302 名儿童中,平和质占 43%,偏颇体质占 57%。在偏颇体质中,以偏肺虚质最为多见,占偏颇体质的百分比为 50%。其次为偏脾虚质,占偏颇体质的百分比为 31%。这可能与皖南地区为亚热带季风气候(雨水、风)以及传统的肥甘厚味饮食结构有关。而出生方式对儿童偏颇体质的影响没有统计学意义。母乳喂养和父母文化水平高的孩子平和质较多。李静等调查分析郑州市 387 例 0～12 岁儿童的中医体质分布。387 名儿童中，男 229 名、平均年龄 3.90 岁，女 158 名、平均年龄 3.48 岁。琚玮总结前人经验，并结合河南地方特点基础上，通过多年临床经验总结出一套适合河南地区儿童的体质辨识量表，通过量表计算可将儿童分为 7 种体质：机体均衡质，肺脾气虚质，脾虚湿盛质，心肝火旺质，脾胃伏火质，肝肾亏虚质和特禀质。本次根据琚玮的儿童中医体质量表进行体质判定。结果：0～12 岁儿童机体均衡质仅占 10.85％。偏颇体质比例较高，偏颇体质以心肝火旺质、肺脾气虚质、脾胃伏火质 3 种偏颇体质最为常见，占比分别为 70.54％、60.72％、51.16％。机体均衡体质人群中，偏颇体质类型倾向以脾胃伏火质（18.35％），特禀质（17.57％）、脾虚湿盛质（16.80％）为主。不同性别对比，女生肺脾气虚体质比例明显高于男生，男生特禀质体质比例高于女生，其他几种偏颇体质，男女比例无显著性差异。该研究突破了单一体质局限性，着眼于兼夹体质。

过敏性疾病人群的中医体质研究一直占有一定地位。周俊琳等探讨 150 例慢性荨麻疹患者中医体质分布特点及其与发病相关影响因素的关系。150 例慢性荨麻疹患者中，男性 41 例、女性 109 例，年龄最小 19 岁，最大 80 岁，中位数年龄为 37.2 岁。中医体质分类判定标准参照王琦的《中医体质量表的初步编制》。研究发现，在 150 例慢性荨麻疹患者涉及的 9 种体质类型中，阴虚质占 14.00％、阳虚质占 14.67％、湿热质占 15.33％、气虚质占 15.33％，构成比明显高于其他体质。阳虚质、湿热质患者发病与温度变化有关，特禀质患者发病与药物、食物、动植物接触、光照相关，气郁质患者发病与工作压力相关，阴虚质患者发病与情绪激动关系较大，阴虚、湿热质患者发病与其辛辣饮食偏好有关，痰湿质、湿热质患者发病与嗜食甘甜有关。慢性荨麻疹患者发病多在春季和冬季，春季和冬季发病者多为阳虚质、

气虚质、特禀质。郭晓庆等研究 283 例变应性鼻炎（AR）患者中医体质与证型的相关性。283 例患者中：男 132 例（46.6％），女 151 例（53.4％），男女性别比例为 1∶1.14；年龄 16～65 岁，平均（36.39±12.35）岁。参考中华中医药学会《中医体质分类判定标准》制定体质调查问卷。证候方面设立肺气虚寒、脾气虚弱、肺脾气虚、肾阳不足及肺经伏热 5 个证型。研究仅限于主要体质，兼夹体质不纳入研究。结果：283 例患者中平和质仅 2 例，占 0.7％。AR 患者其体质类型分布以特禀质、阳虚质及气虚质为多。中医证候类型分布以脾气虚弱证、肺脾气虚证及肺经伏热证为多。部分中医体质与中医证型间密切相关：气虚质与肺气虚寒证密切相关，阳虚质与肾阳不足证密切相关。阴虚质与肺经伏热证密切相关。痰湿质与脾气虚弱证及肺脾气虚证密切相关。湿热质与肺经伏热证密切相关。特禀质与肺经伏热证密切相关。气郁质、血瘀质与各中医证型间无明显相关性。王琦等分析不同年龄段哮喘儿童的中医体质分型。以 130 例 3～14 岁的哮喘儿童为研究对象，其中男 76 例，女 54 例。3～6 岁 41 例，7～10 岁 47 例，11～14 岁 42 例。问卷调查其生活习惯、饮食习惯、形体特征、性格特征、适应能力、体质表现、发病倾向、家庭情况等。同时参照《中医病证诊断疗效标准》《中医体质分类与判定》判定体质类型。结果：3～14 岁哮喘患儿的中医体质分型主要包括平和质、气虚质、阳虚质、特禀质、痰湿质、瘀血质、阴虚质等 7 种类型，其中平和质仅 4 例，占 130 例中的 3.08％。气虚质是哮喘儿童最常见的体质类型，占 86.15％。3～6 岁与 7～10 岁体质为气虚质的哮喘儿童中医体质分型以气虚兼特禀质占比最多（分别为 33.33％、40.48％），而 11～14 岁的哮喘儿童中医体质分型以气虚兼痰湿质占比最多（58.06％）。可见不同年龄段哮喘儿童的体质分型有一定差异。

（撰稿：陈小野　审阅：李俊莲）

［附］ 参考文献

B

毕兵,王茜,吴礼贤.从治未病探讨高同型半胱氨酸血症中医体质管理[J].河南中医,2020,40(5):767

秘红英,宋红霞,李雅文,等.从"五脏之气"探讨代谢综合征的发病机制[J].中国实验方剂学杂志,2020,26(18):175

C

曹慧敏,宋囡,贾连群,等.从线粒体稳态失衡探讨脾病"脉道不利"所致动脉粥样硬化的科学内涵[J].中国中医基础医学杂志,2020,26(5):635

曹正同,段力,刘杨,等.道医视角下"心肾相交"理论探微[J].中华中医药杂志,2020,35(4):1784

陈迪,李建保,王霞,等.基于"肺阳虚-痰瘀互结"探索儿童哮喘的发病机制[J].中国中医基础医学杂志,2020,26(8):1068

陈菲,张玲,徐小勇.COPD中医各型与血游离DNA变化研究[J].山西中医,2020,36(8):54

陈灵,陈永刚,程志强,等.武汉市第三医院130例新型冠状病毒肺炎患者中医证候规律分析[J].中药药理与临床,2020,36(3):2

陈朝阳,韩新民.从五行探讨抽动障碍[J].福建中医药,2020,51(4):63

陈岳祺,范源,阮凌玉,等.桥本氏甲状腺炎中医体质分布特征与甲状腺激素相关性研究[J].西部中医药,2020,33(2):66

成西,闪增郁,于峥,等.《名医类案》《续名医类案》舌象的相关分析[J].中国中医基础医学杂志,2020,26(4):441

程磊强,孙景波.《外台秘要》对相关健忘及其病因病机的认识[J].江西中医药大学学报,2020,32(2):4

崔寒尽,王文竹,王煜,等.181例武汉地区新型冠状病毒肺炎重症患者中医临床特点[J].中医杂志,2020,61(20):1749

D

丁丽凤,陈洁,张静.基于多导睡眠监测的儿童阻塞性睡眠呼吸暂停低通气综合征中医证候规律研究[J].上海中医药杂志,2020,54(7):76

G

苟小军,刘丽萍,马诗瑜,等.非酒精性脂肪性肝病肝胆湿热证患者尿液代谢组学研究[J].中华中医药杂志,2020,35(8):3846

谷建军.论明清时期命门本体论形成与五行关系的重构[J].北京中医药大学学报,2020,43(12):980

谷建军.论宋以后肾藏象体系的形上化去实体化路径[J].北京中医药大学学报,2020,43(1):21

郭歆,武曼丽,丘宇慧,等.199例女性偏头痛患者舌象分析与中医核心病机探讨[J].湖南中医药大学学报,2020,40(4):440

郭晨阳,汤朝晖,李炜弘,等."独处藏奸"在舌诊中的运用初探[J].时珍国医国药,2020,31(2):394

郭晓庆,朱任良,罗秋兰.283例变应性鼻炎患者中医体质与证型相关性研究[J].世界中医药,2020,15(15):2331

郭哲倩,程为平,程光宇,等.耳鸣患者中医体质与其危险因素的相关性分析[J].中医眼耳鼻喉杂志,2020,10(2):76

H

韩文博,孙爱军,张驰,等.络脉望诊理论探析[J].天津中医药,2020,37(7):788

何开英,严晓华,耿振波,等.腹膜透析患者甲状腺功能异常与心脏结构及阳虚、气虚体质的关系[J].光明中医,2020,35(4):492

胡霖霖,张芯.从"结"病机探讨伏邪的致病机理及治疗思路[J].中国中医基础医学杂志,2020,26(9):1251

胡素敏,严小军,刘红宁.中医阴阳概念及其特点探讨[J].中医杂志,2020,61(10):842

黄娜,唐亚平,戴芳,等.肝、胆与舌象相关性的研究[J].中华中医药杂志,2020,35(7):3388

黄惠风,高振军,倪亚平,等.肠易激综合征体质与焦虑抑郁相关分析[J].中医药导报,2020,26(10):115

J

纪雯婷,于雪.基于混沌理论对中医阴阳学说的理解[J].辽宁中医杂志,2020,47(10):77

蒋弢.中医学阴阳五行模型浅论[J].中华中医药杂志,2020,35(7):3297

蒋诗倩,李花,刘旺华,等.《黄帝内经》阙部面诊思想初探[J].北京中医药大学学报,2020,43(4):280

L

赖芳,郑义,曾瑞峰,等.脓毒症中医阴阳证型分布特点与免疫功能障碍的相关性研究[J].中华中医药杂志,2020,35(8):4159

李静,赵丽,琚玮.0~12岁儿童中医体质研究387例[J].中国中医药现代远程教育,2020,18(4):53

李妍,吴望男,聂文祎,等.基于文献分析共情缺陷相关病症的中医证候规律研究[J].中国中医基础医学杂志,2020,26(4):503

李吉武,陈文辉,孟立锋,等.基于阴阳气化从升降角度析识六经病证治[J].北京中医药大学学报,2020,43(1):12

李诗佳,叶懿祥,吴凤芝,等.南北方高血压病患者舌象分布差异研究[J].现代中医临床,2020,27(4):31

李泰贤,张彦琼,黄泽青,等.从分子网络解析非创伤性股骨头坏死不同中医证候的生物学基础及其对证方药的作用机制[J].中国实验方剂学杂志,2020,26(16):192

李玉坤,刘大胜,任聪,等.大鱼际三维望诊法的临床辨治[J].中国中医急症,2020,29(2):283

李缘缘,张萍,许超强,等.对代谢综合征痰证和脂肪含量与肥胖相关基因相关性的研究[J].北京中医药大学学报,2020,43(8):689

李自艳,曹龚,贾竑晓,等.双相情感障碍患者的五运六气禀赋研究[J].中华中医药杂志,2020,35(1):360

廖丽,徐健众,奉家豪,等.基于"左瘀右痰"理论探讨偏侧乳癖患者中医体质分型差异[J].中国中医基础医学杂志,2020,26(9):1327

林怡,王斌,许家伦,等.基于面部图像特征融合的中医望诊面色分类研究[J].实用临床医药杂志,2020,24(14):1

刘彦汶,张珂炜,吉红玉,等.基于掌型经络检测仪探讨2型糖尿病体质与十二经络的相关性[J].河南中医,2020,40(1):120

卢伟名,罗广波.基于因子分析的太阳病变证证候规律探讨[J].时珍国医国药,2020,31(3):674

陆云飞,陈晓蓉,杨宗国,等.50例新型冠状病毒感染的肺炎患者中医临床特征分析[J].上海中医药大学学报,2020,41(S1):52

罗亨通,万丽玲,丁兆辉,等.慢性咳嗽小气道功能障碍中医证候规律初探[J].实用中西医结合临床,2020,20(1):142

M

买莹莹,董梦青,李福凤.冠心病不同证候舌诊信息特征研究[J].世界科学技术(中医药现代化),2020,22(5):1567

孟一,李金辉,李方玲.老年衰弱综合征合并脑梗死患者甲状腺功能与中医证型关系研究[J].河北中医,2020,42(4):533

N

牛少强,李秀兰,王勇奇,等.煤工尘肺208例中医证候初步研究[J].北京中医药,2020,39(2):139

P

庞稳泰,张立双,杨丰文,等.新型冠状病毒肺炎防治中的辛开苦降之法[J].中华中医药学刊,2020,38(3):7

Q

戚莹媛,杨晓航,王亚东.基于中土五行思想探讨肠道微生态与心血管疾病的关系[J].中医学报,2020,35(5):937

齐城成,孙悦,丁成华,等.黄腻苔病因病机及诊治应用[J].中国中医基础医学杂志,2020,26(1):137

R

阮新梅.彩色多普勒超声辨别肝硬化患者中医证型的价值研究[J].新中医,2020,52(17):44

S

邵晶晶,闪增郁,成西,等.2019年珠海市幼儿园1923名儿童体检结果分析及中医生理特点探讨[J].中国中医基础医学杂志,2020,26(7):950

沈小芳，王诚喜，李红.秦汉时期阴阳观念对《黄帝内经》阴阳理论形成的影响[J].中国中医药现代远程教育，2020，18(14)：26

石岩，郜贺，赵亮，等.新型冠状病毒感染的肺炎(COVID-19)与风寒湿疫[J].中华中医药学刊，2020，38(3)：4

石卫华，李勇华.微阳态探析[J].中医药导报，2020，26(9)：112

司帆，任慧霞，朱珂，等.仲景脉法体系探究[J].中华中医药杂志，2020，35(2)：681

宋媛媛，张宏，储成志.皖南地区3—6岁儿童亚健康体质调查与研究——以芜湖市镜湖区为研究对象[J].现代中医药，2020，40(1)：108

宋忠阳，雍文兴，李娟，等.甘肃地区60例普通型新型冠状病毒肺炎患者中医证候规律分析[J].中国中医药信息杂志，2020，27(7)：29

孙旗策，杜羽，谢冠群，等.从三焦气化失常分析"上火"的病因病机[J].中华中医药杂志，2020，35(2)：972

孙鑫亮，杨涛，章颖，等.基于加权有向图的中医量化诊断方法研究[J].中华中医药杂志，2020，35(4)：2014

T

唐一华，李亮，周德生.头痛脉诊探析[J].中医学报，2020，35(1)：46

W

王雷.由阴阳、五行、六气管窥中医与古天文历法之渊源[J].中华中医药杂志，2020，35(8)：4075

王琦，李硕，伍尚祯.不同年龄段哮喘儿童中医体质分型研究[J].河南中医，2020，40(7)：1077

王思静，张华，辛锦钰，等.新疆和田地区不同中医体质人群心血管病危险因素调查分析[J].中医杂志，2020，61(8)：695

王彦刚，张世雄，刘少伟，等.基于"矛盾论"探究中医"核心病机观"[J].中医药导报，2020，26(9)：103

王玉光，齐文升，马家驹，等.新型冠状病毒肺炎中医临床特征与辨证治疗初探[J].中医杂志，2020，61(4)：281

翁棉伟，高双静，陈一斌.浅谈溢脉[J].中华中医药杂志，2020，35(1)：161

吴凡，田立茹，刘桐伊，等.不同高血压分级经络特性及体质研究[J].中国中医药科技，2020，27(1)：1

吴敏，林雪娟，连梨梨，等.基于电子鼻的热证患者口腔呼气的气味图谱特征分析[J].中华中医药杂志，2020，35(1)：133

X

夏文娟，邱伟，杨振斌，等."湿"证与幽门螺旋杆菌感染的相关性及对胃黏液蛋白MUCA5AC、MUC6、MUC1表达的影响[J].中国中西医结合消化杂志，2020，28(4)：280

肖遥，吴双，黄为钧，等.2型糖尿病患者的肠道菌群与阳明、太阴体质相关性分析[J].环球中医药，2020，13(3)：371

谢有琼，姜瑞雪.建立雾霾伤肺温燥证动物模型的初步探讨[J].湖北中医药大学学报，2020，22(1)：13

许海柱，祝佳佳，张栩，等.基于聚类分析和因子分析的肺小结节患者中医证候特点研究[J].中国中医药信息杂志，2020，27(2)：84

许跃远，赵鹏飞.脉诊发现手太阴肺经[J].中华中医药杂志，2020，35(8)：4085

薛公佑，程旺.中医阴阳学说的本质是关系认识论[J].医学与哲学，2020，41(17)：20

Y

闫润泽，孙卫卫，王珍，等.糖尿病肾病内热证与肾功能及炎症因子的相关性研究[J].中医学报，2020，35(2)：393

杨丽，扈新刚，李青，等.濡脉的脉象特征与临床意义[J].中医学报，2020，35(4)：730

杨梅，吕翠霞.基于阴阳理论探讨虚劳辨治之"道"与"术"[J].中华中医药杂志，2020，35(5)：2443

杨颖溪，刘琪，周欢，等.斑块微环境与中医阴阳学说的关系[J].中医杂志，2020，61(10)：862

余维，东方，熊仪，等.早期妊娠女性寸口尺见弦脉的临床研究[J].中国中医基础医学杂志，2020，26(12)：1827

余致力，李敏.基于阴阳理论分析《难经》脉法与人迎寸口脉法的联系及应用[J].中医药导报，2020，26(9)：68

原庆，马家驹，汪正芳，等.北京市41例境外输入新型冠状病毒肺炎患者的临床特征及中医证候分布[J].世界中医药，2020，15(13)：2008

Z

张靖，佟鑫，贾倩男，等.三部九候脉诊法探析及其对临

床应用的启发[J].中医药学报,2020,48(6):5

张璐,杭林涛,刘春燕,等.产后缺乳的中医证候规律研究[J].湖南中医杂志,2020,36(7):120

张昌云,景彩,肖宁,等.16S rDNA 基因测序分析阳虚质人群肠道菌群特征的研究[J].山东中医杂志,2020,39(7):697

张国松,易法银.论相火[J].中医杂志,2020,61(11):1007

张天星.《黄帝内经》"重阴必阳,重阳必阴"新解[J].北京中医药大学学报,2020,43(1):17

张喜召,包洁,窦晓兵,等.基于 AMPK-PGC-1α 信号通路探讨"上火"动物模型的发病机制[J].中华中医药杂志,2020,35(4):2002

周耿标,黄东晖,蔡彦,等.新型冠状病毒肺炎患者舌象特征与临床分型的关系[J].中医杂志,2020,61(19):1657

周俊琳,黎舒敏,邱鸿琳.150 例慢性荨麻疹患者中医体质分布及发病相关影响因素分析[J].广西中医药大学学报,2020,23(1):23

周晓玲,周娅妮,唐农,等.基于红外热成像技术探讨人体阴阳本体结构[J].时珍国医国药,2020,31(2):468

朱黎霞,韦园诗,黄星星,等.基于 UPLC-Q/TOF-MS 分析痰瘀互结型冠心病患者的血浆脂质组学[J].中国实验方剂学杂志,2020,26(1):110

朱玲,罗颂平.罗颂平从阴阳论治卵巢早衰[J].中国中医基础医学杂志,2020,26(6):841

学术进展

（二）中药理论

【概述】

中药理论包括药性（气味、归经、毒性、升降沉浮）、配伍、禁忌、炮制等多个方面。2020 年有关中药理论研究既有传统的文献整理和理论探讨，也有利用现代方法的分析归纳，内容丰富而广泛。

1. 药性理论研究

（1）对气味的研究　金李等进行了中药寒热药性与其现代药理作用的关联研究，探讨传统中药寒热属性和其抗菌、抗病毒以及抗炎的现代药理作用的关联性，结果显示，抗病毒药物与寒性药呈正相关。郭永胜等对中药四气理论的起源与形成进行了研究，认为中药四气理论的本质是借助于药物所蕴藏天地之气的偏性，以调平机体阴阳偏颇状态，基于其调治效用从而划分药物的寒热程度。冯文林等从《黄帝内经》过食五味的角度探析五味功效的形成，认为五味的典型辛甘酸苦咸是日常生活饮食中饮食物及其烹饪的集中体现，过食五味所产生的症状也是五味部分功效的体现。

（2）对归经的研究　王露露等通过统计《中医内科学》心系疾病的用药归经，认为无论是第一归经还是多经分布都以归心经为主，脾经次之，心系疾病用药的多经分布也表现为归心经的用药味次最多，共计 149 味次，归其他四经的用药味次从大到小依次为脾经、肺经、肝经、肾经。

（3）对毒性的研究　郭兆娟等基于毒性中药白鲜皮、补骨脂、何首乌，从肝毒性相关药材的基原、提取工艺、炮制方法等角度出发进行研究，认为应该通过基原、产地、服用计量等多种因素系统评价肝毒性

的药物因素。孙祖越等对中药生殖毒性进行研究，认为需要利用传统中药的配伍减毒和炮制减毒理论，同时借助现代医学及生物学技术评价，以减少中药临床使用中生殖毒性的发生。唐素琴等分析中药导致肾毒性的主要原因有中药材与饮片含有毒性成分、部分中药材存在品种混乱现象、给药剂量或疗程不当、中药类药品说明书不良反应项不完整 4 类，降低中药肾毒性的对策主要有警惕中药不良反应，正确认识中药肾毒性、规范品种、保证中药质量、合理加工炮制，减轻中药肾毒性、辨证使用，合理配伍、利用医院 PASS 系统警示，提醒 5 种。曼琼等将多组学技术运用于中药毒性与解读研究中，认为多组学技术整体性、全局性的特点，与中药多组分、多途径、多靶点治疗疾病的思路相契合，将多组学技术应用于中药毒性研究，有利于中药作用机制的深入探索。李杨波等通过对外用毒性中药、常见外用方法及中毒特点、外用毒性反应及救治方法进行研究，发现中药外用的毒性反应较弱，防治及救治方法简单易行，安全性较高。宋亚刚通过中药毒效关系，基于"减毒药对"古代记载及应用、现代研究及存在问题进行分析，提出了确保药效、规定临床适应证的毒性药物"减毒药对"概念，并以附子为例进行案例剖析。

（4）对升降浮沉的研究　陈龙在中医药医史文献整理工作的基础上，总结了升降浮沉药性理论的释义考究、理论渊源、历史沿革、理论核心、临床应用研究等内容，丰富了中药升降浮沉理论研究。

郝永龙等从象思维出发，研究象思维与四气、五味、五色、升降浮沉、药物形体部位等方面的关系，认为应用象思维认识中药药性理论，对建立中药功效具有重要的指导作用，同时也能够达到认识和应用中药的目的。凌霄等将临床功效反推法应用于中药

药性的研究中,阐释临床功效反推法的特点,总结了传统临床功效反推法在当下药性研究中的价值,同时结合现代科学研究的要求凝练出功效反推法需要改进的要点,为建立传统与现代兼备的中药药性临床研究方法提供思路。邓乐等将多层前馈神经网络(BP 神经网络)应用于中药药性的量化研究,对《中药学》教材所涉及的 474 味中药及其 528 个功效基于药向量训练(QM-BP)模型进行训练并结合临床分析,发现训练后得到的 BP 药向量比药性的初始量化值更能反映中药的属性特征。

2. 配伍理论研究

王付等认为《方剂学》等相关教材书籍运用君臣佐使理论解释方药之间的关系有片面性、盲目性、模糊性、随意性几大弊端,应该从针对病变证机选用方药、针对脏腑生理特性选用方药、针对方药弊端选用方药 3 个角度出发,才能使方剂用药定量更加切合临床实际。

连雅君等收集整理王庆国海藻甘草配伍相关病历,根据数据特点采用频次法、主题模型、关联规则三联法进行配伍相关规律研究,结果:王庆国应用海藻甘草配伍多见于治疗肿瘤类疾病、内分泌代谢类系统疾病、结节类疾病,这些病变部位多与少阳经相关。黄毅君等分析《伤寒杂病论》中 14 个应用黄连的方剂,认为黄连具有与苦寒药、辛宣药、补固药进行配伍的特点,且剂量和煎煮法皆随不同的主治而变化。刘军玮等考据《伤寒杂病论》18 首含石膏经方相关原文,总结出石膏-麻黄-桂枝配伍主要应用于发汗散邪,石膏-麻黄-杏仁配伍主要应用于宣肺降气以止咳喘等配伍规律。孙子洲等对吴茱萸的常用配伍进行了研究,发现吴茱萸-生姜有保护胃黏膜作用且作用持久,吴茱萸-黄连保护胃黏膜的同时促进代谢,吴茱萸-陈皮能够加强胃肠蠕动,吴茱萸-白芍能够泻肝补胃,吴茱萸-当归能够补血活血,吴茱萸-甘草能够减毒增效。

3. 禁忌研究

马莹慧等建立 UPLC-MS 方法测定藜芦与不同比例人参配伍前后主要生物碱经细胞吸收转运后的变化情况,从吸收转运的角度分析人参"叛"藜芦的机制。结果:大量人参的加入能够增加藜芦生物碱的溶出,从而增加其毒性作用;从吸收转运角度分析,藜芦与一定比例的人参配伍后,藜芦生物碱的小肠吸收度升高,说明人参可促进藜芦生物碱的体内吸收。

赵龙浩等对丹参能否在妊娠期应用这一问题进行梳理,发现至少在明代以前丹参未被列入妊娠禁忌药。最早提出"丹参为妊娠禁忌药"的是明代医家缪希雍,他提出"丹参,妊娠无故勿服",却并未说明原因。明清时期丹参妊娠禁忌逐渐成为共识。

4. 炮制理论研究

林义平等认为炮制现状目前主要有炮制机制不明确、辅料管理混乱、炮制技术落后等问题,可以通过利用现代科学技术研究炮制机制、制定完善的中药炮制用辅料标准体系、严格控制中药炮制用辅料、加强辅料的研究和创新等几个方面解决上述问题。

盛政等按照历史发展的顺序,对酒制升提理论的形成及其发展脉络进行了梳理概括。唐代前,酒制理论处于探索时期,虽有方法的增加,但未形成理论;金元时期升降浮沉理论的创立为酒制升提理论奠定了基础;明代陈嘉谟在《本草蒙荃》中确立了酒制升提理论;清代医家进一步阐述酒制理论的作用。

张鑫等归纳整理《雷公炮炙论》中矿物药的炮制方法,对书中所载 20 种矿物药的炮制方法进行简要的归纳与探讨。《雷公炮炙论》中记载的矿物药炮制方法可以归纳为净制法、水飞法、干热法、煮法、复制法 5 大类,其中 2 种药物使用了净制法,6 种药物使用了水飞法,5 种使用了干热法,16 种使用了煮法,6 种使用了 2 种以上方法联用的复制法。

(撰稿:陈仁寿　审阅:司富春)

【中药配伍理论研究】

药物的配伍应用是中医用药的主要形式,药物按一定法度、一定分量比例加以组合,可增强原有疗效,或减少毒副作用。近年来,中药配伍理论研究通过经典配伍理论、对药角药研究、特定病的中药配伍、中药配伍与毒性、基于数据挖掘等方式研究中药配伍等多方面均有报道。

1. 经方配伍研究

金锐基于对"汤液经法图"的研究,以大小补泻诸方和十二神方为例,详细剖析其组成结构和内涵,分析其组方配伍的应用方式,发现大小补泻汤在选药用药、数目比例、重量分布方面,在组方原则上具有相似性;又基于五味补泻理论,通过解析10首经方配伍原理,探索性揭示了桂枝汤、葛根汤、三黄泻心汤、栀子豉汤、理中丸、干姜人参半夏丸、麻杏石甘汤、大承气汤、猪苓汤和肾气丸的组方原理,为更好地使用和研究经方提供思考。鲍建敏等报道5则临床验案,分别运用乌梅丸、小青龙汤、木防己汤、桂枝芍药知母汤、大黄附子汤等寒热并用的经方辨治脾系病、肺系病、心系病、风湿病以及急重病等,发现经方中寒热配合的组方使用,相反相成,能够增加临床治疗效果,中药作用的机理比较复杂,可能还涉及神经、体液及免疫功能等多方面的调节,有待于进一步的研究。

2. 对药角药研究

尤思路等研究了黄连和白术的配伍对小鼠胃溃疡模型的预防作用,发现复方对无水乙醇法致小鼠胃溃疡具有预防作用,该作用表现出配比依赖和剂量依赖的趋势,在同等剂量水平下,黄连与白术配伍后的抗溃疡药效强于黄连、白术单独用药,该研究对于探讨复方中各组分在胃溃疡疗效中所起的作用和组方配伍原则、阐明复方量效关系具有实质性意义,是创立和研制新方的重要依据。陈丹丹等报道通过观察太白楤木与珠子参不同配伍对骨质疏松大鼠模型骨代谢指标及骨生物力学的影响,发现太白楤木与珠子参配伍可以不同程度地改善和延缓骨质疏松大鼠模型发病和进展速度,以太白楤木与珠子参

2∶1配伍效果最佳,能提高和改善大鼠股骨骨生物力学性能,防止因外力发生骨折的可能。孙语男等研究了金宇安教授临床运用对药、角药的特点,总结归纳出寒热同施、通补并用、相须相使、润燥相依、通涩合用5类中药配伍应用,包括"黄连-制吴茱萸""桂枝-白芍"的寒热温凉,相反相成;"太子参-半夏-茯苓(厚朴)"的通补并用,理气通滞;"黄连-五倍子""青葙子-密蒙花-茺蔚子"的相须相使,同气相求。金宇安教授临证以气血阴阳为本,重视调护中气,辨证论治,组方灵活。

3. 针对特定疾病配伍研究

汪珍等从"反激逆从法"的概念、在慢性阻塞性肺疾病中的作用及临床应用三方面,探讨该法治疗慢阻肺的临床配伍用药思路,发现"反激逆从法"可通过升降有常、动静结合、补泄互寓等药物配伍缓解"气奔"与"闷"的症状,同时在临床应用中,"反激逆从法"与糖皮质激素类药物结合使用,可探究该法对慢阻肺病情改善情况。张琛等报道以丹红注射液为例,研究活血化瘀中药防治脑缺血再灌注损伤炎症反应的作用机制,发现炎症反应在CIRI的病理生理过程中起到重要作用。瘀血证的病理实质包括了多种致炎细胞因子造成组织器官水肿、血栓形成及相关炎症通路激活等一系列的病理变化,而活血化瘀疗法可以从不同方面通过不同途径调节CIRI过程中的炎症反应,如活血化瘀的代表药物丹红注射液能抑制CIRI中TNF-α、IL-1β和IL-10的分泌,从而减轻炎症反应,为临床防治CIRI的新药开发提供理论基础。曹永仓对基于温阳活血治法的附子与当归组方治疗冠心病进行分析探讨,得出采用温阳活血治法由有毒中药附子配伍当归组成的方剂在冠心病治疗中具有较好的理论依据和实践基础。白雪等从实验药理学与临床研究两个方面系统综述近年来雷公藤治疗风湿性关节炎(RA)的最新研究进展,包括雷公藤单味药应用、雷公藤与其他中药配伍应用以及雷公藤与化学药联合用药,发现雷公藤与甘草、三七、人参、马钱子、青蒿、丹参配伍,与一些中药制

剂（九分散胶囊、历节胶囊、新风胶囊、青藤碱片）配伍或将其制成含雷公藤复方制剂（复方雷公藤凝胶剂、雷公藤合剂），能够在治疗RA过程中发挥增效减毒作用。姜芬等运用数据挖掘方法分析国家及各省份新冠肺炎恢复期的中医用药规律与特点，结果：新冠肺炎恢复期多选用补气、健脾及养阴类中药，治法以扶正为主，兼以祛邪。沈洁等基于收集2020年2月19日前国家及上海、浙江、广州、四川、吉林等地发布的中医药防治新冠肺炎诊疗方案共52张处方，采用Aprior关联规则算法分析方剂中的高频药物、配伍规律和关联规则，采用PCA聚类分析法分析不同治疗时期处方的相似性与差异性，发现藿香出现频率最高（32.69%），其次为甘草、连翘、陈皮、金银花、苍术、黄芩、茯苓、生石膏、厚朴、草果、苦杏仁、生麻黄、生姜等（均超过15%）。这些高频中药的相互配伍，如金银花-连翘、苦杏仁-生石膏、陈皮-茯苓、苍术-厚朴、苍术-生麻黄-草果、苍术-厚朴-草果-藿香的配伍，在防治新冠肺炎方剂中应用广泛。

4. 中药配伍与毒性相关研究

随着当代医家对文献的深入挖掘，以"十八反"为代表的配伍禁忌经验用法的相关研究报道增多。伍或通过对中药毒性的存在形式、中药特殊配伍的研究，充分认识与理解中药的毒性并合理应用，不仅可以有效减少医源性、药源性的疾病，避免毒性事件发生，还可使毒性中药的药效得到最大限度发挥，同时指出中药"十八反"配伍，并不是绝对的配伍禁忌。李波等通过对近十几年来雷公藤的临床应用及雷公藤治疗时的毒性反应的研究，发现通过炮制减毒法、中药配伍减毒法、合理地改变剂型、化学结构修饰，可起到减毒增效作用。彭德明通过研究雷公藤的毒性机理、中药配伍减毒方法，认为临床在使用雷公藤治疗的过程中，需要在保证药物治疗效果的基础上，减轻肝毒性反应，如配伍甘草、白芍、丹参等药物，以便保证患者的生命安全。田莎等通过研究大黄、灵芝、人参对蜈蚣提取液所致大鼠肝肾损伤的修复作用，发现正常组、蜈蚣＋灵芝组、蜈蚣＋人参组、蜈

蚣＋大黄组的ALT、血肌酐、丙二醛（MDA）值均低于蜈蚣组，差异有统计学意义。灵芝、人参、大黄对蜈蚣所致肝组织的片状坏死，有不同程度的减轻，推断出灵芝、人参、大黄对蜈蚣所致肝肾损伤具有修复作用，其抗肝损伤作用机制可能与抗脂质过氧化有关。

5. 基于数据挖掘对中药配伍的研究

刘曾晶等通过收集"中国方剂数据库"中的抗肿瘤方剂，对其进行数据清洗及标准化；收集方剂中所涉及的中药的药性及药效分类，建立抗肿瘤方剂数据库；使用Excel对方剂中所涉及的中药及其功效分类进行频数统计；使用Python对方剂所涉及的中药及其功效分类进行关联规则分析，以挖掘抗肿瘤方剂的关联关系，发现中医治疗恶性肿瘤重视以固本扶正为本，使用补益类药物并随证配伍活血化瘀、理气、温里、清热、泻下类中药。艾黄萍等报道通过收集整理近10年国家专利数据库中包含中药黄精的复方专利，采用关联规则、复杂网络、熵聚类分析等技术挖掘含中药黄精复方专利的临证与组方用药情况，发现黄精复方专利79首，涉及药味186味，黄精、黄芪、茯苓、枸杞子、人参用药频次最多；涉及5个主治病种，7个主要证候；与黄精配伍的药物，主要偏于甘温之性，归脾、肾、肺三经；常用药对17个中以"黄精-黄芪"药对出现频次最高，其次为"黄精-茯苓""黄精-枸杞子"。段锦龙等通过收集整理CNKI中运用中医方剂治疗室性早搏的临床研究文献，建立中医传承辅助平台软件数据库，分析中医药治疗室性早搏的用药规律及核心中药配伍，应用BATMAN-TCM中药分析软件分析核心中药配伍的潜在作用机制，发现甘草、麦冬、桂枝3味中药为治疗室性早搏的核心中药配伍，其干预室性早搏的潜在靶标为CaMKII信号通路，为中医药治疗室性早搏的临床用药和分析其潜在作用机制提供参考。杨志华等基于现代文献挖掘低血压的用药规律，并探讨核心药物治疗低血压的潜在作用机制，发现治疗低血压的核心药物为党参、升麻、当归、黄芪、白

术,其作用机制可能通过钙离子信号通路、环鸟苷酸/蛋白激酶G信号通路、心肌收缩信号通路、血管平滑肌收缩信号通路、雌激素信号通路、雌性激素释放激素信号通路等信号通路来治疗低血压。高欢等通过收集王东梅门诊治疗原发性痛经病例处方,应用Excel 2015建立数据库,使用 IBM SPSS Statistics 24.0、SPSS clementine 12.0 软件,进行聚类分析及关联规则等数据挖掘分析,发现临床治疗原发性痛经多选用甘温、辛温药物,以温经散寒、活血止痛。

6. 其他方法研究中药配伍

王世玲等通过复杂网络技术和点式互信息分析2014年1月1日—2016年12月31日中国中医科学院望京医院张宁教授诊治慢性肾脏病(CKD)患者的中医处方,探讨中医治疗CKD用药规律和核心处方,发现用药频度、强度较高的药物有黄芪、丹参、生薏苡仁、茯苓、石韦、柴胡等;核心处方为黄芪、当归、白芍药、柴胡、炒酸枣仁、丹参等;张宁治疗CKD以益气养血、活血化瘀、利湿泻浊为主要治则。马骏等综述了近年来运用代谢组学分析中药单行、相须、相使、相畏、相杀、相恶、相反7种配伍方式产生的增效、减毒、药性变化及作用机制。代谢组学主要研究代谢谱差异,通过分析代谢物以及代谢通路与生理病理变化的相对关系,阐释药物的作用机制,分析配伍用药的作用关系,研究中药配伍疗效。认为随着代谢组学技术的不断发展与完善,对进一步阐释个体所用复方的用药合理性,还需从物理、化学、系统生物学、蛋白质组学、基因组学等多角度进行全面的分析。

(撰稿:陈仁寿 常城 审阅:司富春)

【中药药性考证与分析研究】

1. 药性考证研究

苏阳等通过检索大量古籍文献与现代临床资料,系统理清升麻性味理论的演变历程,确认不同时期、不同医家对性味理论的认识,比较分析其认识差距的内涵和形成根源。升麻"甘"味始载于《神农本草经》:"味甘,性平";"辛"味的论述始见于清代的《本草备要》,后在《得配本草》《本草分经》《中华药海》《中药大辞典》《中国药典》均认同升麻"辛"味,目前"辛"味在升麻性味中已占主导位置;"苦"味论述始载于《名医别录》:"味苦,微寒",历代本草对升麻"苦"味的记载经历了"苦味""微苦""无苦"的过程;升麻"平"性为唐代《唐六典尚药奉御》记载;"微寒"首见于《名医别录》;"平,微寒"从宋代的《开宝本草》到明代《本草纲目》、清代《本草新编》均有记载;清代《得配本草》中记载升麻"微温"则可能是医家把升麻和性微温的菊科植物泽兰混淆所致。

于淼等对桃仁药性进行考证,为现代中药药理的研究及中医临床辨证论治等方面提供有力的理论依据。《神农本草经》记载桃仁性"平",《日华子本草》首次提出桃仁性"热",《食疗本草》《药类法象》《汤液本草》《本草汇言》《本草述钩元》记载桃仁"气温",《药鉴》认为桃仁"气寒"。现代药理研究发现桃仁具有平性药"体平用偏,双向适用"的药性特征,故认为桃仁性"平";《神农本草经》记载桃仁"味苦",《名医别录》记载桃仁"味甘",《新修本草》《开宝本草》《政和本草》都记载"味苦、甘",《本草衍义补遗》提出"苦重于甘",孙思邈则提出"辛味"。综合性味归经,桃仁性平,味苦、甘、辛,归心、肝、肺、大肠经,具双向性,有小毒。

徐云晖等考证白头翁性温、性寒两说,认为白头翁长于清热、凉血、解毒,常用于治疗热毒血痢,温虐寒热之证,故从作用机制上分析白头翁性温说不成立。认为从功效主治及作用机制上分析,白头翁药性当属寒。现代药理学研究也显示白头翁化学成分主要是三萜皂苷类、三萜酸、黄酮类、木脂素、胡萝卜苷等物质,具有抗炎、抗氧化、抗肿瘤、抗血吸虫以及增强免疫等作用,因此从化学成分和药理作用与药性的相关性分析,白头翁应性"寒"。

张丽月等对丁香的药性进行考证,《开宝本草》《证类本草》记载丁香"味辛,温,无毒",《汤液本草》记载"气温,味辛,纯阳,无毒。入手太阴经,足阳明经、少阴经"，《本草品汇精要》记载"味辛。性温散，行手太阴经，足阳明经、少阴经"，《本草汇》记载"辛热。入手太阴、足少阴、阳明经"，《本草从新》记载"辛、温、纯阳"，《中国药典》(2015版)中丁香的性味归经记载为"辛，温。归脾、胃、肺、肾经"，同历代本草的记载基本一致，但也没有有毒无毒的记载。

田静等对沉香药性进行考证，通过文献分析发现沉香性味记录中作"性热"者1条，"性微温"者共14条，多集中于明代及之前，记载"性温"者12条，多集中在清代。《日华子本草》首次提出沉香"味辛"，《海药本草》中则记载为"味苦"，田静认为明清海禁政策后药用沉香供应以岭南种植的白木香为主，基原树种的改变是导致性味演变的重要因素之一。

薛长松从中医古籍考证入手，结合现代研究成果，对金银花药性成因进行本草学考证。《本草经集注》《新修本草》等记载金银花性温，《本草拾遗》提出金银花性小寒，后《温病条辨》提出的"银花辛凉"的观点成为主流。金银花补虚的功效则是对临床验证药效的传承保留。

程盼等通过考证历代本草对菟丝子四气五味的记载，结合中药性味理论，对菟丝子进行性味考证。《神农本草经》记载菟丝子性"平"，明代《本草集要》最先提出菟丝子"气平，温"，后有《景岳全书》提出"气微温"，至清代《本草新编》《本草便读》等记载菟丝子性"温"。程盼结合药性理论，综合各家之言后认为菟丝子性"平"但品种偏阳；菟丝子在本草中出现最多的"辛甘"二味与其功效主治关系最为密切，记载极少的"苦"味需要进一步证实，且"苦""淡"可能都源于口尝滋味。

刘婷婷等在对山慈菇基源考证的基础上，进一步对山慈菇的药性进行考证。杜鹃兰作为中药山慈菇的药用植物之一，在《神农本草经疏》中记载为"味辛气寒"，《本草蒙筌》中记载为"味辛、苦，有小毒"。《中国药典》(2015版)等现代典籍及文献多记载杜鹃兰味甘、微辛，丽江山慈菇味苦，老鸦瓣味甘，但三味中药皆有小毒。

杨祎辰等对老鹳草进行考证，老鹳草药材的性味归经及功效主治最早见于明代《滇南本草》，老鹳草的性味归经可概括为"性温，微苦，微辛，归肝经"。汪晶等梳理桔梗本草源流，发现桔梗的古今认识大致一致，但性味归经上主要存在"平""微温""有小毒"和"无毒"的不认同观点。

2. 中药药性分析研究

方晓苓等将生石膏的清透凉降之性结合方剂进行研究阐述。论生石膏清透之性时与大青龙汤结合，方中重用石膏，以其辛寒之性，既可清又可透散，与病机极为契合；生石膏凉降肺气可从宣白承气汤中体现，凉降胃气可从白虎汤中体现。生石膏的清透及凉降通常同时发挥。

汤如莹等通过观察灵芝孢子粉对虚热证、虚寒证及空白对照小鼠的影响，研究灵芝孢子粉性平偏温的中药药性及其药性特征。结果：作用于虚热证，灵芝与灵芝孢子粉表现出类似凉性药西洋参的作用特征；作用于虚寒证，灵芝与灵芝孢子粉表现出类似温性药人参的作用特征，表明灵芝与灵芝孢子粉均为平性，具有"双向适用"的药性特征。同时灵芝孢子粉对虚寒证小鼠的调节作用优于灵芝，对虚热证小鼠的调节作用不如灵芝，因此灵芝孢子粉有平性范围内偏温的特性。

王林元等通过考察阿萨伊油、醇提物和水提物等拆分组分对虚热及虚汗小鼠的神经递质、内分泌激素及免疫因子水平的影响，探讨阿萨伊各拆分组分的寒热药性特点及阿萨伊含量的物质基础。结果：阿萨伊中同时含有药性寒凉的醇提成分与药性温热的油、水提成分，而阿萨伊整体药性为凉，醇提成分为阿萨伊性凉的物质基础，又因其活性较强故在药性研究中占主导地位，致使药材性质整体偏凉。

刘金莲等通过分析文献，以临床试验为主导，以药理实验为佐证，结合化学成分研究进展，在中医理论指导下研究诺丽(茜草科海滨木巴戟 *Morinda citrifolia* L.的干燥成熟果实)的中药药性。诺丽口尝为酸甜味道，临床试验表明诺丽可用于治疗重度吸烟者的 DNA 氧化损伤以及可以提高运动员耐力，同时具有补益肾精的作用，与中医甘味能补的理念相符；研究表明有机酸为诺丽主要营养成分之一，酸甘味中药大多具有降血糖、调节血脂及保肝等作用，如五味子、山茱萸。诺丽味"酸、甘"符合诺丽临床降血糖功效。诺丽具有抗炎效果，因此诺丽非温热之品，诺丽又能强壮补虚，因此诺丽非寒凉之品；平性药物多有糖类、黄酮类、氨基酸等物质，与诺丽化学成分一致，故认为诺丽性平。

（撰稿：陈仁寿　王家豪　审阅：司富春）

［附］　参考文献

A

艾黄萍.基于数据挖掘分析含黄精复方专利的临证应用及组方配伍[J].中国医学创新，2020，17(6)：141

B

白雪，付瑞嘉，乐世俊，等.雷公藤治疗类风湿性关节炎研究进展[J].中草药，2020，51(1)：265

鲍建敏.经方寒热并用法临床运用心得[J].江苏中医药，2020，52(8)：70

C

曹永仓.附子配伍当归治疗冠心病理论及应用浅析[J].光明中医，2020，35(11)：1608

陈龙.浅析中药升降浮沉药性理论[J].广西中医药，2020，43(2)：44

陈丹丹，欧国峰，董博，等.太白楤木与珠子参不同配伍对骨质疏松大鼠模型骨代谢指标及骨生物力学的影响[J].河北中医，2020，41(12)：1862

程盼，于彩娜.菟丝子四气五味的本草考证[J].中国中医药现代远程教育，2020，18(15)：45

D

邓乐，丁长松，黄辛迪，等.基于多层前馈神经网络的中药药性量化研究[J].中草药，2020，51(16)：4277

段锦龙，姚魁武，于宙，等.基于数据挖掘分析中药治疗室性早搏的组方规律及潜在作用机制[J].世界中西医结合杂志，2020，15(8)：1386

F

方晓苓，杨鹏斐.方晓苓——谈生石膏之清透凉降之性[J].中医临床研究，2020，12(16)：268

冯文林，余洁英.从《黄帝内经》过食五味探析五味功效的形成[J].中国中医药现代远程教育，2020，18(19)：48

G

高欢，王东梅.基于数据挖掘研究王东梅教授治疗原发性痛经中药配伍规律[J].海南医学院学报，2020，22(7)：1

郭永胜，黄书婷，李良松.中药四气理论的起源与形成探析[J].中医杂志，2020，61(16)：1405

郭兆娟，张晶璇，涂灿，等.关于中药潜在肝毒性若干问题的思考[J].中华中医药杂志，2020，35(11)：5399

H

郝永龙，陈美荣，刘向红.基于象思维认识中药药性理论[J].中华中医药杂志，2020，35(3)：1230

黄毅君，胡木，汤阳，等.从古方配伍应用中思考黄连[J].辽宁中医杂志，2020，47(8)：65

J

姜芬，张华敏，纪鑫毓，等.我国新型冠状病毒肺炎诊疗方案恢复期中医药组方用药规律挖掘与探讨[J].中国中医药图书情报杂志，2020，44(5)：1

金李，谷帮杰，李传芝，等.中药寒热药性与其现代药理作用关联研究[J].亚太传统医药，2020，16(6)：161

金锐."汤液经法图"系列研究之一：汤液经法图的来历、内容与应用[J].世界科学技术(中医药现代化)，2020，22(8)：2954

金锐."汤液经法图"系列研究之二：基于五味补泻理论的 10 首经方配伍原理解析[J].世界科学技术(中医药现代化)，2020，22(8)：2961

李波,金伶佳,吴美兰.雷公藤临床应用、毒性及减毒增效研究进展[J].中华中医药杂志,2020,35(7):3539

李杨波,赵晖,白明,等.中药外用毒性的特点与分析[J].世界中医药,2020,15(3):381

L

连雅君,王庆国,程发峰,等.王庆国应用海藻甘草反药的临床配伍规律探讨[J].中医药导报,2020,26(1):54

林义平,袁强华,宋英.中药炮制现状分析及解决思路[J].中药与临床,2020,11(3):19

凌霄,王盼盼,马静,等.临床功效反推法在中药药性研究中的作用[J].中医杂志,2020,61(5):396

刘金莲,张睿,刘晔斌,等.诺丽的文献研究及中药药性理论探讨[J].中国中药杂志,2020,45(5):984

刘军玮,曲夷.经方中石膏配伍应用规律探析[J].山东中医药大学学报,2020,44(1):14

刘婷婷,于栋华,刘树民.山慈菇的本草考证及现代研究进展[J].中国药房,2020,31(24):3055

刘曾晶,张梦林,康前前,等.基于数据挖掘的抗肿瘤中药方剂用药规律分析[J].亚太传统医药,2020,16(8):143

M

马骏,曼琼,邓毅,等.代谢组学在中药七情配伍中的应用研究进展[J].中草药,2020,51(1):276

马莹慧,朱鹤云,郭淑英,等.基于中药十八反理论的人参藜芦药对吸收转运研究[J].时珍国医国药,2020,31(4):809

曼琼,马骏,邓毅,等.多组学技术在中药毒性及解毒研究中的应用[J].中草药,2020,51(12):3117

P

彭德明.中药配伍方法应用于雷公藤减毒研究分析[J].中国处方药,2020,18(7):20

S

沈洁,郑敏霞,谢升阳,等.新型冠状病毒肺炎中医药防治组方规律分析[J].中国药业,2020,29(6):25

盛政,赵焕君,何紫涵,等.酒制升提理论的形成发展和临床应用[J].亚太传统医药,2020,16(11):198

宋亚刚,崔琳琳,李艳,等.中药"减毒药对"研究方法探讨及思考[J].中华中医药学刊,2020,38(10):76

苏阳,李静,李珊珊,等.升麻性味的考证研究[J].中华中医药杂志,2020,35(6):2864

孙语男,韩松雪.金宇安运用对药角药临证经验[J].中国中医药信息杂志,2020,27(5):110

孙子洲,曹兰秀.吴茱萸常用对药配伍探析[J].环球中医药,2020,13(1):64

孙祖越,周莉,韩玲.论述中药生殖毒性研究及评价的必要性[J].中国药理学与毒理学杂志,2020,34(8):561

T

汤如莹,张建军,赵子楠,等.灵芝孢子粉性平偏温的中药药性研究[J].中华中医药杂志,2020,35(3):1181

唐素勤,于国俊.中药肾毒性原由及应对策略探析[J].中药与临床,2020,11(4):30

田静,刘秀彬,王振国.沉香药性和功效源流考证[J].中药材,2020,(6):1497

田莎,姚天振,宁迪敏,等.蜈蚣中药配伍减轻蜈蚣所致肝肾损伤的作用机制研究[J].中医肿瘤学杂志,2020,2(2):39

W

汪晶,曹灿,崔瑛,等.桔梗的本草考证[J].现代中药研究与实践,2020,34(6):10

汪珍."反激逆从法"在慢性阻塞性肺疾病中的临床应用[J].上海中医药杂志,2020,54(1):37

王付.重新厘定从君臣佐使角度研究方剂的理论意义及临床价值[J].中医药通报,2020,19(3):25

王林元,周雪,乐娜,等.基于神经-内分泌-免疫网络探讨阿萨伊寒凉药性的物质基础[J].中国中药杂志,2020,45(5):997

王露露,潘静.《中医内科学》心系疾病用药归经探讨[J].山西中医,2020,36(9):54

王世玮,杜华,张宁.基于复杂网络技术和点式互信息分析慢性肾脏病本虚标实证中药配伍规律[J].北京中医药,2020,39(6):548

伍彧.论中药毒性及其合理应用[J].河南中医,2020,40(5):677

X

徐云晖,郑宏杰,王修竹.白头翁药性考辨[J].江西中医药大学学报,2020,32(2):19

薛长松.金银花药性形成过程影响因素考证及中药单味药药性成因假说[J].中草药,2020,51(11):3090

Y

杨祎辰,王二欢,常晖,等.中药老鹳草的本草考证[J/OL].中国现代中药,2020[2021-2-26].https://elkssl0a75e822c6f3334851117f8769a30e1c.casb.njucm.edu.cn/10.13313/j.issn.1673.20200312006

杨志华,姬艳苏,闫海峰,等.基于数据挖掘和网络药理学探讨低血压用药规律及作用机制[J].辽宁中医药大学学报,2020,22(9):59

尤思路,李娟,晏陶,等.黄连-白术复方对小鼠胃溃疡模型的预防作用[J].中南大学学报(医学版),2020,45(1):8

于淼,于彩娜,许煜晨,等.桃仁药性考证[J].中医学报,2020,35(9):2028

Z

张琛,朱慧渊,王江,等.基于活血化瘀理论的中药配伍防治脑缺血再灌注损伤炎症反应的作用机制[J].浙江中医药大学学报,2020,44(1):107

张鑫,程亚茹,刘洋,等.《雷公炮炙论》中矿物药炮制方法研究[J].新中医,2020,52(14):28

张丽月,刘秀峰,刘佩山.丁香药性的本草考证[J].中国中医药现代远程教育,2020,18(17):73

赵龙浩,王振国.丹参行血功效与妊娠禁忌考证[J].中药材,2020,43(3):745

二、临床各科

（一）名医经验

【熊继柏】

熊继柏，国医大师，湖南中医药大学教授，主任医师，博士研究生导师，湖南省第一届名中医，湖南中医药大学第一附属医院特聘学术顾问、终身教授，香港浸会大学、上海中医药大学荣誉教授，第四、五、六批全国老中医药专家学术经验继承工作指导老师。历任湖南中医药大学内经教研室主任，中医经典古籍教研室主任，学术委员会委员，兼任中华中医药学会内经分会顾问。擅长内科杂病、妇儿科病证及疑难杂证的诊治。

1. 精研《黄帝内经》

熊继柏长期从事《黄帝内经》的教学与研究，对《内经》进行校勘、注释和辨析，著有《内经理论精要》《内经自学指导》《医经选讲》等，参编《黄帝内经研究大成》。其中《内经理论精要》先后被英国牛津大学图书馆、英国大英博物馆、美国国会图书馆列为藏书。刘扬等介绍熊氏对《黄帝内经》的研读经验：①对《黄帝内经》的考校、训释、辨析。根据《黄帝内经》"文简、意博、理奥、趣深"的特点，对《内经》的成书、理论体系、基本学术思想进行校释、考证研究，以重点原文为依据，按照文理与医理相结合，局部与整体相结合，理论与实践相结合的原则，深入浅出地对原文进行解释、归纳并加以阐述分析，使之约繁为简，变难为易。如认为"治痿独取阳明"只是治疗痿疾的重要方法之一，治痿并非独取"于"阳明。又如对"解

你""弹""肉苛""肉烁"等独特病的训识及证治研究，认为："解你"，是因气血虚衰或脾肾亏虚所致的肢体倦怠的病证；"弹"，是由胃气虚弱或元气损伤所致的全身肌肉下垂、肌体瘫软的病证；"肉苛"，是由营卫俱虚、气血不足、肌肤失养所致的肌肤不仁、肢体沉重的病证；"肉烁"，是由阴虚阳盛所致的四肢发热、肌肉消瘦的病证。②将《黄帝内经》的中医理论体系整理归纳为阴阳五行学说、藏象学说、经络学说、病因病机学说、病证学说、诊法学说、治疗学说、针刺学说、养生学说、运气学说等十大学说，使《内经》前后连贯，《灵枢》《素问》各篇之精义汇成一家。③提出《黄帝内经》的基本学术思想主要体现在唯物辩证观，统一整体观，物质恒动观三个方面。④提出学习《内经》的方法主要有：疏通文理，结合医理，相互辨析；参阅注本，择善而从；把握对举结构，互推文义；融贯《内经》，以经解经；与临床经典相互联系对照；大胆质疑假设，依据经典小心求证；博观约取，提纲挈领，系统化研读。

2. 临床诊疗特色

（1）经典理论与临证相结合 熊氏倡导经典理论与临证的紧密结合。刘朝圣分析熊氏的临证特色。认为其学术特色兼备"学徒派"与"学院派"特点，体现出"熟读经典，立足临床，用经典指导临床"的知行合一中医治学观。并举数案说明其对中医经典的活用发挥。彭洁等介绍熊氏运用中医经典指导治疗重症肌无力。依据《素问·阴阳应象大论》"清阳出上窍，浊阴出下窍；清阳发腠理，浊阴走五藏；清

阳实四支,浊阴归六府",《素问·太阴阳明论》"四支皆禀气于胃,而不得至经,必因于脾,乃得禀也。今脾病不能为胃行其津液,四支不得禀水谷气,气日以衰,脉道不利,筋骨肌肉皆无气以生,故不用焉"等经典原文,针对该病脾虚气陷之病机采用益气聪明汤,并且多将方中人参易西洋参,重用黄芪、葛根,而灵活增减升麻、黄柏剂量。邓琳蓉等介绍熊继柏结合《黄帝内经》"肾风"理论辨治肾病性水肿的临床经验。《素问·风论》"以冬壬癸中与邪者为肾风……肾风之状,多汗恶风,面痝然浮肿,脊痛不能正立,其色炱,隐曲不利,诊在肌上,其色黑",《素问·奇病论》"帝曰:有病痝然如有水状,切其脉大紧,身无痛者,形不瘦,不能食,食少,名为何病? 岐伯曰:病生在肾,名为肾风。肾风而不能食,善惊,惊已,心气痿者死"等原文描述与肾病性水肿症状相似,故可当肾风论治。肾风形成的主要原因是肾虚受风,《素问·平人气象论》云:"面肿曰风;足胫肿曰水。"熊氏据此划分水肿的部位及证治:面肿为风可以五皮饮加苏叶、防风、杏仁;足肿为水可以五皮饮加木通、猪苓、汉防己。根据不同主症,又可分为气虚水肿、阴虚水肿、阳虚水肿及湿热水肿,分别选用防己黄芪汤合五皮饮、济生肾气丸、六味地黄丸或知柏地黄丸、疏凿饮子或五皮饮合四妙散主方。

(2)精于理法方药 熊氏中医临证立法遣方严谨,强调处理每个患者的病证必须"有理有据,有方有名",即临证处方必有主方,必须方有"汤头",不可随意"拼凑"。尹周安等总结熊氏组方用方思路及经验。熊氏用方恪守两大原则:一是"每证必有主方,治病必循中医理、法、方、药步骤";二是"先辨证后选方,强调因证施方,方证合拍"。用方来源有三:古代名方、古代名方化裁加减、自拟方,其中古代名方既包括《伤寒论》《金匮要略》《温病条辨》等经典著作中的经方,还包括金元四大家、张景岳、张锡纯、傅青主、程钟龄等名家名方,尤其推崇《医宗金鉴》和《医学心悟》收录的方剂。用方思路主要有:辨证准确用原方,复杂矛盾须"合方",随证加减化裁方,千锤百炼经验方。孙豪娴等介绍其根据多年经验临证化裁

温胆汤,形成系列温胆汤方剂,如枣仁温胆汤、天麻(钩)温胆汤、大黄温胆汤、黄连温胆汤、黄芩温胆汤、茵芩温胆汤等,用于治疗失眠、十二指肠淤积症、黄疸、肺动脉高压、脑梗死后遗症等病症,异病同治。

(3)诊治疑难杂病 熊氏认为疑难病不是一个单纯的病种,而是超乎常见病一般规律的一些疾病,同时具备三个突出的特点:①症状特异、复杂,比较特殊的疾病;②诊断疑惑、不明确,尤其是现代医学的诊断手段没有明确诊断结论的;③治疗经久不效。蔡莹概括了熊氏诊治疑难病辨证选方三个特点:①深谙经典,熟用经方;②谨守病机,抓主症;③理法方药贯通,方从法出,方随证设。周俭等通过分析异病同治案例(类风湿关节炎案、痛风案、系统性红斑狼疮案、强直性脊柱炎案),介绍熊氏治疗顽痹经验。主张以通为用,临证巧用古方,如宣痹汤、蠲痹汤、四妙散、身痛逐瘀汤等,又自拟葛根姜黄散(葛根、姜黄、威灵仙)、黄芪虫藤饮(黄芪、僵蚕、蝉蜕、地龙或全蝎或蜈蚣、炮穿山甲、鸡血藤等)等验方。并指出一旦辨证准确,则应该守方加减,不可频换主方。郭麒等介绍熊氏运用小陷胸汤合方治疗恶性肿瘤经验。通过分析肺癌、白血病、食管癌、胃癌等案例,其共同主症为咳黄痰、胸闷胸痛、舌红、苔黄腻、脉滑数等,熊氏明察病机,异病同治,根据各自病情分别以小陷胸汤合用桑贝止嗽散、六君子汤、启膈散及金铃子散等方剂进行治疗。尹周安等从"黄疸持续不退、发热、臌胀、出血、昏迷"五个方面简要总结熊氏诊治重症肝病的用方思路与经验。黄疸除常规运用茵陈蒿汤、茵陈五苓散、甘露消毒丹外,对于急黄的用药经验:以千金犀角散(犀角以大剂量水牛角代替)加减,将方中升麻易大黄,加用熊胆粉(每日剂量在1 g之内)。发热以卫气营血或三焦辨治,选用新加香薷饮合三仁汤,热入营血者,可选用清营汤或犀角地黄汤。臌胀分别选用吴鞠通《温病条辨》二金汤、中满分消丸、血府逐瘀汤或膈下逐瘀汤加减。出血常用犀角地黄汤合大黄黄连泻心汤加减,或犀角地黄汤合栀子大黄汤,血止之后,指出必须"澄源""复旧"以防再发,常用甘露饮、二至丸等方。肝昏迷以"邪闭

心包"论治,热蒙心包者以清宫汤送服安宫牛黄丸;昏迷而大便秘结者,以牛黄承气汤主之;湿浊蒙蔽心包者,则选用菖蒲郁金汤或宣清导浊汤。

(4)对疫病的辨治　新冠肺炎自2019年暴发以来,中医药诊疗在疫情防控中发挥了重要作用。熊继柏深入剖析该病的病名、病因、病机、病邪特点及理法方药、诊疗预防思路。结合其症状特点,认为其病因是疫疠毒气,病邪性质为"温热浊毒",病变部位涉及肺与胃肠。分为轻症期、重症期、危重期、恢复期以不同方药辨治,并以银翘散加减制定预防方(金银花、连翘、板蓝根、芦根、桑白皮、荆芥等),清肺解毒、御邪在外。陈青扬等通过36例病案总结熊氏对于新冠肺炎的辨治方略。以轻症期、重症期、危重期、恢复期四期为线索,涉及温邪犯肺证(银翘散合桑菊饮或桑贝散)、咳嗽微喘证(止嗽散加桑白皮、浙贝母)、痰热结胸证(小陷胸汤合桑贝散)、邪热壅肺证(麻杏石甘汤合桑贝散)、肺热腑实证(宣白承气汤或大柴胡汤)、三焦热盛证(三石汤)、脾肺气虚证(黄芪六君子汤)以及正虚邪恋证(升阳益胃汤或天麻温胆汤)。

(撰稿:叶明花　审阅:黄健)

【禤国维】

禤国维,国医大师,广州中医药大学首席教授,博士研究生导师,全国中医药杰出贡献奖获得者,享受国务院政府特殊津贴专家,全国第二、三、五批名老中医学术经验继承人指导老师,兼任世界中医药学会联合会皮肤科专业委员会会长、广东省中医院皮肤病研究所所长、中华中医药学会皮肤科分会顾问、中国中西医结合学会皮肤性病委员会顾问、广东省中医药学会皮肤科专业委员会名誉主任委员等。是岭南皮肤病流派的创始人之一和代表性传承人,擅长脱发病、痤疮、荨麻疹、红斑狼疮、银屑病等皮肤病诊治,被誉为"岭南皮肤圣手"。

1. 注重平调阴阳

在长期的临床实践中,禤氏根据《周易》《内经》的阴阳理论,提出"阴阳之要、古今脉承,平调阴阳、治病之宗"的治疗思想,治疗疾病需"谨察阴阳之所在而调之,以平为期"。禤氏认为,许多皮肤病,尤其是一些难治性、顽固性皮肤病,与肾阴、肾阳的亏虚关系密切,重视补肾法的应用,尤其重视滋补肾阴。平调肾中阴阳,恢复阴平阳秘,消除致病原因,以平为期,然而平调之要,又在于"阴中求阳,阳中求阴",强调注意观察肾阴肾阳的相互消长关系,以维持其动态平衡。

2. 补肾法治疗疑难皮肤病

禤氏认为,肾虚是许多皮肤顽症反复发作、缠绵难愈的重要因素,故常用补肾法治疗,尤其是一些难治性、顽固性的疾病,如硬皮病、皮肌炎、重症痤疮、难治型荨麻疹等。经过长期的临床实践,禤氏形成了以金匮肾气丸加减的温阳补肾、六味地黄丸或知柏地黄丸加减的滋补肾阴和阴阳并补的补肾原则。陈达灿等总结,禤氏尤其善用经典名方六味地黄汤治疗皮肤病,不少经验方都是以此方为基础加减化裁而成,并将禤氏的补肾法治疗经验总结概括为"补肾八法",分别是温阳补肾法、滋阴补肾法、养血补肾法、补肾凉血法、补肾解毒法、补肾祛风法、补肾活血法、补肾祛湿法。刘浩林等亦介绍,禤氏常以六味地黄汤加减治疗系统性红斑狼疮,认为先天禀赋不足、肾阴亏损、热毒内炽是其主要病机,故在治疗上强调补肾阴以平调阴阳,收效可期。梁家芬等介绍禤氏辨治岭南地区痤疮经验。禤氏认为痤疮的发生与气候、地理、体质因素有关,岭南地区痤疮患者素体肾阴不足,导致肾之阴阳平衡失调,天癸相火过旺。治宜滋肾降火,凉血解毒。故以二至丸化裁,拟定经验方消痤汤(女贞子、旱莲草、桑椹、丹参、白花蛇舌草、生地黄等)进行治疗,并特别指出,丹参须后下,因其所含的丹参酮久煎后易遭破坏,故不宜久煎。

3. 解毒法治疗皮肤病

禤氏重视"毒邪"致病,认为"毒邪"是一种有强烈致病作用、对人体毒害深的邪气,是有别于六淫的特殊病因,多因六淫、七情、痰饮、瘀血等邪气蓄积不能疏散,郁久顽恶,厚积超过常态而形成。在疑难皮肤病的辨治方面,从病因病机上重视毒邪致病,治疗上重视解毒祛邪,继承前人经验,取《续名家方选》从革解毒汤之义,加减化裁为皮肤解毒汤(乌梅、莪术、土茯苓、紫草、苏叶、防风等),用于湿疹、慢性荨麻疹、寻常型银屑病等难治性皮肤病。治疗时先解除致病毒邪,使邪去正安,但需适可而止,注意勿过于攻伐,祛邪之余兼顾扶正。梁家芬等总结褟氏运用皮肤解毒汤加味之经验:治疗荨麻疹加入牡丹皮、丹参、赤芍药、白芍药、当归、生地黄、黄精等养血解风毒,治疗湿疹加入白术、茯苓、薏苡仁、茵陈、山药、扁豆、川草薢、苦参、地肤子等健脾解湿毒,治疗夏季皮炎加入荷叶、青蒿、佩兰、扁豆花、薏苡仁、木棉花等化湿解暑毒,治疗银屑病加入黄精、麦冬、北沙参、生地黄、赤芍药等养阴解燥毒,治疗多形红斑加入生地黄、玄参、牡丹皮、连翘、知母、黄芩、板蓝根、重楼、山栀子等降火解热毒。

4. 分期分阶段辨治

褟氏认为掌握疾病的动态变化、发展规律,斟酌治疗进程中"变"与"不变"合理辨证用药的原则,是提高辨证论治疗效的前提与保证。强调在辨证的过程中,要全面地收集资料,辨清疾病性质,力求精准。再者,诊断病证时,灵活辨证,不要寻求脉症的"悉具",所"但见"之"一症",突出辨证的重点,以辨特征用方。重视疾病的阶段分析和处理,治必随证而变。侯君等总结褟氏治疗肝肾亏虚型脂溢性脱发的临床经验,常分为三个阶段诊治:急性发展期用加味二至丸平补肝肾、养血生发,使精血之源充足,毛发得以濡养,故脂去而发生;稳定期则可加首乌以固肾乌须,加薄盖灵芝以扶正固本;稳定期后则可用黄芪补气升阳以促发生。张斌等总结褟氏治疗特应性皮炎经验,根据不同年龄阶段及皮损特点采取不同治法:婴儿期,补肝肾,固根本,兼以祛风除湿,常用六味地黄丸合二至丸加减,稍加淫羊藿、肉苁蓉温肾助阳,以促使阳生阴长;儿童期,健脾益肺清心,兼疏风清

热止痒,常用参苓白术散化裁,并以太子参易党参;青年及成人期,补肾疏肝理气,兼清热利湿止痒,常用女贞子、旱莲草、生地黄、白芍药、防风、香附、郁金、茯苓、麦冬、北沙参、生甘草、地肤子、白鲜皮、苏叶、苦参、蝉蜕等药。丁木云等介绍褟氏硬皮病分期论治经验。归纳其总病机为肝肾不足,气血两虚,寒凝血瘀,痹阻脉络,终致皮肤经脉失养。他动态审察病机,将该病分为进展期(水肿期及硬化期)与稳定期(萎缩期)进行治疗。进展期侧重补益气血,温阳散寒,活血通络,在四物汤、当归补血汤、阳和汤基础上加减组方(黄芪、当归、熟地黄、白芍药、川芎、鹿角胶等);稳定期侧重补益肝肾,祛瘀通络,以六味地黄丸化裁(蓣仁肉、熟地黄、牡丹皮、山药、茯苓、益母草等)。

5. 重视外治,内外合治

褟氏探索皮肤病治疗方法,形成了中医皮肤病的外用药物十八法、针灸十五法和其他疗法三大类,创制了截根疗法、划痕疗法、中药吹烘疗法、梅花针疗法等多种外治疗法。疥疮、圆癣、鸡眼等单纯施以外治法便可治愈。一些难治病如蛇串疮、有头疽(痈)等,内外合治才可获效。刘浩林等人总结,褟氏在治疗痤疮、荨麻疹、湿疹、特异性皮炎时,常选用三黄消炎洗剂外擦,配合消炎止痒霜、糠酸莫米松乳膏等联合涂抹,消炎止痒;使用皮肤解毒汤治疗慢性湿疹的同时,亦常采用划痕疗法,即采用手术刀片在皮损肥厚部位,划破表皮,使局部气血流通,宣泄各种毒邪。郑伟娟等介绍褟氏内外合治扁平疣的经验。除自拟经验方(诃子、牛蒡子、薏苡仁、蒲公英、板蓝根、白芍药等)外,并以外治方(苍术、紫草、细辛、大青叶、板蓝根、贯众等)擦洗皮疹,或用地肤子、枯矾、大青叶适量研末,以纱布蘸取揉擦疣体,或取干净新鲜鸡内金直接摩擦疣体,或用鸦胆子肉包于纱布内拭擦疣体。还可配合针灸疗法:普通针刺合谷、曲池、列缺,用泻法;耳针取双侧耳"肺""皮质下"二穴。钟程等介绍褟氏脂溢性脱发经验。内服用以二至丸加减的褟氏脂溢性脱发经验方,并注重配合针刺、灸

法、穴位注射疗法等。常用药物外治法：头皮油脂较多、瘙痒较甚者以脂溢性外洗液 S(广东省中医院院内制剂)洗头，金粟兰酊搽头；油脂较少、轻微瘙痒者以脂溢性外洗液 B(广东省中医院院内制剂)洗头，合用乌发生发酊(川芎、三七、红花、西洋参、黄芪、川椒等)搽头。常用针灸疗法：丹参穴位注射，梅花针头皮叩刺结合 TDP 神灯照射。

(撰稿：叶明花　审阅：黄健)

［附］ 参考文献

C

蔡莹.国医大师熊继柏诊治疑难病验案撷萃[J].湖南中医药大学学报,2019,39(11):1306

陈达灿,李红毅,欧阳卫权.国医大师禤国维[M].北京:中国医药科技出版社,2016

陈青扬,刘拓辉,王伟,等.国医大师熊继柏对新型冠状病毒肺炎的辨治方略[J].湖南中医药大学学报,2020,40(3):267

D

邓琳蓉,孙贵香,孙豪娴,等.国医大师熊继柏教授辨治肾病性水肿经验采撷[J].中国中医药导报,2020,17(33):145

丁木云,黄咏菁,李红毅,等.国医大师禤国维教授分期论治硬皮病经验[J].中医药导报,2019,25(1):30

G

郭麒,喻嵘,肖碧跃,等.国医大师熊继柏运用小陷胸汤合方治疗恶性肿瘤经验[J].湖南中医药大学学报,2020,40(3):271

H

侯君,夏婕,李红毅,等.国医大师禤国维教授中医皮肤病临证思辨观浅析[J].四川中医,2017,35(6):1

L

连建伟.中华当代名中医八十家经验方集萃[M].北京:知识产权出版社,2019

梁家芬,李红毅,刘炽.禤国维教授解毒法治疗皮肤病经验浅析[J].环球中医药,2013,6(12):926

梁家芬,张靓,李红毅,等.国医大师禤国维"三因制宜"辨治岭南地区痤疮经验[J].广州中医药大学学报,2020,37(6):1155

刘扬,何清湖,易法银,等.国医大师熊继柏教授论如何研读《黄帝内经》[J].时珍国医国药,2018,29(12):3023

刘朝圣.国医大师熊继柏学术思想与临证特色析要[J].中华中医药杂志,2019,34(2):605

刘浩林,丁超,吴科锐,等.浅谈国医大师禤国维治疗皮肤病经验[J].中华中医药杂志,2018,33(2):566

P

彭洁,姚欣艳.国医大师熊继柏运用益气聪明汤治疗重症肌无力经验[J].湖南中医药大学学报,2018,38(7):721

S

孙豪娴,孙贵香,邓琳蓉,等.国医大师熊继柏辨证化裁运用温胆汤验案举隅[J].湖南中医药大学学报,2020,40(5):521

X

熊继柏.国医大师熊继柏谈《湖南省新型冠状病毒肺炎中医药诊疗方案》[J].湖南中医药大学学报,2020,40(2):123

熊继柏.熊继柏医论集[M].北京:中医古籍出版社,2005

禤国维.从毒论治皮肤病[N].中国中医药报,2015-07-13(004)

Y

尹周安,刘朝圣,孙贵香,等.国医大师熊继柏诊治重症肝病用方思路与经验举隅[J].湖南中医药大学学报,2020,39(7):797

尹周安,孙桂香,刘朝圣,等.国医大师熊继柏临床组方用方的思路与经验[J].中华中医药杂志,2019,34(7):3031

Z

张斌,熊述清,杜泽敏,等.国医大师禤国维治疗特应性皮炎临床经验探析[J].江苏中医药,2019,51(2):17

郑伟娟,朱培成,李红毅,等.国医大师禤国维教授治疗扁平疣经验[J].四川中医,2019,37(2):19

钟程,张子圣,刘城鑫,等.国医大师禤国维教授治疗脂溢性脱发经验[J].中华中医药杂志,2018,33(1):133

周俭,曾光,鲜瑶瑶.国医大师熊继柏辨治顽痹经验举隅[J].临床医学研究与实践,2020,(13):133

（二）传染科

【概述】

2020年，公开发表的国家法定传染病范畴文献1 000余篇。其中新冠肺炎的研究约占80.0％，其余为病毒性肝炎、登革热、肺结核、病毒性脑炎、艾滋病、流感等疾病的治疗与研究。

1. 新型冠状病毒肺炎：见专条。

2. 病毒性肝炎

乙型肝炎：

梁惠卿等选取慢性乙型病毒性肝炎(CHB)合并非酒精性脂肪性肝病(NAFLD)患者160例，同期纳入单纯CHB患者160例，比较两组各项指标的差异。结果：与单纯CHB组比较，CHB合并NAFLD组男性较多、身体质量指数(BMI)明显升高、中医证型分布以湿热内结证为主($P < 0.05$)。ALT、AST水平降低，GGT、TC、TG、FPG、UA水平升高($P < 0.05$)；血清乙肝病毒脱氧核糖核酸、乙肝表面抗原水平降低($P < 0.05$)，CAP值升高($P < 0.05$)；肝脏纤维化程度加重($P < 0.05$)。认为，CHB合并NAFLD患者中湿热内结证较多，超重、代谢紊乱、肝组织纤维化明显。

林海等将CHB瘀血阻络证患者分为两组各65例，口服复方黄根颗粒及恩替卡韦分散片治疗，对照组用恩替卡韦。48周后，两组患者各项指标较本组治疗前均有不同程度的改善($P < 0.05$, $P < 0.01$)；且观察组患者肝功能、凝血指标等各项指标优于对照组($P < 0.05$)。

路振宇等符合入选标准的100例代偿期乙肝肝硬化患者随机分为两组，每组50例，其中对照组予以恩替卡韦治疗，观察组在对照组基础上联合运用宽胸散结、和胃通腑法(丹参、全瓜蒌、百合、鸡内金、柴胡、香附等)抗肝纤维化治疗，疗程24周结束后对比分析两组患者的临床治疗效果。结果：两组患者治疗24周后肝功能ALT、AST、TBIL均有下降(均$P < 0.01$)，观察组下降明显(均$P < 0.05$)。

3. 结核

王栋等将肺结核患者分为两组各68例。化疗组给予2EHRZ/4HR标准化疗方案，联合组给予扶正抗痨方(枸杞子、北沙参、黄精、百合、麦冬、黄芩等)联合2EHRZ/4HR标准化疗方案。比较两组患者临床疗效及肝功能及总胆红素、肝纤维、Ⅳ型胶原等指标。结果：联合组治疗3个月、6个月病灶吸收有效率和痰菌阴转率均显著高于化疗组($P < 0.05$)，且联合组肝功能损害发生率明显低于化疗组($P < 0.05$)。结论：扶正抗痨方辅助化疗药物治疗阴虚血瘀型肺结核患者能显著提高临床疗效，降低化疗不良反应，保护肝功能，抑制肝纤维化。

杨国强等将颈部淋巴结核患者分为两组。对照组64例给予常规抗结核治疗方案2HRZE/4HR；夏枯草组63例在此基础上服用夏枯草膏。两组患者均治疗6个月。治疗后随访1年，夏枯草组脱落3例，对照组4例。结果：治疗后夏枯草组总有效率优于对照组($P < 0.05$)。认为夏枯草膏联合常规疗法治疗颈部淋巴结核可明显升高患者血清CD_3^+、CD_4^+、CD_4^+/CD_8^+、IL-10水平，降低TNF-(水平与转手术率，提高临床症状缓解率及临床治疗有效率，且不增加不良反应。

4. 艾滋病

王小利等运用表面等离子共振 HIV-1 多靶点筛选系统对虎杖不同工艺提取物进行筛选,整合酶氨基耦联柱靶向富集提取物中高活性成分,在 TZM-bl 细胞和 PBMC 细胞中对富集产物进行抗 HIV-1 病毒活性评价。证实 HZ60-IN 有抗 HIV-1 病毒活性,主要通过影响 HIV-1 的整合酶活性发挥作用。

马玉青等从中医药防治 HIV/AIDS 免疫调节作用机制研究现状及 HIV 与细胞焦亡关系分析,提出细胞焦亡是中医药调节 HIV/AIDS 免疫功能作用机制研究的新位点,为中医药防治艾滋病作用机制研究提供了新思路。

孟鹏飞等从病毒学和免疫学角度出发,阐述分析 HIV 感染导致 CD_4^+ T 细胞损耗的各种机制,指出中医药治疗 HIV/AIDS 可能通过多靶点、多环节影响免疫功能,涉及 CD_4^+ T 细胞分化、成熟、应答、凋亡的各个环节,为探索其作用机制提供研究思路。

万廷军的研究采用 microRNA 芯片和定量实时聚合酶链反应结合生物信息学对脾肾阳虚证(YDSK)和热毒积聚证(AHT)的艾滋病患者进行对比分析。结果:鉴定出不同中医证型显著差异表达的 miRNAs,分别为 YDSK 和 AHT 的 hsa-miR-766-3p、hsa-miR-1260a 等,以及 hsa-miR-6124、hsa-let-7g-5p 等。生物信息学分析发现其 sde-mirna 之间存在生物学差异,如 ErbB 信号通路主要与 AHT 相关,而 YDSK 以局灶性粘连为主。综合征特异性的 SDE-miRNAs 进一步被确定为潜在的生物标志物,分别为 YDSK 的 hsa-miR-30e-5p、hsa-miR-144-5p 和 AHT 的 hsa-let-7g-5p、hsa-miR-126-3p。上述几项技术均为中医在 miRNA 水平上诊断和治疗艾滋病综合征奠定了生物学和临床基础,为免疫重建提供了潜在的诊断指标。

5. 手足口病

邹俊驹等运用网络药理学分析甘露消毒丹抗手足口病的有效成分、作用靶点及通路,共筛选出甘露消毒丹有效成分 25 种,潜在抗手足口病靶点 73 个,其中 30 个核心靶点,20 个显著富集通路,初步探究了甘露消毒丹抗手足口病主要潜在靶点和相关通路,结合课题组前期研究,证实了该方多成分、多靶点、整体调节的作用特点。

杨泽等为了系统评价蓝芩口服液治疗小儿手足口病的临床疗效和安全性,以计算机检索中国知网等 6 个数据库中关于蓝芩口服液治疗小儿手足口病的随机对照试验,检索时限为建库至 2019 年 4 月 26 日。采用 RevMan 5.3 软件进行数据分析,文献质量评价采用 Cochrane 协作网的 ROB 工具。最终纳入 24 篇,总样本量 3 491 例,试验组 1 826 例,对照组 1 665 例。Meta 分析结果显示,在疗效方面,蓝芩口服液联合常规治疗优于西药常规治疗差异有统计学意义(RR 总有效率＝1.20,95% CI[1.16,1.23],$P<0.000\,01$)。

6. 登革热、病毒性脑炎、流感、甲流、腮腺炎、水痘

刘荃乐等收集近年来相关文献,分析总结中医药治疗登革热用药特点,为中医药治疗登革热提供参考,本次分析共涉及 153 味中药,使用总频次为 40 980 次,出现频次前 5 位的单味中药分别是甘草、连翘、金银花、赤芍、板蓝根。通过聚类分析显示,常用的药物组合分别对应小柴胡汤/柴葛解肌汤、清瘟败毒饮、银翘散和犀角地黄汤的常用药。

吕小琴等通过 RT-PCR 核酸检验法确定甲型 H1N1、甲型 H3N2 以及乙型流感病例,通过自拟《流感病例中医症状调查表》采集患者信息,以 epidata 录入并通过 SPSS22.0 统计软件进行数据分析。结果:证型皆以寒包火证为主,风热证次之,风寒证最少;症状中甲型 H1N1 与甲型 H3N2 皆以发热、咳嗽、流涕最为多见,乙型流感以发热、咳嗽、咽痛最为多见。

叶勇介绍,张涤教授总结流行性腮腺炎主要病因为"风温邪毒",基本病机为"外感温毒、痰毒互

结"，基础治法为"散邪驱毒"。

崔平将儿童水痘患者分为两组各 30 例。两组均用阿昔洛韦治疗，观察组加用银翘解毒汤治疗。结果：观察组临床症状缓解时间较对照组短（$P<0.05$）。治疗后两组血清白介素-6、肿瘤坏死因子、白介素-8 水平下降，且观察组下降较对照组更明显（$P<0.05$）。观察组不良反应发生率较对照组低（$P<0.05$）。

（撰稿：张玮　审阅：徐列明）

【新型冠状病毒肺炎的病名及病因病机研究】

彭延辉等认为，国家卫生健康委员会先后更新发布的 7 版《新型冠状病毒肺炎诊疗方案》（简称《诊疗方案》）中至《诊疗方案试行第三版》中开始增加了中医治疗方案，首次明确本次 COVID-19 属于中医疫病范畴，因为感受疫戾之气，病位在肺，基本病机特点为湿、热、毒、瘀，可分为湿邪郁肺证、邪热壅肺证、邪毒闭肺证、内闭外脱证；《诊疗方案试行第四版》《诊疗方案试行第五版》《诊疗方案试行第五版修订版》以及《诊疗方案试行第六版》中疾病所属范畴和病因虽延续《诊疗方案试行第三版》之表述，但关于病位和病机的描述则被删除。在《诊疗方案试行第三版》中有关于病机的表述，之后的版本并未明确写出，对之后各版本《诊疗方案》的中医部分进行研读，并结合专家观点、时令节气及疫病的发展，认为之后版本的病机认识可总结为湿、寒、毒、瘀、虚；较之《诊疗方案试行第三版》，主要变化是由"热"修订为"寒"。疫病初期多见外感寒湿疫毒，病位在表，正邪交争，寒湿入里郁于肺脏，成寒湿郁肺之证，或寒湿郁而化热，便为湿热蕴肺之证，或素体阳虚则可出现阳虚寒凝证，若素体阳盛便转化为里热之实证；中后期若疫毒深重或正气虚衰，疫毒内陷或逆传心包，则可致疫毒闭肺之重症，甚则成内闭外脱之危重症；恢复期必有肺气虚、肺阴虚之证。研究提示，从《诊疗方案试行第三版》到《诊疗方案试行第六版》中对

于病机的认识的变化，体现出随着疫情的发展，疫病的本质也越发明显，是一个对疫病认识逐渐加深的过程。

王怡菲等通过对 24 个省市自治区新冠肺炎的中医诊疗方案进行整理、分析，探讨其病因病机及证素特点。对方案中的中医病名进行汇总、分析。结果：有 21 个诊疗方案明确了中医病名，其中又有 19 个诊疗方案将其归于中医"疫病"范畴。大多数方案将疾病病名定义为"疫病""风瘟""湿瘟""瘟疫""温病"等。新冠肺炎的高致病性和强烈传染性符合"中医疫病"的诊断，且广义的温病包括"温（瘟）疫"。但在部分诊疗中出现将疫病与时行温病相混淆的现象，临床上需要注意区别。病位在肺，可累及脾胃，为感受疫戾之气所致，以湿毒壅肺为主要病机，以"湿、毒、闭、虚"为主要证素特点。由于气候、地域、患者体质等因素的影响，其疾病性质各有不同，因此，在诊疗时还需根据具体情况，三因制宜，辨证论治。

过建春等提出，新冠肺炎的中医病名为"肺疫"，病因为寒、湿、热、毒等不同属性病邪侵袭，初起核心病机是外邪郁肺困脾，病变过程存在热（火）、寒、湿、毒、痰、滞、结、瘀、燥、虚等病机变化。

刘智霖等认为，COVID-19 属于"疫病""湿疫"范畴，病因是感受疫戾湿毒，病位主要在肺脾，病性以湿为主，寒热错杂，虚实夹杂，主要病机为疫戾湿毒犯肺，气机闭阻，肺脾气虚；病机特点为肺脾相关。

卢芳国等认为，"暖冬"异常的气候条件（非时之气）与独特的地理位置共同作用，构成了湖北省武汉市寒湿疫蔓延的重要基础。丁酉年肺中伏燥被己亥年（2019 年）"暖冬"异常气候和庚子年（2020 年）燥气所引动，并与外界之寒湿疫邪相兼，合而为病。病变部位以上焦肺卫为中心，可向中焦脾胃传变，病情危重者出现"逆传心包"或致下焦肝肾病变。初期（寒湿郁肺、燥伤肺阴）寒湿疫邪初起，邪在卫分，湿邪与燥邪犯表；中期（疫毒闭肺，肺燥津亏）寒湿疫邪进入气分，湿邪久郁而化热，煎灼津液，其病邪由寒湿化为湿热或湿毒；重症期（内闭外脱）由于素体阳

虚,疫毒内陷,邪陷正衰,变生诸证;恢复期(肺脾气虚)疫病后期,经正邪相搏,邪祛正虚。

丁兆辉等认为,导致病情转重原因有二:一方面,责之于湿热疫毒由膜原侵犯上焦焦膜,内陷心包,弥漫三焦;另一方面,归咎于机体免疫力低下。湿疫毒邪郁遏化热,长驱直入,由于焦膜之间相互牵连,湿热疫毒势必内陷,波及整个肺间质乃至肺实质而成白肺。而正气亏损,免疫力严重受创是病情危重的病理基础。因此,提高机体免疫力,养护正气是防治关键。

蔡圆梦等认为,新型冠状病毒感染肺炎属"疫病"范畴,以湿邪为主,可命名为湿毒疫,病性属偏热或偏寒,并未定论,病位主要以肺脾为主,湿毒郁肺,脾虚湿滞为主要病机。华光等认为,新型冠状病毒感染肺炎以湿邪为患,病位在肺,与脾胃相关,并提出在病程各阶段都应顾护脾胃。

巴元明等认为,新冠肺炎为夹湿的疫疠毒邪,并将病程分为三期,初期为湿疫袭表、犯肺困脾,中期为邪犯少阳、湿疫壅肺,严重者则湿疫直达、内闭外脱,恢复期为气阴两虚、肺脾俱虚。

徐克菲等通过观察临床症状及"和中化湿"法的临床有效性,得出"湿邪"为新冠肺炎的重要病因。

冯淬灵等通过对124例患者舌象及症状进行分析,认为湿毒疫邪是最主要的致病因素,湿毒弥漫三焦;湿毒困脾、疫邪闭肺是核心病机。刘春华等认为,湿热疫毒之气是导致COVID-19的重要原因,致病关键在于疫毒湿热之邪充斥三焦。

郑榕等认为,寒湿疫毒为主要病因,同时也提出临床仍需辨证,考虑患者体质及地域因素。郭丽颖等认为,新冠肺炎主要病机是寒湿合伏邪热化。

(撰稿:鲍健欣 李莹 叶敏超 审阅:陈小野)

【新型冠状病毒肺炎的治疗】

新冠肺炎疫情暴发早期,中医药防治措施被纳入国家诊疗方案。《新型冠状病毒感染的肺炎诊疗方案(试行第7版)》中推荐的"三药三方":金花清感颗粒、连花清瘟胶囊、血必净注射液、化湿败毒方、清肺排毒汤、宣肺败毒方是在中医药辨证论治、动态观、整体观的思想指导下,结合临床实践总结凝练出"三药三方",具有减轻发热症状、减少激素用量和减轻并发症等方面作用。

各省(自治区、直辖市)亦相应出台了中医药防治方案。北京市冬季寒冷干燥,湿郁化热伤津成为疾病初期、极期和恢复期的主要病机特点,因此治则与方药部分,体现了"早期清热、解毒、化湿、宣肺,极期降气、化痰、凉血、活血,始终贯穿补益气阴以扶正"的思想;内蒙古结合本地气候特点,总结本病发病特点为"湿、毒、燥、热",病位在肺脾,病机为"脾湿肺燥",采用"一人一策、一人一方"辨证论治;上海地区患者尤以"热"和"毒"为甚,所以其治疗方案在证型名称以湿毒郁肺型、热毒闭肺型命名,治疗采用清热解郁、以疏利之;江苏省认为本病属于"瘟毒上受",基本病机演变是"湿困表里,肺胃同病,如遇素体肺有伏热者,则易邪毒内陷,变生厥脱",治疗多以化湿辟秽,清养肺胃为主。

孙易娜等收集2020年2月5日—3月10日在武汉市5家方舱医院轻型/普通型患者295例,根据治疗方案分为清肺排毒汤组199例和联合用药组96例,清肺排毒汤组仅给予清肺排毒汤口服治疗,联合用药组在口服清肺排毒汤基础上联合西药或中成药治疗,结果两组患者住院期间均无重症/危重症转化者,清肺排毒汤组患者住院中位时间为9.0(7.0~12.0)d,核酸转阴中位时间为5.0(3.0~9.0)d,联合用药组分别为16.0(11.0~22.0)d、10.0(7.0~14.0)d,组间比较$P<0.05$;清肺排毒汤组患者咯痰消失时间短于联合用药组($P<0.05$),而其他主要症状消失时间比较$P>0.05$;清肺排毒汤组患者胸部CT吸收率为95.0%(153/161),联合用药组为91.2%(83/91),组间比较$P<0.05$。

王遥等认为,"肺肠合治"是新冠肺炎的关键治法,通过宣肺通腑、分消走泄等形式,实现清除病理产物,祛除疫邪,恢复脏腑功能、气机。

巴元明等认为,该病转归的关键病机是邪犯少阳、湿疫壅肺。提出"和解少阳,化湿解毒"的治则。并据此对 61 例新冠肺炎患者采用"肺炎 1 号"(柴胡、黄芩、法半夏、党参、全瓜蒌、槟榔等)联合西医常规治疗。治疗后,患者发热、咳嗽、乏力等相关症状较治疗前显著好转。肺部 CT 病灶面积减小,变薄变淡。

何健卓认为,"扶正祛邪、截断扭转"是防治新冠肺炎并发脓毒症的重要方法,早、中期即应运用截断扭转以达到"既病防传"的目的,能有效地防治脓毒症脏器功能衰竭。"扶正祛邪、截断扭转"法可能通过减少炎症细胞因子,调节凝血,减轻肠黏膜损伤等作用机制参与调节新冠肺炎并发脓毒症,对其具有潜在的治疗作用。

何堂清等认为,该病在恢复期"正气不足,余邪未清,痰瘀阻络"为核心病机,病性属本虚标实,以气虚、阴虚为主,同时兼有尚未祛除的病理产物,因此在恢复期,"扶正、透邪、通络"当为其根本治法。

杜松等强调"截断扭转"在新冠肺炎治疗中重要作用,将新冠肺炎归属疫毒,具有寒、燥、湿的特点,针对病情特点,抢在疾病变化之前,先证而治,截断病情,要早温阳、早化饮、早润燥、早活血、早攻下。

王鑫等在疫情防治中不断总结经验,形成了"甘肃方剂",探索出"关口前移、截断扭转、防治在早期、治愈在初期"的策略。未病之前,将关口前移,扶助正气,避其毒气,欲病救萌,以防患于未然;发病以后,先证而治,截断扭转,驱邪外出,将新冠肺炎治愈在初期阶段;病愈之初,健脾益肺、培土生金、和胃化湿,以防复发。

王潇等认为,新冠肺炎恢复期大便病毒核酸检测阳性患者病机属"邪伏阳明",中药灌肠既可直接作用于肠道,也可避免药力过重,苦寒伤胃,以及潜在的肝肾毒性问题。

周芳等采取"宣透达表法""清热解毒法""表里和解法""辟秽化浊法"四法联用,创立"宣清和化方"(荆芥、连翘、牛蒡子、苦杏仁、柴胡、黄芩等)用于治疗新冠肺炎早期患者,经临床验证确有疗效。

姬爱冬等认为,湿邪是新冠肺炎的一大特性,当以芳香避秽化浊治之,中药香薰疗法恰是治疗新冠肺炎的有效手段之一。

张秀琢等认为,艾灸对新冠肺炎有辅助治疗作用,能够缩短发热、咳嗽、乏力症状持续时间,有效缓解中医证候,缩短住院天数。

程德忠等通过对临床观察发现,联合应用连花清瘟颗粒能明显改善新冠肺炎普通型患者的发热、乏力、咳嗽、咳痰、气促、胸闷等症状,提高主要症状有效率,降低普通转重型比例。Hu K 等对 284 例新冠肺炎感染患者的多中心随机临床试验中发现,在常规治疗的基础上加用连花清瘟胶囊可提高症状(发热、咳嗽、乏力)的复发率、胸部 CT 表现改善率和临床治愈率。

冯芮琪等认为,此次疫情的发生与特殊的时令、异常的气候及人体抵抗力三者密切相关,且不同的地区、不同的人群症状具有差异性,单一的治疗方案并不适合所有人群,因此要用"三因制宜"的理论指导临证辨治。

(撰稿:李莹 叶敏超 审阅:徐列明)

[附] 参考文献

B

巴元明,李伟男,王林群,等."肺炎 1 号"治疗 2019 冠状病毒病的临床疗效研究[J].中华中医药杂志,2020,35(4):2178

C

蔡梦圆,吴澎泞,杨仁旭,等."肺脾同治"法在新型冠状病毒肺炎中的应用[J].中药药理与临床,2020,36(2):63

程德忠,王文菊,李毅,等.51 例新型冠状病毒肺炎患者

应用中药连花清瘟疗效分析:多中心回顾性研究[J].天津中医药,2020,37(5):509

崔平.银翘解毒汤联合阿昔洛韦治疗儿童水痘临床观察[J].实用中医药杂志,2020,36(9):1162

D

丁兆辉,何军,万丽玲.从"焦膜"探讨新型冠状病毒肺炎"白肺"形成的病机思考[J].世界科学技术-中医药现代化,2020,22(3):736

杜松,范逸品,刘寨华,等."截断扭转"理论内涵及其在新型冠状病毒肺炎中的应用[J].中华中医药学刊,2020,38(6):1

F

冯淬灵,刘治坤,冯枫,等.2019冠状病毒病124例患者舌象分析[J].中华中医药杂志,2020,35(4):2159

冯芮琪,路童,战丽彬."三因制宜"理论辨治新型冠状病毒肺炎探析[J].中华中医药学刊,2020,38(4):15

G

郭丽颖,苗静,伍喜良,等.基于"寒湿"思考新型冠状病毒肺炎的中医治疗[J].中国中医急症,2020,29(12):2073

过建春,万海同.新型冠状病毒肺炎的中医病因病机与治则治法探讨[J].中医杂志,2020,61(13):1118

H

Hu K, Guan WJ, Bi Y, et al. Efficacy and safety of Lianhuaqingwen capsules, a repurposed Chinese herb, in patients with coronavirus disease 2019: A multicenter, prospective, randomized controlled trial[J/OL]. Phytomedicine, 2020[2021-04-05]. https://doi.org/10.1016/j.phymed.2020.153242

华光,蒋霞,周丽凤,等.从"顾护脾胃"论治新型冠状病毒肺炎[J].中医药导报,2020,26(13):4

何健卓,黄宇新,蔡彦,等."扶正祛邪、截断扭转"论治新型冠状病毒肺炎并发脓毒症的机制与实践[J].中国中西医结合杂志,2020,40(7):858

何堂清,丁齐又,周亚娜,等.运用扶正透邪通络法治疗新冠肺炎恢复期验案3则[J].吉林中医药,2020,40(11):1401

J

姬爱冬,薛姗,黄容,等.中药香薰疗法对新冠肺炎的防治作用及社区教学推广策略[J].按摩与康复医学,2020,11(11):6

江苏省新型冠状病毒肺炎中医辨治方案(试行第三版)[J].江苏中医药,2020,52(4):7

L

李秀惠,杨华升,李丽,等.《北京市新型冠状病毒肺炎中医药防治方案(试行第三版)》解读[J].北京中医药,2020,39(3):220

梁惠卿,连开伟,陈少东,等.慢性乙型病毒性肝炎合并非酒精性脂肪性肝病中医证型及相关指标分布特点[J].中国中西医结合杂志,2020,40(5):535

林海,吴悠,莫琼,等.复方黄根颗粒联合恩替卡韦治疗慢性乙肝瘀血阻络证临床观察[J].中国实验方剂学杂志,2020,26(21):142

刘春华,刘飞,陈福如,等."三焦分治湿热疫毒"理论对新型冠状病毒肺炎的指导作用[J].浙江中医药大学学报,2020,44(9):899

刘荃乐,黄满花,陈百坚,等.基于文献分析的中医药治疗登革热用药特点分析[J].中国中医急症,2020,29(7):1154

刘智霖,史利卿,马建岭,等.新型冠状病毒肺炎肺脾相关病机及证治探讨[J].天津中医药,2020,37(4):377

卢芳国,吴涛,王平,等.从"寒湿伏燥"谈新型冠状病毒肺炎之病因病机[J].湖南中医药大学学报,2020,40(3):263

路振宇,党殿杰,朱孝轩.宽胸散结、和胃通腑法对代偿期乙肝肝硬化抗肝纤维化治疗作用的临床研究[J].时珍国医国药,2020,31(1):140

吕小琴,李敏,刘清泉.流行性感冒不同病原的中医病证研究[J].中国中医急症,2020,29(1):61

M

马玉青,桑锋,许向前,等.细胞焦亡——中医药调节HIV/AIDS免疫功能作用机制研究新位点[J].中华中医药杂志,2020,35(6):2974

孟鹏飞,马秀霞,桑锋,等.中医药治疗HIV/AIDS影响

CD$_4^+$ T 细胞作用靶点探析[J].中华中医药杂志,2020,35(1):319

N

内蒙古自治区卫生健康委员会.内蒙古自治区卫生健康委员会办公室关于印发内蒙古自治区新型冠状病毒肺炎中医药诊疗方案(试行第二版)的通知[EB/OL].(2020-02-14)[2020-02-28]. http://wjw. nmg. gov. cn/doc/2020/02/01/286021.shtml

P

彭延辉,王雪峰,韦丹.初步探讨《新型冠状病毒肺炎诊疗方案》的中医病机之变化[J].湖北中医药大学学报,2020,22(2):5

S

上海市卫生健康委员会.关于印发《上海市新型冠状病毒肺炎中医诊疗方案(试行第二版)》的通知[EB/OL].(2020-02-24)[2020-02-28]. http://wsjkw. sh. gov. cn/zyygz2/20200224/a1f1aab9745e4490867cb4aaf40eaad0.html

孙易娜,吕文亮,李昊,等.清肺排毒汤治疗轻型/普通型新型冠状病毒肺炎 295 例多中心临床研究[J].中医杂志,2021,62(7):599

W

Wan T,Liu X,Su Y,et al. Biological Differentiation of Traditional Chinese Medicine from Excessive to Deficient Syndromes in AIDS: Comparative MicroRNA Microarray Profiling and Syndrome-Specific Biomarker Identification [J]. Journal of Medical Virology, 2020,93(6):3634

王栋,贾米山,韩娜.扶正抗痨方辅助化疗药物对阴虚血瘀型肺结核患者血清 Foxp3、IL-2R、MCP-1 及肝功能的影响[J].中医学报,2020,35(1):189

王潇,杨德义,郭蕾蕾."泄浊解毒"中药灌肠治疗大便新型冠状病毒残留[J].浙江中医药大学学报,2020,44(8):734

王鑫,张志明,王功臣,等."甘肃方剂"在新型冠状病毒肺炎防治中的应用策略分析[J].中国实验方剂学志,2020,26(16):21

王遥,谢春光,由凤鸣,等."肺肠合治"论治新冠肺炎[J]中药药理与临床,2020,36(2):58

王小利,胡秦,刘伟,等.虎杖靶向富集活性组分抗HIV-1 活性研究[J].中草药,2020,51(3):717

王怡菲,邱模炎,裴颢,等.基于 24 个省市自治区诊疗方案的新型冠状病毒肺炎中医病因病机与证素特点探讨[J].天津中医药,2020,37(5):496

X

新型冠状病毒肺炎诊疗方案(试行第七版)[J].中国医药,2020,15(6):801

徐克菲,邓丽华,李高文,等."和中化湿"法治疗新型冠状病毒肺炎的可行性及有效性分析[J].中医药信息,2020,37(3):100

Y

杨国强,张靳,张绿浪,等.夏枯草膏联合常规疗法治疗颈部淋巴结核的疗效及对免疫功能和炎症因子水平的影响[J].中国中西医结合杂志,2020,40(8):914

杨泽,吕健,孙梦华.蓝芩口服液治疗小儿手足口病有效性和安全性的系统评价[J].中国中药杂志,2020,45(15):3547

叶勇,张涤.张涤教授治疗小儿流行性腮腺炎临床经验[J].湖南中医药大学学报,2020,40(6):701

Z

张秀琢,李黎,王明洁,等.艾灸辅助治疗新型冠状病毒肺炎 7 例临床分析[J].安徽中医药大学学报,2020,39(4):4

郑榕,陈琴,黄铭涵.从"寒湿疫毒"辨治新型冠状病毒感染肺炎[J].中国中医药信息杂志,2020,27(8):18

周芳,蔡威,李旭成,等.从宣、清、和、化角度探讨COVID-19 的中医药防治策略[J].中医学报,2020,35(7):1362

邹俊驹,马丽,贺又舜,等.基于网络药理学探讨甘露消毒丹对手足口病的作用机制[J].中药材,2020,43(1):171

学术进展

（三）肿瘤科

【概述】

2020 年具有重要参考价值的中医药或中西医结合治疗恶性肿瘤（包括血液肿瘤）共 940 余篇文献，主要特色与亮点如下。

"痰""毒""瘀"依然是导致恶性肿瘤发生与发展的关键病因。但"阳化气，阴成形""遗邪或伏邪内伏""形精不足""阴火""血不利则为水""大气下陷""玄府失调"以及"胃气败""脾脏衰""肝脏损""阳虚生内寒，寒凝则血瘀"等病因病机的提出，提示虚损是肿瘤发病的内伤基础，伏邪是恶性肿瘤的外在条件，外因通过内因而起作用。为以扶正为主的临床治疗提供了理论依据。

单纯中医药治疗主要集中在老龄患者、复发或转移的晚期患者以及耐药难治患者；经相关治疗可以缓解的肿瘤治疗依然为中西医结合治疗，其目的是利用中医药来增效与减毒。治疗肿瘤相关并发症 2020 年已引起中医界的高度重视，例如，防治化疗胃肠道不良反应、骨髓抑制、神经毒性等。针对靶向药物治疗心血管毒性及凝血功能异常不良反应也是 2020 年中医药治疗的重点方向，但临床研究的论文数量与质量均比较有限。癌性疼痛、癌性贫血、癌性腹水、癌性胸水、癌性乏力、癌性发热、癌性恶病质、肿瘤相关抑郁状态、癌性相关静脉血栓（高凝状态）等中医药治疗也有相关报道。名老中医临床经验总结与传承，以及注重中晚期恶性肿瘤生存质量等方面亦呈常态化研究。

以增效为主体的抗肿瘤研究处于未艾状态，抗肿瘤转移、复发、血管生成等基础研究也呈常态化进行，经验方与单药或单体成分是 2020 年抗肿瘤机制研究的主体，经方治疗肿瘤依然是基础研究探索的热点。正在热议的网络药理学研究方法，为中药或复方抗肿瘤机制研究与寻找效应靶点提供了科学方法，已被广泛用于抗肿瘤药物筛选及其机制研究。

虽然有多篇关于恶性肿瘤病因病机的理论研究文献，但创新程度并不明显，尤其缺乏原始创新的理论研究，包括名老中医经验整理等。临床研究主要为单中心、非随机、样本量少、缺乏质量控制、随症加减过程中的中药质量以及合并西药、输血量、造血刺激因子应用等变数较大，影响临床疗效整体评价。

（撰稿：陈信义　审阅：孟静岩）

【肿瘤癌毒病因论研究】

1. 病机认识

梁启军等总结了中医对毒的认识，主要分为四种：①指药物的毒性与偏性；②泛指邪气或炽烈的邪气；③基于普通邪气转化的致病性更强的邪气；④邪气纠缠不解的病理状态。讨论了癌毒与癌的关系，首先探讨了经典中散见癌毒的源头性论述：一是邪气侵入，留血脉不去，是肿瘤类疾病形成的一种初始原因；二是邪气侵入，滋生癌毒，癌毒促生肿瘤。并在上述观点的基础上辨癌毒，认为癌毒不是独立原始之邪，是再生、依附之邪，是多种其他邪气潜伏某处长久蕴结而生，可以从滋生癌毒的其他邪气和局部滋生微环境条件是否出现，来界定癌毒是否形成。如伏邪、长期乏力、情绪异常、长期痰湿郁结等方面。

魏小曼等认为大肠癌是在正虚（脾虚）的基础上，外感湿邪、饮食不节、情志失调等内外多种因素共同诱导而生成癌毒，与湿、热、瘀等病理因素交杂复合，搏结于肠道，伤及肠腑，导致肠腑通降失司而形成癌肿。李志鹏等认为,食管癌为本虚标实之证,正气亏虚、脏腑功能失调是食管癌的发病基础,而痰瘀互结、癌毒内蕴是食管癌发病及转移的病机关键。姜菊玲等认为胰腺癌转移病机复杂,但总以正气亏虚,邪毒亢盛,循经传舍,变化丛生为要,而癌毒是传舍的先决条件,本虚是传舍的根本。

2. 医家经验

程海波等总结介绍周仲瑛所提倡的以病机为核心构建的辨证论治体系,应从病理因素、病位、病性三个方面解析中医癌毒病机辨证体系的基本要素,包括辨识基本病理因素、辨识具体脏腑病位、确立治则治法及选方用药,以期丰富完善中医肿瘤理论体系,为中医肿瘤临床辨治提供指导。周氏认为,"抗癌祛毒"是贯穿肿瘤治疗始终的基本治法,提出"祛毒即是扶正""邪不去,正必伤"的学术观点,抗癌祛毒是积极的、主动的、进攻性的治疗措施,是治疗的核心问题。

蔡云等总结介绍周仲瑛治癌经验,周氏认为肿瘤发病,乃正虚与"癌毒"相互作用的结果。正虚是导致肿瘤产生的病理基础,"癌毒"是导致肿瘤产生、复发及转移的必要条件。癌毒是肺癌发生和发展的关键,癌毒与痰、瘀、热等病理因素相互化生胶结,耗伤气阴,形成热毒痰瘀互结、气阴两虚的基本病机。

张佳慧等总结介绍王笑民从"毒"论治肿瘤经验,王氏提出"益气活血法治疗肿瘤",其治疗方法为"局部微创、整体中医"。临证治疗具有以下特点:一是攻毒,运用有毒之药以毒攻毒,如蜈蚣、全蝎、蜂房、北豆根、木鳖子等;二是解毒,消解痰毒、瘀毒,如太子参、茯苓、白术、黄芪、柴胡、八月札等;三是排毒,疏通三焦、邪有出路,如麦冬、苍术、巴戟天、车前子、泽泻、全瓜蒌等。

谷雨等总结介绍周仲瑛辨治乳腺癌临证经验,周氏认为乳腺癌以痰、瘀、毒为主要致病因素;又因病位在乳房,与肝肾关系密切,涉及脾、胃、胆;病程较长,病机特点为邪实与正虚并存。其治疗当以疏肝理气、解毒化瘀散结为主,治疗过程中兼以固护正

气。用药也当选用祛邪不伤正之品,如清热解毒类:白花蛇舌草、半枝莲、功劳叶、漏芦、石见穿、蒲公英等;软坚散结类:山慈菇、土鳖虫、炮穿山甲、炙鳖甲、海蛤壳、生牡蛎等;化痰解毒类:南星、夏枯草、炙僵蚕、桑白皮、葶苈子、白芥子等;活血化瘀类:三棱、莪术、桃仁、红花、王不留行、水蛭等;可适量选用以毒攻毒,如全蝎、蜈蚣、蜂房、马钱子、红豆杉等虫类药或毒性药祛邪解毒。

张曦文等总结介绍花宝金运用抗癌解毒药对治疗肿瘤经验,花氏认为"正气内虚"是肿瘤发生的根本,"癌毒"是肿瘤发生的必要条件。清热解毒或攻毒散结之法常贯穿于始终,根据肿瘤的不同类型及发病阶段,其常用七组抗癌解毒药对:①夏枯草-半枝莲;②石见穿-猫爪草;③金荞麦-蒲公英;④龙葵-白英-白花蛇舌草;⑤山慈菇-浙贝母;⑥藤梨根-蛇莓;⑦全蝎-蜈蚣。

(撰稿:高宠 王笑民 审阅:陈信义)

【中医药治疗肿瘤相关性贫血研究】

刘吟宇等将60例肿瘤相关性贫血(CRA)患者随机分为两组。对照组行常规化疗,并给予多糖铁复合物胶囊及复合维生素B;观察组在此基础上联合中药当归补血汤并随症治疗,疗程均为2个月。结果:观察组总有效率为90%(27/30),对照组为73.3%(22/30),$P < 0.05$。与对照组比较,观察组CD_3^+、CD_4^+水平及CD_4^+/CD_8^+比值均升高(均$P < 0.05$)。张立晓等将98例胃癌切除术后贫血患者随机分为两组,单药组均行常规化疗,并给予蔗糖铁注射剂,联合组在此基础上加用血速升颗粒(黄芪、阿胶、当归、鸡血藤、淫羊藿)治疗,疗程均为4周。结果:与单药组比较,联合组HGB、HCT、MCH、SF比值均升高(均$P < 0.05$)。

娄悦等将60例CRA患者随机分为两组。对照组行常规化疗,并给予多糖铁复合物、叶酸片及复合维生素B;观察组在此基础上联合中药补血养荣膏(黄芪、党参、白术、茯苓、炙甘草、熟地黄等)并随症

治疗,疗程均为 4 周。结果:与对照组比较,观察组 Hb、WBC、RBC、HCT 比值均升高(均 $P<0.05$)。彭敏等将 93 例宫颈癌同步放化疗患者分为两组,观察组 48 例与对照组 45 例,对照组仅给予放射治疗和化疗,观察组在对照组基础上联合中药益气健脾方(黄芪、当归、党参、茯苓、白术、怀山药等)并随症治疗,疗程均为 8 周。结果:与对照组比较,观察组 CD_3^+、CD_4^+、CD_4^+/CD_8^+ 比值均升高(均 $P<0.05$)。

刘雄伟等将 120 例晚期胃癌患者随机分为两组,对照组给予卡培他滨或 XELOX(奥沙利铂＋卡培他滨)方案化疗,观察组在此基础上联合中药益髓方(龟板、黄芪、党参、白术、黄精、菟丝子等)治疗,疗程均为 1 个月。结果:与对照组比较,观察组 RBC、粒细胞、WBS、Hb、PLT 比值均升高(均 $P<0.05$)。凌绮等将 60 例肠癌患者随机分为两组,常规组给予 FOLFOX4 方案治疗,实验组在此基础上联合中药自拟固元解毒汤(炒白术、山药、炙黄芪、枳壳、太子参、山萸肉等)治疗,疗程均为 3 周。结果:实验组总有效率为 36.6%(11/30),常规组为 23.3%(7/30),$P<0.05$。与常规组比较,实验组 PL、Hb 以及 WBC 比值均升高(均 $P<0.05$)。

CRA 这类出血均属中医"血证"范畴,血证论治至关重要。祝微等对中医药防治化疗后骨髓抑制用药规律分析也显示药物多归脾、肝、肾经。蒋益兰等认为肿瘤血证可分为气滞血瘀、热盛迫血、气逆失血、气虚不摄、气陷失血等证型,以柴胡疏肝散、蒲丹止血方、小乌沉汤、归脾汤、补中益气汤等为基础方加减。贾梦冉等介绍李佩文治疗 CRA 的临床特点,确立益气、凉血、止血的基本治则,结合肿瘤类型及出血部位,临证常用对药,如乌贼骨与白及、浙贝母与乌贼骨、生地与侧柏叶、当归与益母草、茜草与乌贼骨、红藤与槐花等。吴鑫阳等认为癌性贫血的中医药治疗方法,大致分为三大类:一类是中药单药治疗,如党参、鹿血晶、当归、熟地黄、阿胶、紫河车等;第二类是中医药复方治疗,如四物汤、圣愈汤、归脾汤等;另一类是中成药及注射剂治疗,如参附注射液、黄芪注射液、贞芪扶正颗粒、复方阿胶浆等。

目前中医药对 CRA 临床研究缺少规范性,临床研究水平有待提高,针对中医治疗肿瘤相关性贫血的机制研究较少,且对于免疫靶向治疗引起的贫血,中医鲜见报道,需要进一步加强。

(撰稿:栗枭杰 侯丽 审阅:陈信义)

【固本清源理论在肿瘤治疗中的应用】

"固本清源"理论的"固本"是指固护机体"正气",提高患者的防病抗病能力;"清源"是指祛除肿瘤发生、发展的致病因素,从源头上控制形成肿瘤的"邪毒"。

周慧灵等介绍林洪生固本清源理论治疗肿瘤学术经验,林氏认为"固本清源"理论是由传统"扶正培本"理论发展而来,结合多年的临床经验以及循证医学研究,进一步提出"固本清源"的思想,并总结出"五治"的治疗经验:①防护治疗——注重固本,旨在减轻不良反应;②加载治疗——注重清源,旨在减毒增效;③巩固治疗——固本与清源兼顾,以固本为主,旨在防止复发;④维持治疗——固本与清源兼顾,以清源为主,旨在防止转移;⑤单纯中医治疗——固本与清源兼顾。治疗时,林氏认同李东恒的观点"脾胃弱则百病即生,脾胃足则外邪皆息",肿瘤治疗当固护脾胃,健脾益肾,防止恶性肿瘤复发的同时减轻患者的不适,常在方药中加入白芍药、赤芍药、当归、鸡血藤等养血活血之品,佐以党参、生黄芪、焦白术、淫羊藿、阿胶珠等药健脾益肾。

孙晓东等认为"固本清源"治疗肿瘤具有狭义和广义两种含义。狭义的固本清源中"固本"就是"扶正固本",而"清源"即"祛邪清源",指源头上控制肿瘤,祛除"毒""瘀"等病理因素,"清热解毒法""清热利湿法""软坚散结法""搜风通络法""活血化瘀法"等均属其列。而广义的固本清源区别于扶正祛邪的传统理论,着重强调在肿瘤治疗中固本与清源非单独应用,两者之间存在着相互依存、相互促进、互根互用的辨证关系。多法并用,首先是固本,运用补益法——血虚患者,用以当归补血汤;调和法——肝气瘀滞、脾胃不和患者,用以温胆汤和逍遥散。再次是清源,运用活血化瘀法——癥瘕积聚患者,用以全虫、土鳖虫、水蛭、虻虫、三棱、莪术等药;化痰散结法——痰饮停聚患者,用以牡蛎、浙贝、山慈菇、夏枯草等药;清热解毒法——低热、盗汗患者,用以金银花、半枝莲、猫爪草、牛黄、龙葵等药;以毒攻毒法——热毒蕴藉患者,用以壁虎、斑蝥、蝉蜕、全蝎、蜈蚣、蛇蜕等方药随症治疗。

许博文等基于"阳化气,阴成形"理论探讨肿瘤的中医辨治。"阳化气,阴成形"理论可诠释肿瘤的本质与病机特征,具有广泛的适用性。以"阴阳"论述肿瘤的发生、发展及转移,在"阳化气,阴成形"理论的指导下,明辨机体与瘤体的阴阳多寡及化气和成形的能力。固本就是有目的地充养机体的阳气,清源就是尽可能地消散瘤体的阴气,遏制瘤体的阳气,方能固本清源。治疗时应注重两点:一是微微少火,扶阳以消阴。肿瘤的发生是阳化气不足,致阴寒积聚,在此阶段应扶助阳气,使阴液运行,无以成形,即扶阳宜消阴。肿瘤也是慢性病,长时间的邪正斗争,使正气逐渐虚损。正如张介宾所说"善补阳者,必于阴中求阳",扶正培本法临床应用重视温补脾肾法的运用,扶阳以消阴。二是固本清源,调阳以散积。肿瘤的辨证多以扶正培本、清热解毒、软坚散结、活血化瘀为主,但单用攻伐或以补益为主难以收到满意的疗效。结合"阳化气,阴成形"理论,在"固本清源"的基础上选用合适的温阳药,助阳化气。如痰湿结聚形成的痰饮积聚,以温药和之;肿瘤晚期出现的软坚散结时,瘀血多与"寒凝"有关,阳气不足,当在活血化瘀的基础上加温阳之品布阳助通,调阳以散积。

林安阳等认为"正虚""痰湿""瘀滞""热毒"等病因贯穿于肠癌发展的整个过程,因虚致实复而因实致虚是肠癌的核心病机,因此要准确把握"固本"与"清源"的辨证关系,在临床上强调分期论治,早中期

肠癌毒邪正盛,正气始衰,故以"清源"为要,辨证运用行气化痰(土茯苓、山慈菇等)、活血化瘀(䗪虫、莪术等)、清热解毒(半枝莲、败酱草等)等"清源"治法,辅以健脾扶正,使邪去正安;晚期肠癌痰、瘀、毒邪胶结得势,正气虚衰,故以"固本"为要,辨证运用温肾健脾(肉苁蓉、茯苓等)、滋补肝肾(枸杞子、女贞子等)、补益气血(当归、黄芪等)等"固本"治法,辅以清源祛邪,"养正消积"。

(撰稿:王妍 周凯男 张英 审阅:陈信义)

【大肠癌的治疗与研究】

孔宪斌等认为现阶段中医理论指导下的中西医结合治疗恶性肿瘤策略主要以扶正与祛邪相结合。虽各医家对结直肠癌辨证分型不同,临证用药各异,但仍以虚、湿、痰、毒、瘀、滞为主的核心病机,并根据辨证不同、肿瘤发展阶段不同、所结合西医治疗不同而变化,以求阴平阳秘,带瘤生存为最终目标,并非单纯追求肿瘤缩小。Mao W等研究发现,随着科学技术的发展,中药剂型由传统的中药汤剂衍生出中药注射剂、中成药,并且有不少论著从分子、基因组、蛋白质组水平揭示中医药抗肿瘤的机理。一项荟萃分析显示康莱特注射液联合化疗治疗结直肠癌在有效率、卡氏评分、CEA、疼痛缓解率、不良反应发生率均取得不错疗效,为其临床应用提供可靠的循证证据。金金等荟萃分析发现,化疗加用华蟾素胶囊可提高近期有效率、改善患者生活质量及提高疼痛缓解率、降低白细胞毒性、胃肠道不良反应、肝功能损害及手足麻木的发生。Xiang Y等认为中药单体芍药苷通过抑制肿瘤细胞增殖和新生血管形成、诱导细胞凋亡、抑制肿瘤侵袭和转移发挥抗结直肠癌的作用。

闵桂林等将82例晚期结直肠癌患者随机分为两组,对照组均行常规化疗,给予XELOX方案进行治疗,观察组在此基础上联合中药十一味参芪胶囊(人参、天麻、黄芪、菟丝子、细辛、枸杞子等)并随症治疗,疗程均为18周。结果:与对照组比较,观察组

CA724、CA125、VEGF 及 CEA 比值均升高（均 $P<0.05$）。吴崇山等将 98 例结直肠癌患者随机分为两组，对照组均行常规化疗 FOLFOX 方案治疗，观察组在此基础上联合中药复方斑蝥胶囊（斑蝥、莪术、山茱萸、刺五加、人参、半枝莲等）并随症治疗，疗程均为 6～12 周。结果：观察组总有效率为 73.4%（36/49），对照组为 46.9%（23/49），（$P<0.05$）。与对照组比较，观察组 CD_3^+、CD_4^+ 水平及 CD_4^+/CD_8^+ 比值均升高（均 $P<0.05$）。赵娜等总结介绍杨宇飞运用健脾补肾法治疗大肠癌的经验，杨氏根据化疗期间消化道及骨髓毒性出现的顺序特点，把化疗期间的中药协同治疗分为 2 个阶段，用药主张切忌功伐，积极扶正。第一阶段为化疗第 1 周，主要病机为脾胃不和，应用六君安胃方（太子参、炒白术、茯苓、姜半夏、陈皮、炙甘草等）并随症治疗，固护中焦脾胃；第二阶段为化疗第 2 至 3 周，主要病机为脾肾亏虚，常用自拟芪菟二至方合六君安胃方（黄芪、当归、菟丝子、补骨脂、女贞子、墨旱莲等）随症治疗，补肾填精益髓为主，健脾和胃为辅。陈彬等将 56 例晚期结直肠癌脾气亏虚证患者随机分为两组，对照组均行常规化疗，并给予采用 XELOX、FOLFOX4 方案化疗，观察组在此基础上联合中药健脾解毒方（猪苓、陈皮、八月札、薏苡仁、红藤、野葡萄藤等）并随症治疗，疗程均为 8 周。结果：与对照组比较，观察组 CD_3^+、CD_4^+、CD_4^+/CD_8^+ 和 NK 细胞水平均升高（均 $P<0.05$）。

（撰稿：郑智　审阅：陈信义）

【髓系白血病的治疗与研究】

郝宇等基于"天人合一"运气理论，将 5 066 例白血病患者（其中包括急性髓系白血病 3 243 例，慢性髓系白血病 730 例）出生日期进行干支转化，并推算其所属的运气时段。结果：出生时干支运气与白血病罹患相关，其保护因素多为火、木，危险因素则多为金。陈玉等从"毒"论治急性白血病，认为病因病机为"邪气盛则实，精气夺而虚"，以"解毒、补虚、化瘀"为根本大法。欧田田等提出节拍式化疗加升麻鳖甲汤加减治疗急性髓系白血病的中西医结合治疗方案，主张化疗前期以攻伐解毒为主，化疗期以解毒扶正为主，化疗后期或间歇期以扶正补虚为主。为保证老年急性髓系白血病患者去甲基化治疗的顺利进行，曾英坚等总结出"和枢机、化药毒""调气机、和脏腑""交阴阳、安睡眠""扶正气、强体能"等中医药干预方法。

吕鹏等将 197 例急性白血病患者随机分为两组，对照组均行常规化疗，治疗组在此基础上联合中药复方浙贝颗粒并随症治疗，疗程均为 28 d。结果：治疗组完全缓解率、总缓解率分别为 33.6%（33/98）、52.0%（51/98），对照组分别为 24.2%（24/99）、37.4%（37/99），均 $P<0.05$。王娜等将 140 例急性髓系白血病患者随机分为两组，对照组均行常规化疗，并给予 DA 方案化疗，观察组在此基础上联合中药益血生胶囊（阿胶、龟甲胶、牛髓、鹿角胶、鹿茸、鹿血等）并随症治疗，疗程均为 21 天。结果：与对照组比较，观察组白细胞计数、血小板计数、血红蛋白水平均升高（均 $P<0.05$）。

苑军伟等将 80 例急性髓系白血病患者随机分为两组，对照组予 DA 方案化疗，观察组在 DA 方案基础上联合《血液病诊治及疗效标准》中药方（炙黄芪、黄精、当归、赤芍、陈皮、白术等）并随症治疗，疗程为 4 周。结果：与对照组比较，观察组中医证候积分水平、组间不良反应显著降低（均 $P<0.05$）。马运芳等将 130 例急性白血病化疗患者随机分为两组，对照组予常规护理，研究组在此基础上给予膳食干预，分析两组患者体重及癌因性疲乏指标情况。结果：与对照组比较，研究组情感、感觉、认知、情绪、行为及严重程度等分值显著降低（均 $P<0.05$），表明对急性白血病化疗患者进行膳食干预，能有效改善患者体重指标，降低癌因性疲乏指标，提高患者生活质量。

王雪梅等将 83 例急性白血病合并脾周围炎的患者分为两组，对照组予标准化疗，观察组在此基础上予参芪杀白汤（党参、沙参、天门冬、半枝莲、黄芪、白花蛇舌草等)内服、丹香解毒消癥散外敷,疗程为28 d。结果:白血病疾病疗效判定,观察组完全缓解率、总缓解率分别为69.0%(29/42)、88.1%(37/42),对照组分别为46.3%(19/41)、68.3%(28/41),均$P<0.05$;脾周围炎疗效判定,观察组总有效率、痊愈率分别为59.5%(25/42)、92.9%(39/42),对照组39.0%(16/41)、82.9%(34/41),均$P<0.05$。向浩军等将60例急性白血病患者分为两组,对照组予标准化疗,并给予昂丹司琼静脉注射治疗,在此基础上联合中药加味麦门冬汤(麦冬、铁皮石斛、半夏、人参、苏子、陈皮等)并随症治疗,疗程均为7 d。结果:与对照组比较,治疗组KPS评分比值均升高(均$P<0.05$)。

代会博等研究升麻鳖甲汤加减方治疗人急性髓系白血病的可能机制,通过观察0、2、4、6、8、10 mg/ml浓度的升麻鳖甲汤(升麻、醋鳖甲、通关藤、青黛、当归、甘草)干预HL-60细胞24 h、48 h、72 h时增值抑制率,筛选最佳实验时间和药物浓度。研究提示24 h为最佳干预时间,升麻鳖甲汤低剂量组(4 mg/ml)、中剂量组(6 mg/ml)、高剂量组(8 mg/ml)均不同程度抑制HL-60细胞(均$P<0.05$)。Heochest33258染色和Annexin V/PI检测结果均显示,升麻鳖甲汤加减方各剂量组可呈浓度依赖性地增加细胞凋亡率,同时升高线粒体膜电位(均$P<0.05$);升麻鳖甲汤加减方各剂量组可呈浓度依赖性阻滞细胞周期升高凋亡相关蛋白表达以及MAPK信号通路相关蛋白水平(均$P<0.05$)。

（撰稿:李洋 朱文伟 审阅:陈信义）

［附］ 参考文献

C

蔡云,陈远彬,叶放,等.国医大师周仲瑛从癌毒理论辨治肺癌经验述要[J].中华中医药杂志,2020,35(6):2879

陈彬,梁芳,袁旭,等.健脾解毒方加减对脾气亏虚证晚期结直肠癌化疗患者肠道菌群及免疫功能的影响[J].中医杂志,2020,61(5):423

陈玉,蔡恩照,张隽瑜,等.从"毒"论治急性白血病初探[J].中国中医急症,2020,29(5):916

程海波,李柳,周学平,等.中医肿瘤癌毒病机辨证体系的创建[J].中医杂志,2020,61(20):1767

D

代会博,马邦云,张弘,等.升麻鳖甲汤加减方对人急性髓系白血病HL-60细胞增殖、凋亡及MAPK信号通路相关蛋白表达的影响[J].中医杂志,2020,61(5):435

G

谷雨,吴勉华.国医大师周仲瑛辨治乳腺癌临证经验[J].中华中医药杂志,2020,35(10):4975

H

郝宇,汤巧玲,韩玲,等.出生时干支运气与白血病罹患的关联性研究[J].中华中医药杂志,2020,35(1):105

J

贾梦冉,张稚淳,田劭丹.李佩文教授治疗肿瘤相关性出血应用药对经验[J].环球中医药,2020,13(2):245

姜菊玲,袁奕昕,刘瑞,等.从"气机升降"与"传舍"理论浅析胰腺癌转移的病机[J].北京中医药,2020,39(11):1184

金金,马银杰,何生奇.华蟾素胶囊联合化疗治疗晚期结直肠癌的系统评价与Meta分析[J].中国中医基础医学杂志,2020,26(9):1312

K

孔宪斌,杨振斅,彭莹莹,等.基于"虚、毒、瘀"浅谈结直肠癌的病机和治疗[J].环球中医药,2020,13(12):2081

L

李志鹏,李伟兵,包玉花.顾奎兴教授辨治食管癌经验

［J］.南京中医药大学学报，2020，36(6):892

梁启军，余炅，唐晓玲，等.毒、癌毒的认识与癌症的益气清毒法防治思路［J］.江西中医药大学学报，2020，32(1):8

林安阳，陈武进，赵红佳.基于"固本清源"理论浅谈肠癌的治疗［J］.福建中医药，2020，51(6):57

凌绮，曹杰智.自拟固元解毒汤治疗结肠癌患者化疗不良反应的疗效观察［J］.内蒙古中医药，2020，39(6):48

娄悦，马丽，臧刘兵，等.补血养荣膏治疗轻中度肿瘤相关性贫血疗效观察［J］.中医药临床杂志，2020，32(1):114

吕鹏，石凤芹，潘一鸣，等.难治性急性白血病化疗联合复方浙贝颗粒疗效及药物安全性的临床研究［J］.现代中医临床，2020，27(3):27

刘雄伟，周楚瑶，刘静冰，等.益髓方改善晚期胃癌患者应用卡培他滨所致的骨髓抑制症状的研究［J］.华南国防医学杂志，2020，34(1):27

刘吟宇，张培彤，邓雯琦，等.中药当归补血汤加减治疗肿瘤化疗所致贫血对患者预后的影响［J］.肿瘤药学，2020，10(1):87

M

Mao W, Fan Y, Cheng C, et al. Efficacy and safety of Kanglaite injection combined with chemotherapy for colorectal cancer: A protocol for systematic review and meta-analysis［J/OL］. Medicine(Baltimore)，20202020［2021-04-05］. https://doi.org/10.1097/MD.0000000000022357

马运芳.膳食干预在急性白血病患者化疗应用中的效果观察［J］.中医临床研究，2020，12(9):96

闵桂林，陈洪流.十一味参芪胶囊联合XELOX方案治疗晚期结直肠癌临床研究［J］.中华中医药学刊，2020，38(7):220

O

欧田田，马邦云，代兴斌，等.老年急性髓系白血病临证思路撷要［J］.江苏中医药，2020，52(1):52

P

彭敏，马丽娟，王幼辉，等.益气健脾方对宫颈癌同步放化疗患者免疫功能、生活质量的影响［J］.中国中医药科技，2020，27(1):70

S

孙晓东，关念波，吴媛媛，等.林洪生教授应用固本清源理论治疗肿瘤学术经验［J］.辽宁中医药大学学报，2020，22(9):138

W

王娜，秦玲，刘珂.益血生胶囊联合DA化疗方案治疗急性髓系白血病临床研究［J］.新中医，2020，52(19):108

王雪梅，汤久慧，王茂生，等.参芪杀白汤为主联合化疗治疗急性白血病合并脾周围炎临床研究［J］.陕西中医，2020，41(2):202

魏小曼，程海波.基于癌毒病机理论的大肠癌治则治法［J］.中华中医药杂志，2020，35(12):6182

吴崇山，陈再平，吴贵阳，等.复方斑蝥胶囊联合化疗治疗结直肠癌患者近期疗效及对生存质量、免疫功能和肿瘤标志物的影响［J］.中国老年学杂志，2020，40(2):307

吴鑫阳，方明治.中医药治疗恶性肿瘤相关性贫血现状［J］.医学信息，2020，33(6):31

X

Xiang Y, Zhang Q, Wei S, et al. Paeoniflorin: a monoterpene glycoside from plants of Paeoniaceae family with diverse anticancer activities［J］. Journal of Pharmacy and Pharmacology，2020，72(4):483

向浩军，江劲波，刘凯，等.加味麦门冬汤联合昂丹司琼治疗急性白血病化疗后呕吐［J］.中医药临床杂志，2020，32(1):142

许博文，李杰，高瑞珂，等.基于"阳化气，阴成形"理论探讨肿瘤的中医辨治［J］.中医杂志，2020，61(4):315

Y

苑军伟，吴静.中西医结合治疗急性髓系白血病诱导缓解期的效果分析［J］.黑龙江中医药，2020，49(1):141

Z

曾雯，蒋益兰.蒋益兰治疗肿瘤血证经验［J］.湖南中医杂志，2020，36(4):28

曾英坚，彭国蕊，刘凡，等.中医药在老年急性髓系白血

病去甲基化化疗前干预应用优势探讨[J].中国中医急症，2020，29(5)：913

张佳慧，王笑民，杨永，等.王笑民教授从"毒"论治肿瘤经验[J].中国医药导报，2020，17(8)：190

张立晓.血速升颗粒联合铁剂治疗胃癌切除术后贫血的疗效及安全性比较[J].实用癌症杂志，2020，35(1)：101

张曦文，杨子禛，席玉棚，等.花宝金运用抗癌解毒药对治疗肿瘤经验探析[J].辽宁中医杂志，2020，47(2)：62

赵娜，裴晓华，徐钰莹，等.杨宇飞教授运用健脾补肾序贯法防治结直肠癌化疗副反应的经验[J].世界科学技术（中医药现代化），2020，22(10)：3645

周慧灵，郑佳彬，马雪娇，等.林洪生固本清源理论指导下的恶性肿瘤"五治"治疗经验[J].中华中医药杂志，2020，35(1)：195

祝微，王文娟，周杰，等.中医药防治肿瘤放化疗后骨髓抑制的用药规律分析[J].环球中医药，2020，13(1)：40

（四）内　科

【概述】

2020 年，公开发表的中医药治疗内科疾病的期刊论文共 7 300 余篇（基金资助项目论文 900 余篇）。其中：消化系统约占 20.07%，循环系统约占 18.78%，神经系统约占 12.61%，呼吸系统约占 12.62%，新陈代谢约占 11.76%，精神系统约占 8.96%；其余依次为泌尿系统 7.81%、结缔组织免疫系统 3.62%、内分泌系统 2.18%、血液系统 1.20%、中医急症 0.9% 等。内容涵盖了中医临床研究、中西医结合治疗与研究、实验研究及经验总结等。

1. 中医急症

文献共 60 余篇，研究主要集中在脓毒症（约占 60.42%），其余依次为急性呼吸窘迫综合征、多器官功能障碍综合征等。各类基金资助项目论文 9 篇。

易琼等将 80 例脓毒血症毒瘀互结证患者随机分为两组，对照组予以补液、抗感染等常规治疗，观察组在此基础上服用清瘟败毒饮汤剂，并随证加减，疗程均为 7 d。结果：除对照组脱落 3 例，观察组脱落 2 例外，治疗组总有效率为 76.3%（29/38），对照组为 54.1%（20/37），$P < 0.01$。与对照组比较，治疗组治疗后第 3、7 d 急性生理与慢性健康评分（APACHE-Ⅱ）、序贯性器官功能衰竭评分（SOFA）均降低，感染及炎症指标 WBC、NEUT、NEUT%、PCT、IL-6、hs-CRP、内毒素、ALT、AST、TBIL、DBIL、IBIL、CREA、UREA、UA 水平均降低，GFR 则增加（均 $P < 0.05$）。

2. 呼吸系统

文献共 920 余篇，其中慢性阻塞性肺疾病约占 30.79%、哮喘（支气管哮喘、咳嗽变异型哮喘）约占 16.20%、慢性咳嗽约占 14.97%、肺炎约占 12.05%，其余为支气管扩张、肺间质纤维化等疾病。各类基金项目论文 118 篇。

文明等将 38 例多重耐药菌肺部感染患者分为两组，均给予常规抗菌、接触隔离、严格手卫生等处理，治疗组以温化痰饮为主辨证，加服苓甘五味姜辛夏汤加减处方治疗，比较两组气管切开时间、重症监护时间、总住院时间等。结果：与对照组比较，治疗组总住院时间、高热波动时间、NICU 监护时间缩短，其中 NICU 监护时间明显缩短（均 $P < 0.05$）。研究提示，可以"病痰饮者，当以温药和之"为指导治疗多重耐药菌肺部感染患者。

何飞等将哮喘大鼠脾脏原代 T 细胞培养后分为 6 组：空白对照组，阴性对照组，5%、10%、20% 芍药甘草汤含药血清组，PI3K 抑制剂 LY294002 组。与空白对照组比较，5%、10% 和 20% 含药血清组 T 淋巴细胞生长显著抑制，T 淋巴细胞凋亡，p-Akt 磷酸化水平显著降低，G0/G1 期细胞比例显著增加（均 $P < 0.01$）；且呈现剂量依赖性。研究提示，芍药甘草汤防治支气管哮喘的作用机制可能通过抑制 T 淋巴细胞生长、促进其凋亡及降低 T 淋巴细胞 p-Akt 磷酸化水平有关。

有关咳嗽变异型哮喘、重症肺炎的治疗与研究详见专条。

3. 循环系统

文献共 1 340 余篇，其中冠心病约占 25.31%、高血压约占 14.95%、心力衰竭约占 23.00%、心绞痛约占 16.57%,其余为动脉粥样硬化、心肌梗死、心律失常、心肌缺血、慢性心力衰竭等。各类基金项目论文 165 篇。

陈友权等将 90 例择期行 PCI 术患者随机分为对照组、灯盏花素 A 组、灯盏花素 B 组,均予西医常规治疗,灯盏花素 A 组加用灯盏花素注射液 10 mg 入 5% 葡萄糖注射液静脉输注,灯盏花素 B 组加用灯盏花素注射液 20 mg 入 5% 葡萄糖注射液静脉输注,疗程均为 3 d。结果:与对照组比较,灯盏花素 A 组、灯盏花素 B 组血清神经元特异性烯醇化酶(NSE)、S-100β 蛋白及丙二醛(MDA)水平均降低,GSH-Px、SOD 水平均升高(均 $P < 0.05$)。研究提示,灯盏花素可有效防止 PCI 术后患者谵妄的发生,改善认知功能,其机制可能与提高 SOD、GSH-Px 水平相关。

吕俊林等将 60 只清洁级 SD 大鼠随机分为假手术组,模型组,银杏内酯 B 干预组,穿心莲内酯高、中、低剂量(100、50、25 mg·kg^{-1}·d^{-1})组,各组均灌胃 14 d。结果:与假手术组比较,模型组心肌梗死面积、心肌酶蛋白 CK-MB、cTnI、炎性因子指标 IL-6、IL-1β、TNF-α 以及心肌组织中 HMGB1、TLR4、NF-κB 蛋白及 mRNA 表达均明显升高(均 $P < 0.05$);与模型组比较,穿心莲内酯各组心肌酶 CK-MB 和 cTnI 均降低,心肌梗死面积缩小,炎症指标 IL-6、IL-1β、TNF-α 水平均降低(均 $P < 0.05$),同时抑制心肌 HMGB1、TLR4、NF-κB 蛋白及 mRNA 表达(均 $P < 0.05$)。研究提示,穿心莲内酯对大鼠 MIRI 具有明显预防作用,其作用机制可能是通过抑制 HMGB1、TLR4、NF-κB 蛋白及 mRNA 表达,进而减轻炎症反应实现的。

王策等将乳鼠随机分为 4 组:正常对照组,缺血缺氧模型组,积雪草苷(AC)高、低剂量(10、5 mg/L)组,干预 6 h 后,以酶联免疫吸附测定检测培养液中的相关指标;蛋白印迹法检测心肌细胞核因子-κB(NF-κB)蛋白表达;AnnexinV 法检测心肌细胞凋亡。结果:与缺血缺氧模型组比较,AC 各剂量组平均荧光强度、MDA 及心肌细胞 NF-κB 蛋白表达均降低,SOD 均升高,且以 AC 高剂量组更甚(均 $P < 0.05$)。研究提示,AC 对心肌细胞缺血缺氧损伤具有保护作用,作用机制与增强心肌细胞抗氧化能力、抑制 NF-κB 生成及减少心肌细胞凋亡有关。

有关急性心肌梗死、慢性心力衰竭研究及治疗等详见专条。

4. 消化系统

文献共 1 470 余篇,研究主要集中在消化性溃疡(约占 19.06%)、胃炎(约占 18.63%)、肠炎(约占 14.00%)、便秘(约占 9.38%),其余为慢性肠易激综合征、脂肪肝、功能性消化不良、肝纤维化、幽门螺杆菌感染等。各类基金项目论文 190 篇。

郭宏鑫等将 120 例功能性消化不良肝胃不和证患者随机分为两组,观察组服用柴枳平肝汤,对照组服用多潘立酮片,疗程均为 4 周。结果:与对照组比较,观察组血清 5-HT 含量降低,SS 量上升(均 $P < 0.05$)。

陈勇等观察不同剂量七味白术散对小鼠轮状病毒(RV)肠炎血清炎症因子及回肠黏膜屏障功能的影响。除正常组外,将 100 只发育正常 BALB/c 小鼠随机分为正常组,模型组,七味白术散高、中、低剂量(0.16、0.08、0.04 g·kg^{-1}·d^{-1})组,参照文献制备小鼠 RV 肠炎模型后,分别灌胃 3 d。结果:与正常组比较,模型组 IL-6、IL-8、IFN-γ 水平均明显增高,粪便中 SIgA 明显下降;回肠绒毛高度、绒毛高度/隐窝深度明显降低,隐窝深度明显变深(均 $P < 0.01$)。与模型组比较,七味白术散各剂量组 IL-6、IL-8 明显下降,SIgA 明显增高;回肠绒毛高度、绒毛高度/隐窝深度明显增高,隐窝深度明显变浅以高剂量组更甚。与低剂量组比较,高、中剂量组的 RV 转阴率明显升高(均 $P < 0.01$)。研究提示,大剂量七味白术散通过降低 RV 肠炎小鼠炎症因子的水平,提高 SIgA 的含量和 RV 转阴率,促进肠道黏膜功能的恢复发挥疗效。

有关慢性萎缩性胃炎、溃疡性结肠炎、非酒精性脂肪肝、肝纤维化、肝硬化及并发症的治疗与研究等详见专条。

5. 泌尿系统

文献共 570 余篇,其中肾炎约占 20.42%、肾衰竭约占 13.02%、肾病综合征约占 10.77%,其余为 IgA 肾病、尿路感染等。各类基金项目论文 84 篇。

胡青林等将 130 例输尿管镜钬激光碎石术后留置内支架管患者随机分为两组,对照组加用热淋清颗粒,观察组加用补肾导浊汤(萆薢、菟丝子、五味子、车前子、乌药、益智仁等),连续治疗 21 d。结果:观察组排出结石总有效率为 92.3%(60/65),对照组为 76.9%(50/65),$P<0.05$。与对照组比较,观察组住院时间缩短,术后并发症下降,BUN、Scr 水平,血清 Cys C、β2-MG、尿 NAG 水平均降低(均 $P<0.05$)。

秦丹等将 100 例女性尿失禁患者随机分为两组,对照组予酒石酸托特罗定治疗,观察组在此基础上加用麻黄细辛附子汤治疗,连续治疗 3 个月。结果:观察组总有效率为 90.0%(45/50),对照组为 68.0%(34/50),$P<0.05$。与对照组比较,观察组阴道静息压与阴道收缩压均明显升高,尿道最大闭合压力、功能性尿道长度、Valsalva 漏尿点压、膀胱顺应性、最大尿流率时逼尿肌压力均明显升高,尿失禁问卷简表评分降低(均 $P<0.05$)。研究提示,麻黄细辛附子汤可减少中老年妇女尿失禁患者尿失禁次数,明显增加其阴道压力,改善其尿动力学参数,提高其生活质量。

有关慢性肾小球肾炎、慢性肾衰竭、特发性膜性肾病的治疗与研究详见专条。

6. 血液系统

文献共 80 余篇,其中贫血约占 23.53%、紫癜约占 23.53%、血小板减少症约占 29.41%,其余为白细胞减少、骨髓增生异常综合征等。各类基金项目论文 20 篇。

丁皓等介绍陈信义"调平"思想论治骨髓增生异常综合征(MDS)经验,陈氏认为"气阴两虚、血瘀内阻"为 MDS 的基本病机,提出以扶正为基,健脾运使生化有源,填肾精使骨有所充,髓有所养,则精血自生,当以"益气养阴活血法"为基本治则,并拟定基本方益髓颗粒(炙黄芪、党参、生地黄、熟地黄、菟丝子、丹参等)。辨病施治与辨证施治相结合,以原始细胞增多程度为界线将 MDS 分为两类:一类为不伴有原始细胞增多型,治疗重在稳定症状,改善生活质量,首以补脾肺、益宗气为主,如应用炙黄芪、人参、灵芝等改善疲乏症状,党参、茯苓、炒白术增加食欲、提高体能;红景天、熟地黄、灵芝、阿胶提升外周血象,增加氧饱和度,改善缺氧状态等。另一类为伴原始细胞增多型,转化为白血病的风险较高,选用雄黄、青黛、白花蛇舌草、生半夏、虎杖、姜黄、贯众等清热抗癌,同时配合中药健脾和胃,补中益气。

关于再生障碍性贫血、原发性免疫性血小板减少症、过敏性紫癜的治疗与研究等详见专条。

7. 内分泌系统

文献共 160 余篇,其中甲状腺相关疾病约占 81.48%、肥胖约占 12.17%,其余为特发性水肿等。各类基金项目论文 23 篇。

王建波等观察防己黄芪汤对肥胖型高血压大鼠主动脉过氧化物酶增殖物激活受体(PPAR-γ)、NF-κB、ET-1 及细胞间黏附分子-1(ICAM-1)表达的影响。以高脂饲料喂养造模,将 60 只雄性自发性高血压大鼠随机分为模型组,肥胖模型组,西药(奥利司他)组,防己黄芪汤高、中、低剂量(9.375、6.25、3.125 g/kg)组,分别灌胃 4 周,另设空白组对照。结果:与空白组比较,模型组主动脉组织 NF-κB、ET-1、ICAM-1 mRNA 表达明显上调,PPAR-γ、瘦素、脂联素表达明显下调(均 $P<0.05$)。与模型组比较,肥胖模型组主动脉组织 NF-κB、ET-1、ICAM-1 mRNA 表达明显上调,PPAR-γ、瘦素、脂联素表达明显下调(均 $P<0.05$)。与肥胖模型组比较,给药组主动脉组织 NF-κB、ET-1、ICAM-1 mRNA 表达明显下调;PPAR-γ、瘦素、脂联素表达明显上调(均

$P<0.05$），其中高剂量组与西药组变化较为明显。研究提示，防己黄芪汤可通过对肥胖型高血压大鼠的 PPAR-γ/NF-κB 信号通路及 ET-1、ICAM-1，以及负责胰岛素敏感性的脂联素、瘦素的影响，保护血管炎症损伤及调节胰岛素敏感性，从而达到保护血管、减重降压的作用。

8. 新陈代谢系统

文献共 860 余篇，研究主要集中在糖尿病及并发症（约占 75.99%）、痛风及并发症（约占 10.02%），其余为高尿酸血症、高血脂症等。各类基金项目论文 123 篇。

刘亚飞等以腹腔注射 3% 氧嗪酸钾溶液建立高尿酸血症（HUA）大鼠模型，再于大鼠右踝关节腔内注射尿酸钠溶液诱导急性痛风（GA）模型。将 48 只 Wistar 大鼠随机分为空白组，模型组，加味四妙方（苍术、黄柏、牛膝、薏苡仁、土茯苓、萆薢等）高、中、低剂量（67.2、33.6、16.8 g·kg^{-1}·d^{-1}）组，秋水仙碱组，每组 8 只。各组造模与灌胃同时进行。各组连续灌胃 7 d。结果：与空白组比较，模型组踝关节周径明显增加，血清 SUA、CRP 水平升高，踝关节组织 NLRP3 mRNA 及 IL-1β、TNF-α 表达显著升高（均 $P<0.01$）；与模型组比较，加味四妙方组高、中剂量组与西药组大鼠踝关节周径缩小，血清 SUA、CRP 水平降低，踝关节组织 NLRP3 mRNA、IL-1β、TNF-α 表达均降低（均 $P<0.05$）。研究提示，加味四妙方可缓解 HUA 合并 GA 关节肿胀，降低血清 SUA 水平，其作用机制可能与调控 NLRP3 炎性体及下游炎症因子 IL-1β 和 TNF-α 的分泌有关。

有关 2 型糖尿病、糖尿病肾病的治疗与研究详见专条。

9. 神经系统

文献共 920 余篇，其中中风约占 36.11%、头痛约占 10.02%，其余为帕金森病、癫痫、面神经麻痹等。各类基金项目论文 87 篇。

陈博等采用经典氯化锂-匹鲁卡品方法建立癫痫模型，将雄性 SD 大鼠 60 只随机分为正常对照组、癫痫模型组、枸杞多糖（LBP）干预组，LBP 干预持续灌胃 14 d。结果：与正常对照组比较，模型组逃避潜伏期时间明显延长，平台象限路径百分比与平台象限停留时间明显缩短，海马组织 SOD、GSH-PX 水平明显降低，MDA 含量明显升高（均 $P<0.01$）；与模型组比较，LBP 组大鼠逃避潜伏期时间缩短，平台象限路径百分比与平台象限停留时间延长（均 $P<0.05$），SOD、GSH-PX 水平明显升高，MDA 含量降低（$P<0.01$，$P<0.05$）。研究提示，LBP 能够提高癫痫大鼠学习记忆能力，其机制可能与通过增强抗氧化应激作用保护海马神经元细胞有关。

有关帕金森病、缺血性中风的治疗与研究详见专条。

10. 结缔组织免疫系统

文献共 260 余篇，其中类风湿关节炎约占 60.58%，其余为强直性脊柱炎、系统性红斑狼疮等。各类基金项目论文 52 篇。

王苏云将 74 例系统性红斑狼疮阴虚内热证患者随机分为两组，均口服醋酸泼尼松片及硫酸羟氯喹片，观察组在此基础上服用加味青蒿鳖甲汤（生地黄、银花藤、白花蛇舌草、牡丹皮、玄参、墨旱莲等）。结果：两组中医证候积分及 SLE 评分均下降，IgG 及 IgA 水平均降低，补体 C3 及 C4 水平均升高，且均以观察组更甚。研究提示，青蒿鳖甲汤加味联合醋酸泼尼松治疗系统性红斑狼疮阴虚内热型可有效改善免疫功能，缓解临床症状，降低疾病活动度。

有关类风湿关节炎、强直性脊柱炎的治疗与研究详见专条。

11. 精神系统

文献共 650 余篇，其中抑郁症约占 15.78%、失眠约占 23.82%，其余为痴呆、焦虑症、精神分裂症等。各类基金项目论文 62 篇。

张卓然等采用右侧大脑中动脉线栓（MCAO）法

制备永久性局灶性脑缺血模型,并联合孤养法加利血平法制备卒中后抑郁(PSD)大鼠模型。将 80 只 SD 大鼠随机分为空白组、模型组、西药(盐酸氟西汀胶囊)组、涤痰汤组,给药组分别灌胃 28 d。结果:与正常组比较,模型组大鼠自主运动、糖水消耗量显著减少,HE 染色显示皮层及海马区脑组织结构松散且神经元数量明显减少,细胞染色浅且排列紊乱不对称,可见坏死神经元,血清 GAS、NPY 含量均明显降低,CGRP 含量明显升高(均 $P<0.01$);与模型组比较,给药组自主运动、糖水消耗量显著增加,HE 染色显示皮层及海马区神经元细胞形态接近正常,神经元数量增加,胞核固缩及空泡化程度减轻,血清 GAS、NPY 含量均明显升高,CGRP 含量明显降低(均 $P<0.01$)。研究提示,涤痰汤可通过调节脑-肠轴关键因子脑肠肽 GAS、NPY、CGRP 的表达,发挥神经保护作用,缓解炎症反应,改善 PSD 症状。

有关血管性痴呆的治疗与研究详见专条。

(撰稿:余小萍 吴欢 审阅:周永明)

【重症肺炎的治疗及临床研究】

张敏等将 60 例痰热壅肺证患者随机分为两组,对照组予西医常规治疗,治疗组在此基础上加用《温病条辨》宣白承气汤并随症加减,疗程均为 7 d。结果:治疗组总有效率为 86.7%(24/30),对照组为 63.3%(19/30),$P<0.05$。两组的血清 hs-CRP、IL-6、TNF-α 水平均降低,均以治疗组更甚(均 $P<0.05$)。芮庆林等将 68 例患者进行辨证(卫气同病证或气营两燔证)并随机分为两组,均予常规抗感染,实验组在此基础上加用清热养阴生津法中药口服或鼻饲:卫气同病证予银翘散合竹叶石膏汤加减(金银花、连翘、西洋参、北沙参、麦冬、生地黄等);气营两燔证予清瘟败毒饮合沙参麦冬汤加减(阿胶、西洋参、北沙参、麦冬、生地黄等),疗程均为 7 d。结果:除过程中共退出 8 例外,实验组总有效率为 96.7%(29/30),对照组为 76.7%(23/30),$P<0.05$。与对照组比较,实验组中医证候积分(包括体温、咳嗽、痰壅、气促、出汗、口干等)、临床肺部感染(CPIS)评分均下降(均 $P<0.05$)。谢谦等将 90 例痰热壅肺证患者随机分为两组,均予常规吸氧、退热、化痰止咳平喘、纠正水电酸碱失衡等对症治疗措施。对照组再予静脉滴注头孢哌酮舒巴坦钠＋乳酸左氧氟沙星,研究组在对照组基础上加服芩栀桑白清肺汤(黄芩、生栀子、丹参、川贝母、桑白皮、赤芍药等),疗程均为 7 d。结果:研究组总有效率为 93.3%(42/45),对照组为 71.1%(32/45),$P<0.05$。易亮等将 74 例痰热壅肺证患者随机分为两组,对照组予西医常规治疗,观察组在此基础上加用清化方(生石膏、黄芩、生麻黄、白芷、金银花、败酱草等)口服或鼻饲,疗程均为 10 d。结果:观察组完成观察 30 例,对照组为 29 例。观察组总有效率为 80.0%(24/30),对照组为 69.0%(20/29),$P<0.05$。与对照组比较,观察组 CPIS 评分、急性生理与慢性健康(APACHⅡ)评分、SOFA 评分及中医证候评分均下降(均 $P<0.05$)。陈维军等将 83 例患者随机分为两组,均予抗感染、持续吸氧、止咳化痰、呼吸辅助通气等,治疗组在此基础上加用芪黄益肺合剂(黄芪、黄芩、菟丝子、半夏、化橘红、贝母等)口服或鼻饲,疗程均为 7 d。结果:治疗组总有效率为 78.6%(34/42),对照组为 63.4%(26/41),$P<0.05$。与对照组比较,治疗组 PaO_2 水平升高、PCO_2 水平降低(均 $P<0.05$)。

戴林峰等将 60 例患者随机分为两组,均采用常规治疗,包括原发病治疗、抗感染治疗、营养支持、器官功能支持治疗(液体复苏、循环支持、机械通气、肾脏替代、人工肝等)及免疫调节等。中药组在此基础上加用凉血散瘀颗粒(水牛角、制大黄、桃仁、生地黄、牡丹皮、赤芍药等)口服或鼻饲,疗程均为 14 d。结果:与对照组比较,中药组第 7 d、第 14 d 的氧合指数均升高,肺损伤 Murray 评分均降低,炎症指标 TNF-α、PCT 水平均下降,机械通气时间均缩短(均 $P<0.05$),均以第 7 d 更为明显($P<0.01$,$P<0.05$);第 7 d 气管插管率(气管插管人数/总人数)降低($P<0.05$)。

(撰稿:吴欢 审阅:余小萍)

【咳嗽变异型哮喘的治疗及临床研究】

史雨宸等论述微饮的概念,微饮出自《金匮要略》,指痰饮病中水饮之轻微者,并能阻遏气机升降的一种类型,具有短气、咳嗽等常见症状。史氏认为"微饮内伏"是咳嗽变异型哮喘(CVA)发生的主要病因,是该病咳嗽反复发作的"宿根",温药化饮是治疗CVA的关键。李培等应用仝小林提出的"态靶结合"的辨证组方思想,认为寒邪引动肺内痰浊是CVA的核心病机,所用靶药必须具有祛痰、平喘之功。寒凝肺络为态靶,咳嗽为"症状靶",通过射干麻黄汤宣肺散寒,化痰平喘,同时应用前胡、紫苏子、葶苈子,化痰平喘止咳,态靶同调。范艺龄等提出从"寒留三焦"论治的治疗思路与策略,认为对于以寒咳为特征的CVA患者,虽然以散寒止咳为大法,但应据寒邪所在病位、脏腑及病机之不同而详加分辨:寒留上焦者,总以金沸草散、三拗汤加味为主方,若寒邪轻微者可以止嗽散化裁,寒邪重者治以麻黄汤加味,伴寒饮内伏者可以小青龙汤加减,兼水气上逆者则以苓桂剂为主方;寒留中焦者,重在脾胃,脾胃虚寒者治以理中汤加味,寒热错杂者选半夏泻心汤为主方,肝郁脾寒者则以柴胡桂枝干姜汤加味;寒留下焦者,当温补肾阳以散寒,可用二仙汤加味治疗。

王雪茹等将110例中医辨证为气虚风动、肺胃气逆证的CVA患者随机分为两组,治疗组予益气疏风降胃中药(黄芪、炒白术、炙麻黄、炒苦杏仁、炙枇杷叶、蝉蜕、僵蚕、旋覆花等),对照组予沙美特罗替卡松粉吸入剂,疗程均为4周,并随访6个月。结果:至随访结束时两组分别脱落11例与10例,治疗组总有效率为95.5%(42/44),对照组为77.8%(35/45),$P<0.05$。与对照组比较,治疗组症状积分明显下降($P<0.01$)。随访6个月后,治疗组复发率为10.0%(2/20),对照组为56.3%(9/16),$P<0.05$。田雪秋等将120例寒热错杂证CVA患者随机分为两组,治疗组采用蔡鸿彦的温脏透邪法,给予中药汤剂(栀子、干姜、延胡索、细辛、麻黄、花椒等)口服,对照组口服孟鲁司特钠片,均治疗4周。结果:两组咳嗽症状积分、咳嗽程度积分均明显降低;IL-6、TNF-α水平亦均降低,且治疗组更为显著(均$P<0.01$)。研究提示,蔡氏温脏透邪法治疗CVA可有效降低IL-6、TNF-α水平,减轻机体气道炎症反应。

(撰稿:吴欢 审稿:余小萍)

【急性心肌梗死的治疗与研究】

施雪斐等将100例急性ST段抬高型心肌梗死(STEMI)并经皮冠状动脉介入(PCI)术后的热毒血瘀证患者随机分为两组,对照组予以标准化西医治疗;中药组在此基础上加用清热化瘀方(黄连、黄芩、制大黄、牡丹皮、陈皮、茯苓等),疗程均1个月。结果:与对照组比较,中药组中医证候积分下降;CD_4^+T、CD_8^+T、CD_4^+/CD_8^+、Th2、Th1/Th2改善程度更优(均$P<0.05$)。张洪等将96例PCI术后患者随机分为两组,对照组予常规西医治疗,治疗组在此基础上联合益气通脉方(党参、黄芪、当归、赤芍药、地龙、川芎等)治疗,均连续用药3个月,随访6个月。结果:治疗组总有效率为91.7%(44/48),对照组为76.9%(35/48),$P<0.05$;治疗组PCI术后6个月血管再狭窄发生率为8.3%(4/48),对照组为33.3%(16/48),$P<0.05$。张绩琼等将60例行PCI治疗的患者随机分两组,对照组术后常规给予药物治疗,观察组在此基础上加服疏肝活血化瘀方(威灵仙、川芎、羌活、人参、丹参、黄芪等),均连续用药7 d。结果:观察组总有效率为93.3%(28/30),对照组为73.3%(22/30),$P<0.05$。与对照组比较,观察组主症及次症积分、总积分均下降;LVEDD、LVESD降低、LEVF升高;血清PAPPA、IL-6、ICAM-1均下降(均$P<0.001$)。陈伟国等将110例急性心肌梗死(AMI)患者随机分为两组,均接受PCI术治疗,对照组术后予常规西药治疗,研究组加服芪参益气滴丸(黄芪、丹参、三七、降香油),随访1年。结果:研究组总有效率为94.6%(52/55),对照

152

组为 74.5%(41/55),$P<0.05$。两组各炎性因子水平均明显降低,各血管内皮功能指标均明显改善,且研究组更为显著(均 $P<0.05$)。

范才清等采用改良冠脉结扎手术法制作 AMI 大鼠模型,将 60 只 SD 大鼠随机分为假手术组、模型组、西药(硫氮酮)组、扶正通络解毒汤(黄芪、丹参、水蛭、黄连、当归等)中药组,连续分别灌胃 7 d。结果:与假手术组比较,模型组大鼠血清 CK-MB 活性比值及 cTnI 浓度均升高($P<0.05$)。给药后 MMP-9、MDA 浓度比较:中药组<西药组<模型组;SOD 活性比较:中药组>西药组>模型组;梗死区心肌组织内游离钙离子浓度比较:中药组<西药组<模型组(均 $P<0.05$)。研究提示,扶正通络解毒汤可促进 AMI 模型大鼠的 MMP-9、MDA 浓度及 SOD 活性的改善,可降低缺血心肌组织内游离钙离子浓度。张超等以结扎冠状动脉前降支造模,将 107 只 SD 大鼠随机分为假手术组、模型组、贝复济组、血竭小复方(血竭、降香、三七)组及活心方(黄芪、桂枝、象贝母、血竭等)组,分别干预 8 周。结果:与模型组比较,活心方组心肌血管密度及其阳性面积比值增加,血清 VEGF 水平升高;心肌 VEGF、bFGF、Flt-1 及 Flk-1 表达增加(均 $P<0.01$)。与模型组比较,活心方组、血竭小复方组 LVSP 均升高、LV-EDP 降低、+LVdp/dtmax、−LVdp/dtmax 均加大、梗死面积缩小(均 $P<0.01$)。张氏进一步研究活心方拆方显示,与血竭小复方组比较,活心方组大鼠 LVSP 增高、+LVdp/dtmax 加大,梗死面积更小(均 $P<0.05$)。活心方组心肌血管密度增加,心肌 VEGF、bFGF 及 Flk-1 表达增加($P<0.01$,$P<0.05$)。研究提示,活心方可提高心肌梗死大鼠缺血心肌血管密度及其阳性面积比值、升高血清 VEGF 水平、增加缺血心肌 VEGF、bFGF、Flt-1 及 Flk-1 表达,促进缺血心肌血管新生,其药效作用优于单纯活血化瘀的血竭小复方。袁良等采用异丙肾上腺素(ISO)腹腔内注射制备模型,将 80 只 12 周龄大鼠随机分为模型组,调脾护心方(白术、酸枣仁、茯苓、炙远志、陈皮、广木香等)高、低剂量(23.4、5.9 mg·kg^{-1}·

d^{-1})组,曲美他嗪组,另设正常组对照。灌胃均 4 周。结果:与正常组比较,其余各组心肌 AMPKα2 mRNA 表达均不同程度下降(均 $P<0.01$)。与模型组比较,各给药组此项指标均升高($P<0.01$),西药组与高剂量中药组之间无明显差异($P>0.05$)。研究提示,调脾护心方可改善 AMI 后心肌细胞能量代谢,且存在药物剂量正相关性,其干预环节和作用机制与 AMPK 信号通路的激活有关。

(撰稿:刘霖 审稿:余小萍)

【慢性心力衰竭的治疗与研究】

郑雪等从"心风"角度探析慢性心力衰竭(CHF)的病因病机,从内风、外风角度论治该病的常用药对组合,分别是黄连与莲子心、黄芪与灯盏细辛、夏枯草与天麻、珍珠母与煅磁石、丹参与赤芍药、益母草与泽兰。史君等探讨近 20 年 CHF 现代中医临床用药规律。共筛选收集方剂 206 个,涉及中药 210 种。结果:CHF 证候要素中气虚出现频率最高 158 次,其次是血瘀、水饮、阴虚、痰浊、阳虚等;其病位以心、肾、肺为主;使用频率最高的前 10 位中药依次为黄芪、丹参、茯苓、附子、白术、葶苈子、桂枝、甘草、人参、泽泻;通过分析关联规则,提示益气、活血、利水、化痰、温阳相互补充、标本兼顾的治法。陈炜等将 200 例心肾阳虚证患者随机分为两组,对照组予常规治疗,治疗组在此基础上联合三焦次第疗法(首先以桂枝法疏通中上焦:桂枝尖、苍术、茯苓、陈皮、瓜蒌皮、薤白等;其后以四逆法温通中下焦:白附片、淫羊藿、丹参、砂仁、生龙骨、生牡蛎等;最后填精固本,白附片、党参、淫羊藿、黄芪、菟丝子、巴戟天等)治疗。疗程均为 70 d。结果:治疗组总有效率为 82.0%(82/100)、对照组为 68.0%(68/100),$P<0.05$。与对照组比较,治疗组 LHFQ 评分、NT-proBNP、Ang-Ⅱ水平均降低,6 min 步行距离、LVEF 均升高(均 $P<0.05$)。乔思雨等将 72 例心肾阳虚证患者随机分为两组,对照组予西医基础治疗,治疗组在此基础上联用参蛤散(人参、蛤蚧),疗程均为 12 周。

结果:治疗组心功能疗效、中医证候疗效、Lee 氏心衰评分疗效的总有效率分别为 94.4%（34/36）、97.2%（35/36）、94.4%（34/36），对照组分别为 72.2%（26/36）、66.7%（24/36）、77.8%（28/36），$P<0.05$。与对照组比较，治疗组 MLHFQ 评分及血清 NT-proBNP 水平明显降低，6 min 步行距离、LVEF、SV 水平均升高（$P<0.05$，$P<0.01$）。胡芳等将 80 例心肾阳虚证患者随机分为两组，对照组予西药常规治疗，治疗组在此基础上口服补肾启枢强心颗粒（炮附片、淫羊藿、茯苓、陈皮、五加皮、麸炒泽泻等），均治疗 8 周。结果:两组中医症状评分均明显下降，微炎症状态均有所改善，N 末端 B 型利钠肽（NT-proBNP）水平降低，左心室射血分数（LVEF）、舒张早期最大流速（E 峰）/舒张晚期最大流速（A 峰）（E/A）均提高。且治疗组上述指标改善更为显著（均 $P<0.05$）。

王文琪等采用腹主动脉缩窄的方法制备模型。将 60 只 Wistar 大鼠随机分为假手术组，模型组，卡托普利组，茯苓桂枝高、中、低剂量（茯-桂 2.16～1.62，1.08～0.81，0.54～0.41 g·kg^{-1}·d^{-1}）组，除假手术组外，其余各组各治疗组予相应药物灌胃 4 周。结果:与模型组比较，卡托普利组及茯苓桂枝中、高剂量组 HMI、收缩压、心肌组织 AT1 及血清 AngⅡ、ET-1、TNF-α、IL-1β 水平降低（$P<0.05$，$P<0.01$）；茯桂高剂量组与卡托普利组病理显示心肌组织炎症细胞减少，细胞形态较清晰，心肌纤维化程度低。研究提示，茯苓-桂枝药对可以调节慢性心力衰竭大鼠血压，抑制心肌肥厚与心室重构，改善大鼠心肌纤维化，可能与控制炎症反应、抑制神经内分泌过度激活有关，且以高剂量效果最佳。孙涛等采用缩窄腹主动脉法＋丙基硫氧嘧啶灌胃建立 CHF 兔模型，将成模家兔随机分成模型组，益心泰（黄芪、红花、丹参、泽泻、猪苓、葶苈子）高、中、低剂量（8.4、4.2、2.1 g·kg^{-1}·d^{-1}）组及氯沙坦钾组，另设假手术组。各药物组分别予以相应药物灌胃 4 周。结果:与模型组比较，各给药组心房钠尿肽（ANP）、脑钠肽（BNP）水平均显著下降；LVEF、LVFS、E/A 均显著升高；各给药组心肌组织 β-肌球蛋白重链（β-MHC）蛋白及 β-MHC mRNA 水平均显著降低（均 $P<0.05$）；电镜观察显示各给药组心肌细胞损伤程度均得到改善。刘晓蕾等将 60 只 SPF 级大鼠分为正常组、模型组、参草通脉颗粒（丹参、人参、黄芪、红花、三七粉、益母草等）组、赖诺普利组。给药组连续灌胃 42 d。结果:与模型组比较，给药组 MMP-1 mRNA 及蛋白均降低，金属蛋白酶组织抑制物-1（TIMP-1）mRNA 及蛋白均增加（均 $P<0.01$）；与赖诺普利组比较，参草通脉颗粒组基质金属蛋白酶-1（MMP-1）mRNA 表达降低，而 MMP-1 蛋白表达升高，TIMP-1 mRNA 及蛋白表达增加（均 $P<0.05$）。何培坤等探讨心宝丸（洋金花、人参、肉桂、附子、鹿茸、冰片等）是否能够通过调控 PI3K/Akt/GSK3β 信号通路抑制 CHF 大鼠模型心肌肥厚。以腹主动脉缩窄法造模，将 60 只 SD 大鼠随机分为假手术组，模型组，心宝丸高、中、低（120、80、40 mg·kg^{-1}·d^{-1}）剂量组，贝那普利组。灌胃给药 8 周。结果:与模型组比较，心宝丸各剂量组及贝那普利组 LVEF 升高，心肌细胞大小减小，Myh7 mRNA、NT-proBNP、p-PI3K、p-AKT、p-GSK3β 表达水平下调，GSK3β 表达水平上调（$P<0.01$），心宝丸中、高剂量组 FS 升高，LVIDs 减小（均 $P<0.05$），心宝丸高剂量组及贝那普利组 ANP mRNA 表达水平降低（均 $P<0.01$）。研究提示，心宝丸可以改善心肌肥厚、心肌细胞排列紊乱以及间隙增宽的病理变化。

（撰稿:刘霖　审稿:余小萍）

【慢性萎缩性胃炎的治疗及临床研究】

石芳等以"气增而久，夭之由也"理论为指导，指出在慢性萎缩性胃炎（CAG）治疗过程中，当防止药物久服偏胜，纠偏太过，强调分期、分阶段治疗，且各期治疗应各有侧重，贵在有度。初期以理气消滞、清热化湿为主，可选用柴胡、黄芩、预知子、石菖蒲、郁金等。中期以解毒活血、攻补兼施为主，可选用蒲公英、连翘、半枝莲、白花蛇舌草等;因清热解毒药多苦寒,苦寒易伤阴津,可稍佐百合、石斛、北沙参等;兼瘀血者,常加当归、丹参、川芎等;此期亦可加入少量茯苓、黄精、莲子肉等甘平之品,使祛邪而不伤正。后期以益气养阴、慎用攻伐为主,可选用蒲公英、冬凌草、藤梨根等清热解毒而不耗伤阴津,用莪术、石见穿、浙贝母等通络散结而不损伤正气。独思静等认为胃内癥瘕是慢性萎缩性胃炎的关键病理因素,其实质为痰瘀互结,主要责之气滞不行和阳虚不化。提出治疗宜从“健脾益肾、培元固本”(药用党参、炒白术、茯苓、干姜、高良姜、仙茅等)、“疏肝利胆、调和枢机”(药用醋柴胡、醋香附、白芍药、黄连、吴茱萸、青蒿等)、“行气化痰祛瘀、平消癥瘕”(药用枳壳、莱菔子、薏苡仁、法半夏、当归尾、醋三棱等)、“调饮食、畅情志”(饮食规律,不可过饥过饱,主食宜粗细搭配,多进食新鲜水果蔬菜,忌生冷油腻;提倡畅情悦志,豁达胸怀)四个方面入手。王继萱等总结谢晶日运用“五味补泻”法治疗慢性萎缩性胃炎经验。特色包括“苦辛通降,调畅气机”(佛手、香橼、柴胡、香附、九香虫等)、“甘味培中,苦燥坚阴”(黄芪、太子参、焦白术、柴胡、苍术、薏苡仁等)、“酸甘化阴,以滋其本”(山茱萸、炒白芍药、乌梅、山药、沙参、石斛等)、“辛以通络,佐苦解毒”(赤芍药、当归、莪术、白花蛇舌草、黄连、重楼等)。范天田等基于古今医案云平台V1.5软件,整理总结陈永灿的用药特色。结果:共收集处方206首,中药232味,性味以温平寒、甘苦辛为多,归经以脾、胃、肺、肝为主;常见治法为清热解毒、燥湿化痰、疏肝和胃、补脾益气;高频药物有甘草、陈皮、大枣、白术、半夏、白芍药、玫瑰花等;常用药物组合有“甘草-大枣”“甘草-陈皮”等;关联规则显示有“黄连→吴茱萸”等;系统聚类提取共获得4个核心聚类群。研究提示,陈氏治疗CAG以健脾气、理滞气、化痰湿、清郁热为主要治法,善用四君子汤、二陈汤、百合汤、左金丸、小陷胸汤、枳术丸、芍药甘草汤等简易名方灵活辨证,并制定经验方三花百草饮(绿梅花、玫瑰花、代代花、野百合、台乌药、广陈皮等)理气化滞以截断病情、防止传变。

臧海洋等将84例脾虚气滞证患者随机分为两组,对照组予标准四联杀菌及常规药物对症治疗,治疗组在此基础上予胃复康Ⅱ方(白术、党参、茯苓、半夏、蒲黄、莪术等),疗程均为6个月。结果:治疗组总有效率为93.5%(43/46),对照组为78.9%(30/38),$P<0.05$;治疗组Hp根除率为81.3%(26/32),对照组为59.1%(13/22),$P<0.05$。张勇将70例脾胃虚寒证患者随机分为两组,对照组口服奥美拉唑肠溶片,观察组予温中消萎汤(黄芪、干姜、桂枝、吴茱萸、党参、白术等),均连续治疗3个月。结果:观察组总有效率为91.4%(32/35),对照组为65.7%(23/35),$P<0.05$。与对照组比较,观察组中医证候总评分、病理总评分、血清NF-κB、环氧合酶-2(COX-2)、IL-8水平均降低(均$P<0.05$)。白海燕等将120例CAG伴Hp感染患者随机分为两组,治疗组予化浊解毒方(当归、白芍药、厚朴、白花蛇舌草、全蝎、川芎等);对照组先予标准四联杀菌(雷贝拉唑+阿莫西林+克拉霉素+枸橼酸铋钾)疗法服用2周,继予安慰剂口服。均治疗3个月。结果:两组中医证候积分均降低,胃镜黏膜征象积分、病理学组织改变积分均降低($P<0.05$,$P<0.01$),以治疗组更甚。与对照组比较,治疗组血清胃蛋白酶原Ⅰ(PGⅠ)、PGⅠ/PGⅡ比值(PGR)水平均升高,血清胃蛋白酶原Ⅱ(PGⅡ)水平降低,细胞毒素相关蛋白(CagA)、空泡细胞毒素(VacA)及尿素酶B(UreB)的阳性率均明显降低($P<0.05$,$P<0.01$)。随访6个月,治疗组复发率为4.2%(2/48),对照组为18.2%(8/44)($P<0.01$)。

(撰稿:罗晓玲 刘芳 审阅:孟静岩)

【溃疡性结肠炎的治疗与研究】

闫圣等通过文献调研,得出湿热体质与溃疡性结肠炎(UC)的发生有密切关系。根据个体寒热偏重不同,湿热证可选用梅连汤(乌梅、黄连、金银花、甘草、败酱草、仙鹤草等)加减治疗,且宜重用黄连、黄柏,而减轻辛热药物的用量;寒热错杂证可选用乌梅丸加减治疗,辛热药物与黄连、黄柏的药物比例应适当,既不能过热以助湿热,又不能过于寒凉,伤及脾胃。若患病日久体虚,则宜加重人参、当归的用量,亦可加入薏苡仁、苍术等药物,调理湿热体质。指出可将"辨体-辨病-辨证"的诊疗模式在溃疡性结肠炎的治疗与预防中加以运用,对易感体质进行早期调体干预,如改变饮食结构、调整生活起居等。张阳等总结李军祥治疗 UC 的"十要",即:①驱邪三要——化湿、清热、解毒。化湿可选用白茯苓、炒白术、炒薏仁、炒扁豆为基础药,若寒湿为主选用厚朴、苍术、陈皮等,湿阻气机选砂仁、肉豆蔻等,阳虚湿胜用桂枝、吴茱萸、干姜;清热可选用黄连、黄芩、黄柏、苦参、马齿苋等;解毒可加入栀子、蒲公英、白头翁、败酱草、青黛等。②气血三要——调气、理血、解郁。调气可选用柴胡、香附、防风、白芍药、陈皮等疏肝柔肝,或木香、陈皮、枳壳、槟榔等行气导滞,或厚朴、桔梗、炙紫菀等调理肝肺之气,或沉香、乌药、小茴香等调理脾肾之气;理血可选用地榆炭、槐花炭、黄芩炭、侧柏炭等凉血止血,或白及、仙鹤草、五倍子等收敛止血,或生黄芪、党参、炮姜等健脾止血,或阿胶、当归炭等补血止血;解郁可选用柴胡、郁金、香附、合欢皮、预知子等。③愈疡之要——化瘀、敛疡。化瘀可选用佐以牡丹皮、赤芍药、炒蒲黄、酒大黄、血余炭等;敛疡可选用儿茶、白及、赤石脂、枯矾、炉甘石、诃子、白蔹、五倍子、珍珠粉等。④扶正之要——补虚。选用生黄芪、党参、白术、茯苓、大枣、怀山药、莲子肉、白扁豆、甘草等益气温阳,或生地黄、熟地黄、牡丹皮、知母、青蒿、鳖甲等滋阴清热。⑤预防病复之要——防止伏邪而起。如夏秋季节要规避暑湿邪气,可进食薏仁马齿苋粥;冬天注意保暖,常吃生姜或艾灸神阙、中脘等穴,并忌韭菜、香菜、茴香、牛羊肉、鱼虾海鲜等以免引动湿热之伏邪,导致病情反复。情志方面,注意舒畅情绪,排遣压力,可日常饮用玫瑰花茶疏理肝气。生活中当劳逸结合,合理安排作息时间,亦可通过八段锦、太极拳、五禽戏等运动增强体质,预防复发。

吉哲等将 70 例轻中度 UC 脾胃气虚证患者随机分为两组。对照组予双歧杆菌三联活菌片口服,观察组在此基础上加服清肠行气止痛汤(当归、赤芍药、牡丹皮、川芎、桃仁、红花等)并随症加减,均连续治疗 3 个月。结果:观察组总有效率为 97.1%(34/35),对照组为 77.0%(27/35),$P<0.05$;观察组的视觉模拟评分(VAS)为(4.21±0.82),对照组为(5.06±0.75),$P<0.05$。与对照组比较,观察组 CD_3^+、CD_4^+、CD_8^+ 均升高,CD_4^+/CD_8^+ 降低(均 $P<0.05$)。研究提示,清肠行气止痛汤可调节轻中度 UC 患者的免疫功能,减少疼痛且不良反应较小。王晓瑜等将 60 例热盛血瘀证患者随机分为两组,对照组口服美沙拉嗪缓释颗粒,治疗组在此基础上加服中药清肠汤(白头翁、川黄柏、生大黄、败酱草、仙鹤草、地榆炭),均持续治疗 3 个月。结果:治疗组总有效率为 93.3%(28/30),对照组为 70.0%(21/30),$P<0.05$;治疗组的肝细胞生长因子(HGF)阳性率为 90.0%(27/30),对照组为 66.7%(20/30),$P<0.05$;治疗组的肝细胞生长因子受体(c-MET)阳性率为 93.3%(28/30),对照组为 70.0%(21/30),$P<0.05$。研究提示,清肠汤能明显改善患者的临床症状,其作用机制可能是通过提高 HGF/c-MET 的表达,修复结肠黏膜,恢复肠上皮屏障功能,从而达到炎症减轻的作用。安桂叶等将浊毒内蕴证患者 60 例随机分为两组,对照组口服美沙拉嗪,观察组在此基础上加服翁连解毒汤(白头翁、黄连、大血藤、秦皮、地榆、红景天),两组均连续服用 2 个月。结果:观察组总有效率为 93.3%(28/30),对照组为 70.0%(21/30),$P<0.05$。与对照组比较,观察组血清 IL-22、TNF-α 水平均降低,血清 IL-10 水平升高(均 $P<0.05$)。赵恩春等将 60 例肝郁脾虚证患者随机分为两组,对照组口服美沙拉嗪肠溶片,观察组口服怡情止泻汤(党参、茯苓、白术、厚朴、薏苡仁、枳壳),两组疗程均为 4 周。结果:观察组总有效率为 93.3%(28/30),对照组为 73.3%(22/30),$P<0.05$。与对照组比较,观察组双歧杆菌及乳酸杆菌、粪肠球菌、大肠杆菌数量均增加(均 $P<0.05$)。

宋艳琦等将 50 只清洁级 Wistar 大鼠随机分为

空白组、模型组、西药组（美沙拉嗪肠溶片混悬液）及中药化浊清解愈溃煎（黄连、黄柏、砂仁、白头翁、秦皮、地榆等）高、中、低剂量（22、11、5.5 g/kg）组，采用 TNBS/乙醇联合造模法建立模型后灌胃 14 d。结果：与空白组比较，模型组一般情况较差，血清中 TNF-α 含量升高，IL-4 含量降低，结肠组织中 p38MAPK 水平升高（均 $P < 0.05$）。与模型组比较，西药组、中药各剂量组一般生存状况改善明显，血清中 TNF-α 含量下降，IL-4 含量升高，结肠组织中 p38MAPK 水平降低（均 $P < 0.05$），尤以中药高剂量组及西药组变化显著。研究提示，化浊清解愈溃煎高、中剂量可改善溃疡性结肠炎大鼠一般生存状况，可通过调节血清中 IL-4 含量，下调 TNF-α 表达水平及结肠组织中 p38MAPK 蛋白表达水平而达到保护结肠黏膜的作用。祁燕等以葡聚糖硫酸钠诱导小鼠实验性溃疡性结肠炎（急性期、缓解期）模型，将 90 只 C57BL/6 小鼠随机分为正常组、模型组、柳氮磺胺吡啶组、溃结康（白术、云茯苓、白芍药、陈皮、防风、云三七）高、中、低剂量（12.8、6.4、3.2 g/kg）组。急性期小鼠给药组灌胃连续给药 7 d，缓解期给药 21 d。结果：与正常组比较，模型组 MPO 表达增加，IL-18 含量升高，ASC、NLRP3 及 Caspase-1mRNA 表达上调（$P < 0.05$，$P < 0.01$）。与模型组比较，急性期时，柳氮磺胺吡啶组及溃结康高剂量组单位结肠长度明显增加，MPO 表达显著降低，IL-18 释放减少，NLRP3 及 Caspase-1mRNA 表达显著下调；溃结康中剂量组 IL-18 水平也显著降低，NLRP3 mRNA 显著下调；溃结康低剂量组 Caspase-1mRNA 表达明显降低（均 $P < 0.05$）。缓解期时，柳氮磺胺吡啶组及溃结康高、中剂量组单位结肠长度均明显增加；溃结康高剂量组 NLRP3 及 Caspase-1mRNA 表达显著增加，溃结康中剂量组 IL-18、IL-33 含量明显增加，ASC、Caspase-1mRNA 表达明显上调，低剂量组 IL-33 含量也明显增加；NLRP3 mRNA 表达上调（均 $P < 0.05$）。研究提示，溃结康可能通过调节溃疡性结肠炎小鼠发病不同时期（急性期、缓解期）NLRP3 炎性体基因表达及下游炎症因子的释放

抑制炎症反应，促进缓解期时结肠黏膜修复。

（撰稿：黄佳 刘芳 审阅：孟静岩）

【非酒精性脂肪肝的治疗与研究】

陈靓等将 86 例非酒精性脂肪肝（NAFLD）患者随机分为两组，均予常规治疗（包括严格控制体重，合理饮食，积极运动等），对照组口服多烯磷脂酰胆碱胶囊，观察组在此基础上服用五苓散，疗程均为 3 个月。结果：与对照组比较，观察组各项中医症状积分及 ALT、AST、TC、TG 水平均降低（均 $P < 0.05$）。蒋开平等将痰湿内阻证患者 100 例随机分为两组，两组均口服水飞蓟宾胶囊与甘草酸二胺胶囊作为基础治疗，治疗组加用三子养亲汤加味结肠水疗，对照组则加用生理盐水结肠水疗，采用结肠透析机，按操作程序进行全结肠清洗。均 1 次/d，持续 7 d。结果：两组中医证候评分与血清 ALT、AST、GGT 及胆固醇 TG、UA 水平均降低；炎症因子 IL-6、TNF-α 水平均降低（$P < 0.05$，$P < 0.01$）。与对照组比较，治疗组中医证候评分明显降低，血清总胆固醇、尿酸及 TNF-α 水平降低，体质量（CAP）水平下降（均 $P < 0.05$）。

马威等将 48 只 SPF 级 SD 大鼠随机分为 6 组：空白组、模型组、附子理中汤高、中、低剂量（20、10、5 g/kg/d）组、易善复组，采用脂肪乳灌胃造模，各组分别灌胃 4 周。结果：与空白组比较，模型组肝细胞肿胀，排列无序，细胞间连接松散，细胞内存在脂滴空泡，细胞核着色深并出现裂解，且有明显的炎症细胞浸润现象；肝组织中 TLR4 与核因子 κB p65（NF-κB p65）的 mRNA 水平均显著升高；IL-2、IL-6 及 TNF-α 水平显著升高（均 $P < 0.05$）。与模型组比较，各给药组肝组织病理均有所改善，其中以附子理中汤高剂量组及易善复组大鼠肝组织损伤最轻；各给药组大鼠血清 IL-2、IL-6 及 TNF-α 水平显著降低；肝组织中 TLR4 与 NF-κB p65 的 mRNA 显著降低（均 $P < 0.05$）。与附子理中汤低、中剂量组比较，附子理中汤高剂量组大鼠血清 IL-2、IL-6 及 TNF-α

水平显著降低(均 $P<0.05$);肝组织中 TLR4 及 NF-κB p65 的 mRNA 显著降低(均 $P<0.05$)。研究提示,附子理中汤能改善 NAFLD 大鼠肝脏损伤,可通过抑制 TLR4/NF-κB 信号通路,降低炎症因子 IL-2、TNF-α 及 IL-6 水平。且对 NAFLD 大鼠血清炎症因子的抑制作用呈剂量依赖性。Dang 等将 24 只 Wistar 大鼠随机分为正常组、模型组、甘姜苓术汤组。除正常组喂以普通饮食外,余以高脂饮食喂养。在第 5 周时,给药组予甘姜苓术汤灌胃,持续 4 周。结果:与正常组比较,模型组肝脏炎性细胞浸润及肝细胞脂肪变性明显,体重、肝脏指数及肝脏 TG、TC、LDL-C 含量均增加;血清 ALT、AST 活性升高($P<0.01$,$P<0.05$)。与模型组比较,甘姜苓术汤组肝脏炎症及肝细胞脂肪变性明显减轻,肝脏指数及肝脏 TG 含量减少,血清 ALT、AST、游离脂肪酸水平均下降($P<0.05$,$P<0.01$)。研究还进行了 RNA 序列分析。结果:PPAR 信号通路参与脂质代谢的调节,其中有五个重叠的 DEG-肉碱棕榈酰转移酶 1b(CPT1B),细胞色素 P4504A1,固醇 12α-羟化酶,肉碱棕榈酰转移酶 2 和酰基-CoA 氧化酶 2,表现出与脂肪酸氧化和胆固醇代谢密切相关。模型组中 CPT1B 基因及蛋白表达均较正常组下降,而甘姜苓术汤则使其表达上调(均 $P<0.01$)。且 miR-138-5p 可以靶向调控 CPT1B 的表达($P<0.05$)。研究提示,甘姜苓术汤是治疗肝脏脂肪变性的有效配方,其可能的作用机制与 miR-138-5p 调节的 CPT1B 表达有关。吕锦珍等观察参苓白术散对高脂饮食饲养的 NAFLD 大鼠肝细胞哺乳动物雷帕霉素靶蛋白复合体 1(mTORC1)/细胞信号转导因子及转录激活因子 3(STAT3)信号通路的影响。将 80 只 SPF 级 SD 大鼠随机分为正常组,模型组,参苓白术散高、低剂量(10、30 g/kg)组。均灌胃 8 周。结果:与正常组比较,模型组血清 TC、TG、HDL-C、LDL-C、AST、ALT 水平显著升高;肝组织 TNF-α,IL-1β,IL-5 及 IL-6 含量显著升高;肝组织 mTORC1、STAT3 mRNA 及蛋白表达水平显著上调(均 $P<0.01$)。与模型组比较,各给药组血脂、肝功能均有不同程度改善($P<0.05$,$P<0.01$),其中高剂量组最为明显;肝组织 TNF-α,IL-1β,IL-5 及 IL-6 含量明显下降,mTORC1、STAT3 mRNA 及蛋白表达水平显著降低($P<0.05$,$P<0.01$),其中高剂量组以上指标的改善更为明显。研究提示,参苓白术散可能通过抑制 mTORC1/STAT3 通路的激活,调节肝脏脂质代谢,从而减轻肝脏脂质蓄积和肝脏炎症反应。黄倩等将 60 只 SPF 级 SD 大鼠随机分为正常组,模型组,消木丹颗粒(柴胡、决明子、姜黄、丹参、山楂、炙甘草等)高、中、低剂量(1.5、3、6 g/kg/d)组,多烯磷脂酰胆碱组,除正常组外,其余大鼠采用高脂膳食喂养造模,各组均灌胃 4 周。结果:与正常组比较,模型组肝指数增加,肝细胞内脂肪空泡面积及着色面积均明显增多,ALT、AST、TC、TG、LDL-C 水平显著升高,肝组织法尼醇受体(FXR)、ApoM 的 mRNA 及蛋白表达量均明显降低($P<0.05$,$P<0.01$)。与模型组比较,消高组的 ALT、AST 活性显著降低;除消低组外,其余各组大鼠血清 TC、TG、LDL-C 含量及肝指数均显著降低,且肝脏病理示肝细胞内脂肪空泡面积明显减少(均 $P<0.01$)。消木丹中、高组及多烯组大鼠的肝组织 FXR、ApoM mRNA 表达显著增加($P<0.05$,$P<0.01$)。研究提示,消木丹颗粒可通过上调 FXR 及 ApoM 的表达,调节 NAFLD 的脂质代谢。Li 等将 32 只 SPF 级 C57BL/6 小鼠随机分为对照组、高脂饮食(HFD)组。在造模第 11 周时,HFD 组进而随机分为 HFD 组、红景天苷组、奥贝胆酸组。给药组均灌胃 4 周。结果:与对照组比较,HFD 组小鼠体重、肝湿重、肝指数显著增加($P<0.01$),IL-1a、IL-12、单核细胞趋化蛋白 1(MCP-1)、角质形成细胞衍生的细胞因子(KCs)、巨噬细胞炎性蛋白 1α(MIP-1α)及 MIP-1β 的水平显著升高($P<0.05$);与 HFD 组比较,红景天苷组、奥贝胆酸组体重、肝湿重、肝指数均显著降低(均 $P<0.01$)。两组 IL-1a、IL-12、MCP-1、KC、MIP-1α、MIP-1β 及粒细胞集落刺激因子(G-CSF)血清水平明显降低(均 $P<0.05$),且红景天苷治疗组血清 IL-12 水平明显低于奥贝胆酸组

（$P<0.05$）。肝脏病理显示,红景天苷与奥贝胆酸均可减轻肝脏脂肪变性,肝细胞炎性浸润及气球样变性。与对照组比较,HFD组小鼠肠道中胆汁酸成分与菌群均有不同程度减少。与 HFD 组比较,红景天苷治疗后肠道中胆汁酸成分与菌群有不同程度的改善（$P<0.05$, $P<0.01$）。与 HFD 组比较,给药组肝脏与回肠组织中 FXR 蛋白水平及 mRNA 表达显著增高,且回肠组织中成纤维细胞生长因子 15 的 mRNA 表达明显增多（$P<0.01$）。研究提示,红景天苷可能通过激活肠道菌群-胆汁酸-FXR 轴改善 NASH 小鼠的炎症和脂质代谢。

（撰稿：俞晓菡 徐列明 审阅：张玮）

【肝纤维化的治疗及实验研究】

谢爱泽等将 128 例肝胆湿热证患者随机分为两组,均口服恩替卡韦分散片,治疗组加服黄连温胆汤,对照组加服无效、无毒,且在外观、颜色以及气味等方面基本与黄连温胆汤一致的中药安慰剂（由玉米粉、焦糖色和苦味剂等组成）,疗程均为 24 周。结果:治疗组总有效率为 90.6%（58/64）,对照组为 76.6%（49/64）,$P<0.05$。与对照组比较,治疗组肝胆湿热证症状（胁肋胀痛、身目黄染、小便黄赤、口干苦、舌苔黄腻）评分均显著降低,LSM 下降（均 $P<0.01$）。治疗 12、24 周后两组 AST、ALT、TBil、GGT 均显著降低,以治疗组更甚（均 $P<0.01$）。周文锋将 60 例患者随机分为两组,均口服恩替卡韦,观察组加服益气软肝方（炒麦芽、茯苓、柴胡、枳实、丹参、牡蛎等）,疗程均为 3 个月。结果:观察组总有效率为 96.7%（29/30）,对照组为 73.3%（22/30）,$P<0.05$。两组 LSM 均下降,以观察组更甚。与对照组比较,观察组Ⅲ型前胶原（PCⅢ）、Ⅳ型胶原（CⅣ）、血清透明质酸（HA）、层粘连蛋白（LN）均降低（均 $P<0.05$）。宋启琴等将 116 例慢性乙型肝炎肝纤维化患者随机分为两组,对照组口服恩替卡韦分散片,观察组在此基础上加服愈肝龙胶囊（茵陈、柴胡、小檗根、黄芩、蒲公英、紫草等）,疗程均为 36

个月。两组 HBV DNA 均降低,ALT、AST、TBil 水平均下降（均 $P<0.05$）。与对照组比较,观察组肝脏弹性值（LSM）、门静脉内径均降低（均 $P<0.01$）。

黄凌鹰等以 10% CCl_4 橄榄油溶液腹腔注射及 0.9% NaCl 溶液灌胃,将 60 只 C57BL 小鼠随机分为对照组、模型组、柔肝方（枸杞子、炒白术、炙黄芪、当归、牡蛎、鳖甲等）组,均灌胃 6 周。结果:与对照组比较,模型组肝组织 Hyp 含量表达水平明显升高（$P<0.01$）,与模型组比较,柔肝方组小鼠 ALT、AST 活性降低,肝组织 Hyp 含量表达水平则明显降低;Dectin-1 表达升高（均 $P<0.01$）,TLR4、肌动蛋白 α（α-SMA）、转化生长因子受体（TGF-β_1R）、血小板衍生生长因子受体（PDGFR）、脊髓趋化因子受体 2（CCR2）表达均明显降低（均 $P<0.01$）。研究提示,柔肝方具有抗肝纤维化作用,可能与上调 Dectin-1、下调 TLR4 的表达有关,也可能与下调 CCR2 表达有关。顾宏图等将 98 只 SPF 级 Wistar 大鼠随机分为正常组、模型组、实脾方组、扶正化瘀方组、二甲双胍组、肝糖异方组。其中肝糖异方由实脾方（黄芪、黄精、虎杖）与扶正化瘀方（丹参、冬虫夏草、桃仁、松花粉、绞股蓝、五味子等）浸膏粉所制混悬液按 1：1 比例混合所得。除正常组外,其余各组均采用 40% CCl_4 橄榄油溶液皮下注射＋复合高脂饮食造模。均灌胃 8 周。结果:与模型组比较,肝糖异方组、扶正化瘀方组糖耐量异常明显改善,血糖 AUC 降低,HOMA-IR 下降（$P<0.05$, $P<0.01$）;实脾方组空腹胰岛素浓度明显降低,肝糖异方组、实脾方组 ALT 活性降低,实脾方组 AST 活性降低（均 $P<0.05$）。肝糖异方组肝细胞脂肪变性有所减轻,肝糖异方组、扶正化瘀方组肝脏胶原面积比均减少（$P<0.01$）;肝糖异方组、扶正化瘀方组肝组织 Hyp 含量均降低（$P<0.05$, $P<0.01$）。研究提示,肝糖异方及其拆方扶正化瘀方、实脾方可减轻肝脂肪变性及纤维化,调节改善糖耐量异常及胰岛素抵抗。郭羽轩等研究睡莲花总黄酮（NCTF）对 CCl_4 诱导的大鼠肝纤维化的防治作用。以大鼠背部皮下注射

50% CCl_4 花生油溶液造模,将 SPF 级 Wistar 大鼠 68 只随机分为对照组,模型组,秋水仙碱组,NCTF 高、中、低剂量(200、100、50 mg/kg)组。各组均灌胃 12 周。结果:与对照组比较,模型组大鼠精神萎靡、肝脾指数增大,肝组织炎性细胞浸润并呈现出明显的纤维化,血清 ALT、AST、ALP、HA、LN、PCⅢ、CIV、MDA,NO 水平显著升高($P<0.05$,$P<0.01$),血清 TP、Alb、GSH,SOD 水平均下降(均 $P<0.01$)。与模型组比较,NCTF 高剂量组肝脏指数显著降低,NCTF 各剂量及秋水仙碱组脾脏指数均降低($P<0.01$),血清 ALT、AST、ALP、MDA、NO 水平均降低,血清 TP、Alb、GSH、SOD 水平均升高($P<0.05$,$P<0.01$),HA、LN、PCⅢ、CIV 型蛋白表达下调,TNF-α、IL-1β、IL-6 的水平均下降($P<0.05$,$P<0.01$)。研究提示,NCTF 的抗肝纤维化作用可能与其抗氧化、调节胶原合成、抑制促炎因子表达相关。Zhang 等探讨了下瘀血汤(大黄、桃仁、䗪虫)抗肝纤维化的主要活性成分及可能机制。通过萃取得到该方的石油醚馏分(PF)、乙酸乙酯馏分(EF)及水馏分(WF),并在体外实验中首先对 3 种不同组分提取物进行了评价。在小鼠肝星状细胞株(JS1)和人肝星状细胞株(LX-2)细胞中以不同浓度的 PF、EF 及 WF(12.5、25、50、100、200 g/mL)干预 24 h。结果:EF(12.5、25、50 g/ml)抗增殖作用明显($P<0.05$,$P<0.01$)。与对照组比较,在 EF(50 g/ml)处理的 JS1 和 LX-2 细胞中,G0/G1 期群体减少,S 期群体增加($P<0.05$,$P<0.01$),提示 EF 诱导的细胞周期被阻滞在 S 期或(和)G2/M 期。EF 对 JS1 与 LX-2 无明显毒性。EF(2.5、25 和 50 g/ml)能显著降低 TGF-β_1 诱导的 JS1 与 LX-2 的 α-SMA、Col-1 的 mRNA 表达。PF、EF、WF(均为 50 g/ml)3 组中,EF 明显抑制了 TGF-β_1 诱导的 JS1 与 LX-2 细胞及自激活的大鼠原代肝星状细胞(HSC)中 α-SMA、COL-1 蛋白的表达。体内实验研究提示,EF 降低肝纤维化小鼠的肝组织天狼猩红阳染面积、肝 Hyp 含量,以及 ALT、AST、TBil 水平均与下瘀血汤组相当,可促进 HSC 的凋亡。表明

EF 是该方的主要活性组分提取物。EF 的抗纤维化机制可能与通过选择性激活 JNK、p38-MAPKs 信号通路调节线粒体凋亡途径诱导 HSCs 凋亡有关。Liu 等研究桔梗皂苷 D(PD)减轻肝纤维化的作用机制。发现除 10 M 外,其余浓度的 PD(20、40、80 M)均能抑制 LX-2 的增殖。与对照组比较,不同浓度 PD 处理后 LX-2 和 I 型胶原的蛋白表达下降,凋亡相关蛋白 Bax、caspase9 和 caspase3 以及细胞色素 C(Cyto-c)水平升高,Bcl-2 的水平降低($P<0.05$,$P<0.01$),显著提高了 LX-2 的凋亡率。电镜显示 PD 干预后 LX-2 中的溶酶体和自噬体增强。LC3-GFP 慢病毒转染结果显示,与对照组比较,PD 显著增强了 LX-2 自噬空泡的发育。PD 显著促进了 LX-2 中 LC3II/LC3I、Beclin1、Atg5、Atg7 的表达水平,但对 p62 有明显的抑制作用。进一步研究表明,PD 可促进 JNK 和 c-Jun 的磷酸化,JNK 抑制剂 P600125 则可抑制 PD 的上述作用。研究提示,PD 可通过刺激细胞凋亡及自噬的作用,阻碍 HSC 的激活。其潜在的机制在于 PD 对 JNK 信号通路的调节。

(撰稿:皮亚妮 徐列明 审阅:张玮)

【肝硬化及并发症的治疗及临床研究】

银艳桃等将 80 例肝硬化肝郁脾虚证患者随机分为两组,对照组口服恩替卡韦片,观察组在此基础上加服疏肝健脾方(柴胡、白芍药、白术、黄芪、茯苓、郁金等)并随症加减,均治疗 6 个月。结果:观察组总有效率为 89.2%(33/37),对照组为 76.3%(29/38),$P<0.05$。两组肝功能(TBil、ALT、AST、Alb)、肝纤四项(HA、PC-Ⅲ、C-Ⅳ、LN)、免疫功能(CD_3^+、CD_4^+、CD_8^+ T 细胞百分比)以及中医证候积分均显著改善(均 $P<0.05$)。与对照组比较,观察组 TBil 含量,ALT、AST 活性水平均明显降低、Alb 水平升高,CD_3^+、CD_4^+ T 细胞百分比显著升高,CD_8^+ T 细胞百分比明显降低(均 $P<0.05$);观察组、对照组肝脏 LSM 分别为(17.5±4.3)kPa、(20.5±

5.5)kPa，$P<0.05$。李念等将 84 例肝硬化代偿期且符合六经辨证属小柴胡汤合当归芍药散方证的患者随机分为两组，对照组口服恩替卡韦分散片，治疗组在此基础上联合调肝化纤丸(柴胡、茯苓、党参、半夏、黄芩、泽泻等)，疗程均为 36 周。两组的 ALT、AST、TBil 均较基线下降，Alb 均较基线升高，均以治疗组更甚(均 $P<0.05$)。治疗组 LSM 为(11.07±2.25)kPa，对照组为(12.30±2.07)kPa，$P<0.05$。王洁冰等将 115 例代偿期患者随机分为两组，对照组给予恩替卡韦抗病毒治疗，观察组在此基础上加服九味肝泰胶囊(三七、蜈蚣、郁金、黄芩、大黄、姜黄等)，疗程均为 6 个月。结果：观察组总有效率为 91.7%(55/60)，对照组为 76.4%(42/55)，$P<0.05$。两组 ALT、AST、TBil、HA、C-IV、LN 及 PC-III 均降低，且观察组更甚($P<0.05$，$P<0.01$)。吕艳杭等将 120 失代偿期患者随机分为 A、B、C 三组，每组 40 例。A 组患者采用内科综合治疗，B 组患者在内科综合治疗基础上进行 1 次骨髓间充质干细胞(BMSCs)移植术并于术后给予长期抗病毒治疗 1 年，C 组在内科综合治疗基础上进行 1 次 BMSCs 移植术，术后予抗病毒联合柔肝化纤颗粒(黄芪、薏苡仁、牡蛎、泽兰、鳖甲、黄精等)治疗 1 年。结果：C 组患者治疗后胁痛、纳差、神疲乏力、黄疸评分低于 A 组和 B 组($P<0.05$)。C 组患者治疗后血清 ALT、AST、TBil、TNF-α、IL-2、IL-12、IgG、IgE、MDA 水平及 CD_8^+ T 细胞数均低于 A 组和 B 组，血清 IFN-γ、IL-10、IgA、IgM、SOD、GSH-Px 水平，CD_3^+、CD_4^+ T 细胞分数及 CD_4^+/CD_8^+ T 细胞比值高于 A 组和 B 组，凝血酶原时间(PT)则短于 A 组和 B 组(均 $P<0.05$)。

牛艳艳等将 82 例肝硬化结节脾虚血瘀兼湿热证患者随机分为两组，对照组采用基础治疗(保肝、抗病毒等)，治疗组在此基础上加用化瘀解毒健脾方颗粒(鳖甲、龟甲、当归、桃仁、人参、穿山甲等)，同时外敷软坚消积贴(三棱、莪术、天花粉、土贝母、夏枯草等)于期门、章门(左右两侧)及神阙穴，均治疗 6 个月。疗效标准主要参考实体瘤 Choi 标准及 2005

年美国肝病研究协会肝癌管理共识制定。完全缓解：所有病灶全部消失(包括可测及不可测病灶)，无新病灶；部分缓解：MR 检查所示可测量病灶最长径缩小 10%，无新病灶，非可测病灶无明显进展；稳定：临床相关症状无加重；病情进展：强化模式改变，主要是动脉期明显强化，提示肝动脉供血增加。结果：治疗组缓解加稳定比率为 88.6%(31/35)，对照组为 68.3%(28/41)；中医临床疗效总有效率分别为 85.7%(30/35)、63.4%(26/41)，均 $P<0.05$。两组 TBil、ALT 及 AST 水平下降，Alb 水平上升(均 $P<0.05$)，且治疗组更甚。赵永雪等将 108 例肝硬化内毒素血症患者随机分为两组，对照组采用常规对症支持治疗，观察组在此基础上加用葛根芩连汤并随症加减，疗程均为 3 个月。结果：观察组总有效率为 88.9%(48/54)，对照组为 72.2%(39/54)，$P<0.05$。两组中医症状总积分、肝功能 Child-Pugh 分级评分、血清内毒素水平、肠黏膜屏障功能指标[尿液乳果糖与甘露醇(L/M)比值、血浆二胺氧化酶(DAO)和 D-乳酸]、炎症指标[C 反应蛋白(CRP)、IL-6、TNF-α、降钙素原(PCT)]水平均不同程度降低，且观察组各指标降低更为显著(均 $P<0.05$)。

(撰稿：李萌 徐列明 审阅：张玮)

【慢性肾小球肾炎的治疗及实验研究】

毕文俊等将 85 例脾肾阳虚证患者随机分为两组，对照组予常规西医治疗并口服羟苯磺酸钙胶囊，观察组在此基础上联合口服自拟补脾益肾汤(黄芪、党参、山药、菟丝子、肉苁蓉、枸杞子等)，均服药 8 周。结果：观察组总有效率为 90.7%(39/43)、对照组 71.4(30/42)，$P<0.05$。两组脾肾阳虚证候积分、24 h 尿蛋白定量、尿沉渣红细胞计数、血清 BUN、SCr，血清 TNF-α、IL-6、hs-CRP 水平均有所减低(均 $P<0.05$)，且上述指标以观察组的改善更为明显(均 $P<0.05$)。晋中恒等将 118 例气虚湿热瘀阻证患者随机分为 3 组，治疗组予健脾益肾清化法(黄芪、山药、太子参、土白术、茯苓、生地黄等)治

疗;对照 A 组 38 例雷公藤多苷口服;对照 B 组 40 例肾炎康胶囊口服,均治疗 60 d。结果:治疗组总有效率为 92.5%(37/40),对照 A 组为 39.5%(15/38),对照 B 组为 65.0%(26/40),$P < 0.05$。3 组 24 h Up、尿微量白蛋白均降低($P < 0.05$,$P < 0.01$),以治疗组最为显著($P < 0.01$)。王玲等将 124 例肾络不通证患者随机分为两组,对照组予常规治疗及口服厄贝沙坦片、双嘧达莫片,观察组在此基础上服用自拟通络祛白汤(生黄芪、当归、五味子、丹参、天麻、山萸肉等),均连续治疗 3 个月。结果:观察组总有效率为 96.5%(60/62)、对照组为 83.9%(52/62),$P < 0.05$。与对照组比较,观察组 24 h 尿蛋白定量水平均降低($P < 0.01$)。余聪慧等将 86 例慢性肾小球肾炎蛋白尿患者随机分为两组,均予西医常规基础治疗,对照组加服缬沙坦胶囊,观察组则加服苏蝉益肾汤(蝉蜕、紫苏叶、黄芪、女贞子、粉萆薢、桑螵蛸等),均治疗 2 个月。结果:观察组总有效率为 88.4%(38/43)、对照组为 67.4%(29/43),$P < 0.05$。与对照组比较,观察组 24 h 尿蛋白定量、尿素氮(BUN)、肌酐(SCr)水平均显著降低,CD_3^+、CD_4^+ 水平均升高,CD_8^+、IL-6、IL-17、TNF-α 水平均降低($P < 0.01$)。

盖银玲等将雄性 SD 大鼠 50 只,采用阿奇霉素造模,随机分为空白组,模型组,芡实益肾方(黄芪、芡实、山药、六月雪、川牛膝、续断等)高、中、低(40、20、10 g·kg^{-1}·d^{-1},)剂量组,灌胃 8 周。结果:与模型组比较,各给药组肾脏组织肾小球水肿明显减轻。与模型组比较,各给药组 6 周后 BUN、SCr 表达明显降低,给药 8 周后 IL-2、IL-6、TNF-α 表达明显降低。Bcl-2 蛋白表达明显升高,Bax 蛋白表达明显降低($P < 0.05$,$P < 0.01$)。研究提示,该方可能通过影响细胞凋亡因子的表达,从而减少炎症因子对肾脏组织的进一步损害。郭蓓等将 40 只 Wistar 大鼠随机分为对照组、模型组、何首乌提取物组、洛汀新组。除对照组外,其余各组进行单侧肾脏切除,连续多次注射 OX7 抗体诱导造模,分别灌胃 6 周。结果:与模型组比较,洛汀新组、何首乌提取物组

24 h 尿蛋白定量水平及血清中 SCr、BUN 含量显著降低,肾脏组织病理病变程度减轻,NF-κB p65 和 MCP-1 mRNA 表达水平显著降低(均 $P < 0.05$)。研究提示,何首乌提取物可能通过阻断 NF-κB 信号活化而发挥一定的治疗作用。徐文燕等将 46 只 SD 大鼠随机分为正常组、缬沙坦组、模型组、丹参提取物组,除正常组外,其余各组大鼠造模后,分别灌胃 12 周。结果:与模型组比较,给药 6 周和 12 周,缬沙坦组、丹参提取物组 24 h 尿蛋白水平显著降低;TGF-β_1、p38MAPK 蛋白相对表达量及 mRNA 表达均显著下降;与缬沙坦组比较,丹参提取物组 TGF-β_1、p38MAPK mRNA 表达均下降(均 $P < 0.05$)。

(撰稿:麻志恒 何立群 审阅:秦国政)

【慢性肾衰竭的治疗与研究】

李晓慧等将 64 例慢性肾衰竭 2~3 期脾肾气虚兼湿瘀证患者随机分为两组,对照组予西医常规疗法,治疗组在此基础上加服益气清利化瘀方(生黄芪、党参、金雀根、金银花、鱼腥草、连翘等),另取药汁予双侧肾俞、志室穴介导透药治疗。疗程均为 8 周。结果:治疗组总有效率为 91.2%(31/34),对照组为 76.7%(23/30),$P < 0.05$。与对照组比较,治疗组乏力、腰酸、腰痛、泡沫尿等证候积分降低。两组血肌酐、血尿素氮、血清白蛋白、胆固醇、三酰甘油、低密度脂蛋白、肾小球滤过率均有所改善,尿蛋白定量均下降,治疗组更为明显(均 $P < 0.05$)。何元红等将 200 例肾衰竭脾肾气虚证患者随机分为两组,均予常规治疗,对照组加服缬沙坦胶囊,治疗组加服康肾方(菟丝子、覆盆子、沙苑蒺藜、仙鹤草、枸杞子、党参等),疗程均为 3 个月。结果:治疗组总有效率为 93.0%(93/100),对照组为 70.0%(70/100),$P < 0.05$。两组中医证候积分,血肌酐、胱抑素 C、血 β2-微球蛋白、24 小时尿蛋白定量均降低,以治疗组更为明显(均 $P < 0.05$)。杨丽萍等将 200 例早中期脾肾阳虚证患者随机分为两组,对照组予口服复方

α-酮酸片治疗,治疗组在此基础上加用温脾汤合吴茱萸汤加减(生大黄、生附子、干姜、党参、吴茱萸、生姜等),均治疗 6 个月,最终治疗组完成 99 例,对照组完成 98 例。结果:治疗组总有效率为 87.9%(87/99),对照组为 75.5%(74/98),$P<0.05$。两组血肌酐、血尿素氮、24 h 尿蛋白、血清 TNF-α、CTGF 水平及中医证候积分均明显降低(均 $P<0.01$),且治疗组上述指标下降更为显著(均 $P<0.01$)。胡静等将 90 例 3 期患者随机分为两组,对照组予西医常规治疗,治疗组在此基础上加叶氏肾衰方(黄芪、胡芦巴、制大黄、王不留行、莪术)口服及足浴,再联合肾衰膏(丁香、肉桂、生大黄、蜣螂虫、水蛭、王不留行)外敷神阙穴。两组治疗及随访时间均为 6 个月,最终治疗组完成 42 例,对照组完成 43 例。结果:治疗组总有效率为 81.0%(34/42),对照组为 58.1%(25/43),$P<0.05$。王敏等将 120 例患者随机分为两组,均予西医综合治疗,对照组加服参乌益肾片模拟药,观察组加服参乌益肾片(菟丝子、制何首乌、枸杞子、牛膝、太子参、茯苓等),两组疗程均连续治疗 6 个月,随访 6 个月,两组最终完成病例均为 58 例。结果:治疗组总有效率为 77.6%(45/58),对照组为 65.5%(38/58),$P<0.05$。与对照组比较,观察组 SCr 显著降低,eGFR 显著升高(均 $P<0.01$);在 12 个月观察期间,观察组慢性肾脏病减轻率为 13.8%(8/58);对照组分别为 1.7%(1/58),$P<0.05$。

丁国明等把 40 只 SD 大鼠随机分为正常组、模型组、阳性药组、山茱萸组,除正常组外,其余各组以腺嘌呤溶液灌胃制备肾衰竭模型。模型制备成功后,阳性药组予黄葵胶囊,山茱萸组予山茱萸提取物,正常组和模型组予等量生理盐水,均持续 28 d。结果:阳性药组肾小球和肾小管萎缩、炎性细胞浸润和间质纤维化等病变较模型组减轻;山茱萸组肾小球和肾小管萎缩、炎性细胞浸润和间质纤维化等病变程度介于模型组和阳性药组之间。与模型组比较,阳性药组及山茱萸组炎症评分、纤维化评分及 BUN、SCr、24UP、TNF-α、IL-6、α-平滑肌肌动蛋白(α-SMA)、NADPH 氧化酶 1(NOX1)、细胞内活

性氧(ROS)、磷酸化 ERK(p-ERK)含量均降低($P<0.05$);与阳性药组比较,山茱萸组炎症评分、纤维化评分及 BUN、SCr、UP、TNF-α、IL-6、α-SMA、NOX1、ROS、p-ERK 含量均增加($P<0.05$)。研究提示,山茱萸能够通过 oxidase/ROS/ERK 信号通路降低 CRF 诱导的凋亡水平,抑制肾脏的纤维化。于艳等将 40 只 SPF 级 SD 大鼠随机分为对照组,模型组,蛇床子素低、高剂量组,以腺嘌呤溶液灌胃造模,对照组予等量的生理盐水。蛇床子素低、高剂量组分别腹腔注射 10、20 mg/kg 蛇床子素,连续治疗 28 d。结果:与模型组比较,蛇床子素低、高剂量组的血清 Scr、BUN 及 UA 含量下降明显($P<0.05$,$P<0.01$);金属蛋白酶抑制剂-1(TIMP-1)、组织金属蛋白酶抑制剂(TIMP-2),MDA 含量,TGF-β、Smad2/3、p-Smad2/3 及 Smad4 蛋白表达均降低,基质金属蛋白酶-2(MMP-2)、基质金属蛋白酶-9(MMP-9)、SOD 水平,Smad7 蛋白的表达均增加($P<0.05$,$P<0.01$)。研究提示,蛇床子素对慢性肾衰竭大鼠的肾脏保护作用可能与调控 TGF-β/Smad 信号通路,抑制肾间质纤维化有关。孙响波等将 50 只 Wistar 大鼠随机分为正常组,模型组,梓醇高、中、低(100、50、10 mg/kg)剂量组。除正常组外,其余各组大鼠均行 5/6 肾切除法造模,从手术当日开始,梓醇各剂量组连续灌胃给药 60 d。结果:与模型组比较,梓醇各剂量组大鼠血清 Cr、BUN、hs-CRP、TGF-β₁、CTGF 水平降低,Hb 水平升高,肾组织 TGF-β₁、CTGF 的表达量减少,尤以梓醇高剂量组效果最佳($P<0.05$,$P<0.01$)。

(撰稿:麻志恒 何立群 审阅:秦国政)

【特发性膜性肾病的治疗及临床研究】

潘永梅等论述陈志强治疗特发性膜性肾病(IMN)经验,陈氏认为 IMN 以脾肾亏虚为本,瘀血阻络、湿浊中阻为标。气虚、血瘀、湿阻互结,互为因果。治疗上以温肾健脾,扶助正气治其本,利湿通络治其标,当三焦分治。治上焦宜用"提壶揭盖"之法

宣散肺气;治中焦宜用醒脾化湿之法燥湿化浊;治下焦宜用温肾化气利水之法利湿泄浊。通络之法除用活血化瘀之品外,常加入功专疏通络脉的药物:一类是虫类药物(水蛭、地龙、土鳖虫、全蝎、蝉蜕、僵蚕、乌梢蛇等)入络剔邪;另一类是藤类药物(青风藤、海风藤、络石藤、鸡血藤等)舒筋活络。汤文丽等论述占永立的辨治经验,占氏认为其病机以肺脾肾亏虚为本,血瘀、水停为标,以益气温阳、活血利水法为基本思路:肺气亏虚,血瘀水停证,治宜益肺固表,活血利水,方以防己黄芪汤合当归芍药散加减;脾阳不足,血瘀水停者,宜健脾温阳,活血利水,方以实脾饮合补阳还五汤加减;肾阳虚衰,血瘀水停,当温肾助阳,活血利水,方以真武汤合桃红四物汤加减。刘志强等论述赵文景诊治难治性 IMN 的经验,赵氏将辨证论治与 IMN 分期论治相结合,初期以水肿为主要表现者,采取温补命门的方法以复三焦气化,上焦以宣化为要(常用麻黄、桑白皮),中焦以运化为要(常用黄芪、木香、砂仁),下焦以温化为要(常用附子、肉桂);中期以大量蛋白尿为主要表现者,采用通涩共施的方法以消尿浊(山萸肉、莲子、莲须、覆盆子、菟丝子等);并通络为要,以活血利湿之法贯穿全程(三仁汤合当归芍药散加减)。周盈等论述 IMN 的发病机制,认为其发病的遗传易感性属"先天不足",初始阶段的致病靶抗原属"肾中伏风",机体免疫功能紊乱属"正气亏虚","肾中伏风"借正气亏虚之时作祟扰肾,引起 IMN 发病,外在因素对 IMN 发病的影响属"外风扰肾"。IMN 发病可能是肾中伏风或外风单独作用的结果,也可能是二者协同作用所致。基于 IMN"正气亏虚,风邪犯肾"的病理基础,治疗上应标本同治,立"扶正祛风"为其基本治法,扶正首补肾为要,首选大剂量黄芪,祛风以祛除肾中伏风为要,选用生黄芪、怀牛膝、穿山龙、豨莶草为主药进行治疗。李清茹等基于数据挖掘吕宏生治疗 IMN 的组方用药规律,共纳入处方 300 首,涉及 181 种中药,使用频率最高的依次是黄芪、山茱萸、茯苓;使用频率最高的药对依次是山茱萸-黄芪、黄芪-茯苓、黄芪-炒白术;药物间关联度最高的依次是黄芪-防己、

黄芪-甘草、黄芪-薏苡仁;潜在新处方分别是石韦-黄柏-知母-苍术-姜黄、杏仁-黄芪-通草-紫苏、威灵仙-赤石脂-蝉蜕-诃子-炮姜等。吕氏认为 MN 基本病机为本虚标实,本虚以脾肾虚损为主,标实以外感、湿热、水湿、瘀血等为要,故治以健脾补肾为本,兼以化瘀利水、清热燥湿、疏散表邪、活血化瘀之法。

高玉伟等将 IMN 脾肾亏虚、肾络瘀阻证患者随机分为两组,对照组予他克莫司等常规治疗,治疗组在此基础上予补中益气汤合桂枝汤(黄芪、炙甘草、白术、人参、升麻、柴胡等)治疗。均治疗 6 个月。结果:两组血肌酐(SCR)、尿素氮(BUN)、尿蛋白、血清总胆固醇(TC)、甘油三酯(TG)、低密度胆固醇、血清胱抑素 C、转化生长因子-β_1、人足细胞标志蛋白水平均明显降低,血清白蛋白(ALB)水平均升高,且治疗组变化更为显著(均 $P < 0.05$)。蔡情等将 86 例脾肾气虚证患者随机分为两组,对照组予西医常规治疗,观察组在此基础上加用扶正祛风方(生黄芪、穿山龙、牛膝)加减,两组均连续治疗 6 个月。结果:观察组总有效率为 88.4%(38/43),对照组为 74.4%(32/43),$P < 0.05$。两组 24 h 尿蛋白定量(24 h-UTP)、TC、TG、血管性血友病因子、E-选择素、血小板计数、CD_8^+ 均下降,ALB、超氧化物歧化酶、丙二醇、凝血酶原时间、凝血酶时间、CD_4^+、CD_4^+/CD_8^+较治疗前升高,且治疗组变化更为显著(均 $P < 0.05$)。刘学永等将 65 例 IMN 患者随机分为两组,对照组采用泼尼松联合环磷酰胺治疗,观察组在此基础上加用肾炎康胶囊(人参、黄芪、山药、雷公藤、紫河车、鸡内金等)联合化痰祛瘀汤(黄芪、丹参、牛膝、当归、川芎、白术等),疗程均为 6 个月。结果:观察组总有效率 96.8%(30/31),对照组为 73.5%(25/34),$P < 0.05$。中医证候积分的组间和时点间存在交互作用($P < 0.05$),两组不同时点的变化趋势不同,均呈下降趋势,观察组降低更显著。24 h-UTp、SCR、ALB、TG 和 TC 的组间和时点间存在交互作用(均 $P < 0.05$),两组各指标不同时点间的变化趋势不同,两组 24 h-UTp、SCR、TG 和 TC 呈下降趋势,观察组降低更显著($P < 0.05$,$P < 0.01$);观察组

ALB 呈先升高后降低的趋势,但均较同组治疗前及同时段对照组治疗后显著升高($P<0.05$ 或 $P<0.01$)。观察组不良反应发生率为 6.45%(2/31),低于对照组 29.0%(9/31),$P<0.05$。

(撰稿:黄陈招　审阅:秦国政)

【再生障碍性贫血的治疗与研究】

唐旭东等提出重型再障(SAA)多处于以"细胞因子风暴"为特征的"异常免疫"阶段,此阶段以异常免疫为主要矛盾,以骨髓衰竭为次要矛盾,应以免疫抑制剂+中药补肾活血解毒为主治疗,输血依赖性非重型再障(TD-NSAA)所处阶段多以骨髓衰竭为主要矛盾,治疗应以补肾健脾中药+雄激素为主促进骨髓造血功能恢复。慢性 AA 以骨髓衰竭为主,肾阳虚证以十四味建中汤加减(桂枝、制附子、肉苁蓉、麦冬、清半夏、太子参等),肾阴虚证以大菟丝子饮或归芍地黄汤加减(菟丝子、女贞子、桑椹、补骨脂、巴戟天、黄精等),两者均需注重健运中气以资化源。

郝晶等将 60 例慢性再生障碍性贫血(CAA)患者随机分为两组,对照组予环孢素、司坦唑醇,治疗组在此基础上予补髓生血颗粒(熟地黄、山萸肉、山药、枸杞子、鹿茸、巴戟天等),疗程均为 6 个月。结果:治疗组总有效率为 83.3%(25/30),对照组为 73.3%(22/30),$P<0.05$。与对照组比较,治疗组 CD_4^+、CD_{25}^+、Treg 水平均升高(均 $P<0.05$)。栾岚等将 98 例 AA 患者随机分为两组,对照组予环孢素软胶囊,观察组加用补肾生血汤(黄芪、党参、熟地黄、淫羊藿、鸡血藤、当归等)口服,并随证加减。两组均治疗 6 个月。结果:观察组总有效率为 98.0%(48/49),对照组为 83.7%(41/49),$P<0.05$。与对照组比较,观察组外周血 WBC、HGB、PLT、RET 及 Ly 百分率均升高,血清 IL-6、IL-17、IL-23 水平均降低,CD_4^+、CD_4^+/CD_8^+、Foxp3 mRNA、Foxp3/RORγt、Treg、Treg/Th17 水平均升高(均 $P<0.05$)。尚万珂等将 117 例非重型 AA 患者随机分为

两组,均予西药常规治疗,研究组加用左归补髓生血汤(熟地黄、酒山茱萸、紫河车、川牛膝、枸杞子、牛骨髓等),均持续治疗 6 个月。结果:研究组总有效率为 93.2%(55/59),对照组为 82.8%(48/58),$P<0.05$。与对照组比较,研究组 HGB、NC、PLT 均升高,症状积分及不良反应发生率均降低(均 $P<0.05$)。石琳等将 120 例 CAA 患者随机分为两组,对照组十一酸睾酮和环孢素 A,治疗组在此基础上加服滋髓生血胶囊(红参、鹿茸、阿胶、龟甲胶、鹿角胶、当归等),疗程均为 6 个月。其间治疗组中止试验 2 例,对照组剔除 3 例。结果:与对照组比较,治疗组丝裂原活化细胞外信号调节激酶(MEK)/细胞外信号调节激酶(ERK)信号通路蛋白 Ras、Raf、MEK、ERK1/2 以及 CD_8^+ 水平均降低,HGB、PLT、WBC、$CD4^+$、$CD4^+/CD8^+$ 水平均升高(均 $P<0.05$)。谈栩铖等将 60 例重型 AA 患者随机分为两组,治疗组予免疫抑制联合健脾补肾活血方(熟地黄、山茱萸、怀山药、牡丹皮、茯苓、鹿角胶等),对照组予免疫抑制联合中药模拟剂治疗,疗程均为 3 个月,随访 1 年。结果:两组 WBC 均升高,与对照组比较,治疗组 HBG 升高(均 $P<0.05$);两组 $CD_3^+CD_4^-CD_8^+/CD_3^+CD_{19}^-$ 及 $CD_4^+CD_{25}^+$ $Foxp_3^+/CD_4^+CD_{25}^+$ 细胞比例降低,且治疗组 $CD_4^+CD_{25}^+Foxp_3^+$ 细胞比例降低更为显著(均 $P<0.05$)。

封舟等通过体内、体外实验方法研究复方参鹿颗粒(红参须、鹿角片、附子、熟地黄、龟甲等)治疗 AA 的分子作用机制。体外研究:分离 SD 大鼠骨髓造血干细胞(HSC)培养,用梯度浓度为 0、0.5、1.0、1.5 g/kg 复方参鹿颗粒药物血清干预后检测 HSC 细胞活力、HSC 细胞增殖情况及对端粒酶活性的影响。体内实验:取 100 只乳鼠构建 AA 动物模型,随机分为空白组、复方参鹿颗粒灌服组、Wnt/β-catenin 抑制剂处理组、Wnt/β-catenin 抑制剂+复方参鹿颗粒灌服组,4 组分别予相应的药物干预 4 周。结果:复方参鹿颗粒可以抑制 HSC 的凋亡,增加再障动物模型的 HSC 的细胞周期,促进 TRF1、TERT、Wnt5a 的表达。研究提示,复方参鹿颗粒可能激活

Wnt/β-catenin 通路促进 TRF1 的转录,促进端粒酶的活性和端粒的长度,进而促进 HSC 的增殖。

(撰稿:马小淋 周永明 审阅:陈信义)

【原发免疫性血小板减少症的治疗及临床研究】

李文婷等介绍张玮临证经验。张氏认为,慢性原发免疫性血小板减少症(ITP)病机虚实夹杂,主要病理因素为"风、火、湿、瘀、虚",治疗上应以辨虚实标本为则,以疏风散热、清热燥湿、益气养阴、补益肾气为法,可分别选用凉血消风饮(荆芥、薄荷、桑叶、蝉蜕、生地黄、赤芍药等)、太无神术散合桃红饮加减(苍术、陈皮、法半夏、茯苓、广藿香、石菖蒲等)、李东垣清暑益气汤合桃红饮加减(党参、黄芪、苍术、白术、青皮、陈皮等)、地黄饮合桃红饮加减(肉桂、炮附片、麦冬、石斛、五味子、熟地黄等),并自拟桃红饮(桃仁、红花、地龙)活血化瘀贯穿始终。李捷凯等介绍周永明辨治经验及用方。周氏认为脾、肾、气、火密切相关,脾气虚弱,水谷不化,先天失养,阴阳失衡,相火离位,病机特征为脾肾亏虚、火伤血络,治疗以健脾滋肾泻火为主,取东垣补中益气汤、仲景泻心汤之意,变通运用,拟定健脾补肾泻火方(黄芪、党参、女贞子、生地黄、菟丝子、丹皮等)加减治疗。朱世荣等介绍胡晓梅辨证经验及用方。胡氏主张从三焦虚实论治 ITP,强调"三焦重在明病位,虚实重在详病性",认为"上焦多实,中焦虚实夹杂,下焦多虚",将三焦辨证与八纲辨证中虚实相结合,上焦以银翘散解表祛邪、桂枝汤调和营卫、四草汤凉血止血,中焦以半夏泻心汤辛开苦降,补泻并用,下焦以六味地黄汤补肾清利,八正散降火通利。林春连等介绍梁冰辨治难治性 ITP 的经验。梁氏认为难治性 ITP 病因为病邪入里化热化火,久蕴不解而成"伏邪之毒",损伤脉络,反复发作与"瘀血""风邪"密切相关,以清肝凉血解毒为大法,犀角地黄汤化裁治疗。同时根据病程长短、邪正盛衰以及是否具有兼夹证而灵活变通。

杨冉等基于数据挖掘技术,检索中国知网、维普、万方数据库,筛选近 20 年中医药治疗成人慢性 ITP 的临床研究型文献,对所提取的 98 首处方运用频数分析、关联规则和聚类分析等数据挖掘技术进行分析。结果:高频药物为黄芪、生地黄、当归、仙鹤草、牡丹皮等 26 味,关联规则得出药对 13 个,分别为"黄芪-鸡血藤""黄芪-党参""当归-党参"等组合;聚类分析确立基本方 4 组,即左归饮类方、二至丸类方、当归补血汤类方及犀角地黄汤类方。

朱小勤等将 60 例 ITP 患者随机分为两组,中药组予紫癜合剂(大蓟草、小蓟草、荷叶、地黄、侧柏叶、白茅根等)治疗,激素组予强的松治疗,疗程均为 3 个月。结果:两组 PLT 均上升,出血评分均降低(均 $P<0.05$),均以中药组更为显著(均 $P<0.05$)。与激素组比较,中药组 Treg 细胞表达及 Treg/Th17 比值均升高;Foxp3 mRNA 表达及 Foxp3/RORγt 比值亦均上升(均 $P<0.05$)。研究提示,紫癜合剂可提升 ITP 患者的血小板计数,改善出血症状及生活质量,调整体内 Treg/Th17 免疫失衡状态。

(撰稿:徐皓 周永明 审阅:陈信义)

【过敏性紫癜的治疗及临床研究】

过敏性紫癜(HSP)又称亨-舒综合征(SP),是以全身性小血管炎症为主要病理基础的免疫性疾病。以非血小板减少性紫癜,伴有或者不伴有不同程度的关节肿胀与疼痛、关节活动受限、腹痛、消化道出血及肾脏损伤等症状为主。王绍江等认为,HSP 病因病机关键为血热妄行,可以用"入营犹可透热转气"理论为指导,从邪实与正虚两方面进行辨证论治。邪实者与营分证相关,正虚者以阴虚为主。治疗上在清营养阴同时,须结合宣透法使气机宣畅通达,透热转气,使热邪不能进一步深入血分。可防止热邪损伤肾络而造成肾脏损害,避免紫癜性肾炎的发生。徐书运认为,HSP 发生是瘀血阻络,血不归经,溢于肌肤,属离经之血,病位在肌肤,与太阳蓄血证密切相关,根据"瘀血不去,新血不生""血得温则行,得寒则凝"理论,以温经化瘀为治疗大法,采用桃核承气汤加减治疗,使血液归于常道。许杨等介绍雷根平治疗 HSP 经验时指出,初期感邪而发,气血搏结,内犯营血,或肝气不畅,脾气郁结,由气及血,而致血溢肌肤,治疗应祛邪外出;日久不愈则气阴俱虚,脉道失固,可致紫癜加重或反复发作。根据证候不同制定益气健脾、调和营卫、补肾固精、祛瘀生新等法。分别选用薯蓣丸、乌蛇荣皮汤(酒浸生地黄、当归、桂枝、赤芍药、川芎、桃仁等)、芪地固肾方(黄芪、生地黄、芡实、白花蛇舌草、荆芥、丹参)加减,以及当归、川芎、白芍药、黄芪等药物。陈贝贝等介绍朱明芳治疗皮肤型 HSP 经验时指出:湿浊之邪始终贯穿于 HSP 发病的各个时期,湿浊之邪易与风热、血瘀之邪相互搏结,治疗当从脾虚失运兼感风热、湿热搏结伤及血分、脾虚血瘀伏热未清三方面辨证用药。分别自拟银翘散(金银花、连翘、薄荷、牛蒡子、升麻、葛根等)、化湿解毒汤(牡丹皮、赤芍药、石菖蒲、茯苓皮、佩兰、泽兰)、选用参苓白术散加泽泻、泽兰、凤尾草、透骨草、生地黄、麦冬、茜根等治疗。韩馨悦等搜集整理刘兰林治疗 HSP 处方单 79 张,运用频数分析、聚类分析等数据挖掘技术进行分析。结果:药物类别频数分析清热药、补益药、解表药位居前三位;性味以苦寒药物为主,温药次之,辛、甘药物辅之;归经主要入肝、心、脾、肺经。聚类分析得出牡丹皮、甘草、生地黄、玄参、水牛角、墨旱莲、仙鹤草等 8 种组合。刘氏治疗 HSP 用药以清风热毒邪为主,辨病情分期论治,早期注重透达,中期直清里热,后期注重补其虚损;治以苦寒祛邪为主的同时不忘以温药顾护正气。缪小海将 68 例 HSP 患者随机分为两组,对照组予以西医治疗(地氯雷他定颗粒、甲泼尼龙片、复方甘草酸苷片),试验组予自拟紫癜汤(小蓟、白茅根、盐车前子、生地黄、牡丹皮、黄柏等)治疗,两组以 14 d 为 1 个疗程,共治疗 3 个疗程。结果:实验组总有效率为 97.2%(35/36),对照组为 83.3%(30/36),$P<0.05$,与对照组比较,实验组皮肤紫癜、腹痛、黑便、大便隐血消失时间均缩短,IgA、IgM 水平均降低($P<0.05$)。

(撰稿:李捷凯 周永明 审阅:陈信义)

【2型糖尿病的治疗与研究】

于博睿等通过分析"新病入络"与 2 型糖尿病早期病机的相关性,并结合现代医学研究中早期高血糖即存在胰腺微血管病变的认识,提出"新病入络"是 2 型糖尿病早期病机之一。治疗当以"通络"为总则,灵活选用清热通络(选用黄芩、黄连、栀子等,佐以枳壳、柴胡等)、祛湿通络(选用二陈汤等加减治疗,可加用白术、苍术等)、补益通络(选用人参、白术、山药等)、活血开郁通络(选用水蛭、僵蚕等,亦可用柴胡、防风等)之法。冯睿等总结张伯礼对于糖尿病前期的临床思维,张氏认为糖尿病前期以湿热证为主,湿热为患是标,脾虚失司是本。目前更常见的是长期过度思虑,情志不畅,肝脾失调,脾失健运生湿,湿郁化热,湿热乃成。因此禀赋不足,过食肥甘,情志失调,久坐少动是糖调节受损的主要病因。治当运转枢机,调畅气血。以半夏、黄连最为常用,以茵陈、苍术除三焦湿热,藿香、佩兰、白豆蔻温化湿邪,配合萆薢分清化浊,白术燥湿行气,茯苓渗湿健脾。湿浊重症,舌苔厚腻者,当用蚕沙、皂角刺、海藻类;痰阻者,以半夏、苍术燥湿化痰,橘红理气宽中;肝郁气滞者,以香附、川芎疏肝散郁,苏梗、郁金行气解郁;病程已久者,若有伤阴燥津之征,可佐以沙参、麦门冬、百合滋阴益胃,健脾生津。

王菲菲将 98 例糖耐量减低患者随机分为两组,均予常规健康宣教,对照组给予中医药膳治疗,观察组在此基础上加用复耐降消膏(生黄芪、山药、鬼箭羽、翻白草、五味子、生地黄等)治疗,疗程均为 12 周。结果:观察组总有效率为 91.8%(45/49),对照组为 73.5%(36/49),$P<0.05$。与对照组比较,观察组 FPG、2hPBG、TC、TG 水平均降低(均 $P<0.05$)。金昕等将 144 例气阴两虚证患者随机分为两组,治疗组加用灵芪参口服液(灵芝、黄芪、人参、枸杞子等),对照组加用安慰剂。疗程均为 12 周,最终完成病例 137 例。结果:治疗组总有效率为 88.2%(60/68),对照组为 23.2%(16/69),$P<0.05$。

与对照组比较,治疗组 HbA1c、FPG、2hPB 水平以及胰岛素抵抗指数均下降(均 $P<0.05$)。王漫等将 120 例以湿证和(或)脾虚证为主的患者随机分为两组,均予盐酸二甲双胍片口服基础治疗。治疗组予调中降糖颗粒(生黄芪、黄连、苍术、僵蚕、片姜黄、蝉蜕等),对照组予调中降糖颗粒模拟剂。均以 6 周为 1 个疗程,3 个月后随访,实际观察 110 例。结果:治疗组总有效率为 94.6%(53/56),对照组为 74.1%(40/54),$P<0.05$。随访 3 个月后的远期疗效分别为 85.7%(45/56)、63.0%(34/54)。

周国佩等将 80 只 SD 大鼠随机分为正常组、模型组,二甲双胍组,乌梅丸高、中、低剂量(20、10、5 g·kg^{-1}·d^{-1})组,除正常组外,以高糖高脂乳剂灌胃大鼠 8 周后联合链脲佐菌素(STZ)腹腔注射建立模型,均灌胃治疗 4 周。结果:与正常组比较,模型组体质量下降趋势明显,拟杆菌门、放线菌纲、拟杆菌属、梭菌属增加,厚壁菌门、δ-变形菌纲、乳酸菌降低,空腹血糖、血清 TNF-水平均显著升高,IL-10 水平下降,短链脂肪酸乙酸、丙酸、正丁酸含量降低($P<0.01$,$P<0.05$)。与模型组比较,各给药组体质量下降趋势变缓,拟杆菌门、放线菌纲、拟杆菌属、梭菌属降低,厚壁菌门、δ-变形菌纲、乳酸菌增加,空腹血糖、血清 TNF-水平下降,IL-10 水平上升,乙酸、丙酸、正丁酸含量上升($P<0.05$,$P<0.01$)。研究提示,乌梅丸可能通过调节肠道菌群,改善炎症反应,增加短链脂肪酸的含量从而降低血糖。向琴等以转基因 2 型糖尿病 MKR 小鼠为研究对象,探讨 2 型糖尿病"脾为本虚"的理论机制及左归复方(黄芪、生地黄、山药、葛根、枸杞子、黄连等)的干预作用。将高脂喂养的 24 只 MKR 小鼠随机分为模型组,左归复方高、低剂量(56、14 g/kg)组,均灌胃 4 周。结果:与模型组比较,左归复方高、低剂量组 FBG、INS 水平,HOMA-IR 显著降低;高剂量组炎症因子(IL-1β、IL-6、TNF-α)水平均下降明显,低剂量组仅前两项水平下降;高、低剂量组肠道紧密连接蛋白 Occludin 及 ZO-1 的表达均上调,TLR4/NF-κB 信号通路的 mRNA 及蛋白表达均下调($P<0.01$,$P<$

0.05)。研究提示,左归复方可通过减轻肠道慢性低度炎症,恢复肠道屏障功能从而改善 MKR 小鼠的胰岛素抵抗。郭胜男等以二恶英混标品灌胃大鼠染毒造模,将 24 只 ZDF 大鼠随机分为染毒组、化浊解毒方(黄连、大黄、姜黄、蝉蜕、僵蚕、枳实等)组,另设正常组对照。各组均灌胃 4 周。结果:与正常组比较,染毒组血糖、空腹胰岛素水平、胰岛素抵抗指数、血脂水平均明显上升,胰岛素敏感指数明显下降(均 $P<0.05$)。与染毒组比较,化浊解毒方组上述指标均明显改善(均 $P<0.05$)。研究提示,化浊解毒方具有改善二恶英暴露大鼠胰岛素抵抗及糖脂代谢的作用。马欢等将 50 只 SPF 级 SD 大鼠随机均分为对照组,模型组,糖通饮(生地黄、山药、山茱萸、茯苓、泽泻、丹皮等)高、中、低剂量(30、20、10 mg/kg)组。除对照组外,采用高脂饲料联合小剂量多次腹腔注射链脲佐菌素制备模型,均灌胃 8 周。结果:与对照组比较,模型组大鼠 FBG 显著升高,胰腺组织 AKT 及 IRS-1 mRNA 和蛋白的表达均明显降低($P<0.01$)。与模型组比较,糖通饮各剂量组大鼠 FBG 明显降低,糖通饮高剂量组 AKT 及 IRS-1 mRNA 的表达水平显著升高($P<0.01$)。研究提示,糖通饮可通过激活胰腺组织 PI3K/AKT 信号通路,改善胰岛素抵抗,其机制可能与影响 PI3K/AKT 信号通路中因子 AKT 的表达水平有关。

(撰稿:徐光耀　审阅:徐列明)

【糖尿病肾病的治疗与研究】

王向明等结合"气虚浊留"病机理论的中医传承和发展以及现代科学研究成果,采用中医取类比象的分析方法阐明该理论在糖尿病肾病(DN)发生发展中的病机内涵。认为肾脏内线粒体能量代谢障碍所致的肾小管重吸收功能降低和肾小球滤过屏障受损取类于中医(肾)气虚不固的病机;而患者肾脏自噬活性抑制所致的细胞内外代谢产物蓄积和纤维化比象于肾络浊(痰、瘀、热等)邪留滞的病理过程。气虚和浊留不仅彼此协同地贯穿于糖尿病肾病发生发展的始终，又能蕴结热毒、痰湿和瘀血，并与之相互缠结于肾络。因患者个体禀赋的差异，在糖尿病肾病不同阶段呈现出内热、精亏、血瘀和癥瘕等病机特点，但气虚浊留为病机之本。王新苗等总结全小林教授治疗糖尿病肾病经验，全氏认为 DN 核心病机为虚、瘀、浊，益气活血降浊是其主要治则。常用黄芪、水蛭粉、大黄合成的三味小方进行治疗。其中黄芪常用剂量为 30~90 g，水蛭粉常用剂量 3~6 g，大黄常用剂量为 3~15 g。

邱作成等将早期 DN 患者 106 例随机分为两组，均口服百令胶囊，对照组加服厄贝沙坦，观察组加服补泄理肾汤(生黄芪、土茯苓、黄柏、生牡蛎、巴戟肉、车前子等)并随证加减，均治疗 2 个月。结果：观察组总有效率为 86.8%(46/53)，对照组为 69.8%(37/53)；中医证候疗效总有效率分别为 90.6%(48/53)、75.5%(40/53)，$P<0.05$。与对照组比较，观察组 FPG、2hPG、HbA1C、HCY、MAU、UAER、CysC、BUN、SCr 水平明显降低于对照组(均 $P<0.05$)。贠捷等将 80 例 DN 脾肾两虚、痰浊互结证患者随机分为两组。对照组口服福辛普利钠片，治疗组口服虫草益肾方(人工虫草粉、黄芪、酒蒸大黄、猫须草、草豆蔻、水蛭等)，均连续治疗 8 周。结果：治疗组总有效率为 87.5%(35/40)，对照组为 72.5%(29/40)，$P<0.05$。与对照组比较，治疗组 24 h 尿蛋白定量、Cr、BUN、TGF-β_1 水平均降低(均 $P<0.05$)。

张彬等将 40 只 SPF 级小鼠随机分为对照组、模型组、二甲双胍组、冠心丹参方(丹参、三七、降香)组。药物干预 8 周后进行检测。结果：与对照组比较，模型组空腹血糖显著升高($P<0.01$)。与模型组比较，冠心丹参方组 TG、TCH、LDL 水平均降低，肾小球体积增大及基底膜增厚得到改善，肾小球内系膜增生减轻；血清肌酐、血尿素氮的水平降低；肾脏组织内 GSH-Px 水平提高，LDH、MDA 水平降低；雌激素受体-α(ER-α)、磷酸化蛋白激酶 B(p-Akt)的蛋白水平提高，核因子 E2 相关因子 2(Nrf2)及其调控血红素加氧酶-1(HO-1)的蛋白表

达上调(均 $P<0.05$)。研究提示，冠心丹参方可能通过上调 ER-α 及其下游 Nrf2 介导的抗氧化酶 HO-1 水平发挥治疗糖尿病肾病的作用。郭帅等将 40 只 SD 大鼠随机分为正常组、模型组、化瘀通络中药(丹参、川芎、地龙、水蛭、全蝎)组(Z 组)。除正常组外，采用一次性腹腔注射链佐菌素(STZ)联合高糖高脂饲料喂养造模，Z 组予以中药灌胃 16 周。结果：与模型组比较，Z 组大鼠 24 h UTP、MCP-1、IL-1β 及 TNF-α 水平均显著降低(均 $P<0.01$)；CD68 及 iNOS 蛋白的沉积显著减少；p-TAK1 及 p-JNK 蛋白的表达量均显著减少(均 $P<0.05$)。研究提示，化瘀通络中药可降低糖尿病肾病大鼠蛋白尿，改善肾脏炎症反应，其机制可能与其抑制 TAK1/JNK 信号通路减少肾组织内巨噬细胞浸润、活化和炎症因子释放相关。张培培等将 40 只 SD 大鼠随机分为空白组、模型组、加味黄风汤(黄芪、蝉蜕、防风、僵蚕、独活)低、高剂量(0.94、1.88 g/mL)组，除空白组外，经腹腔注射 STZ 造模，干预 8 周后检测。结果：与空白组比较，模型组大鼠 24 h 尿微量白蛋白水平、肾组织肾脏 8-羟基脱氧鸟苷(8-OHdG)表达增加，ATP 水平下降(均 $P<0.05$)；肾脏病理可见肾小球肥大，系膜基质增生，基底膜增厚及足细胞足突融合。与模型组比较，加味黄风汤高、低剂量组 24 h 尿微量白蛋白、血糖水平明显下降；肾组织 8-OHdG 表达水平均有所下降，ATP 表达水平均有所上升(均 $P<0.05$)。肾小球肥大、系膜基质增生减轻；电镜下足细胞足突融合，基底膜增厚情况都有所改善。研究提示，加味黄风汤可下调糖尿病肾病模型大鼠肾组织 8-OHdG 表达水平，提高肾组织 ATP 水平，减轻蛋白尿水平，改善血糖，保护肾功能。沈斌等以相同方法造模，将 50 只模型小鼠随机分为模型组、厄贝沙坦组、健脾补肾活血化浊方(黄芪、大黄、山茱萸、淫羊藿、苍术、丹参)高、中、低剂量(5.2、2.6、1.3 g/kg)组，并予以高磷饲料；另设正常组对照，各组均灌胃 12 周。结果：与正常对照组比较，模型组肾小球体积增大，肾间质及肾小管纤维基底膜增厚、系膜基质增多，FBG、尿液中 24 h mALB、血清磷、血

肌酐、FGF23 水平及肾脏组织中 Pit-1、核心结合因子 α-l(Cbfα-l)蛋白表达显著升高,血清钙水平及肾脏组织中 Kl 蛋白表达显著降低(均 $P < 0.05$)。与模型组比较,各给药组小鼠肾组织病理损伤明显改善,FBG、尿液中 24 h mALB、血清磷、血肌酐、FGF23 水平及肾脏组织中 Pit-1、Cbfα-l 蛋白表达显著降低,血清钙及肾脏组织中 Kl 蛋白表达显著升高(均 $P < 0.05$)。高剂量健脾补肾活血化浊方作用与厄贝沙坦相当。健脾补肾活血化浊方可能通过抑制FGF23/Pit-1 信号通路减轻血管钙化程度。

(撰稿:刘霖　审阅:徐列明)

【帕金森病的治疗及临床研究】

黄少东等介绍梁健芬从浊毒致病论治疗帕金森病经验。梁氏认为肝肾虚损、浊毒内蕴为帕金森病辨证机要,采用"化浊解毒"法辨治,具体包括:化浊和胃解毒法,常选用藿香、佩兰、厚朴、苍术、佛手、檀香、沉香、麝香、安息香、丁香等芳香化浊,板蓝根、金银花、黄连、黄芩、连翘、山栀子、大黄、熊胆等清热解毒,并常酌砂仁、豆蔻、陈皮、佛手花、川朴花、扁豆花等顾护胃气;化痰活血清毒法,常选用白僵蚕、石菖蒲、天南星、法半夏、牛黄、生牡蛎、远志等化痰开窍,全蝎、水蛭、蜈蚣、丹参、郁金、川芎、赤芍药等活血祛瘀,黄连、板蓝根、积雪草、土茯苓、大黄、葛根、水牛角、甘草等清热解毒;通腑化浊开窍法,常选用大黄、芒硝、番泻叶、芦荟、火麻仁、郁李仁、虎杖等;化浊益肾熄风法,常选用熟地黄、制首乌、肉苁蓉、山萸肉、龟板、苍术、石菖蒲、赤芍药、丹参、白僵蚕、制南星、全蝎、蝉蜕、黄连、黄芩、板蓝根、栀子等。朱思佳等介绍王亚丽治验,王氏认为随着病情的进展,机体可逐渐呈现"肾虚毒损"的病理状态。提出了毒损脑络-枢机-筋脉的思路,并制定疏筋解毒方(龟甲、鹿角胶、水蛭、白芍药、僵蚕、丹参等)来治疗肾虚毒损证帕金森病。李智山等进一步介绍王氏运用风药论治该病。辨证运用风药不仅有利于平息、搜剔内风,还可以发挥畅气调肝、行血剔络、升清开窍、发散郁火、引药归经及配伍增效等多方面功用。除天麻钩藤饮、柴胡疏肝散等常规方剂,还常选用川芎、葛根、豨莶草、路路通、鸡血藤等行血络药;粉葛根、升麻、白芷、石菖蒲等升清开窍。并根据所在经脉的不同加用引经风药:如督脉入络脑,羌活善通督脉,可引补肾添精药上行归于髓海;若下肢震颤为主,选用独活引药于下;若病在足阳明经加白芷、葛根;若在足少阳、厥阴经加柴胡;在足少阴经加细辛等。高娜娜等介绍杨震的论治经验,杨氏从"肾寒脾湿,木郁风动"探析该病见症,以温肾燥湿、达木息风为治法,自拟止颤健步汤(炮附片、乌药、白芍药、当归、川芎、黄芪)进行治疗。

黄少东等将 80 例早期帕金森病肾虚血瘀证患者随机分为两组,观察组予加味五虎追风散(大地棕根、全蝎、天麻、僵蚕、蝉蜕、制南星)治疗,对照组予多巴丝肼片治疗,均治疗 3 个月,随访 3 个月。其间观察组脱落 2 例,对照组脱落 1 例。结果:观察组中医证候疗效总有效率为 89.5%(34/38),对照组为 30.8%(12/39),$P < 0.05$。组间比较,观察组在改善精神萎靡、善忘性、失眠多梦、腰膝酸软、刺痛及痛有定处、夜尿频多、大便秘结等证候积分方面优于对照组($P < 0.05$)。疗程结束 3 个月后,观察组的肢体颤振、肢体拘痉、运动徐缓、腰膝酸软、刺痛及痛有定处、大便秘结等证候积分均较治疗前改善,对照组仅肢体拘痉积分较治疗前改善(均 $P < 0.05$)。两组PDQ-39 评分均降低,以观察组更为显著(均 $P < 0.05$);疗程结束 3 个月后,观察组的 PDQ-39 评分仍较治疗前降低($P < 0.05$),对照组的 PDQ-39 评分则与治疗前无明显差异($P > 0.05$)。缪小祥将 62 例肝肾不足证病患者随机分为两组,对照组予多巴丝肼片治疗,研究组以建瓴汤(怀牛膝、牡蛎、珍珠母、生地黄、生龙骨、柏子仁)化裁治疗。治疗 1 个月后,研究组总有效率为 90.3%(28/31),对照组为 64.5%(20/31),$P < 0.05$。与对照组比较,研究组证候积分下降($P < 0.05$)。李彦兰将 74 例帕金森病患者随机分为两组,均口服多巴丝肼。对照组加服培元通脑胶囊,研究组在此基础上再加用补脑熄风止痉汤

（蜈蚣、全蝎、鹿茸、五味子、地龙、远志等），均治疗 2 个月后，研究组总有效率为 91.9％（34/37），对照组为 73.0％（27/37），$P<0.05$。两组认知功能（MMSE）评分 MMSE 及生活质量（GQOIL）分值均增高，且研究组更为显著（均 $P<0.05$）。

（撰稿：胡菲　审阅：周永明）

【缺血性中风的治疗及临床研究】

李梦莘等基于"脑肠相通"理论，从肠道菌群、脑肠肽、脑-肠轴角度对通下法治疗缺血性中风的机理进行探讨，认为肠道菌群为治疗缺血性卒中的作用靶点、脑肠肽为其物质基础、脑-肠轴双向联系了中枢神经系统与胃肠道，可能为通下法治疗缺血性卒中的重要通路。李秋琦介绍王晓燕治疗缺血性中风急性期的经验。王氏以扶正祛风，温经通络为基本治法，运用葛根续命煮散（葛根、生麻黄、桂枝、防风、赤芍药、当归等）随证加减，使气血相通，阴阳顺接。

张宁将 90 例急性期痰瘀阻络证患者随机分为两组，对照组予常规西药治疗，观察组在此基础上加服中药加味化痰通络汤（生大黄、白术、红花、天麻、桃仁、地龙等），并随证加减。两组均治疗 14 d。结果：观察组总有效率为 91.1％（41/45），对照组为 75.6％（34/45），$P<0.05$。与对照组比较，观察组中医证候积分、NIHSS 评分均降低（均 $P<0.05$）。舒适等将 80 例恢复期气虚痰瘀证患者随机分为两组，对照组给予西医常规康复治疗，观察组在此基础上加用补气通络方（生黄芪、胆南星、水蛭、郁金、石菖蒲），疗程均为 1 个月。结果：观察组总有效率为 90.0％（36/40），对照组为 72.5％（29/40），$P<0.05$。与对照组比较，观察组神经功能缺损（NIHSS）评分、中医证候评分及血同型半胱氨酸水平均降低（均 $P<0.05$）。

韦永红等将 98 例阴虚阳亢证患者随机分为两组，对照组予基础治疗，观察组在此基础上加服天智颗粒（天麻、钩藤、石决明、桑寄生、杜仲、槐花等），两组均连续治疗 4 周。结果：观察组总有效率为 89.8％（44/49），对照组为 77.6％（38/49），$P<0.05$。与对照组比较，观察组肢体麻木、言语謇涩、眩晕耳鸣、心烦易怒、手足心热、咽干口燥等各项积分均下降（$P<0.05$）。两组 MCA、ACA 及 PCA 平均流速均明显升高，FIB、LBV 及 PV 水平均降低，神经元特异性烯醇化酶（NSE）、S100B、血清胶质纤维酸性蛋白（GFAP）、MDA 及 SOD 水平亦下降，且观察组的 MCA、ACA、PCA、FIB、LBV 及 PV 的改善程度更为明显（均 $P<0.05$）。研究提示，天智颗粒可显著改善阴虚阳亢证患者的神经缺损程度，有效调节患者的肢体运动功能，促进脑部血液循环。李雪娜等将 90 例患者随机分为两组，对照组予积极控制脑水肿、血压、血糖、抗血小板聚集、调节血脂治疗等常规治疗，观察组在此基础上加服清脑益元汤（水牛角、水蛭、赤芍药、川牛膝、三七、紫河车等），两组均治疗 4 周。结果：与对照组比较，观察组中医证候积分、NIHSS 评分均下降，观察组 GFAP、神经肽 Y（NPY）、NSE 水平均降低，Barthel 指数、ADL 评分均升高（均 $P<0.05$）。高洪元将 200 例患者随机分为两组，对照组予常规治疗，包括改善脑循环、降低颅内高压、抗血小板聚集、溶栓及调节血脂血糖等，观察组在此基础上加服平之胶囊（天麻、决明子、胆南星、水蛭、石菖蒲、川芎等），均连续治疗 2 周。结果：观察组总有效率为 89.0％（89/100），对照组为 78.0％（78/100），$P<0.05$。与对照组比较，观察组 NSE、S100B 及 MDA 均降低，NIHSS 评分下降（均 $P<0.05$）。

（撰稿：姜丽莉　审阅：周永明）

【类风湿关节炎的治疗与研究】

李秦等认为类风湿关节炎（RA）更年期女性从肝论治极为重要，主要病机体现在肝失疏泄、肝气郁滞、肝肾亏虚三个方面，其中肝肾亏虚的发病关键在于肝血不足。四肢之用、筋骨之柔和全赖肝血的濡养，肝血不足是更年期女性 RA 发病的重要病机。陈中等介绍仇湘中从肝论治 RA，认为该病致病因素可归纳为肝虚、络瘀、痰滞；提出养血柔肝、搜风通络、滋补肝肾的治疗法则；在遣方时善用桂枝芍药知母汤、补肝汤、四妙散等经方化裁；用药遵"补用酸，助用焦苦，益用甘味之药调之"。对于不同发病部位酌加引经药，使药直达病所。如病在上肢，常用桑枝、羌活、姜黄等；病在下肢，可用威灵仙、木瓜、牛膝等。关节僵硬疼痛严重者，首当治其标，常用延胡索、川芎、徐长卿。罗珊珊等介绍李发枝论治经验。李氏认为 RA 发病初期多因风、寒、湿邪犯表、犯经脉，导致气血津液运行输布失调，病及肌肉、筋骨、关节，导致经脉痹阻、脉络不通，津停则生痰湿，血滞则生瘀血，故痰湿、瘀血是疾病发展过程中的重要致病因素；痹证日久，耗伤气血，气血亏虚，无力推动血液运行，气滞血瘀，脾胃失调，阴阳失衡，脏腑功能下降，最终导致筋脉失于濡养、温煦。治疗上提出"方证论"，即采用辨病与辨证相结合的方法治疗类风湿关节炎。对于风寒湿邪久郁、表里阳气俱虚者，选用甘草附子汤加减；风湿热痹者，选用甘草泻心汤加减；风湿化热、属热痹者，选用防己地黄汤加减；寒热之象均不显著者，选用桂枝芍药知母汤加减；瘀血痹阻经络、属血瘀者，选用当归芍药散加减。巩勋等探析 RA 的"病证结合"诊疗模式，据病分证——确立 RA 八个基本证候，风湿痹阻、湿热痹阻、寒湿痹阻、痰瘀痹阻、瘀血阻络、气血两虚、肝肾不足、气阴两虚证；认为"湿热瘀"是活动期 RA 的基本特征和核心病机，建立活动期 RA 清热利湿活血的基本治疗大法。发挥病证互补——中医药在延缓 RA 骨破坏中的潜在优势，减少不良反应。以病证结合建立内外合治的 RA 综合治疗方案。

赵美等将活动期寒湿阻络证患者 104 例随机分为两组，对照组予西医常规治疗，观察组在此基础上加服化瘀通痹方（穿山龙、丹参、当归、川芎、制附子、延胡索等），疗程均为 8 周。结果：观察组总有效率为 92.3%（48/52），对照组为 76.9%（40/52），$P<0.05$。与对照组比较，观察组 CRP、GPI、RF、TL1A 水平以及 28 处关节疾病活动度（DAS28）积分均下降，以观察组更为明显（均 $P<0.05$）。范艳

等将 100 例寒湿痹阻证患者随机分为两组，对照组口服美洛昔康片、甲氨蝶呤片，观察组在此基础上加服养阴活血通络汤（生地黄、制天南星、丹参、当归、络石藤、白芍药等），均连续治疗 12 周。结果：观察组总有效率为 94.0%（47/50），对照组为 76%（38/50），$P<0.05$。两组 TNF-α、IL-1 水平均降低，PGE$_2$ 水平均升高，以观察组更为明显（均 $P<0.05$）。项利利将 80 例患者随机分为两组，对照组采用磁热疗治疗，观察组在此基础上予中药方剂（川乌、草乌、姜黄、威灵仙、伸筋草、透骨草等）熏蒸，均连续治疗 8 周。结果：两组关节肿胀、关节压痛、关节活动积分下降，CRP、RF、ESR、IgG 水平以及关节疼痛视觉模拟评分（VAS）、匹兹堡睡眠质量指数（PSQI）降低，晨僵时间缩短，且观察组更甚（均 $P<0.05$）。

吴晨等研究秦艽、威灵仙及其配伍对 RA 成纤维样滑膜细胞（FLSs）的抑制、促凋亡作用及对相关炎症因子的影响。将 RA FLSs 复苏后，通过光学显微鉴定和 Vimentin 免疫荧光鉴定并传代培养，将生长密度为 80%～90% 的细胞随机分为空白组、阳性药（甲氨蝶呤）组、秦艽组、威灵仙组、秦艽－威灵仙药对组。进行细胞增殖活性检测。结果：各药物组对 RA FLSs 的增殖均具有抑制作用，其中威灵仙组对 RA FLSs 的增殖抑制作用最强（$P<0.01$）；通过细胞凋亡实验发现，与空白组比较，各药物组对 RA FLSs 均具有显著的促凋亡作用（均 $P<0.01$），其中阳性药作用最强（$P<0.01$）。通过 ELISA 法检测发现，与空白组比较，各药物组 RA FLSs 培养上清液中 RF、CRP 的含量均明显降低，威灵仙组 RP 的含量下降最为显著（$P<0.01$）。

（撰稿：周志强 李俊莲　审阅：周永明）

【强直性脊柱炎的治疗及临床研究】

牛静虎等从脾胃中土及阳明降机的角度，论述脾胃中土失运、阳明失降、阳明运化及阳明之火、热、燥影响强直性脊柱炎（AS）的发病及病机变化，认为

在病情发展的过程中,化生至中土、阳明界面变生燥、湿是主要病机。通过恢复阳明降机的治疗,打开右降的道路,使阳明降、坎水足,筋骨得以濡润,同时整体气机升降也可因右降顺承而恢复正常,进而使六气各司其职,发挥正常生理功能达到治疗目的。孙广瀚等介绍刘健论治 AS 经验。刘氏认为脾虚湿盛是其主要病机,制定了健脾利湿、温肾暖脾等治疗法则。常用薏苡仁、山药、茯苓、陈皮、半夏等,温肾暖脾常用桂枝、附片、杜仲、桑寄生等,对于热盛则肿的患者,常用药物有蒲公英、白花蛇舌草、黄芩、败酱草等,对于脾虚湿滞兼瘀则善用大黄,荡涤肠胃。周淑蓓介绍朱良春治疗 AS 经验方药。朱氏认为该病系先天禀赋不足,致肾督亏虚,风寒湿热之邪趁虚侵袭,深入骨骼脊髓,痰浊瘀血逐渐形成,经脉凝滞不通,终致脊柱疼痛,出现龟背畸形。本着阴生阳长之观点,应用经验方培补肾阳汤(仙茅、紫河车、淫羊藿、枸杞子、怀山药、甘草)治疗,并随证加减:寒偏胜者加桂枝、细辛等;风偏胜者加海风藤、独活等;湿偏胜者加薏苡仁、苍术、生白术等;热偏胜者加寒水石、茯苓、知母等。王维熙介绍林昌松论治经验。林氏认为 AS 主要病机是肾虚血瘀,以桂枝茯苓丸化裁加用姜黄、杜仲、狗脊、宽筋藤、络石藤、全蝎、炙甘草创立强柱方补肾祛瘀,在运用虫类药搜风通络同时,常配用黄芪补气通络,或白芍药、玉竹、山药等以缓其燥性。对岭南地区常用的祛风湿药进行系统梳理,精选出昆明山海棠、野木瓜、宽筋藤、杜仲藤、广东海风藤等道地药材。疼痛缓解、活动改善之缓解期时,改用强筋壮骨膏方,重用益肾填精、温补脾肾之品,长期坚持治疗。

姚芳等将 60 例寒湿痹阻证患者随机分为两组,对照组口服柳氮磺吡啶肠溶片、双氯芬酸钠缓释片。观察组在此基础上加用中药颗粒剂(赤芍药、秦艽、川芎、桃仁、红花、制没药等)蜡疗。两组均 1 个月为 1 个疗程,共治疗 3 个疗程。结果:观察组总有效率为 93.3%(28/30),对照组为 70.0%(21/30),$P<0.05$。王瑞瑞等将 60 例 AS 肾虚督亏合脾病湿困证患者随机分为两组,治疗组予口服温肾健脾定脊汤(鹿角片、巴戟天、桂枝、独活、羌活、桑寄生等),并随证加减。对照组予口服塞来昔布胶囊,疗程均为 3 个月。结果:中医证候疗效比较,治疗组总有效率为 96.7%(29/30),对照组为 73.3%(22/30),$P<0.05$。两组中医证候积分均降低,VAS、夜间脊柱痛 VAS、巴氏强直性脊柱炎病情活动指数(BASDAI)、巴氏强直性脊柱炎功能指数(BASFI)等指标均下降($P<0.05$,$P<0.01$),以治疗组更为显著($P<0.05$,$P<0.01$)。孔德敬等将 60 例肝肾不足证患者随机分为两组,对照组给予基础治疗(柳氮磺胺吡啶片、尼美舒利分散片)及功能锻炼(脊柱运动、深呼吸、扩胸运动、肢体关节运动等),治疗组在此基础上加用补肝养肾汤(淫羊藿、桑寄生、五加皮、独活、苍术、熟地黄等)治疗,治疗 4 周为 1 个疗程,共 3 个疗程。结果:治疗组总有效率为 93.3%(28/30),对照组为 70.0%(21/30),$P<0.05$。两组腰骶疼痛、腰脊活动受限、晨僵评分均降低,且治疗组腰骶疼痛、腰脊活动受限、晨僵评分下降更为显著(均 $P<0.05$)。两组 ESR、CRP 及 IgA 水平均升高,且以治疗组更甚(均 $P<0.05$)。

(撰稿:周志强 李俊莲　审阅:周永明)

【血管性痴呆的治疗及实验研究】

吴琼等将 64 例轻、中度血管性痴呆(VD)气虚血瘀阳亢证患者随机分为两组。试验组口服参麻益智颗粒(人参、川芎、天麻、鬼箭羽),对照组口服银杏叶片。疗程均为 3 个月。结果:试验组中医证候疗效总有效率为 84.4%(27/32),对照组为 62.5%(20/32);试验组认知功能疗效总有效率为 46.9%(15/32),对照组为 21.9%(7/32),$P<0.05$。与对照组比较,试验组简易智能状态量表(MMSE)、日常生活能力评分量表(ADL)、临床神经功能缺损量表(NIHSS)、中医证候积分量表评分均改善,血清 ACh、AChE、TNF-α 水平均降低(均 $P<0.05$)。

高玲等将 40 只 SD 大鼠分为假手术组、模型组、盐酸多奈哌齐组、益髓解毒方(肉苁蓉、益智仁、山茱黄、丹参、红花、地龙等)组,除假手术组外,以双侧颈总动脉永久结扎(2-VO)法制备 VD 动物模型,分别灌胃 30 d。结果:与模型组比较,益髓解毒方组学习记忆能力明显提高,海马 CA1 区神经元细胞及超微结构变化改善,海马组织 Akt mRNA 和蛋白激酶 B(Akt)、磷酸化(p)-Akt 蛋白表达水平上调,Bad mRNA 及 Bad 表达水平降低(均 $P<0.05$)。研究提示,益髓解毒方可明显提高 VD 大鼠学习、记忆能力,其作用可能与促进 Akt 磷酸化,激活 PI3K/Akt/Bad 信号通路,发挥抗细胞凋亡保护神经元有关。李双阳等将 30 只大鼠以双侧颈总动脉永久结扎法造 VD 模型后,随机分为模型对照组,尼莫地平组,通窍益智颗粒(麻黄、葛根、黄芪、地龙、水蛭、石菖蒲等)高、中、低剂量(24.8、12.4、6.2 g/kg)组,并设空白组 10 只,分别灌胃 30 d。结果:与模型组比较,各给药组学习记忆能力明显提高,海马 CA1 神经元凋亡减少,即刻早期基因(c-fos)的表达降低,环磷酸腺苷(cAMP)含量、激酶 A(PKA)及磷酸化环磷酸腺苷效应元件结合蛋白(pCREB)水平上调,其中以通窍益智颗粒高剂量组效果最佳(均 $P<0.05$)。研究提示,通窍益智颗粒可显著改善血管性痴呆大鼠的学习记忆能力,其机制可能与调控 cAMP/PKA 信号通路关键因子的表达,减轻神经元凋亡有关。李泽惠等将 60 只 Wistar 大鼠随机分为假手术组,模型组,多奈哌齐组,参麻益智方(人参、天麻、鬼箭羽、川芎)高、中、低剂量(16.5、6.6、3.3 g/kg)组,除假手术组外,行微球注射造模手术后,均灌胃 2 周。结果:与假手术组比较,模型组水迷宫逃避潜伏期明显延长,目标象限停留时间明显缩短,脑白质损伤评分升高(均 $P<0.05$)。与模型组比较,参麻益智方高剂量组逃避潜伏期明显缩短,目标象限停留时间明显延长,脑白质损伤评分明显降低,MBP 表达水平明显升高(均 $P<0.05$)。研究提示,参麻益智方可能通过对脑白质髓鞘的保护来改善 VD 大鼠的认知功能。郑春翔等采用新式线栓法制备缺血性脑卒中

大鼠模型,常规饲养 28 d 后以 Morris 水迷宫筛选脑卒中模型中的 VD 大鼠,随机分为模型组、治疗组,并设正常组对照。正常组及模型组蒸馏水灌胃,治疗组予颐脑解郁方(刺五加、郁金、五味子、栀子)干预 4 周。结果:与正常组比较,模型组平台穿越次数明显减少,逃避潜伏期明显延长,跳台实验犯错误次数明显增加(均 $P<0.05$)。与模型组比较,治疗组平台穿越次数显著增加,逃避潜伏期明显缩短,犯错误次数显著减少;右侧皮质及海马 P38 丝裂原活化蛋白激酶(P38-MAPK)含量显著下降($P<0.01$)。研究提示,P38-MAPK 可能是颐脑解郁方发挥改善认知功能障碍作用的一个靶点。雷裕君等以 2-VO 法(双侧颈动脉结扎方法)造模,将 100 只 SPF 级 SD 大鼠随机分为假手术组、模型组、安理申组、益肺宣肺降浊方(桔梗、杏仁、人参、麦冬、黄芪、三七等)组,除假手术组外,均分别给予相应药物灌胃 28 d。结果:与模型组比较,安理申组及益肺宣肺降浊方组 VEGF 阳性细胞数明显增多,海马组织线粒体复合物Ⅰ~Ⅴ的活性及 ATP 含量明显升高(均 $P<0.05$)。研究提示,益肺宣肺降浊方能上调 VEGF 表达,显著升高线粒体复合物Ⅰ~Ⅴ的活性及 ATP 含量,从而保护脑部神经细胞,改善脑代谢,减轻氧化损伤。王韵桥等从 55 只大鼠中随机选择 8 只作为假手术组,剩余大鼠采用双侧颈总动脉永久性结扎法进行模型制备。将模型大鼠分为模型组,五脏温阳化瘀汤(制附子、干姜、巴戟天、桂枝、法半夏等)高、低剂量(5、1.25 g/kg)组,西药吡拉西坦分散片组,连续灌胃 2 周。结果:与模型组比较,各给药组学习记忆能力显著增强,Bcl-2、Bcl-XL 蛋白表达显著上升,Caspase-3、Caspase-9 表达量显著下降。研究提示,五脏温阳化瘀汤可能是通过影响 Bcl-2、Bcl-XL、Caspase-3、Caspase-9 蛋白表达,从而调控细胞凋亡,进而提高血管性痴呆模型大鼠的学习记忆能力。

(撰稿:刘霖 审稿:余小萍)

［附］ 参考文献

A

安桂叶,谢卜超,王亚敏,等.翁连解毒汤对浊毒内蕴型溃疡性结肠炎患者炎症因子影响[J].时珍国医国药,2020,31(3):650

B

白海燕,郝旭蕊,李娜,等.化浊解毒方治疗慢性萎缩性胃炎伴幽门螺杆菌感染患者的临床研究[J].南京中医药大学学报,2020,36(3):326

毕文俊,吴小燕.自拟补脾益肾汤治疗脾肾阳虚型慢性肾小球肾炎的疗效观察及对微炎症状态的影响[J].中国中医药科技,2020,27(5):737

C

蔡倩,王志英,郭晓媛,等.扶正祛风方治疗特发性膜性肾病的临床观察[J].世界中医药,2021,15(21):3299

陈博,宋小娜,宋彦,等.枸杞多糖对癫痫大鼠学习记忆能力的影响及抗氧化应激作用[J].中国中医药科技,2020,27(2):204

陈靓,黄强,刘三海,等.五苓散联合多烯磷脂酰胆碱对非酒精性脂肪肝病的临床观察[J].中华中医药学刊,2020,38(6):190

陈炜,胡跃强,吴林,等.三焦次第疗法治疗慢性心力衰竭的效果及对神经内分泌激素活性的影响[J].实用医学杂志,2020,36(23):3297

陈勇,周革会,万十千.七味白术散对小鼠轮状病毒肠炎血清炎症因子和回肠黏膜屏障功能的影响[J].湖北中医药大学学报,2020,22(5):13

陈中,郑阳,仇湘中,等.仇湘中教授从肝论治类风湿关节炎的经验总结[J].中国中医骨伤科杂志,2020,28(9):76

陈贝贝,朱明芳.朱明芳教授从湿论治皮肤型过敏性紫癜经验[J].广西中医药,2020,43(3):39

陈维军,刘明,郭施余,等.芪黄益肺合剂治疗重症肺炎83例临床观察[J].云南中医中药杂志,2020,41(4):41

陈伟国,朱萧玲,常盼,等.芪参益气滴丸对急性心肌梗死PCI术后患者血清学指标及预后的影响[J].陕西中医,2020,41(1):20

陈友权,倪淑媛.灯盏花素防治老年病人经皮冠状动脉介入术后谵妄的临床研究[J].中西医结合心脑血管病杂志,2020,18(13):2038

D

Dang Y, Xu J, Zhu M, et al. Gan-Jiang-Ling-Zhu decoction alleviates hepatic steatosis in rats by the miR-138-5p/CPT1B axis[J/OL]. Biomedicine and Pharmacotherapy, 2020[2021-04-15]. https://doi.org/10.1016/j.biopha.2020.110127

戴林峰,陈明祺,庄燕,等.基于"瘀热"理论观察凉血散瘀法治疗重症肺炎的临床疗效[J].海南医学院学报,2020,26(20):1551

丁国明,戢晴,韩颖敏.山茱萸提取物对慢性肾功能衰竭大鼠的肾保护作用及对oxidase/ROS/ERK信号通路的影响[J].新中医,2020,52(18):14

独思静,赵晓琳,马丹,等.从胃内癥瘕论治慢性萎缩性胃炎[J].中医杂志,2020,61(1):82

F

范艳,管小青,许钒.养阴活血通络汤治疗类风湿性关节炎疗效及对患者关节液 TNF-α、IL-1 和 PGE_2 的影响[J].陕西中医,41(8):1098

范才清,陈姚,张帆,等.扶正通络解毒汤对急性心肌梗死大鼠心肌组织内游离钙离子浓度、MMP-9、MDA及SOD的影响[J].中国中医急症,2020,29(3):471

范天田,王恒苍,马凤岐,等.陈永灿治疗慢性萎缩性胃炎用药特色挖掘研究[J].中华中医药学刊,2020,38(09):245

范艺龄,马冲,曹庆,等.从"寒留三焦"论治咳嗽变异性哮喘的思路[J].中医杂志,2020,61(2):114

封舟,胡晓莹,朱小勤,等.复方参鹿颗粒通过WNT信号通路治疗再生障碍性贫血的分子机制研究[J].上海中医药杂志,2020,54(S1):193

冯睿,张立双,昝树杰,等.张伯礼教授治疗糖尿病前期临床思维浅析[J].天津中医药,2020,37(2):141

G

高玲,赵建军,胡亚男,等.基于 PI3K/Akt/Bad 信号通路探讨益髓解毒方对血管性痴呆大鼠海马神经元凋亡的影响[J].中国实验方剂学杂志,2020,26(18):58

高洪元.平之胶囊对缺血性中风患者 NSE、S100B 及 MDA 的影响[J].中外医疗,2020,(21):98

高娜娜,孙文竹,任渊.杨震从肾寒脾湿木郁风动论治帕金森病[J].中医药导报,2020,26(9):195

高玉伟,王兴华,杨洪娟,等.补中益气汤合桂枝汤加减治疗特发性膜性肾病临床观察[J].中国中西医结合肾病杂志,2020,21(4):343

盖银玲,王媛媛,杨小春.芡实益肾方对肾小球肾炎大鼠的保护作用及其机制研究[J].四川中医,2020,38(4):68

顾宏图,杨亚田,徐虹,等.肝糖异方及其拆方对 CCl₄-HF 复合模型诱导的肝源性糖尿病大鼠肝纤维化及糖代谢异常的影响[J].上海中医药杂志,2020,54(7):86

郭蓓,陈生,吴迪英.何首乌提取物对系膜增生性肾小球肾炎大鼠的治疗作用及对 NF-κB 表达的影响[J].新中医,2020,52(12):5

郭帅,方敬,李雅纯,等.化瘀通络中药通过 TAK1/JNK 通路抑制巨噬细胞浸润及活化改善糖尿病肾病大鼠肾脏炎症[J].天然产物研究与开发,2020,32(12):2020

郭宏鑫,常志凤.柴枳平肝汤治疗功能性消化不良肝胃不和证的效果及对患者机体血清 5-HT、SS 含量的影响[J].光明中医,2020,35(10):1464

郭胜男,刘弘毅,吴深涛."化浊解毒方"对二恶英暴露 2 型糖尿病大鼠脂代谢及胰岛素抵抗的影响[J].江苏中医药,2020,52(6):83

郭羽轩,董惠娟,刘涛,等.睡莲花总黄酮对四氯化碳诱导大鼠肝纤维化的防治作用[J].中草药,2020,51(19):4983

巩勋,姜泉.类风湿关节炎"病证结合"诊疗模式探析[J].中国中医骨伤科杂志,2020,28(4):86

H

韩馨悦,刘兰林,李凌基,等.刘兰林治疗过敏性紫癜的处方用药规律及聚类分析[J].中医药临床杂志,2020,32(9):1694

郝晶,孙伟正,高明洁,等.补髓生血颗粒治疗慢性再生障碍性贫血[J].中医学报,2020,35(8):1775

何飞,汝触会,郑琦,等.芍药甘草汤含药血清对哮喘大鼠 T 淋巴细胞凋亡及 p-Akt 磷酸化表达水平的影响[J].浙江中医杂志,2020,55(7):538

何培坤,顾民华,徐煜凌,等.基于 PI3K/Akt/GSK3β 信号通路研究心宝丸对慢性心力衰竭大鼠心肌肥厚的影响[J].中国中西医结合杂志,2020,40(12):1471

何元红,秦应娟,张兵,等.健脾固肾法对早中期慢性肾功能衰竭患者临床疗效的观察[J].中医临床研究,2020,12(4):63

胡芳,沈金峰,邓鹏,等.补肾启枢强心颗粒辅助治疗心肾阳虚型慢性心力衰竭 40 例临床观察[J].中医杂志,2020,61(1):48

胡静,路建饶,陈杰,等.叶氏肾衰方内服外治一体化治疗慢性肾脏病 3 期患者的临床研究[J].中国中西医结合肾病杂志,2020,21(5):447

胡青林,马文军,刁磊,等.补肾导浊汤对输尿管镜钬激光碎石术后留置内支架管的影响及 Cys C、β₂-MG、NAG 变化的研究[J].中华中医药学刊,2020,38(9):21

黄倩,刘永刚,李京涛,等.消木丹颗粒对非酒精性脂肪肝大鼠 FXR、ApoM 表达的影响[J].南京中医药大学学报,2020,36(4):478

黄凌鹰,张鑫,李曼,等.柔肝方上调肝组织 Dectin-1 及下调 TLR4 治疗 CCl₄ 造模小鼠肝纤维化的作用机制研究[J].上海中医药杂志,2020,54(S1):167

黄少东,梁健芬,陈月桥.梁健芬从浊毒致病论治疗帕金森病经验[J].四川中医,2020,38(5):13

黄少东,梁健芬,张兴博.加味五虎追风散对肾虚血瘀型早期帕金森病中医证候和质量的影响[J].广州中医药大学学报,2020,39(8):1435

J

吉哲,羌艳.清肠行气止痛汤治疗溃疡性结肠炎的疗效及对 T 淋巴细胞亚群的影响[J].四川中医,2020,38(9):86

蒋开平,黄凯舟,李建鸿,等.三子养亲汤加味结肠水疗治疗痰湿内阻型非酒精性脂肪性肝病的临床疗效[J].中国实验方剂学杂志,2020,26(3):31

金昕,王静懿,杨雪蓉,等.灵芪参口服液改善 2 型糖尿病(气阴两虚证)糖代谢和胰岛素抵抗的临床研究[J].上海中医药杂志,2020,54(S1):50

晋中恒,蒋松,王少华,等.健脾益肾清化法治疗慢性肾炎气虚湿热瘀阻证的临床疗效及机理研究[J].中国中医药现代远程教育,2020,18(4):41

K

孔德敬,方坚,李玉鹏,等.补肝养肾汤治疗肝肾不足型强直性脊柱炎临床研究[J].新中医,2020,52(6):78

L

Li H, Xi Y, Xin X, et al. Salidroside improves high-fat diet-induced non-alcoholic steatohepatitis by regulating the gut microbiota-bile acid-farnesoid X receptor axis[J/OL]. Biomedicine and Pharmacotherapy, 2020[2021-04-15]. https://doi.org/10.1016/j.biopha.2020.109915

Liu YM, Cong S, Cheng Z, et al. Platycodin D alleviates liver fibrosis and activation of hepatic stellate cells by regulating JNK/c-JUN signal pathway[J/OL]. European Journal of Pharmacology, 2020[2021-04-15]. https://doi.org/10.1016/j.ejphar.2020.172946

雷裕君,吴鹏,黄立武,等.益肺宣肺降浊方对血管性痴呆大鼠VEGF基因表达及线粒体凋亡通路的影响[J].广西中医药,2020,43(1):60

李念,李媛,赵凯杰,等.调肝化纤丸联合恩替卡韦治疗乙肝肝硬化代偿期疗效分析[J].天津中医药大学学报,2020,39(2):169

李培,李琳靖,余燕.态靶辨证在寒凝肺络型变异性哮喘中的运用——射干麻黄汤加前胡、苏子、葶苈子[J].辽宁中医杂志,2020,47(11):3

李秦,李松伟.更年期女性从肝论治类风湿关节炎的理论探讨[J].中医研究,2020,33(5):7

李捷凯,鲍计章,朱文伟,等.周永明基于"阴火"学说治疗原发免疫性血小板减少症经验[J].陕西中医,2020,41(12):1793

李梦莘,杜小正,郑欣,等.基于"脑肠相通"探讨通下法治疗缺血性卒中机理[J].中国中医药信息杂志,2020,7(11):17

李清茹,张琳琪.基于数据挖掘的吕宏生教授治疗特发性膜性肾病组方用药规律研究[J].中国中西医结合肾病杂志,2020,21(9):792

李秋琦,王晓燕.王晓燕运用"葛根续命煮散"治疗缺血性中风急性期的经验[J].临床医学研究与实践,2020,(14):129

李双阳,王凌雪,蒲玉婷,等.通窍益智颗粒通过cAMP/PKA-CREB信号通路影响血管性痴呆大鼠海马神经元凋亡的研究[J].中药药理与临床,2020,36(2):190

李文婷,黄亚攀,张炜.张炜教授辨治慢性免疫性血小板减少症经验[J].中国中医药现代远程教育,2020,18(4):44

李晓慧,刘睿,吴艳芬,等.益气清利化瘀方对脾肾气虚兼湿瘀证2～3期慢性肾衰竭患者分期逆转的影响及其相关性研究[J].中国中西医结合肾病杂志,2020,21(5):427

李雪娜,海英.清脑益元汤对缺血性中风患者的疗效及Barthel指数、ADL评分的变化研究[J].中医药学报,2020,48(9):46

李彦兰.补脑熄风止痉汤联合培元通脑胶囊对帕金森病患者MMSE及评分生活质量的影响[J].黑龙江中医药,2020,49(1):128

李泽惠,曹宇,刘佳妮,等.参麻益智方对多发脑梗血管性痴呆大鼠认知功能和脑白质损伤的影响[J].世界中医药,2020,15(8):1120

李智山,王亚丽,冯其美.王亚丽运用风药论治帕金森病经验[J].中国中医基础医学杂志,2020,26(6):855

林春连,梁冰,代喜平.梁冰"凉血解毒法"治疗难治性免疫性血小板减少症探微[J].时珍国医国药,2020,31(5):1244

刘晓蕾,张艳,礼海,等.参草通脉颗粒对慢性心力衰竭大鼠抗心室重构机制的影响[J].中国医药导报,2020,17(30):8

刘学永,王聪舟,李静华,等.肾炎康胶囊联合化痰祛瘀汤治疗特发性膜性肾病的临床观察[J].医学综述,2020,26(13):2693

刘亚飞,陈哲,涂胜豪.加味四妙方对高尿酸血症合并急性痛风性关节炎模型大鼠踝关节组织NLRP3 mRNA及IL-1β、TNF-α表达的影响[J].中医杂志,2020,61(14):1268

刘志强,孙雪艳,崔方强,等.赵文景教授诊治难治性特发性膜性肾病经验撷英[J].四川中医,2020,38(5):20

吕锦珍,徐拥建,胡世平,等.参苓白术散对NAFLD大鼠肝细胞mTORC1/STAT3信号通路的影响[J].中国实验方剂学杂志,2020,26(2):6

吕俊林,吕建瑞,贺进进,等.穿心莲内酯对心肌缺血再

灌注损伤大鼠炎症的影响[J].湖北中医药大学学报,2020,22(2):21

吕艳杭,吴姗姗,王振常,等.柔肝化纤颗粒联合骨髓间充质干细胞移植术治疗肝硬化失代偿期的临床疗效及其对血清炎性因子水平和免疫功能及氧化应激反应的影响[J].中国全科医学,2021,24(3):355

栾岚,刘春雨,陈楠楠.补肾生血法治疗再生障碍性贫血的作用机制研究[J].辽宁中医杂志,2020,47(3):127

罗珊珊,李萌.李发枝教授治疗类风湿关节炎经验[J].中医研究,2020,33(7):41

M

马欢,高楠楠,陈俞如,等.糖通饮对 2 型糖尿病大鼠胰腺组织 PI3K-AKT 通路的影响[J].贵州医科大学学报,2020,45(1):50

马威,杨家耀,安柳,等.附子理中汤减轻非酒精性脂肪肝大鼠炎症损伤的机制研究[J].中国病理生理杂志,2020,36(12):2258

缪小海.自拟紫癜汤治疗过敏性紫癜的临床疗效分析[J].中医临床研究,2020,12(4):95

缪小祥.建瓴汤化裁治疗肝肾不足型帕金森病临床效果[J].世界复合医学,2020,6(2):129

N

牛静虎,杨龙,宋媛媛.从中土阳明论述强直性脊柱炎[J].陕西中医,2020,41(4):518

牛艳艳,刘江凯.化瘀解毒健脾方联合穴位贴敷治疗乙型肝炎肝硬化结节的临床观察[J].中西医结合肝病杂志,2020,30(2):103

P

潘永梅,王开爽,代成,等.陈志强中医药治疗特发性膜性肾病经验[J].中华中医药杂志,2020,35(7):3460

Q

祁燕,袁志伟,万春平,等.溃结康对溃疡性结肠炎小鼠 NLRP3 炎性体基因表达及下游炎性因子影响[J].中华中医药学刊,2020,38(3):229

乔思雨,李广浩,丁林委,等.参蛤散辅助治疗慢性心力衰竭心肾阳虚证 36 例临床观察[J].中医杂志,2020,61(17):1536

秦丹,马欢.麻黄细辛附子汤治疗中老年女性尿失禁临床研究[J].河南中医,2020,40(3):367

邱作成,王智,田赛,等.补泄理肾汤联合百令胶囊治疗早期糖尿病肾病临床研究[J].湖北中医药大学学报,2020,22(5):26

R

芮庆林,周运航,袁思成,等.清热养阴生津法治疗外感高热(重症肺炎)的临床研究[J].南京中医药大学学报,2020,36(5):746

S

尚万珂.左归补髓生血汤辅治非重型再生障碍性贫血临床分析[J].实用中医药杂志,2020,36(7):911

沈斌,朱国双,吴文静,等.健脾补肾活血化浊方对糖尿病肾病小鼠 FGF23/Pit-1 信号通路及血管钙化的影响[J].中药材,2020,43(12):3005

施雪斐,王肖龙,李益萍,等.清热化瘀方对急性 ST 段抬高型心肌梗死热毒血瘀证病人 T 淋巴细胞亚群的影响[J].中西医结合心脑血管病杂志,2020,18(21):3530

石芳,刘阳,李浩,等.从"气增而久,夭之由也"论治慢性萎缩性胃炎[J].中华中医药杂志,2020,35(1):186

石琳,程志,吴艺,等.滋髓生血胶囊联合十一酸睾酮胶丸治疗慢性再生障碍性贫血 58 例[J].中医研究,2020,33(10):19

史君,王星,赵慧辉,等.近 20 年慢性心力衰竭中医现代临床用药规律分析[J].北京中医药大学学报,2020,43(10):841

史雨宸,张立山,张宁怡,等.微饮与咳嗽变异性哮喘[J].中华中医药杂志,2020,5(10):5049

舒适,李敏,范春香,等.补气通络方治疗气虚痰瘀型脑梗死的疗效观察及其对同型半胱氨酸的影响[J].中国中医药科技,2020,27(6):852

宋启琴,孔红言,何济南,等.愈肝龙胶囊联合恩替卡韦治疗乙型肝炎肝纤维化临床观察[J].中西医结合肝病杂志,2020,30(2):100

宋艳琦,安桂叶,侯姿蕾,等.化浊清解愈溃煎对溃疡性结肠炎大鼠 p38MAPK、TNF-α、IL-4 的影响[J].中国中医急症,2020,29(2):206

孙涛,刘承鑫,李雅,等.益心泰方对慢性心力衰竭兔心肌组织 β-MHC mRNA 及蛋白表达的影响[J].湖南中医药大学学报,2020,40(6):679

孙广瀚,刘健,龙琰,等.刘健教授从脾虚湿盛论治强直性脊柱炎经验抉微[J].浙江中医药大学学报,2020,44(4):373

孙响波,李永伟,邓润钧,等.梓醇对 5/6 肾切除大鼠肾组织 TGF-β_1、CTGF 表达的影响[J].中国中西医结合肾病杂志,2020,21(2):106

孙月蒙,樊树芳,刘凤智,等.徐书教授运用桃核承气汤治疗过敏性紫癜临床经验[J].四川中医,2020,38(3):62

T

谈栩铖,赵琳,赵艺涵,等.补肾健脾活血法对重型再生障碍性贫血免疫抑制治疗后早期造血恢复的影响[J].天津中医药,2020,37(4):402

汤文丽,马放,占永立.占永立教授益气温阳、活血利水法治疗特发性膜性肾病的经验[J].世界中医药,2020,15(18):2785

唐旭东,丁宇斌,麻柔.中西医结合治疗成人重型和输血依赖性非重型再生障碍性贫血体会[J].北京中医药,2020,39(2):160

田雪秋,席中原,蔡鸿彦.采用温脏透邪法治疗咳嗽变异性哮喘 60 例[J].中医研究,2020,33(12):18

W

王策,张景瑞.积雪草苷对乳鼠心肌细胞缺血缺氧损伤的保护作用研究[J].中医临床研究,2020,12(16):23

王玲,宗玮,李富鑫.自拟通络祛白汤结合西医常规疗法治疗慢性肾小球肾炎蛋白尿肾络不通证临床研究[J].国际中医中药杂志,2020,42(8):741

王漫,薛莉,张智龙,等.调中降糖颗粒对脾虚湿盛型 2 型糖尿病患者血糖及 FFA、MDA 水平的影响[J].山西中医,2020,36(11):11

王敏,张立元,马国平,等.参乌益肾片对慢性肾脏病 4—5 期肾间质纤维化和微炎症状态的影响观察[J].中国实验方剂学杂志,2020,26(23):125

王菲菲.复耐降消膏联合中医药膳治疗糖耐量减低的临床效果[J].中医药导报,2020,17(18):151

王继萱,艾宗雄.谢晶日运用"五味补泻"法治疗慢性萎缩性胃炎经验[J].辽宁中医杂志,2020,47(4):51

王建波,张晨新,马永钢,等.防己黄芪汤对肥胖型高血压大鼠血管内皮保护作用机制研究[J].江苏中医药,2020,52(7):83

王洁冰,唐平阳,张晓兰,等.九味肝泰胶囊联合恩替卡韦抗病毒治疗慢性乙型肝炎肝硬化临床观察[J].解放军医药杂志,2020,32(7):89

王瑞瑞,金实,丁雪玲,等.温肾健脾定脊汤治疗强直性脊柱炎肾虚督亏、脾病湿困证的临床观察[J].中华中医药杂志,2020,35(4):2117

王苏云.青蒿鳖甲汤加味联合醋酸泼尼松及硫酸羟氯喹治疗系统性红斑狼疮阴虚内热型疗效观察[J].实用中医药杂志,2020,36(9):1189

王绾江,王维英,景慧玲,等.探析"入营犹可透热转气"在治疗过敏性紫癜中的应用[J].四川中医,2020,38(9):27

王维熙,林昌松.林昌松补肾祛瘀法论治强直性脊柱炎经验[J].辽宁中医杂志,2020,47(1):48

王文琪,崔磊,张馨方,等.茯苓桂枝药对慢性心力衰竭模型大鼠心肌组织血管紧张素 II 受体 1 及血清炎症因子的影响[J].中医杂志,2020,61(21):1921

王向明,柳红芳,安志超,等.阐析糖尿病肾病之病机为"气虚浊留"[J].环球中医药,2020,13(7):1167

王晓瑜,缪志伟,徐艳.清肠汤对热盛血瘀型溃疡性结肠炎患者的疗效及对 HGF/c-MET 表达的影响[J].中国中西医结合消化杂志,2020,28(6):444

王新苗,杨浩宇,顾成娟,等.黄芪、水蛭粉、大黄治疗糖尿病肾病经验——仝小林三味小方撷萃[J].吉林中医药,2020,40(1):5

王雪茹,程思益,吕天宜,等.益气疏风降胃法治疗咳嗽变异性哮喘气虚风动、肺胃气逆证的临床观察[J].中华中医药杂志,2020,35(6):3217

王韵桥,夏猛,曹传东,等.五脏温阳化瘀汤对血管性痴呆模型大鼠 Bcl-2 及 Caspase 相关蛋白表达的影响[J].中华中医药杂志,2020,35(2):625 韦永红,韦贵勇.天智颗粒对阴虚阳亢型缺血性中风神经功能缺损、肢体运动功能的影响[J].中华中医药学刊,2020,38(4):208

文明,刘智明,杨先清.苓甘五味姜辛夏汤加减治疗多重耐药菌肺部感染的临床体会[J].中医临床研究,2020,12(18):62

吴晨,魏昀,高慧琴.秦艽、威灵仙及其配伍对类风湿关

节炎成纤维样滑膜细胞的抑制、促凋亡作用及对相关炎症因子的影响[J].甘肃中医药大学学报,2020,37(3):1

吴琼,韦云,刘剑刚,等.参麻益智方治疗轻中度血管性痴呆气虚血瘀阳亢型患者的临床观察[J].中国中西医结合杂志,2020,40(5):554

X

向琴,蒋宛瑾,喻嵘,等.基于"脾为本虚"理论探讨左归复方对2型糖尿病小鼠肠道炎症及黏膜屏障的影响[J].中国免疫学杂志,2020,36(6):667

项利利.中药熏蒸联合磁热疗对类风湿关节炎患者生活质量及实验室指标的影响[J].新中医,2020,52(15):155

谢谦,葛源慧.芩栀桑白清肺汤治疗重症肺炎痰热壅肺证45例[J].浙江中医杂志,2020,55(12):876

谢爱泽,毛德文,石清兰,等.黄连温胆汤治疗慢性乙型肝炎肝纤维化肝胆湿热证的效果观察[J].临床肝胆病杂志,2020,36(7):1502

徐文燕,管青聪,徐芳.丹参提取物对系膜增生性肾小球肾炎大鼠 TGF-β_1/p38MAPK 信号通路的影响研究[J].新中医,2020,52(2):5

许杨,雷根平.雷根平辨治难治性过敏性紫癜经验[J].山东中医杂志,2020,39(6):588

Y

闫圣,王琦,张潞潞,等.溃疡性结肠炎"辨体-辨病-辨证"诊疗思路[J].天津中医药,2020,37(10):1100

杨冉,林琳,姚浩,等.基于数据挖掘的慢性原发免疫性血小板减少症用药规律分析[J].中国中医基础医学杂志,2020,26(3):350

杨丽萍.温脾汤合吴茱萸汤加减联合常规西药治疗早中期慢性肾功能衰竭99例临床研究[J].江苏中医药,2020,52(9):22

姚芳,马境,吴灿,等.中药颗粒剂蜡疗治疗寒湿痹阻型强直性脊柱炎30例观察[J].浙江中医杂志,2020,55(10):723

易亮,韦建国,朱贵荣.清化方治疗重症肺炎(痰热壅肺证)的临床研究[J].中国中医急症,2020,29(4):630

易琼,戴飞跃,郭志华,等.清瘟败毒饮对毒瘀互结型脓毒血症患者炎症反应和脏器功能的影响[J].中国中西医结合杂志,2020,40(7):778

银艳桃,王建超,廖娟,等.疏肝健脾方联合恩替卡韦片治疗乙肝肝硬化肝郁脾虚证患者的临床研究[J].中药药理与临床,2020,36(4):187

于艳,赵万超,许烨,等.蛇床子素改善慢性肾衰竭大鼠肾间质纤维化的机制研究[J].中医药导报,2020,26(3):33

于博睿,柳红芳,杜青,等.2型糖尿病早期"新病入络"病机探微[J].中医杂志,2020,61(3)209

余聪慧,杨洁仪,殷沛宏.苏蝉益肾汤结合西医常规疗法治疗慢性肾小球肾炎蛋白尿临床研究[J].国际中医中药杂志,2020,42(7):648

袁良,王银燕,杨帆,等.调脾护心方对急性心肌梗死后心肌缺血模型大鼠 AMPK 的影响[J].长春中医药大学学报,2020,36(4):662

贠捷,王秀清,马晓鹏,等.虫草益肾方治疗糖尿病肾病脾肾两虚、痰浊互结证的临床疗效及机制研究[J].河北中医,2020,42(11):1641

Z

Zhang D,Zhang L,Chen G,et al. Hepatoprotective effect of Xiayuxue decoction ethyl acetate fraction against carbon tetrachloride-induced liver fibrosis in mice via inducing apoptosis and suppressing activation of hepatic stellate cells[J]. Pharmaceutical Biology,2020,58:1229

臧海洋,杨晓慧.胃复康Ⅱ方治疗慢性萎缩性胃炎(脾虚气滞型)临床疗效及对血清胃蛋白酶原、胃泌素17表达的影响[J].广州中医药大学学报,2020,37(10):1871

张彬,张雪涟,张晨阳,等.冠心丹参方调控 Nrf2 信号通路治疗糖尿病肾病的作用研究[J].中国中药杂志,2020,45(11):2595

张超,姚成增,蒋梅先,等.活心方对急性心肌梗死大鼠缺血心肌血管新生的影响[J].中成药,2020,42(6):1636

张超,姚成增,蒋梅先,等.活心方对急性心肌梗死大鼠血流动力学及梗死面积的影响[J].中成药,2020,42(4):893

张洪,肖蕾.益气通脉方对急性心肌梗死 PCI 术后炎症因子及血管再狭窄影响[J].辽宁中医药大学学报,2020,22(1):132

张敏,熊鹏.宣白承气汤治疗痰热壅肺型老年重症肺炎的临床效果及对炎症因子的影响[J].临床医学研究与实践,2020,5(14):135

张宁.加味化痰通络汤治疗痰瘀阻络型缺血性中风急性期临床观察[J].光明中医,2020,35(1):67

张阳,刘佳丽,王允亮,等.李军祥教授论治溃疡性结肠炎临床经验"十要"[J].中国中西医结合消化杂志,2020,28(6):470

张勇.温中消萎汤治疗脾胃虚寒型慢性萎缩性胃炎疗效及机制研究[J].山东中医杂志,2020,39(10):1065

张绩琼,周湘,唐柳,等.疏肝活血化瘀方对急性心肌梗死经皮冠状动脉介入术后血清 PAPPA、IL-6、ICAM-1 的影响[J].中华中医药学刊,2020,38(7):33

张培培,夏虹,鲁科达,等.加味黄风汤对糖尿病肾病模型大鼠肾组织 8-OHdG 表达的影响[J].浙江中西医结合杂志,2020,30(8):618

张卓然,周雅然,王甲伟.涤痰汤改善卒中后抑郁大鼠抑郁症状及对脑肠肽的调节作用[J].陕西中医,2020,41(2):147

赵美,范福玲,杨丹丹.化瘀通痹方对活动期类风湿关节炎疗效及血清内 TNF-α、IL-1β、CRP 变化的研究[J].中华中医药学刊,2020,38(3):104

赵恩春,王斌,郑勇,等.怡情止泻汤对肝郁脾虚型溃疡性结肠炎肠道菌群结构的影响[J].中华中医药学刊,2020,38(6):205

赵永雪,岳宏宇,林涧.葛根芩连汤治疗肝硬化内毒素血症疗效及对肠黏膜屏障功能和血清炎症因子的影响[J].现代中西医结合杂志,2020,29(3):277

郑雪,鲁卫星.从"心风"论治慢性心力衰竭常用药对探析[J].中国中医急症,2020,29(8):1429

郑春翔,赵瑞珍,赵子珺,等.颐脑解郁方对血管性痴呆模型大鼠 P38-MAPK 信号蛋白表达的影响[J].中西医结合心脑血管病杂志,2020,18(3):419

周盈,宋子威,谢璇,等.中医对特发性膜性肾病发病机制的认识[J].中华中医药杂志,2020,35(11):5662

周国佩,吴帆,朱金华,等.乌梅丸对 2 型糖尿病模型大鼠肠道菌群、炎性因子及短链脂肪酸的影响[J].四川中医,2020,26(10):8

周淑蓓,郑福增,展俊平.国医大师朱良春运用培补肾阳汤治疗强直性脊柱炎临床经验[J].时珍国医国药,2020,31(4):966

周文锋.益气软肝方联合恩替卡韦治疗慢性肝炎肝纤维化临床研究[J].河南中医,2020,40(7):1058

朱世荣,李雨蒙,王明镜,等.胡晓梅三焦论治免疫性血小板减少症[J].国际中医中药杂志,2020(05):486

朱思佳,王亚丽,李智山.王丽亚教授从"毒损脑络-枢机-筋脉"论治帕金森病思路探讨[J].吉林中医药,2020,40(8):1007

朱小勤,陈珮,邱仲川,等.紫癜合剂对原发免疫性血小板减少症患者 Treg/Th17 细胞平衡的影响[J].上海中医药杂志,2020,54(S1):86

（五）妇　科

【概述】

2020 年初,面对突然发生的新冠肺炎疫情,中医妇科学专家们迅速反应,于 2020 年 2 月制定《孕产妇新型冠状病毒肺炎防范与中医药治疗指导意见》,并通过中华中医药学会发布。部分学者也展开了对妊娠时疫的文献研究,庞颖等分阶段整理从隋唐至明清时期,对妊娠时疫的相关记载文献,通过梳理、分析中医古籍中相关妊娠时疫的文献与理论思想,总结不同时期的治疗特点,以期对疫情中妊娠期感染疫毒的诊治提供新思路。孙筱筱等通过查找中医古籍中特别标明具有防治孕妇瘟疫作用的方剂,分析其用药规律及配伍特点,发现中医古籍中记载孕妇感疫相关的防治方剂用药有其鲜明特色,组方规律与普通瘟疫用方较为不同,在兼顾解表散邪时多加以补虚,标本兼治,驱邪扶正,且选药平和,未用峻猛攻下之品。

应对疫情防控的需求,线上教学与线上会议形成新学术交流模式。罗颂平为课程负责人的“中医妇科学”线上线下混合式课程获国家级一流课程认定。2020 年 9 月 25 日,中华中医药学会妇科专业委员会学术年会在南昌举行,以线下会议结合线上直播的形式,就中医妇科学的传承、创新与发展展开充分的讨论和交流。国家中医药管理局第二轮学术流派传承工作室的多个中医妇科流派工作室以网络会议的形式举办继续教育学习班 8 个,岭南罗氏妇科流派在岐黄网开设系列讲座,全年共 19 场,国内外听众达 30 多万人次。

2020 年 12 月,罗颂平团队“罗氏妇科补肾法助孕安胎的应用与推广”获中国中西医结合学会科学技术奖一等奖。

1. 中医妇科基础理论研究

姜北等系统梳理历代医家对天癸的不同认识及其意义,运用《中华医典》对“天癸”一词进行系统检索,查找出历代中医医籍对天癸的记载,分析不同医家对天癸的叙述,总结出天癸的含义主要有天真说、精气精血说、经水说等,天癸所藏之处主要有肾、脑、命门、任脉等,结合论述分析了天癸的阴阳属性,其所主有冲任脉、肝、肾等。

赵萍等根据《黄帝内经》中“面王以下者,膀胱子处也”,认为人中与女性生殖泌尿系统存在一定的关系,人中的不同形态预示着子宫的某些生理或病理变化。通过理论源流分析、总结各时期医家研究以及归纳临床研究结果,阐述人中与子宫的关系,总结人中的形态与疾病的关系。

叶桦等认为三阴三阳开阖枢理论源于《素问·阴阳离合论》及《灵枢·根结》,通过探讨三阴三阳开阖枢的常态与异态,总结开阖枢理论在女科生理阐释中的应用,并归纳开阖枢理论在女科证治中的应用。

刘倩等为探讨宫腔粘连(IUA)宫腔局部征象与中医证素的相关性,观察 IUA 患者宫腔镜下宫腔微观征象,采用证素辨证分析 IUA 患者证素分布特点。研究共收集 164 例 IUA 患者,结果:病位证素按频数高低依次为胞宫、肾、脾、肝、胃,病性证素按频数高低依次为血瘀、气滞、气虚、阳虚、血虚、阴虚、痰、热、湿、动血、寒。IUA 子宫内膜不同颜色、子宫内膜血管不同颜色与形态患者的证素分布差异有统计学意义。在宫腔粘连程度不同分级上,肝、脾、肾、血瘀、气滞、气虚、阳虚、血虚、阴虚证素分布比较差

2. 妇科流派与名家经验研究

廖成荣等对云南姚氏妇科流派中常用药对的性味归经、功效主治等进行系统整理和辨析。整理出女贞子-墨旱莲、黄芪-当归、续断-桑寄生、当归-川芎、牡丹皮-栀子、玄参-麦冬、牡丹皮-地骨皮、苏木-荔枝核等八对常用药对,用于治疗多种妇科常见疾病。

陈慧玲等总结了张玉珍在临床上常应用岭南草药治疗妇科疾病的经验。其一,肾阳喜用巴戟天。巴戟天性质柔润,有温补而不伤阴血的特点。其二,健脾益气选用五指毛桃。结合岭南女性气阴两虚的特点,喜五指毛桃健脾祛湿、顺气化痰、舒筋活络之效,常用于气阴两虚、虚不受补者。其三,清热利湿喜用布渣叶。布渣叶药性清而不寒,较平和,可满足清热利湿又不损伤脾胃之气的要求。其四,行气活血止痛,善用黑老虎合两面针,并将二者作为盆腔炎性疾病后遗症止痛之要药。

张静总结了朱南孙、蔡小荪、俞瑾、李祥云等多位海派中医妇科名家对癥瘕治疗的独到经验,包括各家对癥瘕病因病机的认识、治疗特色及消癥调经验方三个方面。归纳分析得到海派中医妇科治疗癥瘕所致月经失调有以下4个特点:其一,首要病因病机为肾虚,其次为血瘀、痰湿、肝郁;其二,总的治法为益肾,兼以祛瘀、祛湿辨证论治;其三,善用四物汤调补气血,淫羊藿、肉苁蓉补肾温阳,三棱、莪术、穿山甲、皂角刺化瘀软坚,陈皮、香附疏肝理气;其四,各家用药均无峻猛破利之品。

高涛等结合何氏妇科流派临床实践经验,探究养血活血安胎法的现代应用价值。何氏妇科历来主张"能中不西,衷中参西",临床安胎以健脾益气、养血益肾、固冲安胎立意,以安胎饮加减治疗。认为用药需正确把握其寒热温凉、辛散苦降之偏性,配伍得当,如此方能起到画龙点睛之作用。

徐道芬总结马大正运用虫类药物治疗妇科疾病的经验。马氏认为,虫类药物均为血肉有情之品,善搜剔,对于瘀滞于里、部位深幽之伏络之邪,具有搜剔疏拔、化瘀消癥之功,如:䗪虫、水蛭、虻虫可以破血通经、逐瘀消癥治癥瘕;水蛭、地龙有逐瘀通络之效,常用于治疗输卵管积水;全蝎、僵蚕、蜈蚣长于祛风止痉,可治经行头痛;蜈蚣杀胚消癥散结用以治异位妊娠;露蜂房杀虫止痒治带下病;海马补肾壮阳治带下及性冷淡;九香虫行气止痛治痛经。但其大多有毒,不宜久服,并需注意过敏反应。高楚楚等总结马大正运用介类中药治疗妇科病的经验。马氏认为,介类药物既能补肝肾,亦能调阴阳,补而不滞,大多无毒,妊娠期亦可安全使用,具有"简、便、廉、验"的优势。如:龟甲既能补水制火,又能固经止血,善治阴分不足,相火偏炽引起的妇科血证;煅牡蛎内服,取其收敛制酸之性,可治疗胃痛、妊娠恶阻等;以珍珠母配伍生地黄、白芍药、墨旱莲等,治疗肝旺或郁火引起的妇科血证。四乌贼骨-藘茹丸兼"通、涩"二性,治疗血枯闭经能活血止血;以瓦楞子与夏枯草、昆布、炮山甲配伍,既能活血又可涤痰,治痰瘀积聚事半功倍。

刘歆玥等总结夏桂成提出的从圆运动生物钟论治女性生殖节律紊乱思想,认为女性月经周期存在圆运动规律,顺应自然界阴阳变化的节律,调整内源性生物钟节律,是调整月经节律的核心所在。太极阴阳鱼图、后天八卦理论及子午流注时辰钟学说是阐述圆运动规律的三个主要理论依据,对这些理论进行深入学习与探讨,有助于对月经病的病因病机有更深层次的理解。郭倩简要阐述夏桂成经后期"五阴学说",即癸水之阴、血海之阴、精卵之阴、水液之阴、癸水之阳的内涵。从经后期阴长的实质、阴长运动的主要形式("静、降、藏、缓")以及奇数律对阴长的推动作用3个方面进行简要探讨。

宋佳等提取了《萧龙友医集·妇科病案·月经不调》中172诊次的汤剂处方信息,总结萧龙友治疗月经不调的用药特色。统计其治疗月经不调出现频次多于19.5次的药物共计32味,其中以补益气血药为最多(甘草、当归、党参、白芍药、白术、沙参、杜仲、阿胶珠),其次为清热之品(生地黄、栀子、牡丹皮、赤芍药、黄芩、黄柏、知母)与活血化瘀之品(川芎、郁金、牛膝、乳香、没药、延胡索、苏木),体现了萧氏治疗月经不调重视气血不足、内热扰动以及瘀血内阻的病机。

杭远远等总结蔡小荪辨治原发性痛经的经验。蔡氏认为,原发性痛经的主要病因为寒凝、气滞、血瘀,多为虚实夹杂证,与肝、脾、肾三脏关系密切。治疗以求因为主,止痛为辅,标本兼顾。用药强调行经前三天即开始服药,以调节阴阳,配合特色穴位贴敷,效如桴鼓。

韩延华等论述龙江韩氏妇科治疗肝肾阴虚型崩漏经验,认为崩漏的主要发病机制是肝肾阴虚,相火妄动,复伤阴精,而致崩漏。用药多以滋补肝肾、养血止血为主,佐以固涩之药,重在滋补肝肾调理冲任,固摄止血,治疗以"补养"与"止崩"相结合。出血期自创育阴止崩汤(龟板、牡蛎、阿胶、续断、槲寄生、杜仲炭等),固冲止血,补肾滋阴;血止期用滋肾汤加减(熟地黄、山萸肉、山药、续断、槲寄生、杜仲等),重在滋肾水,补益真阴,调冲任;复旧期恢复各脏腑生理功能,使肝肾相调,冲任相固。

汪沛对岭南罗氏二稔汤(岗稔根、地稔根、续断、制首乌、党参、白术等)治疗脾肾不足型崩漏进行理论探讨。二稔汤具有止血固冲、补气养血、补脾益肾的功效,出血时固气止血以"塞流",血止后以补肾健脾、益气养血调整月经周期以"复旧"。此方正本清源、滋阴益气、摄止血之力较强,并兼顾气血和肾、脾、肝三脏,塞流止血之中寓有澄源、复旧之意,对于脾肾不足型崩漏效果良好。

3. 常见妇科疾病的实验研究

邵飞等研究津力达颗粒(人参、黄精、麸炒苍术、苦参、麦冬、制首乌等)对多囊卵巢综合征(PCOS)大鼠卵巢 TGF-β_1/CTGF 表达的影响。通过将 40 只雌性 SD 大鼠皮下注射脱氢表雄酮(DHEA)建模,建模第 21 d 后给药。按随机分为模型组、二甲双胍组、津力达组和津力达+二甲双胍组,各组分别给予相应药物灌胃,另取 10 只空白组皮下注射大豆油,模型组给予等量生理盐水灌胃,连续 28 d。实验发现:模型组较空白组血清 TGF-β_1、CTGF 水平及卵巢 TGF-β_1、CTGF 蛋白含量及 mRNA 显著增高($P<0.05$);与模型组比较,二甲双胍组、津力达组和津力达+二甲双胍组 TGF-β_1、CTGF 蛋白及 mRNA 表达均有下降($P<0.05$)。故认为津力达颗粒对 PCOS 的卵巢纤维化有一定预防和改善作用,其机制可能是通过调节卵巢组织中 TGF-β_1、CTGF 的表达水平。

王迪等通过观察加减温经汤(肉桂、吴茱萸、当归、川芎、白芍药、莪术等)对妇科寒凝血瘀证大鼠 Rho/ROCK 信号通路相关因子表达的影响,探讨其调节微血管的作用机制。将 48 只实验大鼠随机分为空白组、模型组、BQ123(内皮素 A 受体抑制剂)组和温经汤组,采用冰水浴法建立妇科寒凝血瘀证大鼠模型,温经汤组每日给予温经汤(10.26 g/kg)灌胃,空白组和模型组予等体积蒸馏水灌胃,给药体积 10 ml/kg,共 21 d;BQ123 组造模 1 周后每日腹腔注射 400 μg/kg BQ123,共 14 d。检测大鼠全血血液流变学相关指标、血清和卵巢组织内皮素(ET)-1 和一氧化氮(NO)含量、卵巢组织 Rho/ROCK 信号通路关键因子 RhoA、ROCK1、MLCK mRNA 和蛋白的表达。结果:与空白组比较,模型组大鼠全血血液流变学相关指标均明显升高($P<0.01$,$P<0.05$),血清和卵巢组织 ET-1 含量明显升高,NO 含量明显降低($P<0.01$),卵巢组织 RhoA、ROCK1、MLCK mRNA 和蛋白表达明显升高($P<0.01$);与模型组比较,BQ123 组和温经汤组大鼠血清和卵巢组织 ET-1 含量明显降低,NO 含量明显升高($P<0.01$,$P<0.05$),卵巢组织 RhoA、ROCK1、MLCK mRNA 和蛋白表达明显降低($P<0.01$)。故认为加减温经汤通过抑制 Rho/ROCK 信号通路相关因子的过度激活,改善卵巢子宫组织微血管调节的失衡,从而治疗妇科寒凝血瘀证。

刘方洲等研究地黄补肾固冲方(党参、炒白术、生白芍药、菟丝子、生山药、旱莲草等)对未成年雌性大鼠卵巢组织中 FSHR 和 LHR 的影响。将 50 只未成年雌性 Wistar 大鼠随机分为正常对照组、己烯雌酚组、地黄补肾固冲方高、中、低剂量组（30、15、7.5 kg/g）5 组，连续给药 4 周。结果：与正常对照组对比，地黄补肾固冲高剂量组中血清的 E_2、P、LH 含量明显升高（$P<0.05$），卵巢组织 FSHR 蛋白表达程度显著升高（$P<0.05$）。故认为地黄补肾固冲方可调节性激素，促进卵巢组织 FSHR 和 LHR 的表达，可能是治疗青春期功血的作用机制。

孔文娟等探讨加减归肾丸（菟丝子、淫羊藿、女贞子、熟地黄、北柴胡、当归等）治疗卵巢储备功能减退的可能作用机制。将 90 只 ICR 雌性小鼠随机分为空白对照组，模型组，雌二醇组和加减归肾丸低、中、高剂量组（14.3、28.5、57.0 g·kg·d^{-1}），共干预 30 d。结果：模型组较空白对照组始基卵泡、窦前卵泡、窦状卵泡数量明显减少，闭锁卵泡明显增多，黄体数量稀少。雌二醇组和加减归肾丸高剂量组卵泡数量较为丰富，可见到较多黄体。加减归肾丸中、低剂量组主要以闭锁卵泡为主，可见少量黄体。与空白对照组比较，模型组小鼠血清 FSH、LH 显著升高，AMH、E_2 显著降低，卵巢组织 pI3K、AKT、mTOR 蛋白含量均降低。与模型组比较，加减归肾丸中、高剂量组和雌二醇组血清 FSH、LH 显著降低，AMH 显著升高，卵巢组织 pI3K、AKT 蛋白升高。加减归肾丸高剂量组各指标与雌二醇组差异均无统计学意义。故认为加减归肾丸可能通过影响卵巢组织 pI3K/AKT/mTOR 信号通路，从而改善卵巢功能，并且以高剂量效果更佳。

曹舒兴等观察抗骨增生胶囊（熟地黄、女贞子、肉苁蓉、骨碎补、淫羊藿、鸡血藤等）对去卵巢骨质疏松症大鼠骨代谢及氧化应激指标的改善作用，并探讨其可能机制。将 40 只 SD 雌性大鼠随机分为空白对照组、模型组、雌激素组、抗骨增生胶囊组，共干预 12 周。结果：与空白对照组比较，模型组腰椎、股骨 BMD 均降低，抗骨增生胶囊组股骨 BMD 降低；与模型组比较，雌激素组、抗骨增生胶囊组腰椎、股骨 BMD 均升高；与空白对照组比较，模型组血清 BGp、pⅠNp 均升高，OpG 降低；与模型组比较，雌激素组、抗骨增生胶囊组 BGp、pⅠNp 均降低，OpG 升高。与空白对照组比较，模型组 CAT 降低，MDA 升高；与模型组比较，雌激素组、抗骨增生胶囊组 CAT 升高，MDA 降低。与空白对照组比较，模型组 HO-1MOD 升高；与模型组比较，雌激素组、抗骨增生胶囊组 HO-1MOD 均降低。故提出抗骨增生胶囊通过增加骨生成和减少骨吸收改善去卵巢骨质疏松症，其作用可能是通过改善体内氧化应激水平而实现的。

崔晓萍等以"左旋肉碱＋半量饮食＋过度运动"造成大鼠过度瘦身模型，探讨过度瘦身对女性生殖的危害性及左归丸对卵巢功能的影响。结果：造模雌鼠 E_2 水平、卵巢组织 VEGF mRNA 表达及 Bcl-2 下降，Bax 升高，造模时间越长，上述改变越明显；造模 4 周后，给予恢复饮食、恢复饮食＋左归丸后生殖功能能够逆转，且后者较前者效果好，但造模 8 周后，两者效果均较差。故提出过度瘦身对女性生殖具有危害性，早期给予恢复饮食及左归丸可以一定程度逆转卵巢功能。

刘广等通过研究泰山磐石散（黄芩、白术、黄芪、炙甘草、续断、川芎等）对流产模型大鼠母胎界面 FAS、FASL 表达的影响，从而探讨泰山磐石散保胎的作用机制。以溴隐亭造流产模型大鼠，将受孕大鼠随机分为正常组、模型组、治疗组，在妊娠第 12 d 取蜕膜组织，检测母胎界面子宫侧蜕膜组织 FAS、FASL 表达情况。结果：与正常组相比，模型组母胎界面子宫侧蜕膜组织 FAS 表达均上升，FASL 表达均下降；与模型组相比，治疗组蜕膜组织母胎界面子宫侧 FAS 表达均下降，FASL 表达均上升。故认为泰山磐石散治疗复发性自然流产一方面是通过下调蜕膜组织母胎界面中 FAS 表达水平，另一方面是上调 FASL 表达水平，从而来达到减少蜕膜组织中细胞凋亡的目的，最终达到其降低流产率的效果。

陈少奇等研究孕康口服液（续断、杜仲、白术、枸杞子等）对肾虚流产模型小鼠的安胎作用。以氢化可的松与米非司酮致肾虚流产小鼠模型，孕鼠分为正常对照组，模型组，黄体酮组及孕康口服液低、中、高 3 个剂量组（9、18、36 mL/kg），共干预 9 d。结果：与模型对照组相比，孕康口服液能升高模型小鼠背温和自主活动，降低胚胎丢失率，升高卵巢指数，降低肾脏指数，升高血清 p、β-HCG 和 IL-10 水平，降低血清 TNF-α 水平及 TNF-α/IL-10 比值，改善肾脏和子宫内膜病变情（均 $P < 0.05$）。故认为孕康口服液安胎机制可能与升高血清中相关激素水平及维持妊娠母体内 Th1、Th2 型细胞因子的平衡有关。

许万枫等观察孕康口服液对番泻叶＋米非司酮致脾虚流产模型小鼠的安胎作用。孕鼠随机分为正常组，模型组，孕康口服液低、中、高剂量组（9、18、36 ml/kg）和黄体酮组，连续干预 10 d。结果：与模型组比较，孕康口服液各剂量组均能明显降低孕鼠稀便率、胚胎丢失率和 INF-γ/IL-10 比值，明显升高 IL-10 水平；孕康口服液高、中剂量组能明显升高体质量，明显上调子宫组织中 pR 蛋白表达；孕康口服液高、低剂量组能明显升高模型小鼠血清 p 水平（均 $P < 0.05$）。故认为孕康口服液对脾虚流产模型的安胎机制可能是一方面促进子宫组织中 PR 蛋白表达；另一方面通过调节 Th1/Th2 型免疫因子平衡，维持母胎界面的免疫微环境，从而降低胚胎丢失率，促进蜕膜发育。

李琼等研究丁氏妇科补肾养血保胎方（黄芪、党参、炒白术、菟丝子、川续断、桑寄生等）对肾虚型先兆流产大鼠免疫细胞因子及凝血功能的影响。以羟基脲致先兆流产大鼠模型，将孕鼠分为正常组，模型组，保胎灵组和保胎方低、中、高剂量组（10.78、21.56、43.12 g·kg⁻¹·d⁻¹），干预 10 d，检测各组大鼠血清 IFN-γ、IL-2、IL-4、IL-10、pT、Fbg 含量，大鼠体质量变化、子宫卵巢形态质量、胚胎数，分析结果认为，丁氏妇科补肾养血保胎方能改善羟基脲所致肾虚型先兆流产大鼠模型一般情况，提高体质量及子宫卵巢质量，减轻对胚胎与子宫损伤的作用；可通过降低 Th1 细胞因子浓度，提高 Th2 细胞因子浓度，调整 Th1/Th2 的比值偏向 Th2，改善母体对胚胎的免疫排斥作用；可通过延长 pT、降低 Fbg 含量，降低血黏度发挥安胎作用。

梁婧等人探讨苯并（a）芘（BaP）对胎盘血管生成的毒性作用，以及五味子提取物对改善胚胎血供、促进胎盘血管再生的作用。将 75 只 SD 雌鼠随机分为空白对照组、BaP 模型组、五味子低剂量组、五味子中剂量组、五味子高剂量组，给药 15 d。结果：BaP 模型组大鼠胚胎中 VEGFA、VEGFR1、VEGFR2 及 pLGF 水平显著低于空白对照组（$P < 0.05$ 或 $P < 0.01$）；五味子高、中、低剂量组大鼠胚胎中 VEGFA、VEGFR1、VEGFR2 及 pLGF 水平均高于模型组（$P < 0.01$ 或 $P < 0.05$）。故认为妊娠前 BaP 暴露可对早孕期大鼠产生胚胎毒性，影响胚胎血供，造成胚胎血管生成障碍；五味子提取物可能是通过改善胚胎血供，修复胎盘血管损伤，促进胎盘血管再生来发挥对胚胎的保护作用。

谭雅莉等从 TGF-β₁-pI3K/Akt 信号通路探讨妇科千金胶囊（千斤拔、金樱根、穿心莲、功劳木、单面针、当归等）对 IUA 大鼠抗子宫内膜纤维化的作用。实验通过采用机械损伤＋感染建立 IUA 大鼠模型，随机分为 5 组各 10 只：模型组、戊酸雌二醇组，妇科千金胶囊低、中、高剂量组（0.252、0.504、1.008 g·kg⁻¹·d⁻¹），给药 21 d。结果：妇科千金胶囊可改善 IUA 大鼠子宫组织病理变化，对肝组织无损伤，可显著降低血清中 TGF-β₁、TNF-α、IL-6 表达量（$P < 0.01$）；显著降低子宫组织中 TGF-β₁、pI3K、p-Akt 蛋白表达（$P < 0.05$，$P < 0.01$）。故认为妇科千金胶囊可修复 IUA 大鼠子宫内膜组织形态；可通过抑制大鼠血清中 TGF-β₁、TNF-α 和 IL-6，抑制子宫组织中 TGF-β₁、pI3K 和 p-Akt 蛋白表达发挥抗炎、抗纤维化作用，从而达到治疗 IUA 大鼠的作用，以妇科千金胶囊中剂量组疗效最佳。

（撰稿：曹蕾 吕孝丽 谢宝珍 龚慧雨 张惠敏 周月希 审阅：罗颂平 胡国华）

【子宫内膜异位症的治疗及实验研究】

子宫内膜异位症（EMS）是指具有生长功能的子

宫内膜组织(腺体和间质)出现在子宫腔被覆黏膜及宫体肌层以外的雌激素依赖性疾病。EMS可引起痛经、不孕、慢性盆腔痛、盆腔包块、盆腔粘连等症状,严重影响女性的生理及心理健康。目前西医治疗方法主要采取腹腔镜手术清除病灶,但保留生育功能的保守性手术复发率较高。药物治疗以抑制排卵为主,假绝经疗法或假孕疗法的副作用都比较大,许多患者难以承受。中医药治疗具有消癥与助孕并举,缓解症状而不抑制排卵等特征,对于内异症的治疗和预防复发均具有独特的优势。中西医结合治疗可以取长补短,提高临床疗效。

武梅等对383例EMS患者一般情况、部分相关危险因素以及中医证候信息资料进行调查,采用因子分析联合聚类分析统计方法,探讨内异症中医证候规律。结果:变量频率最高的为夹血块,或经行不畅,构成比为84.3%,其次是经行或经前胸胁乳房胀痛,构成比为77.3%,经行腹痛,构成比为73.9%。故认为气滞血瘀证、气滞寒凝血瘀证、气滞肾虚血瘀证、气虚血瘀证、湿热血瘀证为EMS临床常见5种证候,其中以寒凝气滞血瘀最多见。

Peng YS等从形、气、神三位一体生命观的角度论述EMS的发病机制,分析形、气、神对子宫内膜异位症患者的影响,认为EMS的形之改变以焦膜病变为主,而瘀血为主要病理基础;气的变化为三焦气化不利,脏腑失职,以中、下焦之脏腑为主;而神的异常不仅加重病情和影响治疗效果,亦可诱发疾病的发生,形成恶性循环,并以此指导临床实践。

齐盈颍等基于伏邪、络病理论探讨了EMS的病因病机及治疗,提出"正气亏虚、伏邪潜藏"为EMS发病之始,"伏寒、伏瘀、伏毒互结损络"为EMS病机关键,相应的治法包括活血祛瘀、扶正祛邪;通络止痛,行气活血;补肾通络,治以奇经等,为中医药防治EMS提供了新思路。

葛静等研究戴德英经验方红藤方(红藤、败酱草、桃仁、牡丹皮、生牡蛎、延胡索等)对卵巢型EMS患者的疗效。将147例行腹腔镜保守手术治疗患者按随机数字表法分为2组,对照组73例予醋酸亮丙瑞林微球注射治疗,观察组74例在此基础上予红藤方加减,治疗3个月经周期。结果:观察组总有效率为93.2%(69/74),优于对照组80.8%(59/73)($P<0.05$);治疗后,两组异位囊肿最大截面积、痛经症状积分均较治疗前改善($P<0.05$),且观察组优于对照组($P<0.05$);两组血清E_2、LH、FSH、CA125、MMP-9、TIMP-1及MMP-9/TIMP-1水平均较治疗前降低($P<0.05$),且观察组优于对照组($P<0.05$);两组全血高、低切黏度,红细胞聚集指数及红细胞压积均较治疗前降低($P<0.05$),且观察组优于对照组($P<0.05$)。故认为,红藤方加减可有效降低卵巢型EMS患者CA125及MMP-9水平,调节血液流变学指标,改善卵巢功能,提高临床疗效。

康燕等研究温经汤在改善EMS患者临床症状、免疫功能中的作用。将96例EMS患者随机分为2组各48例,对照组用米非司酮治疗,观察组用温经汤(当归、芍药、党参、牡丹皮、炙甘草、川芎等)治疗,连续用药3个月。结果:治疗后观察组总有效率为93.8%(45/48),高于对照组79.2%(38/48)($P<0.05$)。治疗后观察组痛经评分,异位囊肿直径,血清CD_4^+、CD_4^+/CD_8^+、IL-4、IL-10水平均低于对照组($P<0.05$),CD_8^+、NK细胞水平高于对照组($P<0.05$)。治疗后6个月,观察组血清E_2、FSH水平均低于对照组($P<0.05$)。故认为温经汤治疗可有效改善EMS患者提高患者机体免疫功能,改善卵巢功能,提高临床疗效。

苏家茹等探讨镇痛消癥方联合艾灸治疗子宫内膜异位症痛经的疗效及对疼痛相关因子的影响。将88例子宫内膜异位症痛经患者随机分为2组各44例,对照组口服米非司酮片和布洛芬缓释胶囊,观察组在对照组基础上加用镇痛消癥方(小茴香、延胡索、干姜、当归、蒲黄、五灵脂等)联合艾灸治疗,连续治疗3个月。结果:观察组患者治疗后的总有效率90.9%(40/44),比对照组75.0%(33/44)高($P<0.05$)。两组患者治疗后的痛经、下腹疼痛、小腹肿块、性交痛、带下量多、形寒肢冷评分显著低于治疗前($P<0.01$),且观察组优于对照组($P<0.05$)。两

组患者治疗后痛经症状量表（CMSS）评分明显低于治疗前（$P<0.05$），观察组优于对照组低（$P<0.05$）。两组患者治疗后血清疼痛相关因子水平均低于治疗前（$P<0.05$），且观察组优于对照组低（$P<0.05$）。故认为镇痛消癥方联合艾灸可提高子宫内膜异位症的疗效。

楼佩儿观察了地黄鸡血寄生汤联合中药保留灌肠治疗子宫内膜异位症的疗效。将 92 例 EMS 患者随机分为 2 组各 46 例，对照组服米非司酮，观察组给予地黄鸡血寄生汤（熟地黄、鸡血藤、桑寄生、淫羊藿、山萸肉、郁金等）内服联合中药保留灌肠，12 周为 1 个疗程，连续治疗 2 个疗程。结果：治疗后观察组疗效为 91.3%（42/46），优于对照组 73.9%（34/46）（$P<0.05$）；治疗后，两组患者中医证候积分均较治疗前下降（$P<0.05$），且观察组优于对照组（$P<0.05$）；两组患者性激素水平（FSH、E_2、LH）及免疫球蛋白水平（IgA、IgG、IgM）均较治疗前改善（$P<0.05$），且观察组优于对照组（$P<0.05$）。

李寒宇等介绍赵瑞华使用中药辅助 EMS 患者体外受精-胚胎移植的经验。基于前期研究结合临床经验总结子宫内膜异位症不孕常见证型为寒凝血瘀证、气滞血瘀证、气虚血瘀证、痰瘀互结证、肾虚血瘀证等，其中气滞血瘀证所占比例最大。自拟活血消异方（柴胡、丹参、赤芍药、莪术、皂角刺、薏苡仁等）为核心方随证加减。EMS 患者降调节期以活血消异方加减；超促排卵及取卵期补肾健脾，调气活血，用活血消异方加菟丝子、枸杞子、续断、女贞子等，以提高卵泡质量，改善受精率及卵裂率；移植后（黄体期）以健脾补肾为主，用四君子汤合寿胎丸加减；孕后注重保胎，以补肾健脾，固冲安胎为法，方用寿胎丸合六和汤加减。

Zhao RH 等对中药序贯疗法改善 EMS 相关不孕症患者腹腔镜术后的妊娠结局进行了一项多中心随机双盲安慰剂平行对照临床试验。使用中央随机法纳入 202 例施行了腹腔镜手术的气滞血瘀型 EMS 相关不孕症患者，分为中药组和安慰剂组各 101 例。中药组排卵前服活血消异颗粒，排卵后服用补肾助孕颗粒，安慰剂组服用相对应的安慰剂，连续治疗 6 个月经周期。结果：中药治疗组的临床妊娠率、活产率、卵泡发育率（优势卵泡发生率、累积周期排卵率、累积周期成熟卵泡排卵率）、子宫内膜容受性均明显优于安慰剂组（$P<0.05$），累积黄素化未破裂卵泡综合征、黄体功能不全发生率低于安慰剂组（$P<0.05$）。中药组子宫内膜类型和子宫内膜血流类型均以 A 型和 B 型为主，而安慰剂组则以 B 型和 C 型为主（$P<0.05$）。故认为活血调肝补肾序贯法能有效改善气滞血瘀型 EMS 相关不孕症患者腹腔镜术后的临床妊娠和活产率，改善卵泡发育，促进排卵，改善内膜容受性。

时光等探讨了活血消异方（柴胡、制香附、丹参、莪术、皂角刺等）对子宫内膜异位症大鼠卵巢颗粒细胞超微结构的影响。应用同种异体子宫内膜移植法建立子宫内膜异位症大鼠模型，将 40 只雌性 SD 大鼠随机分为空白组、假手术组、模型组、活血消异方组。空白组、假手术组、模型组予蒸馏水，活血消异方组予活血消异方，连续灌胃 15 d。给药结束后，取各组大鼠卵巢组织行 HE 染色观察卵泡发育，免疫组化行卵泡刺激素受体（FSHR）抗体染色定位卵巢颗粒细胞，透射电镜观察各组卵巢颗粒细胞超微结构。结果：EMS 引起模型大鼠卵巢颗粒细胞线粒体、内质网等细胞器严重破坏，影响卵泡发育，而空白组、假手术组、活血消异方组大鼠各级卵泡均发育，卵巢颗粒排列整齐，细胞器结构完整。故认为活血消异方能够通过减轻颗粒细胞超微结构损伤，改善卵泡发育。

（撰稿：崔世超 王冬盈 审阅：罗颂平 胡国华）

【妊娠期绒毛膜下血肿的治疗】

绒毛膜下血肿是常见的妊娠并发症，主要发生于妊娠早期及中期。是指胎盘绒毛膜板和底蜕膜之间剥离出血，B 超表现为子宫壁内、子宫壁及孕囊之间的无回声液暗区。绒毛膜下血肿可影响母胎界面的血供，若血肿面积持续增大可致孕囊与子宫面彻底剥离,从而引起自然流产、胎膜早破、早产、胎盘早剥等不良妊娠结局。目前,临床常用的治疗方法主要包括孕激素治疗、解痉和(或)止血治疗、免疫抑制、抗生素预防感染等疗法。

中医学认为绒毛膜下血肿属于"胎漏""胎动不安"范畴,部分有阴道流血,部分虽未见阴道流血,实为隐性出血,血溢脉外,而积于子宫,则属血瘀为患。主要因母体禀赋虚弱,肾气不足,或孕后房事多劳,损伤肾气,屡有堕胎,瘀血内停,阻于胞宫、胞脉,冲任气血失调,血不归经,致胎漏下血,胎失所系,精血不足,胎失所养,致胎动不安。近年来中医药在治疗妊娠期绒毛膜下血肿时展示出较好的疗效。

陈陶秀等以肾虚为基本病机,将 60 例绒毛膜下血肿患者随机 2 组各 30 例,对照组予常规西药治疗,治疗组在对照组基础上联合寿胎丸加味(菟丝子、仙鹤草、血余炭、海螵蛸、赤芍药、紫苏梗等)治疗,5 d 为 1 个疗程。结果:治疗组有效率为 96.7%(29/30),高于对照组 70.0%(21/30)($P < 0.05$),治疗组治疗后平均血肿面积小于治疗前,且小于对照组治疗后,住院时间短于对照组,差异有统计学意义($P < 0.05$)。王丽娜在上述研究方法的基础上,进一步检测患者血清中 TNF-γ 水平,结果显示,联合组 TNF-γ 低于对照组($P < 0.05$),而血清中 IL-10 水平高于对照组($P < 0.05$)。故认为寿胎丸联合地屈孕酮治疗绒毛膜下血肿临床效果显著,且可调节患者 TNF-γ 和 IL-10 水平。

曾薇薇等观察了补肾活血方(太子参、生黄芪、白术、川芎、生地黄、三七粉等)治疗肾虚型妊娠期绒毛膜下血肿的临床疗效,将 70 名患者随机分为 2 组各 35 例,治疗组予补肾活血方+地屈孕酮片治疗,对照组予补肾方(太子参、生黄芪、白术、黄芩、续断、桑寄生等)+地屈孕酮片治疗。结果:治疗 2 周后,治疗组总有效率 85.7%(30/35),明显高于对照组 74.3%(26/35)($P < 0.05$);经治疗后两组的中医证候总评分、D-二聚体水平、子宫动脉 S/D、RI 水平、宫腔积血面积均明显降低($P < 0.05$),且治疗组的疗效优于对照组($P < 0.05$)。故认为较之补肾方,补肾活血方能够更好地改善先兆流产合并宫腔积血患者的妊娠结局,提高患者的子宫动脉供血,促进宫腔积血的吸收,改善患者的临床症状。

何晓燕等认为,孕后心血不足,胞宫失于心血之濡养、固藏,胞脉之血妄行则出现绒毛膜下血肿。故将 100 例早期先兆流产合并绒毛膜下血肿的患者随机分为 2 组各 50 例,对照组予黄体酮+地屈孕酮片治疗,治疗组在其基础上加服宁心固肾安胎方(钩藤、莲子心、黄芩、苎麻根、杜仲、桑寄生等),服至 B 超提示胚胎孕 10 周停药。结果:治疗组总有效率为 90.0%(45/50),高于对照组 78.0%(39/50)($P < 0.05$),治疗组治疗后血肿面积显著小于对照组($P < 0.05$),P、E_2 水平高于对照组($P < 0.05$),妊娠结局两组无显著差异($P > 0.05$)。

吴春芳观察了补肾凉血安胎法治疗肾虚血热型先兆流产合并宫腔积液的临床疗效,选择了肾虚血热型先兆流产合并宫腔积液患者 160 例,随机分为对照组和观察组各 80 例,对照组给予黄体酮联合酚磺乙胺治疗,观察组采用补肾凉血安胎法(黄芪、续断、桑寄生、苎麻根、藕节、生地炭等)治疗,连续治疗 2 周。结果:治疗后两组患者血清 HCG、E_2、P 值均较治疗前上升($P < 0.05$),中医症状评分均较治疗前降低($P < 0.05$),且治疗组优于对照组($P < 0.05$)。在此研究基础上,卢玲等进一步观察了补肾凉血安胎方联合心理干预对肾虚血热型早期先兆流产合并宫腔积液患者治疗后 3 个月妊娠结局。结果:与黄体酮+酚磺乙胺联合心理干预相比,补肾凉血安胎方联合心理干预治疗后 3 个月流产率更低($P < 0.05$)。

(撰稿:曾丽华 审阅:罗颂平 胡国华)

【妊娠期糖尿病的治疗】

妊娠期糖尿病(GDM)是围产期最主要的并发症之一,是指妊娠前血糖代谢正常或糖耐量减退,而妊娠后才确诊的糖尿病,可影响产妇及胎儿的正常代谢,对母胎安全造成威胁,因此对于妊娠期糖尿病患者做好血糖水平的控制具有重要意义。西医常规治疗妊娠期糖尿病先以饮食及运动控制,若效果不佳则使用胰岛素,虽可控制血糖水平,但无法改善病因,并有发生低血糖的风险,影响治疗效果。中医从整体出发,辨证论治具有独特的优势。

中医将本病归属于"妊娠消渴"范畴,认为本病的发生机制为先天禀赋不足,素体阴虚,加之后天饮食不节、情志失调或劳欲过度积热伤津、肾精亏损而燥热内生,又妊娠期阴血下聚以养胎,使燥热益盛而发为消渴,因此治疗应以清热生津、滋阴润燥为主。亦结合中医体质学说提前干预,通过改善体质、调整功能状态,预防疾病的发生。体现了中医学"治未病"的思想。

韩慧慧等将82例GDM患者随机分为2组各41例。对照组皮下注射诺和锐特充,观察组在此基础上服用杞菊地黄汤(黄芪、菊花、决明子、当归、枸杞子、青葙子等)。治疗1个月后,比较两组患者胰岛β细胞功能(HOMA-β)和妊娠结局。结果:治疗后总有效率观察组92.7%(38/41),显著高于对照组78.1%(32/44)($P<0.05$)。较治疗前,两组治疗后餐后2h血糖及空腹血糖均明显降低,HOMA-β明显升高($P<0.05$),且观察组优于对照组($P<0.05$);观察组剖宫产率、并发症发生率均低于对照组($P<0.05$)。不良新生儿结局发生率观察组低于对照组($P<0.05$)。故认为杞菊地黄汤联合诺和锐特充治疗妊娠期糖尿病患者可以有效改善其HOMA-β水平和妊娠结局。

廖丽娜观察了安胎降糖汤(白术、杜仲、生地黄、砂仁、艾叶、黄芩等)对GDM糖脂代谢、妊娠结局和新生儿并发症的影响。选取102例患者分为观察组与对照组各51例。对照组采用胰岛素和基础治疗,观察组在对照组治疗基础上加用安胎降糖汤治疗,疗程4周。结果:治疗后两组空腹血糖(FBG)、餐后2小时血糖(2hPG)、糖化血红蛋白(HbAlc)、甘油三酯(TG)、胆固醇(TC)均较治疗前下降($P<0.05$),且观察组优于对照组($P<0.05$)。观察组不良妊娠结局的发生率、新生儿并发症的发生率均低于对照

组($P<0.05$)。故认为安胎降糖汤联合胰岛素治疗能有效改善患者血糖和血脂水平、降低不良的妊娠结局及新生儿并发症的发生率。

王文丽观察了芪麦益气汤(黄芪、麦冬、山药、枸杞子、茯苓、熟地黄等)联合门冬胰岛素对GDM患者胰岛β细胞功能及血清妊娠相关蛋白(PAPP-A)、人吻素-1(KissPePtin)水平的影响。选取106例气虚型GDM孕妇随机分为对照组与实验组各53例,对照组采用门冬胰岛素治疗,实验组在对照组治疗基础上加用芪麦益气汤,均治疗4周。结果:治疗后实验组有效率为96.2%(51/53),显著高于对照组84.9%(45/53)($P<0.05$),实验组空腹血糖、餐后1h血糖、餐后2h血糖水平均低于对照组($P<0.05$);两组胰岛素抵抗指数(HOMAIR)、KissPePtin均低于治疗前($P<0.05$),胰岛β细胞功能指数(HOMA-β)、PAPP-A均高于治疗前($P<0.05$),且实验组优于对照组($P<0.05$);实验组妊娠并发症的总发生率低于对照组($P<0.05$)。故认为芪麦益气汤联合门冬胰岛素联合治疗可降低GDM孕妇血糖,提高HOMA-β和血清PAPP-A水平,降低KissPePtin水平,改善分娩结局。

项艳等以二冬地黄汤(麦门冬、天门冬、生地黄、西洋参、山药、黄芩等)联合门冬胰岛素治疗妊娠期糖尿病患者60例作为观察组,门冬胰岛素治疗妊娠期糖尿病患者59例作为对照组。治疗后,2组的空腹血糖、餐后2h血糖和糖化血红蛋白水平均较治疗前下降($P<0.05$),HOMA-β、胰岛素敏感指数(ISI)均较治疗前升高($P<0.05$),HOMA-IR、空腹胰岛素水平(Fins)均下降($P<0.05$),且观察组优于对照组($P<0.05$)。观察组的新生儿窒息、巨大儿的发生率显著低于对照组($P<0.05$),观察组总有效率明显高于对照组($P<0.05$)。故认为二冬地黄汤与胰岛素联合应用,可在降低血糖的基础上,改善胰岛素P细胞功能,更好地改善母体代谢,利于胎儿的生长发育,从而降低不良妊娠结局发生的风险。

王景尚研究了GDM患者的中医体质类型及其与孕产期并发症的相关性。纳入144例规律产检的

孕产妇,其中 GDM 组 72 例、对照组(无妊娠合并症)72 例。测定孕妇入组时 FBG、HbA1c 和糖化血清蛋白(GSP)水平,在入组时和分娩前分别进行中医体质辨识、记录孕产期并发症的发生情况。结果:GDM 组 FBG、HbA1c 和 GSP 水平均高于对照组;入组时及分娩前偏颇体质比例高于对照组($P<$ 0.01)。入组时,GDM 组孕妇最常见的体质类型为阴虚质(27.8%)和痰湿质(20.8%);分娩前,GDM 组以阴虚质(26.4%)、痰湿质(18.1%)为常见;GDM 组妊娠高血压、剖宫产、胎膜早破、巨大儿、早产儿等孕产期并发症发生次数均高于对照组($P<0.05$);阴虚质、气虚质、湿热质及痰湿质是 GDM 组孕产期并发症发生次数最高的 4 种体质类型,且阴虚质并发症发生次数高于平和质($P<0.05$)。故认为 GDM 患者以阴虚质和痰湿质最为常见,阴虚质 GDM 患者孕产期并发症的比例高于平和质,为临床及早干预提供了思路。

(撰稿:刘文利　审阅:罗颂平　胡国华)

【产后盆底功能障碍的治疗】

盆底功能障碍(PFD)是女性分娩后常见疾病,产后 PFD 发病率高达 20%。临床表现为盆底组织松弛,导致盆腔脏器脱垂、压力性尿失禁等,其中压力性尿失禁的发生率较高,对女性的生活质量造成明显影响。目前常采用盆底肌功能锻炼、肌电刺激等保守治疗。

中医学将产后 PFD 归属于"阴挺""遗溺""产肠不收""肠风"等范畴,认为气虚下陷、肾虚不固是 PFD 的主要病机,治疗上应该以益气升提、补肾固脱为主要方法。

补中益气汤具有益气养血、升阳举陷之功。杨晶等选取 534 例产后早期盆底功能障碍的患者,随机分为对照组与实验组各 267 例。对照组采用盆底康复锻炼+电刺激+生物反馈治疗,试验组在对照组基础上联合补中益气汤加味(当归、黄芪、党参、续断、陈皮、白术等)辅助治疗,疗程 6 周。结果:实验组治疗总有效率为 97.4%(260/267),高于对照组 72.7%(194/267)($P<0.05$);治疗后试验组 MMP-2 低于对照组,TIMP-2 高于对照组;试验组性生活满意率为 95.9%(256/267),高于对照组 70.8%(189/267)($P<0.05$)。

张慧艳将产后盆底功能障碍的患者分为对照组(常规康复治疗,40 例)与观察组(常规康复联合补中益气汤加味治疗,40 例),连续治疗 12 周。结果:与对照组相比,观察组盆底肌力受损率较低,阴道前壁、后壁、子宫脱垂、压力性尿失禁发生率及泌尿生殖系统疾病量表-7 评分均较低($P<0.05$)。故认为补中益气汤加味可有效改善盆底功能障碍性疾病患者的盆底肌力,减少盆腔脏器脱垂,提高患者的生活质量及康复效果。

冯永秋等观察了盆底康复结合补中益气汤治疗盆底功能障碍的临床疗效,将 96 例盆底功能障碍患者随机分为 2 组各 48 例,两组均给予盆底康复治疗,6 周为 1 个疗程,共治疗 2 个疗程;观察组加用补中益气汤治疗,连续用药 10 d。结果:相比治疗前,两组盆底肌力在治疗后均有提高、PFD 发生率均有降低($P<0.05$),观察组优于对照组($P<0.05$)。

王俊荣选择 70 例盆底功能障碍患者,随机分为观察组(盆底肌训练+补中益气汤,35 例)和对照组(盆底肌训练,35 例),连续治疗 3 个月,比较 2 组盆底肌电指标、尿失禁改善、性生活质量及中医症状积分。结果:治疗后观察组不仅前静息电位平均波幅、后静息电位平均波幅均低于对照组,且 60 s 耐久收缩平均波幅、快肌肌力及慢肌肌力、每周性生活频率及获得高潮时间均高于对照组,性唤起时间低于对照组,而且还能明显减轻患者尿失禁该并发症的程度,改善神疲、乏力、气短、懒言、自汗等症状,以上差异均有统计学差异($P<0.05$)。

季清云等观察了盆底康复治疗仪结合补中益气丸治疗盆底功能障碍的临床效果,将 50 例盆底障碍患者随机分为研究组(盆底康复治疗仪结合补中益气丸,25 例)和对照组(盆底康复治疗仪,25 例)。结果:治疗 4 周,两组患者盆底肌力评分均高于治疗前（$P<0.05$），且研究组优于对照组（$P<0.05$），研究组尿失禁、子宫脱垂总有效率高于对照组（$P<0.05$）。

吴佳飞选取 120 例孕产妇作为研究对象，随机分为对照组与观察组各 60 例，对照组采用产前盆底肌肉训练，观察组在对照组基础上产后内服加味举元煎（党参、桑螵蛸、黄芪、川芎、柴胡、升麻等），连续服用 4 周。结果：两组治疗后中医证候积分、盆底功能（主要包括肌电值、阴道动态压力、阴道收缩持续时间及盆底肌张力）均较治疗前改善，且观察组改善程度优于对照组（$P<0.05$）。观察组总有效力显著高于对照组（$P<0.05$）。故认为产前盆底锻炼联合产后内服加味举元煎可有效提高孕产妇的盆底功能，有助于临床预防产后 PFD 的发生。

胡凤英等观察了陈氏盆乐汤（黄芪、桂枝、白芍药、当归、炒枳壳、炙升麻等）治疗 PFD 的疗效，将 86 例产后 PFD 患者随机分为对照组和观察组各 43 例，对照组予以电刺激联合生物反馈盆底肌肉锻炼，观察组予以陈氏盆乐汤治疗。结果：观察组手测盆底肌肌力、盆底 Ⅰ 类肌纤维肌电压、盆底 Ⅱ 类肌纤维肌电压、盆底 Ⅰ 类肌纤维疲劳度均较对照组高（$P<0.05$），而盆底 Ⅱ 类肌纤维疲劳度则较对照组低（$P<0.05$）；观察组盆底功能影响问卷评分较对照组低（$P<0.05$），而性功能调查问卷评分较对照组高（$P<0.05$），血清 25-OHD 水平较对照组高（$P<0.05$）。故认为陈氏盆乐汤能够促进产后 PFD 患者的盆底功能恢复，提高性生活质量，降低盆底功能障碍对其生活水平的影响。

王睿哲等观察桃红四物汤加减（桃仁、当归、白芍药、川芎、熟地黄、红花等）治疗产后盆底功能障碍的临床疗效。将 135 例 PFD 患者随机分为观察组（桃红四物汤加减联合盆底电刺激及盆底肌训练收肛，70 例）和对照组（盆底电刺激及盆底肌训练收肛治疗，65 例），共治疗 30 d。结果：两组均可降低症状评分（$P<0.05$），观察组优于对照组（$P<0.05$）；观察组在第 1 个疗程（15 d 后）、第 2 个疗程（30 d 后）的盆底肌力、膀胱过度活动症评分均优于同期对照组

（$P<0.05$），漏尿量均低于对照组（$P<0.05$）；观察组基质金属蛋白酶（MMPs-1）、组织金属蛋白酶抑制物（TIMPs-1）的表达水平以及 Ⅰ 型胶原、Ⅲ 型胶原表达均高于同期对照组（$P<0.05$）。故认为桃红四物汤加减能够通过改善基质金属蛋白酶、组织金属蛋白酶抑制物的表达，提高 Ⅰ 型胶原、Ⅲ 型胶原的水平，达到改善盆底组织松弛的目的。

综上，中西医结合治疗盆底功能障碍可起到多方位增效作用，对于 PFD 并发症脏器脱垂、压力性尿失禁等具有"未病先防，既病防变"之用，中药多从健脾益肾、补气升阳入手，结合养血、活血通络之法，汤剂、丸剂均有效，平均疗程为 1～3 个月不等。对于中医外治法的运用上，穴位按摩治疗有效，但在这方面的研究仍较少。

（撰稿：纪淑玲　审阅：罗颂平　胡国华）

【卵巢储备功能减退的治疗与研究】

卵巢储备功能减退（DOR）指卵巢内卵母细胞的数量减少和（或）质量下降，伴抗缪勒管激素水平降低、窦卵泡数减少、FSH 升高，表现为生育能力下降，但不强调年龄、病因和月经改变。

陈小平等通过分析 152 例卵巢储备功能减退患者的临床特征及证型分布来探讨中医证型与性激素（FSH、LH、E_2）的关系。结果：152 例 DOR 患者中肾虚肝郁型 52 例（34.2%）、肝肾阴虚型 37 例（24.3%）、脾肾阳虚型 28 例（18.5%）、肾虚血瘀型 11 例（7.2%）、其他 13 例（8.5%），组间比较 E_2 差异显著（$P<0.05$），其中肝肾阴虚型 DOR 患者 E_2 明显下降，FSH、LH 无显著差异（$P>0.05$）。故认为肾虚肝郁为 DOR 的主要证型。

李飞霞等运用数据挖掘法探讨中药改善卵巢储备功能下降的用药规律。通过检索中国知网近 20 年中药治疗卵巢储备功能的各种有效的中药复方 48 首，患者共计 2 159 例，利用 Microsoft Excel 将中药种类进行分类、频数统计分析。结果：单味药物使用频率大于 10% 的有熟地黄、当归、菟丝子等 32 味。

改善卵巢储备功能药物以补虚药为主(62.2%),如熟地黄、当归、菟丝子、白芍药、山萸肉、枸杞子等;其次为活血化瘀药(10.9%),如丹参、川芎、鸡血藤。四气以温、平性为主,五味以甘为主,归经以肾、肝经为主;使用 SPSS clementine 软件分析改善卵巢储备功能的常用药对关联规则,得出关联性强的四味中药为熟地黄、当归、菟丝子、白芍药。故认为卵巢储备功能下降主要病机为肾虚精亏血瘀,冲任失调,治疗以补肾调冲,养血活血为主。

辛明蔚等观察资坤汤(石斛、女贞子、熟地黄、菟丝子、枸杞子、北沙参等)治疗卵巢储备功能下降月经后期阴虚血燥证的临床疗效,对照组予雌二醇片/雌二醇地屈孕酮片,观察组予资坤汤,治疗 3 个月经周期。结果:治疗后观察组患者中医证候积分明显低于对照组($P<0.05$);观察组患者抑制素 B 明显升高($P<0.05$),不良反应发生率低于对照组($P<0.05$);与本组治疗前比较,治疗后两组患者 FSH、FSH/LH 水平均明显降低,AMH 明显升高,AFC 数量明显增加($P<0.05$)。认为资坤汤治疗卵巢储备功能下降月经后期阴虚血燥证可改善患者性激素水平,增加窦卵泡数,改善卵巢储备功能,促进月经来潮。

章勤等观察何氏养巢颗粒(覆盆子、菟丝子、肉苁蓉、当归等)治疗肾虚型卵巢储备功能下降的临床疗效。治疗组口服何氏养巢颗粒,对照组口服脱氢表雄酮,疗程均为 3 个月经周期。结果:治疗组总有效率为 90.4%(47/52),优于对照组 64.7%(33/51)($P<0.05$);两组患者治疗后 FSH 水平、FSH/LH 值均有改善($P<0.05$);治疗组患者治疗前后 AMH 水平及 AFC 有明显差异($P<0.05$)。组间比较显示,治疗组在提高 AMH 水平、降低 FSH 水平及 FSH/LH 值、增加 AFC 上均优于对照组($P<0.05$)。

陆海美等观察育阴养卵方(黄柏、知母、龟板、熟地黄、山茱萸、山药等)治疗肾阴虚证卵巢储备功能下降患者的临床疗效,治疗组给予育阴养卵方,对照组给予坤泰胶囊口服,两组疗程均为 3 个月经周期。结果:两组治疗后临床症状显著改善、促卵泡生成激素(FSH)水平降低、AMH 水平提高,AFC 增加,且治疗组优于对照组($P<0.05$);治疗组临床疗效和妊娠成功率优于对照组($P<0.05$)。

李天真等观察王成荣经验方滋活汤(女贞子、菟丝子、补骨脂、当归、川芎、鸡血藤等)治疗冲任虚瘀型卵巢储备功能下降的临床疗效,治疗组口服滋活汤,对照组口服定坤丹水蜜丸,治疗 3 个月经周期。结果:治疗后两组中医证候总积分、FSH、FSH/LH、AMH 均有明显改善($P<0.01$),且治疗组 FSH、AMH 改善较对照组明显($P<0.05$);治疗组中医临床疗效优于对照组($P<0.05$)。认为滋活汤治疗冲任虚瘀型卵巢储备功能下降,在改善 FSH、AMH 水平和中医证候方面优于定坤丹。

李安等观察疏肝法联合滋阴补肾汤(女贞子、菟丝子、枸杞子、茯苓、覆盆子、桑椹等)对 IVF-ET 周期卵巢低反应患者子宫内膜容受性、促性腺激素使用量及妊娠结局的影响,将 180 例患者随机分为联合组、疏肝法组、对照组各 60 例,治疗 3 个月。结果:联合组患者促性腺激素使用量显著低于对照组及疏肝法组($P<0.05$),联合组患者 HCG 日 E_2、P、LH 水平和子宫内膜全层厚度及临床妊娠率显著高于对照组及疏肝法组($P<0.05$),且妊娠异常情况明显低于对照组及疏肝法组($P<0.05$)。认为疏肝法联合滋阴补肾汤对 IVF-ET 周期卵巢低反应患者,可有效改善患者子宫内膜容受性,降低促性腺激素使用量,提高和改善妊娠成功率和妊娠结局。

董亚兰等观察补肾活血方(党参、丹参、当归、黄芪、淫羊藿、巴戟天等)治疗卵巢早衰患者的临床疗效,将 82 例患者随机分为 2 组,中药组(41 例)服用补肾活血方,西药组(41 例)采用口服戊酸雌二醇片结合醋酸甲羟孕酮片序贯疗法。结果:治疗 6 个月后两组患者的中医证候评分均显著降低($P<0.01$),且中药组患者的评分低于西药组($P<0.01$);治疗后两药组患者的 FSH 水平均较治疗前明显下降($P<0.05$),且两组间无明显差异($P>0.05$);治疗后两组患者的 AMH 水平均较治疗前升高($P<0.05$),ANA、AOA 水平均较治疗前降低($P<0.05$),且中

药组优于西药组（$P<0.05$）；治疗后两组患者的卵巢体积及卵巢血流 PSV 较治疗前均升高（$P<0.05$），中药组患者的 RI 较治疗前降低（$p<0.05$），且低于西药组（$P<0.05$）。认为补肾活血方能有效改善卵巢早衰患者的中医证候，下调患者的 FSH 水平及 FSH/LH 比值，上调 AMH 水平，调节 ANA-ACA-AOA 通路，缓解卵巢早衰。

王彩虹等观察了二仙汤合右归汤（仙茅、黄柏、淫羊藿、知母、巴戟天、当归等）联合序贯疗法对肾阳虚型卵巢早衰患者的临床疗效。将 120 例卵巢早衰患者随机分为 2 组各 60 例，对照组给予雌孕激素序贯疗法，观察组在对照组基础上加用二仙汤合右归汤，治疗周期为 3 个月。结果：治疗组总有效率为 91.7%（55/60），对照组为 76.7%（46/60）（$P<0.05$）；治疗后两组中医证候评分、LH、FSH 降低（均 $P<0.05$），子宫内膜厚度、E_2、AMH、INHB 升高（均 $P<0.05$），且治疗组优于对照组（均 $P<0.05$）；不良反应发生率两组无显著差异（$P>0.05$）。

徐京晓等观察归肾丸（熟地黄、菟丝子、山药、当归、山萸肉、茯苓等）对卵巢功能减退患者卵巢功能及血清中 TNF-α、AMH 水平的影响。将 120 例卵巢功能减退患者随机分为观察组和对照组各 60 例。对照组采用芬吗通进行治疗，观察组在对照组的基础上加用归肾丸，均连续治疗 3 个月经周期。结果：治疗后观察组成功促排卵率 86.7%（52/60）、妊娠率 70.0%（42/60）、中医证候有效率 90.0%（54/60），均显著高于对照组 60.0%（36/60）、50.0%（30/60）、70.0%（42/60）（$P<0.05$）；观察组患者窦卵泡个数、PSV，月经第 3 d 的 FSH、LH、E_2、睾酮水平，HCG 日 FSH、LH、E_2 水平，血清 TNF-α、AMH 水平改善显著优于对照组（$P<0.05$）；观察组不良反应发生率显著低于对照组（$P<0.05$）。

李慧等观察加味桂仙汤（仙茅、肉桂、紫石英、白芍药、菟丝子、女贞子等）联合芬吗通治疗肾虚肝郁型卵巢早衰（POF）的临床疗效。将 81 例患者分为中药组（28 例）、西药组（26 例）和中西药组（27 例），均治疗 3 个月。结果：治疗后中西药组总有效率

96.3%（26/27），高于西药组 73.1%（19/26）（$P<0.05$）；3 组中医证候积分均较治疗前降低（均 $P<0.05$），中西药组中医证候积分低于中药组、西药组（均 $P<0.05$），中药组中医证候积分低于西药组（$P<0.05$）；3 组 FSH、LH、E_2 水平均较治疗前改善（$P<0.05$），中西医药组改善性激素效果均优于西药组和中药组（$P<0.05$），西药组改善 E_2 水平方面优于中药组（$P<0.05$）。

毛李仲等观察菟紫养肾汤（菟丝子、紫河车、茯苓、丹参、仙茅、白术等）治疗肾虚型卵巢早衰的临床疗效。将 94 例患者随机分为 2 组各 47 例，对照组予激素替代治疗，研究组在对照组基础上加用菟紫养肾汤，均连续治疗 4 周。结果：治疗后总有效率研究组 93.6%（44/47），显著高于对照组 72.3%（34/47）（$P<0.05$）；治疗后两组性激素（FSH、LH、E_2）水平均较治疗前改善（$P<0.05$）；治疗后两组免疫功能指标（IgG、IgM、IgA）水平均较治疗前显著改善（$P<0.05$），且研究组在改善性激素及免疫功能指标方面，效果均优于对照组（$P<0.05$）。

杨真儿等探讨了丹归胶囊（丹参、党参、黄芪、当归、枸杞子）对卵巢储备功能低下模型大鼠的作用及其机制。将 48 只雌性 SD 大鼠随机分为模型组，坤泰胶囊组，丹归胶囊高、中、低（0.2、0.4、0.8 g/kg）剂量组，空白组。除空白组外，以环磷酰胺建立大鼠卵巢储备功能低下的模型，在造模的同时，给予坤泰胶囊或丹归胶囊连续灌胃 36 d。结果：丹归胶囊可使 DOR 大鼠 FSH、LH 水平降低，E_2、AMH 升高，其中以高剂量组效果更为明显（$P<0.05$）；使 DOR 大鼠卵巢的 GDF-9、Egr-1 蛋白表达有所升高，TNF-α mRNA、INF-γ mRNA 表达有所降低。认为丹归胶囊具有改善卵巢储备功能低下的作用，其机制可能跟调节各种性激素水平及卵巢相关蛋白表达有关。

曾丽华等基于网络药理学分析左归丸（熟地黄、山茱萸、山药、龟板胶、鹿角胶、菟丝子等）治疗早发性卵巢功能不全的有效活性成分，预测其作用靶点，并探讨其潜在作用机制。结果：筛选出左归丸方中

有效化合物共 83 个,其中对应靶点数较多的有槲皮素、山奈酚、β-谷甾醇、异鼠李素、豆甾醇等。预测了左归丸可能通过调控 KEGG 通路、Cancer 信号通路等中的多种信号、蛋白激酶、转录因子等众多靶点,抑制始基卵泡的激活,维持原始卵泡池数量,同时抑制了卵泡中凋亡因子的表达,促进卵泡的发育与成熟。

王鸥鹏等应用网络药理学研究四物汤(熟地黄、白芍药、川芎、当归)治疗早发性卵巢功能不全的靶点及作用机制。GO 富集显示四物汤与早发性卵巢功能不全共有靶点参与类固醇激素受体活性、雌二醇反应、类固醇激素介导通路等多项生物过程。KEGG 富集显示共有靶点在卵巢类固醇合成、类固醇生物激素合成等受体信号通路上有明显富集。得出四物汤是通过多靶点、多通路治疗早发性卵巢功能不全,与激素补充治疗有部分类似的机制。

(撰稿:余庆英 陈漫双 刘瑛 黄煦格
审阅:罗颂平 胡国华)

[附] 参考文献

C

曹舒兴,宋永周,李明,等.抗骨增生胶囊调控去卵巢骨质疏松症大鼠骨代谢及氧化应激指标研究[J].河北中医,2020,42(4):580

陈慧玲,赵颖.张玉珍教授应用岭南草药治疗妇科疾病经验[J].环球中医药,2020,13(4):723

陈少奇,苏洁,余欢欢,等.孕康口服液对氢化可的松联合米非司酮致肾虚流产模型小鼠的影响[J].中药新药与临床药理,2020,31(7):775

陈陶秀,匡继林.寿胎丸加味联合西药治疗妊娠早期绒毛膜下血肿临床研究[J].河南中医,2020,40(3):434

陈小平,蓝裕君.卵巢功能减退患者 152 例中医证型分析[J].云南中医中药杂志,2020,41(1):38

崔晓萍,肖新春,刘霞,等.基于"精血同源"理论从大鼠卵巢 VEGF、BCL-1/Bax 揭示过度瘦身对女性生殖功能的影响[J].陕西中医药大学学报,2020,43(3):56

D

董亚兰,董莉.补肾活血方治疗卵巢早衰的临床观察及其对 ANA-ACA-AOA 通路的影响[J].上海中医药杂志,2020,54(8):61

F

方芳,张永华.何氏养巢颗粒治疗肾虚型卵巢储备功能下降的临床观察[J].浙江中医药大学学报,2020,44(5):438

冯永秋,张艳平.盆底康复结合补中益气汤治疗产后盆底功能障碍疗效观察[J].实用中医药杂志,2020,36(5):553

G

高涛,何嘉琳,章勤,等.何氏妇科流派养血活血安胎法传承与应用[J].中华中医药杂志,2020,35(4):1678

高楚楚,马大正,胡欣欣,等.马大正运用介类中药治疗妇科病集验[J].浙江中医杂志,2020,55(8):555

葛静,滑芳,冯艳萍.红藤方加减治疗卵巢型子宫内膜异位症 74 例临床观察[J].西部中医药,2020,33(4):34

郭倩,谈勇.夏桂成经后期"五阴学说"初探[J].中华中医药杂志,2020,35(3):1305

H

韩慧慧,马娜,张云清,等.杞菊地黄汤联合诺和锐特充治疗妊娠期糖尿病 41 例[J].西部中医药,2020,33(4):106

韩延华,沈凡琪.龙江韩氏妇科治疗肝肾阴虚型崩漏经验[J].辽宁中医杂志,2020,47(7):46

杭远远,金毓莉,钱赟.蔡小荪教授审因辨治原发性痛经及用药特色[J].环球中医药,2020,13(7):1264

何晓燕,许小凤.西药联合宁心固肾安胎法改善早期先兆流产合并绒毛膜下血肿 50 例临床观察[J].中国民族民间医药,2020,29(17):104

胡凤英,周先韦,盛少琴,等.陈氏盆乐汤治疗产后盆底功能障碍性疾病对 PFIQ-7、PISQ-31 评分及血清 25-OHD

水平的影响[J].中华中医药学刊,2020,38(8):222

J

季清云,王蕾,李爱香,等.盆底康复治疗仪结合补中益气丸治疗盆底功能障碍临床研究[J].实用中医药杂志,2020,36(7):842

姜北,回雪颖,崔洪涛,等.论对天癸的不同认识及其意义[J].中华中医药杂志,2020,35(3):1412

K

康燕,黄明华,李海鹏,等.温经汤改善子宫内膜异位症患者临床症状及免疫功能的作用分析[J].中药材,2020,43(2):482

孔文娟,苏先芝,刘一斐,等.加减归肾丸对卵巢储备功能减退模型小鼠卵巢组织 pI3K/AKT/mTOR 信号通路的影响[J].中医杂志,2020,61(12):1085

L

李安,邱嫔,苏嘉文.疏肝法联合滋阴补肾汤治疗 IVF-ET 周期卵巢低反应临床研究[J].新中医,2020,52(9):101

李慧,杨华娣,邵一峰,等.加味桂仙汤联合芬吗通治疗肾虚肝郁型卵巢早衰临床研究[J].新中医,2020,52(1):115

李琼,丁丽仙,犹昌会,等.丁氏妇科补肾养血保胎方对先兆流产大鼠免疫细胞因子及凝血功能的影响[J].中医药导报,2020,26(12):5

李飞霞,尹巧芝,刘子平.运用数据挖掘法探讨中药改善卵巢储备功能下降的用药规律[J].辽宁中医杂志,2020,47(2):17

李寒宇,戴泽琦,赵瑞华.赵瑞华教授中药辅助子宫内膜异位症体外受精-胚胎移植经验[J].世界中医药,2020,15(8):1200

李天真,曹亚芳,李苹,等.滋活汤治疗卵巢储备功能下降的临床研究[J].广西中医药,2020,43(3):5

梁婧,侯海燕,王梦,等.五味子提取物对苯并(a)芘暴露后早孕期大鼠胚胎血管内皮生长因子及受体表达的影响[J].中医药导报,2020,26(8):1

廖成荣,姚济白.姚氏妇科流派常用药对撷菁[J].湖南中医杂志,2020,36(7):30

廖丽娜,吴捷.安胎降糖汤对妊娠期糖尿病糖脂代谢、妊娠结局和新生儿并发症的影响[J].湖北中医药大学学报,2020,22(3):106

刘广,邹剑芬,高晓雷,等.泰山磐石散对流产模型大鼠母胎界面 FAS、FASL 表达的影响[J].中医药临床杂志,2020,32(3):482

刘倩,陈雪鲤,黄思萍,等.宫腔粘连宫腔镜征象与中医证素相关性研究[J].中国中医药信息杂志,2020,27(1):19

刘方洲,张雪侠,郭晓燕,等.地黄补肾固冲方对未成年雌性大鼠卵巢组织中 FSHR 和 LHR 的影响[J].中医研究,2020,33(2):66

刘俊德,全建峰,沈睿,等.更年安神方治疗围绝经期肝郁阴虚型失眠疗效的影响因素分析[J].时珍国医国药,2020,31(2):363

刘歆玥,任青玲.从圆运动规律性探讨月经病周期调治[J].浙江中医药大学学报,2020,44(5):434

楼佩儿.地黄鸡血寄生汤联合中药保留灌肠治疗子宫内膜异位症 46 例[J].浙江中医杂志,2020,55(4):271

卢玲,吴春芳,钱绿丽,等.何氏补肾凉血安胎方联合心理干预治疗肾虚血热型早期先兆流产合并宫腔积液临床研究[J].新中医,2020,52(9):92

陆海美,李婧,李卫红,等.育阴养卵方治疗肾阴虚证卵巢储备功能下降的疗效观察[J].广西中医药,2020,43(2):16

M

毛李仲,陈浩波.菟紫养肾汤治疗肾虚型卵巢早衰 47 例疗效观察[J].浙江中医杂志,2020,55(10):737

P

庞颖,刘雁峰,王铁枫,等.中医古籍相关妊娠时疫的文献梳要[J].环球中医药,2020,13(9):1611

Peng YS,章文春.基于形气神三位一体生命观探究子宫内膜异位症发病机制[J].中华中医药杂志,2020,35(6):3085

Q

齐盈颎,肖新春,崔晓萍,等.基于伏邪、络病理论探讨子宫内膜异位症病因病机及治疗[J].江苏中医药,2020,52(9):4

S

邵飞,沈山梅,刘佳怡,等.津力达颗粒对 pCOS 模型大鼠卵巢 TGF-β/CTGF 的影响[J].中国中医基础医学杂志,2020,26(2):192

时光,刘永,孙伟伟,等.活血消异方对子宫内膜异位症大鼠卵巢颗粒细胞超微结构的影响[J].北京中医药大学学报,2020,43(6):492

宋佳,赵艳.基于文献的萧龙友治疗月经不调用药特色研究[J].中医杂志,2020,61(13):1184

苏家茹,梅彦红,孙吉利,等.镇痛消癥方联合艾灸治疗子宫内膜异位症痛经的疗效及对疼痛相关因子的影响[J].环球中医药,2020,13(6):1015

孙筱筱,张林,李昊原,等.中医古籍关于孕妇感疫防治方剂的配伍规律[J].中华中医药杂志,2020,35(3):1390

T

谭雅莉,徐佳,蒋冬,等.从 TGF-β₁-pI3K/Akt 信号通路研究妇科千金胶囊治疗宫腔粘连大鼠作用机制[J].中国中药杂志,2020,45(19):4705

W

汪沛,朱玲.岭南罗氏妇科二稔汤治疗脾肾不足型崩漏塞流理论探讨[J].中医学报,2020,35(9):1885

王迪,成秀梅,李新华,等.加减温经汤对妇科寒凝血瘀证大鼠 Rho/ROCK 信号通路相关因子表达的影响[J].中国中医药信息杂志,2020,27(8):51

王彩虹,杨璐,陈文霞,等.二仙汤合右归汤联合序贯疗法对肾阳虚型卵巢早衰患者的临床疗效[J].中成药,2020,42(7):1760

王景尚,吴英,刘晓巍,等.妊娠期糖尿病患者中医体质类型分析及其与孕产期并发症的相关性研究[J].北京中医药大学学报,2020,43(8):696

王俊荣.盆底肌训练联合补中益气汤治疗产后盆底功能障碍的临床观察[J].光明中医,2020,35(4):499

王鹍鹏,傅成伟,吴桂玲.四物汤治疗早发性卵巢功能不全机制的网络药理学研究[J].中医药导报,2020,26(13):134

王丽娜.寿胎丸联合地屈孕酮片治疗孕早期合并绒毛膜下血肿先兆流产患者的疗效评价[J].实用中西医结合临床,2020,20(11):31

王睿哲,冯堃,王娟,等.桃红四物汤加减治疗产后盆底功能障碍[J].中医学报,2020,35(7):1529

王文丽,高妍,孙红.观察芪麦益气汤联合门冬胰岛素对妊娠期糖尿病患者胰岛 β 细胞功能及血清 PAPP-A、KissPePtin 水平的影响[J].湖北中医药大学学报,2020,22(3):40

吴春芳.补肾凉血安胎法治疗肾虚血热型先兆流产合并宫腔积液临床研究[J].新中医,2020,52(3):93

吴佳飞.产前盆底锻炼联合产后内服加味举元煎预防产后盆底障碍性疾病 60 例疗效观察[J].浙江中医杂志,2020,55(9):675

武梅,刘德慧,俞超芹.子宫内膜异位症中医证候初探[J].辽宁中医杂志,2020,47(5):32

X

项艳,谢筱娥.二冬地黄汤联合胰岛素治疗妊娠期糖尿病患者 60 例疗效分析[J].中国中医药科技,2020,27(2):242

辛明蔚,李玛建,何军琴,等.资坤汤治疗卵巢储备功能下降月经后期阴虚血燥证的临床观察[J].中国实验方剂学杂志,2020,26(13):138

徐道芬,马大正.马大正运用虫类药物治疗妇科疾病的经验浅析[J].浙江中医杂志,2020,55(4):289

徐京晓,张吟,茅菲.归肾丸对卵巢功能减退患者的临床疗效观察[J].中药材,2020,43(3):738

许万枫,陈青青,刘慧芳,等.孕康口服液对脾虚流产模型小鼠的安胎作用研究[J].中药新药与临床药理,2020,31(5):553

Y

杨晶,陈钦瑞,贾艳红.补中益气汤加味辅助治疗产后早期盆底功能障碍的效果及对性生活质量的影响[J].内蒙古中医药,2020,39(2):32

杨真儿,刘玲,张静文,等.丹归胶囊对大鼠卵巢储备功能低下的改善作用及机制研究[J].陕西中医,2020,41(8):1020

叶桦,吴曦,栗林杰,等.三阴三阳开阖枢理论在女科中的运用[J].中华中医药杂志,2020,35(5):2223

Z

Zhao RH，Liu Y，Lu D，et al. Chinese medicine sequential therapy improves pregnancy outcomes after surgery for endometriosis-associated infertility：amulticenter randomized double-blind placebo parallel controlled clinical trial[J]. Chinese Journal of Integrative Medicine，2020，26(2)：92

曾薇薇,周华,陆齐天,等.补肾活血方联合地屈孕酮片治疗先兆流产合并宫腔积血的临床观察[J].上海中医药大学学报,2020,34(3):26

曾丽华,朱玲,叶金飞,等.基于网络药理学探讨左归丸治疗早发性卵巢功能不全机制[J].辽宁中医药大学学报,2020,22(10):58

张静.海派中医妇科名家消症通经特色与经验浅述[J].中华中医药杂志,2020,35(1):57

张二尹,张翠洲,张严匀,等.松郁阴虚方治疗围绝经期失眠症肾虚肝郁证临床研究[J].中华中医药杂志,2020,35(4):2106

张慧艳.补中益气汤加味治疗产后盆底功能障碍的临床观察[J].中国民族民间医药,2020,29(13):98

赵萍,刘卉.基于《黄帝内经》"面王"理论探讨人中形态与子宫的相关性[J].中医药导报,2020,26(11):62

学术进展

（六）儿　科

【概述】

2020 年度公开发表的学术论文 1 800 余篇,内容涉及基础理论、临床治疗、名医经验、实验研究和预防保健等方面。中医药在儿科危急重症、传染病、重大公共卫生事件、慢病管理的广泛参与,优势传统项目的更加成熟。

1. 急重症、传染病及新生儿疾病的治疗

（1）急重症的中医治疗继续彰显良好的态势,重症肺炎、病毒性脑炎、高热惊厥、小儿胆道闭锁、早产儿脑损伤等研究成果均有报道,注重对急危重症合并症的治疗,而且不断探索再多、再快捷的治疗方式。①重症肺炎　王奇坤等以柴胡白虎汤(柴胡、青子芩、生甘草、生粳米、生石膏、天花粉等,邪热闭肺加鱼腥草、生石膏;正虚欲脱加五味子、红参、麦门冬、制附子;神志焦躁加郁金、胆南星)治疗 51 例,与对照组(51 例)均予常规西医治疗方案,疗程 7 d。治疗组治疗有效率和退热、肺部啰音消失、肺部 X 线片恢复正常时间以及 PaO_2、RR 指标均优于对照组(均 $P < 0.05$);治疗组治疗第 3、7 d 时 IL-6、TNF-α、CRP 水平明显改善,第 12 d 后各指标较对照组下降显著($P < 0.05$)。②病毒性脑炎　乔海明等以白虎解毒汤(生石膏、知母、金银花、连翘、黄芩、粳米等,汗出热不解、神疲嗜睡加佩兰、滑石;热盛便秘加大黄、全瓜蒌)治疗 41 例,与对照组(40 例)均常规西药治疗,疗程 2 周。结果:治疗组总有效率高于对照组($P < 0.05$);治疗组治疗后血 IL-6、TNF-α、Gal-9、IFN-α、SP-D 水平优于对照组($P < 0.05$)。邰东梅以喜炎平治疗 524 例,与对照组(513 例)均阿糖腺苷

治疗。结果:治疗组总有效率、总治愈率、并发症发生率、病死率、后遗症发生率均优于对照组($P < 0.001$);治疗组治疗后发热、呕吐、头痛、抽搐等症状,促进意识恢复,缩短脑膜刺激征消失时间及增加 T 细胞亚群 CD_3^+、CD_4^+、CD_8^+ 细胞数量方面均优于对照组($P < 0.05$)。③川崎病　李辉等自拟解毒化瘀地黄汤(生地黄、地龙、金银花、连翘、生石膏、淡竹叶等)治疗 56 例,与对照组(56 例)均口服阿司匹林、静脉滴注丙种球蛋白,疗程 28 d。结果:治疗组总有效率高于对照组($P < 0.05$);两组治疗后中证候状积分和皮疹、发热、黏膜充血、淋巴结肿大消退时间及血 Th9 细胞、IL-9、IL-6 水平均改善($P < 0.05$),且治疗组更显著($P < 0.05$)。④疱疹性咽峡炎　张倩等自拟中药汤剂(防风、葛根、生石膏、栀子、黄芩、连翘等)灌肠联合六灵解毒丸(牛黄、蟾蜍、雄黄、珍珠、冰片、石菖蒲)治疗本病 52 例,总有效率 94.2%(49/52)。⑤急性阑尾炎　陈淑芸等以活血解毒汤(赤芍药、延胡索、牡丹皮、连翘、败酱草、何首乌等)治疗 34 例,与对照组(34 例)均腹腔镜下阑尾切除。结果:治疗组总有效率(治愈率＋好转率)为 97.1%(33/34),高于对照组 76.5%(26/34)($P < 0.05$);治疗组治疗后中医证候积分和肛门排气、排便时间优于对照组($P < 0.05$)。⑥小儿胆道闭锁　王子威等以温阳利湿化瘀方(茵陈、苍术、熟附子、赤芍药、白术、干姜等)治疗 56 例,设立熊去氧胆酸对照,疗程 4 周。治疗组治疗后 GGT、ALP、CHE、TBIL、DBIL、APTT、HA、LN、PC-Ⅲ、FN 均明显下降($P < 0.05$),且优于对照组($P < 0.05$);治疗组治疗后总有效率、肝移植例数、推迟肝移植时间均优于对照组(均 $P < 0.05$)。⑦早产儿脑损伤　曹小彩以开窍醒神汤(黄芪、太子参、茯苓、熟地黄、山萸萸、半夏等)

治疗 37 例,与对照组(37 例)均予经节苷脂静滴,疗程 2 周。治疗组总有效率为 94.6%(35/37),优于对照组 38.0%(14/37)($P<0.05$);治疗组治疗后意识、原始反射、肌张力恢复、住院时间以及治疗 1 周后 NBNA 评分和血 MBP、S-100β 蛋白水平均优于对照组($P<0.05$)。

(2) 新生儿疾病更多涉猎,如新生儿缺氧缺血性脑病、毒性红斑等。①新生儿缺血缺氧性脑病 杨春雪等以中医循经抚触(左侧前臂内侧、手心、手掌、前臂外侧、腋下、头颈部按摩,取右侧同法按摩;左胸、腹部、大腿、小腿前外侧、足背、顺时针按摩,取右侧同法按摩;患儿俯卧位,头部前庭、颈项部、背部、腰部臀部、大腿后侧、小腿后侧、足背,取右侧同法按摩;患儿仰卧位,左侧足尖、足跟、内踝、大腿内侧、小腿内侧、腹部、胸部、腋下按摩,取右侧同法按摩;会阴、正中线、腰腹部、胸部、胸骨上窝按摩;耻骨、正中线两侧按摩)联合复方丹参注射液静滴治疗 21 例,与对照组(21 例)均西医常规治疗,疗程 1 个月。结果:治疗组总有效率为 90.5%(19/21),高于对照组 61.9%(13/21)($P<0.05$);治疗组治疗后 aECG 最高、最低电压和 NBNA 评分及 Tau 水平均优于对照组(均 $P<0.05$)。②新生儿毒性红斑 丁探颖等以金银花、甘草、防风水剂擦涂治疗新生儿毒性红斑 44 例,与对照组(44 例)予清水沐浴常规处理,均疗程 6 d。治疗组总有效率为 95.5%(42/44),高于对照组 77.3%(34/44)($P<0.05$);治疗组红斑消退、完全愈合时间优于对照组($P<0.05$)。杨蕾以重楼解毒酊外涂治疗新生儿毒性红斑 50 例,与对照组(50 例)予日常皮肤护理,疗程 5 d。结果:治疗组总有效率为 96.0%(48/50),优于对照组 74.0%(37/50)($P<0.05$)。③新生儿病理性黄疸 陈桂林以茵栀黄颗粒治疗 80 例,与对照组(80 例)均予蓝光照射、静滴丙种球蛋白、抗感染等治疗,疗程 7 d。结果:两组治疗后平均血清总胆红素均显著降低,且治疗组更显著($P<0.05$);治疗组患儿黄疸消退、住院时间均显著短于较对照组($P<0.05$);治疗组总有效率为 98.8%(79/80),显著高于对照组 86.3%(69/80)($P<0.05$),

不良反应发生率为 3.8%(3/80),低于对照组 8.8%(7/80)($P<0.05$);两组治疗后 CD_3^+、CD_4^+、CD_4^+/CD_8^+ 水平均显著改善,且治疗组更显著($P<0.05$),但 CD_8^+ 水平差异无统计学意义($P>0.05$)。

(3) 急性传染病的研究,更多在流感、传染性单核细胞增多症、肝炎等的治疗上,充分体现中医治疗的优势。①传染性单核细胞增多症 张霞等以甘露消毒丹加减(滑石、茵陈、黄芩、通草、浙贝母、藿香等)治疗本病湿热证 30 例,与 30 例对照组均予肌肉注射干扰素,疗程 5 d。结果:治疗组总有效率为 93.3%(28/30),高于对照组 73.3%(22/30)($P<0.05$);治疗组退热、咽痛、颈部淋巴结肿大缓解时间均短于对照组($P<0.05$)。治疗前两组中医证候积分比较,差异无统计学意义,具有可比性($P>0.05$);治疗后两组中医证候积分和血 ALY、WBC、T 淋巴细胞亚群恢复正常时间均改善($P<0.05$),且治疗组更显著($P<0.05$)。②急性黄疸型肝炎 马强等以茵陈五苓散(茵陈、茯苓、当归、板蓝根、炒山楂、泽泻等,腹胀可加入青皮、陈皮,大便干燥可加入大黄,食欲不振可加入砂仁、炒神曲,恶心呕吐可加入竹茹、半夏)治疗 30 例,与 30 例对照组均予保肝退黄的常规治疗,疗程 4 周。结果:治疗组总有效率为 96.7%(29/30),显著高于对照组 73.3%(22/30)($P<0.05$);治疗组消化道症状消退、黄疸消退、肝脏恢复时间均短于对照组(均 $P<0.05$)。

2. 常见病、多发病的治疗

(1) 肺系疾病的治疗,仍是今年研究总结的重点。对支气管肺炎、咳嗽变异性哮喘、哮喘等进行了深入的研究。①支气管炎 刘昆等以小儿清肺颗粒(茯苓、清半夏、川贝母、百部、黄芩、胆南星等)治疗痰热壅肺证 120 例,设立 118 例急支糖浆以及小儿清肺颗粒模拟剂对照,疗程均 5 d。结果:两组治疗后主要症状(咳嗽、咯痰)基本消失、止咳起效、完全退热时间疗效相当($P>0.05$);治疗组改善中医证候有效率为 98.3%(118/120),优于对照组 92.4%(109/118)(PFAS=0.0285)。②感染后咳嗽 袁方以桂枝加厚朴杏仁汤(桂枝、白术、厚朴、芍药、化橘红、杏仁等,脾虚明显加太子参、神曲;痰少难咳加玄参、玉竹,夜间咳嗽明显加五味子,咳重欲呕加代赭石)治疗 42 例,设立 42 例西医常规治疗对照,疗程 10～14 d。治疗组总有效率为 90.5％(38/42),优于对照组 61.9％(26/42)($P<0.01$);治疗组日间、夜间咳嗽症状积分、总分及不良反应发生率均优于对照组($P<0.05$,$P<0.01$)。王小丽等以小儿肺咳颗粒(人参、茯苓、酒大黄、鳖甲、地骨皮、白术等)治疗 55 例,与 55 例对照组均予头孢曲松钠静滴,疗程 2 周。结果:治疗组总有效率为 96.4％(53/55),高于对照组 83.6％(46/55)($P<0.05$);两组治疗后中医证候积分和咳嗽 VAS、LCQ 量表评分、日间与夜间咳嗽评分以及血 IL-4、CRP、TNF-α、IFN-γ 水平均改善($P<0.05$),且治疗组更显著($P<0.05$)。③喘息性支气管炎 李原等以宣肺平喘汤(炙麻黄、杏仁、蝉蜕、款冬花、桑白皮、地龙等,鼻塞流涕明显加荆芥,发热口渴加生石膏,干咳无痰加沙参、麦冬)治疗 100 例,与 100 例对照组均孟鲁司特治疗,疗程 2 周。结果:治疗组有效率为 95.0％(95/100),高于对照组 79.0％(79/100)($P<0.05$);治疗组临床症状消失、住院时间均短于对照组($P<0.05$);两组治疗后肺功能、免疫功能均较前改善、炎性反应递质水平均较前降低($P<0.05$),治疗组更显著($P<0.05$)。丁晓玲以人参蛤蚧汤加减(蛤蚧、人参、陈皮、麻黄、甘草、黄芪等,咳嗽严重加紫菀、款冬花,痰液黏稠加鱼腥草、金荞麦,大便干结加大黄、川厚朴)治疗气虚痰饮证 58 例,与 58 例对照组均予孟鲁司特,疗程 2 周。结果:治疗组总有效率为 96.6％(56/58),高于对照组 82.6％(48/58)($P<0.05$);两组治疗后血清 LTE4、ECP、IL-4、IFN-γ 水平均降低($P<0.05$),治疗组更显著。④支气管肺炎 陈桂荣以扶正解毒方(黄芩、连翘、败酱草、薏苡仁、西洋参、赤芍药等)治疗病毒性肺炎 40 例,与 40 例对照组均西医常规治疗,疗程 5 d。结果:治疗组总有效率为 95.0％(38/40),高于对照组 80.0％(32/40)($P<0.05$);治疗组体温恢复、止咳、祛痰、肺啰音消失时间和肺部炎症吸收程

度以及血清 TNF-α、IL-1β、IL-6、TNF-α、IL-1β 水平均优于对照($P<0.05$)。王艳等以五虎汤合清金降火汤加减(炙麻黄、苦杏仁、甘草片、石膏、陈皮、半夏等,痰鸣喘息加葶苈子、桑白皮,烦躁不安加栀子,咯痰有腥味加薏苡仁、金荞麦,面唇青紫加丹参,咳嗽痰中带血加侧柏叶、白茅根,便秘加大黄)治疗小儿社区获得性肺炎痰热闭肺证 71 例,设立羚羊清肺颗粒对照 69 例,两组均予抗感染、退热、祛痰、平喘及呼吸支持等治疗,疗程均 7 d。结果:治疗组临床疾病疗效和中医证候疗效均优于对照组(均 $P<0.05$);治疗组退热起效、完全退热时间和完全退热率均优于对照组(均 $P<0.01$);治疗组咳嗽、咯痰缓解及消失,肺部湿啰音消失时间均短于对照组(均 $P<0.01$);治疗组各主要症状体征、次要症状、总积分和血清 hs-CRP、PCT、TNF-α、IL-6 水平均明显低于对照组(均 $P<0.01$)。⑤大叶性肺炎 张建玉等以桑白皮汤加味(桑白皮、杏仁、黄芩、黄连、山栀子、苏子等,气喘加麻黄、葶苈子,痰多加瓜蒌皮、黛蛤散,热重加生石膏,肺部湿啰音多,加车前子)治疗儿童大叶性肺炎痰热闭肺证 60 例,与对照组(60 例)均西医常规治疗,疗程均 10 d。结果:治疗组总有效率和发热、咳嗽、肺部啰音消失、住院天数以及血清 CRP、LDH、PCT 水平均优于对照组(均 $P<0.05$)。⑥肺炎支原体感染 滕绘敏分证论治(痰热壅肺证以清金化痰汤加减,黄芩、制杏仁、瓜蒌仁、陈皮、竹茹、枳实等,发热加石膏,痰多加三子养亲汤;肺阴虚证以沙参麦冬汤加减,丹参、地骨皮、川贝母、天冬、沙参、麦冬,发热加青蒿、地骨皮,纳食差加鸡内金、炒山楂)小儿肺炎支原体感染 100 例,与 100 例对照组均予阿奇霉素序贯治疗,疗程 2～3 周。结果:治疗组有效率为 95.0％(95/100),优于对照组 83.0％(83/100)($P<0.05$);治疗组咳嗽、气喘、咳痰、发热等临床症状消失时间短于对照组($P<0.05$)。郭红新以桑菊饮加减(桑叶、连翘、桔梗、百部、紫菀、菊花等,发热加麻黄、石膏,痰黏难咳加川贝母、瓜蒌皮,咳嗽剧烈加白前,风热偏重重用连翘、加金银花,喉咽疼痛加射干、牛蒡子,口渴甚加天花

粉、知母)治疗小儿肺炎支原体感染风热咳嗽 36 例,与 30 例对照组均予阿奇霉素治疗,疗程 2 周。结果:治疗组总有效率为 91.7%(33/36),优于对照组 72.2%(26/36)($P<0.05$);治疗组治疗后血清 CRP 水平和主症、次症、总中医证候评分优于对照组($P<0.05$)。⑦支气管哮喘 周美玲等以加味定喘汤(蜜麻黄、炒杏仁、黄芩、莱菔子、紫苏子、姜半夏等)治疗 40 例,与 40 例对照组均吸入布地奈德混悬液+特布他林溶液+异丙托溴铵溶液雾化,疗程 2 周。结果:两组治疗 3 d、2 周后临床评分积分均降低($P<0.01$),且治疗组更明显($P<0.01$);两组治疗后 ECP、IL-4、IL-5 含量降低,IL-2、INF-γ 含量升高(均 $P<0.01$),且治疗组更明显($P<0.01$)。丁珊等以补肺益肾平喘方(熟地黄、黄芪、太子参、山药、玉竹、五味子等)治疗哮喘持续状态肺肾阴虚证 32 例,与 32 例对照组均西医综合疗法,疗程 7 d。治疗组总有效率为 93.7%(30/32),高于对照组 71.9%(23/32)($P<0.05$);治疗组治疗后喘息、咳嗽、呼吸困难、肺部哮鸣音消失时间均明显短于对照组($P<0.01$);两组最高呼气流速(PEFR)、第 1 秒用力呼气量(FEV1)、用力肺活量(FVC)均显著升高($P<0.01$),治疗组更明显($P<0.01$);两组血清白细胞介素-4(IL-4)、嗜酸性粒细胞阳离子蛋白(ECP)水平、γ-干扰素(IFN-γ)水平均显著改善(均 $P<0.01$),治疗组更明显($P<0.01$)。

(2)脾系疾病的治疗 消化系统疾病的研究颇多突破,脾系急、重症的研究逐步涉猎,较多便秘、肠系膜淋巴炎的治疗都很具特色,从辨证、治法、用药、给药途径等各个方面进行突破。①厌食 华瑾以调和营卫配方颗粒(桂枝、生姜、防风、甘草、白芍药、黄芪等,舌红花剥、阴液不足加玉竹、百合等;鼻血加藕节、白茅根;便秘加火麻仁;盗汗加麻黄根、糯稻根)治疗营卫不和证 35 例,设立 35 例双歧杆菌三联活菌胶囊对照,疗程 4 周。结果:治疗组愈显率为 82.9%(29/35),优于对照组 48.6%(17/35)($P<0.05$)。王建玲以三仁汤合泻黄散加减(薏苡仁、滑石、黄芩、苦杏仁、藿香、防风等,口渴烦躁加乌梅、木

瓜、食少不化加神曲、焦山楂、鸡内金、炒稻芽,少气懒言加山药、莲子、党参、茯苓,脘腹胀满加大黄、槟榔、口臭多汗加黄连)治疗脾胃湿热证 52 例,与 52 例对照组均予葡萄糖酸锌口服液、复合维生素 B 治疗,均疗程 3 周。结果:治疗组总有效率为 96.2%(50/52),高于对照组 82.7%(43/52)($P<0.05$);两组治疗后食少纳呆、神疲乏力、小便溲黄评分和食欲、食量恢复正常时间以及血红蛋白、血锌、血钙水平均改善($P<0.05$),且治疗组更显著($P<0.05$)。②小儿肠系膜淋巴结炎 陈羽等以柴胡桂枝汤(去皮桂枝、生姜、芍药、黄芩、人参、洗净半夏等)治疗脾胃湿热证 50 例,与对照组 40 例均头孢克洛口服,疗程 7 d。结果:治疗组总有效率为 90.0%(45/50),高于对照组 77.5%(31/40)($P<0.05$);两组治疗后中医证候积分、各主次症消失时间、肠系膜淋巴结纵横径和血清 PCT、IL-6、IL-8 水平均改善($P<0.05$),且治疗组更显著($P<0.05$)。温艳歌等以中药(当归、川芎、木瓜、麻黄、红花、狗脊等)酒灸治疗本病中寒型 44 例,与对照组(44 例)均予西医常规治疗,治疗 5 d。结果:治疗组总有效率为 95.4%(42/44),优于对照组 88.6%(39/44)($P<0.05$);两组治疗后中医证候总积分和肠系膜淋巴结长径、横径差异均改善($P<0.05$),且治疗更显著($P<0.05$);治疗组腹痛消失时间、复发率优于对照组($P<0.05$)。③幽门螺杆菌阳性慢性胃炎 庞二召自拟健脾养胃汤(草蔻、藿香、佩兰、炒山楂、砂仁、白术等)治疗本病(48 例),与对照组(47 例)均常规西药治疗,疗程 10 d。结果:治疗组 Hp 根除率、中医证候积分均优于对照组($P<0.05$)。④腹泻 史晓宁等以参苓白术散(太子参、茯苓、白术、薏苡仁、白扁豆、桔梗等)结合神阙贴敷(吴茱萸、丁香、肉桂)治疗本病脾虚证 53 例,设立 53 例蒙脱石散治疗对照,疗程 1 周。结果:治疗组总有效率为 96.2%(51/53),高于对照组 88.7%(47/53)($P<0.05$);治疗组治疗后腹痛消失、腹泻停止、大便恢复正常时间少于对照组($P<0.05$);两组治疗后大便中肠球菌、乳杆菌、酵母真菌数量和 CD_4^+、CD_8^+、CD_4^+/CD_8^+ 水平均改善,且治疗组更明

显($P<0.05$)。韩晓莉以健脾止泻汤(黄芪、党参、太子参、茯苓、炒山药、炒鸡内金等)联合推拿(补脾土、补大肠、逆运内八卦、顺时针按摩腹部)治疗小儿腹泻53例,与对照组均予蒙脱石散治疗,疗程1周。治疗组总有效率为96.2%(51/53),高于对照组77.4%(41/53)($P<0.05$);治疗组主要症状消失和大便次数、形状、饮食恢复时间以及 CD_4^+/CD_8^+、IgA、IgG水平均优于对照组($P<0.05$)。

(3) 心系疾病的治疗　今年重点研究了病毒性心肌炎、心律失常的治疗,内容不算太多,但有不少闪光点。①病毒性心肌炎　屈文静等以怡心汤(黄芪、麦冬、生地黄、太子参、丹参、酸枣仁等,牙龈红肿加芦根,大便秘结者加枳实、莱菔子,皮肤瘙痒加地肤子、蝉蜕,哭闹明显加茯苓神、夜交藤)治疗本病气阴亏虚证41例,与41例对照组均予磷酸肌酸钠治疗,均疗程8周。结果:治疗组总有效率为90.2%(37/41),高于对照组73.2%(30/41)($P<0.05$);两组治疗后中医症候积分和血清心肌酶指标、炎症指标均改善($P<0.05$),且治疗组更显著($P<0.05$)。②心律失常　林峰以稳心颗粒(党参、三七、黄精、琥珀、甘松等)治疗小儿室性期前收缩34例,与对照组34例均予美托洛尔治疗。结果:治疗组临床总有效率为94.1%(32/34)、心电图改善率为94.1%(32/34),优于对照组69.7%(23/33)、69.7%(23/33)(均$P<0.05$)。

(4) 肾系疾病的治疗　急性肾小球肾炎、遗尿等仍是今年研究的重点。紫癜性肾炎研究见专条。①急性肾小球肾炎　黄赟琪以茅根连翘芪参汤(黄芪、白茅根、茯苓、连翘、党参、川芎等)治疗本病湿热内侵证55例,与对照组(55例)均常规西药治疗,疗程均2周。结果:治疗组总有效率为94.6%(52/55),优于对照组81.8%(45/55)($P<0.05$)。②遗尿　姚雪等以巩堤丸加减(熟地黄、菟丝子、炒白术、五味子、益智仁、制附子等)治疗本病脾肾不足证60例,疗程2周。总有效率为95.0%(57/60)。郑爱斌等自拟醒脑止遗汤(蜜麻黄、石菖蒲、远志、五味子、桑螵蛸、益智仁等,肝经湿热加龙胆草、车前草、泽泻,肺脾气虚加茯苓、黄芪、党参,下元虚寒加鹿角霜、山萸肉、

乌药)治疗本病33例,设立31例去氨加压素口服对照,两组均予以生活训练指导,疗程4周。结果:治疗组总有效率为87.9%(29/33),高于对照组71.0%(22/31)($P<0.05$);治疗组治疗后1周遗尿次数及觉醒程度明显下降($P<0.05$),且优于对照组($P<0.05$)。

(5) 神经系疾病的治疗　今年的研究更加广泛,小儿多发性抽动症、癫痫的研究取得了较大的进展。①TS、ADHD共患　于乐等将134例TS共患ADHD患儿随机分为3组,西药组(46例)给予西医常规治疗(盐酸哌甲酯控释片)、中医组(45例)采用健脾平肝汤加葛根(太子参、麦冬、菖蒲、白芍药、白蒺藜、钩藤等)结合外治法(包括耳穴贴压和电疗)、中西医结合组(中西医组,43例)采用西医常规治疗+健脾平肝汤加葛根结合外治法(包括耳穴贴压和电疗),设立单用中医治疗(健脾平肝汤加葛根结合外治法,包括耳穴贴压和电疗)、哌甲酯对照,均疗程6个月。中医组、中西医组YGTSS、SNAP-IV评分均优于西药组($P<0.01$);TS疗效,治疗组总有效率为93.0%(40/43)、中医组总有效率为93.3%(42/45),均优于西药组10.9%(5/46)($P<0.01$);ADHD疗效,中西医组总有效率为97.7%(42/43),优于两对照组82.2%(37/45)、89.1%(41/46)($P<0.05$,$P<0.01$)。②多发性抽动症　杨翠玲等以加味泻黄散(藿香、生石膏、栀子、防风、牡丹皮、全蝎等)治疗本病脾胃积热证60例,设立60例盐酸硫必利治疗为对照,疗程均3个月。结果:治疗组总有效率和中医证候疗效有效率分别为91.7%(55/60)、100.0%,优于对照组86.7%(52/60)、13.3%(8/60)($P<0.05$);治疗4周、8周时,两组YGTSS积分差异无统计学意义($P>0.05$),治疗组治疗12周时明显优于对照组($P<0.05$)。刘芳等以甘麦大枣健脾汤(甘草、大枣、山楂、炒麦芽、焦神曲、姜厚朴等)合肌苷及复合维生素B片治疗56例,疗程8周。结果:总有效率为87.5%(49/56)。③癫痫　黄晓利等以涤痰汤(胆南星、法半夏、麸炒枳实、茯苓、橘红、石菖蒲等,发作频繁加天竺黄、莲子心、琥珀,头痛加菊花、

苦丁茶,腹痛加白芍、延胡索、川楝子,呕吐加代赭石,肢体疼痛加威灵仙、鸡血藤)对小儿癫痫强直-阵挛性发作痰浊阻窍证44例,与对照组(40例)均予丙戊酸钠口服,疗程3个月。结果:治疗组总有效率、癫痫发作计分、不良反应发生率优于对照组($P<$0.05);两组治疗后血 IgG、IgA、Th17、IL-6、IL-17A、hs-CRP、Hcy 水平改善($P<0.05$),且治疗组更明显($P<0.05$)。

(6)血液系统疾病的治疗 今年的研究较为丰富,除缺铁性贫血、过敏性紫癜的中医治疗,对慢性血小板减少、再生障碍性贫血治疗都具有一定深度。①缺铁性贫血 陈艳等以健脾生血颗粒(党参、茯苓、白术、黄芪、山药、鸡内金等)治疗婴幼儿铁缺乏及缺铁性贫血48例,设立蛋白琥珀酸铁口服液对照(48例),均疗程12个月。结果:治疗组铁缺乏和缺铁性贫血患病率均低于对照组($P<0.05$);治疗第3个月、第6个月、第12个月2组婴幼儿Hb跟治疗前比较差异有统计学意义($P<0.05$);两组治疗12个月后婴幼儿 SF 水平、主要症状体征总发生率和 NB-NA、PDI、MPI 评分均改善,且治疗组更显著($P<0.05$)。管亚琴以益气健脾补肾生血方(黄芪、党参、白术、茯苓、怀山药、菟丝子等)治疗本病38例,与38例对照组均小剂量补铁剂,疗程1个月。结果:治疗组总有效率为94.7%(36/38),优于对照组71.1%(27/38)($P<0.05$)。②再生障碍性贫血 陈兴华以补肾生血汤(熟地黄、黄精、黄芪、山萸肉、山药、补骨脂等,脾虚纳少、面色无华加太子参、白术,低热、手足心热等明显加麦冬、女贞子、旱莲草,出血加栀子炭、连翘、三七粉冲服)治疗本病45例,与45例对照组均予环孢素软胶囊、司坦唑醇片治疗,疗程均6个月。结果:治疗组总有效率为100%,优于对照组86.7%(39/45)($P<0.05$);两组治疗后证候评分和血 WBC、RBC、Hb、BPC 均改善($P<0.05$),且治疗组更显著($P<0.05$)。③血小板减少症 陈娜等以扶正解毒方(炙黄芪、白花蛇舌草、生地黄、当归、盐菟丝子、仙鹤草等)治疗儿童持续性、慢性免疫性血小板减少症35例,设立15例中药模拟剂(95%糊

精及5%扶正解毒方)对照,疗程均6个月。治疗组总有效率和出血分级量表总改善率分别为68.6%(24/35)、94.3%(33/35),优于对照组13.3%(2/15)、60.0%(9/15)($P<0.05$)。④过敏性紫癜 田明达等分证治疗(风热伤络证银翘散加减,淡竹叶、金银花、防风、连翘、薄荷、川芎等;血热妄行证犀角地黄汤加味,水牛角、牡丹皮、生地黄、玄参、赤芍药、黄芩等;阴虚火旺证知柏地黄丸加减,熟地黄、知母、牡丹皮、山药、黄柏、茯苓等;气不摄血证归脾汤加减,山茱萸、山药、黄芪、茯苓、川芎、生地黄等)治疗本病50例,与50例对照组均予泼尼松治疗,疗程14 d。结果:治疗组总有效率为98.0%(49/50),高于对照组80.0%(40/50)($P<0.05$)。张承杰等以消斑汤(生地黄、荆芥、金银花、白茅根、茜草炭、旱莲草等)治疗儿童过敏性紫癜风热伤络证56例,与56例对照组均予常规西药治疗,疗程3个月。结果:治疗组治疗后紫癜、腹痛、关节肿痛、血尿消失时间和血 IL-23、IL-18、TNF-α、IgM、IgG、IgA 水平改善优于对照组($P<0.05$);治疗组总有效率、复发率分别为96.4%(54/56)、5.4%(3/56),均优于对照组82.1%(46/56)、17.9%(10/56)($P<0.05$)。

(7)眼耳鼻喉系疾病的治疗 眼耳鼻喉系疾病的研究日益成熟,内治、外用等综合疗法形成规模,更有不少不同治疗法则在慢性鼻、鼻窦、腺样体疾病中的运用,专条。①急性化脓性扁桃体炎 延亮等了清肺利咽汤(连翘、金银花、薄荷、黄芩、紫花地丁、射干等,大便干结加生大黄,扁桃体溃烂显著加黄连、败酱草,舌质红绛且喉核红肿加生地黄、牡丹皮、赤芍药)治疗本病肺胃热盛证60例,与60例对照组均予常规西药治疗,均疗程1周。结果:治疗组总有效率为96.7%(58/60),优于对照组81.7%(49/60)($P<0.05$);两组治疗后 WBC、中性粒细胞百分比、CRP、IL-4、IL-6、CD_3^+、CD_4^+、CD_4^+/CD_8^+ 水平均改善($P<0.05$),且治疗组更明显($P<0.05$);治疗组咳嗽、发热及扁桃体红肿消失时间均较对照组缩短($P<0.05$)。顾晓慧等以升降散合栀子豉汤加减(僵蚕、蝉蜕、姜黄、生栀子、淡豆豉、生大黄等,热象明显

加金银花,大便干燥甚加瓜蒌)联合母乳治疗本病55例,与55例对照组均予常规对症治疗,均疗程5 d。结果:治疗组总有效率为90.9%(50/55),优于对照组76.4%(42/55)($P<0.05$);两组治疗后各项中医证候评分和体温恢复正常、扁桃体缩小、脓性分泌物消失时间及血清 IgA、IgG、IgM、TNF-α、CRP、IL-6、IL-17、IL-2 水平均改善($P<0.05$),且治疗组更显著($P<0.05$)。②上气道咳嗽综合征 李英会等以加味取渊汤(辛夷、当归、玄参、柴胡、川贝母、麻黄等,有喘加桑白皮、枇杷叶,咽喉肿痛加板蓝根、马勃,头痛加菊花、蔓荆子,胸闷加木香、紫苏叶)治疗本病痰热郁肺证61例,与61例对照组均予孟鲁司特钠咀嚼片,疗程2周。治疗组总有效率为95.1%(58/61),高于对照组80.3%(49/61)($P<0.05$);治疗组治疗后中医症状体征、痰热郁肺证症状评分明显低于对照组($P<0.01$);治疗组治疗后血 CD_3^+、CD_4^+、CD_8^+、IL-6、TNF-α 水平均优于对照组($P<0.01$)。杨孟等自拟桂芍理肺汤(桂枝、芍药、桔梗、杏仁、厚朴、白芷等)治疗本病风痰恋肺证48例,与48例对照组均予常规西药治疗,疗程4周。治疗组治疗后总有效率为93.8%(45/48),高于对照组77.1%(37/48)($P<0.05$);治疗组咳嗽、咽部症状消失时间和中医症状积分以及咳嗽 VAS、PC-QOL 简化版评分优于对照组(均 $P<0.05$)。

(8)其他 ①肥胖症 王冬梅以利湿活血法(大黄、泽泻、荷叶、山楂、枳实、厚朴、茯苓等)治疗小儿单纯性肥胖症45例,与45例对照组均常规综合疗法,疗程12周。结果:治疗组总有效率为97.8%(44/45),高于对照组80.0%(36/45)($P<0.05$);治疗组治疗后身体质量指数低于对照组($P<0.05$)。②性早熟 刘江海等以大补阴丸联合知柏地黄丸(熟地黄、龟甲、黄柏、知母、猪脊髓、山茱萸等)治疗40例性早熟女童,与40例对照组均予曲普瑞林治疗,疗程3个月。结果:治疗组总有效率为75.0%(30/40),高于对照组50.0%(20/40)($P<0.05$)。两组治疗后乳核直径、子宫容积、卵巢容积和阴虚火旺证主症评分及血清 FSH、LH、E_2 水平均较治疗前

改善($P<0.05$),且治疗组更显著($P<0.05$)。赵莹等以夏枯草消乳方(夏枯草、生地黄、蒲公英、没药、乳香、金银花等)治疗23例,设立31例知柏地黄丸治疗作对照,疗程均6个月。结果:治疗组总有效率为91.7%(21/23),优于对照组73.9%(17/23)($P<0.05$);两组治疗后血清性激素水平均改善($P<0.05$),且治疗组更显著($P<0.05$)。③铅中毒 吴燕等以补虚驱铅方(黄芪、当归、白芍药、桑椹、龙眼肉、枸杞子等,肾阴虚加熟地黄、何首乌,湿热加土茯苓、金钱草,脾虚加茯苓、白术)治疗本病30例,与30例对照组均予营养支持、驱铅、纠正内环境紊乱等和葡萄糖酸钙锌治疗,疗程4周。结果:治疗组总有效率为93.3%(28/30),优于对照组83.3%(25/30)($P<0.05$);两组治疗后中医证候积分和血铅、钙、锌水平均改善($P<0.05$),且治疗组更明显($P<0.05$)。④儿童特应性皮炎 朱杰等以中药熏洗(防风、黄柏、金银花、马齿苋、苦参、地肤子)治疗本病140例,与140例对照组均外用丁酸氢化可的松乳膏和妙思乐润肤霜,疗程2周。结果:治疗组总有效率为95.7%(134/140),优于对照组88.6%(124/140)($P<0.05$);两组治疗后特应性皮炎皮损评分指数、视觉模拟评分法评分和皮脂含量、角质层含水量、经皮水分丢失均改善(均 $P<0.01$),且治疗组更显著(均 $P<0.01$)。⑤银屑病 杨素清等以银翘散(金银花、连翘、淡竹叶、牛蒡子、薄荷、桔梗等)联合臭氧水疗治疗本病20例(最终治疗18例),设立消银颗粒治疗17例作对照,两组配合外用保湿品凡士林薄涂。结果:治疗第4周总有效率为77.8%(14/18),优于对照组41.2%(7/17)($P<0.05$);治疗组治疗后第4周的 PASI、皮肤瘙痒评分均优于对照组($P<0.05$),两组皮肤干燥、小便黄、大便干症状评分均改善,但差异无统计学意义($P>0.05$)。

(撰稿:高修安 审阅:朱锦善)

【新生儿高胆红素血症的治疗】

余俏俏等以健脾活血退黄颗粒(党参、焦白术、

茯苓、枳壳、炒栀子、生麦芽等)治疗新生儿高胆红素血症脾虚血瘀证 59 例,与对照组 58 例均予双歧杆菌四联活菌、苯巴比妥片口服,疗程 4 d。结果:治疗组总有效率为 91.5%(54/59),显著高于对照组 82.8%(48/58)($P<0.05$);两组治疗后 TBIL、总胆汁酸、碱性磷酸酶、ALT、AST 水平均显著低于治疗前(均 $P<0.05$),且治疗组更显著(均 $P<0.05$);两组治疗 8 d,上述指标显著低于治疗 4 d 时(均 $P<0.05$),且治疗组更显著(均 $P<0.05$);治疗组黄疸平均消退时间和治疗疗组腹泻、嗜睡、体重不增的不良反应发生率优于对照组(均 $P<0.05$)。

黄佳琦等以瓜前退黄散(瓜蒂、茵陈、车前子、白芷、麝香)吹鼻治疗本病 40 例,对照组 40 例予常规蓝光照射治疗,疗程 7 d。结果:治疗组总有效率为 97.5%(39/40),高于对照组 80.0%(32/40)($P<0.05$);治疗组治疗后 TBIL 水平、黄疸消退时间、不良反应发生率均优于对照组(均 $P<0.05$)。

刘晓燕等以茵苓健脾退黄汤(茵陈蒿、茯苓、栀子、大黄、泽泻、车前子,呕吐加半夏、竹茹、陈皮,腹泻加枳实、厚朴)泡浴和直肠滴注治疗本病 75 例,与对照组均予吸氧、抗感染、纠正水电解质、营养支持等治疗和蓝光照射,均疗程 7 d。结果:治疗组总有效率为 94.7%(71/75),高于对照组 84.0%(63/75)($P<0.05$);治疗组光疗、住院、黄疸消退时间和日均胆红素下降值均优于对照(均 $P<0.05$);治疗组血清白蛋白、非结合胆红素、TBIL 和免疫球蛋白 IgA、IgG 水平均优于对照组(均 $P<0.05$);治疗组不良反应发生率为 5.3%(4/75),低于对照组 16.0%(12/75)($P<0.05$)。麦细焕等以自拟方(柴胡、升麻、茵陈、龙胆草、黄连、黄芩等)泡浴治疗本病 35 例,与对照组均予蓝光治疗,疗程 3 d。结果:治疗组总有效率 97.1%(34/35),优于对照组 94.3%(33/35)($P<0.05$)。

刘晓玲等以中药(金银花、栀子、茵陈、玉米须、田基黄、苏叶)药浴联合酪酸梭菌治疗本病 73 例,与对照组 73 例均予蓝光照射,疗程均 7 d。结果:治疗组总有效率为 90.4%(66/73),显著高于对照组 78.1%(57/73)($P<0.05$);治疗组黄疸消失、首次排便、胎便变黄时间均低于对照组(均 $P<0.05$);治疗后两组黄疸指数和胆红素水平下降,且治疗组更显著(均 $P<0.05$)。

张红丽等以抚触与穴位按摩干预本病 100 例,与对照组(100 例)均予常规退黄治疗和护理,均疗程 7 d。治疗组治疗后每天排便次数、胎便转黄时间均优于对照组(均 $P<0.05$);从第 3 d 开始,治疗组黄疸指数均低于对照组(均 $P<0.05$),治疗组高胆红素血症发生率 2.0%(2/100),优于对照组 11.0%(11/100)(均 $P<0.05$)。

刘文霞等以小儿捏脊干预本病 30 例,与对照组均予间断蓝光照射治疗、补充维生素、纠正电解质及酸碱紊乱、预防感染等对症治疗,疗程 5 d。结果:治疗组总有效率为 96.7%(29/30),高于对照组 80.0%(24/30)($P<0.05$);治疗 3 d、5 d 后,治疗组经皮胆红素指数低于对照组($P<0.05$);治疗组初次排便、粪便转黄、黄疸消退时间和治疗总费用均低于对照组($P<0.05$)。

(撰稿:刘瑜 高修安 审阅:朱锦善)

【小儿外感发热的治疗】

李凤峰等以银翘伤风胶囊(山银花、连翘、牛蒡子、荆芥、牛黄、薄荷等)治疗外感风热 58 例,与 58 例对照组均予常规西药治疗,疗程 7 d。结果:治疗组总有效率为 94.8%(55/58),高于对照组 82.8%(48/58)($P<0.05$);治疗组治疗后流涕、喷嚏、发热、咳嗽、痰涎增多等中医证候积分明显低于对照组($P<0.05$);治疗组治疗后 IL-4、IL-5、IFN-γ 水平优于对照组($P<0.05$);治疗组呕吐、恶心、头痛、嗜睡、皮疹、乏力不良反应发生率 6.9%(4/58),低于对照组 22.4%(13/58)($P<0.05$)。

袁洋等以幼科升降汤(薄荷、连翘、钩藤、望江南、焦山楂、焦神曲等,咳嗽明显加炙款冬花、炙紫菀,鼻塞、鼻痒、流涕加辛夷、白芷,伴有呕吐加苏叶、黄连)治疗本病风热夹滞证 50 例,设立小儿感冒退热糖浆对照 50 例,均疗程 3 d。结果:治疗组总有效率90.0%(45/50),优于对照组74.0%(37/50)($P<$0.05);治疗组显效病例退热起效、发热消失时间和流涕、食欲不振、腹胀消失时间均优于对照组(均$P<$0.05)。

张素玲等以人参败毒散(人参、茯苓、前胡、独活、大枣、紫苏叶等)治疗本病风寒束表证25例,对照组(25例)予常规西药治疗。疗程3 d。结果:治疗组总有效率100%,高于对照组76.0%(19/25)($P<$0.05),不良反应发生率4.0%(1/25),低于对照组32.0%(8/25)($P<$0.05),再次发热发生率0%,低于对照组28.0%(7/25)($P<$0.05);治疗组治疗后倦怠、恶寒、喷嚏、咳嗽、鼻塞症状评分及总积分,均低于对照组(均$P<$0.05)。

陆峰丽等以银翘白虎汤(金银花、石膏、连翘、水牛角、知母、青蒿等)灌肠治疗本病45例,与对照组(45例)均予布洛芬混悬液、对乙酰氨基酚栓治疗,疗程均3 d。治疗组降低体温的疗效优于对照组($P<$0.05);治疗组退热起效、解热时间均短于对照组($P<$0.01);两组首次用药后30 min、1 h、2 h的腋温均呈下降趋势($P<$0.05),治疗组更显著($P<$0.05);两组主要症状积分均下降($P<$0.01),治疗组更显著($P<$0.01)。

(撰稿:高修安 刘瑜 审阅:朱锦善)

【儿童流行性感冒的治疗】

刘嘉芬等以柴葛解肌汤(柴胡、葛根、羌活、白芷、桔梗、板蓝根等,持续高热加青蒿、水牛角,舌苔厚腻加香薷、厚朴、豆蔻等,肺热咳嗽加桑白皮、地骨皮、毛冬青等,风寒咳嗽加炙麻黄、杏仁、紫苏叶等,痰多加瓜蒌皮、法半夏、橘红、竹茹等)治疗儿童流行性感冒55例,与对照组(55例)均予奥司他韦治疗,疗程5 d。结果:治疗组总有效率96.4%(53/55),高于对照组85.5%(47/55)($P<$0.05);不良反应发生率低于对照组($P<$0.05);体温开始恢复正常、体温完全恢复正常和咳嗽、流涕等流感样症状消失时间均短于对照组($P<$0.05)。

柴慈杰以柴葛解肌汤加减(金银花、连翘、竹叶、荆芥、柴胡、葛根等,喘息加麻黄,夜间咳嗽严重加紫菀、百部,痰液较多加葶苈子、瓜蒌,鼻塞流涕严重加辛夷、白芷、苍耳子)治疗本病52例,与对照组(52例)均予奥司他韦治疗。治疗组总有效率98.1%(51/52),优于对照组78.9%(41/52)($P<$0.05);治疗组退热、咽喉肿痛缓解、咳嗽鼻塞缓解时间均低于对照组($P<$0.05)。

赵雪芳等以自拟银羚清瘟方(金银花、羚羊角粉、连翘、柴胡、青蒿、薄荷等)治疗本病45例,与对照组(45例)均予磷酸奥司他韦颗粒,疗程均5 d。结果:治疗组临床疗效95.6%(43/45),优于对照组80.0%(36/45)($P<$0.05);治疗组热性惊厥发生率低于对照组($P<$0.05),治疗组在发热、咽痛、咳嗽、卡他症状等消退时间方面均低于对照组($P<$0.05)。

孙树雅等以栀黄解毒饮(生石膏、栀子、黄芩、板蓝根、连翘、金银花等)治疗儿童甲型流感65例,与对照组(65例)均予磷酸奥司他韦口服,均疗程7 d。结果:治疗组总有效率为93.8%(61/65),高于对照组78.5%(51/65)($P<$0.05);治疗组发热、咳嗽、咽痛消失时间和治疗后中医证候评分均优于对照组(均$P<$0.01);血清IL-4、IFN-γ、IFN-γ/IL-4均优于对照组($P<$0.05,$P<$0.01)。

马融等以小儿金翘颗粒(金银花、连翘、葛根、大青叶、山豆根、北柴胡等)治疗本病轻型风热证120例,设立120例磷酸奥司他韦颗粒对照,疗程5 d。结果:治疗后两组主要指标疾病临床痊愈中位时间均3 d($P>$0.05),采用加速失效-对数正态模型,按0.75的非劣标准,治疗组非劣效于对照,PPS与FAS分析结论一致;两组次要指标,完全退热中位时间分别为42 h、36 h,FAS分析差异明显($P<$0.05),PPS分析差异无统计学意义($P>$0.05);CARIFS症状维度评分与时间曲线下面积,并发症、重症及危重症发生率,以及中医证候疗效(痊愈率)组间比较差异均无统计学意义($P>$0.05);治疗组与对照组分别发现23、18例次不良事件。治疗组不良反应9例次、对照组10例次($P>$0.05)。

王勇等以连花清瘟胶囊(连翘、金银花、炙麻黄、炒苦杏仁、石膏、板蓝根等)治疗本病62例,与62例对照组均予磷酸奥司他韦颗粒剂,疗程3d。结果:治疗组证候总改善有效率为93.5%(58/62),优于对照组79.0%(49/62)(P<0.05);治疗组发热起效时间快于对照组(P<0.05),两组体温恢复正常、恶寒消失、肌肉酸痛消失时间差异无统计学差异(P>0.05);治疗组继发性疾病(中耳炎、扁桃体炎和鼻窦炎)4例,对照组2例(P>0.05);两组治疗后NO、IFN-γ、IL-17均改善,且治疗组更明显(P<0.05)。

刘晓辉等以小儿豉翘清热颗粒(连翘、淡豆豉、薄荷、荆芥、炒栀子、大黄等)治疗本病67例,与对照组(67例)均予磷酸奥司他韦颗粒治疗,疗程7d。结果:治疗组在体温恢复正常、咳嗽缓解、流涕缓解及咽痛缓解等时间指标上均短于对照组(P<0.05);两组治疗1周后IL-6、CRP指标水平均较治疗前降低,且治疗组更显著(P<0.05);治疗组总有效率为97.0%(65/67),高于对照组85.1%(57/67)(P<0.05)。

(撰稿:刘瑜 高修安 审阅:朱锦善)

【小儿反复呼吸道感染的治疗】

龚兴若以自拟芩栀复感颗粒(忍冬藤、黄芩、炒栀子、桔梗、芦根、玄参等)治疗小儿反复呼吸道感染肺胃实热证40例,设立40例脾氨肽冻干粉对照,疗程2个月。结果:治疗组总有效率为92.5%(37/40),优于对照组72.5%(29/40)(P<0.05);治疗组在IgA、IgG、CD_3^+、CD_4^+、CD_4^+/CD_3^+、CD_8^+等指标上优于对照组(均P<0.05)。

张田芳等以防感散(党参、炙黄芪、茯苓、炒白术、山药、防风等)治疗本病肺脾气虚证50例,设立脾氨肽口服冻干粉对照50例,均治疗2个月。结果:观察组总有效率92.0%(46/50),对照组82.0%(41/50);两组治疗后血清IgA、IgG、IgM、CD_3^+、CD_4^+、CD_8^+值和均中医证候积分改善(均P<0.01),且治疗组更显著(P<0.01,P<0.05)。

蔡露良等以连花清瘟颗粒(连翘、金银花、炙麻黄、炒苦杏仁、石膏、板蓝根等)治疗本病69例,与69例对照组均予泛福舒治疗,均治疗30d。结果:治疗组总有效率94.2%(65/69),高于对照组84.1%(58/69)(P<0.05);治疗组体温恢复正常、呼吸道症状消失、肺部听诊正常时间和观察期内感染次数均优于对照组(P<0.05);治疗组治疗后血清IL-4、IL-10、IFN-γ水平均优于对照组(均P<0.001);两组不良反应率差异无统计学意义(P>0.05)。

周倩倩等以当归复感汤(当归、炒白术、炙黄芪、生地黄、熟地黄、黄连等)治疗本病瘀热内结证69例,设立匹多莫德颗粒对照(58例),疗程均2个月。结果:治疗组有效率为97.1%(67/69),明显高于对照组60.3%(35/58)(P<0.01);两组随访1年中RRTI发病次数和中医证候积分均明显改善(P<0.01),且治疗组更明显(P<0.01,0.05);治疗组治疗后IL-12、IL-4、IL-10、IFN-γ水平均显著改善(P<0.01),治疗组更显著(P<0.01,P<0.05)。

徐需等以黄芪桂枝汤(黄芪、桂枝、白芍药、桑白皮、浮小麦、防风等,盗汗加煅牡蛎、煅龙骨、麻黄根,头痛加川芎、延胡索,食欲不振加党参、白术)联合玉屏风颗粒(黄芪、防风、白术)治疗本病60例,设立常规治疗干预对照(60例),疗程均10d。结果:治疗组总有效率为91.7%(55/60),高于对照组71.7%(43/60)(P<0.05);治疗组血清TNF-α、IL-2、IL-6、IgG、IgA、IgM水平优于对照组(均P<0.05)。

崔怀亮等自拟健运脾胃方(炙黄芪、太子参、蒸黄精、山药、白术、炒薏苡仁等)治疗本病40例,与40例对照组均予常规对症治疗,疗程12周。结果:治疗组有效率和治疗后发病情况改善优于对照组(均P<0.05);两组治疗后中医症状评分和免疫球蛋白、CD_3^+、CD_4^+、CD_4^+/CD_8^+、CD_8^+水平均改善,且治疗组更显著(均P<0.05)。

徐万超等以银术散(金银花、连翘、射干、牛蒡子、桔梗、藿香等)内服联合黄芩咳喘敷贴散(黄芩、白芥子、甘遂、细辛、白芷等)外敷治疗小儿反复呼吸道感染50例(最终完成44例),设立单用银术散内服、单用黄芩咳喘敷贴散外敷对照,均从当年夏季初伏开始治疗6周。内外合治组中医证候疗效总有效率为97.7%(43/44),优于内服组87.5%(42/48)和外敷组73.3%(33/45)(P<0.05);3组中医症状评分均减少(均P<0.05),内外合治组食少、纳呆、多汗、自汗评分低于外敷组(P<0.05),多汗、自汗评分低于内服组(P<0.05),内服组食少、纳呆评分低于外敷组(P<0.05);治疗后6个月内,3组出现上呼吸道感染、气管支气管炎、肺炎的次数均减少(P<0.05),且内外合治组更明显(P<0.05);随访6个月后,内外合治组和内服组SIgA改善率优于外敷组(P<0.05)。

张莹翠等以四君子汤加减(黄芪、党参、白术、茯苓、甘草、大枣,汗多加五味子、浮小麦,纳呆加鸡内金、焦山楂,咽红肿痛加板蓝根,便秘加瓜蒌仁)配合捏脊治疗本病55例,与对照组(55例)均予常规预防,疗程均3个月。结果:治疗组显效30例、有效21例、无效4例,总有效率为92.7%(51/55),优于对照组的22、17、46例和70.9%(39/55)(P<0.05);治疗组治疗后呼吸道感染次数、每次病程时间均优于对照组(P<0.05);治疗组后血清IgA、IgG、IgM水平优于治疗前(P<0.05),而对照组无统计学差异(P>0.05)。

徐燕玲等以伏九穴位敷贴(白芥子、白芷、黄芩、花椒目)合四时辨体捏脊治疗本病32例,设立单用伏九穴位敷贴(分别于冬季三九、夏季三伏各选3周)、单用四时辨体捏脊组(分别于立春、立夏、立秋、立冬连续10d)对照。连续治疗2年。治疗1、2年后治疗组急性呼吸道感染病情、病种、病程级别分布均优于两组对照(P<0.05);治疗1年后治疗组与伏九穴位敷贴对照、四时辨体捏脊对照总有效率分别为87.1%(27/31)、80.0%(24/30)、75.0%(21/28),治疗2年后各组均无无效病例,优于1年时(P<0.05)。

(撰稿:高修安 刘瑜 审阅:朱锦善)

【小儿支原体肺炎的治疗】

张辉果以漏芦升麻汤(漏芦、大青叶、升麻、黄芩、生甘草、玄参等)治疗小儿支原体肺炎小儿邪热壅肺证137例,与对照组(137例)均予阿奇霉素干混悬剂治疗,疗程10d。结果:治疗组总有效率为94.2%(129/137),高于对照组77.4%(106/137)(P<0.05);治疗组治疗后咳嗽、肺部啰音消失、退热、X射线肺部阴影消失时间均短于对照组(P<0.05);两组治疗后中医证候评分和血清IL-6、IL-10、TNF-α、CRP、$CD_4^+CD_{25}^+$ Treg、$CD_4^+Foxp_3^+$ Treg、Foxp3 mRNA表达水平均改善(P<0.05,P<0.01),且治疗组更明显(P<0.05)。

刘新平等以升降散合贝母瓜蒌散(僵蚕、蝉蜕、姜黄、生大黄、浙贝母、全瓜蒌等,热盛加石膏、桑白皮,咳痰有血丝去橘红,加麦冬、仙鹤草,咳甚加苦杏仁、枇杷叶,便稀生大黄改为熟大黄)治疗本病痰热闭肺证47例,与对照组(47例)均予阿奇霉素治疗,疗程均2周。结果:治疗组有效率为100.0%(47/47),优于对照组95.7%(45/47)(P<0.05);两组治疗后血WBC、ESR、hsCRP、PCT水平和RR、SpO_2均改善(均P<0.05),且治疗组更显著(均P<0.05)。

朱宏华等以清肺通络方(桑白皮、地骨皮、桃仁、杏仁、苏子、葶苈子等)治疗本病30例,与对照组(30例)均予阿奇霉素序贯治疗(两组均先阿奇霉素静滴5d,治疗组第6d起以清肺通络方治疗15d,对照组停药3d后,第9d以阿奇霉素口服5d,停药4d后再口服3d)。结果:治疗组治愈19例、好转8例、未愈3例,总有效率为90.0%(27/30),与对照组的20、8、2例和93.3%(28/30)相当(P>0.05);治疗组MP-IgM阴性转化率50.0%(15/30),优于对照组80.0%(24/30)(P<0.05);两组治疗后主要证候、次要证候积分及总积分均改善,且治疗组更显著(均P<0.05)。

韩晓莉以沙参麦冬汤加减(北沙参、生扁豆、麦冬、桑叶、玉竹、甘草,咳嗽加浙贝母、桔梗,咯血加藕节炭、白及根、白及,胸痛加延胡索、枳壳、郁金)治疗本病41例,与对照组(41例)均予阿奇霉素治疗,疗程15d。治疗组总有效率为95.1%(39/41),高于对照组 78.1%（32/41）（$P<0.05$）；治疗组肺部啰音消失、咳嗽消失、退热时间均短于对照（均 $P<0.05$）。

徐彬彬等以豁痰通络方（炙麻黄、石膏、郁金、薤白、瓜蒌、胆南星等）内服、敷胸膏（大黄、玄明粉）外敷治疗本病 42 例，设立单用豁痰通络方内服、单用阿奇霉素对照，对照组 41 例，治疗 A 组及治疗 B 组各 42 例均予阿奇霉素序贯疗法，疗程 20 d。治疗组治疗 7 d 后发热、喘促、咳嗽改善优于两对照组（均 $P<0.05$）；治疗组治疗 20 d 后痰壅改善优于两对照组（均 $P<0.05$）。

王文涛等以塌渍法（将大黄粉、芒硝粉、蒜泥按 4∶1∶4 的比例以清水调成糊状，敷于患儿肩胛区或肺部听诊啰音较密集的部位）联合超短波治疗本病 46 例，与对照组的 44 例患者均予常规抗炎对症治疗，疗程 1 周。结果：治疗组治疗后临床疗效和肺部影像吸收情况均优于对照组（$P<0.05$）；治疗组体温恢复正常、平均住院日和咳嗽症状、肺部啰音消失时间均短于对照组（$P<0.05$）；两组治疗后血 TNF-α、IL-6 及 CRP 水平均降低，且治疗组更明显（$P<0.05$）。

王书玲等将 120 例儿童难治性肺炎支原体肺炎患者随机均分为对照组和观察组各 60 例，观察组给予苇茎汤合麻杏石甘汤加减（苇茎、瓜瓣、薏苡仁、桃仁、鱼腥草、大青叶等，热毒重加蒲公英、生石膏，便秘加生地黄，咳嗽重加前胡，烦躁不宁加白芍药，腹胀加炒麦芽、炒山楂）治疗儿童难治性肺炎支原体肺炎毒热闭肺证（脱落 1 例），对照组给予连花清瘟颗粒治疗（脱落 3 例），两组均予甲强尼龙，疗程均 14 d。治疗组总有效率为 96.6%（57/59），高于对照组 84.2%（48/57）（$P<0.05$）；两组治疗后 MVV、TPTEF、FEV₁、VPTEF 和血清 RBC-ICR、IL-13、CK、CKMB、LDH、HBDH、IgG、IgM、TNF-α、IFN-γ、IL-17A 均改善（均 $P<0.05$），且治疗组更显著（均 $P<0.05$）；治疗组不良反应发生率低于对照组（$P<0.05$）。

（撰稿：高修安 刘瑜 审阅：朱锦善）

【小儿咳嗽变异性哮喘的治疗】

许斌斌等以祛风止咳方（荆芥、地龙、蜜麻黄、旋覆花、紫菀、黄芩等）治疗小儿咳嗽变异性哮喘 30 例，对照组 30 例均予孟鲁司特钠口服，均疗程 2 周。治疗组总显效率为 70.0%（21/30），优于对照组 33.3%（10/30）（$P<0.05$）；两组的总有效率差异无统计学意义（$P>0.05$）。两组治疗后血清 IgE 及 IL-4 水平均较前下降（$P<0.05$），且治疗组更显著（$P<0.05$）；两组治疗后 FVC、FEV₁、PEF 及 FEF 50% 均较前升高（$P<0.05$），且治疗组的 PEF 及 FEF50% 两项指标升高更显著（$P<0.05$）。

戴方娣以小儿咳喘灵口服液（麻黄、金银花、苦杏仁、板蓝根、石膏、瓜蒌等）治疗本病 47 例，与对照组 50 例均予常规西医对症治疗。疗程 14 d。治疗组总有效率为 95.7%（45/47），高于对照组 82.0%（41/50）（$P<0.05$）；两组治疗后日间、夜间咳嗽症状积分和血清 TGF-β、IFN-γ 水平以及气道反应性指标均有改善（$P<0.05$），且治疗组更明显（$P<0.05$）。

陈宏等以补益肺肾法（酸枣仁、菟丝子、丹参、党参、茯苓、麦门冬等）治疗本病 54 例，与对照组 54 例均予孟鲁司特片，疗程 2 周。治疗组总有效率为 94.4%（51/54），优于对照组 88.9%（48/54）（$P>0.05$）；治疗组治疗后胸闷、咳嗽程度、心率和脉压评分均高于对照组（$P<0.05$）；治疗组治疗后的 IL-4、IL-13、IFN-γ 水平优于对照组（$P<0.05$）。

杨素梅以加味玉屏风汤（黄芪、白术、防风、仙鹤草、大枣、百部等，合并过敏性鼻炎加辛夷，气促气短加当归、党参）治疗本病 30 例，与对照组 30 例均予止咳、抗感染和解痉平喘和妥洛特罗贴剂治疗，疗程 5 d。治疗组总有效率为 96.7%（29/30），高于对照组 90.0%（27/30）（$P<0.05$）；治疗组咳嗽缓解、咳嗽消失、平均住院时间均短于对照组（$P<0.05$）；两组治疗后 PEF、FVC 和 FEV1 高于治疗前（$P<0.05$），且治疗组更显著（$P<0.05$）；两组治疗后 INF-γ、INF-γ/IL-4、IL-4 水平优于治疗前（$P<0.05$），

且治疗组更显著（$P<0.05$）。

（撰稿：高修安 刘瑜 审阅：朱锦善）

【小儿变应性鼻炎的治疗】

刘铮等以小青龙汤（细辛、法半夏、甘草、五味子、干姜、桂枝等）联合中医健康管理（健康宣教、按摩导引、膳食管理、起居管理）治疗小儿变应性鼻炎肺气虚寒证 20 例，对照组给予氯雷他定治疗，治疗单用小青龙汤治疗，患者各 20 例。连续治疗 3 周，结果：治疗组总有效率 95.0%（19/20），优于对照组 80.0%（16/20）、75.0%（15/20）（$P<0.05$）；3 组疗后、停治 2 周后生活质量评分和疾病相关症状、全身情况、心理-精神状况、社会活动能力 4 个维度评分及总评分均改善（$P<0.05$），且治疗组更显著（$P<0.05$）。

杨祁等以小青龙汤（麻黄、桂枝、细辛、半夏、干姜、五味子等）治疗本病肺气虚寒证 35 例，与对照组 35 例均予氯雷他定糖浆，均疗程 8 周。治疗组显效 25 例、有效 7 例、无效 3 例、总有效率为 91.4%（32/35），优于对照组的 16、14、5 例和 85.7%（30/35）（$P<0.05$）；两组治疗后中医证候积分、症状不适程度视觉模拟评分法评分、鼻结膜炎相关生活质量调查问卷评分和 EOS 计数以及血清 IgE、IL-4、IL-5、IL-6、TNF-α 水平均改善（均 $P<0.05$），且治疗组更明显（$P<0.05$）。

戴伟霞以芪柴辛苍汤（黄芪、柴胡、炒白术、辛夷、鹅不食草、黄芩等）治疗本病 30 例，与对照组 30 例均予氯雷他定，疗程 1 个月。两组治疗后症状、体征积分和 IL-6、LTB4、TNF-α 水平均改善（均 $P<0.05$），且治疗组更明显（均 $P<0.05$）。

梁嫄等以凉血祛风颗粒（黄芩、辛夷、紫草、茜草、墨旱莲、乌梅等）本病风热血热证 56 例，设立西替利嗪糖浆对照组 52 例，疗程 14 d。按西医症状评分治疗组服药后 30 min、3 d、14 d 有效率分别为 75.0%（42/56）、85.7%（48/56）、92.9%（52/56），优于对照组的 57.7%（30/52）、65.4%（34/52）、73.1%

（38/52）（均 $P<0.05$）；治疗组治疗后临床症状评分及中医证候积分均优于对照组（$P<0.05$，$P<0.01$）。

弋佩玉等以通窍鼻炎颗粒（炒苍耳子、黄芪、防风、炒白术、白芷、辛夷等）治疗本病 50 例，与对照组 50 例均予糠酸莫米松治疗，疗程均 2 周。治疗组脱落 1 例，治愈 18 例，显效 11 例，有效 17 例，无效 3 例，总有效率为 93.9%（46/49），优于对照组的 3、8、13、16、10 例和 78.7%（37/47）（$P<0.05$）；治疗组鼻塞、鼻痒、流涕、喷嚏消失时间和血清、鼻分泌物嗜酸性粒细胞、TNF-α、IL-8、IL-3 水平以及不良反应发生率均优于对照（均 $P<0.05$）。

武明云等以通窍平喘方（炙麻黄、苦杏仁、紫苏子、莱菔子、地龙、桃仁等）治疗儿童过敏性鼻炎-哮喘综合征 48 例（最终纳入 42 例），与对照组（最终纳入 40 例）均予布地奈德＋孟鲁司特钠治疗，均疗程 14 d。治疗组总有效率 90.4%（38/42），优于对照组 67.5%（27/40）（$P<0.01$）；两组治疗后主证、次证积分均改善（均 $P<0.01$），且治疗组更显著（均 $P<0.01$）；治疗组 FEV_1、PEF 改善程度和 EOS、IgE 水平均优于对照组（$P<0.01$）。

李香玉等以温润辛金培脾法（生黄芪、桂枝、茯苓、炒白术、白芍药、防风等）治疗本病 54 例为治疗组，设立丙酸氟替卡松经鼻喷入为对照组 54 例，均治疗 14 d。两组治疗后连续喷嚏个数、鼻痒、鼻堵及每日擤鼻次数评分均较治疗前明显降低，喘息、呼吸困难、活动受限、急救药物使用频次评分均明显升高（$P<0.01$），但组间差异相当（$P>0.05$）；两组治疗后 CD_3^+、CD_4^+、CD_8^+、CD_4^+/CD_8^+ 和 IgA、IgG、IgM、IgE 表达水平均改善（$P<0.05$，$P<0.01$），且治疗组更显著（$P<0.05$，$P<0.01$）；治疗组总不良反应发生率低于对照组（$P<0.05$）。

刘雅君以温阳散寒汤（杜仲、补骨脂、胡桃仁、白术、肉豆蔻、苏子等，感冒反复加防风，四肢畏寒加附子、干姜，鼻流清水、难以休止加诃子、乌梅）治疗本病 51 例，与对照组 51 例均予布地奈德气雾剂和口服孟鲁司特钠，疗程 4 周。两组治疗后哮喘、鼻炎症状评分和 FEV_1、PEF 均改善，且治疗组更显著（均

$P<0.05$);治疗组哮喘、过敏性鼻炎的总有效率分别为 98.0%(50/51)、96.1%(49/51),高于对照组 84.3 (43/51)、82.4%(42/51)($P<0.05$);两组治疗后血清 IFN-γ、TNF-β、IL-4、IL-5 水平和 PAQLQ 量表中症状、活动、情感及总得分升高(均 $P<0.05$),且治疗组更显著(均 $P<0.05$)。

(撰稿:高修安 刘瑜 审阅:朱锦善)

【小儿功能性消化不良的治疗】

龚丽梅等将 120 例小儿功能性消化不良随机均分为对照组和治疗组各 60 例,治疗组以柴胡疏肝散(北柴胡、陈皮、川芎、香附、枳壳、白芍药等)治疗小儿功能性消化不良 60 例,设立多潘立酮治疗为对照组,两组均予布拉氏酵母菌口服。疗程均 4 周。治疗组总有效率为 95.0%(57/60),高于对照组 76.7%(46/60)($P<0.01$);治疗后两组 IL-6、TNF-α、胃饥饿激素(Ghrelin)水平均改善($P<0.01$),且治疗组更显著($P<0.01$);治疗组汉密尔顿抑郁量表评分、临床症状消失时间优于对照组($P<0.01$);治疗组不良反应发生率、随访 6 月后复发率均优于对照组($P<0.05$,$P<0.01$)。

罗海峰等以半夏泻心汤加减(半夏、黄连、黄芩、干姜、炙甘草、大枣,热重加浙贝母、生地黄,寒重加附子、白芷,纳差加焦山楂、鸡内金,嗳气、呕吐加枇杷叶、代赭石,疼痛加延胡索、白芍药)治疗本病 100 例,与对照组 100 例均予联合莫沙必利胶囊,疗程均 2 周。治疗组治愈 35 例、显效 45 例、有效 17 例、无效 3 例,总有效率为 97.0%(97/100),优于对照组的 27、38、23、12 例和 88.0%(88/100)($P<0.05$);治疗组治疗后腹胀腹痛、食欲下降、反酸嗳气、恶心呕吐等症状评分均低于对照组($P<0.05$);治疗组复发率低于对照组($P<0.05$),两组不良反应发生率无明显差异($P>0.05$)。

嵇玉华等以调中饮(党参、白术、生白芍药、茯苓、焦六曲、炒莱菔子等)治疗本病 62 例,与对照组 61 例均予口服莫沙必利、多潘立酮混悬液,疗程均 1 个月。治疗组总有效率为 85.5%(53/62),高于对照组 72.1%(44/61)($P<0.01$);两组治疗后证候积分及血清 SS、MLT、GAS、SP 含量均较治疗前显著改善,且治疗组更显著($P<0.05$,$P<0.01$);两组治疗后 FP、正常慢波比率水平及正常胃电节律、胃电节律过缓比例均显著改善,且治疗组更明显($P<0.05$,$P<0.01$)。

王小素等以健脾消滞饮(太子参、陈皮、枳实、白术、焦麦芽、焦山楂等,呕吐甚加生姜,大便稀溏加山药、苍术,腹痛喜按加白芍药、干姜,腹胀甚加木香、厚朴)治疗本病 45 例,与对照组 44 例均予枸橼酸莫沙必利治疗,疗程 1 个月。治疗组总有效率为 91.1%(41/45),高于对照组 70.5%(31/44)($P<0.05$);两组治疗后中医证候积分、胃排空时间、胃蛋白酶原水平均下降($P<0.05$),且治疗组更显著($P<0.05$)。

程江以小儿复方鸡内金咀嚼片(鸡内金、神曲)治疗本病 40 例,与对照组 40 例均予饮食和生活方式调整及口服多潘立酮片,均治疗 4 周。治疗组总有效率为 95.0%(38/40),高于对照组 87.5%(35/40)($P<0.05$);两组治疗后临床症状评分和胃半排空时间以及胃窦收缩频率、幅度均改善,且治疗组更显著($P<0.05$);两组治疗后胃动素、胃泌素、生长抑素水平均改善,且治疗组更显著($P<0.05$)。

李倩薇等以神曲消食口服液(焦神曲、焦山楂、焦麦芽、党参、茯苓等)治疗本病 58 例,与对照组 42 例均口服枸橼酸莫沙必利,疗程 14 d。治疗组总有效率 91.3%(53/58),高于对照组的 76.2%(32/42)($P<0.05$);两组治疗后各项症状积分、胃排空率均改善($P<0.05$),且治疗组更显著($P<0.05$);两组治疗后 GAS、MOT、SST 水平均改善($P<0.05$),组治疗组更显著($P<0.05$)。

(撰稿:刘瑜 高修安 审阅:朱锦善)

【小儿迁延性腹泻的治疗】

余文胜以健脾止泻合剂(炒白术、茯苓、炒白芍药、陈皮、白扁豆、炒山药等,发热加黄连、马齿苋,呕吐加生姜、半夏,舌苔厚腻加藿香、苍术,食欲不振加鸡内金、麦芽)治疗小儿迁延性腹泻脾虚证 38 例,设立蒙脱石散对照组 32 例,疗程 1 周。治疗组临床痊愈 20 例、显效 10 例、有效 7 例、无效 1 例、总有效率为 97.4%(37/38),优于对照组的 10、8、8、6 例和 81.3%(26/32)($P<0.05$);治疗组唾液淀粉酶活性、尿 D-木糖排泄率便 SIgA 均优于对照组($P<0.05$)。

陈莉娜等将 86 例本病脾气亏虚证患者随机均分为治疗组和对照组各 43 例,治疗组以补中益气颗粒(黄芪、党参、炒白术、当归、陈皮、升麻等)治疗本病脾气亏虚证,对照组给予蒙脱石散和口服补液盐散治疗,疗程 10 d。治疗组总有效率为 93.0%(40/43),优于对照组 76.7%(33/43)($P<0.05$);治疗组止泻、腹痛消失、退热、食欲改善时间均优于对照组($P<0.05$);两组治疗后 CD_3^+、CD_4^+、CD_4^+/CD_8^+、CD_8^+ 水平和 TNF-α、IL-8 及尿 D-木糖吸收排泄率均有改善($P<0.05$,$P<0.01$),且治疗组更显著($P<0.05$)。

张艳等以芩连止泻汤(黄芩、山药、陈皮、茯苓、白术、车前子等)治疗本病 38 例,对照组 38 例均予常规西药治疗,疗程 1 周。治疗组总有效率为 94.7%(36/38),高于对照组 78.9%(30/38)($P<0.05$);治疗组治疗后次症、主症中医证候积分和 IL-6、IL-10、TNFα、CD_8^+、IgA、IgG、CD_4^+、CD_4^+/CD_8^+ 均优于对照组(均 $P<0.05$)。

何露等以健脾益气汤(炒党参、炒白术、茯苓、炒白扁豆、山药、炒麦芽等,大便黏腻夹湿热加炒金银花、黄连,久泻不止、滑脱不禁加煨柯子、煨肉豆蔻、大便不爽、舌白苔腻加厚朴、藿香,腹胀明显加厚朴、莱菔子;腹痛明显加延胡索、炒白芍药)内服联合穴位贴敷(山楂、神曲、木香、茯苓、麦芽、白术)治疗本病脾胃虚弱证 39 例,对照组 39 例给予蒙脱石散和双歧杆菌乳杆菌三联活菌片治疗,均治疗 28 d。治疗组总有效率为 94.9%(37/39),高于对照组 76.9%(30/39)($P<0.05$);两组治疗后中医证候积分和血清 IgA、IgG 水平均改善($P<0.05$,$P<0.01$),且治

疗组更显著($P<0.05$)。

潘晨以健脾合剂(党参、茯苓、白术、陈皮、山药、炙甘草)内服联合温阳止泻散(肉桂、丁香、五倍子、吴茱萸、茴香)贴敷神阙治疗本病 42 例,对照组 42 例给予米雅治疗,疗程 5 d。治疗组总有效率 88.1%(37/42),高于对照组的 73.8%(31/42)($P<0.05$);两组治疗后中医证候积分均改善,且治疗组更显著($P<0.05$)。

(撰稿:刘瑜 高修安 审阅:朱锦善)

【小儿紫癜性肾炎的治疗】

徐云将 120 例小儿紫癜性肾炎患者随机分为治疗组和对照组各 60 例,治疗组以加味参芪地黄汤(黄芪、倒扣草、党参、生地黄、赤芍药、淫羊藿等,皮肤紫癜严重加地肤子、土茯苓,腹痛明显加香附,血尿重加泽泻、白茅根、三七粉,蛋白尿重加金樱子,兼外感风热加金银花、连翘)治疗,对照组给予设立雷公藤多苷片、醋酸泼尼松片、双嘧达莫片、维生素 C 治疗,疗程 3 个月。治疗组治愈 28 例、显效 17 例、有效 11 例、无效 4 例,总有效率为 93.3%(56/60),优于对照组的 17、18、12、13 例和 78.3%(47/60)($P<0.05$);两组治疗后各项中医证候积分和尿 mAlb、$\beta2$-MG 水平均降低,且治疗组更显著($P<0.05$)。

李勇军等以张琪经验方(茜草、海螵蛸、墨旱莲、蒲黄炭、山药、生地炭等)治疗本病 52 例,对照组 50 例,给予口服血尿胶囊治疗,疗程均 3 个月。治疗组治疗 2 周、1 个月、2 个月、3 个月有效率分别为 73.1%(38/52)、82.7%(43/52)、86.0%(43/50)、89.6%(43/48),高于对照组 59.6%(31/52)、60.0%(30/50)、61.7%(29/47)和 64.3%(27/42)($P<0.05$);两组治疗后尿常规红细胞计数和手足心热、盗汗等中医证候积分均改善,且治疗组更显著($P<0.05$)。

王龙等将 100 例血尿、蛋白尿型紫癜性肾炎分为中医重型组 28 例,中医轻型组 39 例,西医重型组 13 例,西医轻型组 20 例进行治疗,以清热止血方加

减(生地黄、知母、水牛角粉、当归、墨旱莲、丹参等)联合雷公藤多苷片治疗本病67例,设立强的松片联合贝那普利、双嘧达莫及中药安慰剂对照,疗程均12周。第2、4、8周末蛋白尿疗效中医重型组优于对照组,中医轻型组仅第8周末优于对照组($P<0.05$,$P<0.01$);中医轻型组尿红细胞疗效在第2、8、12周末优于对照,中医重型组仅在第8周末优于对照($P<0.05$,$P<0.01$);两组治疗期间白细胞下降、肝酶异常者无统计学差异($P>0.05$);西医重型组有10例患儿出现柯兴氏征的情况,中医组未出现。

翟晶等以补肾活血益气法(黄芪、女贞子、生地黄、墨旱莲、仙鹤草、生茜草等,风热加金银花、连翘,血热加黄柏、黄芩,血尿甚加三七、红花)治疗本病气阴两虚证48例,与对照组48例均予西医常规治疗,疗程8周。治疗组临床治愈26例、显效13例、有效6例、无效3例,总有效率93.8%(45/48),优于对照组的21、10、7、10例和79.2%(38/48)($P<0.05$);两组治疗后主症评分、次症评分、中医证候积分和皮肤紫癜、腹痛、关节痛、黑便消失时间均明显改善,且治疗组更明显($P<0.05$);两组治疗后24 h尿蛋白定量、尿β-MG、红细胞计数和血D-D、FIB、凝血反应时间、凝血指数均改善($P<0.05$),且治疗组更显著($P<0.05$)。

金雪艳等以复肾汤(金银花、茯苓、枸杞子、紫花地丁、蒲公英、野菊花等)治疗本病43例,与对照组43例均予低分子量肝素钙皮下注射和常规基础治疗,疗程1个月。治疗组总有效率为97.7%(42/43),优于对照组76.7%(33/43)($P<0.05$);两组治疗后中医证候积分和尿红细胞、24 h尿蛋白定量以及凝血功能指标均改善($P<0.05$),且治疗组更显著($P<0.05$)。

库来娟以养阴清瘀汤(生地黄、仙鹤草、黄精、黄柏、芡实、墨旱莲等,皮疹多可加用地肤子、土茯苓,尿多或尿白加用金樱子,尿血加用泽泻、三七粉、白茅根)治疗本病48例,与对照组48例均予雷公藤多苷片口服治疗,疗程3个月。治疗组总有效率95.8%(46/48),高于对照组77.1%(37/48)($P<$

0.05);两组治疗后中医证候积分和尿红细胞计数、24 h尿蛋白定量、尿β2MG、尿微量血蛋白水平均改善,且治疗组更显著($P<0.05$)。

陈宾等以肾炎康复片(西洋参、人参、地黄、丹参、土茯苓、益母草等)治疗本病71例,与对照组72例均予西医常规治疗,疗程3个月。治疗组有效率为91.5%(65/71),优于对照组76.4%(55/72)($P<0.05$);治疗组治疗后IL-17、IL-10水平和24 h尿蛋白、尿红细胞计数显著优于对照组($P<0.01$,$P<0.05$)。

朱小石等以知柏地黄丸加减(知母、黄柏、生地黄、熟地黄、山茱萸、山药等,尿血加茅根炭、小蓟炭、茜草炭,蛋白尿加金樱子、僵蚕、蝉蜕,阴虚热重加地骨皮、女贞子、墨旱莲,兼湿浊内阻加陈皮、薏苡仁、车前草)治疗本病肝肾阴虚证60例,设立大补阴丸对照组60例,两组均予醋酸泼尼松龙片、注射用环磷酰胺静脉滴注规范治疗,疗程6个月。治疗组临床疗效、中医证候疗效优于对照组($P<0.05$);治疗组血尿、蛋白尿消失时间均短于对照组($P<0.01$);治疗组治疗后6个月蛋白尿消失率为90.5%(38/42),高于对照组69.8%(30/43)($P<0.05$);治疗组24 h尿蛋白定量、尿微量白蛋白、尿β2-MG和CD_3^+、CD_4^+、CD_8^+、CD_4^+/CD_8^+以及FIB、D-D、FDP、IL-2、IFN-γ、IL-4、IL-10水平均优于对照组($P<0.05$,$P<0.01$)。

(撰稿:高修安 刘瑜 审阅:朱锦善)

【儿童注意缺陷多动障碍的治疗】

杨亚峰等以柴术调肝理脾汤(苍术、炒白术、柴胡、蝉蜕、炒白芍药、陈皮等,眨眼加菊花、白蒺藜、石决明、青葙子,耸鼻皱鼻加辛夷、苍耳子、鹅不食草,清嗓子加射干、桔梗、木蝴蝶、板蓝根,四肢抽动加伸筋草、忍冬藤、鸡血藤、木瓜,脾气急躁加龙胆、菊花,头摇加川芎、天麻)治疗儿童抽动障碍脾虚肝亢证60例,设立口服氟哌啶醇对照60例,治疗12周。结果:符合试验统计的治疗组47例,对照组45例;治疗组控制8例、显效31例、有效6例、无效 2 例、总有效率为 95.7%（45/47），优于对照组的 6、11、24、4 例和 91.1%（41/45）（$P<0.05$）；治疗组治疗后耶鲁综合抽动严重程度量表积分变化率和脾虚肝亢证中医证候分级量化标准评分优于对照组（$P<0.05$）。

徐妍等以平动汤（磁石、炒白芍药、郁金、红景天、生地黄、石菖蒲等）治疗儿童注意缺陷多动障碍 40 例，与对照组 40 例均予盐酸哌甲酯控释片＋生物反馈疗法治疗，疗程 8 周。治疗组总有效率 97.5%（39/40），优于对照组 80.0%（32/40）（$P<0.05$）；两组治疗后 SNAP-IV 评估量表-父母版、康纳父母评定量表评分和 COR 浓度、IFN-γ、CD_3^+、CD_4^+、CD_4^+/CD_8^+、IL-4 水平均降低（$P<0.05$），且治疗组更显著（$P<0.05$）；但两组治疗前后血清 ACTH 浓度及外周血 CD_8^+ 水平比较，差异均无统计学意义（$P>0.05$）。

沈红岩等以安神宁志推拿法（双侧太阳、攒竹、坎宫、睛明、风池、地仓等）治疗儿童抽动障碍肝亢风动挟痰证 35 例，与对照组 35 例均予自拟方（珍珠母、钩藤、玄参、麦冬、石菖蒲、茯苓等，挤眉弄眼加青葙子、沙苑子，吸鼻加白芷、辛夷，喉部有声加牛蒡子、山豆根、蒲公英，咽赤加板蓝根、金银花，颈部扭动加葛根，上肢异常动作加桑枝，腹部抽动加半夏、竹茹等；下肢抽动加牛膝）内服，疗程 4 周。治疗组运动、总积分和中医证候量化积分优于对照组（均 $P<0.05$），但发声积分差异无统计学意义（$P>0.05$）；两组总有效率相当（$P>0.05$），但治疗组愈显率 65.7%（23/35），优于对照组 40.0%（14/35）（$P>0.05$）。

代卫锋等以加味菖蒲郁金汤（全蝎、僵蚕、天竺黄、天麻、陈皮、石菖蒲等，阴虚动风证加麦冬、白芍药，肝经湿热证加夏枯草、泽泻，脾虚痰湿证加浙贝母、黄芪、焦山楂、茯苓）治疗抽动障碍 60 例，设立盐酸硫必利片为对照组 60 例，两组均耳穴（心、肝、脾、胃、肾、神门、缘中）贴压治疗，疗程 3 个月。两组治疗后 VIQ、PIQ、FIQ 水平和 YGTSS 评分以及均血清 EAA、RBP、叶酸、VB_{12} 水平均改善（均 $P<$

0.05），且治疗组更显著（均 $P<0.05$）；治疗组不良反应发生率 5.0%（3/60），低于对照组 23.3%（14/60）（$P<0.05$）。

（撰稿：刘瑜 高修安　审阅：朱锦善）

【小儿湿疹的治疗】

杨定宪以麻黄连翘赤小豆汤合薏苡附子败酱散（生麻黄、连翘、赤小豆、桑白皮、杏仁、薏苡仁等）治疗小儿顽固性湿疹 27 例，设立盐酸西替利嗪糖浆及双歧三联活菌对照组 27 例，均治疗 2 周。结果：治疗组有效率为 96.3%（26/27），优于对照组 77.8%（21/27）（$P<0.05$）；治疗组瘙痒消失时间和皮损面积、皮损形态评分均改善（$P<0.05$），且治疗组更显著（$P<0.05$）。

陈锡培等将 60 例小儿湿疹患者随机分为治疗组和对照组各 30 例，对照组以活血祛风汤内服（甘草、白鲜皮、野菊花、牡丹皮、枳壳、白蒺藜等）结合润愈洗剂（苏木、荆芥、马齿苋、蒲公英、桃仁、当归等）外用治疗小儿湿疹 30 例，设立内服麻黄碱苯海拉明片、外涂丹皮酚软膏治疗对照组 30 例。治疗组总有效率为 96.7%（29/30），优于对照组 80.0%（24/30）（$P<0.05$）；两组治疗后外周血 CD_4^+、CD_8^+、CD_4^+/CD_8^+ 水平均改善（$P<0.05$），且治疗组更显著（$P<0.05$）。

刘艳等以荆艾草本沐浴剂（荆芥、艾叶、寻骨风）治疗婴儿湿疹 30 例，设立局部外涂氧化锌软膏对照组 30 例，均治疗 7 d。治疗组痊愈 23 例、显效 6 例、有效 1 例、无效 0 例，总有效率 96.7%（29/30），优于对照组的 13、10、4、3 例和 76.7%（23/30）（$P<0.05$）；两组治疗后 hs-CRP 均明显降低（$P<0.05$），且治疗组更显著（$P<0.05$）；治疗结束后第 2 周随访，治疗组评分（含复发率）优于对照组（$P<0.05$）。

陈书悦等以中药熏蒸（苦参、蛇床子、地肤子、黄柏、白芷、石菖蒲）治疗小儿慢性湿疹血虚证 55 例，与对照组 55 例均外用地奈德乳膏，疗效 7 d。治疗组总有效率 89.1%（49/55），高于对照组的 69.1%

（38/55）（$P<0.05$）；两组治疗后EASI、瘙痒程度和中医证候积分以及IL-4、IL-10、TNF-α水平均优于治疗前，且治疗组更显著（$P<0.05$）。

（撰稿：高修安 刘瑜 审阅：朱锦善）

［附］ 参考文献

C

蔡露良,林涛,钟广会,等.连花清瘟颗粒联合泛福舒治疗0～5岁儿童反复呼吸道感染的疗效及对炎性因子的影响［J］.中华中医药学刊,2020,38(8):195

曹小彩.开窍醒神汤联合神经节苷脂对早产儿脑损伤后血清神经损伤标志物影响［J］.中华中医药学刊,2020,38(2):255

柴慈杰.奥司他韦联合柴葛解肌汤加减治疗小儿流行性感冒发热的效果研究［J］.内蒙古中医药,2020,39(8):49

陈宾,邢舒旺,陈东旭,等.肾炎康复片对紫癜性肾炎患儿的临床疗效分析以及对IL-17和IL-10因子的影响［J］.中国中西医结合肾病杂志,2020,21(7):603

陈宏,张伟,苏玉明,等.补益肺肾法治疗对变应性哮喘患儿IFN-γ、IL-4和IL-13的影响［J］.天津中医药,2020,37(2):193

陈娜,余惠平,许雪雪,等.扶正解毒方治疗儿童持续性、慢性免疫性血小板减少症临床疗效观察［J］.辽宁中医药大学学报,2020,22(8):180

陈艳,陈国策,李瑞珍.健脾生血颗粒防治婴幼儿铁缺乏及缺铁性贫血的疗效观察［J］.世界中医药,2020,15(14):2122

陈羽,申建国,张亮.柴胡桂枝汤在小儿肠系膜淋巴结炎（脾胃湿热证）的临床研究影响［J］.世界中医药,2020,15(9):1335

陈桂林.茵栀黄颗粒联合微生态制剂治疗新生儿病理性黄疸疗效观察［J］.浙江中医杂志,2020,55(8):587

陈桂荣,董青阳,周浩.扶正解毒方治疗儿童病毒性肺炎40例［J］.环球中医药,2020,13(4):744

陈莉娜.补中益气颗粒辅助治疗小儿慢性腹泻脾气亏虚型的临床疗效及对免疫功能的影响［J］.中医儿科杂志,2020,16(6):68

陈书悦,单筠筠,徐田红,等.中药熏蒸联合地奈德乳膏治疗小儿慢性湿疹血虚证55例临床观察［J］.中医儿科杂志,2020,16(3):55

陈淑芸,杜海斌.活血解毒汤联合腹腔镜下阑尾切除术治疗小儿急性阑尾炎临床观察［J］.光明中医,2020,35(10):1540

陈锡培,苏妙珠,何俊荣.探讨中药外洗治疗小儿湿疹的临床疗效［J］.黑龙江中医药,2020,49(1):21

陈兴华.补肾生血汤治疗儿童再生障碍性贫血临床研究［J］.新中医,2020,52(12):107

程江.小儿复方鸡内金咀嚼片联合多潘立酮对功能性消化不良患儿胃排空功能及胃肠激素水平的影响［J］.中国中西医结合消化杂志,2020,28(7):523

崔怀亮,宋桂华.理中法治疗小儿反复呼吸道感染临床研究［J］.河南中医,2020,40(4):577

D

代卫锋,韩雪.菖蒲郁金汤联合耳穴贴压对抽动障碍患儿智力及血清EAA、RBP、叶酸、VB$_{12}$水平的影响［J］.吉林中医药,2020,40(8):1030

戴方娣.小儿咳喘灵口服液联合常规疗法治疗小儿咳嗽变异性哮喘临床研究［J］.新中医,2020,52(4):104

戴伟霞.芪柴辛苍汤治疗小儿过敏性鼻炎60例关键分析［J］.中医临床研究,2020,12(8):36

丁珊,方声,李海娇.补肺益肾平喘方治疗肺肾阴虚证小儿哮喘持续状态临床研究［J］.新中医,2020,52(11):81

丁探颖,李娜,封丽娟,等.新生儿毒性红斑的相关危险因素及金银花、甘草、防风水剂擦涂的干预效果分析［J］.吉林中医药,2020,40(7):920

丁晓玲.人参蛤蚧汤加减治疗小儿喘息性支气管炎气虚痰饮证58例观察［J］.浙江中医杂志,2020,55(10):766

G

龚丽梅,朱璐卡,胡国华,等.柴胡疏肝散联合布拉氏酵

母菌治疗小儿功能性消化不良的临床观察[J].中国实验方剂学杂志,2020,26(11):136

龚兴若,黄春霞,李青,等.自拟芩栀复感颗粒治疗肺胃实热型小儿反复呼吸道感染的临床研究[J].河北中医药学报,2020,35(1):48

顾晓慧,吴晓萍,张蕾.升降散合栀子豉汤加减联合母乳治疗小儿急性化脓性扁桃体炎疗效及对免疫、炎症因子水平的影响[J].河北中医,2020,42(2):197

管亚琴.益气健脾补肾生血方联合小剂量铁剂治疗小儿缺铁性贫血的效果观察[J].中国中医药科技,2020,27(2):244

郭红新.桑菊饮加减辨证治疗小儿肺炎支原体感染风热咳嗽临床观察[J].光明中医,2020,35(5):679

H

韩晓莉.沙参麦冬汤加减治疗小儿支原体肺炎的临床疗效观察[J].黑龙江中医药,2020,49(2):25

韩晓莉.健脾止泻汤联合推拿治疗小儿腹泻的临床效果及对免疫功能的作用评价[J].黑龙江中医药,2020,49(3):36

何露.穴位贴敷联合健脾益气汤治疗小儿迁延性及慢性腹泻脾胃虚弱证的临床研究[J].湖南中医药大学学报,2020,40(12):1504

华瑾,孙国铭.调和营卫配方颗粒治疗营卫不和型小儿厌食症35例临床观察[J].浙江中医杂志,2020,55(10):768

黄佳琦,洪婷,黄青,等.瓜前退黄散吹鼻治疗新生儿黄疸的临床疗效观察[J].中医临床研究,2020,12(2):61

黄晓利,龙易勤,余宾.涤痰汤对痰浊阻窍型强直-阵挛性发作小儿癫痫的临床疗效及对免疫球蛋白、外周血Th17细胞及相关因子的影响[J].中国实验方剂学杂志,2020,26(12):114

黄赟琪.茅根连翘芪参汤为主治疗湿热内侵证急性肾小球肾炎患儿55例[J].浙江中医杂志,2020,55(8):585

J

嵇玉华,吴红波.调中饮对功能性消化不良患儿胃肠激素和胃电图的影响[J].世界中医药,2020,15(17):2613

金雪艳,钟志强.复肾汤治疗小儿紫癜性肾病临床研究[J].新中医,2020,52(3):110

K

库来娟.养阴清瘀汤治疗过敏性紫癜性肾炎患儿临床观察[J].光明中医,2020,35(2):200

L

李辉,经廷森,苏云娟,等.自拟解毒化瘀地黄汤对小儿川崎病外周血Th9细胞及血清IL-6水平的影响[J].四川中医,2020,38(6):148

李原,苏俊颖,梁玉颖.宣肺平喘汤治疗小儿喘息性支气管炎的临床效果[J].世界中医药,2020,15(14):2142

李凤峰,康金旺,曾璐,等.银翘伤风胶囊治疗外感风热疗效及对患儿血清炎性介质水平的影响[J].陕西中医,2020,41(4):456

李倩薇,任明,焦红军.神曲消食口服液联合枸橼酸莫沙必利治疗儿童功能性消化不良疗效研究[J].陕西中医,2020,41(2):198

李香玉,陈莉丽,周璇.中医治未病方案治疗儿童变应性鼻炎合并哮喘及其免疫学机制探讨[J].中华中医药学刊,2020,38(8):212

李英会,张瑾,杨环玮,等.加味取渊汤治疗痰热郁肺型上气道咳嗽综合征疗效及对患儿免疫功能和血清IL-6、TNF-α水平的影响[J].陕西中医,2020,41(3):308

李勇军,王海.肾炎止血汤治疗儿童孤立性血尿型紫癜性肾炎疗效观察[J].中国中西医结合儿科学,2020,12(1):44

梁嫄,王海.凉血祛风颗粒治疗风热血热型儿童变应性鼻炎的临床疗效观察[J].中医临床研究,2020,12(7):88

林峰.稳心颗粒合并美托洛尔治疗小儿室性期前收缩的疗效分析[J].光明中医,2020,35(4):581

刘芳,唐芝娟,黄礼华,等.甘麦大枣健脾汤合肌苷及复合维生素B片治疗小儿多发性抽动症56例疗效观察[J].中国中西医结合儿科学,2020,12(1):1

刘昆,冀晓华,蔡建新,等.小儿清肺颗粒治疗小儿急性支气管炎痰热壅肺证的多中心、双盲、随机对照研究[J].中医杂志,2020,61(17):1530

刘艳,匡颖文,吕景芳.荆艾草本沐浴剂治疗婴儿湿疹的临床疗效观察[J].中医临床研究,2020,12(20):136

刘铮,阮岩.中医健康管理联合小青龙汤治疗儿童变应性鼻炎临床研究[J].中华中医药杂志,2020,35(4):1846

刘嘉芬,阮景,张晓莹.柴葛解肌汤联合奥司他韦治疗儿童流行性感冒[J].吉林中医药,2020,40(8):1038

刘江海,金苗.大补阴丸联合知柏地黄丸治疗女童性早熟临床研究[J].新中医,2020,52(7):47

刘文霞,沈彩玉,梁水芹,等.小儿捏脊对高胆红素血症新生儿的影响[J].实用中西医结合临床,2020,20(5):89

刘晓辉,刘燕.小儿豉翘清热颗粒联合磷酸奥司他韦颗粒治疗小儿季节性流感的效果及炎性因子C反应蛋白的影响[J].中医临床研究,2020,12(10):101

刘晓玲,姜雪平.中药药浴联合酪酸梭菌对新生儿黄疸胆红素和黄疸指数的影响[J].湖北中医杂志,2020,42(5):13

刘晓燕,王亚彬,信雅威,等.茵苓健脾退黄汤泡浴结合蓝光照射治疗新生儿黄疸临床观察[J].中华中医药学刊,2020,38(7):232

刘新平,王展儒,张雯.升降散合贝母瓜蒌散治疗儿童支原体肺炎[J].吉林中医药,2020,40(6):766

刘雅君.温阳散寒法治疗小儿过敏性鼻炎并发哮喘的效果及对免疫因子水平的影响[J].四川中医,2020,38(1):169

陆峰丽,姚国芳.银翘白虎汤灌肠联合常规疗法治疗小儿外感高热45例临床研究[J].新中医,2020,52(16):156

罗海峰,王春芳.半夏泻心汤加减联合莫沙必利胶囊治疗小儿消化不良临床观察[J].实用中医药杂志,2020,36(6):745

M

马强.茵陈五苓散对小儿急性黄疸型肝炎的治疗作用[J].中国中西医结合儿科学,2020,12(3):258

马融,胡思源,许雅倩,等.小儿金翘颗粒治疗儿童轻型流行性感冒风热证多中心随机对照临床研究[J].中医杂志,2020,61(14):1242

麦细焕,信梦雪,梁金连.中药泡洗技术在新生儿黄疸中应用效果研究[J].辽宁中医药大学学报,2020,22(7):207

P

潘晨.健脾合剂联合温阳止泻散贴敷治疗小儿迁延性腹泻42例疗效观察[J].中国民族民间医药,2020,29(23):108

庞二召.自拟健脾养胃汤对幽门螺旋杆菌阳性慢性胃炎患儿血清微量元素的影响[J].湖北中医杂志,2020,42(1):35

Q

乔海明,孙民涛,黄春霞.白虎解毒汤辅治小儿病毒性脑炎临床观察[J].实用中医药杂志,2020,36(4):469

屈文静,滕光英,郭晓华.怡心汤配合磷酸肌酸钠治疗气阴亏虚型小儿病毒性心肌炎临床研究[J].四川中医,2020,38(8):65

S

沈红岩,张子鹤,王雪峰.安神宁志推拿法联合中药治疗儿童抽动障碍临床观察[J].中国中西医结合儿科学,2020,12(4):284

史晓宁,王孟清.参苓白术散结合穴位贴敷治疗脾虚型小儿泄泻的临床效果观察[J].世界中西医结合杂志,2020,15(9):1718

孙树雅,沈泓渺,佟晴晴,等.栀黄解毒饮联合磷酸奥司他韦治疗儿童甲型流感的疗效及对炎症因子的影响[J].四川中医,2020,38(7):9

T

邰东梅.喜炎平联合阿糖腺苷治疗儿童病毒性脑炎疗效Meta分析[J].辽宁中医药大学学报,2020,22(4):143

滕绘敏.中医辨证治疗小儿肺炎支原体感染临床观察[J].光明中医,2020,35(5):641

田明达,谢腾飞.中医辨证分型疗法对小儿过敏性紫癜的疗效研究[J].内蒙古中医药,2020,39(4):78

W

王龙,张霞,任献青,等.中医阶梯治疗方案治疗血尿和蛋白尿型儿童紫癜性肾炎的疗效观察[J].时珍国医国药,2020,31(5):1167

王艳,郑义雪,霍开明,翁海美.五虎汤合清金降火汤加减治疗小儿社区获得性肺炎痰热闭肺证及其机制[J].中国实验方剂学杂志,2020,26(14):123

王勇,王艺霏,马骥,等.连花清瘟胶囊联合奥司他韦治疗儿童流感病毒感染疗效及对NO、IFN-γ、IL-17表达水平的影响[J].中华中医药学刊,2020,38(1):214

王冬梅.利湿活血法治疗小儿单纯性肥胖症的临床效果[J].实用中西医结合临床,2020,20(7):87

王建玲.三仁汤合泻黄散加减联合西药治疗脾胃湿热型小儿厌食症临床研究[J].新中医,2020,52(10):30

王奇坤.柴胡白虎汤辨证加减对患儿重症肺炎的疗效观察[J].中医临床研究,2020,12(10):58

王书玲,侯江红,张岩,等.苇茎汤合麻杏石甘汤加减联合半量激素治疗儿童毒热闭肺证难治性肺炎支原体肺炎[J].中国实验方剂学杂志,2020,26(10):69

王文涛,郭健.塌渍法联合超短波辅助治疗小儿肺炎支原体肺炎的疗效观察[J].中医药导报,2020,26(4):52

王小丽,陈娟.小儿肺咳颗粒联合头孢曲松钠治疗小儿感染后咳嗽疗效及对 IFN-γ、CRP 的影响[J].中华中医药学刊,2020,38(7):224

王小素,张凤仙,江霞,等.健脾消滞饮对功能性消化不良患儿胃排空时间及胃蛋白酶原的影响[J].中国中西医结合儿科学,2020,12(2):138

王子威,马兰,刘晓红,等.温阳利湿化瘀方早期干预治疗 120 例小儿胆道闭锁的临床观察[J].中国中西医结合杂志,2020,40(1):22

温艳歌,王恩杰.中药酒灸辅助治疗小儿肠系膜淋巴结炎(中寒型)的临床研究[J].上海中医药杂志,2020,54(10):72

吴燕,曹旭英,王钦,等.补虚驱铅方联合葡萄糖酸钙锌辅助治疗儿童铅中毒 30 例[J].中国中医药科技,2020,27(2):272

武明云,虞坚尔,薛征,等.通窍平喘方治疗儿童过敏性鼻炎-哮喘综合征临床疗效及对血清 IgE、EOS 的影响[J].上海中医药大学学报,2020,34(4):21

X

徐霈,杨颖.黄芪桂枝汤联合玉屏风颗粒治疗小儿反复呼吸道感染临床观察[J].中国中医药现代远程教育,2020,18(4):288

徐妍,刘成全,王玉美,等.平动汤联合盐酸哌甲酯及生物反馈疗法治疗儿童注意缺陷多动障碍临床研究[J].山东中医杂志,2020,39(9):961

徐云.加味参芪地黄汤治疗小儿过敏性紫癜性肾炎 60 例[J].浙江中医杂志,2020,55(9):691

徐彬彬,刘秀秀,林燕,等.基于"肺与大肠相表里"理论运用通法治疗儿童支原体肺炎临床观察[J].辽宁中医杂志,2020,47(9):99

徐万超,虞坚尔,薛征,等.银术散联合黄芩咳喘敷贴散内外合治治疗小儿反复呼吸道感染的疗效[J].上海中医药大学学报,2020,34(1):25

徐燕玲,霍莉莉,武艺林,等.儿童反复呼吸道感染的两联序贯性外治方案随机对照试验[J].中医杂志,2020,61(13):1163

许斌斌,邵征洋.祛风止咳方对儿童咳嗽变异性哮喘的临床疗效及对血清学指标和肺功能的影响[J].中医儿科杂志,2020,16(6):46

Y

延亮,刘鉴,闫曙光,等.清肺利咽汤治疗小儿化脓性扁桃体炎肺胃热盛证疗效及对患儿炎症因子和 T 淋巴细胞亚群的影响[J].河北中医,2020,42(4):528

杨蕾.重楼解毒酊外涂治疗新生儿毒性红斑 50 例临床观察[J].中医儿科杂志,2020,16(1):73

杨孟,冉志玲.自拟桂芍理肺汤治疗风痰恋肺型儿童上气道咳嗽综合征 48 例[J].江西中医药,2020,51(6):38

杨祁,吴昆旻,李泽卿,等.小青龙汤联合氯雷他定糖浆治疗小儿肺气虚寒型变应性鼻炎 35 例临床研究[J].江苏中医药,2020,52(9):38

杨春雪,赵瑶.中医循经抚触联合复方丹参注射液对新生儿缺血缺氧性脑病脑电图、NBNA 评分和 Tau 蛋白的影响[J].湖北中医杂志,2020,42(10):16

杨翠玲,张肖瑾,赵琼,等.加味泻黄散治疗儿童多发性抽动症脾胃积热证 60 例临床观察[J].中医儿科杂志,2020,16(5):71

杨定宪.麻黄连翘赤小豆汤合薏苡附子败酱散治疗小儿顽固性湿疹疗效观察[J].河南中医,2020,40(8):1167

杨素梅.加味玉屏风汤联合妥洛特罗贴剂对小儿咳嗽变异性哮喘的影响[J].西部中医药,2020,33(1):122

杨素清,王宇,王姗姗.银翘散联合臭氧水疗治疗儿童银屑病临床观察[J].辽宁中医药大学学报,2020,22(6):4

杨亚峰,王晓燕,孔令霞,等.柴术调肝理脾汤治疗儿童抽动障碍疗效观察[J].中医临床研究,2020,12(21):21

姚雪,袁敏华,汤菲菲.巩堤丸加减治疗原发性小儿遗尿症(脾肾不足之虚证)的疗效观察[J].新疆中医药,2020,38(1):10

弋佩玉,闻浩.通窍鼻炎颗粒联合糠酸莫米松治疗小儿变应性鼻炎疗效分析[J].亚太传统医药,2020,16(7):144

于乐,郑健斌,李宁,等.健脾平肝汤加葛根结合外治法治疗 TS 共患 ADHD 患儿的临床研究[J].湖北中医药大学学报,2020,22(4):77

余俏俏,李君,李宁.健脾活血退黄颗粒治疗脾虚血瘀型小儿黄疸59例[J].环球中医药,2020,13(9):1540

余文胜.健脾止泻合剂治疗小儿迁延性腹泻效果观察[J].中国中医药科技,2020,27(5):765

袁方.桂枝加厚朴杏仁汤治疗小儿感冒后咳嗽42例临床观察[J].湖南中医杂志,2020,36(6):48

袁洋,陈光明,徐玲,等.幼科升降汤治疗小儿外感发热风热夹滞证50例临床观察[J].湖南中医杂志,2020,36(9):12

Z

翟晶,杨丽萌.补肾活血益气法治疗儿童过敏性紫癜性肾炎气阴两虚证48例[J].环球中医药,2020,13(5):922

张倩,张美芳,刘晓娜,等.六灵解毒丸联合自拟中药汤剂灌肠治疗小儿疱疹性咽峡炎52例临床观察[J].中医儿科杂志,2020,16(5):56

张霞,冉志玲.甘露消毒丹加减辅助治疗儿童传染性单核细胞增多症湿热证30例临床观察[J].中医儿科杂志,2020,16(3):64

张艳,唐泓.芩连止泻汤治疗小儿慢性腹泻的疗效观察[J].中国中西医结合儿科学,2020,12(6):551

张承杰,王宝庭,赵晓玲,等.消斑汤治疗风热伤络型儿童过敏性紫癜的疗效及对血清 IL-23、IL-18、TNF-α 水平的影响观察[J].四川中医,2020,38(6):154

张红丽,高丽娟,蒋慧玲.常规疗法联合抚触与穴位按摩干预新生儿黄疸效果分析[J].新中医,2020,52(5):176

张辉果,董志巧,王晓利,等.漏芦升麻汤联合阿奇霉素对邪热壅肺型支原体肺炎患儿调节性 T 细胞及 Foxp3

mRNA 表达的影响[J].中国实验方剂学杂志,2020,26(15):90

张建玉,邱薇,胡月媛.桑白皮汤加味治疗儿童大叶性肺炎(痰热闭肺证)临床研究[J].中国中医药现代远程教育,2020,18(4):198

张素玲,韩雪,孙凤平.人参败毒散治疗小儿长期发热风寒束表证疗效观察[J].实用中医药杂志,2020,36(3):276

张田芳,高文杰,安家盛,等.防感散治疗110例肺脾气虚型小儿反复上呼吸道感染的临床研究[J].中华中医药杂志,2020,35(6):3214

张莹翠,何欣怡.捏脊配合中药治疗儿童反复呼吸道感染临床观察[J].中医临床研究,2020,12(17):27

赵莹,徐婉儿,黄芳,等.夏枯草消乳方治疗儿童性早熟疗效观察及对血清性激素的影响[J].新中医,2020,52(8):128

赵雪芳,黄春霞.自拟银羚清瘟方治疗儿童流行性感冒的临床疗效[J].内蒙古中医药,2020,39(8):14

郑爱斌,江凯华,丁立,等.自拟醒脑止遗汤治疗儿童遗尿症33例临床观察[J].中医儿科杂志,2020,16(5):67

周美玲,张宏,袁玉梅,等.加味定喘汤对儿童哮喘临床效果及炎性介质水平的影响[J].中国中西医结合杂志,2020,40(6):696

周倩倩,张宏贤,郭瑶,等."当归复感汤"治疗儿童反复呼吸道感染瘀热内结证69例临床研究[J].江苏中医药,2020,52(1):46

朱杰,陈君.中药熏洗联合妙思乐润肤霜治疗儿童特应性皮炎临床研究[J].新中医,2020,52(6):85

朱宏华,沈毅韵.清肺通络方口服序贯治疗儿童肺炎支原体肺炎30例[J].西部中医药,2020,33(2):85

朱小石,张渝,邓俊超,等.知柏地黄丸加减治疗小儿紫癜性肾炎肝肾阴虚证的疗效观察[J].中国实验方剂学杂志,2020,26(17):89

（七）外　科

【概述】

2020 年有关中医外科的文献约 1 800 篇,内容较为广泛,以临床研究为主,部分内容为名医经验和结合中医经典的论述研究。实验研究主要集中在慢性皮肤溃疡、糖尿病足、乳腺增生病、痤疮、混合痔、少精症、急性胰腺炎等方面。治疗方法包括中药内服、外用及特色手术、针刺疗法等。

1. 疮疡

王云飞等将 200 例慢性下肢溃疡患者随机分为中医组 100 例(纳入 91 例)与西医组 100 例(纳入 94 例)。西医组予常规治疗:创面愈合早期予清创术配合凡士林纱布外用,后期外用贝复剂。中医组采用祛腐化瘀补虚生肌外治法:创面愈合早期外用九一丹,后期生肌阶段外用生肌散,联合清热利湿解毒中药(黄柏、黄连、马齿苋、红花等)煎剂熏洗;八层纱布浸湿熏洗方中药煎液贴敷患处。两组均配合纱布绷带缠缚治疗,所有治疗均 1 次/d,连续 8 周。在第 (14 ± 3)d、(28 ± 3)d、(42 ± 3)d、(56 ± 3)d 分别比较组间创面愈合率,结果:提示 4 个时间节点差异均无统计学意义$(P>0.05)$。治疗过程中有病例缺失,结果西医组与中医组总有效率 88.3%(83/94) vs 93.1%(81/87),痊愈率 69.1%(65/94) vs 67.8%(59/87),$P>0.05$,差异无统计学意义。西医组创面愈合时间(27.74 ± 14.59)d、创面愈合速度(0.06 ± 0.09)cm²/d,中医组创面愈合时间(29.31 ± 14.38)d、创面愈合速度(0.09 ± 0.16)cm²/d,两组比较差异无统计学意义$(P>0.05)$。中医证候疗效方面,中医组总有效率 96.6%(84/87),西医组总有效率 86.0%

(80/93)$(P<0.05)$。

魏纹瑶等将急性期下肢丹毒患者随机分为两组各 30 例。对照组静脉输注青霉素钠,治疗组在对照组基础上给予金黄膏(天花粉、姜黄、陈皮、黄柏、白芷、大黄等)外敷,同时内服五神汤(金银花、茯苓、紫花地丁、牛膝、车前子),均治疗 14 d。治疗组总有效率为 96.7%(29/30),高于对照组 73.3%(22/30)$(P<0.05)$。

李倩等将 68 例压疮患者随机分成两组各 34 例,对照组疮面均匀涂抹龙珠软膏,治疗组在对照组治疗基础上联合八珍汤(党参、茯苓、当归、川芎、熟地黄、芍药等)内服,连续治疗 1 个月。治疗组总有效率为 97.1%(33/34),高于对照组 64.7%(22/34)$(P<0.05)$,愈合时间治疗组为(15.68 ± 6.91)d,明显低于对照组(31.09 ± 16.63)d$(P<0.05)$。

朱思洵等构建下肢静脉性溃疡、烧伤性溃疡、压力性溃疡、糖尿病溃疡 4 种大鼠模型。每组 24 只,组内再随机分为模型组、复方五凤草液(五凤草、白及、猫爪草等)组、阳性药组,每组 8 只。模型组仅用生理盐水清洗创面,复方五凤草液组以复方五凤草液 2 ml 浸湿棉片外敷,阳性药组分别以复方黄柏液 2 ml(下肢静脉溃疡和糖尿病模型)、康复新液 2 ml(烧伤性溃疡和压力性溃疡模型)浸湿棉片外敷。治疗 14 d,换药 2 次/d。于第 3、7、10、14 d 计算创面愈合率。下肢静脉性溃疡实验组提示:复方五凤草液组第 3、7 d 较模型组大鼠创面的愈合率显著提高,分别为(61.98 ± 4.71)% vs (45.10 ± 2.90)%、(94.76 ± 0.75)% vs (87.02 ± 2.24)%$(P<0.05)$;复方五凤草液组与阳性药组比较无差异。烧伤实验组显示:复方五凤草液给药第 10、14 d 时,与模型组相比能显著提高大鼠创面的愈合率(58.67 ± 1.36)% vs

$(46.84\pm4.92)\%$，$(89.64\pm2.10)\%$ vs $(72.09\pm4.66)\%$（$P<0.05$）；与阳性药组相比，效果略优于康复新，但无显著性差异。压力性溃疡实验组和糖尿病溃疡实验组结果提示：复方五凤草液组和模型组比较，差异无统计学意义。而各自阳性药组康复新液和复方黄柏液给药后期能显著促进大鼠创面的愈合（$P<0.05$）。

2. 皮肤病

相关文献主要集中于带状疱疹、荨麻疹、湿疹、痤疮、银屑病、扁平疣、各类皮炎、脱发等，也可见天疱疮、白癜风、黄褐斑、多形性红斑等的研究报道。

孙田等将 110 例慢性荨麻疹患者随机分为两组各 55 例。对照组予枸地氯雷他定片口服，观察组在对照组基础上加用当归四逆加吴萸生姜汤加味（当归、白蒺藜、熟地黄、川芎、白鲜皮、白芍药等）内服，均连续治疗 1 月。对照组临床有效率 74.5%（41/55），低于观察组 90.9%（50/55）（$P<0.05$）。

雷鸣等将 30 例血热内蕴型寻常型银屑病患者作为治疗组，取外周血（治疗组 30 例血样本）和病变皮肤组织（治疗组 30 例皮肤样本）。另选取 30 例健康患者外周血为健康对照组（血样本），10 例健康患者的正常皮肤样本作为健康对照组（皮肤样本）。治疗组予口服龙胆泻肝汤（龙胆草、土茯苓、柴胡、山栀子、黄芩、当归等），疗程 8 周。PCR 法检测治疗组和健康对照组（皮肤样本）皮肤组织中 p38MAPK 基因表达情况，结果提示治疗组 p38MAPK 基因表达显著上调（$P<0.05$）。酶联免疫吸附法（ELISA）检测健康对照组和治疗组治疗服药前、后外周血样本，结果提示与健康对照组比较治疗组服药前 IL-6、IL-8、IL-17、IL-22、IL-23 以及 TGF-β 指标均偏高（$P<0.01$）；治疗 8 周后，治疗组 IL-6、IL-8、IL-17、IL-22、IL-23 以及 TGF-β 含量较治疗前均下降（$P<0.01$）。治疗组外周血 L-6、IL-8、IL-17、IL-22、IL-23 以及 TGF-β 含量与患者皮损处 p38MAPK 表达情况呈正相关（$P<0.01$）。

带状疱疹、黄褐斑等病治疗及实验研究详见专条。

3. 乳腺病

以急性乳腺炎、乳腺增生病、非哺乳期乳腺炎、乳腺癌为主，也可见乳头溢液、男性乳房异常发育等病症的临床治疗，实验研究主要集中在乳腺增生病。

林晓茹等将 81 例急性乳腺炎初期患者随机分为对照组（27 例）和治疗组（54 例）。两组均外敷金黄膏，对照组在此基础上口服头孢地尼胶囊，治疗组口服消痈方颗粒剂（全瓜蒌、柴胡、蒲公英、青皮、橘叶、牛蒡子等，随证加减），均治疗 3 d。结果：治疗组总有效率为 90.7%（49/54），优于对照组 74.1%（20/27）（$P<0.05$）。治疗前两组乳痈症状体征量化总积分比较无差异。组内比较，治疗后均较治疗前降低（$P<0.05$）；治疗后组间比较，治疗组乳痈症状体征量化总积分低于对照组（5.9±9.6）vs（11.0±8.5）（$P<0.05$）。治疗前两组乳汁细菌阳性率，差异均无统计学意义（$P>0.05$）。治疗后治疗组乳汁细菌阳性率 16.7%（9/54），低于对照组 22.2（6/27）（$P<0.05$）。

章烨欣等将 40 例浆细胞性乳腺炎患者随机分为两组各 20 例，对照组使用金黄散外敷治疗，观察组同时配合内服柴胡清肝汤（柴胡、黄芩、赤芍药、山栀、连翘、天花粉等），治疗 4 周。观察组总有效率为 90.0%（18/20），优于对照组 65.0%（13/20）（$P<0.05$）。

曹雅琦等将 72 只 BALB/c 孕鼠适应饲养 1 周，待其分娩后 6～8 d，随机分为 9 组，每组 8 只：空白组，模型组，阳性药组（兽用青霉素），苦参异戊烯基黄酮（KSHT）高、低剂量组，甘草黄酮（GCHT）高、低剂量组，KSHT-GCHT 1∶1 联用高、低剂量组。模型组和用药 7 组均采用金黄色葡萄球菌注射致小鼠乳腺炎模型。空白组于相同位置注射等量的生理盐水。造模成功后连续给药 7 d。KSHT 及 GCHT 给药量由人换算至小鼠，高剂量给药组灌胃剂量为 100 mg/kg，低剂量给药组灌胃剂量为 50 mg/kg。模型组及空白组灌胃等量的 1% 吐温-80 或生理盐水。末次给药后处死小鼠。结果：与空白组比较，模型组小鼠乳腺指数显著增加;与模型组相比,阳性组、GCHT 高剂量组、KSHT 高剂量组以及 KSHT-GCHT 1:1 联用高剂量组小鼠乳腺指数显著下降。其中 KSHT 与 GCHT 1:1 联用高剂量组组优于两者单用的高剂量组。乳腺组织载菌量结果显示:与空白组相比,模型组小鼠乳腺载菌量显著增加;与模型组相比,各给药组小鼠乳腺载菌量均下降。GCHT 组效果优于 KSHT 组。GCHT 对模型组小鼠乳腺组织病理学改善作用及对炎症因子 IL-1β、IL-2、TNF-α 的降低作用均优于 KSHT。

张董晓等整理了"房家外科"代表人物房芝萱和房世鸿在治疗男性乳房异常发育方面的选方用药思路及特色。二人承传御医流派学术思想,认为本病本在肝肾,以血瘀、痰凝为标,临证常分为对因治疗、辨证分型治疗和局部治疗。对因即针对原发疾病进行治疗;辨证分型常分为肝郁气滞证、肝肾不足证,其中肝郁气滞证以青少年多见,肝肾两虚证以中老年多见;局部治疗依据不同的临床表现分别予外敷铁化膏、消化膏、定痛膏治疗。

乳腺增生病治疗及实验研究详见专条。有关中医药治疗乳腺癌的临床和实验研究见"肿瘤科"。

4. 肛肠病

集中在对痔疮、肛周脓肿和肛瘘、肛裂等的治疗和研究报道,肛门湿疹、瘙痒及脱肛等也有报道。

蓝菲等将 90 例行外剥内扎术后疼痛的混合痔患者随机分为常规治疗组和加味桃红四物汤组各 45 例。前者于术后第 2 d 用甲硝唑葡萄糖注射液 50 ml 灌肠保留 15 min,用 1:5 000 高锰酸钾融合热水熏蒸 30 min。1 次/d,治疗 1 周。后者在此基础上采用加味桃红四物汤(红花、桃仁、川芎、赤芍药、地榆、冰片等),治疗 1 周。结果:加味桃红四物汤组有效率 100%(45/45),高于常规治疗组 66.67%(30/45)(P<0.05)。治疗后加味桃红四物汤组较常规治疗组伤口疼痛模拟评分低(1.21±0.11 vs 3.24±0.24)、生活质量评分高(93.67±3.35 vs 83.13±3.41)(P<0.05)。伤口疼痛持续的时间、应

用止痛药物的天数、伤口的平均愈合时间方面加味桃红四物汤组(3.12±0.41、2.02±0.24、12.45±0.42)d,低于常规治疗组的(4.68±2.25、4.41±0.78、16.67±1.56)d(P<0.05)。

宿佳等将 60 例肛周脓肿患者随机分为对照组与治疗组各 30 例,统一行肛周脓肿切开引流挂线治疗。术后均以清热解毒坐浴中药痛痒灵 400 ml 兑温水 1 500 ml,坐浴 30 min,1 次/d;熏洗后均以凡士林纱条纳肛外敷创面换药,1 次/d。治疗组在对照组换药基础上,术后第 1 d 开始以自拟银黄解毒促愈汤口服(金银花、葛根、山药、薏苡仁、白术、瓜蒌等),随证加减,观察 21 d。结果:临床疗效方面治疗组总有效率为 96.7%(29/30),高于对照组 90.0%(27/30)(P<0.05)。治疗组在术后第 7、14、21 d 创面分泌物评分(2.27±0.69、1.13±0.73、0.20±0.07) vs (2.53±0.63、1.73±0.87、0.80±0.67),疼痛评分(1.53±0.50、0.87±0.63、0.2±0.40) vs (1.47±0.50、1.23±0.68、0.7±0.65)均低于对照组(P<0.05)。

曹剑等将 200 例肛周湿疹患者随机分为对照组和观察组各 100 例。对照组用曲安奈德益康唑软膏外涂治疗每日 1 次。观察组予以苦参三黄汤(苦参、黄芩、黄连、黄柏、百部、赤芍药等)加水 2 000 ml,煎药至 1 500 ml,先熏蒸肛门 5 min,药液降到 40 ℃左右时坐入盆内浸泡 15～20 min。2 次/d,连续治疗 14 d。结果:观察组总有效率为 95.0%(95/100),高于对照组 88.0%(88/100)(P<0.05)。两组治疗有效的 183 例治疗结束后均随访 3 个月,观察组复发加重率为 8.4%(8/95),低于对照组 8.0%(7/88)(P<0.05)。

肛瘘的治疗详见专条。

5. 男性泌尿性疾病

以前列腺炎、前列腺增生和男性不育症的文献为多,也可见附睾炎、男性更年期综合征的临床报道。

孙自学等将 120 例肾虚络阻型Ⅲ型前列腺炎患

者随机分为两组各 60 例,对照组予左氧氟沙星片口服,治疗组在其基础上加服益肾通络方(菟丝子、黄芪、丹参、川牛膝、淫羊藿、醋延胡索等),随证加减,治疗 4 周。两组各脱落 4 例。结果:治疗组总有效率为 80.4%(45/56),高于对照组 60.7%(34/56)($P<0.05$)。

王祖龙等将 120 例前列腺增生患者随机分为治疗组和对照组各 60 例。治疗组口服扶正化积汤颗粒冲剂(黄芪、败酱草、刘寄奴、山茱萸、怀牛膝、随证加减),对照组口服翁沥通颗粒,均治疗 8 周。结果:治疗组总有效率为 82.8%(48/58),对照组 61.4%(35/57)($P<0.05$)。

毛剑敏等选取 108 例肾精亏损型男性不育症患者随机分为治疗组和对照组各 54 例。对照组采用生精汤口服(黄芪、熟地黄、皂角刺、沙苑子、川续断、太子参等),治疗组在其基础上添加气海、关元、肾俞(双侧)三处穴位行中医定向透药疗法(透药方为生精汤),中医定向透药仪频率为 2 000 Hz 加减 15%,温度 36 ℃,1 次/d,均治疗 3 个月。结果:治疗组总有效率为 88.9%(48/54),优于对照组 75.9%(41/54),差异无统计学意义($P>0.05$)。

李曰庆认为特发性少弱精子症病机为脾肾亏虚,兼夹湿热、血瘀、痰浊等病理变化。治疗以补肾填精、益气健脾为主,配合活血化瘀、疏肝理气之法。用药以"微调阴阳"为主,药效平和,以微调为主,强调缓以图功,攻补兼施,调和阴阳。总结出滋补肾阴药对(生地黄、熟地黄、山萸肉)和(肉苁蓉、黄精);温补肾阳药对(鹿角胶、巴戟天、淫羊藿);益气健脾药对(生黄芪、茯苓、太子参);活血化瘀药对(丹参、三七、牛膝)和(水蛭、蜈蚣);疏肝理气药对(白芍药、乌药)。

代恒恒等将 SPF 级雄性 SD 大鼠 40 只,随机分为空白组、模型组、假手术组、通前络汤组,各 10 只。模型组和通前络汤组大鼠以 25%消痔灵注射液 0.1 ml 造模,假手术组予以等量生理盐水造模。术后每只大鼠一次性腹腔注射青霉素 16×10^5 U 预防感染。造模成功后第 3 d 开始灌胃,1 次/d。空白组、模型组、假手术组:常规喂养,每日给予 8 ml/kg 的去离子水灌胃。通前络汤组(赤芍药、白芍药、丹参、王不留行、黄芪、延胡索等)每日以去离子水配置的通前络汤悬浆(8 ml/kg)灌胃。药物干预 28 d 后处死、取材,检测各组大鼠血清及前列腺组织中的 IL-2、IL-8、IgM 水平。结果:与空白组比较,模型组 IL-8 及 IgM 水平升高($P<0.05$),IL-2 降低($P<0.05$),假手术组各项指标与空白组比较,差异无统计学意义($P>0.05$);与模型组比较,通前络汤组 IL-8 及 IgM 水平降低($P<0.05$),IL-2 水平升高($P<0.05$)。

6. 周围血管疾病

以糖尿病足、下肢深静脉血栓、动脉粥样硬化闭塞症为主,也有静脉炎、动脉炎等的治疗。

蒋岩等将老年气虚血瘀型下肢动脉硬化闭塞症患者 80 例随机分为观察组、中药组各 40 例。两组均予口服阿托伐他汀、阿司匹林常规治疗,观察组加服贝前列腺素片。中药组在常规治疗基础上联合补阳还五汤口服(黄芪、当归尾、丹参、赤芍药、川芎、鸡血藤等),药渣继续加水煎煮至 400 ml,将药液按 1∶50 兑水于足浴器中,水温 36～38 ℃浴足 30 min,1 次/d。均治疗 3 周。中药组总有效率为 95.0%(38/40),优于观察组 65.0%(26/40)($P<0.05$)。

孙家忠等将 60 例下肢血栓性浅静脉炎患者分为常规组和研究组各 30 例,常规组予利伐沙班片口服,派拉西林钠舒巴坦钠静脉滴注抗感染;研究组在常规组的基础上予以四妙勇安汤合桃红四物汤随症加减口服治疗(金银花、玄参、当归、甘草、桃仁、益母草等),治疗 2 周。结果:研究组总有效率为 93.3%(28/30),高于常规组 70.0%(21/30)($P<0.05$)。

张敏妹等将 60 只大鼠分为模型组,空白组,芪黄疽愈方高、中、低浓度组,每组各 12 只。除空白组外,采用高脂饮食联合隐动脉内膜损伤法制作大鼠下肢动脉硬化闭塞症(ASOLE)模型,空白组予普通饮食喂养。模型组予高脂饲料喂养,给予 0.9%氯化钠溶液(1 ml/100 g)灌胃,1 次/日。芪黄疽愈方低、中、高浓度组予高脂饲料喂养,给予芪黄疽愈方(黄芪、黄精、红花、海藻、浙贝母、鬼箭羽等)煎至 0.4 g 生药/ml(中浓度组),1 ml/100 g 灌胃。低、高浓度分别为 0.2、0.8 g 生药/ml,1 ml/100 g 灌胃,1 次/d。各组均自由饮水,连续 12 周。处死大鼠后,取腹主动脉血和隐动脉造模血管段内收肌。结果:模型组、芪黄疽愈方低、中、高浓度组大鼠血清血管内皮生长因子(VEGF)水平低于空白组($P<0.05$)。芪黄疽愈方低、中、高浓度组血清 VEGF 均高于模型组($P<0.05$)。模型组、芪黄疽愈方低、中、高浓度组大鼠病变肌肉组织 VEGF、ERK、p-ERK、p38、p-p38 蛋白水平显著低于空白组($P<0.05$);与模型组比较,芪黄疽愈方低、中、高浓度组病变肌肉组织 VEGF、ERK、p-ERK、p38、p-p38 蛋白水平均升高($P<0.05$)。

糖尿病足治疗详见专条。

7. 其他外科疾病

有关急性胰腺炎、阑尾炎、胆囊炎、胆石症、肠梗阻、脓毒症的临床报道较多,也可见冻疮、烧伤、毒蛇咬伤等报道。实验研究则集中在急性胰腺炎。

孙磊等将 88 例急性化脓性阑尾炎患者随机分为观察组和对照组各 44 例。两组均采取腹腔镜下阑尾切除手术,观察组加用大黄牡丹汤加减(大黄、牡丹皮、桃仁、当归、黄芩、芒硝等)水煎 300 ml,术后 10 h 少量多次口服;排气后 150 ml/次,2 次/d,共服用 7 d。结果:治疗后总有效率观察组 95.5%(42/44),高于对照组 81.8%(36/44)($P<0.05$)。

李澜等将粘连性肠梗阻患者 50 例随机分为对照组和实验组各 25 例,均于 DSA 行下行经鼻型肠梗阻导管置入术,术后对照组予以常规禁食、胃肠减压等治疗,实验组在此基础上予小柴胡汤加味方(醋柴胡、桃仁、柏子仁、延胡索、法半夏、党参等)鼻饲,2 次/d,每次约 150 ml,10 min 内注完,每次注药后夹管,最后一次注药后夹管 1 h。治疗 7 d。经治疗实验组总有效率为 84.0%(21/25),高于对照组 68.0%(17/25)($P<0.05$)。

王万春等将 600 例毒蛇咬伤患者随机分为对照组和治疗组各 300 例。对照组予患部处理(清创、拔毒、换药、包扎)及常规治疗,脱落 5 例;治疗组在对照组基础上加服莲花解毒汤(金银花、野菊花、七叶一枝花、半边莲、半枝莲),脱落 4 例。两组均治疗 6 d。临床疗效方面治疗组为 91.9%(272/296),优于对照组 73.6%(217/295)($P<0.05$)。治疗后第 3、6 d,治疗组症状与体征积分低于对照组(3.81±1.24) vs (7.16±1.57)、(1.16±0.82) vs (3.24±1.51)($P<0.05$)。

胆囊炎和急性胰腺炎的治疗及实验研究详见专条。

(撰稿:陈红风 孟畑 审阅:李斌)

【痤疮的治疗与研究】

钮静总结韦云教授独创的"五分法"运用中医药治疗痤疮的经验。根据患者皮损在面部的分布位置判断病变脏腑,据皮损分层辨别病程长短及预后,据痤疮形态分病情轻重,以痤疮颜色分病情阶段,后结合患者病变脏腑、病情轻重及病程阶段,四诊合参辨证分型,选方用药,同时辅以治疗皮损特效用药,从而取得良好疗效,值得临床推广。

闵佳怡等基于刘完素的"火热论",以清热解毒为主要治则治疗寻常性痤疮,适用于临床上以热为主要病因的患者,此类患者临床比较典型,占绝大部分比例。但此病病因病机不单为火热一种,临床也可见例如素体气虚,但局部属热;或阴血内耗,虚火浮于面;或头面为热,胃脘为寒等复杂病证,所以临床治疗不应拘泥僵化。诊疗过程中,应当注重辨别疾病的标本虚实,治法随之灵活应变。

曾霖等总结李惠林采用辨阴阳、辨六经、辨病机相结合的方法,将痤疮具体分为邪郁肌表证、湿热蕴结证、肺胃热盛证、寒热错杂证、阴血不足证、肾阳亏虚证、心肾不交证等七大证型,并分别采用麻黄汤合小柴胡汤、麻黄连翘赤小豆汤、麻黄杏仁甘草石膏汤、柴胡桂枝干姜汤合当归芍药散、酸枣仁汤合芍药甘草汤、金匮肾气丸、黄连阿胶汤合四妙勇安汤加减治疗,均获得了较好的临床疗效。

吴淑辉等利用数据挖掘探讨朱明芳治疗寻常痤疮的用药规律。通过收集 303 例寻常痤疮首诊处方,分析寻常痤疮主要症状、药物频次及症状药物关联度等。发现症状频次大于 20.0% 者为皮疹、口干欲饮、面油腻、失眠多梦、便秘;中药使用频次前 5 位由高到低依次为甘草、白芷、薄荷、夏枯草、马鞭草;通过聚类分析得出治疗上关系密切的药对 12 个。同时,朱明芳认为寻常痤疮病性多实,病位多在肺、脾、胃,多以湿热为见,治宜清热祛湿为主,同时善用白芷及皮类药物治疗。

毛新等通过痤疮从中医证素上分为"热""湿""郁"三种证素,三种证素在临床上分子生物学各自的特点:"热"证以甾体激素水平失调为主要表现,"湿"证可能以丙酸杆菌介导的炎症信号分子改变为表现,"郁"证可能以雄激素合成通路生化指标水平异常为表现。从理论到临床实验数据,充分探求、推论三种证素与分子生物学之间的内在联系,深入了中医对痤疮的微观认识。

郭樱等将 80 例痰瘀互结型痤疮患者随机分为两组各 40 例,治疗组口服清热化痰散结方(茵陈、当归、丹参、金银花、连翘、黄芩等),对照组口服盐酸多西环素片,疗程 8 周。结果:治疗组治疗后痤疮综合分级系统(GAGS)评分积分较对照组下降明显($P<0.05$),差异有显著性;治疗组总有效率为 95.0% (38/40),复发率为 25.0%(10/40),均优于对照组 87.5%(35/40)、62.5%(25/40)(均 $P<0.05$)。

周珍等将 90 例寻常性痤疮患者随机分成两组各 45 例,对照组予地红霉素治疗,治疗组在此基础上联合五味消毒饮加减(金银花、野菊花、蒲公英、紫花地丁、天葵子、连翘等)治疗。结果:治疗 2、4、6 周后,治疗组总有效率分别为 66.7%(30/45)、80.0%(36/45)、95.6%(43/45),对照组分别为 35.6%(16/45)、55.6%(25/45)、86.7%(39/45),组间比较,差异均有统计学意义(均 $P<0.05$);3 个月后随访,治疗组复发率为 14.0%(6/43),低于对照组

30.8%(12/39)($P<0.05$)。

施小萌将 102 例重度痤疮患者随机分为两组各 51 例,对照组予光动力疗法治疗,观察组在此基础上采用益气健脾除湿汤(白术、生地黄、枇杷叶、红花、桃仁、桑白皮等)治疗。结果:治疗 2 周后,观察组总有效率为 47.1%(24/51),与对照组的 41.2%(21/51)比较,差异无统计学意义($P>0.05$);治疗 3 个月后,观察组 Ⅱ～Ⅲ 级患者总有效率明显高于对照组($P<0.05$);两组术后不良反应总发生率比较无显著性差异($P>0.05$)。

李婷等将 80 例青春期后女性痤疮患者随机分为两组各 40 例,均予阿达帕林凝胶外用,对照组加服盐酸多西环素肠溶胶囊联合螺内酯片,治疗组加服清心消痤饮(黄连、生地黄、牡丹皮、赤芍药、丹参、金银花等),疗程 8 周。比较两组治疗前后皮损评分,中医证候评分,血清 T、DHEAs 水平的变化并统计临床疗效,另选 40 例青春期后健康女性检测血清 T、DHEAs 进行对照。结果:治疗后 2 组皮损评分较本组治疗前降低($P<0.05$);治疗后两组各项中医证候评分及总分均较本组治疗前降低,且治疗组优于对照组($P<0.05$);两组治疗前血清 T、DHEAs 水平均高于健康组($P<0.05$),治疗后两组血清 T、DHEAs 水平均较本组治疗前降低,且治疗组血清 DHEAs 水平低于对照组($P<0.05$)。

陈红霞等研究纳晶微针联合中药面膜治疗痤疮凹陷性瘢痕的临床疗效和安全性研究。将 116 例痤疮患者随机分为两组各 58 例,对照组采用单纯的纳晶微针疗法进行治疗,观察组在此基础上加用中药面膜(生大黄、黄芩、白及、白芷、生石膏、薄荷)外敷进行治疗。结果:观察组总有效率为 94.8%(55/58),显著优于对照组 81.0%(47/58)($P<0.05$);观察组治疗后瘢痕、皱纹、粗糙度指数显著低于对照组($P<0.05$),光滑度指数显著高于对照组($P<0.05$)。观察组患者红斑、色沉治疗指数及 ECCA 评分显著低于对照组($P<0.05$)。观察组不良发生率为 10.3%(6/58),显著低于对照组 29.3%(17/58)($P<0.05$)。

于佳家等将24只新西兰大耳白兔随机分为四组:正常组、模型组、痤疮合剂组、阳性组。正常组不做任何处理,其他三组用Kligman法制备兔耳痤疮模型,经组织学判定造模成功后,痤疮合剂组喂服痤疮合剂30 d;阳性组喂服清热暗疮胶囊30 d。病理观察兔耳组织苏木精-伊红(HE)染色变化;流式细胞术测定耳根部淋巴结中CD207、MHC-Ⅱ、CD86、OX40阳性细胞百分率。结果表明:痤疮合剂能有效减轻兔耳表皮层的厚度、脓肿、结节和兔耳毛囊开口收缩及扩张的程度,抑制毛囊漏斗内角质化物质的堆积,降低真皮炎症细胞的增生和浸润;与正常组比较,其余各组耳根部淋巴结中CD207、MHC-Ⅱ、CD86、OX40阳性细胞均显著升高。

（撰稿:杨丹 周蜜 审阅:陈红风）

【带状疱疹的治疗与研究】

林小杨等总结庄礼兴分期治疗带状疱疹的临床经验和思路。认为带状疱疹应针药结合、分期施治,并辅以调神针法。在带状疱疹前期,应以疏风止痛为主,常取川芎、白芷、荆芥穗为用,并配合局部围刺的方法;出疹期以清热活血为主,辅以虫药通络止痛;疱疹后期以透邪解郁为主,常用柴胡、白芍药、甘草、葛根、延胡索、枳壳治疗其后遗症,并辅以火针治疗。常在疱疹后期辅以"调神针法",调节患者神志、平复其情绪,常用四神针、神庭、印堂、三阴交、申脉、照海等穴位,疗效显著。

呼涛等总结郝建梅从相火学说论治头部带状疱疹的经验。认为肝胆湿热,相火妄动,攻袭头面,蕴积化毒是头部带状疱疹的核心病机,而湿热相火妄动是其本质。在治疗上应以清利湿热相火、解毒止痛、兼顾脾胃为治则,应予柴胡清肝散,效果颇佳。

李伯华等总结程海英应用多针法治疗带状疱疹的经验。认为本病多由肝经火毒蕴积而成,主张分期施治,多种针具、针法并用。在急性期,以放血疗法和毫针疗法为主,恢复期和后遗神经痛期以毫针疗法为主,还可采用火针疗法、水针疗法等,取得了良好的疗效。

肖延龄等总结张炳厚治疗带状疱疹后遗神经痛的经验。常以五皮五藤饮合犀角地黄汤为基本方(青风藤、海风藤、夜交藤、海桐皮、牡丹皮等)加减治疗带状疱疹后遗神经痛,根据湿与热的多少,变化祛湿与清热凉血药的剂量;针对不同的疼痛,选用相应的止痛药对和虫类药物,如僵蚕与姜黄调畅气血止痛,血竭与金钱白花蛇通络活血止痛,乳香和没药行气活血止刀割样痛,蜈蚣与全蝎止击样或抽掣痛,临床效果颇佳。

李淑等总结李咏梅治疗带状疱疹后遗神经痛的临床经验。认为病久脾虚湿蕴、肝气郁结、肾阴亏虚是其主要病机,或因病久气血失和、不容则痛,络脉瘀阻、不通则痛。治疗上常用萆薢渗湿汤、除湿胃苓汤加减益气健脾,祛湿止痛;用丹栀逍遥散、柴胡疏肝散、金铃子散加减疏肝理气、通络止痛;用六味地黄丸、滋阴补肾丸加减滋补肝肾,养阴止痛;用桃红四物汤、补阳还五汤加减理气活血,重镇止痛;用十全大补汤加减益气养血,通络止痛,疗效良好。

杨贤平等总结禤国维治疗带状疱疹后遗神经痛的临床经验。认为本病以本虚标实为主,感受毒邪,日久耗伤气血,或患者禀赋不足,致经络瘀阻,气滞血瘀,不通则痛,不荣则痛,治疗时应在祛邪之中兼以扶正。常选用乳香、醋没药、延胡索、郁金、三七、白芍药等药为基本方,临床疗效良好。

白美蓉等将100例患者随机分成两组各50例,对照组采用常规临床护理干预,观察组在此基础上联合蛇串疮祛痛汤(延胡索、栀子、泽泻、当归、川芎、赤芍药等)及青黛雄黄散(青黛、雄黄)外敷。连续用药1个月,结果:治疗后观察组有效率为96.0%(48/50),高于对照组82.0%(41/50)($P<0.05$);治疗组疼痛评分改善,恢复更快,且炎症因子IL-2、IL-6及IL-10水平均有改善。

张慧清等将174例带状疱疹肝经湿热证患者随机分为两组各87例,其中对照组予以阿昔洛韦片、维生素B1片及甲钴胺片治疗,观察组予以龙虎泻肝汤(龙胆草、虎杖、紫草、半枝莲、白花蛇舌草、金钱草等）。治疗2周,治疗组总有效率为98.9%(86/87),优于对照组85.1%(74/87)($P<0.05$);观察组不良反应发生率及后遗神经痛发生率更低,且治疗后观察组CD_4^+、CD_8^+及CD_4^+/CD_8^+水平改善优于对照组($P<0.05$)。

屠远辉等将120例血脉瘀阻型带状疱疹后遗神经痛患者随机分成两组各60例,对照组(纳入55例)予大黄䗪虫片联合神经阻滞,观察组(纳入59例)予加味散血葛根汤(川芎、丹参、香附、苏叶、红花、升麻等)联合神经阻滞,疗程4周。结果:观察组总有效率为96.6%(57/59),高于对照组74.5%(41/55)($P<0.05$);观察组简化McGill疼痛量表,中医症状,总体印象变化量表,疼痛介质(ET-1、PGE2、SP、COX-2)及血黏度(HBV、MBV、LBV、PV)较对照组明显降低($P<0.05$),观察组的复发率也显著低于对照组($P<0.05$)。

胡艳阁等将144例带状疱疹后遗神经痛患者随机分成两组各72例,对照组采用脉冲射频治疗,观察组在此基础上联合桃红四物汤加减方(桃仁、红花、当归、熟地黄、川芎、白芍药等)。治疗3个月后,观察组有效率为97.2%(70/72),优于对照组86.1%(62/72)($P<0.05$);治疗结束后,两组患者血清NPY、SP和NK-1水平较治疗前明显降低,β-EP水平较治疗前升高,其中观察组血清NPY、SP和NK-1水平低于对照组,β-EP水平高于对照组,差异有统计学意义($P<0.05$);治疗结束后,两组患者VAS评分、PSQI评分、DLQI评分和中医证候评分较治疗前明显降低,且观察组VAS评分、PSQI评分、DLQI评分和中医证候评分低于对照组,差异有统计学意义($P<0.05$)。

邱旌伟等为观察通络益气汤对带状疱疹后遗神经痛患者的疼痛、睡眠与细胞免疫功能的影响,将120例带状疱疹后遗神经痛患者随机分为两组各60例,对照组给予腺苷钴胺片、维生素B_{12}注射液和布洛芬片,观察组服用通络益气汤(黄芪、西洋参、熟地黄、当归、百合、土鳖虫等)。连续治疗4周,观察组总有效率为93.3%(56/60),明显高于对照组78.3%

(47/60)($P<0.05$);治疗后两组证候积分均显著下降,且观察组显著低于对照组($P<0.05$);治疗后两组NRS及PSQI评分均较治疗前显著下降,且治疗后不同时间点观察组NRS及PSQI评分均显著低于对照组($P<0.05$);治疗后两组CD_3^+、CD_4^+及CD_4^+/CD_8^+水平均较治疗前显著升高,CD_8^+水平均较治疗前显著降低,且观察组明显优于对照组($P<0.05$);观察组不良反应发生率显著低于对照组($P<0.05$)。

刘芳等将72例带状疱疹患者随机分为两组各36例,两组均予口服伐昔洛韦和甲钴胺胶囊等基础治疗,对照组加以阿昔洛韦软膏外涂,观察组加以三黄膏、止痛膏、青黛膏三种中药外敷,治疗1周。治疗组VAS评分优于对照组($P<0.05$),治疗组总有效率为100%,优于对照组86.1%(31/36)($P<0.05$)。

刘坤等将96例带状疱疹后遗神经痛患者随机分为两组各48例,对照组予抗病毒、营养神经等常规治疗,观察组采用中药方联合中药塌渍(龙胆草、黄芩、山栀子、泽泻、车前子、当归等)治疗。经治28 d,治疗组总有效率为93.8%(45/48),优于对照组75.0%(36/48)($P<0.05$);两组治疗后VAS评分分别为(1.05±0.28)分、(2.30±0.52)分,组间比较差异有统计学意义($P<0.05$);两组不良反应发生率差异无统计学意义($P>0.05$)。

（撰稿:张展 周蜜 审阅:陈红风）

【黄褐斑的治疗与研究】

杨雪圆等认为多种治疗方法应用于治疗黄褐斑效果均不理想,更加突显了防治与管理的重要性。基于黄褐斑的病因病机,以中医"治未病"思想为指导,在黄褐斑的发生、发展、预后各个阶段进行提前干预,有利于扶助正气,减少发病率,提高治愈率。具体而言,未病之时,通过调整生活作息、强健体魄、节劳养精、祛除诱因、辨识体质、五行音乐做到未病先防;已病之时,既病防变,采取内外综合治疗的原则,治其未传;新愈之时,积极巩固治疗,以期病尽痊愈,病不复发。

冯杨洋等基于"有诸内者必形诸外"理论探析黄褐斑从三焦辨治,认为黄褐斑虽为皮肤色素性疾病,发于颜面却与机体内在阴阳失衡、脏腑失调、三焦不通、经络不畅、气血不能上荣于面有关。从上、中、下三焦分别论述黄褐斑发病病因以及临床方药针刺治疗。得出治疗黄褐斑的基本原则,三焦不通则斑生,三焦通则斑无以生。

袁姣姣等认为黄褐斑是常见的慢性难治性损美性疾病,基于玄府理论,其以气血失和、玄府郁闭为病机,以开玄通府、调和气血为治疗原则,临床综合运用中药内调外敷、针刺、放血、艾灸、拔罐等中医特色治疗手段,使全身气血流行畅达,郁于肌表之邪去之有路,黧黑之斑得以消散。

冯今虹等认为基于"水亏不能制火,血弱不能华肉"治疗肾阴亏虚型黄褐斑,选用肾气丸补益肾精较之六味地黄丸滋补肾阴更有治本之意。肾为先天之本,脾为后天之本,补肾的同时启动脾胃资源供应,则精血也自有后继,同时辅以少量桂枝、附子,八药合用而肝、脾、肾三脏并补,侧重在滋补肾阴、稍补肾阳,协调肾中阴阳的同时进一步补益肾精,深得《内经》"阴生于阳,阳生于阴"之旨,是为治本而设。

赵纳等将古代外治方剂治疗黄褐斑的文献进行收集、整理,并查找现代白色中药通过外治法治疗黄褐斑的相关文献。结果:在收集的135首外治黄褐斑方剂中,使用药物总频次为1072次,其中白色中药共出现285次,其中包括白芷、白附子、白蔹、白茯苓、白僵蚕、白矾、天花粉、滑石、白鲜皮等白色中药共计27味。"以色治色"法治疗黄褐斑是古代医家将中医取类比象法在实际中的具体应用,展现了中医独特的思维、诊疗方式。

戴芳将65例黄褐斑患者采用百玉二至汤(百合、玉竹、女贞子、墨旱莲、白芍药、郁金等)治疗。疗程8周,结果基本治愈34例,显效15例,好转11例,无效5例,总有效率92.3%(60/65)。

张方毅将140例肝郁肾虚兼血瘀型黄褐斑患者随机分为两组各70例,对照组给予常规治疗,治疗组给予退斑方(熟地黄、山药、山萸肉、牡丹皮、泽泻、牛膝等)治疗,7周为1个疗程,治疗2个疗程后,治疗组总有效率为98.6%(69/70),对照组87.1%(61/70)(P<0.05)。

王双勋等将80例患者随机分为两组各40例,对照组予维生素C及维生素E治疗,观察组予桃红四物汤合当归芍药散(桃仁、熟地黄、炒白术、茯苓、当归、泽泻等)治疗,疗程12周。结果:观察组愈显率85.0%(34/40),明显优于对照组37.5%(15/40)(P<0.05)。治疗后观察组色斑面积与斑色评分显著低于对照组(P<0.05);两组治疗后血清E_2、α-MSH水平均较治疗前显著降低,且观察组下降更明显(P<0.05)。王双勋等将80例女性黄褐斑患者随机分为两组各40例。对照组予维生素C及维生素E治疗,观察组予补肾祛斑汤(丹参、山茱萸、何首乌、菟丝子、杜仲、牡丹皮等)治疗。连续治疗90 d。结果:观察组临床有效率为92.5%(37/40),高于对照组75.0%(30/40)(P=0.034)。治疗后观察组血清SP水平、MSH水平均低于对照组(均P<0.05)。治疗后观察组患者生理领域评分、心理领域评分、症状领域评分、社会关系领域评分、环境领域评分、精神支柱评分、生活质量总分均高于对照组(均P<0.001)。

陈芳等将220例患者随机分为两组各110例,观察组使用白及多糖乳膏同时口服柴红汤(柴胡、红花、当归、白芍药、白术、茯苓等),对照组使用千白乳膏。连续治疗3个月。结果:观察组总有效率为86.4%(95/110),优于对照组68.2%(75/110)(P<0.05);两组皮损平均总积分及下降指数比较,观察组高于对照组(P<0.05),且不良反应发生率显著低于对照组(P<0.05)。

朱慧慧将100例患者随机分为两组各50例,对照组行常规西医治疗,观察组在此基础上采用养血祛斑汤(当归、茯苓、枸杞子、菟丝子、白蒺藜等)内服配合中药面膜(桃花、玫瑰花、茯苓、白附子、白芷、白及)外敷。30 d为1个疗程,治疗3个疗程。结果:

观察组总有效率为 86.0%（43/50），高于对照组 68.0%（34/50）（$P<0.05$）。治疗后两组患者 DLQI、超氧化物歧化酶（SOD）及 VEGF 水平均显著升高，且观察组升高幅度更大；脂质过氧化物（LPO）、丙二醛（MDA）水平均显著下降，且观察组下降更明显（$P<0.05$）。

牛彬等将 162 例患者随机分为两组，对照组 69 例予 Medlite-C6Q-开关 1 064 nm 激光治疗，研究组 93 例在此基础上加服川黄口服液（川芎、海龙、蕲蛇、蛤蚧、当归、杜仲等），治疗 18 周。结果：治疗后两组患者黄褐斑颜色评分和黄褐斑面积明显低于各自治疗前（$P<0.05$），且研究组明显低于对照组（$P<0.05$）；两组患者治疗后靶皮损积分明显低于各自治疗前（$P<0.05$），且研究组与对照组对比有统计学意义（$P<0.05$）；研究组皮损下降指数明显高于对照组（$P<0.05$）。研究组总有效率为 72.0%（67/93），优于对照组 46.4%（32/69）（$P<0.05$）。研究组患者治疗后自评得分明显高于对照组患者（$P<0.05$）。

吴伟棋等将 62 例女性黄褐斑患者随机分为两组，对照组 31 例单独予强脉冲光治疗，联合组 31 例予丹栀逍遥丸联合强脉冲光联合治疗，治疗 1 个月。结果：联合组总有效率为 100%，显著优于对照组 87.1%（27/31）（$P<0.05$）；两组治疗后皮损积分皆有所降低，且联合组降低幅度较对照组更明显（$P<0.05$）。

李耀耀等观察玉容消斑汤（益母草、柴胡、香附、桃仁、红花、川芎等）对气滞血瘀型黄褐斑患者的疗效以及对其血清 MDA、LPO、SOD 水平的影响。将 71 例黄褐斑患者随机分为治疗组（36 例）、对照组（35 例），另选 30 例健康志愿者作为模型组。治疗组口服玉容消斑汤及维生素 C、维生素 E，对照组口服维生素 C 及维生素 E，连续治疗 3 个月。结果：治疗组显效率为 77.8%（28/36），优于对照组 34.3%（12/35）（$P<0.01$）；治疗组血清 MDA 及 LPO 水平较模型组明显降低（$P<0.01$），SOD 水平明显升高（$P<0.01$）；治疗组血清 MDA、LPO 及 SOD 水平改善程度明显优于对照组（$P<0.05$）。

杨谦等探讨加味当归芍药散对黄褐斑疗效及其对环氧化酶-2（COX-2）、核因子 E_2 相关因子（Nrf2）表达的影响。将 106 例黄褐斑患者随机分为两组各 53 例，对照组仅口服还原型谷胱甘肽片，观察组联合加味当归芍药散（当归、白芍药、川芎、白术、茯苓、泽泻等）口服，治疗 4 个月。结果：观察组总有效率为 90.6%（48/53），优于对照组 73.6%（39/53）（$P<0.05$）。两组治疗后皮损颜色和面积评分均显著低于治疗前，且观察组显著低于对照组（$P<0.05$）；两组治疗后血清 COX-2 显著低于治疗前，Nrf2 水平显著高于治疗前，且观察组明显优于对照组（$P<0.05$）。

（撰稿：蔡晓册 周蜜 审阅：陈红风）

【湿疹的治疗及实验研究】

林逸民总结鲍身涛治疗湿疹的经验。认为湿疹的病机以肝脾失调为本，而以"湿""热""毒"为标。故在治疗上主张扶正祛邪、标本兼治，在疏肝健脾的基础上配以利湿、清热、解毒之法。急性、亚急性湿疹发作时湿热之邪较重，此时在固护脾胃的同时，应适当加强清热除湿止痒之力度，以求迅速扫清疾患，防止闭门留寇；慢性湿疹则治以疏肝健脾为主，清热除湿止痒次之，同时兼顾阴虚血燥之证，适当佐以养阴养血之品。临床采用中药内服配合中医外治法，达到标本兼治的目的。但同时需慎用虫类药物，其性质刚烈，属温燥有毒之品，刚则劫阴，燥则助热，久服恐伤阴动血，且稍有不慎，其毒性易伤及五脏。

王兆卒等总结杨燕以阴阳为纲，采用辨证诊治的方法治疗慢性湿疹经验。认为风、寒、湿、热等为主要发病因素，正气不足是湿疹的致病关键。并从正气不足的根本原因出发，将湿疹疾病主要分为"从阳论阴血不足化热""从阴论脾肾阳虚化寒"两类。在治疗上，以阴阳为纲，辨证诊治。阳性湿疹多以急则治其标，缓则治其本，采用清热解毒除湿、滋阴养血凉血的治疗大法，临床上多用消风散、五味消毒饮等加减运用。阴性湿疹常用温阳健脾益肾治其本，散寒除湿治其标，在临床上常用参苓白术散合桂枝汤，阳和汤等加减运用。

江丽莹等总结洪文运用六味地黄汤治疗肝肾阴虚型慢性湿疹经验。认为慢性湿疹的主要病机为：①脏腑功能失调；②因本病病程较长，风、湿、热久居，入里化热，耗伤阴血，造成气血不足，肝血亏虚，因精血同源，精血相互滋生，终致肝肾阴虚；③清热祛风、凉血止痒的药物治疗本病，易化燥伤阴，以致肝肾阴虚；④肝气郁结，日久化火，损伤肝阴，阴虚化燥生风，燥则痒，痒更甚，郁、燥、痒互为因果，环环相扣，形成恶性循环。即肝肾阴虚是慢性湿疹发生发展的关键。在治疗上采用六味地黄丸滋阴补肾，以达到治疗慢性湿疹的目的。

弓敏总结江杨清运用清热利湿法治疗湿疹经验。认为湿疹病因当以湿、热为核心。湿疹"本源于湿，再源于热"，湿与热是主要的致病因素，而其中最为关键为内湿。湿疹常发生在腹股沟、肘窝、腘窝等部位，与中医理论"湿性趋下"一致。在治疗上以清热利湿为基本方法，再配合外治法，临床收效颇佳。

吕佳守总结李灿东运用消风散加减治疗湿疹经验。认为湿疮的发生多与风、湿、热三种邪气紧密相关，在湿疮治疗上，主张诸法合用，既注重祛除"风、湿、热"三邪，也重视湿疮的兼杂病理变化的治疗，整体上调整患者的内外机体状态。针对湿疮乃风、湿、热三邪夹杂致病的特点，临床惯用消风散加减化裁治疗。其运用消风散化裁方治疗湿疮具备三大特点：运用诸多风药、养血活血药必不可少、内外兼治整体治疗。

刘春保等总结陆江涛运用安肤止痒丸治疗慢性湿疹的经验。认为湿疹多由于腠理虚弱，卫外不固，风、湿、热之邪入侵，充斥肌肤腠理，而发湿疹；或平素阳盛，又好饮酒、食辛辣、海鲜、冷饮等，伤及脾胃，导致脾运化失职，水湿内停，发为湿疹。通过研究古代著作及文献，根据三亚的特殊地理气候，因地制宜，认为慢性湿疹的主要病机是风湿热相搏，日久经络瘀阻，治疗上应以清热除湿，祛风止痒，凉血活血为主。

张丽萍等113例患者随机分为两组，均予盐酸左西替利嗪片治疗，研究组57例加服白芍总苷胶囊，均治疗4周。结果：研究组总有效率为68.4%（39/57），高于对照组50.0%（28/56）（$P<0.05$）；与治疗前比较，两组患者治疗后的辅助性T细胞1（Th1）、辅助性T细胞2（Th2）、嗜酸性粒细胞（EOS）、IL-5、IL-10水平均显著降低，Th1/Th2及IL-2水平均显著升高，且研究组患者上述指标改善程度均显著优于对照组（$P<0.05$）；研究组与对照组不良反应发生率相当（$P>0.05$）。

陈勇等将70例传染性湿疹样皮炎患者随机分为两组各35例，对照组给予枸地氯雷他定片联合复方甘草酸苷片及红蓝光照射治疗，联合组在此基础上联用加味三黄汤（黄连、黄芩、白鲜皮、黄柏、藏青果、地榆等）湿敷辅助治疗。治疗1周，联合组总有效率为91.4%（32/35），高于对照组71.4%（25/35）（$P<0.05$）；治疗后，两组皮损面积、皮损严重程度和瘙痒程度评分均较治疗前降低，且联合组低于对照组（$P<0.05$）；联合组皮疹以及皮损平均消退时间短于对照组（$P<0.05$）；两组患者治疗期间均无不良反应发生。

余胜斌将320例慢性湿疹患者随机分为两组各160例，研究组实行中药熏蒸（红紫草、防风、地肤子、生地黄、花椒、白鲜皮等）治疗，对照组实行常规西药治疗。治疗20 d，利用VAS（视觉模拟是评分法）评估两组治疗前后的瘙痒症状，10 d为1个疗程，治疗2个疗程。结果：研究组瘙痒症状VAS评分低于对照组（$P<0.05$）；研究组总有效率为96.9%（155/160），高于对照组77.5%（124/160）（$P<0.05$）。

傅浩将204例慢性湿疹患者随机分为两组各102例，观察组采用白芍总苷治疗，对照组采用氯雷他定治疗，治疗3周。结果：两组患处颜色、皮损厚度、瘙痒程度、皮损硬度以及症状积分均较治疗前明显降低，治疗后观察组IL-4显著低于对照组，IFN-γ显著高于对照组（$P<0.05$）；观察组治疗总有效率为96.1%

（98/102），高于对照组 87.3%（89/102）（P<0.05）。

张荣榕等基于 P38MAPK 信号通路探讨加味黄连膏（黄连、当归、姜黄等）对小鼠湿疹模型的影响。BALB/c 小鼠 60 只，采用 2，4-二硝基氯苯（DNCB）建立皮肤湿疹模型，随机分为 6 组，分别为空白对照组、空白基质（模型对照组）、复方醋酸地塞米松软膏（阳性对照组）及高、中、低剂量组[加味黄连膏治疗组，0.3、0.15、0.075 g/g（生药/膏）]，对湿疹部位皮肤连续涂抹给药 11 d。结果：药物治疗组与模型对照组相比，小鼠皮肤肿胀明显减轻；与模型对照组比较，血清中细胞因子（IL-2，IL-6，TNF-α 和 IFN-γ）的水平，加味黄连膏治疗组各组细胞因子水平均低于模型组（P<0.05，P<0.01）；且与模型组相比，加味黄连膏治疗组皮肤组织中 p-p38MAPK 蛋白水平明显下降，p-p38MAPK mRNA 表达降低（P<0.05，P<0.01）。

陆锦锐等应用救顽汤（当归、黄芪、炒白术、生甘草、熟地黄、山茱萸等）干预 2，4-二硝基氯苯（DNCB）诱导的慢性湿疹小鼠模型。结果：救顽汤高、中剂量（6.6 g/kg、3.3 g/kg）能有效减轻慢性湿疹模型造成的皮损与炎症程度，能有效升高慢性湿疹模型降低的血清中干扰素-γ（IFN-γ）与皮质酮（CORT）的含量，降低慢性湿疹模型升高的血清中白介素-4（IL-4）含量。

陈彬等应用湿疹溻渍方（苦参、荆芥、生地榆、蛇床子、白鲜皮、黄柏等）干预 DNCB 诱导的湿疹小鼠模型。结果显示：湿疹溻渍方对 DNCB 致小鼠腹部湿疹有明显的改善效果，能够让湿疹小鼠皮损组织中的 IFN-γRa 和 IL-2 量增加，IL-4 的表达降低，且能够减小湿疹小鼠外周血中 CD$_8^+$T，升高 CD$_4^+$T 淋巴细胞的百分比。

蔡思龙等应用苦参软膏干预 DNCB 诱导的湿疹小鼠模型。结果：苦参软膏能够明显减少湿疹皮肤组织炎症细胞计数水平，Notch1、TGF-β1 mRNA、蛋白水平、IL-2、IL-6、TNF-α 水平也明显下降。

（撰稿：王娇 周蜜 审阅：陈红风）

【急性胰腺炎的治疗及实验研究】

杨彩芳将 120 例急性胰腺炎（AP）患者随机分为两组各 60 例，治疗组采用常规综合治疗，观察组加用柴芩承气汤（柴胡、黄芩、芒硝、虎杖、赤芍药、厚朴等）口服，连续治疗 5 d。结果：观察组总有效率为 93.3%（56/60），高于对照组 78.3%（47/60）（P<0.05）；治疗后两组血清淀粉酶（AMS）、ALT、AST、IL-6 水平较治疗前均降低（P<0.05），且观察组均低于对照组（P<0.05）。

吴珊珊将 74 例重症急性胰腺炎（SAP）患者随机分为两组各 37 例，对照组采用常规综合治疗，观察组加用通腑化瘀汤（大黄、牡丹皮、赤芍药、黄芩、芒硝、桃仁等）内服及灌肠，治疗 7 d。结果：观察组总有效率为 91.9%（34/37），高于对照组 81.1%（30/37）（P<0.05）；治疗后两组胰脂肪酶（PL）、MCTSI、AMS 及 IL-6 水平与治疗前比较均降低（P<0.05），且观察组均低于对照组（P<0.05）。

谢世瑞等将 89 例 AP 患者随机分为治疗组 46 例、对照组 43 例，均予常规综合治疗，观察组加用自制胆通颗粒（青皮、金钱草、柴胡、黄芩、枳壳、大黄等），口服或经鼻饲注入，同时配合活血化瘀、消肿止痛中药（大黄、莪术、干姜、艾叶、乳香、没药等）塌渍平铺于全腹部，并用 TDP 神灯照射。7 d 为 1 个疗程，连续治疗 2 个疗程。结果：观察组总有效率为 89.1%（41/46），高于对照组 72.1%（31/43）（P<0.05）；治疗后观察组患者碱性磷酸酶（ALP）、尿淀粉酶（UAMY）、总胆红素（TBIL）、ALT 及 AMS 恢复正常水平所需时间显著短于对照组（P<0.05）。

詹雪芳等将 120 例腑实热结型急性胰腺炎患者随机分为两组各 60 例，均予常规综合治疗，观察组加用通腑承气汤（大黄、柴胡、芒硝、厚朴、生地黄、金银花等）口服，两组均治疗 1 周。结果：治疗后观察组患者 CD$_4^+$/CD$_8^+$、CD$_3^+$ 细胞、CD$_3^+$ 细胞水平均高于对照组（P<0.05）；SOD、谷胱甘肽过氧化物酶（GSH-Px）水平高于对照组，超敏 C 反应蛋白

（Hs-CRP）水平低于对照组（$P<0.05$）；观察组患者粪便中双歧杆菌、乳杆菌水平高于对照组，血淀粉酶及 D-乳酸水平低于对照组（$P<0.05$）；观察组患者腹痛消失时间、AMS 恢复正常时间、肠鸣音恢复所需时间均少于对照组（$P<0.05$）；败血症、消化道出血、腹腔感染、胆道感染等并发症发生率均低于对照组（$P<0.05$）。

崔文旺将 106 例 AP 患者随机分为两组各 53 例，均予常规综合治疗，观察组加用疏肝行气泄热汤（夜交藤、丹参、预知子、柴胡等）保留灌肠，连续治疗 10 d。结果：观察组总有效率为 90.6%（48/53），高于对照组 75.5%（40/53）（$P<0.05$）；观察组二胺氧化酶（DAO）和 AMS 水平低于对照组（$P<0.05$），血钙水平高于对照组（$P<0.05$）；治疗后两组血清 TNF-α、IL-1β、IL-8 表达水平较治疗前均有降低（$P<0.05$），且观察组均低于对照组（均 $P<0.05$）。靳桐等将 122 例 AP 患者随机分为两组各 61 例，均予常规支持治疗，观察组加柴芍承气汤（柴胡、白芍药、黄芩、枳实等）保留灌肠，同时予加味黄芪建中汤（黄芪、桂枝、白芍药、生姜等）口服，持续治疗 7 d。结果观察组总有效率为 90.2%（55/61），高于对照组 73.8%（45/61）（$P<0.05$）；观察组 Ranson 评分、APACHEⅡ 评分、TNF-α、IL-8、IL-6、hs-CRP 及晚期氧化蛋白产物（AOPP）下降水平较对照组均更明显（$P<0.05$）；GSH-Px 和 SOD 均较对照组升高更明显（$P<0.05$）；治疗过程中不良事件出现概率观察组为 18.0%（11/61），低于对照组 37.7%（23/61）（$P<0.05$）。

杨小芳等采用雨蛙素诱导 AR42J 胰腺腺泡细胞炎症反应制备胰腺腺泡细胞损伤模型。将等量 AR42J 细胞分别铺于 6 孔板，分为对照组、雨蛙素组（雨蛙素 10^{-8} mol/L）、大黄素组，其中大黄素组在加入雨蛙素前 15～20 min 依次分别加入不同干预浓度的大黄素（终浓度 0.25、0.5、1.0 mg/L），培养后于不同的时间点收集细胞和培养液上清。结果：与对照组比较，雨蛙素组中的 AMS、TNF-α、JAK2/STAT3 通路相关蛋白表达显著提高（$P<0.05$）；与雨蛙素组比较，大黄素各干预组可显著降低胰腺腺泡的 AMS、TNF-α 含量、JAK2 和 STAT3 的 mRNA 相对表达量（$P<0.01$）；大黄素 0.5、1.0 mg/L 干预组的作用优于 0.25 mg/L 干预组。

陈萌等将 30 只 SD 大鼠随机分为 5 组，分别为正常对照组、模型对照组、芒硝外敷预防组、消炎痛栓预防组、芒硝外敷治疗组，每组 6 只。除正常组外，其余各组采用胰胆管内注入 3% 泛影葡胺（约 0.4 ml）的方法制备 ERCP 术后急性胰腺炎模型。芒硝外敷预防组在造模手术麻醉前 2 h 给予芒硝外敷腹部预防；消炎痛栓预防组在造模手术麻醉前给予消炎痛栓（15 mg/kg）纳肛预防；芒硝外敷治疗组在术后立即给予芒硝袋腹部外敷治疗。造模 24 h 后取材，检测大鼠血清中 AMS、IL-6、IL-10、TNF-α 含量；HE 染色观察胰头组织病理，PCR 检测胰尾组织中 TNF-α、NF-κB mRNA 表达。结果：芒硝外敷预防组及治疗组均能够有效抑制血清 AMS、IL-6、TNF-α 水平以及促进 IL-10 水平（$P<0.01$ 或 $P<0.001$），且芒硝外敷治疗组较预防组优势更为明显。表明，芒硝外敷治疗通过降低 IL-6、IL-10、TNF-α，升高 IL-10 来减轻胰腺的炎症反应，而这种反应则可能是通过降低 TNF-α、NF-κB 的基因表达，实现保护胰腺组织的作用。

杨霄敏等将 50 只 SD 大鼠随机分为假手术组、模型组和木犀草素低、中、高剂量组，每组 10 只。除假手术组外，采用经胰胆管注射 5% 牛磺胆酸钠的方法制备 SAP 模型。模型制备前 2 h 木犀草素低、中、高剂量组分别腹腔注射 10.0 mg/kg、20.0 mg/kg、40.0 mg/kg 的木犀草素，假手术组和模型组给予等量生理盐水。模型制备 24 h 后取材。结果发现，与模型组比较，木犀草素各剂量组大鼠血清中 AMY、ALT、AST、TNF-α、IL-1β 水平及肝组织中 ROS、CYP2E1、HMGB1、TLR-4、p-IRAK1 蛋白表达水平均降低（$P<0.05$），肝组织中 GSH 水平升高（$P<0.05$），且呈剂量依赖性（$P<0.05$）。

吴瑕等总结陈国忠的治疗经验，认为急性胰腺炎的病机特点是湿热瘀毒壅滞，提出清热化湿解毒、化瘀攻下通里的治法,创立清解化攻方(大黄、枳实、厚朴、柴胡、黄芩、莱菔子等)。临床应用时提出清解化攻方灌胃、灌肠、管状腹袋外敷芒硝散(芒硝50 g,姜黄20 g外敷腹部,每日外敷20 h以上)"三管齐下"的给药方式。

徐斗富等总结张永康的治疗经验,认为急性胰腺炎多实邪为患,常见纯实无虚或虚实夹杂而少见纯虚无实。实证多由湿阻、气滞、血瘀、热毒之邪所致,虚实夹杂证多是气虚、脾虚、阴虚等虚邪与实邪夹杂而成。治疗则以"六腑以通为用"为大法,以虚实为基准,虚则补益,实则通利,标本同治。实证常服用大柴胡类方加减通腑泄热,虚实夹杂证常以四君子汤为基础方随证加减扶正祛邪、虚实同治。

(撰稿:吴晶晶 褚美玲 审阅:李斌)

【乳腺增生病的治疗及实验研究】

徐春红等将86例乳腺增生病患者随机分为两组各43例,对照组予他莫昔芬片口服,观察组予海藻连翘方(海藻、连翘、昆布、浙贝母、当归、醋青皮等)口服。结果:2个月经周期后,观察组总有效率为95.3%(41/43),优于对照组83.7%(36/43)($P<0.05$);观察组FSH、P高于对照组,LH、E_2、PRL低于对照组(均$P<0.05$);两组中医证候积分(肿块质地、大小,乳腺疼痛积分)观察组低于对照组($P<0.05$)。

段雪涛将90例乳腺增生病患者随机分为两组各45例,对照组口服他莫西分片,观察组在对照组基础上联用散结汤(柴胡、玫瑰花、延胡索、川芎、茯苓、白芍药等)口服。1个月经周期后,观察组总有效率为91.1%(41/45),优于对照组73.3%(33/45)($P<0.05$);观察组主要临床症状积分低于对照组;E_2、PRL水平低于对照组($P<0.05$),P水平高于对照组($P<0.05$);T细胞亚群CD_3^+、CD_4^+、CD_4^+/CD_8^+低于对照组($P<0.05$),CD_8^+高于对照组($P<0.05$),且观察组较治疗前改善(均$P<0.05$)。

李卓成等将乳腺增生病患者分为微创组53例、联合组52例,两组均行乳腺微创手术,联合组于术后口服乳癖消片,连用60 d。停药2个月后,评判乳腺肿块和胀痛情况。结果:联合组总有效率为92.3%(48/52),高于微创组84.9%(45/53)($P<0.05$);联合组复发率6.3%(3/48),低于微创组20.0%(9/45)($P<0.05$)。

金佳佳等将肝郁气滞型乳腺增生病患者随机分为三组各40例,西药组口服他莫昔芬片,中药组口服柴胡疏肝散(柴胡、陈皮、川芎、醋香附、枳壳、白芍药等),治疗组在中药组基础上联用揿针(取双侧合谷配太冲,每次留针48 h,2次/周)。结果:治疗2个月经周期后,与治疗组比较,西药组、中药组中医证候积分(主症:乳房胀痛或窜痛、烦躁易怒;次症:抑郁失眠、两胁胀满、痛经;按无、轻、中、重分别记2、4、6、8和0、1、2、3分)和乳房疼痛、肿块大小、肿块分布范围评分均较高(均$P<0.05$);西药组、中药组FSH、P水平较低,LH、E_2、PRL水平升高(均$P<0.05$);临床总有效率治疗组95.0%(38/40)>中药组72.5%(29/40)>西药组60.0%(24/40)(均$P<0.05$)。

王冰等以逍遥蒌贝汤(香附、柴胡、白芍药、半夏、夏枯草、白芥子等)治疗51例对照组乳腺增生病患者,观察组52例在对照组基础上配合中医情志疗法。结果:连续治疗90 d后,观察组乳房疼痛、乳房肿块、全身伴随症状、彩超评分及以上4项总评分均低于对照组($P<0.05$);观察组临床有效率为92.3%(48/52),高于对照组76.5%(39/51)($P<0.05$);治疗后两组血清E_2、PRL水平均降低,且观察组明显低于对照组($P<0.05$);两组血清P水平升高,且观察组明显高于对照组($P<0.05$);对照组症状自评量表(SCL-90)、生命质量测定量表简表(QOL-BREF)评分偏高($P<0.05$)。

缪霓等取60只SD雌鼠,分空白组、模型组、治疗组,各20只,除空白组外所有大鼠通过在后肢外侧肌肉注射苯甲酸雌二醇加序贯黄体酮的方法建立乳腺增生(MGH)模型。从治疗周期开始,空白对照组和模型组予淀粉糊精贴敷,治疗组予乳腺小叶增生筛选方(淫羊藿、巴戟天、莪术、柴胡、香附、丁香)药糊敷贴,药物涂抹于 1 cm×1 cm 纱布上,覆盖在大鼠第 2、3 对乳房上,每日 1 贴,敷 8 h 以上。连续给药 15 d 后,大鼠动情周期紊乱率,模型组(2/20)＞治疗组(1/18)＞空白对照组(0/20)。

李军梅等将 80 只 Wistar 大鼠分为正常对照组 15 只和模型复制组 65 只。模型复制组采用慢性不可预知刺激＋孤养复合前腋下注射苯甲酸雌二醇和黄体酮的方法建立肝郁气滞证 Wistar 雌鼠 MGH 模型。60 d 后处死 5 只大鼠判断模型成功后,随即将模型复制组随机分为 6 组(模型组,乳结消颗粒大、中、小剂量组,乳疾灵颗粒组,三苯氧胺组),各 10 只,开始给予对应药物灌胃,连续 30 d。结果:实验结束时,乳结消颗粒大、中、小剂量组,乳疾灵颗粒组,三苯氧胺组,乳腺体积、乳腺质量、E_2 和 PRL 水平均低于模型组($P<0.05$)。镜下乳腺小叶数、小叶内腺泡数、腺泡腔直径及腺导管腔直径等乳腺组织形态学变化,模型组较正常组增加($P<0.01$);与模型组比较,乳结消颗粒大、中剂量组,乳疾灵颗粒组和三苯氧胺组上述指标均不同程度减少、减轻($P<0.05$ 或 $P<0.01$)。

孟军华等将 56 只 SD 雌鼠随机均分七组,每组 8 只,除正常组外其余通过注射苯甲酸雌二醇和黄体酮的方法建立 MGH 大鼠模型,造模 5 d 后每组各取 1 只处死取材判断造模成功后,正常组、模型组予蒸馏水灌胃,1 次/d,乳癖散结组,他莫昔芬组,回乳抑增一号(生麦芽、牡蛎、浙贝母、夏枯草、白芥子、山慈菇等)低、中、高剂量组予相应药物灌胃。结果:治疗 30 d 后,与正常组比较,模型组 ERα、PR mRNA 基因表达和 PCNA、VEGF 蛋白表达增加($P<0.01$ 或 0.05)。与模型组比较,各治疗组大鼠乳腺血管内皮生长因子(VEGF)、增殖细胞核抗原(PCNA)蛋白水平下降($P<0.05$);ERα、PR mRNA 基因表达下降($P<0.01$)。与正常组比较,回乳抑增一号中剂量组、他莫昔芬组 ERα mRNA 水平与正常组无显著差异。

王玉章认为,乳癖的治疗应以调理为主,根据病情进行辨证,随证变化配合使用养血柔肝、益阴安神、调理冲任、健脾益气、疏气活血、软坚散结等法,自拟消癖糖浆等乳腺增生治疗制剂。宋鲁成认为本病的发生多因情志不遂、久郁伤肝,多从肝脾肾论治,注重现代药理、中西合参,还加入刃针、八卦针等疗法。

(撰稿:殷玉莲 马丽娜 审阅:李斌)

【胆囊炎的治疗与研究】

蔡兴黎将 106 例肝胆湿热证慢性胆囊炎患者随机分为两组各 53 例,对照组予熊去氧胆酸片、复方阿嗪米特肠溶片治疗,观察组在对照组基础上加服安胆汤(金钱草、海金沙、姜半夏、延胡索、泽泻、生地黄等),治疗 4 周。结果:观察组总有效率为 94.3%(50/53),高于对照组 81.1%(43/53)($P<0.05$)。

郭海军等将 100 例肝胆湿热型慢性胆囊炎患者随机分为两组各 50 例,对照组予熊去氧胆酸片口服,观察组加服疏肝清胆汤(蒲公英、柴胡、黄芩、枳壳、白芍药、法半夏等,黄疸明显者加栀子、龙胆草,胁痛者加延胡索、郁金,大便秘结者加芒硝、熟大黄,心神不宁者加合欢皮、酸枣仁),治疗 4 周。结果:观察组中医证候总分低于对照组(6.45±1.76 vs 15.03±2.57),总有效率 94.0%(47/50),高于对照组 76.0%(38/50)($P<0.05$)。

王思玉等将 160 例肝胆湿热证的胆结石合并慢性胆囊炎患者随机分为两组各 80 例,对照组予口服熊去氧胆酸片、金胆片,观察组加用疏肝利胆排石汤(柴胡、金钱草、茵陈、延胡索、枳实、鸡内金等),治疗 12 周。观察组血清 TBIL、TBA、TC、ALT、AST 低于对照组($P<0.05$);结石直径与胆囊壁厚度小于对照组,中医证候评分低于对照组;观察组总有效率为 93.8%(75/80),高于对照组 82.5%(66/80)(均 $P<0.05$)。

陈佳骏等选取 30 例慢性结石性胆囊炎患者为治疗组,20 例无胆道疾病的志愿者为对照组。对照组不予任何治疗,治疗组予大柴胡汤加减(柴胡、海金沙、黄芩、法半夏、白芍药、川楝子等),口服治疗 4 周后,其胆囊收缩率(51.92±3.15%)较对照组胆囊收缩率(54.76±2.75%)无差异($P>0.05$),明显高于治疗前的胆囊收缩率(38.78±3.05%)($P<0.05$)。

郑萍等将 108 例胆腑郁热型胆囊炎腹腔镜胆囊切除术后患者随机分为两组各 54 例,对照组予术后综合治疗(头孢曲松钠、甲硝唑氯化钠静脉滴注),观察组加用大柴胡汤加减贴敷胆囊区(柴胡、白芍药、大黄、枳实、栀子、黄芩等,研细粉,以温水、白蜜调匀成糊状敷于胆囊区,4~6 h/次,2 次/d,间隔 4 h)与耳穴压豆(选胰胆、十二指肠、肝、内分泌、皮质下、交感、神门,按压 3~5 min/次,3~5 次/d),治疗 7 d。观察组肠鸣音恢复时间、首次排气时间、首次排便时间均早于对照组[(8.15±1.73)h vs (10.43±1.85)h、(20.49±2.85)h vs (25.85±3.74)h、(46.53±5.92)h vs (55.29±6.81 h)]($P<0.05$)。

党中勤认为慢性胆囊炎主要以肝胆疏泄失常、气机紊乱、脏腑功能失调为基本病机,日久可形成肝郁脾虚、肝阴不足之证。临证基于“病-证-症”理论,研制出利胆和胃方(广金钱草、青皮、枳壳、木香、延胡索、郁金等)为主,联合外治法穴位贴敷(利胆消炎膏贴于日月穴、期门穴、阳陵泉穴)、耳针(胆囊、十二指肠、肝)、针灸(胆囊穴、阳陵泉穴、日月穴、胆俞穴、肩井穴)治疗慢性胆囊炎。谢晶日从“气机、湿邪、瘀滞”三方面论治慢性胆囊炎,用药上,重视配伍理气疏肝之品及注重顾护调养脾胃。

(撰稿:仲芫沅 金岚 审阅:李斌)

【肛瘘的治疗及实验研究】

侯艳梅等将 112 例接受肛瘘多切口浮线引流患者随机分为两组各 56 例。术后第 2 d 开始换药,对照组于便后采用温水清洁伤口,凡士林纱条塞入;观察组采用解毒生肌汤(紫草、当归、乳香、没药、血竭、冰片等)溻渍联合紫草油纱辅助引流,两组均 2 次/d。观察组术后第 9、14 d 和 1、2 个月创面愈合率均高于对照组[(15.17±3.48)%、(31.28±2.74)%、

(65.18±7.15)%、(85.21±6.18)% vs (9.31±2.15)%、(19.37±2.71)%、(45.27±6.18)%、(79.38±5.48)%]。

钱政等将 104 例复杂性肛瘘新型探查术后患者随机分为两组各 52 例,对照组术后连续 7 d 口服地奥司明,创口以凡士林填塞后加压包扎;术后第 2 d 起使用普济痔疮栓 1 粒/d 纳肛,应用 28 d。治疗组 52 例在对照组基础上予化毒清湿汤(大红藤、生黄芪、炒薏苡仁、赤芍药、枳壳、泽泻等),连续 28 d 每日早晚温服。治疗组总有效率为 98.1%(51/52),高于对照组 86.5%(45/52)($P<0.05$)。术后第 28 d,治疗组血清中血管内皮细胞生长因子(VEGF)、表皮生长因子(EGF)显著高于对照组[(11.28±1.46)ng/L、(8.09±0.72)ng/L vs (7.39±0.97)ng/L、(5.76±0.61)ng/L],IL-1β、TNF-α 水平显著低于对照组[(17.32±3.85)ng/ml、(15.21±2.27)ng/L vs (31.96±4.91)ng/ml、(19.47±2.96)ng/L](均 $P<0.05$)。

陶一秋等将低位复杂性肛瘘术后患者 70 例随机分为两组各 35 例,术后两组基础治疗均为静滴先锋美他醇,连续 5 d;口服地奥司明片、致康胶囊;观察组、对照组分别用自制柏氏养肌膏(三石散 100 g,麻油 15 g,调匀成软膏剂)和龙珠软膏敷于创面。观察组术后第 7、14 d 创面愈合率显著高于对照组[(22.08±5.01)%、(67.70±7.18)% vs (21.75±6.28)%、(62.12±8.46)%]($P<0.05$)。

范建明等观察 110 例肛瘘患者,对照组 55 例术后采取常规抗感染处理;观察组 55 例在对照组治疗基础上加用中药熏洗方(薄荷、赤芍药、川椒、苍术、黄柏、荆芥等)每日排便后熏洗坐浴 20~30 min;治疗 14 d 后,两组创面面积较前均减小,且观察组小于对照组[(3.39±0.62)cm² vs (5.23±0.87)cm²]($P<0.05$)。治疗后两组患者血清 EGF、直肠分泌物分泌型免疫球蛋白 A(SIgA)均较治疗前升高,且观察组高于对照组[(29.92±5.06)Pg/ml、(3.38±0.44)mg/L vs (26.88±5.04)Pg/ml、(2.95±0.40)mg/L]($P<0.05$)。

杨丹丹等将 64 例肛瘘患者随机分为两组各 32

例,观察组采用虚挂线疗法治疗,对照组采用切开法治疗,观察组橡皮筋在 10 d 左右酌情拆除。结果:观察组创面愈合时间短于对照组[(28.78±2.04)d vs (41.94±4.48)d(P<0.05)],肛门功能评分优于对照组[(0.88±0.61)分 vs (4.09±0.89)分](P<0.05)。

张盛甫等以 102 例肛瘘术后患者为研究对象。在术后抗感染等常规治疗基础上,对照组 51 例予生物反馈治疗(患者取截石位,肌电感受器置入肛内,启动生物反馈治疗仪,参数设置:电刺激频率 10~80 Hz,持续时间 5~10 s,间歇时间 5~20 s,采取间歇性电激刺激;指导患者进行收缩和放松肛门肌肉训练,每次训练时间为 30 min,1 次/d,5 次/周);联合组 51 例予生物反馈结合加味苦参汤(苦参、黄柏、黄芩、大黄、紫花地丁、蒲公英等)熏洗坐浴治疗。持续治疗 1 个月,随访 2 个月。结果治疗后 1 个月,联合组总有效率为 94.1%(48/51),高于对照组 78.4%(40/51)(P<0.05),肛门功能指诊评分、Wexner 评分均低于对照组[(1.8±0.6)分、(1.0±0.3)分 vs (3.2±1.0)分、(1.6±0.5)分](P<0.05)。庄俊锋等将 114 例复杂性肛瘘患者随机分为两组各 57 例,对照组采用肛门括约肌间瘘管结扎术治疗,观察组保留括约肌内口切除引流术治疗,随访半年,观察组总有效率为 94.7%(54/57),优于对照组 80.7%(46/57)(P<0.05)。

刁翰林等将 30 只 SD 雄性大鼠随机分为治疗组、对照组、空白组,每组 10 只。所有大鼠适应性喂养 1 周后,麻醉下以肛缘为界切开皮肤至直肠黏膜,损伤深度达肛门括约肌。各组大鼠予模拟临床换药,1 次/d。对照组于换药前 1 h 给予 3.25%盐酸曲马多溶液 2 ml 灌胃;治疗组于换药刺激前 5 min 给予免煎中药汤剂活血止痛散外洗(乳香、没药、赤芍药、制大黄、五倍子、白芷等),并在换药同时予以长强穴、次髎穴毫针刺入加经皮穴位电刺激操作,持续 5 min,后予肛门穴、直肠穴、交感穴棉签棒按压模拟耳穴压豆刺激。空白组不予治疗干预。干预 10 d 后观察,取材。结果:治疗组创面干燥、愈合良好、无炎性渗出物,优于对照组与空白组;与空白组比较,治疗组与对照组的成纤维细胞生长因子及其 mRNA、VEGF、神经肽 P 物质(SPm)RNA、速激肽 1 型受体(NK1R)mRAN 均升高,IL-1、IL-6、TNF-α 均降低(P<0.05);与对照组比较,治疗组 VEGF、SP mRNA、NK1R mRNA 均升高,IL-1、IL-6 均降低(P<0.05)。

曾婷婷等将 80 只健康成年 SD 大鼠随机分成假手术组、模型组、象皮生肌膏组、湿润烧伤膏组,每组 20 只,制造肛瘘术后感染性创面和假手术模型后,假手术组采用生理盐水治疗,象皮生肌膏组(象皮、当归、地黄、炉甘石、血余炭、石膏等)、湿润烧伤膏组分别采用相应的药物治疗。上述各组换药 2 次/d,连续 2 周。结果:治疗后第 7、10、14 d 疮面愈合率结果显示,象皮生肌膏组[(64.45±5.84)%、(82.35±5.14)%、(95.72±5.62)%]和湿润烧伤膏组[(54.34±5.72)%、(70.24±4.58)%、(78.15±4.18)%]显著高于模型组[(32.01±6.12)%、(45.23±4.72)%、(57.45±4.97)%],且象皮生肌膏组优于湿润烧伤膏组,其差异有统计学意义(P<0.05)。

王业皇对于肛瘘的诊治,主张内外并治、药术并施,提倡拔根塞源、护肛温存的微创思想,以及引流通畅、能缝则缝的手术原则。对于高位肛瘘,王业皇教授将其术前评估与中医"四诊合参"相结合,提出"一问""二望""三摸""四查"的临床经验。杨巍认为复杂性肛瘘的局部表现错综复杂,术前当重视辨虚实缓急。辨证属急,当以扩大肛瘘外口通畅引流治其急;病势为缓,内治以透脓托毒、清热活血,使炎症局限。伴湿热下注者,证属实证,治以清热祛湿,方用实炎方加减(车前子、苍术、黄柏、藿香梗、木香、黄连等);正虚邪恋者,治以益气养阴、健脾补肾,方用虚炎方(白术、山药、黄芪、黄连、茯苓、仙茅等)。手术当顺势而为,注意保护肛门括约肌。

(撰稿:孟畑 代秋颖 审阅:李斌)

【糖尿病足的治疗及实验研究】

崔春森等将 120 例糖尿病足患者随机分为两组

各60例,对照组采用常规治疗(控制血糖、预防感染、改善微循环、清创换药等),研究组在此基础上联合生肌膏外敷治疗,1次/d,治疗1个月。治疗后研究组创面面积、创面氧分压、溃疡长径、创面pH值较对照组改善更明显,上述指标研究组分别为(75.1±18.3)mm²、(36.0±5.1)mmHg、(3.2±0.8)cm、6.5±0.3,对照组分别为(129.7±25.1)mm²、(30.2±4.2)mmHg、(4.5±1.2)cm、6.9±0.4(均$P<0.05$)。研究组血清PDGF、VEGF均较对照组改善更明显(均$P<0.05$)。

鲁铭等将64例糖尿病足患者随机分为两组各32例,对照组用碘伏消毒后康复洗液湿敷,治疗组予黄连紫草油纱条湿敷,渗液较多时每1～2d换1次药,渗液较少时每3～4d换1次药,形成表皮后每5～7d换1次药。治疗1个月,治疗组总有效率为96.9%(31/32),优于对照组84.4%(27/32)($P<0.05$)。两组血清VEGF、bFGF均升高,治疗组高于对照组(均$P<0.05$)。

李文惠等将糖尿病足溃疡患者随机分为两组各36例,在常规换药基础上,紫珠软膏组给予紫珠软膏外用,凡士林组给予凡士林外用。治疗10d,两组IL-1β、TNF-α、AGEs明显降低,bFGF、VEGF明显增高($P<0.05$),且紫珠软膏组较凡士林组IL-1β、AGEs及bFGF变化更明显(均$P<0.05$)。

王广宇等将90例糖尿病足伴慢性疮面患者按局部辨证分为三组各30例,分别用紫色疽疮膏纱条、回阳生肌膏纱条、朱红膏纱条剪成合适大小敷于疮面,1次/d,配合蚕食清创。结果:紫色疽疮膏治疗3d,VEGF、bFGF显著升高(均$P<0.01$),随后有所下降,而TNF-α无明显变化;回阳生肌膏治疗3d,bFGF、TNF-α显著升高(均$P<0.01$),6d时稍有下降,而VEGF无明显变化;朱红膏对TNF-α、VEGF、bFGF3种生长因子均有缓慢持续升高作用(均$P<0.05$)。

张丽晓等将112例糖尿病足患者随机分为两组各56例,对照组给予介入及高压氧治疗,观察组在此基础上加中药外洗(金银花、黄连、白芷、菊花、当归、红花等),治疗1个月。结果:观察组总有效率为98.2%(55/56),高于对照组87.5%(49/56)($P<0.05$)。两组炎性因子(CRP、TNF-α、IL-6)降低(均$P<0.05$),足部血流指标升高($P<0.05$),以观察组更明显($P<0.05$)。

陈铁林等将60例气虚血瘀型糖尿病足患者随机分为两组各30例,均予常规治疗,对照组加温水足浴疗法,观察组加通络活血方沐足(丁香、地龙、透骨草、丹参、红花、桃仁等),连续治疗4周。结果:观察组治疗总有效率93.3%(28/30),高于对照组73.3%(22/30)($P<0.05$)。治疗后两组足背动脉血流动力学指标均优于治疗前($P<0.05$),观察组更明显($P<0.05$)。两组腓总神经、胫神经传导速度均较治疗前好转($P<0.05$),观察组优于对照组($P<0.05$)。

孙雅斯等将240例糖尿病足患者随机分为两组各120例,对照组给予中药(鸡血藤、木瓜、桂枝、红花、透骨草、白芷等)熏蒸治疗,联合组在此基础上加用艾灸治疗(涌泉、阴陵泉、阳陵泉、太溪、解溪、足三里等穴位)。治疗4周,联合组总有效率98.3%(118/120),优于对照组89.2%(107/120)($P<0.05$)。联合组治疗后的ABI、TBI高于对照组,IL-6、IL-12低于对照组(均$P<0.05$)。

张荣荣等将66例老年前期糖尿病足患者随机分两组各33例,对照组给予常规疗法(口服降糖药物、甲钴胺片;睡前40～42℃温水浸泡双足10 min),实验组在此基础上联合中药(白芷、木瓜、麻黄、川椒、没药、乳香等)熏洗。治疗4周后,实验组踝肱指数优于对照组($P<0.05$),总有效率93.9%(31/33),高于对照组75.8%(25/33)($P<0.05$)。

林小燕等将164例0级糖尿病患者随机分成两组各82例,均采用常规基础疗法(降糖、降压、降脂等),观察组加用中药沐足(神经型:乳香、没药、急性子、红花、附子、炮姜等;血瘀型:乳香、没药、丹参、虎杖根、鸡血藤、鬼箭羽等;神经血瘀型:乳香、没药、红花、附子、丹参、红藤等)联合穴位按摩,治疗6个月。观察组总有效率为96.3%(79/82),高于对照组

48.8％(40/82)(*P*<0.01)。观察组踝肱指数、足部压力感觉阈值、足部震动感觉阈值较治疗前升高(均*P*<0.01),对照组上述指标治疗前后比较,差异均无统计学意义。观察组治疗6个月后上述指标优于对照组(均*P*<0.01);麻木、疼痛评分低于对照组(均*P*<0.01)。

高艳等复制大鼠糖尿病足烫伤模型(糖尿病模型Wistar大鼠45只,用10％水合氯醛麻醉后,在大鼠左后足踝关节上方0.5 cm处做标记,将其以下部分浸入(60±1)℃热水中固定不动,20 s后取出。2 h后左后足出现明显红肿、大水泡,表示深Ⅱ°烫伤模型复制成功)。分为模型组、京万红软膏组、重组人表皮生长因子外用溶液(rhEGF)组各15只,另外15只大鼠作为假手术组对照,给药14 d。结果:与模型组相比,给药5 d后,京万红软膏组大鼠足趾体积减小更明显(*P*<0.05),给药14 d后,京万红软膏组大鼠Wagner分级水平显著降低(*P*<0.01);京万红软膏组、rhEGF组SOD水平升高(均*P*<0.05),MDA和NO含量无显著差异;此外,京万红软膏组PDGF mRNA表达升高(*P*<0.05),rhEGF组TGF-β mRNA表达升高(*P*<0.05)。

张学文辨治糖尿病足重视四毒,即糖毒、瘀毒、浊毒、热毒。糖毒是水谷精微物质过盛产生的一种毒邪,也是糖尿病及其并发症的致病基础。糖毒、浊毒、瘀毒日久均可变为热毒,故强调糖尿病足感染期以湿热毒邪内盛为主。糖尿病足分为缺血期、感染坏死期和恢复期,应分期论治。缺血期采用活血化瘀解毒法,感染坏死期采用清热泻浊解毒法,恢复期采用扶正补消托毒法。

(撰稿:周悦　审阅:李斌)

［附］　参考文献

B

白美蓉,惠叶子,周培媚.蛇串疮祛痛汤结合青黛雄黄散外敷对带状疱疹患者疗效及炎性因子影响研究[J].四川中医,2020,38(5):179

C

蔡思龙,段亚星.苦参软膏对小鼠湿疹模型的治疗作用及免疫机制分析[J].中国中医急症,2020,29(2):236

蔡兴黎.安胆汤治疗肝胆湿热证型慢性胆囊炎临床效果[J].慢性病学杂志,2020,21(9):1377

曹剑.苦参三黄汤熏洗治疗肛门湿疹临床观察[J].实用中医药杂志,2020,36(8):1088

曹雅琦,魏丹丹,张森,等.苦参异戊烯基黄酮与甘草黄酮联用体外抑菌活性评价及抗小鼠乳腺炎作用研究[J].南京中医药大学学报,2020,36(3):331

陈彬,郭晓明,闫英.湿疹溻渍方对模型小鼠炎性细胞因子及淋巴细胞亚群的影响[J].世界中西医结合杂志,2020,15(7):1259

陈芳,吴蕊,刘文韬,等.白及多糖乳膏加柴红汤治疗黄褐斑疗效观察[J].湖北中医杂志,2020,42(6):37

陈萌,丛军,李甫,等.芒硝外敷对ERCP术后急性胰腺炎模型大鼠的防治作用及其机制研究[J].上海中医药杂志,2020,54(S1):162

陈勇,周琛.加味三黄汤湿敷辅助治疗传染性湿疹样皮炎患者疗效分析[J].实用中西医结合临床,2020,20(7):48

陈红霞,张虹亚,王建锋,等.纳晶微针联合中药面膜治疗痤疮凹陷性瘢痕的临床疗效和安全性研究[J].中华中医药学刊,2020,38(6):214

陈佳骏,张海阳,曹学冬,等.大柴胡汤对慢性结石性胆囊炎患者胆囊收缩功能的影响[J].上海中医药杂志,2020,54(S1):44

陈铁林,屠伟平.通络活血方沐足结合常规西医疗法治疗气虚血瘀型糖尿病足临床研究[J].新中医,2020,52(3):66

崔春森,付慕勇.生肌膏对糖尿病足患者的疗效及对其创面愈合相关指标及预后的影响分析研究[J].中国中西医结合外科杂志,2020,26(1):58

崔文旺.疏肝行气泄热汤保留灌肠治疗急性胰腺炎的

疗效及对血清淀粉酶水平的影响[J].四川中医,2020,38(9):102

D

代恒恒,李海松,宫傛浩,等.通前络汤对慢性前列腺炎模型大鼠 IL-2、IL-8 及 IgM 水平的影响[J].中医学报,2020,35(10):2194

戴芳.百玉二至汤治疗黄褐斑 65 例[J].实用中医药杂志,2020,36(10):1276

邓咏诗,郜洁,廖秀平,等.李曰庆教授治疗特发性少弱精子症药对浅析[J].环球中医药,2020,13(7):1257

刁翰林,徐丽,程文秀,等.中医综合外治法对肛瘘术后模型大鼠创面愈合指标的影响[J].中国中医基础医学杂志,2020,26(4):493

段雪涛.散结汤治疗乳腺增生临床观察[J].四川中医,2020,38(7):177

F

范建明,乔俊,徐琴.中药熏洗对肛瘘术后患者的影响[J].西部中医药,2020,33(5):138

冯今虹,程宏斌,刘俊豪,等.基于"水亏不能制火,血弱不能华肉"探讨肾气丸治疗肾阴亏虚型黄褐斑机理[J].四川中医,2020,38(5):50

冯杨洋,许鹏光.基于"有诸内者,必形诸外"探析黄褐斑从三焦辨治[J].四川中医,2020,38(10):48

傅浩.白芍总苷治疗慢性湿疹的临床效果[J].临床医学,2020,40(6):105

G

高艳,崔文钰,卢志强,等.京万红软膏对大鼠糖尿病足烫伤的疗效及机制研究[J].天津中医药,2020,37(5):578

高绍博,王业皇.王业皇手术治疗高位肛瘘的临床经验探析[J].中医药临床杂志,2020,32(9):1666

弓敏,江杨清.江杨清运用清热利湿法治疗湿疹经验[J].中医杂志,2020,61(5):403

郭樱,钱方,杨玉峰,等.清热化痰散结方治疗痰瘀互结型痤疮的临床研究[J].河北中医药学报,2020,35(3):18

郭海军,郭秀霞,王本贤.疏肝清胆汤联合熊去氧胆酸片治疗肝胆湿热型慢性胆囊炎临床研究[J].新中医,2020,52(5):77

H

侯艳梅,何涛宏,周策,等.解毒生肌汤和紫草油纱在肛瘘术后的应用[J].中国中西医结合外科杂志,2020,26(2):268

呼涛,赵辉,郝建梅.郝建梅从相火学说论治头部带状疱疹经验介绍[J].新中医,2020,52(19):196

胡艳阁,王丽,田分.桃红四物汤加减方联合脉冲射频治疗带状疱疹后遗神经痛[J].中医学报,2020,35(8):1784

J

贾艮林,谢晶日,张启佳,等.谢晶日教授从"气湿瘀"论治慢性胆囊炎经验举隅[J].中国中西医结合消化杂志,2020,28(6):474

江丽莹,洪文,李强.洪文运用六味地黄汤治疗慢性湿疹经验介绍[J].新中医,2020,52(5):206

蒋岩,于丽,张齐昌.补阳还五汤加减对老年气虚血瘀型下肢动脉硬化闭塞症疗效观察[J].中医临床研究,2020,12(21):30

金佳佳,陈建华,季晓亮,等.揿针联合柴胡舒肝散治疗肝郁气滞型乳腺增生症 40 例临床研究[J].江苏中医药,2020,52(11):73

靳桐,杜易芳.加味黄芪建中汤联用柴芍承气汤保留灌肠治疗急性胰腺炎的疗效及对 hs-CRP、GSH-Px 和 AOPP 的影响[J].四川中医,2020,38(8):121

L

蓝菲,石天竹.加味桃红四物汤对混合痔外剥内扎术后疼痛应用价值探讨[J].辽宁中医药大学学报,2020,22(5):103

雷鸣,刘瑞,姚斌,等.寻常型银屑病患者 p38MAPK/Th17 信号通路相关细胞因子表达及龙胆泻肝汤加减的影响作用[J].时珍国医国药,2020,31(6):1342

李澜,黄湘俊,王永恒.小柴胡汤加味联合经鼻肠梗阻导管对粘连性肠梗阻治疗效果[J].中医药临床杂志,2020,32(4):777

李倩.八珍汤联合龙珠软膏内外兼治压疮 34 例临床观察[J].浙江中医杂志,2020,55(8):580

李淑,李晓睿,吴孙思,等.李咏梅辨治带状疱疹后遗神经痛经验撷粹[J].江苏中医药,2020,52(3):17

李婷,王文娟,李兰英,等.清心消痤饮治疗青春期后女性痤疮疗效观察及对血清睾酮、硫酸脱氢表雄酮水平的影响[J].河北中医,2020,42(4):512

李伯华,张圆,朱慧婷,等.程海英多种针法联合治疗带状疱疹临床经验[J].北京中医药,2020,39(6):569

李军梅,刘建勋,邢泽田,等.乳结消颗粒对肝郁气滞型乳腺增生模型大鼠的影响[J].中药新药与临床药理,2020,31(6):627

李文惠,杨晓,闫少庆,等.紫朱软膏干预糖尿病足愈合过程中细胞因子表达[J].中国老年学杂志,2020,40(6):1159

李耀耀,陈志伟,汪洋,等.玉容消斑汤治疗气滞血瘀型黄褐斑及对血清 MDA、LPO 及 SOD 水平的影响[J].中国中西医结合皮肤性病学杂志,2020,19(3):249

李卓成,胡鑫.乳癖消联合微创手术治疗乳腺增生症疗效观察[J].广西中医药大学学报,2020,23(2):39

林小燕,刘良红,毛细花,等.中药沐足与穴位按摩联合常规疗法治疗 0 级糖尿病足临床研究[J].新中医,2020,52(12):142

林小杨,沈秋娴,于珺,等.庄礼兴教授分期治疗带状疱疹临床经验探析[J].天津中医药,2020,37(10):1127

林晓茹,陈红风,胡升芳,等.消痈方内服联合金黄膏外敷治疗外吹乳痈初期患者的临床疗效及对乳汁菌群的影响[J].上海中医药杂志,2020,54(12):54

林逸民,贺露璐,鲍身涛.鲍身涛从肝脾论治湿疹经验[J].北京中医药,2020,39(7):707

刘芳,李树君.中药外敷联合复方多黏菌素 B 软膏治疗带状疱疹 36 例[J].中医外治杂志,2020,29(2):13

刘坤,吴心力,王英丽.自拟中药方联合中药塌渍治疗带状疱疹后遗神经痛临床疗效[J].中外医疗,2020,39(4):155

刘春保,陆江涛,孔珍珍.陆江涛教授运用安肤止痒丸治疗慢性湿疹的经验[J].当代医学,2020,26(8):186

刘肃志,李悦,陆宏,等.杨巍治疗高位复杂性肛瘘的经验[J].上海中医药杂志,2020,54(3):42

鲁铭,马湘玉.黄连紫草油纱条治疗糖尿病足早期溃疡的效果观察[J].实用临床医药杂志,2020,24(5):98

陆锦锐,曹芳,陆锦榕,等.救顽汤对慢性湿疹大鼠模型血清 IFN-γ、IL-4 与 CORT 变化的影响[J].中国中医药现代远程教育,2020,18(14):114

吕佳守.李灿东教授运用消风散加减治疗湿疹经验[J].福建中医药,2020,51(1):65

M

毛新,王璐,李妍,等.基于证素分类探讨痤疮的分子生物学特征[J].辽宁中医杂志,2020,47(5):76

毛剑敏,孙建明,颜广,等.生精汤联合中医定向透药疗法治疗肾精亏损型男性不育症临床研究[J].新中医,2020,52(14):103

孟军华,安靖,王雄,等.回乳抑增一号对乳腺增生大鼠激素受体及细胞增殖、凋亡的影响[J].中成药,2020:1

闵佳怡,张燚.从刘完素"火热论"治疗寻常性痤疮经验[J].江西中医药,2020,51(5):36

缪霓,王群,王珊珊,等.乳腺小叶增生筛选方外用对乳腺增生病大鼠动情周期的影响[J].中华中医药杂志,2020,35(6):3142

N

牛彬,张靓,石年.黄褐斑治疗中 Medlite-C6Q-开关 1 064 nm 激光联合川黄口服液对临床疗效的影响分析[J].中国中西医结合皮肤性病学杂志,2020,19(3):246

钮静,申青艳,肖竹青,等.韦云运用"五分法"论治痤疮经验[J].中华中医药杂志,2020,35(1):251

P

潘会珍,党中勤,徐璐一,等.党中勤教授中药内服联合外治法治疗慢性胆囊炎经验探析[J].中医临床研究,2020,12(1):105

Q

钱政,蒋洁,周钰杰,等.化毒清湿汤对复杂性肛瘘新型探查术后患者手术创面恢复功效研究[J].陕西中医,2020,41(8):1118

邱旌伟.通络益气汤对带状疱疹后遗神经痛患者疼痛、睡眠及细胞免疫功能的影响[J].四川中医,2020,38(2):166

S

施小萌.益气健脾除湿汤联合光动力疗法治疗中重度痤疮的效果观察[J].实用中西医结合临床,2020,20(6):65

宿佳,王梅青,杨坤,等.银黄解毒促愈汤对肛周脓肿术后创面愈合的影响[J].河北中医药学报,2020,35(4):30

孙磊.大黄牡丹汤加减配合手术治疗急性化脓性阑尾炎的临床观察[J].实用中医内科杂志,2020,34(2):73

孙田,王珺,王东,等.当归四逆加吴茱萸生姜汤加味联合枸地氯雷他定片治疗慢性荨麻疹的临床观察[J].世界中医药,2020,15(2):256

孙家忠,张传晔,余庆生.四妙勇安汤合桃红四物汤加减对下肢血栓性浅静脉炎的疗效分[J].四川中医,2020,38(9):79

孙雅斯,马建春.艾灸联合中药熏蒸对糖尿病足患者炎性因子水平的影响[J].中医外治杂志,2020,29(5):34

孙自学,张珈铭,陈建设,等.益肾通络方治疗Ⅲ型前列腺炎肾虚络阻型患者的疗效评价[J].中国中西医结合杂志,2020,40(11):1349

锁苗,李惠林,赵恒侠,等.国医大师张学文从内生毒邪论治糖尿病足[J].中医学报,2020,35(4):807

T

陶一秋,杜佳琦,张卫刚.柏氏养肌膏促进肛瘘术后创面愈合的临床研究[J].中药材,2020,43(2):490

屠远辉,方玉甫,王丽.加味散血葛根汤联合神经阻滞对带状疱疹后遗神经痛血脉瘀阻证患者的临床疗效[J].中国实验方剂学杂志,2020,26(21):129

W

王冰,陈红风.逍遥蒌贝汤加减配合中医情志疗法治疗乳腺增生的疗效[J].世界中医药,2020,15(16):2466

王贝贝,王业皇.王业皇小儿肛瘘外治经验[J].中医学报,2020,35(11):2380

王广宇,王雨,王雷永,等.以"生肌三法"为代表的方药对糖尿病足伴慢性疮面作用机制的探讨[J].世界中医药,2020,15(14):2116

王双勋,张小卿.补肾祛斑汤治疗黄褐斑临床观察[J].社区医学杂志,2020,18(12):891

王双勋,张小卿.桃红四物汤结合当归芍药散治疗女性黄褐斑有效应用研究[J].辽宁中医药大学学报,2020,22(7):158

王思玉,邓晋妹,彭美哲,等.疏肝利胆排石汤对胆结石合并慢性胆囊炎患者胃肠功能、应激反应及血清 CEA、

CA19-9 表达影响[J].辽宁中医药大学学报,2020,22(6):95

王万春,陈俊,董德刚,等.莲花解毒汤治疗毒蛇咬伤300 例临床观察[J].时珍国医国药,2020,31(6):1386

王云飞,阙华发,王军,等.祛腐化瘀补虚生肌外治法治疗慢性下肢溃疡的临床研究[J].世界中西医结合杂志,2020,15(1):29

王兆卒,林燕,马淑芳,等.从阴阳辨治湿疹的中医诊疗思路[J].中国临床医生杂志,2020,48(1):125

王祖龙,陈如兵,赵盼盼,等.扶正化积癥闭汤治疗良性前列腺增生症逼尿肌收缩功能障碍的临床观察[J].中国中医基础医学杂志,2020,26(6):808

魏纹瑶,马立人,王亚蒙,等.金黄膏外敷联合中药内服治疗下肢丹毒临床观察[J].中医临床研究,2020,12(4):103

吴瑕,陈国忠,彭飞燕,等.清解化攻法治疗急性胰腺炎验案举隅[J].辽宁中医杂志,2020,47(7):160

吴珊珊.通腑化瘀汤内服与灌肠联合芒硝外敷治疗重症急性胰腺炎 37 例临床观察[J].北京中医药,2020,39(8):883

吴淑辉,朱明芳,张曦,等.基于数据挖掘探讨朱明芳教授治疗寻常痤疮的用药规律[J].湖南中医药大学学报,2020,40(9):1142

吴伟棋,杨娟,卢秀仪,等.丹栀逍遥丸配合强脉冲光治疗女性黄褐斑的疗效观察[J].内蒙古中医药,2020,39(5):126

X

肖延龄,张炳厚.张炳厚治疗带状疱疹后遗神经痛用药特色探微[J].中华中医药杂志,2020,35(3):1254

谢世瑞,孙建飞,魏海梁,等.胆通颗粒配合中药塌渍治疗急性胆源性胰腺炎的临床观察[J].中国中医急症,2020,29(1):115

徐春红,钱菊芬.海藻连翘方治疗乳腺增生临床研究[J].新中医,2020,52(5):104

徐斗富,赵清,仪荣荣,等.张永康主任医师"以通为用"治疗急性胰腺炎经验[J].中国中医急症,2020,29(11):2031

Y

杨谦,李燕红,何荣国,等.加味当归芍药散治疗黄褐斑

的疗效和对 COX-2、Nrf2 表达的影响[J].江西医药,2020,55(6):748

杨彩芳,钱小洲.柴芩承气汤联合生长抑素治疗急性胰腺炎临床研究[J].新中医,2020,52(7):73

杨丹丹,杜光信,冯群虎.虚挂线疗法治疗肛瘘 64 例医疗报告[J].中国中西医结合外科杂志,2020,26(1):161

杨贤平,张子圣,刘城鑫,等.国医大师禤国维治疗带状疱疹后神经痛经验[J].中华中医药杂志,2020,35(7):3427

杨霄敏,张开宇,汪洋,等.木犀草素通过降低 CYP2E1 表达对重症急性胰腺炎大鼠相关急性肝损伤的保护作用研究[J].新中医,2020,52(16):4

杨小芳,宋雅楠,游丽娇,等.基于 JAK2/STAT3 信号通路探讨大黄素保护 AR42J 胰腺腺泡细胞损伤的作用机制[J].上海中医药杂志,2020,54(5):81

杨雪圆,蔡宛灵,闫小宁.从中医"治未病"理论探讨黄褐斑的防治[J].北京中医药大学学报,2020,43(10):870

于佳家,张小卿,吴景东,等.痤疮合剂对痤疮家兔耳根淋巴结朗格汉斯细胞影响实验研究[J].辽宁中医药大学学报,2020,22(5):22

余胜斌.中药熏蒸治疗成人慢性湿疹疗效观察[J].皮肤病与性病,2020,42(1):109

袁姣姣,徐国梅,张新荣,等.基于玄府理论指导黄褐斑的综合治疗[J].环球中医药,2020,13(5):873

Z

曾霖,李惠林,赵恒侠,等.李惠林运用经方治疗痤疮经验[J].辽宁中医杂志,2020,47(4):62

曾婷婷,宾东华,罗璺,等.象皮生肌膏对肛瘘术后模型大鼠创面中白介素-8、肿瘤坏死因子-α 蛋白表达的影响[J].世界中西医结合杂志,2020,15(4):634

詹雪芳,王振贤,甘惠玲.通腑承气汤治疗腑实热结型急性胰腺炎[J].中医学报,2020,35(10):2236

张董晓,谭玉培,高畅,等.中医外科名家房芝萱与房世鸿治疗男性乳腺发育症经验[J].国际中医中药杂志,2020,42(7):694

张董晓,王淑玲,付娜,等.王玉章教授治疗乳腺疾病思路撷要[J].环球中医药,2020,13(1):134

张方毅.退斑方治疗肝郁肾虚兼血瘀型黄褐斑 70 例疗效观察[J].国医论坛,2020,35(5):36

张慧清,张振芳.龙虎泻肝汤治疗肝经湿热型带状疱疹临床观察[J].河北中医,2020,42(5):705

张丽萍,江萍.白芍总苷联合盐酸左西替利嗪治疗皮炎湿疹临床观察[J].中国药业,2020,29(8):126

张丽晓,武雪亮,王立坤,等.中药外洗联合介入治疗与高压氧对糖尿病足患者的临床疗效[J].中成药,2020,42(5):1389

张敏妹,张欣,葛建立,等.芪黄疽愈方对下肢动脉硬化闭塞症大鼠 VEGF 蛋白表达及相关信号通路的影响[J].中华中医药杂志,2020,3(35):1437

张荣荣.中药熏洗结合西医常规疗法治疗老年前期糖尿病足的临床疗效[J].内蒙古中医药,2020,39(5):139

张荣榕,李宁,邵帅,等.基于 P38MAPK 信号通路探讨加味黄连膏对小鼠湿疹模型的影响[J].中国医院药学杂志,2020,40(16):1728

张盛甫,陈鸣旺,胡芳,等.加味苦参汤熏洗结合生物反馈治疗在肛瘘术后患者中的临床应用观察[J].结直肠肛门外科,2020,26(5):599

章烨欣,杨银,陈鹏,等.金黄散外敷联合柴胡清肝汤对浆细胞乳腺炎患者血 PRL 的影响及疗效观察[J].中医药临床杂志,2020,32(1):149

赵纳,关小红."以色治色"法治疗黄褐斑的中药外治应用研究[J].云南中医中药杂志,2020,41(1):99

郑萍,章群波.大柴胡汤加减方贴敷胆囊区与耳穴压豆联合术后常规疗法促进胆囊炎术后康复效果分析[J].新中医,2020,52(20):35

周珍,汤林扬,洪培育,等.五味消毒饮加减联合地红霉素治疗寻常性痤疮 45 例临床观察[J].湖南中医杂志,2020,36(1):37

朱慧慧.养血祛斑汤配合中药面膜外敷对黄褐斑患者安全性与有效性分析[J].浙江中医杂志,2020,55(6):435

朱思洵,黄子慧,何玲,等.复方五凤草液对大鼠慢性溃疡的药效学筛选研究[J].中医药临床杂志,2020,32(4):61

庄俊锋,庄丹,郑树武,等.保留括约肌内口切除引流术治疗复杂性肛瘘的临床研究[J].结直肠肛门外科,2020,26(2):208

（八）骨伤科

【概述】

2020 年,中医骨伤学科发表学术论文 2 000 余篇,内容涵盖了基础理论、临床诊治、名医经验、实验研究与预防保健等方面,体现了中医骨伤学在上述诸方面取得的成果。骨伤科临床常见疾病,如膝骨关节炎、颈椎病、骨质疏松症和腰椎间盘突出症是 2020 年的研究重点,将设专条介绍。

1. 基础研究

肩袖损伤是由于急性损伤、慢性过度使用或者老化退变等原因引起的肌肉及韧带部分或全部损伤引起的肩关节疾病,表现为明显的疼痛和功能障碍,肩关节的活动范围降低。谢求恩等选用 45 只新西兰大白兔,随机分为正常组、模型组、续筋接骨液组(当归、赤芍药、丹参、土鳖、生地黄、骨碎补等)、自体富血小板血浆(APRP)组和续筋接骨液＋APRP 组。除正常组外,其余动物在双侧建立肩袖损伤模型并进行肩袖重建手术后,予以 APRP 凝胶局部应用,再逐层缝合伤口。分别于 2、4、8 周观察组织学染色、血管内皮生长因子(VEGF)、成纤维细胞生长因子(bFGF)的表达并进行生物力学测定。结果发现:续筋接骨液与 APRP 均能促进肩袖腱骨愈合,其作用机制可能与上调 VEGF 及 bFGF 的表达相关;续筋接骨液与 APRP 联合应用促进肩袖腱骨愈合的能力优于二者单独应用。

脊髓损伤是脊柱损伤最严重的并发症,往往导致损伤节段以下肢体严重的功能障碍,对于脊髓损伤的治疗和康复已成为当今医学界的重大关切。周瑞娟等采用钳夹法建立小鼠急性脊髓损伤模型,于

造模后第 3 d 将 Mash-1 修饰的胚胎干细胞移植到脊髓损伤部位,并给予益气化瘀方(黄芪、党参、丹参、川芎、人工麝香)干预。通过观察小鼠的后肢功能评分、脊髓的剩余面积以及神经营养因子、炎症因子和凋亡相关基因的表达改变;并采用免疫荧光检测 OCT3/4、nestin、β-tubulin Ⅲ、GFAP 的阳性细胞数目,分析移植细胞在体内的存活和分化情况。结果:益气化瘀方可减少炎症因子 TNF-α 和凋亡基因 casPase-3 的表达,促进小鼠的运动功能,并且可提高移植细胞的存活数量,进而改善小鼠的后肢运动评分。

下肢深静脉血栓是指静脉血液在下肢深静脉血管内凝结,临床表现为下肢水肿、继发性静脉曲张、皮炎、色素沉着和淤滞性溃疡等。郭珈宜等利用大鼠下肢深静脉血栓模型,观察了活血灵方(续断、牛膝、当归、赤芍药、生地黄、柴胡等)预防此病的治疗作用。采用 60 只 1 月龄 Wistar 大鼠随机分为空白组、模型组、阳性药物组(阿司匹林),活血灵方低、中、高剂量组,除空白组外,采用创伤性造模方法制备大鼠下肢深静脉血栓。结果:与模型组比较,活血灵方高、中剂量组及阳性药物组凝血指标均显著降低($P < 0.05$),且活血灵方高剂量组对凝血指标改善优于阳性药物组($P < 0.05$,$P < 0.01$);与模型组比较,各给药组 NF-κB P65、VCAM-1、TF mRNA 及蛋白表达水平均显著降低($P < 0.01$);与阳性药物组比较,活血灵方高剂量组 NF-κB P65、TF mRNA 转录水平及 NF-κB(P65)、VCAM-1 蛋白表达水平均显著降低($P < 0.05$,$P < 0.01$)。活血灵方可以预防下肢深静脉血栓形成,其作用机制与其调控 NF-κB 信号通路相关。

周俏吟等利用 26 例成人标本探讨经典针刀术

式治疗腕管综合征的安全性,为腕管综合征的临床治疗提供解剖学依据。标本来源于北京大学基础医学院遗体捐献中心,进行人体标本上模拟经典针刀术式松解腕横韧带的操作,并测量4个进针点到周围解剖结构的距离,计算其对神经血管的直接损伤率。结果:试验术式中针刀对神经、血管的直接损伤率分别为14.0%和12.0%。4个进针点对神经直接损伤率的差异有统计学意义($P<0.05$)。经典针刀术式治疗腕管综合征安全性与其进针点位置有关,桡侧近心端进针处的安全性最高。该文从解剖学角度验证针刀疗法术式入针点与周围血管、神经的安全距离和直接损伤率,为临床开展针刀松解腕横韧带的操作提供了解剖学确据。

2. 临床研究

向兴彤等探讨了补阳还五汤对老年 Colles 骨折手法复位小夹板外固定后患者早期骨痂 X 线评分及血清碱性磷酸酶水平的影响。研究纳入了采用手法复位小夹板外固定治疗的 60 例老年 Colles 骨折患者,分为试验组和对照组各 30 例。对照组术后 3 d 予抬肩、屈伸肘关节、五指伸直和握拳锻炼,3 次/d,每次 30 min,持续 1 个月。试验组在对照组康复锻炼基础上口服补阳还五汤,7 d 为 1 个疗程,共服用 4 个疗程。结果:两组患者复位固定顺利,无再次骨折及并发症发生,补阳还五汤能有效增加机体血清碱性磷酸酶浓度治疗老年 Colles 骨折,能促进患者早期骨痂形成和骨折愈合。补阳还五汤为理血剂,具有补气、活血、通络之功效,主治中风之气虚血瘀证。在这个临床试验中被用于干预老年 Colles 骨折,观察其对于骨折愈合的治疗效果,属于中医"异病同治"的范畴。在现代机理方面,发现补阳还五汤有助于提高血清碱性磷酸酶浓度,促进了骨折的愈合。

何伟等通过跟踪随访非创伤性股骨头坏死(NONFH)患者,评析非手术保髋治疗的疗效。选择 1996 年 6 月至 2012 年 12 月接受中医药联合辅助疗法治疗的 NONFH 患者,以接受全髋关节置换

(THA)或者保髋手术(HPS)为观察终点,评价其治疗前后髋关节功能(HHS)、影像学 ARCO 分期和 JIC 分型进展情况,测量外侧股骨头指数(LHI)及外侧壁指数(LWI),量化股骨头外侧壁厚度。结果纳入 NONFH 患者 64 例 93 髋,平均随访(6.64 ± 3.63)年。结果发现总体股骨头 5、10、15、20 年生存率分别为 97.4%、85.8%、56.3%、56.3%;JIC B 型的生存率优于 C 型的生存率($P=0.000\ 6$)。未接受 THA 或 HPS 的 84 例,其 HHS 由(89.12 ± 5.78)分提高至(93.73 ± 11.04)分($P=0.001$);病程中出现关节面塌陷而未接受 THA 或 HPS 的 54 例,其治疗后 HHS 为(92.89 ± 6.54)分。治疗后总体 LHI 由(45.16 ± 15.46)%增加至(46.60 ± 16.72)%,但差异无统计学意义($P=0.481$);LWI 由(20.57 ± 6.78)%增加至(43.35 ± 18.62)%,($P=0.000$)。治疗后 LHI、LWI 与 HHS 均呈正相关($r=0.325$,$P=0.001$;$r=0.289$,$P=0.005$)。认为中早期 NONFH 患者依据股骨头外侧壁厚度合理选择行非手术保髋治疗,可取得良好的保髋疗效,或可使患者"带塌陷生存",避免手术。此项长期随访的临床研究为临床医生确定非创伤性股骨头坏死患者是否需要接受手术作为治疗手段提供了循证医学证据。

3. 专家经验总结

杨硕系统介绍了郑洪新治疗尪痹的临床经验,认为尪痹的病机主要在于形体,骨骼、软骨、关节、滑膜、筋脉、肌肉皆有虚弱,肾气不足、肝血亏虚、脾胃失健为其病本,同时兼有风伤、湿阻、热结、寒凝、瘀血等邪气稽留,形体与脏腑内外相因,导致病程缠绵、顽固难治。基于《素问·阴阳应象大论》"形不足者,温之以气"理论,提出尪痹治则治法以"调气为上、从肾论治、兼顾肝脾"为主,遣方用药力求标本兼顾,补气血而强肝肾,祛风寒湿之邪,筋骨强而痹痛止。

张富城等介绍了黄桂成从络病论治膝骨关节炎的辨证特点与用药经验。认为筋骨由络脉充养,络脉不通是膝骨关节炎的病机本质,临证对于膝骨关

节炎的辨证立足络病理论,从发病因素、病邪新旧、阴阳表里、寒热虚实、气病血病等方面着手,治疗上提倡"以通为用",并善于运用辛味药、虫类药、藤类药、补益药等药通络蠲痹,临床疗效突出。从"络"论治,以补益肝肾、温经通络为法,注重通络药与其他药物的灵活运用。

夏秀嘉等通过整理海上著名伤科流派、石氏伤科代表性人物石筱山膝部筋伤医案,对石氏治疗膝部筋伤的立法处方及用药经验进行分析总结发现,对于膝部筋伤的内治法,石氏始终秉承着石氏伤科"十三科一理贯之"的思想。其常用的内治法可分为温经温养法、化瘀化痰法和舒筋活络法,温经温养即是除寒,寒除则痹止;化瘀化痰即是通络,络通则痛除;舒筋活络即是缓急,急除则节利。石氏常用的外治法可分为手法理伤、膏敷熏洗和针刺通络,手法理伤即是复位,位正则痛减;膏敷熏洗即是温化,瘀痰除则络通痛止;针刺通络即是利节,节利则动灵。

(撰稿:施杞 徐浩 审阅:王拥军)

【颈椎病的治疗与研究】

刘胜等探讨桂枝加葛根汤加味(桂枝、葛根、西红花、赤芍药、延胡索、川楝子等)治疗神经根型颈椎病(CSR)气滞血瘀证的临床疗效及对颈椎活动度、等长肌力及疼痛相关因子的影响。将 162 例 CSR 气滞血瘀证患者随机分为两组各 81 例,观察组予桂枝加葛根汤加味口服,对照组予颈舒颗粒口服,均治疗 8 周。结果:观察组总有效率为 98.8%(80/81),治愈率为 40.7%(33/81),优于对照组 84.0%(68/81),治愈率 7.4%(6/81)($P<0.01$);与本组治疗前比较,两组患者正中神经 F 波传导速度增快,颈椎活动度、等长肌力及 CSR20 分量表评分增加,VAS 评分减少,疼痛相关因子 5-羟色胺(5-HT)、神经生长因子(NGF)及前列腺素 E_2(PGE$_2$)含量下降($P<0.01$);与对照组比较,观察组患者正中神经 F 波传导速度增快,颈椎活动度、等长肌力及 CSR20 分量表评分增加,VAS 评分减少,疼痛相关因子 5-HT,

NGF 及 PGE$_2$ 含量下降($P<0.01$)。

胡梁深等观察黄芪桂枝五物汤加减(黄芪、桂枝、赤芍药、白芍药、生姜、葛根等)治疗 CSRKey-Hole 术后感觉异常的临床疗效。将 52 例 CSR 患者随机分为两组各 26 例,均在全麻下行内镜下颈椎后路 KeyHole 手术,对照组术后口服甲钴胺分散片,观察组术后服用黄芪桂枝五物汤加减治疗。2 周为 1 个疗程,连续服用 2 个疗程。结果:观察组总有效率为 92.3%(24/26),优于对照组 80.8%(21/26)($P<0.05$)。VAS 评分对照组由术前(6.52±0.61)分降至(2.13±0.58)分,观察组由(6.81±0.72)分降至(1.12±0.27)分,差异有统计学意义($P<0.05$);JOA 评分对照组由(8.76±0.63)增至(13.63±0.49)分,观察组由(7.14±0.51)增至(15.81±0.36)分,差异有统计学意义($P<0.05$)。

唐锦忠等比较悬吊循经弹拨结合麦肯基疗法与两者分别单一治疗颈型颈椎病的临床疗效差异,并探讨其疗效机制。将 88 例符合标准的患者随机分为综合组(29 例)、对照 1 组(30 例)、对照 2 组(29 例)。对照 1 组采用悬吊循经弹拨法,对照 2 组采用麦肯基疗法,综合组将对照组的治疗方法相结合,5 d 为 1 疗程,共观察 2 个疗程。应用颈椎病临床评价量表(CASCS)、利用表面肌电图比较 2 个疗程治疗前后颈椎功能情况以及胸锁乳突肌、斜方肌上部纤维平均功率频率(MPF)和中位频率(MF)数值变化(对应肌肉的疲劳度改变)。结果:治疗结束后,综合组总有效率为 96.6%(28/29),优于对照 1 组总的有效率 80.0%(24/30)和对照 2 组 75.9%(22/29)($P<0.05$ 和 $P<0.01$);综合组颈椎功能情况及胸锁乳突肌、斜方肌上部纤维 MPF、MF 值的治疗效果均优于对照 1 组和对照 2 组($P<0.05$、$P<0.01$)。

邱伟明观察应用不同方向旋提手法治疗 CSR 的临床疗效及安全性。将 96 例 CSR 患者随机分为观察组、对照组各 48 例。观察组先应用推拿手法进行颈部肌肉放松治疗,然后指导患者头部主动分别向左右两侧最大限度旋转,并颈前屈 20°,共做两次旋提手法,治疗时间为 10~15 min。对照组采用枕颌布兜取卧位垂直颈椎牵引治疗,牵引重量 5～10 kg,治疗时间为 20～30 min。治疗 10 d 后观察比较两组 VAS 及颈椎功能评分,临床疗效及安全性。结果:观察组 VAS 评分明显低于对照组,颈椎功能评分明显高于对照组,差异显著($P<0.05$)。总体疗效比较:观察组痊愈 35 例(72.9%),总有效 45 例(93.8%);对照组痊愈 24 例(50.0%),总有效 38 例(79.2%),观察组疗效明显优于对照组,差异显著($P<0.05$);观察组 48 例均未出现不良反应,对照组 48 例有 5 例患者出现头痛眩晕、恶心呕吐等不良反应,差异有显著性意义($P<0.001$)。应用不同方向旋提手法治疗 CSR,可快速缓解颈、肩、背、上肢疼痛及麻木等症状,促进颈椎功能的恢复,不仅临床疗效显著还很安全,值得临床推广应用。

陈黎明等探讨在仰卧定点复位法中术者沿水平横向发力与斜向发力对 CSR 患者的临床疗效差异。将 63 例 CSR 患者随机分为两组,旋转复位组手法采用水平横向发力,旋推复位组手法采用斜向发力,采集首次就诊及治疗 2 周后的模拟视觉评分(VAS 评分)、颈椎功能障碍指数(NDI 指数)。两组 CSR 患者在治疗 2 周后均能使 VAS 评分及 NDI 指数评分得到显著改善($P<0.01$),且旋推复位组改善显著优于旋转复位组($P<0.01$)。仰卧定点复位法中采用旋推复位法治疗 CSR 能够在 2 周的治疗时间内,缓解疼痛、改善颈椎功能,该方法能够较传统旋转复位法取得更显著的临床疗效。

梁龙等认为颈椎病是常见的脊柱退行性疾病,虽然是筋骨同病,但是以筋为先。颈椎病的发生及发展与经筋的生理及病理密切相关。而颈部功能锻炼是以颈部经筋为作用靶点,是治疗颈椎病的有效方法。但是功能锻炼也应根据经筋的病理分期进行论治,这样才能效如桴鼓。根据经筋理论探讨经筋的生理作用及病理分期与颈椎病发病的关系,同时阐述了颈部功能锻炼在经筋的不同分期的应用,明确其可行性。

葛亚博等观察舒筋活络汤(葛根、白芍药、鸡血藤、木瓜、生地黄、怀牛膝等)对 CSR 患者颈椎功能、生活质量的影响。将 84 例 CSR 痹证型患者随机分为两组各 42 例,对照组采用常规治疗,治疗组在对照组基础上采用舒筋活络汤治疗,疗程 14 d。结果:治疗组总有效率为 97.6%(41/42),明显高于对照组 85.7%(36/42)($P<0.05$);治疗组视觉模拟评分法(VAS)、麻木、颈椎功能(NDI)评分均明显低于对照组($P<0.05$);治疗组治疗后血清 IL-1、IL-6、TNF-α 水平均明显低于对照组($P<0.05$);治疗组生活质量评分明显高于对照组($P<0.05$)。

许金海等观察筋痹颗粒(炙黄芪、党参、当归、白芍药、川芎、生地黄等)治疗 CSR 的临床疗效与安全性。将 72 例患者随机分为两组各 36 例,试验组服用筋痹颗粒和塞来昔布模拟胶囊,对照组服用塞来昔布胶囊和筋痹颗粒安慰剂。治疗前、治疗 7 d、治疗 14 d、治疗后 2 个月时,观察用药安全性,比较疼痛视觉模拟评分(VAS)、颈椎功能障碍评分(NDI)、生活质量 SF-36 评分的变化情况。结果:①试验期间,试验组脱落 1 例,对照组脱落 2 例。②组内治疗后不同时间点与治疗前比较,两组疼痛 VAS 评分差异均有统计学意义($P<0.05$),且 VAS 评分逐渐降低,即存在时间效应;两组组间不同时间点疼痛 VAS 评分差异无统计学意义($P>0.05$),即不存在分组效应。时间因素和分组因素之间不存在交互效应($P>0.05$)。治疗 14 d 与治疗前两组疼痛 VAS 评分差值的 95.0% 可信区间为 2.45～2.81,按照预设 20.0% 的非劣标准,非劣效检验合格。③组内治疗后不同时间点与治疗前比较,两组 NDI 评分差异均有统计学意义($P<0.05$),且 NDI 评分逐渐降低,即存在时间效应;两组组间不同时间点 NDI 评分差异无统计学意义($P>0.05$),即不存在分组效应。时间因素和分组因素之间不存在交互效应($P>0.05$)。治疗 14 d 与治疗前两组 NDI 评分差值的 95.0% 可信区间为 4.88～9.78,按照预设 20.0% 的非劣标准,非劣效检验合格。④组内治疗后不同时间点与治疗前比较,两组 SF-36-PCS 评分差异均有统计学意义($P<0.05$),且 SF-36-PCS 评分逐渐升高,即存在时间效应;两组组间不同时间点 SF-36-PCS 评分差异

无统计学意义（$P>0.05$），即不存在分组效应。时间因素和分组因素之间不存在交互效应（$P>0.05$）。⑤组内治疗后不同时间点与治疗前比较，两组 SF-36-MCS 评分差异均有统计学意义（$P<0.05$），且 SF-36-MCS 评分逐渐升高，即存在时间效应。组间治疗前和治疗 7 d 的 SF-36-MCS 评分差异无统计学意义（$P>0.05$）；组间治疗 14 d、随访 2 个月的 SF-36-PCS 评分差异有统计学意义（$P<0.05$），即存在分组效应。时间因素和分组因素之间存在交互效应（$P<0.05$）。⑥试验组和对照组均未出现严重不良事件。提示筋痹颗粒治疗 CSR 的临床疗效不劣于塞来昔布，能减轻患者的颈肩疼痛，改善颈椎功能障碍及患者的生活质量，尤其是改善心理健康问题，体现中医学"心身同治"的特点。

曹盛楠等探讨"三维平衡正脊"手法治疗 CSR（CSR）的生物力学特点。将 1 例 CSR 患者行"三维平衡正脊"手法治疗，并在治疗过程中运用力学检测系统监测手法过程中的力学变化。利用螺旋 CT 对患者颈部进行断层扫描获取 DICOM 数据，依次运用 Mimics 软件、Geomagic Studio 软件、ANSYS Workbench 软件建立 CSR 三维有限元模型；模拟加载"三维平衡正脊"手法，将各部分力学参数代入有限元模型，运用 ANSYS 软件进行有限元分析，研究"三维平衡正脊"作用下患者的椎体、椎间盘的内部应力变化及位移变形情况。建立的 CSR 患者 C_3—C_7 有限元模型包括 5 节椎体、4 节椎间盘、3 种韧带，涉及 153 471 个节点，64 978 个单元。手法完全加载后，C_3—C_7 椎体应力部位主要在 C_5 棘突前部及根部、椎弓及二者联合处，最大应力达到 17.781 MPa；变形部位主要集中在 C_3 椎体关节突、横突前部，以及 C_4 椎体上关节突、横突、C5 椎体关节突。C_3—C_7 椎间盘应力主要分布于 $C_{3,4}$ 椎间盘前部及 $C_{4,5}$、$C_{5,6}$ 髓核部；位移情况扩展到 $C_{3,4}$ 髓核中后部，$C_{4,5}$、$C_{5,6}$ 髓核周围及颈间盘前部。C_3—C_7 CSR 患者三维有限元模型的建立较能真实地模拟颈椎几何形态及材料属性，亦较准确地反映颈椎的生物力学特性，验证"三维平衡正脊"手法对 CSR 的内在作用机制，证

明治疗的安全性及成效性，指导更规范的手法操作，避免医疗事故的发生。

胡静等评价活血化瘀类中药注射剂在颈椎病非手术治疗中的经济性，为治疗颈椎病提供经济、有效、安全的治疗方案。将 242 例颈椎病患者按照药物治疗方案的不同分成两组，观察组 177 例使用活血化瘀类中药注射剂，对照组 65 例不使用活血化瘀类中药注射剂，统计两组临床疗效、不良反应及费用，并采用最小成本法对两组进行分析。观察组、对照组的治愈率分别为 2.8%（5/177）、4.6%（3/65），好转率分别为 97.2%（172/177）、93.8%（61/65），两组治愈率、好转率及总有效率比较，差异均无统计学意义（$P>0.05$）；观察组、对照组的人均医疗总成本分别为 13 154.4、12 276.2 元人民币，观察组患者所需成本高于对照组，敏感度分析结果与最小成本分析结果一致。对于非手术治疗的颈椎病患者，使用活血化瘀类中药注射剂治疗与不使用此类药物治疗的疗效无显著差异，但使用活血化瘀类中药注射剂治疗的成本较高，不具有经济学优势。

陶长伟等探讨三步理筋止眩法推拿联合项痹蠲方（葛根、川芎、桃仁、三七、桂枝、红花等）热熨对椎动脉型颈椎病（CSA）患者颈椎病临床评价量表（CASCS）评分及生活质量的影响。将 280 例 CSA 患者随机分为两组各 140 例。对照组予以常规西药治疗，观察组加用三步理筋止眩法推拿联合项痹蠲方热熨，治疗 2 周后，观察组总有效率为 92.1%（129/140），较对照组 65.7%（92/140）高（$P<0.05$）；两组 CASCS、SF-36 评分均较治疗前升高，且观察组高于对照组（$P<0.05$）；观察组左侧椎动脉、右侧椎动脉、椎基底动脉平均血流速度高于对照组（$P<0.05$）；观察组不良反应发生率为 0.7%（1/140），与对照组 2.9%（4/140）比较，差异无统计学意义（$P>0.05$）。

王守利研究颈椎病中医证候特点与 X 线影像表现的相关性，以期为临床诊断治疗颈椎病提供参考依据。将 130 例颈椎病患者作为研究对象，安排 130 例患者接受 X 线检查，并将 X 线影像显示特征与中

医证候分型进行分析。发现中医证候分型分别为五官型 2 例(1.5%)、痿证型 12 例(9.2%)、落枕型 25 例(19.2%)、眩晕型 41 例(31.5%)、痹证型 50 例(38.5%);X 线检查显示:椎边缘骨质增生多见于痹证型、眩晕型、痿证型;椎间隙变窄多见于痿证型;椎间孔变窄及下颈椎失稳多见于眩晕型;颈椎生理弯曲改变多见于落枕型。颈椎病 X 线影像特征与中医证候分型具有一定的相关性,可纳入临床诊断,作为治疗颈椎病的参考依据。

李建垒认为平乐正骨平衡理论包含气血共调、动静互补、形神统一平衡等理论,其中气血平衡理论是平乐正骨理论体系的核心,气血是人体生命活动之总纲,也是伤科病机之总纲。气血平衡理论是颈椎平衡的内在表现,人体气血亏虚,肝肾不足,筋脉不得濡养,而出现"筋出槽,骨错缝"的病理状态,这是颈椎病发病的根源所在。因此,临床中治疗肝肾亏虚型 CSR,应当调气血在先,治筋骨于后;在"先治筋,再调骨"理念前,运用"未病先防,既病防变"思想,先调气血而治疗肝肾亏虚型 CSR。

(撰稿:崔学军　审阅:王拥军)

【膝骨关节炎的治疗及实验研究】

1. 基础研究

陈谱等观察对比通络止痛方(桂枝、白芍药、桃仁、红花、制草乌、细辛等)两种不同制剂对膝骨关节炎(KOA)家兔模型滑膜炎的影响。取 32 只成年雄性家兔随机分为 4 组,即空白对照组、KOA 模型组、超声促透通络止痛方治疗组及通络止痛凝胶外敷组,每组 8 只。除空白对照组外,其余 3 组均予改良 HULTH 法建立 KOA 模型。8 周后开始超声促透通络止痛方及外敷通络止痛凝胶治疗,3 次/周,连续治疗 3 周,随后处死家兔收集各组家兔血清、滑膜。结果显示:KOA 模型组相较于空白对照组,其滑膜炎性浸润明显;超声促透组与凝胶外敷组在治疗后滑膜炎性程度均有明显减轻,滑膜厚度减少。ELISA 提示模型组血清中炎性致痛因子 IL-1β,

IL-6、TNF-α 及 PGE2 显著提高,差异有统计学意义($P < 0.01$),而予以超声促透及凝胶外敷后均呈明显下降趋势,差异有统计学意义($P < 0.05$，$P < 0.01$);qPCR 及 WB 结果显示模型组 IL-1β、IL-6、TNF-α 及 TLR4 显著高表达,差异有统计学意义($P < 0.01$),而超声促透及凝胶外敷治疗可以显著逆转其表达,差异有统计学意义($P < 0.05$，$P < 0.01$)。认为通络止痛凝胶外敷可有效抑制 KOA 家兔滑膜炎,并与超声促透通络止痛方疗效相似,是治疗 KOA 的潜在治疗方式。

孟祥东等分析盘龙七片(盘龙七、当归、壮筋丹、丹参、五加皮等)对 KOA 大鼠软骨细胞凋亡的抑制作用,并探讨其作用机理。采用膝关节穿刺注射胶原酶法制备 KOA 大鼠模型,模型大鼠随机分为模型组、盘龙七高剂量组、低剂量组(1.288 5、0.257 7 g/kg),每组 8 只,同时将假手术组大鼠设为对照组。盘龙七高、低剂量组灌胃给药,2 次/d,连续 4 周。对照组与模型组常规喂养。结果:高、低剂量盘龙七片均可降低 KOA 大鼠膝关节肿胀程度及炎症因子 IL-1β 和 IL-6 水平。盘龙七片处理后,大鼠膝关节软骨组织中及体外炎症因子诱导的软骨细胞中凋亡抑制因子 Bcl-2 的表达水平明显增高,Caspase-3 表达量则显著降低,激酶 GSK3β 磷酸化水平及细胞凋亡水平明显下降,差异有统计学意义($P < 0.05$)。以 GSK3β 激活剂 LY294002 作用于细胞后,可明显减弱盘龙七片对软骨细胞凋亡的抑制作用。认为盘龙七片可通过抑制 GSK3β 激酶活性,缓解膝关节软骨细胞的凋亡,进而对 KOA 发挥治疗作用。

2. 临床研究

柴喜平等通过益肾健骨丸(蛤蚧、鹿鞭、丹参、龙骨、牡蛎、枸杞子等)内服联合强筋益肾健骨膏(狗脊、牛膝、续断、骨碎补、黑顺片、杜仲等)外敷治疗 KOA 肝肾亏虚证。将 116 例 KOA 肝肾亏虚证患者随机分为两组各 58 例,对照组脱落 8 例。对照组予常规方案:玻璃酸钠注射液、对乙酰氨基酚片,观察组予益肾健骨丸口服,强筋益肾健骨膏外敷。连续治疗12周。结果:与本组治疗前比较,两组活动和静息时VAS评分降低,WOMAC总分及疼痛、僵硬、关节功能评分明显降低,ISOA总分及症状体征评分、最大步行距离评分、日常活动评分明显降低,中医证候积分、SAS评分、SDS评分明显降低($P<0.05$);两组治疗后,观察组上述各项评分均明显低于对照组($P<0.05$)。观察组总有效率为91.4%(53/58),优于对照组78.0%(39/50)($P<0.05$)。

田雪梅等通过祛寒逐风合剂(制附片、花椒、细辛、白术、泽泻、秦艽等)联合西医常规疗法治疗KOA风寒痹阻证。将94例患者随机分为两组各47例,对照组采用常规药物疗法+康复训练,观察组在对照组基础上加服祛寒逐风合剂,均连续治疗2周。结果:观察组总有效率为89.4%(42/47),明显优于对照组74.5%(35/47)($P<0.05$)。两组治疗后比较,观察组IL-1β、IL-6、TNF-α、VEGF、TRACP-5b水平明显低于对照组,骨钙素、BALP水平明显高于对照组($P<0.05$);观察组血液流变学各项指标明显低于对照组($P<0.05$)。

谢庆华等观察壮骨通痹丸(肉苁蓉、鹿角霜、补骨脂、巴戟天、淫羊藿、海马等)治疗肾阳虚型KOA的临床疗效。将90例患者随机分为两组各45例,治疗组口服壮骨通痹丸,对照组口服西乐葆,均治疗6周。结果:两组膝关节VAS评分及WOMAC评分与治疗前比较均有改善,差异有统计学意义($P<0.05$),其中在治疗后第1周时,对照组优于治疗组,差异有统计学意义($P<0.05$);随着用药时间延长,第3周时两组差异无统计学意义($P>0.05$),第6周、3个月、6个月时,治疗组优于对照组,差异有统计学意义($P<0.05$)。

熊应宗等观察针刀联合塞来昔布治疗KOA的临床疗效。将90例患者随机分为针刀组、药物组和联合组,每组30例,分别采用针刀治疗、口服塞来昔布治疗和针刀联合塞来昔布治疗。结果:3个月随访时,联合组临床疗效优于针刀组和塞来昔布组,差异有统计学意义($P<0.05$)。

龚龙等探讨手法配合玻璃酸钠关节腔注射治疗52例KOA患者的临床效果。将52例患者采用手法配合玻璃酸钠关节腔注射治疗,治疗后WOMAC量表评分低于治疗前($P<0.01$),VAS评分低于治疗前($P<0.01$),KSS评分高于治疗前($P<0.01$),IL-6和TNF-α水平低于治疗前($P<0.01$)。治疗期间未见明显不良反应。

颜飞华等采用胫骨高位截骨术联合富血小板血浆治疗70例患者,比较手术情况(手术时间、手术出血量、术后引流量、切口长度和术后首次下床时间),对比70例患者手术前后膝关节临床指标:Lysholm评分、HSS评分、疼痛视觉模拟评分(VAS)、胫骨近端内侧角(MPTA)和膝关节活动度(ROM),对比70例患者手术前后实验室指标IL-6、TNF-α、血小板源性生长因子、表皮生长因子和血管内皮生长因子,最后统计70例患者并发症发生情况。结果:术后Lysholm评分、HSS评分、MPTA和ROM显著高于术前($P<0.05$);术后VAS评分显著低于术前($P<0.05$)。术后IL-6与TNF-α显著低于术前($P<0.05$);术后PDGF,EGF和VEGF显著高于术前($P<0.05$)。

(撰稿:徐浩　审阅:王拥军)

【骨质疏松症的治疗及实验研究】

1. 基础研究

张倩等研究二仙汤加味(仙茅、淫羊藿、当归、巴戟天、黄柏、知母)防治骨质疏松症的机制。选用雌性SD大鼠32只,采用卵巢切除法复制绝经后骨质疏松症大鼠模型,随机分为模型组、二仙汤组、雌二醇组,同时设置假手术组作为对照,每组各8只,予相应药物灌胃。结果:与模型组比较,二仙汤与雌二醇组均有效地改善了骨微结构的破损情况,骨组织结构趋于完整,且差异具有统计学意义($P<0.05$,$P<0.01$)。认为,二仙汤可能与降低血清中ALP、IL-6,提高骨保护素(OPG)含量有关,促进骨形成防治绝经后骨质疏松症。

刘治军等探讨补肾健脾活血方(补骨脂、黄芪、丹参、肉苁蓉、淫羊藿、熟地黄等)对去势大鼠肌肉骨骼中转化生长因子β/骨形态发生蛋白2信号通路的影响。将72只雌性SD大鼠随机分为假手术组42只、模型组48只(去卵巢造模),术后3个月两组各取12只,检测骨密度。剩余模型组36只随机分为模型组、补肾健脾活血方组(2.979 g/kg)及阿仑膦酸钠组(1.02 mg/kg),每组12只,两个给药组分别给予相应药物灌胃;假手术组和模型组灌胃等体积生理盐水。结果:补肾健脾活血方组及阿仑膦酸钠组骨密度均提高明显,且转化生长因子β、骨形态发生蛋白2mRNA和蛋白表达水平显著提高($P<0.05$)。认为补肾健脾活血方通过提高转化生长因子β、骨形态发生蛋白2mRNA和蛋白表达水平,来调控转化生长因子β/骨形态发生蛋白2信号通路的转导,进而对绝经后骨质疏松症起防治作用。

于冬冬等探索复方鹿角胶丸(鹿角胶、杜仲、牛膝、菟丝子、肉桂、熟地黄等)防治绝经后骨质疏松症(PMOP)的潜在研究。选用雌性SD大鼠80只进行动物实验,随机分为8组,各组10只。A组:正常组(Control组);B组:假手术组(Sham);C组:模型空白组(去卵巢组,OVX组);D组:高、中、低中药复方组(鹿角胶丸组,LJJW-H、LJJW-M、LJJW-L组);E组:中药对照组(仙灵骨葆组,XLGB组);F组:西药对照组(福善美组,FSM组)。结果发现:相对于OVX组鹿角胶丸组骨密度均有改善,其中以鹿角胶丸组中剂量组的骨密度提高最明显($P<0.05$),其次是福善美组($P<0.05$);与模型OVX组相比,鹿角胶丸组、仙灵骨葆组、福善美组骨小梁含量明显增多、增宽,骨小梁断裂明显减少,排列略整齐,髓腔减小,其中鹿角胶丸组中剂量组表现尤为明显($P<0.05$,与OVX组比较);鹿角胶丸组的PINP值都高于OVX组,尤其以鹿角胶丸组中剂量组升高得最明显($P<0.01$,与OVX组相比);与Sham组相比,OVX组血清中β-CTX含量升高($P<0.05$),鹿角胶丸β-CTX值都低于Sham组;与OVX组相比,$P<0.05$,鹿角胶丸组给药组明显改善骨小梁的情

况,骨小梁的数量明显增多,破坏减少;与OVX相比,BMD值LJJW-M组$P<0.01$,XLGB组$P<0.05$。Tb.N值LJJW-M组$P<0.05$,XLGB组$P<0.05$。认为,鹿角胶丸具有防治PMOP的药理学作用的同时,且可能通过调节成骨及破骨的双重作用完成的。

王剑等基于骨组织Runx2、Osterix启动子甲基化水平,探究鹿茸中药复方对去卵巢骨质疏松症大鼠的疗效机制及表达影响的研究。将61只Wistar雌性未交配大鼠分为正常组12只、模型组12只、鹿茸中药复方组18只、仙灵骨葆阳性对照组19只(灌胃期间死亡1只)。除正常组外,其余大鼠从去卵巢复制PMOP模型后,正常组和模型组给生理盐水,鹿茸中药复方组给鹿茸中药复方(马鹿茸冻干粉$0.315\ g\cdot kg^{-1}\cdot d^{-1}$、淫羊藿颗粒$0.15\ g\cdot kg^{-1}\cdot d^{-1}$、纳米牡蛎壳微粉$1.05\ g\cdot kg^{-1}\cdot d^{-1}$),仙灵骨葆阳性对照组给仙灵骨葆胶囊粉$0.315\ g\cdot kg^{-1}\cdot d$。灌胃14周后,用X射线吸收测量法检测骨密度、质谱法检测Runx2、Osterix启动子甲基化水平。结果:与正常组比较,模型组第1~6腰椎骨密度明显降低($P<0.01$)。与模型组比较,鹿茸中药复方组、仙灵骨葆阳性对照组第1~6腰椎骨密度明显升高($P<0.05$);鹿茸中药复方组比仙灵骨葆阳性对照组第1~6腰椎骨密度有升高趋势,差异不显著($P>0.05$)。与正常组比较,模型组CpG1、CpG2甲基化水平明显升高($P<0.05$),模型组CpG3、CpG4.5甲基化水平有升高趋势,差异不显著($P>0.05$)。与模型组比较,鹿茸中药复方组CpG1、CpG3甲基化水平明显降低($P<0.05$),鹿茸中药复方组CpG2、CpG4.5甲基化水平有降低趋势,差异不显著($P>0.05$);仙灵骨葆阳性对照组CpG1、CpG2甲基化水平明显降低($P<0.05$),仙灵骨葆阳性对照组CpG3、CpG4.5甲基化水平有降低趋势,差异不显著($P>0.05$)。与正常组比较,模型组CpG1、CpG2甲基化水平明显升高($P<0.01$)。与模型组比较,鹿茸中药复方组CpG1甲基化水平明显降低($P<0.05$),鹿茸中药复方组CpG2甲基化水

平有降低趋势,差异不显著($P>0.05$);仙灵骨葆阳性对照组 CpG1、CpG2 甲基化水平明显降低($P<0.01$),仙灵骨葆阳性对照组 CpG3 甲基化水平有降低趋势,差异不显著($P>0.05$)。认为鹿茸中药复方能通过降低骨组织 Runx2、Osterix 启动子甲基化水平的表观遗传学机制,有效防治 PMOP。

张倩等研究金匮肾气丸对去势大鼠骨微结构及 ALP、OPG、IL-6 影响。结果:金匮肾气丸能够提高去卵巢大鼠的骨量,防治绝经后骨质疏松症,其作用机理可能与降低 ALP、IL-6,提高 OPG 含量有关。

2. 临床研究

张鹏等进行老年骨质疏松症不同中医证型中 BMD、25(OH)D_3 及 PTH 的比较分析。选取符合入选标准的老年骨质疏松病例进行中医证型分型,分为气滞血瘀组、肝肾阴虚组、脾气虚弱组、肾阳不足组和肾精亏虚组,观察各组病例 BMD、25(OH)D_3 及 PTH 水平。结果:骨密度观察指标肾阳不足组 BMD 值最低,脾气虚弱组 BMD 值相对较高($P<0.01$)。25(OH)D_3 指标中肾阳不足组值明显低于其他各组($P<0.01$)。PTH 和中医证型的相关性不明显($P>0.05$)。Logistics 回归结果显示,脾气虚弱与骨密度 T 值(BMD)呈现正相关,肾阳不足与骨密度 T 值(BMD)和 25(OH)D_3 值呈现负相关。认为老年骨质疏松症肾阳不足证型有较低的 BMD 和 25(OH)D_3 水平,骨量丢失相对明显。脾气虚弱证型骨量丢失相对较少病情较轻。

程金莲等将 471 例原发性骨质疏松受试者随机分为两组,试验组 356 例口服金天格胶囊(人工虎骨粉)、骨疏康胶囊模拟剂,对照组 115 例口服金天格胶囊模拟剂、骨疏康胶囊,疗程均为 24 周。结果:试验组 12 周的总有效率为 64.6%(230/356),24 周的总有效率为 84.6%(301/356),高于对照组 50.4%(58/115)、71.3%(82/115)(均 $P<0.01$);两组 24 周的中医证候积分均较治疗前降低($P<0.01$);试验组 24 周中医证候积分较基线下降的差值大于对照组的差值($P<0.01$);试验组 24 周腰背疼痛、腰膝酸软无力症状改善优于对照组($P<0.01$),两组 24 周下肢抽筋、步履艰难和持重困难症状改善差异无统计学意义($P>0.05$);试验组 24 周疼痛 VAS 评分明显低于对照组($P<0.01$);试验组 24 周骨密度改善总有效率为 92.0%(298/324),高于对照组 75.2%(82/109)($P<0.01$);试验组 24 周腰椎 L2、腰椎 L3、腰椎 L4、腰椎 L2—4 骨密度较基线提高值明显高于对照组,差异有统计学意义($P<0.05$),两组 24 周股骨颈(左)、股骨颈(右)骨密度较基线提高值无统计学意义($P>0.05$)。

姚洁将 174 例原发性骨质疏松症患者随机分为治疗组和对照 1 组、对照 2 组,每组各 58 例。治疗组给予抗疏强骨合剂(黄芪、熟地黄、淫羊藿、肉苁蓉、菟丝子、当归等)、碳酸钙 D3 片、阿仑膦酸钠片治疗,对照 1 组单纯给予碳酸钙 D3 片、阿仑膦酸钠片治疗,对照 2 组给予仙灵骨葆胶囊、碳酸钙 D3 片、阿仑膦酸钠片治疗,连续服用 6 个月后观察并分析各组治疗前后中医证候积分、骨密度值、骨代谢生化指标改善情况。结果:治疗组在中医证候疗效评价中总有效率优于对照 1 组、对照 2 组,但比较无明显差异($P>0.05$);在主症单项症状和次症单项症状改善情况中,治疗组明显优于对照 1 组和对照 2 组($P<0.05$)。3 种治疗方法均能改善患者腰椎及股骨颈部位的骨密度,但治疗组效果更佳,更能提高患者的骨密度,与对照 1 组和对照 2 组比较差异有统计学意义($P<0.05$)。治疗组能改善患者骨转换指标,治疗前后比较差异有统计学意义($P<0.05$)。

楼兴法等将老年骨质疏松性桡骨远端骨折患者 84 例,随机分为对照组和观察组各 42 例,两组均予以中医手法复位及石膏固定,观察组加服淫羊藿总黄酮。结果:观察组掌倾角、尺偏角和骨密度明显高于对照组($P<0.05$),而骨折愈合时间及桡骨短缩显著低于对照组($P<0.05$);观察组腕关节功能优良率显著高于对照组($P<0.05$)。治疗后观察组患者 QLQ-C30 量表中躯体功能、角色功能、情绪功能、认知功能、疲劳、恶心呕吐、疼痛、失眠、食欲下

降、便秘、腹泻和生活质量等领域得分均显著高于对照组（$P<0.05$），并发症发生率明显低于对照组（$P<0.05$）。

（撰稿：唐德志　审阅：王拥军）

【腰椎间盘突出症的治疗与研究】

董珂将 64 例腰椎间盘突出症患者随机分为两组各 32 例，对照组采用西医常规治疗，观察组在对照组基础上服用独活寄生汤（桑寄生、川牛膝、独活、茯苓、赤芍药、防风等）。结果：治疗 2 个月，观察组 Oswestry 功能障碍指数问卷表（ODI）指数及视觉模拟评分法（VAS）评分均低于对照组（$P<0.05$）；观察组不良反应发生率 6.3％（2/32）低于对照组 25.0％（8/32）（$P<0.05$）。曾欢高等将 86 例患者随机分为两组各 43 例，对照组行经皮椎间孔镜髓核摘除术，观察组在手术基础上联合独活寄生汤加减治疗，连续服用 1 个月。结果：观察组总有效率为 95.4％（41/43），高于对照组 76.7％（33/43）（$P<0.05$）；相比于对照组，观察组治疗后中医证候积分及 VAS 评分低，JOA 评分高（$P<0.05$）。陶长伟将 108 例患者随机分为两组各 54 例，对照组予中医正骨手法治疗，观察组在对照组的基础上加用独活寄生汤，连续治疗 4 周。结果：治疗后两组 IL-1β、IL-6、TNF-α、CRP、5-HT、PGE2 水平均降低，β-EP 水平均升高，且观察组优于对照组（$P<0.05$）。

李世强将 160 例患者随机分为两组各 80 例，对照组给予单纯针刺治疗，观察组在对照组基础上加用加味身痛逐瘀汤（桃仁、川芎、牛膝、香附、秦艽、羌活等）。治疗 14 d 后，观察组总有效率为 90.0％（72/80），高于对照组 60.0％（48/80）（$P<0.05$）；两组治疗后 JOA 评分，血清 IL-2、TNF-α 均下降，且观察组低于对照组（均 $P<0.05$）；血清 IL-10 明显升高，且观察组高于对照组（$P<0.05$）。

黄黎等将 65 例腰椎间盘突出症（血瘀证）患者随机分为两组，对照组 31 例采用一般常规治疗（卧床休息、佩戴腰围、腰背肌功能锻炼、脱水消肿、消炎镇痛等），治疗组 34 例在其基础上加用地龙散加减（地龙、苏木、当归、桃仁、独活、黄柏等）联合中医定向透药疗法（赤芍药、杜仲、桑寄生、桃仁、桂枝、延胡索等），连续治疗 10 d。结果：治疗组缓解率为 94.1％（32/34），明显高于对照组 83.9％（26/31）（$P<0.05$）；治疗组治疗后 JOA、VAS 评分在治疗后各个时间点均优于对照组（$P<0.05$）。

聂思颖探究温针灸配合中医定向透药治疗腰椎间盘突出症的疗效。将 76 例患者按不同治疗方式分为两组各 38 例，对照组行常规治疗，观察组联合温针灸和中医定向透药治疗（桃仁、丹参、泽兰、当归、杜仲、延胡索等）。结果：治疗 14 d 后，观察组治疗后 VAS 评分低于对照组，JOA 评分高于对照组（$P<0.05$）；观察组治疗有效率为 94.7％（36/38），高于对照组 65.8％（25/38）（$P<0.05$）。

李芳等将 150 例患者随机分为两组各 75 例，对照组予单纯塞来昔布治疗，观察组在对照组基础上采用中药（川芎、丹参、细辛、牛膝、羌活、乳香等）熏洗治疗，疗程 1 个月。结果：观察组治疗总有效率为 96.0％（72/75），高于对照组 80.0％（60/75）（$P<0.05$）；治疗后两组腰椎日本骨科协会评分均高于治疗前，且观察组高于对照组（$P<0.05$）；治疗后两组血清 SP、PGE$_2$ 水平均低于治疗前，且观察组低于对照组（$P<0.05$）。

袁海丰等探讨何天佐传统中医药正骨疗法临床路径治疗腰椎间盘突出症的临床疗效。将 518 例患者按照是否实施何天佐传统中医药正骨疗法临床路径治疗分为观察组（256 例）和对照组（262 例）。两组均辨证分为肝肾亏虚证、血瘀气滞证、寒湿痹阻证。比较两组的治愈率、疗效、住院时间、治疗费用、VAS 和 JOA 评分。结果：观察组疗效优于对照组（$P<0.05$）；观察组平均住院时间、平均治疗费用均低于对照组（均 $P<0.05$）；两组治疗后 VAS 及 JOA 评分均降低（均 $P<0.05$）；治疗后，观察组 VAS 及 JOA 评分均低于对照组（均 $P<0.05$）。认为何天佐传统中医药正骨疗法临床路径治疗腰椎间盘突出症，能提高治愈率，缩短治疗天数，减少住院费用，改

善生活质量,为非手术治疗腰椎间盘突出症提供了一定的循证医学支持,同时为传承应用何天佐传统中医药正骨疗法的医院提供了规范统一的治疗腰椎间盘突出症的临床路径。

张豪分析身痛逐瘀汤治疗气滞血瘀型腰椎间盘突出症经皮椎间孔镜术后残余疼痛的临床疗效,分析其疼痛产生原因,观察身痛逐瘀汤对比西药常规治疗法的优越性,研究探讨其对血浆疼痛介质和炎症因子的影响。选取椎间孔镜治疗后出现残余疼痛的腰椎间盘突出症患者 56 例,随机分为试验组和对照组各 28 例,在常规术后腰椎功能锻炼及治疗基础上,试验组给予身痛逐瘀汤口服汤剂治疗,对照组采用常规西药口服(塞来昔布、乙哌立松、甲钴胺片),均治疗 4 周;并对所有患者进行为期 12 周的随访,观察两组患者总体治疗效果,治疗前、治疗后 1 周、4 周、12 周的 SF-MPQ 评分、JOA 评分,血浆 β-EP 含量情况,治疗前及治疗后 4 周、12 周血浆炎症因子(IL-6、TNF-α)水平变化。结果:试验组治疗效果有效率及显效率均高于对照组($P<0.05$);身痛逐瘀汤对于 LDH 经皮椎间孔镜术后疼痛患者的治疗作用在疼痛缓解方面持久而效优;试验组使用身痛逐瘀汤治疗后,患者在疼痛、步态、日常生活等方面有明显改善,获得了更好的腰椎功能恢复;身痛逐瘀汤能更好地抑制促炎因子 IL-6 和 TNF-α,减少化学因素对神经根的刺激,更加有效地缓解患者神经根疼痛。

Sun K 等通过网络药理学研究"淫羊藿-白芍药"治疗腰椎间盘突出症的关键靶点及作用机制。利用 TCMSP 等数据库收集淫羊藿和白芍的化学成分,并根据阈值筛选和文献报道确定其活性成分并预测作用靶点。腰椎间盘突出症基因使用 GeneCards、OMIM 和 DisGeNET 数据库收集。将药物靶点映射到疾病靶点,对关键靶点进行蛋白质相互作用网络分析,进行 GO 功能富集分析和 KEGG 信号通路富集分析。最终确定淫羊藿 23 种活性成分和白芍药 13 种活性成分,共获得 624 个药物靶点。标准化后获得 214 个药物靶点。此外,分别从 GeneCards、OMIM 和 DisGeNET 数据库中收集了 306 个、2 个和 5 个腰椎间盘突出症相关靶点,去重后共获得 293 个疾病靶点。对药物靶点和疾病靶点进行定位后,得到 44 个常见靶点。PPI 蛋白相互作用网络分析表明 IL-6、TNF、AKT1、MAPK1 和 VEGFA 可能是治疗腰椎间盘突出症的核心靶点。GO 富集分析鉴定出 56 个项目($P<0.05$),其中生物学过程主要包括免疫反应、细胞凋亡等;细胞成分主要包括细胞外间隙、细胞外区等;分子功能主要包括细胞因子活性、金属肽酶活性等。通过 KEGG 通路富集分析,鉴定出 91 条与炎症、代谢、衰老相关的信号通路,主要包括 IL-17 信号通路和 TNF 信号通路等。"淫羊藿-白芍"治疗腰椎间盘突出症表现出多通道、多靶点的特点。

(撰稿:梁倩倩　审阅:王拥军)

[附]　参考文献

C

曹盛楠,王丹丹,王从安,等.三维平衡正脊手法治疗神经根型颈椎病的有限元分析[J].中国骨伤,2020,33(9):867

柴喜平,李盛华,柳海平,等.益肾健骨丸内服联合强筋益肾健骨膏外敷治疗膝骨关节炎肝肾亏虚证临床研究[J].中国中医药信息杂志,2020,27(10):37

陈谱,阮安民,周俊,等.通络止痛凝胶治疗膝骨关节炎的实验研究[J].中国中医骨伤科杂志,2020,28(9):1

陈黎明,许根荣,郭盛君,等.仰卧定点复位法治疗神经根型颈椎病中手法发力方向对疗效的影响[J].中华中医药杂志,2020,35(4):2189

程金连,张翔,潘汉升,等.金天格胶囊治疗原发性骨质疏松症前瞻性多中心随机双盲对照临床试验[J].中华中医药学刊,2021,39(1):36

D

董珂.独活寄生汤对腰椎间盘突出症患者腰椎功能及疼痛程度的影响[J].当代医学,2021,27(1):81

G

葛亚博,于文俊.舒筋活络汤对神经根型颈椎病患者颈椎功能、生活质量的影响[J].湖北中医药大学学报,2020,22(1):81

龚龙,张立新,刘义辉,等.手法配合玻璃酸钠治疗膝骨关节炎52例[J].中国中医骨伤科杂志,2020,28(5):42

郭珈宜,范仪铭,李峰,等.活血灵方对骨科术后高危凝血状态的预防及其机制研究[J].中华中医药杂志,2020,35(3):1520

H

何伟,刘予豪,周驰,等.非手术保髋治疗非创伤性股骨头坏死的临床研究[J].中国中西医结合杂志,2020,40(2):176

胡静,徐嘉路,韩漫漫,等.活血化瘀类中药注射剂在颈椎病非手术治疗中的药物经济学评价分析[J].实用临床医药杂志,2020,24(7):108

胡梁深,范少勇,周明,等.黄芪桂枝五物汤加减治疗神经根型颈椎病Key-Hole术后感觉异常[J].江西中医药大学学报,2020,32(1):40

黄黎,周长征.地龙散联合中医定向透药治疗腰椎间盘突出症34例[J].中医临床研究,2020,12(18):109

L

李芳.中药熏洗联合塞来昔布治疗腰椎间盘突出症患者的效果[J].中国民康医学,2020,32(17):75

李建垒,宋永伟."筋骨平衡,气血为重"理论在肝肾亏虚型神经根型颈椎病中的应用探讨[J].中医药临床杂志,2020,32(4):654

李世强.加味身痛逐瘀汤配合针刺对腰椎间盘突出症患者腰椎功能及IL-2、IL-10水平的影响[J].光明中医,2020,35(24):3852

梁龙,于杰,周帅琪,等.基于经筋理论探讨颈椎病的发病机制及颈部锻炼的分期论治[J].中华中医药杂志,2020,35(8):4201

刘胜,刘玲,海兴华,等.桂枝加葛根汤加味治疗神经根型颈椎病气滞血瘀证患者颈部、上肢功能的临床观察[J].中国实验方剂学杂志,2020,26(1):92

刘治军,刘少津,魏合伟,等.补肾健脾活血方干预去势大鼠肌肉骨骼转化生长因子β/骨形态发生蛋白2信号通路的变化[J].中国组织工程研究,2021,25(14):2219

楼兴法,周江.淫羊藿总黄酮辅助治疗老年骨质疏松性桡骨远端骨折及对骨折愈合和关节功能恢复的影响[J].中华中医药学刊,2020,38(10):165

M

孟祥东,冯宇,李福龙,等.盘龙七片对膝骨关节炎大鼠软骨细胞凋亡的抑制及其作用机理[J].中国中医骨伤科杂志,2020,28(2):1

N

聂思颖,阳成俊.温针灸配合中医定向透药治疗腰椎间盘突出症的疗效及对腰椎功能的影响[J].数理医药学杂志,2020,33(12):1873

Q

邱伟明.不同方向旋提手法治疗神经根型颈椎病的疗效观察[J].云南中医中药杂志,2020,41(7):69

S

Sun K, Zhu LG, Wei X, et al. Study on mechanism of "Epimedii Folium-Paeoniae Radix Alba" in treatment of lumbar disc herniation based on network pharmacology[J].中国中药杂志,2020,45:609

T

唐锦忠,张立男,张泓,等.基于颈部软组织张力探讨悬吊循经弹拨结合麦肯基疗法对颈型颈椎病的疗效及机制[J].湖南中医药大学学报,2020,40(5):592

陶长伟,乔红卫.独活寄生汤联合中医正骨手法治疗腰椎间盘突出症的临床效果[J].临床医学研究与实践,2020,5(36):157

陶长伟,王建芳.三步理筋止眩法推拿联合项痹蠲方热熨对椎动脉型颈椎病患者CASCS评分及生活质量的影响[J].延安大学学报(医学科学版),2020,18(2):52

田雪梅,王海东,李伟青.祛寒逐风合剂联合西医常规疗法治疗膝骨关节炎风寒痹阻证临床研究[J].中国中医药信息杂志,2020,27(5):23

W

王剑,李屹,王实,等.基于骨组织 Runx2、Osterix 启动子甲基化探究鹿茸中药复方对去卵巢骨质疏松症大鼠的疗效机制[J].世界科学技术(中医药现代化),2020,22(5):1744

王守利.颈椎病中医证候特点与 X 线特征的相关性分析[J].影像研究与医学应用,2020,4(19):208

X

夏秀嘉,赵辉,张淏忠,等.石筱山治疗膝部筋伤经验[J].山东中医杂志,2020,39(7):711

向兴彤,豆贲,韩世峰,等.补阳还五汤对老年 Colles 骨折手法复位小夹板外固定后患者早期骨痂 X 线评分及血清碱性磷酸酶水平的影响[J].中国骨伤,2020,33(3):241

谢庆华,张昌攀,张丰毅,等.壮骨通痹丸治疗肾阳虚型膝骨关节炎的疗效观察[J].中国中医骨伤科杂志,2020,28(1):49

谢求恩,何江,谢心军,等.续筋接骨液与自体富血小板血浆促进兔肩袖腱骨界面愈合的实验研究[J].中国中医骨伤科杂志,2020,28(8):1

熊应宗,朱俊琛,王超,等.针刀联合塞来昔布治疗膝骨关节炎的临床疗效观察[J].中国中医骨伤科杂志,2020,28(2):19

许金海,王国栋,沈琪幸,等.筋痹颗粒治疗神经根型颈椎病的随机、双盲、双模拟、非劣效性平行对照临床研究[J].上海中医药杂志,2020,54(2):54

Y

颜飞华,韩素英,徐志勇,等.胫骨高位截骨术联合富血小板血浆治疗膝骨关节炎 70 例[J].中国中医骨伤科杂志,2020,28(6):52

杨硕,郑洪新.基于"形不足者,温之以气"理论治疗尪痹的临床经验[J].光明中医,2020,35(6):907

姚洁,欧国峰,董博,等.抗疏强骨合剂结合基础抗骨质疏松药物治疗原发性骨质疏松症的疗效分析[J].中国骨质疏松杂志,2020,26(1):79

于冬冬,赵丹阳,杨芳,等.中药复方鹿角胶丸防治绝经后骨质疏松症的机制研究[J].中国骨质疏松杂志,2020,26(11):1668

袁海升,王勇,李国帅,等.何天佐传统中医药正骨疗法临床路径治疗腰椎间盘突出症[J].西部医学,2020,32(9):1381

Z

曾欢高,高叙军,毕殿海.独活寄生汤加减联合微创手术治疗腰椎间盘突出症临床观察[J].光明中医,2020,35(24):3961

张波,张开伟,马文娟,等.补肾活血汤干预骨质疏松症并骨关节炎模型兔软骨细胞 NF-KBp65 蛋白的表达[J].中国组织工程研究,2019,23(27):4375

张豪.身痛逐瘀汤加减治疗气滞血瘀型腰椎间盘突出症 PELD 术后残余疼痛的临床疗效及作用机理研究[D].江西中医药大学,2020

张鹏,罗伟,张冬梅,等.老年骨质疏松症不同中医证型中 BMD、25(OH)D3 及 PTH 的比较和相关性分析[J].四川中医,2020,38(4):81

张倩,杨旭,王媛,等.二仙汤对去势大鼠骨微结构及 ALP、OPG、IL-6 的影响[J].世界中西医结合杂志,2020,15(11):2053

张倩,杨旭,王媛,等.金匮肾气丸对去势大鼠骨微结构及 ALP、OPG、IL-6 的影响[J].中国骨质疏松杂志,2020,26(10):1475

张富城,马勇,郭杨,等.黄桂成教授从络病论治膝骨关节炎的辨证与用药经验拾萃[J].浙江中医药大学学报,2020,44(3):262

周俏吟,申毅锋,贾雁,等.经典针刀术式治疗腕管综合征的临床解剖学研究[J].中国骨伤,2020,33(8):745

周瑞娟,卢晓惠,张秋萍,等.益气化瘀方联合干细胞移植促进脊髓损伤修复的实验研究[J].中医药通报,2020,19(3):63

学术进展

（九）五官科

【视网膜静脉阻塞的治疗与研究】

谢立科结合视网膜静脉阻塞（RVO）中西医发病机理，将其病机概括为"络损积阻"，主张祛积通络法，此与西医改善血流动力学、改善与修复微循环障碍的思路一致。自拟祛积通络方（桃仁、红花、生地黄、当归、鸡内金、半夏等）治疗。李欣等指出视网膜静脉阻塞黄斑水肿是视网膜静脉阻塞的常见并发症，也是引起视力下降的主要原因。其可由血虚肝旺、痰火头风，或外邪、五志、饮食、劳倦等诱因引起发病。基本病机是血瘀，脉络瘀阻。根据患者全身情况，从气、血、水、火角度，全方位进行辨证论治，以活血化瘀为基础治法，贯穿全程，根据具体证候进行方药配伍。气化不利，水气郁滞证予桂枝干汤合当归芍药散加减；脾肾阳虚，水邪结聚证予金匮肾气丸合补阳还五汤加减；肝阳偏亢，阴虚水停证予建瓴汤合猪苓汤加减。秦睿等搜集从各数据库建库，运用中医药治疗RVO的方剂，采用中医传承辅助平台软件，分析治疗RVO的组方用药规律。结果：通过筛选整理后共得出420条方剂，包含216味中药，其中用药频次≥10的中药共计75味；居于中心的药物有当归、赤芍药、川芎、生地黄。提取用于新方聚类的核心组合26个，进一步聚类后可得到13个新处方。方1：竹茹、莪术、三棱、麝香；方2：连翘、金银花、玄参、淡竹叶、火麻仁；方3：熟地黄、菊花、枸杞子、黄柏、山茱萸、山药；方4：大枣、生姜、丹参、葱白、冰片；方5：钩藤、石决明、刺蒺藜、天麻、夜交藤、杜仲；方6：黄芩、栀子、杜仲、木通、龙胆；方7：生地黄、赤芍药、益母草、牛膝、桔梗；方8：茜草、小蓟、棕榈炭、地榆、冬瓜子；方9：川芎、白茅根、桃仁、牡丹皮；方10：竹茹、昆布、海藻、浙贝母、太子参；方11：白芍药、牡蛎、珍珠母、龙骨、银柴胡、木贼、蝉蜕；方12：钩藤、石决明、牛膝、天麻、枳壳、柴胡、桔梗；方13：黄柏、知母、泽泻、山药、猪苓、茯苓、白术、桂枝。廖林丽等利用中国期刊全文数据库（CNKI）、万方数据知识服务平台（WF），以"视网膜静脉阻塞"为第一主题词，"中药治疗"或"中医药治疗"为第二主题词，检索2000年1月至2020年1月的期刊文献做关联规则分析和因子分析。结果：药物使用频次排名前10的为当归、赤芍药、川芎、生地黄、丹参、桃仁、红花、牛膝、牡丹皮、茯苓；以甘寒药、苦寒药居多，辛味药、平性药、温性药次之，大多药物归属于肝经。研究提示，治疗RVO既要行气活血、化瘀通脉，也要利水，当以活血化瘀药、行气药、利水药、养阴药组合配伍使用。

郝晓凤等将100例非缺血型视网膜分支静脉阻塞合并黄斑水肿患者随机分为两组（各50眼），对照组单纯采用抗VEGF治疗，试验组在此基础上加服祛积通络方，疗程均为6个月。结果：除脱落6例外，试验组中医证候疗效总有效率为85.4%（41/48），对照组为52.2%（24/46），$P<0.05$；随访6个月，试验组ETDRS视力治疗显效率为83.3%（40/48），对照组为47.8%（22/46），$P<0.05$。与对照组比较，试验组视网膜中央厚度（CRT）减少（$P<0.05$）。杜红彦等将70例非缺血型视网膜分支静脉阻塞（BRVO）继发黄斑水肿患者随机分为两组，均予玻璃体腔内注射雷珠单抗，治疗组加服活血明目汤（桃仁、红花、川芎、赤芍药、三七、菖蒲等），两组均治疗3个月。结果：治疗组总有效率为82.9%（29/35），对照组为60.0%（21/35），$P<0.05$；与对照组比较，治疗组视力提高明显，黄斑水肿程度减轻，视网膜中心凹厚度（CMT）及视网膜中心凹容积

(CMV)均减少(均 $P<0.05$)。

冯燕兵等以氩激光光凝建模,探讨眼络通方(葛根、川芎、地龙、三棱、水蛭)对视网膜静脉阻塞新西兰兔视网膜血管新生的影响。将 48 只健康新西兰兔随机分为空白组、模型组、天保宁组、眼络通组,均灌胃 4 周。结果:与空白组比较,模型组 1、2、4 周各时相视网膜组织中 PDGF、VEGF 蛋白与 mRNA 表达量均显著升高(均 $P<0.05$)。与模型组比较,眼络通组 1、2、4 周各时相视网膜组织中 PDGF、VEGF 蛋白与 mRNA 的表达量均显著降低(均 $P<0.05$),天保宁组各时相视网膜组织中 PDGF、VEGF 蛋白与 mRNA 的表达量无显著差异($P>0.05$)。研究提示,眼络通方可通过抑制视网膜组织 VEGF、PDGF 的表达,减少促血管新生因子释放,从而抑制视网膜血管新生,发挥保护视网膜的作用。

(撰稿:谢立科　审阅:熊大经)

【糖尿病性视网膜病变的治疗与研究】

李方怡等认为消渴日久,脏腑耗损,气阴两虚,精微化生过剩,津液输布失常,内生糖毒、浊毒、热毒。"毒"淫机体,挟糖毒耗损气血,挟浊毒黏滞缠绵,挟热毒灼营伤阴,致使血行不畅,"瘀"从"毒"化,共损目络。故"毒瘀损络"为糖尿病视网膜病变的关键病机,解毒化瘀是基本治法。治疗宜解毒通络,配合益气、养阴、化瘀、清热等。张仕忠等基于玄府理论,提出该病以玄府闭塞和玄府破损为基本病机,提出"和玄"的治疗概念,以开通玄府和固密玄府为要,开通玄府可选用玉泉丸合白虎加人参汤、血府逐瘀汤、二陈汤等,固密玄府可选用益气聪明汤、加味肾气丸、驻景丸加减等。

段俞伽等将 86 例非增殖期 2 型糖尿病视网膜病变气阴两虚、络脉瘀阻证的患者随机分为两组,均予常规治疗措施(降压、降糖、降脂),对照组加服迈之灵片,观察组在此基础上予参芪降糖颗粒(人参茎叶总皂苷、五味子、黄芪、山药、熟地黄、覆盆子等),两组均连续治疗 12 周。结果:观察组总有效率为 90.7%(39/43)、对照组为 69.8%(30/43),$P<0.05$。与对照组比较,观察组血管渗漏面积、微血管瘤个数、毛细血管无灌注区面积、视网膜循环时间均明显减少(均 $P<0.05$)。彭清华等将 60 例(82 眼)非增殖期糖尿病视网膜病变患者随机分为两组,对照组(40 眼)行玻璃体腔注射康柏西普,治疗组(42 眼)在此基础上加服自拟益气养阴活血利水方(黄芪、党参、生地黄、蒲黄、黄精、墨旱莲等),并随证加减。疗程均为 3 个月。结果:与对照组比较,治疗组最佳矫正视力(BCVA)有所提高,黄斑中心凹厚度(CMT)变薄,不同时间视网膜电图(ERG)具体指标(a 波振幅、a 波潜伏时、b 波振幅、b 波潜伏时)均有改善(均 $P<0.05$);随访 4 个月,除脱落 13 例外,治疗组复发率为 14.3%(5/35),对照组为 35.3%(12/34),$P<0.05$。

雷晓琴等将 75 只 SD 大鼠随机分为空白对照组、模型组、通络驻景丸(熟地黄、菟丝子、车前子、三七、蒲黄、砂仁等)低、中、高剂量组,除空白对照组外,其余各组以链脲佐菌素诱导糖尿病模型,各治疗组予通络驻景丸药物治疗(1.65、3.33、6.66 生药/kg),连续 12 周。结果:与模型组比较,通络驻景丸组视网膜白蛋白(Albumin)渗漏水平降低,视网膜组织中紧密连接蛋白中咬合蛋白(Occludin)、带状闭合蛋白 ZO-1 的蛋白表达水平升高;RT-PCR 检测显示,通络驻景丸大鼠视网膜组织中 Occludin mRNA 均有不同程度的升高(均 $P<0.05$)。研究提示,通络驻景丸对血-视网膜屏障具有保护作用。李坤梦等将 28 只雄性 SD 大鼠随机分为空白组、模型组及滋肾健脾化瘀片(葛根、黄芪、生地黄、田七、大黄、山萸肉等)高、低剂量(2.4、0.6 g·kg^{-1})组,除空白组外,其余各组采用腹腔注射 2% 链脲佐菌素造模,造模 1 周后灌胃给药。空白组与模型组予等体积的蒸馏水,连续给药 10 周。结果:与模型组比较,滋肾健脾化瘀片高剂量组的视网膜层结构、排列以及水肿程度有所改善,RGC 数量明显增多(均 $P<0.05$),视网膜 VEGF、RAGE、NF-κB 蛋白表达,以及血清 AGEs、IL-1β、IL06 水平明显下调(均 $P<0.05$)。

研究提示,滋肾健脾化瘀片可能通过抑制 AGEs/RAGE/NF-κB 通路下调炎症因子的表达,来改善糖尿病大鼠视网膜内、外核层的水肿情况,减少神经节细胞的丢失。

(撰稿:谢立科　审阅:熊大经)

【干眼症的治疗与研究】

王小飞等介绍魏伟从肺论治干眼症经验。魏氏认为,干眼症的发生主要是津液代谢失常,不能润泽目珠,一方面是津液(泪液)生成不足,另一方面则是津液(泪液)输布不及。肺主治节,统摄全身气血津液的输布。若功能正常,调节得当,津液充沛,上润目珠,则目视精明;肺为气之本,肺气旺盛,全身气机调畅,五脏六腑精阳之气顺达于目,目得其养则明视万物。若功能失调,肺气阴不足或宣发肃降功能受损,则津液生成不足,输布不当,目失濡润,不润而干。提倡"从肺论治",调气、滋阴、养血并重,多选用黄芪、党参、山药、防风、甘草、白术等补益肺气以及麦冬、知母、贝母、桑叶、百合、当归、石膏、乌梅等滋阴养血;着重宣肺布津、行滞通络,常用紫菀、甘草、桔梗、南沙参、北沙参等宣肺布津,当归、路路通、赤芍药等行滞通络;重视脏腑五行之间的生克制化,常配合补脾气之太子参、茯苓、芡实、山药、白术、鸡内金等,或滋肾阴之玄参、生地黄、山茱萸等,或清肝火之栀子、谷精草、夏枯草、菊花等。

黄子杨等评价单纯应用中药治疗干眼的有效性及主要治法。按 Cochrane 系统评价方法检索数据库查找有关中药治疗干眼的随机对照试验,检索时间从建库至 2019 年 2 月。对纳入研究进行质量评价、资料提取与 Meta 分析。结果:15 篇中文文献中,有 2 篇干预组采用中药内服加外熏。13 篇文献主要治法为滋养阴液,另 2 篇文献分别采用的治法为疏肝清热、润燥温肾。中药组方中有 13 味中药使用频率相对较高,从高到低依次是白芍药、生地黄、麦冬、当归、柴胡、枸杞子、菊花、熟地黄、山茱萸、甘草、五味子、玄参、石斛。研究提示,中药治疗干眼能

显著延长患者泪膜破裂时间和增加泪液分泌量,在治疗干眼总体疗效上更有优势。单纯应用中药治疗干眼时,多为滋养阴液之法。

吉成玉将 102 例干眼症肝郁气滞证患者随机分为两组,对照组予羟丙甲纤维素滴眼液滴眼治疗,研究组在此基础上予润目疏肝汤(柴胡、白芍药、五味子、茯苓、枸杞子、党参等)随症加减治疗。同时嘱两组患者进行眼部穴位按摩,2 次/d,并清淡饮食。两组均连续治疗 4 周。结果:治疗组总有效率为94.1%(48/51),对照组为 72.5%(37/51),P<0.05。治疗组干眼症状评分为(1.09±0.44)分,对照组评分为(2.03±0.71)分,P<0.05。李美琳等将 62 例(124只眼)急性结膜炎痊愈后出现干眼的患者随机分为两组,对照组予双眼滴用聚乙烯醇滴眼液,治疗组在此基础上加用桑白皮汤加减(桑白皮、玄参、黄芩、旋覆花、菊花、地骨皮等)熏蒸治疗,疗程均为 10 d。结果:治疗组总有效率为 90.3%(56/62),对照组为71.0%(44/62),P<0.05。与对照组比较,治疗组泪膜破裂时间(BUT)延长,基础泪液分泌试验(SIT)评分升高、角膜荧光素染色(FL)评分降低(均 P<0.05)。

张志芳等以人角膜上皮细胞加入苯扎氯铵溶液制备得干眼角膜上皮细胞损伤模型,加入高、中、低剂量(10%、5%、2.5%)逍生散(党参、当归、生地黄、白芍药、麦冬、五味子等)含药血清和空白对照血清孵育后,分别于作用24 h、48 h、72 h 行光镜观察,检测细胞活性、细胞凋亡及角膜上皮细胞中 IL-1、IL-6、TNF-α、MMP-9 细胞因子的表达情况。结果:逍生散高、中剂量组能明显抑制细胞体积增大、细胞松解及间隙变大,减少细胞脱壁及溶解、坏死,减少细胞凋亡;与空白血清组比较,逍生散高、中剂量的细胞活性值增加;IL-1、IL-6、TNF-α 及 MMP-9的表达相对较低(均 P<0.05),且呈现出随药物浓度增加,抑制炎症因子效果相对越好的结果。研究提示,逍生散可能通过降低 IL-1 的产生,进而降低产生 IL-6、TNF-α 等炎症因子,以及调控 MMP-9 的数量和活性,发挥保护角膜上皮细胞的作用。Wu H

等进一步研究逍生散中药成分与疗效之间的相关性。以体外培养的人角膜上皮细胞（HCEC）及C57BL/6小鼠皮下注射氢溴酸东莨菪碱建立干眼症模型。采用两种方法对逍生散进行提取，利用UPLC-Q-TOF/MS和数据分析程序Progenesis QI及Makerlynx-XS对逍生散的潜在有效成分进行分析，推测并鉴定出4种化合物：五味子苷、五味子甲素、五味子醇B、五味子醇甲素，其中五味子甲素和1μm五味子甲素对损伤的HCEC有明显的保护作用。研究提示，五味子素和五味子甲素可能是逍生散治疗干眼的潜在有效成分。

（撰稿：谢立科　审阅：熊大经）

【年龄相关性黄斑变性的治疗与研究】

薛晓彤等介绍曹明芳从肝、肾论治年龄相关性黄斑变性（AMD）经验。曹氏认为该病以年老脏腑虚衰为本、水湿为标，血瘀等邪实壅塞而为病，应以调理肝肾为主，梳理肝脏气机，补敛其血，填肾脏之精，增其本源。肝郁血虚者方选丹栀逍遥散加减，肝肾阴虚者方选杞菊地黄丸加减，肝肾不足者方选归芍地黄汤加减。李书娇等介绍亢泽峰辨治经验。亢氏主张病证结合，分期论治AMD，重视肝脾肾三脏，认为临床主要有肝肾阴虚、肝脾不调、脾失健运证。在AMD早、中期：肝血虚者，以补肝散为主；脾虚者，以参苓白术散为主。浆液性视网膜色素上皮脱离期：肝肾阴虚者方用六味地黄丸、驻景丸加减；肝脾不调者，方用柴芍汤加减；脾虚健运者，方用胃苓汤加减。AMD晚期：心肝火旺者，以知柏四物汤合十灰散为主；瘀血阻滞者，可选用姜黄、郁金、莪术、益母草、三七粉、茯苓等药物；阴虚火旺者，可选用生蒲黄汤合和血明目片。

梁振华将87例干性AMD肝肾阴虚证患者随机分为两组，对照组予口服维生素E胶囊、维生素C片，观察组在此基础上增视明目汤（红景天、车前子、墨旱莲、牡丹皮、菊花、陈皮等）治疗，均治疗60 d。结果：观察组总有效率为90.9%（40/44），对照组为

67.4%（29/43），$P<0.05$。杨玉青等将65例湿性AMD患者随机分为两组，治疗组（39眼）服用益气养阴散结通络汤（生牡蛎、瓦楞子、熟地黄、黄芪、白术、茯苓等）并随症加减，对照组（35眼）予七叶洋地黄双苷滴眼液滴眼、和血明目片口服，两组均治疗3个月。结果：治疗组总有效率为76.9%（30/39），对照组为62.9%（22/35），$P<0.05$。与对照组比较，治疗组视物昏朦、目睛干涩、倦怠乏力、气短懒言、腰膝酸软、心烦失眠6项中医症状积分均下降，30°视野增大，黄斑区视网膜中央厚度（CRT）变薄（均$P<0.05$）。和艳艳等将60例（60眼）湿性AMD肝肾两虚患者随机分为两组，对照组予玻璃体腔注射雷珠单抗治疗。治疗组在此基础上予补肾利水方（熟地黄、车前子、葛根、枸杞子、楮实子、菟丝子等）治疗，连续治疗3个月。结果：与对照组比较，治疗组最佳矫正视力（BCVA）提高，CRT变薄，中医证候积分下降（均$P<0.05$）。武静等将99例（99眼）湿性AMD患者随机分为两组，均予雷珠单抗球内注射治疗，治疗组（50眼）加服和血明目片（丹参、牡丹皮、当归、墨旱莲、菊花、女贞子等），疗程均为3个月。结果：与对照组比较，治疗组BCVA提高，CRT变薄，眼底视网膜渗漏面积、视网膜出血面积均减少（均$P<0.05$）。于磊等将80例（80只眼）湿性AMD患者随机分为两组，均予康柏西普注射液玻璃体腔注射，观察组加服凉血化瘀方（生蒲黄、姜黄、女贞子、当归、川芎、丹参等），疗程均为3个月。结果：与对照组比较，观察组治疗后6个月的BCVA均有所提高，CRT变薄（均$P<0.05$）。研究提示，凉血化瘀方联合康柏西普注射液玻璃体腔注射可以提高视力，降低视网膜中心厚度，减少康柏西普注射液玻璃体腔注射次数。

（撰稿：谢立科　审阅：熊大经）

【视神经萎缩的治疗及临床研究】

赵新等收集整理廖品正治疗视神经萎缩的中药处方90首，运用频次统计、关联规则、基于熵聚类方

法规律分析等方法,进行药物规律及特点的挖掘。结果:90 首处方中共包含 113 味中药,使用频次较高的中药为枸杞子、灵芝等,补虚药使用最多,多用甘、平之品,归肝经药物最多。通过关联规则分析,得到 17 个常用药物组合:枸杞子-灵芝,葛根-枸杞子,葛根-灵芝,枸杞子-地龙,葛根-枸杞子-灵芝,灵芝-地龙,枸杞子-灵芝-地龙,葛根-地龙,葛根-枸杞子-地龙,葛根-灵芝-地龙,葛根-枸杞子-灵芝-地龙,枸杞子-茯苓,丹参-枸杞子,茯苓-灵芝,枸杞子-茯苓-灵芝,丹参-灵芝,丹参-枸杞子-灵芝。基于熵聚类方法规律分析得到 10 个潜在新方:方 1 为杜仲、全蝎、白附子、益智仁、远志、干姜;方 2 为枳壳、合欢皮、北沙参、赤芍药;方 3 为白豆蔻、地骨皮、玄参、滑石、茺蔚子;方 4 为猪苓、楮实子、泽泻、淫羊藿、炙黄芪;方 5 为炙甘草、陈皮、地龙、山药、防风;方 6 为丹参、红花、山楂、菊花;方 7 为菟丝子、知母、葛根、淫羊藿、薏苡仁、炙黄芪;方 8 为白芍药、党参、灵芝、枸杞子;方 9 为石菖蒲、生地黄、炙黄芪、五味子、大腹皮、莱菔子;方 10 为黄芩、川芎、女贞子、当归、黄芪。廖氏认为视神经萎缩与肝、脾、肾关系密切,瘀阻脉道是其主要病机,治疗时多选用补益肝肾、活血通络之品,常重用枸杞子、灵芝、葛根、地龙、茯苓、丹参、菟丝子等药物。罗圆等讨论麝香在视神经萎缩患者中的应用。麝香性温味辛,归心、脾二经。能活血散结,具有较强的开窍通闭作用,可通诸窍之不利,开经络之壅遏。认为麝香在治疗视神经萎缩时应在用药 1～2 周后停药 1～2 周,剂量在 0.02～0.05 g,若体质较好可稍微加强用量;服药时间应在早、中午;补益与开通相结合,需时时顾护正气,可适当选用党参、茯苓、鸡血藤、当归等补气养血。

钟庄元等将 52 例患者随机分为两组,对照组予以常规对症治疗,包括应用营养神经、改善微循环、能量代谢药物等(口服维生素 B_1、地巴唑片,肌注维生素 B_{12} 注射液),研究组在此基础上服用桃红四物汤随症加减治疗,均连续治疗 14 d。结果:研究组总有效率为 92.3%(24/26),对照组为 69.2%(18/26),$P<0.05$。与对照组比较,研究组视力与光敏度均提

高,视野缺损减小(均 $P<0.05$)。李春寒将 116 例患者随机分为两组,常规组采用常规治疗,包括复方胞二磷胆碱注射液、能量合剂注射液,并联合生长因子于眼球后注射、维生素 B_1、维生素 B_{12} 肌肉注射。血通组在此基础上加服复方血栓通胶囊(玄参、黄芪、三七、丹参),结果:血通组总有效率为 94.8%(55/58),对照组为 79.3%(46/58),$P<0.05$。

李甜甜等为评价青盲一号方(党参、当归、炒白术、柴胡、茯苓、枸杞子等)治疗中毒性视神经萎缩的临床疗效,选取 2013 年 1 月至 2018 年 2 月以青盲一号方治疗的 7 例中毒性视神经萎缩肝郁血虚证患者,随访 6～24 个月。观察治疗前后视力、视野、电生理及视网膜神经纤维层(RNFL)厚度等指标的变化。结果:与治疗前比较,治疗后的视力、视野均有所改善,VEP 波峰潜伏期时间缩短。

(撰稿:谢立科　审阅:熊大经)

【耳鸣的治疗】

赵月惠等介绍谯凤英治疗痰火郁结证耳鸣的临床经验。谯氏认为治疗应以健脾疏肝为主,调志调气血为辅。常用清气化痰汤加减治疗痰火,并联合自拟四藤龙牡汤(鸡血藤、络石藤、钩藤、首乌藤、龙骨、牡蛎)加减用以舒络活血。

朱启辉将 60 例阴虚证患者随机分为两组,均予西药治疗,观察组加用一贯煎合知柏地黄丸加减。均连续用药 1 个月。结果:观察组总有效率为 83.3%(25/30),对照组为 60.0%(18/30),$P<0.05$。以耳鸣评价量表进行评分,包括心情影响、耳鸣程度、持续时间、睡眠时间、注意力影响等项目,每项分为无、轻、中、重度,对应 0、2、4、6 分。根据评分将耳鸣分为 5 级,6 分以下为 Ⅰ 级,7～10 分为 Ⅱ 级,11～14 分为 Ⅲ 级,15～18 分为 Ⅳ 级,19～21 为 Ⅴ 级。与对照组比较,观察组上述指标均有所改善(均 $P<0.05$)。蔡蔚然等将 60 例原发性耳鸣心血不足证患者随机分为两组,中药组采用归脾汤治疗,西药组采用盐酸氟桂利嗪胶囊及甲钴胺片治疗,疗程均

为 28 d。结果:中药组总有效率为 86.7%(26/30),西药组为 70.0%(21/30),$P<0.05$。两组耳鸣严重程度评分,以及耳鸣残疾评估量表(THI)评分均较治疗前降低,且均以中药组更甚(均 $P<0.05$)。张盈等将 326 例耳鸣患者随机分为两组,观察组予四藤龙牡汤辨证(包括脾胃虚弱证、肾元亏损证、肝气郁结证、痰湿困结证、心神不宁证)加减治疗,对照组口服甲钴胺分散片及长春胺缓释胶囊,均治疗 28 d。结果:观察组总有效率为 72.7%(120/165),对照组为 64.0%(103/161),$P<0.05$。与对照组比较,观察组耳鸣严重程度积分明显下降($P<0.01$)。郭延林等将 60 例神经性耳鸣邪郁少阳兼痰瘀阻窍证患者随机分为两组,对照组予常规治疗,包括天麻素注射液入生理盐水稀释后静脉输液,天麻素静脉滴注,以及口服甲钴胺胶囊、维生素 B_1,观察组在此基础上加服清热耳鸣方(柴胡、黄芩、清半夏、太子参、茯苓、桂枝等),疗程均为 14 d。结果:观察组总有效率为 73.3%(22/30),对照组为 56.7%(17/30),$P<0.05$;两组 THI 评分、SDS 评分、SAS 评分、血清 5-HT 水平均有所改善,以观察组更优(均 $P<0.05$)。

(撰稿:鲍健欣　审阅:熊大经)

【分泌性中耳炎的治疗】

江坚等提出分泌性中耳炎的特征为鼓室内有痰饮之物潴积,属痰饮病范畴。以痰饮为切入点,可以温肺化饮(小青龙汤)、健脾温阳化饮(苓桂术甘汤)、温补肾阳(桂附八味汤)为治法进行治疗。

陈雷将 85 例分泌性中耳炎患者随机分为对照组(44 例)与试验组(41 例)。对照组采用常规西药鼓膜穿刺灌洗治疗,试验组采用小青龙汤加减(白芍药、干姜、麻黄、细辛、法半夏、五味子等)治疗,疗程均为 2 周。参照《耳胀分级量化评分标准》症状及体征评分标准进行评估疗效,并评估两组的听力功能,包括气道听阈和鼓室导抗图。结果:试验组总有效率为 95.1%(39/41),对照组为 79.5%(35/44),$P<0.05$。与对照组比较,试验组鼓室导抗图 A 型增加,

0.2、1、2 kHz 听阈值均降低(均 $P<0.05$)。刘莹等将 94 例脾气虚弱证患者随机分为两组,对照组于内镜下经咽鼓管给予地塞米松注射治疗,观察组在此基础上加服健脾通窍方(党参、白术、莲子、薏苡仁、山药、茯苓等)。疗程均为 4 周。参照《中药新药临床研究指导原则(试行)》拟定疗效标准(治愈:临床症状消失,咽鼓管通畅;显效:临床症状基本消失,咽鼓管大致恢复通畅;有效:临床症状有所缓解,咽鼓管功能改善;无效:临床症状与咽鼓管均无改善)。结果:观察组总有效率为 87.2%(41/47),对照组为 70.2%(33/47),$P<0.05$。与对照组比较,观察组耳闭、面色无华、便溏等中医证候积分均降低,1、2、4、8 kHz 骨导阈值均降低,血清水通道蛋白 1(AQP-1)与水通道蛋白 4(AQP-4)水平均升高(均 $P<0.05$),观察组复发率为 10.6%(5/47),对照组为 31.9%(15/47),$P<0.05$。赵莹莹等选择 70 例风热外袭证患儿,随机分为联合组(52 耳)与西药组(48 耳)。西药组采取西药(口服桉柠蒎肠溶软胶囊及呋麻喷鼻液喷鼻)治疗,联合组在此基础上加服疏风通窍汤(金银花、连翘、茯苓、荆芥、薄荷、苦桔梗等),两组均治疗 1 周或 2 周。参照《中药新药临床研究指导原则(试用)》进行中医证候评分。临床疗效以听力提高$>70\%$,A 型曲线、中医证候总积分减少$>70\%$为显效;听力提高 30%~70%,A 型曲线、总积分减少 30%~70% 为好转;听力无改善,B 或 C 型曲线、中医证候总积分减少$<30\%$为无效。结果:联合组总有效率为 82.7%(43/52),西药组为 62.5%(30/48),$P<0.05$。与西药组比较,联合组 0.5、1、2 kHz 的平均气导阈值均降低,中医证候总积分均降低(均 $P<0.05$)。联合组疗程均值(1.43 ± 0.39)周,短于西药组的(1.63 ± 0.42)周($P<0.05$)。

(撰稿:鲍健欣　审阅:熊大经)

【变应性鼻炎的治疗与研究】

倪平敏等介绍干祖望基于"四季脾旺不受邪"的

理念构建变应性鼻炎防治之则。干氏认为"脾胃失用"在其发病中意义重大,"壮固脾胃"防治变应性鼻炎之法因时、因人存异。顺应"春夏养阳,秋冬养阴"之道;肺气虚寒,或肝阴不足,抑或心火偏亢者,则应据个体矛盾之不同,荣其不足,制其过盛,以"壮"脾土"和"五脏之不衡。卫严蓉等介绍崔文成对于小儿变应性鼻炎的诊治经验。崔氏多从肺虚食滞胃热证入手,认为其内因一是内有肺虚特禀体质,二是鼻有湿邪伏遏;外因则存在六淫、异气、情志、饮食等"非时之感"。该病病位在鼻,病变脏腑在肺,涉及肝、脾与胃肠,病性为本虚标实,肺气虚为本,饮食聚为标。基本病机为内有肺虚特禀体质,外有非时之感,鼻有湿邪伏遏,三者相合,闭踞鼻窍则发病。常用《济生方》苍耳子散、《医宗金鉴》平胃散、《丹溪心法》保和丸加减治疗,并注重小儿的预防调护。申琪等总结桂枝体质变应性鼻炎患儿症状特点,即平素体质偏弱,体型中等略瘦,不耐寒热,较正常同龄人容易出汗,入睡时汗出明显,睡眠不安,对风、冷、花粉等容易过敏,容易感冒鼻塞流涕,食欲不佳,腹痛,舌质淡嫩,脉偏浮。针对此体质特征,可用桂枝加龙骨牡蛎汤加减(若大便干,加炒瓜蒌子;鼻塞重,加辛夷、白芷;涕多加石榴皮、诃子肉)治疗。滕磊等基于《四圣心源》"一气周流,土枢四象"的学术思想,认为鼻的生理功能的形成在于"清升浊降",病理状态则是"浊阴上逆",鼻塞、鼻痒、流涕、喷嚏等均由肺气不清引起,而肺气不清则源于土湿胃逆。故该病治疗策略为"利水燥土,清肺降逆",其中清肺降逆是治标,利水燥土是治本,通过标本兼治才能恢复"一气周流"的生理状态。朱西志等介绍周平安病证结合治疗变应性鼻炎的经验。周氏主张肝肺同治,扶正祛邪,治疗以柴胡脱敏汤(柴胡、黄芩、赤芍药、白芍药、防风、乌梅等)为主,配伍"芪银三两三"(以生黄芪一两、金银花一两、当归一两、生甘草三钱组方)加减以托毒(风毒)外出。

陈文明等将120例肺肾两虚证患儿随机分为两组,对照组口服西替利嗪滴剂,观察组口服加味补肺汤(熟地黄、桑白皮、紫菀、辛夷、黄芪、人参等),疗程均为4周。参照《中医病证诊断疗效标准》,鼻部症状(鼻痒、鼻塞、打喷嚏、流涕)消失,生命质量问卷评分(RQLQ)下降程度≥90%为治愈;鼻部症状显著改善,60%≤RQLQ评分下降程度<90%为显效;鼻部症状有所改善,25%≤RQLQ评分下降程度<60%为有效;鼻部症状未改善,RQLQ评分下降程度<25%为无效。结果:观察组总有效率为96.5%(55/57),对照组为83.3%(45/54),$P < 0.05$。与对照组比较,观察组鼻部症状总评分(TNSS)、RQLQ、鼻气道阻力指数(NAR)、中医证候评分、嗜酸性粒细胞(EOS)、IL-33、IgE水平以及不良反应发生率均降低,嗜酸粒细胞趋化酶(EOT)、IgM、IgG水平则升高(均$P < 0.05$)。刘贝贝等将80例脾肺气虚证患者随机分为两组,治疗组予健脾益肺配方颗粒(黄芪、白术、防风、葛根、白芷、辛夷等),对照组予盐酸左西替利嗪分散片口服及糠酸莫米松鼻喷雾剂(内舒拿)喷鼻。疗程均为8周。参照中华医学会耳鼻咽喉科学分会制定的《变应性鼻炎的诊治原则和推荐方案(2009年)》,根据症状和体征积分评定疗效。结果:治疗组总有效率为95.0%(38/40),对照组为72.5%(29/40),$P < 0.05$。与对照组比较,治疗组鼻塞、鼻痒、喷嚏、流涕及体征积分均显著降低(均$P < 0.05$)。治疗组治疗后3月、6月的复发率均低于对照组(均$P < 0.05$)。梁嫄等将108例风热血热证患儿随机分为两组,治疗组口服凉血祛风颗粒(黄芩、辛夷、紫草、茜草、墨旱莲、乌梅等),对照组口服盐酸西替利嗪糖浆,疗程均为14 d。结果:按照西医症状评分(标准参照中华医学会耳鼻咽喉科分会《关于变应性鼻炎的诊治原则和推荐方案2004年,(兰州)》),服药后30分钟、3 d及14 d治疗组总有效率分别为75.0%(42/56)、85.7%(48/56)、92.9%(52/56),对照组为57.7%(30/52)、65.4%(34/52)、73.1%(38/52),$P < 0.05$;按照中医证候评分(标准参照中医证候积分参照《中医病证诊断疗效标准》),服药后14 d治疗组总有效率为89.3%(50/56),对照组为73.1%(38/52),$P < 0.01$。与对照组比较,治疗组临床症状评分及中医证候积分均

学术进展

下降（$P<0.05$，$P<0.01$）。丁丹丹等将 90 例肺热上郁兼气阴两虚证患儿随机分为观察组与对照组，分别给予养阴祛风通窍汤（防风、醋柴胡、石菖蒲、乌梅、五味子、沙参等）、玉屏风散合鼻渊通窍颗粒口服，疗程均为 28 d。主要评价指标包括 4 个鼻部症状（喷嚏、流涕、鼻痒和鼻塞）、2 个眼部症状（眼痒/异物感/眼红、流泪）与 RQLQ 评分。患儿症状的改善程度根据治疗前后积分进行计算比较：≥51% 为显效，50%～21% 为有效，≤20% 为无效。复发率单独计算。结果：观察组总有效率为 90.9%（40/44），对照组总有效率 81.4%（35/43），$P<0.05$。

（撰稿：鲍健欣　审阅：熊大经）

【鼻-鼻窦炎的治疗与研究】

易巍等介绍鲁艳芳治疗儿童鼻-鼻窦炎的临证经验。鲁氏认为该病与风、热有关，风邪升发向上，伤人上部诸窍，则可致鼻塞。风邪不仅可以邪从外袭，亦可内生致病，部分特禀质患儿，先天肾气不足，气化功能减弱，脏腑失于温煦濡养而形成内风。小儿生长发育迅速，纯阳之体，外邪不论其寒热属性在表不解则入里化热。热邪日久内入血分，血行不畅而瘀积；瘀阻窦窍，不通则痛，可见鼻塞、头痛、鼻窦区压痛等症状。可运用自拟鼻渊方（凌霄花、赤小豆、柴胡、辛夷、苍耳子、红藤等）治疗。方中辛夷、苍耳子、白芷、柴胡疏风散邪，可将滞留于肌表的风邪祛除体外；凌霄花、红藤、丝瓜络、川芎活血祛风，祛风先行血、血行风自灭，调理血液可清除邪风或预防外风袭表、内风自生。

卢颖将 124 例湿热证慢性患者随机分为两组，对照组予克拉霉素缓释片口服 3 周、曲安奈德鼻喷雾剂喷鼻 2 个月，治疗组在此基础上加用清化通窍汤（生地黄、辛夷、当归、川芎、苍耳子、防风等）连续治疗 2 个月。结果：治疗组总有效率为 95.2%（59/62），对照组为 82.3%（51/62），$P<0.05$。与对照组比较，治疗组鼻塞、流涕、头痛及嗅觉异常等症状评分，以及 hs-CRP、IL-6、TNF-α 水平均明显降低；鼻黏膜纤毛传输速率（MTR）则明显升高（均 $P<0.05$）。黄振扬将 80 例难治性慢性鼻-鼻窦炎患者随机分成两组，对照组予糖皮质及抗生素治疗，观察组在此基础上加服健脾化浊通窍汤（黄芪、茯苓、白芷、升麻、薏苡仁、佩兰等），均治疗 4 周。结果：观察组总有效率为 97.5%（39/40），对照组为 75.0%（30/40），$P<0.05$。与对照组比较，观察组鼻塞症状消失时间、流鼻涕消失时间、鼻腔内分泌物消失时间均缩短；症状积分、鼻腔分泌物炎症因子检测值均下降（均 $P<0.05$）。李泳文等将 144 例变应性真菌性鼻-鼻窦炎患者随机分为两组。对照组采用 Messerklinger 方式彻底清除病灶，术后给予抗感染治疗，并予醋酸泼尼松片、伊曲康唑胶囊口服，以及丙酸氟替卡松（吸入气雾剂）。观察组在此基础上予温阳化湿方（淡附子、桂枝、干姜、车前草、猪苓、泽泻等）内服及局部冲洗，并随症加减；对照组则加服通窍鼻炎胶囊，均连续治疗 12 周。结果：除去 18 例脱落、失访者，观察组总有效率为 96.9%（62/64），对照组为 85.5%（53/62），$P<0.05$。与对照组比较，观察组术后第 4、12 周鼻塞、头昏、鼻涕混浊、嗅觉障碍评分，以及术后第 12、24、48 周 Lund-Kennedy CT 系统评分、SNOT-20 量表评分均降低；并且外周血 TNF-α、IL-1β、NF-κB、ICAM-1 及 CD_8^+ 水平均降低（$P<0.01$，$P<0.05$），CD_3^+、CD_4^+ 水平及 CD_4^+/CD_8^+ 比值均升高（均 $P<0.05$）。随访 1 年期间，观察组复发率为 7.8%（5/64），对照组为 22.6%（14/62），$P<0.05$。赵平等将 40 例慢性患者随机分为两组，治疗组予舒鼻散软膏（苍耳子、黄柏、丝瓜络、薄荷、冰片、辛夷花等）塞鼻，对照组口服香菊胶囊。疗程均为 15 d。结果：与对照组比较，治疗组中医症状评分、Lund-Mackay CT 系统评分均降低（均 $P<0.05$）。

（撰稿：鲍健欣　审阅：熊大经）

【慢性咽炎的治疗】

叶晋通等介绍胡玲基于"咽胃相关"理论治疗

慢性咽炎。胡氏认为其基本病机为脾胃湿热、肝胃不和及脾虚夹痰,多为虚实夹杂,脾胃虚损是根本。治疗当以运脾健脾配合化湿清热或疏肝和胃,常用经验药对有石菖蒲配郁金以开窍化湿、醒脾化浊。热重难解者则选加火炭母、布渣叶、救必应等甘凉之品清热利湿;脾胃虚弱者,以茯神配豆蔻运脾化湿,或加五指毛桃、白术平补健脾,亦可加仙鹤草补虚抗疲劳;对咽痛或咽后壁滤泡明显者,常用猫爪草配莲房;兼大便不通者用牛蒡子以利咽散结且通便;肝胃不和证者常用素馨花或合欢花配合白芍药。

黄振扬将 90 例慢性咽炎患者随机分为两组,均口服华素片,治疗组加服复方黄精汤(黄精、沙参、麦冬、蝉蜕、刺蒺藜、僵蚕等),疗程均为 2 个月。结果:治疗组总有效率为 97.8%(44/45),对照组为 68.9%(31/45),$P < 0.05$。与对照组比较,治疗组咳嗽好转时间、咽痛、黏稠痰液及异物感消失时间均缩短(均 $P < 0.05$)。张秀利等将 60 例患者随机分为两组,对照组予氯己定含漱液、西比氯胺含片治疗,试验组服用咽炎一号方(连翘、黄芩、甘草、桔梗、荆芥、栀子等),两组均治疗 2 周。结果:试验组总有效率为 83.3%(25/30),对照组为 66.7%(20/30),$P < 0.05$。与对照组比较,试验组的咽部疼痛出血、黏膜干燥、异物感、干痒等症状改善时间均缩短(均 $P < 0.05$)。陈潇等将 450 例患者随机分为两组,对照组口服咽痒咳合剂(院内制剂),治疗组予中医灼烙法治疗,采用扁桃体治疗器圆形小烙铁械具,在酒精灯上加热至 90 ℃ 左右,即刻蘸烙油使其涂满烙铁头,充分暴露患者咽后壁,使灼烙器头部轻触咽后壁淋巴滤泡表面黏膜或咽侧索淋巴组织增生处,触及 0.5 s 后,随即将灼烙器退出口腔,反复 2～3 次,每次 2～3 个淋巴滤泡,可见灼烙处咽后壁淋巴滤泡黏膜变白。间隔 3～5 d 烙 1 次,7 次为 1 个疗程,两组均治疗 2 周。结果:治疗组总有效率为 92.3%(277/300),对照组为 80.7%(121/150),$P < 0.05$。

(撰稿:鲍健欣 审阅:熊大经)

【复发性口腔溃疡的治疗及临床研究】

洪燕珠等从"寒饮"论治复发性口腔溃疡临证体会。认为临床上存在因脾肾阳虚、寒饮内停、阴盛逼阳上浮而致的阳虚寒饮内停证,其辨证要点为:溃疡面较大,色淡,周围颜色不红,持续时间长,反复发作,伴面色苍白、神疲乏力、畏寒肢冷、舌苔淡白滑、脉沉迟,可以温阳化饮为法,运用小青龙汤加减治疗。张雪娇等介绍董筠从"火郁发之"辨治复发性口腔溃疡的经验。董氏认为因郁火致口疮有偏实、偏虚之分,郁火实证常见于心经火热证、胃火炽盛证、湿热郁脾证、肝火炽盛证,郁火症状较重;郁火虚证常见于劳倦过度等久病内伤之病致虚火上扰或虚阳上浮,此时以正虚为主,郁火症状较轻。"泻实火则用苦寒,泻虚火则用甘寒。"泻实火,用苦寒,可发可下(方选导赤散、清胃散、三仁汤、龙胆泻肝汤加减);泻虚火,用甘寒,甘能缓之(方选知柏地黄丸、肾气丸加减)。于唱等介绍胡玲运用消托补法治疗复发性口腔溃疡经验。胡氏认为其基本病机与脾胃湿热密不可分,结合其初起、成脓、溃后 3 个发展阶段的证候特点,将外科"消、托、补"三法灵活应用于内治当中。指出溃疡初起首当祛邪,以清热利湿化浊为法,中期托毒外出与收敛止血并用,后期重在清补脾胃、健运中州,拟消溃汤(灯心草、白茅根、土茯苓、白及、生甘草)为基本方随证加减治疗。严航等以托里透邪法治疗复发性口腔溃疡。提出气虚火郁、郁火上扰是其反复发作的内在病机,阐述复发性口腔溃疡与体表溃疡的内在关系,以外科托里透邪法为理论基础,论述托里透邪法治疗该病的方药运用要点:发作期应以清散郁热、透达邪气为主(方选保和丸、枳实导滞丸、三仁汤、连朴饮、半夏泻心汤、苓桂术甘汤、小半夏汤、越鞠丸、丹栀逍遥散等),佐以补虚祛寒为辅(方选四君子汤、人参养荣汤等);缓解期应以益气托邪、补益脾胃为主(方选参苓白术散、补中益气汤、六君子汤、归脾汤等),略佐以清散郁热(泻黄散、清胃散、导赤散等)。贾莉等探讨"风药"在治疗复发性口腔溃疡中的应用。认为其病因有实火、虚火、郁火;常见心脾蕴热、脾虚阴火、肝郁气滞等证;治疗当清热泻火、胜湿健脾、疏肝解郁。风药味薄质轻、辛散轻扬、升发宣散,具有发散郁火、升阳胜湿、疏肝理气的作用,并能引经报使。可根据口腔溃疡发生的部位不同,选用相应的引经风药,如发生在牙龈、唇、颊部位的属胃经所过之处,加用阳明经引经药升麻、白芷等;发生在舌两侧的属肝胆经,加用少阳、厥阴经引经药柴胡等。

杨翠娟等将 200 例患者随机分为两组,对照组采用常规(盐酸左旋咪唑片、维生素 C、维生素 B_2)治疗;观察组在此基础上加服消岩汤加减(黄芪、太子参、夏枯草、生牡蛎、白花蛇舌草、姜黄等)。疗程均为 10 d。结果:观察组总有效率为 91.0%(91/100),对照组为 75.0%(75/100),$P<0.05$。与对照组比较,观察组各项中医症候积分下降(均 $P<0.05$)。随访 1 年后,观察组复发率为 4%(4/100),对照组为 44%(44/100),$P<0.05$。高峻鹰等将 156 例脾胃虚寒证患者随机分为两组,对照组采用常规西药综合治疗(口服复合维生素 B 片、维生素 C 片、胸腺肽肠溶片),观察组在此基础上加服理中汤加味(党参、茯苓、生黄芪、白术、干姜、附子等),均以 7 d 为 1 个疗程,连续治疗 2 个疗程。结果:观察组总有效率为 94.9%(74/78),对照组为 79.5%(62/78),$P<0.05$。与对照组比较,观察组血清 IL-8、IL-10、TNF-α 水平及补体 C_3、C_4 水平均明显下降(均 $P<0.05$)。随访 12 个月,观察组复发率为 7.7%(6/78),对照组为 38.5%(30/78),$P<0.05$。

(撰稿:鲍健欣　审阅:熊大经)

【慢性牙周炎的治疗与研究】

丁盛等将 85 例慢性牙周炎患儿随机分为两组,对照组给予牙周基础治疗(龈上洁治、龈下刮治、根面平整、咬合调整及拔除患牙等),治疗组在此基础上予葛根芩连汤加减治疗,均连续治疗 4 周。结果:

治疗组总有效率为 93.3%(42/45),对照组为 65.0%(26/40),$P<0.05$。与对照组比较,治疗组龈沟液 IL-1β、IL-6 水平,以及 AL、SBI、PLI 均明显下降(均 $P<0.05$)。樊彤海等将 92 例慢性牙周炎合并动脉粥样硬化患者随机分为两组,在常规基础治疗上,对照组加服替硝唑,观察组联合自拟化瘀固齿汤(黄芪、丹参、山药、茯苓、姜黄、土鳖虫等)治疗,两组均连续治疗 28 d。观察组总有效率为 95.7%(44/46),对照组为 76.1%(35/46),$P<0.05$。罗业娇等将 94 例患者随机分为两组,对照组予常规治疗,观察组在此基础上联合口炎清颗粒(玄参、金银花、天冬、麦冬、甘草)治疗,两组均治疗 1 个月。结果:观察组总有效率为 93.6%(44/47),对照组为 83.0%(39/47),$P<0.05$。与对照组比较,观察组牙龈指数(GI)、菌斑指数(PLI)、牙周探诊深度(PD)、临床附着水平(CAL)明显降低,IL-1β、IL-6、IL-17 水平亦均明显降低(均 $P<0.05$)。张琳林等将 40 例患者随机分为两组,对照组采用基础治疗,观察组予中药条(黄芩、淫羊藿、丹参)局部应用,疗程均为 14 d。结果:与对照组比较,观察组血清 hs-CPR、TNF-α、IL-6、PLI、PD 水平均降低(均 $P<0.05$)。观察组球菌、螺旋体清除率分别为 90.0%(18/20)、85.0%(17/20),对照组则分别为 60.0%(12/20)、55.0%(11/20),$P<0.05$。

陈苑等提取重度牙周炎患者的自体龈沟液进行体外研究,比较含黄芩苷 0.5、1.0、1.5、2.0 g 的缓释膜体外降解率,参照纸片扩散法观察不同缓释膜对重度慢性牙周炎龈沟液的体外抑菌情况。结果:黄芩苷含量与缓释膜降解率相关度较弱;4 种缓释膜均抑菌,抑菌作用与黄芩苷含量呈正相关。其中含黄芩苷 2.0 g 的缓释膜抑菌圈直径最大,抑菌作用最强,7 d 内直径变化最小。研究提示,此种缓释膜的降解速度与黄芩苷的含量无显著相关性,此方法制备的缓释膜可在 12 d 左右完全降解,无需担心残留在牙周袋内,7 d 内抑菌效果稳定。

(撰稿:鲍健欣　审阅:熊大经)

［附］ 参考文献

C

蔡蔚然,陈绘,施陈燕,等.归脾汤治疗心血不足型原发性耳鸣临床疗效观察[J].上海中医药杂志,2020,54(1S):113

陈雷.小青龙汤加减治疗分泌性中耳炎患者的效果及对听力功能的影响[J].中国医药指南,2020,18(25):121

陈潇,张勉,郑琴媛,等.中医灼烙法治疗慢性咽炎300例[J].中医耳鼻喉科学研究,2020,19(1):37

陈苑,景向东,卢惠冰.黄芩苷缓释膜应用于重度慢性牙周炎的体外抑菌效果[J].广州中医药大学学报,2020,37(11):2206

陈文明,李静波,蔡纪堂,等.加味补肺汤对肺肾两虚型小儿变应性鼻炎患者的临床疗效[J].中成药,2020,42(8):2049

D

丁盛,厉彬曙,徐文雄.葛根芩连汤加减辅助治疗小儿慢性牙周炎的疗效及对龈沟液炎症反应的影响[J].中医儿科杂志,2020,16(2):58

丁丹丹,李敏,白一帆,等.养阴祛风通窍汤治疗儿童变应性鼻炎临床研究[J].中国临床医生杂志,2020,48(7):880

杜红彦,王蓉,李建良,等.活血明目汤联合雷珠单抗治疗非缺血型视网膜分支静脉阻塞继发黄斑水肿的临床研究[J].中国中医急症,2020,29(8):1381

段俞伽,崔硕,刘旭.参芪降糖颗粒联合迈之灵治疗非增殖期2型糖尿病视网膜病变气阴两虚、络脉瘀阻证疗效研究[J].陕西中医,2020,41(3):334

F

樊彤海,林仁,瞿晓芸.化瘀固齿汤治疗血瘀型慢性牙周炎合并动脉粥样硬化46例[J].浙江中医杂志,2020,55(9):677

冯燕兵,熊烈,石彦波,等.眼络通方对兔视网膜静脉阻塞模型促血管新生因子PDGF、VEGF表达的影响[J].浙江中医药大学学报,2020,44(7):605

G

高峻鹰,李庆隆.理中汤加味治疗脾胃虚寒型复发性口腔溃疡疗效及对血清炎性因子和补体C_3、C_4的影响[J].现代中西医结合杂志,2020,29(9):991

郭延林,郭晓洁,张树泉.清热耳鸣方治疗神经性耳鸣(邪郁少阳痰瘀阻窍证)临床疗效及对血清5-羟色胺的影响[J].中医临床研究,2020,12(7):62

H

郝晓凤,谢立科,胥静,等.祛积通络方联合抗VEGF治疗非缺血型视网膜分支静脉阻塞黄斑水肿的临床研究[J].中国中医眼科杂志,2020,30(4):244

和艳艳,龚远青,杨龚飞.补肾利水方联合玻璃体腔注射雷珠单抗治疗湿性年龄相关性黄斑变性临床研究[J].新中医,2020,52(5):107

洪燕珠,奚胜艳,许家佗,等.从"寒饮"论治复发性口腔溃疡临证体会[J].中华中医药杂志,2020,35(2):729

黄振扬.复方黄精汤治疗慢性咽炎的效果[J].中国医药科学,2020,10(3):59

黄振扬.健脾化浊通窍汤治疗难治性慢性鼻-鼻窦炎80例的疗效[J].中医临床研究,2020,2(12):50

黄子杨,赵展波,周婉瑜.单纯中药治疗干眼的临床疗效Meta分析[J].中国中医眼科杂志,2020,30(6):451

J

吉成玉.润目疏肝汤加减治疗肝郁气滞型干眼症的疗效观察[J].中国现代药物应用,2020,14(20):225

贾莉,葛琳,路丽,等.浅谈"风药"在复发性口腔溃疡中的临床应用[J].江苏中医药,2020,52(9):41

江坚,周雪.从痰饮论治慢性分泌性中耳炎[J].陕西中医,2020,41(10):1458

L

雷晓琴,周云云,李雨薇,等.通络驻景丸对糖尿病大鼠血-视网膜屏障保护作用的机制研究[J].中国中医眼科杂志,2020,30(6):392

李春寒.复方血栓通胶囊治疗青光眼视神经萎缩临床观察[J].中国中医药现代远程教育,2020,18(24):54

李方怡,徐寒松,陈永华,等."毒瘀损络"理论在消渴目病中的运用[J].中医学报,2020,35(8):1627

李坤梦,许泽鹏,田妮,等.滋肾健脾化瘀片通过抑制AGEs/RAGE/NF-κB通路改善糖尿病大鼠的视网膜病变[J].中药新药与临床药理,2020,31(10):1147

李美琳,岳丽菁,唐敏,等.桑白皮汤加减熏蒸联合西药治疗急性结膜炎痊愈后干眼的临床观察[J].湖南中医药大学学报,2020,40(8):992

李书娇,亢泽峰,杨征征.辨治年龄相关性黄斑变性经验探析[J].中国中医眼科杂志,2020,30(9):653

李甜甜,闫晓玲,苏艳,等.青盲一号方治疗中毒性视神经萎缩的疗效分析[J].国际眼科杂志,2020,20(1):132

李欣,庄曾渊,柏梅.视网膜静脉阻塞黄斑水肿的病、因、证、治思维模式[J].中国中医眼科杂志,2020,30(2):135

李泳文,李静波,王俊杰.温阳化湿方对变应性真菌性鼻-鼻窦炎术后患者的康复与机制研究[J].中国实验方剂学杂志,2020,26(10):82

梁嬿,王海.凉血祛风颗粒治疗风热血热型儿童变应性鼻炎的临床疗效观察[J].中医临床研究,2020,12(7):88

梁振华.增视明目汤治疗干性年龄相关性黄斑变性(肝肾阴虚证)的临床疗效[J].中西医结合心血管病电子杂志,2020,8(12):158

廖林丽,李翔,王静敏,等.基于关联规则和因子分析研究中医治疗视网膜静脉阻塞的组方用药规律[J].湖南中医药大学学报,2020,40(11):1384

刘培,彭俊,李书楠,等.益气养阴活血利水法联合康柏西普对非增殖期糖尿病视网膜病变患者视网膜电图的影响[J].陕西中医,2020,41(6):728

刘莹,魏炯洲,徐建友.健脾通窍方治疗慢性分泌性中耳炎临床研究[J].新中医,2020,52(15):82

刘贝贝,孙麦青.健脾益肺配方颗粒治疗脾肺气虚型变应性鼻炎40例疗效观察[J].国医论坛,2020,35(1):39

卢颖.清化通窍汤治疗湿热型慢性鼻-鼻窦炎62例[J].浙江中医杂志,2020,55(4):262

罗圆,常璐,路雪婧,等.麝香在视神经萎缩中的应用研究[J].中医眼耳鼻喉杂志,2020,10(3):143

罗业姣,龚仁国,陈齐,等.口炎清颗粒对慢性牙周炎患者牙周症状及炎性细胞因子水平的影响[J].现代生物医学进展,2020,20(13):2537

N

倪平敏,马华安,赵晶晶,等.干祖望基于"四季脾旺不受邪"理论调理脾胃防治变应性鼻炎[J].山东中医药大学学报,2020,44(3):247

Q

秦睿,明静,谢立科,等.基于关联规则和复杂系统熵聚类研究的视网膜静脉阻塞组方规律研究[J].中国中医眼科杂志,2020,30(10):703

S

申琪,吕楠楠.桂枝加龙骨牡蛎汤加减治疗桂枝体质变应性鼻炎患儿经验浅析[J].中国民间疗法,2020,28(16):91

T

滕磊,忻耀杰,寻满湘,等.基于《四圣心源》探讨变应性鼻炎的治疗策略[J].中国中医基础医学杂志,2020,26(1):110

W

Wu H,Lin L,Du X,et al. Study on the potential effective ingredients of Xiaosheng prescription for dry eye disease[J/OL]. Biomedicine and Pharmacotherapy,2020[2021-04-05]. https://doi.org/10.1016/j.biopha.2020.110051

王小飞,魏伟.魏伟从肺论治干眼症经验[J].中医学报,2020,5(8):1713

卫严蓉,冯璐,崔文成.崔文成治疗小儿变应性鼻炎肺虚食滞证经验[J].河南中医,2020,40(4):541

武静,杨林青,郝丽莎.和血明目片治疗湿性年龄相关性黄斑变性的临床观察[J].中国中医眼科杂志,2020,30(8):554

X

谢立科.中西医诊治视网膜静脉阻塞之管窥[J].中国中医眼科杂志,2020,30(5):303

薛晓彤,尤雯,曹明芳.曹明芳从肝、肾论治年龄相关性黄斑变性经验总结[J].亚太传统医药,2020,16(8):79

Y

严航,艾黄萍,左渝陵,等.托里透邪法治疗复发性口腔溃疡[J].中医杂志,2020,61(10):902

杨翠娟,牛晓梅,葛荣峰,等.复发性口腔溃疡实施消岩汤加减治疗效果观察[J].中国社区医师,36(2):97

杨玉青,王慧敏,杨秀荣.益气养阴散结通络法治疗湿性年龄相关性黄斑变性临床研究[J].新中医,2020,52(1):126

叶晋通,胡玲,张云展,等.基于"咽胃相关"探析岭南慢性咽炎证候特征与胡玲教授辨治用药特色[J].中国中西医结合消化杂志,2020,28(2):148

易巍,鲁艳芳.鼻渊方治疗鼻渊(肺经风热证)的临床观察[J].湖北中医杂志,2020,42(1):30

于唱,胡玲,李欣如,等.胡玲运用消托补法治疗复发性口腔溃疡经验[J].中国中医基础医学杂志,2020,26(9):1396

于磊,秦虹.凉血化瘀方联合抗 VEGF 药物治疗湿性年龄相关性黄斑变性的临床观察[J].中国中医眼科杂志,2020,30(9):643

Z

张盈,谯凤英,杨仕蕊,等.四藤龙牡汤辨证治疗耳鸣的临床研究[J].中国中西医结合耳鼻咽喉科杂志,2020,28(5):342

张琳林,邹林洪.清热活血补肾类中药条局部应用治疗牙周炎的疗效观察[J].智慧健康,2020,6(12):47

张仕忠,忻胜芳,董丽娜,等.基于玄府学说论治糖尿病视网膜病变[J].中医药导报,2020,26(9):198

张秀利,郭姝利,范姣.咽炎一号方治疗慢性咽炎的疗效观察[J].新疆中医药,2020,38(3):20

张雪娇,杭丽.董筠教授从"火郁发之"辨治复发性口腔溃疡经验[J].广西中医药,2020,43(6):60

张志芳,谢立科,孟祥慈,等.逍生散对干眼角膜上皮细胞损伤模型的干预研究[J].环球中医药,2020,11(3):358

赵平,刘继军.舒鼻散治疗慢性鼻-鼻窦炎临床观察[J].实用中医药杂志,2020,36(11):1486

赵新,张林旭,路雪婧.基于数据挖掘初探国医大师廖品正辨治视神经萎缩用药规律[J].中草药,2020,51(14):3747

赵莹莹,孙书臣,刘娇媚,等.疏风通窍汤治疗急性分泌性中耳炎临床观察[J].长春中医药大学学报,2020,36(3):516

赵月惠,谯凤英.谯凤英主任治疗痰火郁结型耳鸣临床经验[J].内蒙古中医药,2020,9(7):89

钟庄元,傅延发,韩有凤,等.桃红四物汤加减治疗视神经萎缩的临床疗效[J].临床合理用药,2020,13(8):139

朱启辉.一贯煎合知柏地黄丸加减辅治阴虚型耳鸣临床研究[J].实用中医药杂志,2020,36(7):905

朱西志,孙蕊,牛洁,等.周平安教授病证结合治疗变应性鼻炎经验探析[J].环球中医药,2020,13(1):131

（十）针 灸

【概述】

2020 年度在公开学术刊物上共发表与针灸有关的学术论文 5 000 余篇，主要涉及经络、腧穴、刺灸法、临床治疗和实验研究等内容。

1. 经络研究

本年度经络研究涉及经脉循行、经络生物学基础研究以及经络学说演变等方面。

关于经络循行，冉维佳提出奇经八脉各有其独特的气体运行结构和空间分布结构，呈前后、左右纵横交错行于人体之中，弥补了十二经脉在功能上的不足。高一城等提出任、督二脉循行有多条分支，各自在身前身后有着不同层次、不同方向的循行路线，构成如环无端的圆运动循行，任脉与督脉循行符合营卫之气循行圆运动特点，不同于传统观念认为的单一线路，与中医学阴升阳降、圆运动规律等基本理论存在差异。

经络生物学基础研究方面，张倩等总结出五脏相关病证多选取本经五腧穴尤其是原穴，六腑有疾多选取下合穴，因为六腑需要通过经别间接与经脉联系，所以六腑病证与经脉病候相关性不及五脏。马宁通过文献古籍梳理，探析了带脉解剖结构，提出腰上三角是刺激带脉的最佳选择，为治疗带脉病变提供借鉴。

2. 腧穴研究

腧穴定位取穴、临床应用及作用机制、生物学基础研究是 2020 年度腧穴研究主要内容。

穴位定位相关问题，付阳阳等运用梯度下降和滑动窗口混合算法进行研究穴位定位相关问题，结果表明二者结合运用可以提高人体穴位识别准确率、缩短人体穴位识别所需时间。李志道提出委中穴新的定位。认为针刺委中以刺中胫神经为度，委中穴定位应在腘横纹上股二头肌腱内缘与半腱肌腱外缘连线的中点外约 0.5 cm 处，针刺深度约在 0.6～1.0 寸较适宜。宋长丽等总结了针灸治疗软组织损伤选穴原则，包括近端取穴和远端取穴。近端取穴主要指阿是穴；远端取穴有循经远端取穴、平衡针、腕踝针等。

穴位的临床应用及作用机制研究中，孙倩倩等给予 18 名健康受试者右侧曲池、外关常规普通针刺，进针后行针，得气为度，于针刺前 15 min、进针后 30 min 及拔针后 20 min 分别使用经颅磁刺激运动诱发电位(TMSMEP)检测皮层兴奋性，发现不同针刺状态对健康受试者双侧运动皮层(M1)长时程增强(LTP)样脑可塑性的影响不同，可以通过调节皮层兴奋性特异性改变双侧皮层的可塑性。林国华等认为龈交穴可调督任、畅气血用于治疗髓海及下焦疾病，强调取穴要准、针感要强、针刺配合运动、交替刺激、联合刺激，并提出了"三龈交"概念——上龈交、外龈交、下龈交。张二伟等基于文献总结了攒竹穴临床应用研究。攒竹穴在治疗眼科疾病运用最多，穴位配伍频次最高的为合谷、睛明。不同穴位配伍主要起到协同增效的作用。与攒竹穴相关的中医疗法有针刺、刺血、艾灸、推拿和火针，在临床实际中以针刺疗法居多。邹德辉等对针刺"至骨"法治疗理念进行源流考辨、取穴特点分析、临床特色介绍及治病机制浅议，认为针刺"至骨"法具有临床应用价值。

生物学基础研究方面，赵雪等以穴位局部化学离子为切入点，从神经、免疫、内分泌、能量代谢等不同角度，探讨了穴位局部神经-细胞-化学物质的相互作用，认为针刺可引起支配穴位的神经兴奋和穴位局部炎性反应，调节穴区部分激素水平、血流和氧分压。关于穴位起效的生物学基础，杨晓媛等提出人体腧穴在生理或病理状态时可产生痛敏、电敏、光敏、热敏、声敏、化学敏等不同形式。电敏作为穴位敏化的一种，机体在病理状态下会出现生物电阻抗升高、伏安面积及惯性面积减少，有助于临床判断经络失衡及脏腑病变。佘琛等通过观察大鼠"太冲""涌泉"穴皮肤组织中淋巴管的显微结构，推断毛细淋巴管与周围的毛细血管、神经纤维一起广泛分布在"太冲"和"涌泉"的皮肤组织中，认为针灸可能通过穴区存在的毛细淋巴管来发挥免疫调节作用。郭义等基于生物化学对钙离子与经络腧穴关系，从经穴钙离子分布、针刺对经穴钙离子浓度的影响、脏腑病变时外周经穴钙离子浓度变化、络合钙离子对针刺效应的影响以及钙离子与神经、肥大细胞的关系等多个角度进行论述。徐照等认为，头静脉及属支、臂血管分支及属支、臂内侧皮神经、尺神经及桡神经是"关冲""液门""中渚""阳池""支沟""天井"穴位的形态学基础。

关于穴位埋线，临床操作过程中失精准、线体埋置深浅难掌握、补泻手法临床难操作、穴位动态效应不明确是普遍存在的问题，邱晶晶等提出肌骨超声技术可以在确定穴位位置、线体埋置深浅、补泻手法的基础上达到埋线操作的相对标准化和规范化。许晓康等分析了穴位埋线不良反应产生的原因，探讨了穴位埋线不良反应评价体系建立的方法，提出了穴位埋线不良反应的评价体系和分级处理方法。

关于阿是穴，杨琪等回顾分析了阿是穴与经络腧穴的源流、取穴方法及近现代研究，结合临床提出经络指导着阿是穴的取穴，而阿是穴也从另一个层面调节着经络、脏腑功能。在现代，"以痛为腧"常与阿是穴混用，刘文豪考证了《灵枢·经筋》《备急千金要方》，认为"以痛为腧"适用于采用"燔针劫刺"所治疗的病机属寒的疼痛性经筋病，与阿是穴异大于同。

3. 刺法灸法

刺法灸法的临床应用和影响因素、刺灸手法、作用机制、历史源流依旧为本年度的主要研究内容。

在临床应用中，刘洪义发现四总穴中足三里、合谷、列缺只需常规针法可起效，而委中穴治疗腰痛需刺络放血法才可见显著疗效。王林等总结了中国中医科学院针灸医院薛立功创制的长圆针，主要用于诊治骨科筋性疼痛类疾病，尤其擅治长期性、顽固性、难治性经筋痹证。临床用于治疗狭窄性腱鞘炎、网球肘、膝关节重度骨性关节炎可取得较好疗效。该针法强调针至病所，治病选穴"以痛、以结为腧"，常用行针手法包括关刺、恢刺、短刺，对筋痹证急性解筋结、治痹痛、行气血，临床疗效显著。刘红华等总结了三伏灸临床应用现状：干预时机以头、中、末伏第 1 天为主，同时需兼顾地域因素的影响；适应证以肺系疾病最为多见，兼顾脾胃以及虚寒型病证；选穴以胸背部俞募穴为主，结合辨病、辨证、分期选穴；疗程为 1～3 年，临床疗效随着治疗年限增加而不断提高。

关于影响因素，宋越等总结了垂直深刺的疗效优于直刺浅刺，深刺较浅刺能诱发出更强烈、范围更广的得气感，深刺更能作用到不同层次的多种感受器。艾灸效应受艾灸材质、施灸方法、施灸时间等影响。除此之外，艾灸的热效应、光效应、烟效应也发挥了作用。韩超等提出，艾灸温度刺激局部皮肤的多觉型感受器激活，进而能调动免疫系统发挥作用。

在刺灸操作手法方面，醒脑开窍针刺法强调"窜、动、抽"针感。张强等从病因病机、针刺选穴、施针顺序、手法量学角度探讨醒脑开窍针刺法与传统针法的区别，详细解释了练针与持针手法、进针与行针手法，提出要注意医患体位。刘鑫烨等对"烧山火"与"透天凉"复式针刺补泻手法进行解析，认为施术过程中机体的肌肉、血管以及呼吸配合，是产生热感和凉感的关键。

关于作用机制，陈丽梅等通过对艾灸后血液代谢组、尿液代谢组、各组织代谢组的研究，从机体内源性代谢物的角度阐明了艾灸疗法的作用机制和物质基础。郭义等构建了常见针刺手法的数学模型,用数学语言描述针刺手法操作过程,实现了针刺手法的科学表征;揭示了基于神经电信息的针刺手法部分作用规律;刻画了针刺手法电信号的非线性动力学特征,明确不同针刺手法诱发神经电信息编码存在差异,是针刺手法效应差异的机制之一。研究成果为针刺手法的科学性奠定了提供了实验依据,对针刺手法的传承、应用和发展具有促进作用。

胡卫成等认为,温和灸是希望达到"烫而不痛"的临床感受。李俊等探究"热证用灸"发展历程,秦汉时期出现灸法补泻理论;魏晋时期出现了我国第一部灸法专著《曹氏灸方》;隋唐时期灸法已发展成一个相对独立的学科;宋金元时期"热证用灸"理论愈加丰富,应用普遍;明清时期对"热证用灸"理论和应用做了全面继承和总结。

4. 临床治疗

2020 年发表针灸临床治疗文献 4 000 余篇,与 2019 年文献相比,针灸治疗肿瘤相关研究文献数量有所增加,神经系统、消化、神经精神性疾病文献量均大幅减少,其他疾病谱文献量有所下降。

2019 年、2020 年文章发表数量统计与所占当年百分比

针灸临床应用	文献(篇)		占比(%)		对比 2020 年增减
	2019	2020	2019	2020	
骨伤科疾病	806	721	14.50	14.43	
神经系统疾病	1 236	566	22.30	11.30	−670
消化系统疾病	584	377	10.50	7.55	−207
外科疾病	338	290	6.10	5.78	
五官科疾病	260	258	4.69	5.18	
妇科疾病	264	232	4.77	4.62	
呼吸系统疾病	137	189	2.47	3.79	
泌尿生殖系统疾病	228	189	4.08	3.79	
内分泌系统疾病	159	138	2.87	3.16	
循环系统疾病	176	136	3.12	3.11	
肿瘤疾病	116	149	2.09	2.97	+33
儿科疾病	151	129	2.73	2.60	
急症	110	88	1.99	1.77	
精神神志性疾病	216	85	3.89	1.72	−131
临床经验	29	28	0.52	0.56	
血液系统疾病	17	16	0.31	0.33	
传染病	20	15	0.36	0.30	
戒除酒毒	7	2	0.13	0.05	

针灸治疗疾病谱分布及比例与往年相比有所不同。骨伤科疾病文献占比最大为 14.43%(721 篇),涉及病种有腰椎间盘突出、颈椎病、关节炎、肩周炎等。神经系统疾病所占比例位列第二,占 11.31%(566 篇),涵盖病种主要包括中风、面瘫、头痛、眩晕、神经痛。其次为消化系统疾病,占比 7.55%(377 篇),主要涉及病种有胃炎、肠炎、便秘、肝炎等。外科疾病相关文献占比 5.78%(290 篇),主要涉及病种有术后、损伤、荨麻疹、带状疱疹、痤疮、银屑病等。妇科疾病占 4.62%(232 篇),主要涉及病种有痛经、卵巢病、产后等。五官科疾病相关报道数量和 2019 年接近,占比上升为 5.18%(258 篇),主要涉及病种有咽喉病、耳鸣、过敏性鼻炎等。泌尿生殖系统疾病占比 3.79%(189 篇),相较去年减少了 39 篇,涉及病

种有前列腺疾病、尿潴留、尿失禁等。精神神志性疾病占 1.72%（85 篇），较去年减少了 131 篇，涉及失眠、抑郁等疾病。循环系统占 3.11%（136 篇），内分泌系统疾病占比 3.16%（138 篇），其中糖尿病相关文献量最多有 60 余篇，其次肥胖有 30 余篇。呼吸系统疾病占 3.79%（189 篇），主要涉及新冠肺炎、咳嗽等。针灸儿科占 2.60%（129 篇），涉及病种有脑瘫、哮喘等。肿瘤相关文献占比 2.97%（149 篇）。针灸治疗急症较去年有小幅减少，占比 1.77%（88 篇）。针灸临床经验 29 篇，和去年接近。血液系统疾病 16 篇。针刺治疗传染病和针刺戒酒戒毒分别为 15 篇和 2 篇。

5. 实验研究

2020 年度针灸实验研究文章 504 篇，涉及中枢神经、免疫、内分泌、心血管、胃肠道等系统。

中枢神经系统方面，蒋云芳等通过观察艾炷灸命门穴对 D-半乳糖致衰老大鼠脑组织中晚期糖基化终末产物（AGEs）及其受体 RAGE 表达的影响，发现艾炷灸命门穴可以延缓衰老，其机制可能是 AGEs 的水平下调减少了对蛋白的直接修饰及抑制 AGEs 与特异性配体 RAGE 结合而引发一系列的生物学效应而达到延缓衰老的目的。梁超等发现，不同时间电针头穴预处理能减轻脑缺血神经损伤，这与调节 MicroRNA-210 表达以干预血管皮细胞增殖、促进局部血液循环有关。史宝光等认为，电针可以明显改善快速老化模型小鼠（SAMP8）的认知功能，并增加海马 CA1 区树突长度和分支数目，树突可能是电针治疗阿尔茨海默病的靶点。马英等认为，电针运动区能显著上调大鼠海马组织 Nestin 蛋白及 NGF mRNA 基因表达，促进神经再生，加快功能恢复。邢文文等发现，针刺可以提升 TBI 大鼠神经功能，并显著改善行走功能和平衡功能，认为这可能与针刺促进大脑皮层能量底物转运蛋白表达，改善神经元能量代谢有关。许晓康等发现，艾灸神阙穴可以通过调节反复力竭运动大鼠海马区神经递质，促进神经细胞的功能恢复，改善机体疲劳状态，

为今后临床应用提供一定的实验基础。于少敏等发现，砭贴或揿针百会与内关可抑制高原环境大鼠脑损伤，可能与抑制血清 TNF-α 及脑组织血管内皮生长因子（VEGF）表达相关。杨光等发现，电针可以降低 APP/PS1 小鼠海马内 β-淀粉样蛋白（Aβ）的表达水平、升高左侧海马突触后致密物-95（PSD-95）和突触素（SYN）表达水平，提示电针可能通过降低海马内 Aβ 表达，减少 Aβ 对突触的毒性作用，从而改善其突触可塑性。

免疫、内分泌系统方面，徐雪娇等探究了针刺慢性温和刺激（CUMS）大鼠过程中粪便关键代谢通路，通过分析粪便差异物，38 种在 CUMS 组和 CUMS＋3 W 组中呈现差异有统计学意义，其中 23 种代谢物在治疗过程中具有一致的变化趋势。主要与甘氨酸、苏氨酸和丝氨酸的代谢，氨酰基的合成，蛋氨酸和半胱氨酸的代谢和磷酸肌醇代谢途径相关，这些途径可能是针刺的粪便关键代谢通路。Yu YT 等发现，耳甲电针可下调 TG 水平和低密度脂蛋白水平，耳缘电针可上调高密度脂蛋白水平和卵磷脂水平。提示抗内皮细胞抗体（ACEA）对冷应激大鼠脂蛋白代谢起重要调节作用。李全等观察头针对 1-甲基-4-苯基-1，2，3，6-四氢吡啶（MPTP）诱导的 PD 小鼠行为学及 PI3K、p-Akt(Ser473) 蛋白表达的影响，认为头针针刺可能是通过激活 PI3K-AKT 信号通路、调节 PI3K 及 p-Akt(Ser473) 蛋白水平来抗细胞凋亡，可在一定程度上改善帕金森（PD）小鼠运动迟缓的症状、提升其运动平衡能力。魏裕红等发现，早期针刺足三里能增加淋巴细胞计数，下调 NLR、hs-CRP、IL-10 炎性免疫因子水平，从而缩短病程，防止传变，其机制与提升机体免疫能力、减轻炎症反应、调整促炎-抗炎双向平衡相关。孙锋等发现雷火灸通过影响 CD_3^+、$CD_3^+CD_4^+$、$CD_3^+CD_8^+$、CD_4^+/CD_8^+ 和 $CD_3^-CD_{19}^+$ 细胞，发挥细胞和（或）体液免疫的调节功能，进而提高患者和健康人的免疫功能。

心血管系统方面，王堃等发现，电针预处理可加强蛋白肝酶蛋白（LKB1）/AMP 活化蛋白激酶

（AMPK）/6-磷酸果糖激酶-2（PFK2）信号通路激活自噬，改善心肌细胞凋亡、坏死，促进受损心肌细胞生存。李柠岑等提出，穴区外泌体是针刺物理信息向化学信息转换的重要交互形式，循环外泌体是针刺发挥网络调节作用的重要运载方式，外泌体结构及运载的信息分子是针刺靶向趋病效应的重要物质基础。李玲等发现，针刺阳明经穴对家族性肌萎缩侧索硬化症（FALS）患者效应机制可能是通过对泛醌细胞色素C还原酶核心蛋白2的调控促使线粒体功能修复以达到保护神经细胞的作用，起到治疗作用。宋燕娟等发现，针刺与艾灸疗法对气虚证心率变异性均具有一定即时作用，针刺组优于艾灸组，由此猜测针刺对自主神经系统具有良性调节。

消化系统方面，付晨瑜等认为，电针足三里穴和阴陵泉穴均可改善功能性胃肠病模型大鼠AWR评分，降低其内脏敏感性，其作用机制可能与电针能够抑制p38 MAPK蛋白活化水平有关，且电针足三里穴对p38 MAPK表达的调节作用较阴陵泉穴更为明显，具有穴位特异性。连林宇等认为，电针胃经穴能够不断地激活生存素与饥饿素的大量表达，从而达到促进胃溃疡修复的最终目的。

6. 针刺镇痛与麻醉

针刺镇痛与麻醉的相关文献在本年度共发表20余篇。主要分为临床应用和作用机制研究两方面。

临床应用方面，谢玉洁等认为，针刺可以调节默认网络、中央执行网络、"疼痛矩阵"、额顶网络、感觉运动网络等多个脑区，通过大脑皮层和皮层下脑区相互作用以达到镇痛作用。陈秀丽等证明，腕踝针联合耳穴压豆能有效降低老年股骨转子间骨折患者围手术期静息状态下疼痛评分，减少阿片类药物使用次数，降低术后头晕、恶心、呕吐等不良反应的发生率。高寅秋等发现，电针应用于无痛胃镜检查可有效抑制胃镜插入时所引起的应激反应，维持血压和心率的稳定，且可以使患者在镇静程度较低的情况下完成检查。赵瑞瑞等为探索针刺对内镜检查的

麻醉效果，将电针扶突、列缺穴运用于11例行喉镜检查者，结果总有效率为90.9%（10/11）。谢爽发现，经皮穴位电刺激应用于老年骨科手术麻醉中，可减小患者术中血流动力学波动，减轻术中应激反应，减少术中麻醉药物使用量，促进患者术后意识恢复。吴江林等观察了腕踝针对椎间孔镜手术患者术中辅助镇痛的作用，结果显示术中T2、T3时间点观察组MAP、HR低于对照组，血氧饱和度（SpO_2）高于对照组，T2时间点观察组峰值VAS评分及平均VAS评分低于对照组，而在T1、T3时间点组间差异无统计学意义。观察组术后即刻、术后24 h再次手术意愿高于对照组。术后即刻观察组患者预期和治疗信任度问卷（ETCS）评分高于对照组。

机制研究方面，黄华等认为，电针"夹脊"穴可明显下调坐骨神经慢性压迫性损伤大鼠脊髓补体受体-3的单克隆抗体及嘌呤受体蛋白的表达，提高大鼠热痛阈，在电针后0.5 h下调最明显，其镇痛后效应可延续2 h。沈伟等认为，电针治疗可以缓解完全弗氏佐剂诱发的炎性疼痛模型大鼠的疼痛，进一步诱发脊髓背角中神经肽Y表达增加发挥抗伤害作用。杜俊英等发现，单次电针可显著提高慢性炎性痛大鼠机械痛阈和热痛阈，改善情绪异常行为，认为其机制可能与提高杏仁核γ-氨基丁酸A型受体mRNA表达相关。项璇儿等发现，2 Hz、100 Hz和2/100 Hz电针均能有效缓解坐骨神经分支选择性损伤（SNI）维持期大鼠的神经病理痛，认为该镇痛效应可能与其有效抑制脊髓背角（SCDH）中香草酸亚型Ⅰ（p-TRPV1）和嘌呤受体P2X3蛋白表达有关。2 Hz对SNI维持期大鼠的优势镇痛效应可能与其强效抑制SCDH中p-TRPV1的过表达有关。孙晶等认为，电针对痛记忆有直接干预效应，相较于非甾体类抗炎药在抗慢性痛上有显著优势，电针干预痛记忆的优势效应可能与抑制前扣带回脑区环磷酸腺苷/蛋白激酶A/cAMP反应元件结合蛋白通路相关。詹飞燕等认为，七氟醚可对认知能力产生损害，电针百会穴、印堂穴可明显提升认知能力，其作用机制可能与激活脑组SonicHedgehog通路有关。尹海

燕等发现艾灸"足三里"对小鼠炎性疼痛有显著镇痛效应;下丘脑内可能有多种潜在的疼痛相关信号分子参与艾灸镇痛,CCL12、CCR2、IL-1α 等可能是参与艾灸镇痛新的关键分子靶点。

7. 文献研究

本年度文献研究与针家精要的文章主要涉及古籍考证、针灸相关文物研究以及学术流派研究等。

关于古籍考证,郑寅等结合《太极六合针法》与新兴针灸理论"六合针",分析针灸治病的传统腧穴对应、全息元、先天太极运转三点作用原理。杨鸿静等通过考证《黄帝明堂经》《针灸甲乙经》《千金要方》《千金翼方》《太平圣惠方》等文献指出我国古代三阴交定位有内踝上 8 寸、上 3 寸和上"一夫"3 种说法,并论述了三阴交经脉循行、主治方面的历史变化。唐雪青等分析了从古至今提插补泻法的演变过程,探究其演变原因及正确的操作手法。发现古代文献中提插补泻法的发展由简至全,由被动到主动,其发展与金属冶炼技术有很大的关系。杨启帆等发现《黄帝明堂灸经》与《西方子明堂灸经》在灸治腧穴、灸治方法、灸治思想、灸治范围等方面各有异同,集中讨论了载穴分部、取穴定位、灸疗内容、灸法禁忌 4 方面的异同点。

文物研究方面,张娟娟等从腧穴、疗法、针灸禁忌、学术价值四方面对已发表的武威汉代医简中的针灸文献进行归纳、总结及分析。姜姗等梳理了日本江户时代针灸业发展特点,论证其流派授学、执业宣传等对针灸铜人的市场需求,通过与中国针灸铜人制作目的、制作者身份、使用范围、通用材料背景的对比,阐释二者的选材上分歧原因。

学术流派研究传承方面,杨鹏程等指出,长安方氏头针是方云鹏在 20 世纪 70 年代初创立的一种新型头针疗法,是根据中医经络理论和大脑皮层功能定位理论提出以伏脏、伏象、倒脏、倒象为主的头针理论体系。仝理等对起源于皖南新安地域的新安医学针灸诊治泄泻特点进行了分析探讨。新安医学泄泻针灸选穴以俞募配穴为特色,多取天枢和脾俞为主穴,并遵循辨证取穴原则。推崇用灸法治疗泄泻,善于从肾论治,以灸法治疗久泻。同时重视饮食调护,强调忌食生冷之物。

8. 创新研究

杨永清等以针刺防治哮喘为例,总结了其团队从"三穴五针"法临床治疗哮喘到发现哮喘治疗靶标 Transgelin-2(TSG2) 的科学路径,系统阐述了包括经验传承、临床疗效、效应调节、生物过程、物质基础、靶标发现一系列过程,开创了"源自针灸的靶标发现之科学路径"创新性研究方向。

9. 小结

2020 年度针灸领域研究重点逐步由临床实验转向机制研究与创新发展,这也是未来针灸发展的重点和难点。在继承的基础上开拓创新,是针灸发展的必由之路。

(撰稿:彭璐 王宇 杨永清 审阅:黄龙祥)

【针灸防治新型冠状病毒肺炎】

2020 年有关针灸防治新冠肺炎中文文献 70 余篇,外文文献 10 篇。其中涉及针灸防疫文献挖掘与理论探讨 39 篇、治疗指南 7 篇,临床研究 10 余篇,总观察病例近 450 例(包括对照组病例)。

1. 文献研究

诸多学者认为,针灸防疫作用主要体现在针灸防治疫病与艾烟消毒两方面。

吴焕淦等认为,艾灸疗法自古以来就被用于防治传染性疾病,从艾灸防病保健到艾叶烟熏消毒,对于预防和治疗瘟疫均有裨益。在瘟疫流行的季节或地区采用灸法进行防治,可以防止疫情更大范围的流行。此经验为艾灸在此次疫情中发挥更大作用提供参考和借鉴。

林诗雨等认为,火针疗法具有清热、祛湿、补虚、祛瘀、解毒的作用,主要适用于预防人群、轻型和普通型以及恢复期新冠肺炎病例,主取督脉、肺经、膀胱经及胃经腧穴。对于儿童、年老体虚者、孕妇等特殊人群,加配身柱、"四花"(胆俞、膈俞)、支沟等穴。建议将火针疗法推广于社区及方舱医院,作为中医药抗疫的有效补充。

李华英等提出,"火龙罐"治疗对新冠肺炎恢复期所表现出来的湿邪滞留、脾失健运、水湿内停、正气亏虚、肺气失降等证具有优势。

杨思敏等认为,任督灸以施灸面积广、火力大、持久深透且隔铺药物为特点,通过艾药结合的方式作用于任督二脉,可最大程度调整五脏六腑及全身气血,扶助人体阳气,提高抗御新型冠状病毒的能力。

辛沂青等提出,运用督灸疗法增强新冠肺炎未感染人群免疫力及恢复感染后康复患者身体机能,提高机体阳气,增强免疫力,调节机体代谢,使机体"正气存内,邪不可干"。应用时可根据患者症状调整用药,常用药有艾叶、肉桂、土鳖虫、川芎、丁香、透骨草等,具有善行走窜、温经通络、固表强卫的作用,能帮助未感染人群增强卫气,提升免疫力,也能协助康复患者扶阳固本,加快机体恢复。

邓凯烽等认为,艾灸在新冠肺炎的灭菌、消毒和提高大众自身抵抗力等方面具有积极作用,并从治未病的三期核心思想辨证施灸,提出相应防治方案:①普通群众和居家隔离的医学观察人员,主要穴位取中脘、气海、关元、足三里和阴陵泉。取仰卧位,依次悬灸中脘、气海、关元、足三里和阴陵泉,使艾条与皮肤保持约 2～3 cm 高度,每穴灸 20 min 至皮肤潮红为度,1 次/d。②疑似病例和已确诊的轻型和普通型患者,主要穴位取神阙、关元、大椎、风门、中府和肺俞。先取仰卧位悬灸腹侧神阙、关元穴,再取俯卧位于背侧悬灸大椎、风门、中府和肺俞,使艾条与皮肤保持约 2～3 cm 高度,每穴灸 10 min 至皮肤潮红,1 次/d。③恢复期患者,主要穴位取肺俞、膏肓和肾俞、太渊、太溪及足三里。先取俯卧位悬灸腰背侧肺俞、膏肓、肾俞穴,再取坐位或仰卧位悬灸太渊、太溪和足三里,使艾条与皮肤保持约 2～3 cm 高度,

每穴灸 20 min 至皮肤潮红,1 次/d。

赖美连等阐释了在中医临床辨证论治指导下,艾灸疗法在瘟疫防治上的应用,重点说明了艾灸疗法在新冠肺炎预防(包括居家隔离的亚健康人群、普通感冒)、治疗(轻型、普通型)及康复(恢复期)中的应用。介绍了具体穴位、操作方法、注意事项,并分析了相关机制。

刘刚等探讨艾灸大椎穴、足三里穴对新冠肺炎的预防和治疗作用,同时分析艾烟对呼吸系统产生的影响,以期为预防和治疗新冠肺炎患者提供简、便、廉、验的防治方法。

张丽英等认为艾灸具有温经散寒、固护正气、趋避邪气及杀菌消毒等功效,从治未病的角度,分未病先防、既病防变、瘥后防复 3 个方面进行阐述,探讨艾灸对新冠肺炎的防治作用,力求充分探索挖掘艾灸对新冠肺炎的防治潜力与价值。

戴云飞等通过分析艾灸温经散寒、培元固本、扶正祛邪的作用以及抗炎、调节免疫功能、保护受损脏器、降低药物副作用的现代机制,探讨其对预防并改善新冠肺炎作用机理,为新冠肺炎的艾灸防治提供依据。

张宇鹏等认为,新冠肺炎属中医"疫病"范畴,由病气侵袭机体所致,以湿、热、毒、瘀为基本病机特点。艾灸身体穴位可用于治疗轻型新冠肺炎,主穴选择足三里、神阙、阴陵泉、曲池;寒湿郁肺证配穴关元、膏肓、列缺,湿热蕴肺证配穴大椎、肺俞、陶道。现代研究证明,艾灸疗法可纠正自由基代谢紊乱,调节神经递质失衡,改善局部微循环与淋巴循环,控制和缩小炎症灶坏死面积,促进内环境稳定,具有双向免疫调节功能。

刘开萍等认为,艾灸的消毒灭菌及"天然疫苗"生发作用有利于预防新冠肺炎,艾灸的抗炎作用及治疗病毒性肺炎也有一定的临床证据,对于新冠肺炎患者恢复期及康复后可能出现的肺纤维化,艾灸也体现了极大的防治潜力。运用艾灸全程干预新冠肺炎,不仅可有效预防和治疗新冠肺炎,提高新冠肺炎后期患者生活质量,亦可极大缓解医护人员压力。

陈波等建议，新冠肺炎患者可采用针刺疗法调节炎性反应，早期干预可调节免疫，抑制炎性反应，减轻"炎性反应因子风暴"危险，后期针刺治疗，可改善脓毒症的免疫抑制状态。

何伟等认为，针灸可能通过激活胆碱能抗炎通路等途径对新冠肺炎发挥局部和全身抗炎效应。与体液抗炎通路相比，神经抗炎通路启动早、作用迅速、更局限化，在炎性反应的初始关键阶段起着更重要的作用，这可能是新冠肺炎早期进行针灸干预的重要依据。除了胆碱能抗炎通路，针灸还可能通过激活交感神经、下丘脑-垂体-肾上腺轴等神经抗炎通路发挥抗炎效应。针灸在炎性反应的不同时期如何通过躯体刺激激活迷走和交感神经等通路来发挥作用，是否依赖于穴位的选择、刺激的方式等，这将是针灸基础向临床转化研究的方向。

陈文滔等认为，针灸在其中的作用不同于靶点治疗机制，而在于对机体免疫功能或炎性反应调节的影响。对于以呼吸道传播为主的急性传染病，针灸有针对性的穴位选取可特异地改善呼吸系统功能障碍。

2. 指南及建议整理

中国针灸学会先后于 2020 年 2 月 12 日、3 月 1 日发布《中国针灸学会新型冠状病毒肺炎针灸干预的指导意见》第一、二版，其中第二版的针灸方案的主要内容如下：①医学观察期（疑似病例）的针灸干预目标：激发人体的正气与肺脾脏器功能，溃散分离和祛除疫邪，使脏器御邪能力增强。主穴：风门、肺俞、脾俞；合谷、曲池、尺泽、鱼际；气海、足三里、三阴交；每次每组穴位可选择 1～2 穴使用。配穴：兼发热、咽干、干咳，配大椎、天突、孔最；兼呕恶、便溏、舌胖苔腻，脉濡，配中脘、天枢、丰隆；兼疲乏无力、食欲不振，配中脘、脐周四穴、脾俞；兼流清涕、肩背酸楚、舌淡苔白、脉缓，配天柱、风门、大椎。②临床治疗期（确诊病例）的针灸干预目标：鼓动肺脾正气，保护脏器减少损伤，驱除疫邪，培土生金，截断病势，舒缓情绪，增强战胜病邪信心。主穴：合谷、太冲、天突、尺泽、孔最、足三里等；大杼、风门、肺俞、心俞、膈俞；中府、膻中、气海、关元、中脘。配穴：发热不退加大椎、曲池，或十宣、耳尖放血；胸闷气短加内关、列缺，或巨阙、期门、照海；咳嗽咯痰加列缺、丰隆、定喘；腹泻便溏加天枢、上巨虚；兼咳吐黄痰、黏痰、便秘，加天突、支沟、天枢、丰隆；兼低热或身热不扬，或未热，呕恶、便溏，舌质淡或淡红，苔白或白腻，加肺俞、天枢、腹结、内关。③恢复期的针灸干预目的：清除余毒，恢复元气，促进脏器修复，恢复肺脾功能。主穴：内关、足三里、中脘、天枢、气海。肺脾气虚配膻中、肺俞、中府；纳呆、腹泻等脾胃症状明显者，配上脘、阴陵泉；气阴两虚配膻中、神阙；口干、口渴明显者，配太溪、阳池；心悸明显者，配心俞、厥阴俞；汗多者，配合谷、复溜、足三里；失眠者，配神门、印堂、安眠、涌泉。肺脾不足、痰瘀阻络配肺俞、脾俞、心俞、膈俞、肾俞、中府、膻中；咳痰不利明显者配丰隆、定喘。刺灸方法：根据实施的环境和管理要求，酌情选择。以上各期，建议根据病情宜针则针，宜灸则灸，或针灸合用，或配合穴位贴敷、耳针、穴位注射、刮痧、小儿推拿、穴位按摩等。针刺平补平泻，每穴留针 20～30 min；艾灸，每穴灸 10～15 min。每天治疗 1 次。具体操作请参照国家标准"针灸技术操作规范"以及临床经验实施。④居家人员在医生指导下的自我针灸干预艾灸疗法：自灸足三里、内关、合谷、气海、关元、三阴交等穴。每穴灸约 10 min。贴敷疗法：用灸热贴或代温灸膏等敷贴足三里、内关、气海、关元、肺俞、风门等穴。经穴推拿：采用点法、揉法、按法，或揉按、拍打、叩击上肢肺经、心经及膝以下脾经、胃经穴位。每次操作 15～20 min，以局部有酸胀感为宜。传统功法：根据自身恢复情况选择适当的传统功法，如易筋经、太极拳、八段锦、五禽戏等。1 次/d，15～30 min/次。情志疏导：注意调节情志，可配合耳穴贴压、艾灸、推拿、药膳、药茶、药浴、音乐等方法放松身心，缓解焦虑，帮助睡眠。足浴熏洗：可精选中药，如疏风清热祛邪的中药荆芥、艾叶、薄荷、鱼腥草、大青叶、佩兰、石菖蒲、辣蓼草、郁金、丁香各 15 g，冰片 3 g，将中药熬成药汁倒入足浴盆中，加适量温水，待水温 38 ℃～45 ℃,泡足约 30 min。

世界中医药学会联合会肺康复专业委员会等制定了《新型冠状病毒肺炎中医康复专家共识(第一版)》,其主要内容包括功法训练(八段锦、简式太极拳、呼吸导引和六字诀)、针刺与灸法(针刺、艾灸、耳针和穴位贴敷)、推拿/按摩(穴位按摩、经络推拿)、刮痧、拔罐、膳食指导和情志疗法,并介绍了推荐要点及证据概述。

中国中西医结合学会于 2020 年 5 月 11 日发布《新型冠状病毒肺炎中西医结合防治专家共识》,其中包括针灸处方。要求在保障安全情况下使用艾灸的方法。针灸干预通过脏腑、经脉辨证,采取主穴为主,结合临床症状适当加减,坚持"取穴少而精"的原则。根据实施的环境和管理要求,酌情选择刺灸方法,具体操作参照国家标准"针灸技术操作规范"以及临床经验实施。

北京市中医药学会肺系病专业委员会于 2020 年 2 月 18 日发布《新型冠状病毒肺炎恢复期中医药综合干预方案专家指导意见(草案)》,主要内容如下。①针灸方案:针灸疗法操作方法及频次:毫针每日或每隔日 1 次,每次留针 10～25 min。穴位点按可早晚各 1 次或随病情变化调整。肺脾气虚证选穴:太渊、膻中、气海、关元、足三里。痰多者加丰隆、太白;畏寒者加风门艾灸;腹胀便溏加天枢。肺胃阴虚证选穴:太渊、肺俞、膏肓、太溪、三阴交。咯血加孔最;脘痞加中脘,便干加天枢。余邪未尽,气阴两伤证治法:益气养阴,清热和胃。选穴:肺俞、肾俞、鱼际、太渊、太溪、三阴交。喘甚者加定喘;失眠加内关、神门。②耳针疗法选穴:肺、平喘、神门、大肠、内分泌等。贴敷法:可选中药王不留行籽取穴贴敷,每日用手指轻压 1～2 min,每 3 日更换。禁忌:皮肤破溃或皮肤过敏、瘢痕体质患者禁用。③穴位贴敷法可选白芥子、细辛、川芎、苍术等研磨成细粉,制作成药饼进行贴敷。选穴:肺俞、定喘、膏肓、膻中、丰隆等。频次:1 次/d,每次 4～6 h。禁忌:孕妇、咯血、皮肤破溃或皮肤过敏、瘢痕体质患者禁用。

田伟等拟定《新型冠状病毒肺炎中西医结合呼吸康复方案(草案)》。夏文广等制定了《新型冠状病毒肺炎中西医结合康复诊疗规范》。王锐卿等补充了耳穴干预新冠肺炎的拟定方案。刘兵等提出关于新冠肺炎分期论治、辨经选穴、择法施术的独特"针灸方案"。吕沛宛等提出艾灸早期介入防治新冠肺炎方案。罗虎等提出穴位贴敷辅助治疗新冠肺炎方案。

张博馨等提出,新冠肺炎防治应用针灸分经论治。在初始阶段,恶寒、发热、头项疼痛等太阳经症状者,可选百会、大椎、风府、风门等督脉穴位;高热,不恶寒,反恶热,面赤,脉洪大等阳明经症状者,选曲池、合谷、足三里、内庭、天枢、大椎等足阳明胃经、手阳明大肠经穴位;腹泻、呕吐等太阴经症状者,加中脘、神阙、天枢、脾俞、足三里、阳陵泉等穴位;少阳枢机不利,默默不欲饮食,胸胁苦满,往来寒热等少阳经病症者,选足临泣、太冲、外关配大椎、风池穴;阳明经腑证,配伍阳明经的合谷、天枢、曲池、大椎等穴位;内闭外脱、四肢厥冷等厥阴经症状者,选气海、关元、神阙等穴;寒极生热者,选太冲、合谷等泄热要穴。一般实证热证用泻法,虚证寒证用补法。

帅柔纤等提出预防新冠肺炎的具体施灸穴位为神阙、气海、关元、中脘、肺俞、大椎;操作方法为依次悬灸,每穴灸 5～10 min,灸后饮用 100～150 ml 温开水,1 次/d;并提出 5 条施灸注意事项。

3. 临床研究

刘琳等将新冠肺炎确诊患者分为艾灸组 45 例和基础组 50 例。两组患者均给予西医常规治疗。艾灸组在此基础上,于大椎、肺俞、气海、足三里穴施予艾灸,1 次/d。连续治疗 14 d 后,两组各临床症状积分均较治疗前降低($P < 0.05$);艾灸组治疗后咳嗽、胸闷、喘息的临床症状积分明显低于基础组($P < 0.05$),咳嗽、胸闷、喘息的缓解率高于基础组($P < 0.05$)。两组治疗后 WBC 计数均较治疗前升高($P < 0.05$);艾灸组治疗后 CRP、IL-6 水平较治疗前降低($P < 0.05$);艾灸组 IL-6 水平降低幅度大于基础组($P < 0.05$)。艾灸组治疗后 CD_3^+、CD_4^+ 和

CD_8^+ T 淋巴细胞绝对数较治疗前升高($P<0.05$)，且升高幅度大于基础组($P<0.05$)。艾灸组治疗前后综合评价得分的差值为 33.4，明显高于基础组的 8.9。

陈霞等共纳入 43 例一线医护人员及新冠肺炎疑似病例和确诊病例 149 例[医学观察期 18 例，轻型(寒湿郁肺证)17 例，普通型(寒湿阻肺证)24 例，恢复期(肺脾气虚证)90 例]，建立移动互联网络新冠肺炎灸法非接触式医患互动诊疗平台，依托该平台远程指导患者隔物灸贴治疗。一线医护人员及新冠肺炎医学观察期穴取足三里、气海、中脘；轻型(寒湿郁肺证)及普通型(寒湿阻肺证)穴取合谷、太冲、足三里、关元；恢复期(肺脾气虚证)穴取大椎、肺俞、膈俞、足三里、孔最。1 次/d，40 min/次。干预 10 d 后，医护人员"零"感染，43 例一线医护人员中有 33 例出现症状及心理不适，以腰酸背痛、睡眠差及焦虑症状居多，治疗后症状、心理状况改善有效率为 78.8%(26/33)，痊愈率为 36.4%(12/33)，心理状况改善有效率为 58.3%(14/24)，痊愈率为 37.5%(9/24)；149 例患者中有 133 例出现症状及心理不适，治疗后症状、心理状况改善有效率为 81.2%(108/133)，痊愈率为 34.6%(46/133)，心理状况改善有效率为 76.5%(52/68)，痊愈率为 57.4%(39/68)。

Gong YB 等介绍，针刺配合口服"上海雷神 1 号方"治疗武汉雷神山医院 C7 病区确诊新冠肺炎的 2 例卧床患者，同时采用抗病毒、抗感染和西医对症治疗相结合的方法。2 例均好转出院。

黄仙保等观察 42 例新冠肺炎普通型患者，选取腹部神阙、天枢穴区，采用"探感定位，辨敏施灸，量因人异，敏消量足"的标准施以热敏灸治疗。结果显示：患者热敏灸 20 min 的艾灸得气率为 52.4%(22/42)；热敏灸 40 min 的艾灸得气率为 90.5%(38/42)；热敏灸 1 h 的艾灸得气率为 100.0%(42/42)。患者第 1、2、3 次热敏灸得气后立即感到身体轻松与心情舒畅的发生率分别为 61.9%(26/42)、73.8%(31/42)、92.9%(39/42)，高于热敏灸治疗前的 42.9%(18/42，$P<0.05$)。患者第 1、2、3 次热敏灸

得气后胸闷症状的发生率分别为 23.8%(10/42)、16.7%(7/42)、9.5%(4/42)，低于热敏灸治疗前的 50.0%(21/42，$P<0.05$)；患者第 1、2、3 次热敏灸得气后纳差症状的发生率分别为 26.2%(11/42)、19.0%(8/42)、9.5%(4/42)，低于热敏灸治疗前的 57.1%(24/42，$P<0.05$)。第 1 次治疗后，患者对热敏灸治疗的主动接受率为 100.0%(42/42)，高于热敏灸治疗前的 11.9%(5/42，$P<0.05$)。

董善京等将 36 例新冠肺炎轻型及普通型伴发腹泻的患者，予不同穴位艾灸。寒湿困脾型灸足三里、丰隆；脾胃虚寒型灸足三里、中脘；肾阳不足型灸命门、关元；肝气郁结型灸期门、太冲。每穴施艾灸补法 20 min，2 次/d，双侧穴位可隔日轮替。7 d 后，患者艾灸治疗后腹泻症状评分低于治疗前($P<0.05$)。总有效率为 97.2%(35/36)，治愈率为 69.4%(25/36)。患者新型冠状病毒核酸转阴率为 86.1%(31/36)。

荣云娜等采用耳穴压丸治疗 21 例新冠肺炎患者，选交感穴、神门穴、心穴、肝穴、皮质下穴、胆穴等。2 周后，患者的焦虑自评量表评分和汉密尔顿焦虑量表评分均低于治疗前[(46.57±7.48)分 vs. (51.49±7.70)分和(6.55±2.26)分 vs. (8.25±2.73)分]($P<0.05$)。

王明洁等采用中西医结合疗法治疗新冠肺炎患者 15 例，其中 7 例患者均在抗病毒、抗炎、补液等对症支持治疗以及中药清肺排毒汤基础上辅以艾灸治疗。临床症状、体征消失或基本消失，计 3 例；临床症状、体征均有改善，计 4 例，有效率为 100.0%(15/15)。

Tao LT 等报道了 1 例 64 岁女性新冠肺炎患者，在口服莫西沙星基础上，采用针刺配合中药颗粒剂治疗 10 d。复查胸部 CT 显示炎症较前吸收明显，新型冠状病毒核酸检测阴性，患者无明显不适。

4. 小结

面对突发新冠肺炎疫情，广大针灸工作者在文献梳理的基础上，针对疫情变化，各级学会及时组织制定针灸抗疫指南与方案，针灸疗法在防治新冠肺

炎中广泛应用于消杀防疫、疾病预防、轻症治疗、中重度辅助治疗以及预后康复的各个环节,充分发挥了针灸在环境消杀、临床预防、早期介入、全程参与、后期康复过程中的独特优势。目前针灸防治新冠肺炎机制研究仅见理论探讨,未见实验室研究报道。随着疫情的控制,预计未来针灸临床重心将转移至对新冠肺炎患者的康复与后遗症的治疗。

(撰稿:王宇 方智婷 审阅:马铁明)

【针灸治疗肥胖】

董灿等将非酒精性脂肪性肝病患者分为两组各45例。对照组予生活方式控制;观察组在此基础上针刺中脘、曲池、水分、滑肉门、大横、关元等,其中滑肉门、大横接电针,留针30 min,隔日1次,3次/周,两组均治疗12周。结果:两组治疗后肝脏脂肪受控衰减参数(CAP)、肝脏硬度(LSM)以及血清ALT、AST、GGT均较治疗前明显下降($P<0.05$);观察组治疗后CAP、ALT低于对照组($P<0.05$)。两组治疗后空腹胰岛素(FINS)、胰岛素抵抗指数(HOMA-IR)、TC、TG、HDL-C、LDL-C较治疗前明显下降($P<0.01$,$P<0.05$),HDL-C较治疗前显著上升($P<0.05$),观察组治疗后空腹血糖(FPG)较治疗前下降($P<0.05$);观察组治疗后FINS、HOMA-IR、TC、TG低于对照组($P<0.05$)。两组治疗后体质量(BW)、体质量指数(BMI)、体脂率(FP)、腰围(WC)、臀围(HC)和腰臀比(WHR)均较治疗前显著下降($P<0.01$);观察组治疗后WC、WHR低于对照组($P<0.05$)。

江丹娜等将痰湿体质患者分为两组各38例,均予生活方式干预及中药煎剂(苍术、绞股蓝、厚朴、红曲、山楂、生白术等)。治疗组加拔火罐,火罐操作的方法是按脾胃经在腹部的走向进行走罐,脾经以平补为主,由下至上,在大横穴、腹哀穴处加强;胃经以泻为主,由上至下,在天枢穴、水道穴、阿是穴处加强,1次/周。两组均治疗12周。结果:治疗组临床总有效率97.4%(37/38),对照组临床总有效率为68.4%(26/38),组间对照$P<0.05$。对照组的总有效率显著低于治疗组,治疗组的BMI、WC均有下降,血清生化指标也显著下降($P<0.05$)。

周薇等将胃肠腑热型单纯性肥胖并发高血症患者分为3组各72例。电针组和穴位埋线组,取穴均为中脘、水分、气海、天枢、大横、带脉等。电针组分别在天枢、大横两穴处接电针仪,隔日1次。穴位埋线1次/15 d。耳穴贴组取穴为内分泌、三焦、饥点、神门、皮质下、渴点等,隔日更换。1个月为1个疗程。治疗3个月后,电针组与穴位埋线组的临床总有效率无显著性差异;电针组和穴位埋线组临床有效率均高于耳穴贴组63.8%(37/58)。3组患者IWQOL-Lite评分值均下降;电针组和穴位埋线组疗效相同,均优于耳穴贴组($P<0.05$或$P<0.01$)。根据3组的成效比发现耳穴贴压组的成效高于其余两组。结果:电针、穴位埋线、耳穴贴压3种治疗方式对单纯性肥胖并发高脂血症疗效显著,能改善患者生活质量,但穴位埋线疗法的稳定疗效和时间、成本优势需进一步研究。

叶必宏等将产后腹型肥胖症患者分为两组各40例。对照组采用常规营养咨询,治疗组在对照组基础上增加电热针,取穴为中脘、气海、关元、天枢、大横、滑肉门等,隔日1次,3次/周。治疗时间两组均为6周。结果:两组治疗后各项指标(体质量、BMI、PBF、WC、WHR、LEP)与同组治疗前相比$P<0.05$;治疗组与对照组比较$P<0.05$。

代成刚等将男性腹型肥胖患者分为两组各30例。两组均利用微信计步,运动12周。电针组在步行锻炼的基础上加电针治疗,取穴为中脘、下脘、关元、气海、天枢、梁门等。选用疏密波、频率2～5 Hz/50～100 Hz,30 min,1次/2 d,治疗12周。结果:电针组总有效率90.0%(27/30)高于对照组63.3%(19/30)。实验后,电针组HDL、肌肉因子鸢尾素(Irisin)高于对照组($P<0.05$)。

邓丽娟等将患者分为两组各30例。对照组予电针治疗,取穴为中脘、水分、天枢、大横、气海、足三里等,1次/d,10次为1个疗程,每个疗程间隔3 d。

观察组在此基础上增加经络点穴治疗,在任脉、脾经、胃经上进行点穴,操作方法是沿带脉向腹中线推,时间为 15 min,膀胱经使用擦法 5～10 次,并用拇指按揉两侧脾俞、胃俞、肾俞、大肠俞和小肠俞,操作 10 min,连续 10 次为 1 个疗程。3 个疗程后,两组的 TC、TG 水平均有明显改善,腹围、腰围、BMI 指数均比治疗前有明显下降,并且观察组 TC、TG 水平明显低于对照组(均 $P<0.05$),观察组治疗效果优于对照组($P<0.05$)。

王庆军将痰湿体质患者为两组各 40 例。督灸组所使用的药粉成分为:附子、肉桂、木香、砂仁、茯苓等,对受试者进行背部督脉灸,1 次/10 d,3 次为 1 个疗程,共 2 个疗程。西药组口服盐酸二甲双胍,1 片/次,2 次/d,共服 8 周。结果:治疗后,督灸组痰湿体质转化分、差值及变化率均较治疗前显著下降,西药组痰湿体质转化分无变化。组内治疗前后对比,督灸组的各项指标均有下降($P<0.05$);西药组受试者仅 BM 下降($P<0.05$)。督灸组受试者载脂蛋白 A(ApoA1)、血清瘦素较治疗前上升,载脂蛋白 B(ApoB)、ApoB/ApoA1 比值均较治疗前下降($P<0.05$)。治疗后组间对比,除 NC、HC 外,督灸组和西药组各项指标变化比较 $P<0.05$。

王玉琳等将患者分为两组各 42 例。治疗组的治疗为在夹脊穴进行埋线治疗,选取夹脊穴(第 9、11、12 胸椎和第 1、2 腰椎棘突下,后正中线旁开 0.5 寸),1 次/15 d,2 次为 1 个疗程,对照组选取天枢、大横、滑肉门、带脉、腹结、石门、大巨进行针刺治疗。两组的治疗均为 2 个疗程,并观察两组 2 个疗程后的疗效差异。结果:治疗组总有效率 82.5%(33/40),对照组总有效率 75.0%(30/40),两组在体质量与腰围方面均有减少($P<0.05$),治疗组降低体质量指数指标优于对照组($P<0.05$)。

马桂芝等将肥胖型多囊卵巢综合征患者分为两组各 42 例。对照组予口服二甲双胍,观察组在此基础上取脾俞、肾俞、天枢、阴陵泉、丰隆、水分等进行埋线治疗,操作方法为迅速透皮,得气后,缓慢将针芯推入并将针管退出,1 次/10 d。治疗 3 个月后,观

察组总有效率为 87.5%(35/40),对照组为 65.9%(27/41),组间比较 $P<0.05$;观察组 BMI、空腹胰岛素及 HOMA-ZR 优于对照组($P<0.05$)。

陈瑾等将患者分为两组各 30 例,穴位埋线组主穴选曲池、中脘、天枢、梁门、气海、丰隆,再根据中医辨证分型配穴:脾胃虚弱型配脾俞、足三里;胃肠积热型配上巨虚;肝郁气滞型配风市、阳陵泉;脾肾两虚型配肾俞、足三里;阴虚内热型配三阴交。埋线手法操作:对患者穴位处皮肤进行酒精消毒,快速进针,针头刺入穴位约 15～20 mm,得气后边推针芯边退针,线留入穴位内,不得露出表皮,敷上纱布或干棉花,1 个疗程 15 d,共 6 个疗程。针刺组主穴选穴同埋线组,根据辨证配穴肝郁气滞型配期门、太冲、膻中;脾虚湿阻型配水分、足三里;胃热湿阻型配公孙、支沟;阴虚内热型配然谷、照海;脾肾两虚型配脾俞、肾俞。针刺得气后留针 30 min。治疗 3 个月后,埋线及针刺体质量、体重指数及腰臀围比治疗前明显下降($P<0.05$),针刺组和埋线组对高血脂患者治疗前后血脂调节差异不显著($P>0.05$)。

范肃等将患者分为两组各 30 例。两组均采用饮食运动干预 12 周。实验组在此基础上增加针灸和拔罐疗法,针刺取天枢、大横、带脉、中脘、水分、外陵等,留针 30 min,每 5～10 min 行针 1 次,3 次/周,并使用玻璃罐进行拔罐,每次选 15 个穴:天枢、大横、带脉、滑肉门、外陵、中脘、丰隆、气海、关元,使用闪火法留观时间为 10 min。12 周后,实验组总有效率 96.4%(27/28)显著高于对照组 69.0%(20/29),组间比较 $P<0.05$。

(撰稿:刘堂义 审阅:马铁明)

【针灸治疗阿尔茨海默病的实验研究】

邵淑君等将 20 只 APP/PS1 小鼠分为模型组、电针组,予电针组"百会""印堂""人中"电针干预,疏密波,频率 1 Hz,电流强度为 1 mA;正常对照组、模型组均不接受针刺干预,仅在电针组治疗时,抓取 1 次。两组均隔日 1 次,共治疗 15 次。发现督脉电针

干预可降低海马区 Aβ 沉积,从而提高 APP/PS1 小鼠学习记忆和空间探索能力。

杨文丹等采用 SAMP8 小鼠,分别于小鼠 3 月龄及 9 月龄时予电针"百会""大椎""肾俞"穴,20 min/次,1 次/d,共治疗 24 次;模型组与空白对照组不予电针治疗。结果:电针干预能有效改善 SAMP8 小鼠学习记忆能力并降低其海马磷酸化 Tau 蛋白水平,且于 3 月龄电针干预疗效优于 9 月龄。

王依滢等采用双侧海马注射 Aβ25-35 复制 AD 大鼠模型。治疗组予电针"百会""肾俞",15 min/次,连续波,频率 2 Hz,电流强度 2 mA,1 次/d,共治疗 10 d。对照组、假手术组和模型组均只抓取不电针。结果:电针刺激可能通过影响大鼠海马区 P35/P25-CDK5-Tau 信号通路相关蛋白表达变化,从而延缓 AD 进展;同时,可通过抑制大鼠 PFC P35/P25-CDK5-Tau 蛋白磷酸化信号通路,从而抑制 Tau 蛋白过度磷酸化,进而延缓 AD 的发生与发展。王氏等还发现,电针干预可抑制 AD 模型大鼠前额叶皮层和海马组织中 IL-1β、TNF-α 表达的增加。

马冉等将 45 只 SAMP8 小鼠随机分为模型组、电针组和针刺组。针刺组针刺"百会""肾俞";电针组在此基础上予"肾俞"连接电针仪,连续波,频率 2 Hz,电流 1 mA,持续 20 min。1 次/d,7 d 为 1 个疗程,疗程间休息 1 d,共治疗 4 个疗程。正常组和模型组仅予相同的抓取和固定。28 d 后,发现电针能降低 CDK5 的表达,抑制 Tau 蛋白,对 AD 的防治具有积极作用,且电针较疗效普通针刺更优。

王临梅等采用 APP/PS1 双转基因小鼠,予电针组"百会""肾俞"电针干预,疏密波,频率 2 Hz/15 Hz,电流强度 1~2 mA。对照组进行相同条件和时间的束缚固定。治疗每日进行 1 次,每次 30 min,6 d 为 1 个疗程,疗程间休息 1 d,共治疗 4 个疗程。结果:电针可通过降低 APP/PS1 双转基因小鼠脑内海马区炎性反应水平,减少胶质细胞过度活化,从而改善 AQP4 极性分布紊乱,改善其短时记忆能力损伤,从

而延缓 AD 的发展。

陶一鸣等采用双侧海马注射 Aβ1-42 建立 AD 大鼠模型。治疗组选取"百会""肾俞",连续波,频率 5 Hz,强度以大鼠后爪轻微抖动为度。1 次/d,每次 20 min,每疗程连续 6 d,疗程间间隔 1 d,共 2 个疗程。对照组与模型组不予电针刺激。假手术组仅在造模过程中注射等量生理盐水,余步骤同模型组。结果发现,电针明显改善模型大鼠血清中炎性因子水平,减轻脑组织损伤程度,这与抑制 TLR4/NF-κB 通路密切相关,并可能与电针激活星形胶质细胞保护脑组织功能相关。

张松江等研究表明电针"百会""风府""肾俞"可使 AD 模型小鼠海马齿状回和大脑皮层的 Aβ 老年斑阳性表达量、海马齿状回凋亡细胞、Caspase3 和 Bax 表达明显下降,提示电针改善 AD 模型小鼠学习记忆能力的机制可能与抑制海马神经元凋亡有关。

何川等采用预针刺作为干预手段,应用腹腔注射 D-半乳糖 8 周制备 AD 样大鼠模型,治疗组于每日造完模后予电针干预,取穴"百会""足三里",选用连续波,频率 50 Hz,电流 1 mA,留针 20 min。1 次/d,共干预 8 周。空白组和模型组同时段抓取固定 20 min,不予其他处理。结果:预针刺可抑制 AD 样大鼠海马组织 TLR4/NF-κB 信号通路,这或为电针缓解 AD 进展的机制。同时,预针刺防治 AD 的机制或为抑制 NLRP3 炎性小体相关蛋白表达及小胶质细胞活化。

郑清等采用 D-半乳糖腹腔注射建立 AD 大鼠模型,予电针组"百会""肾俞"电针干预,选用连续波,频率 50 Hz,电流 1 mA,留针 20 min,1 次/d,共 6 周。假电针组仅刺入百会、肾俞穴皮下,接电针仪但不通电。空白对照组和模型组大鼠进行抓取和捆绑。结果表明,电针改善 AD 进展或与调控 PI3K/AKT/mTOR 信号通路,诱导自噬,促进神经原纤维缠结清除有关。

胡艳等采用双侧海马 CA1 区注射 Aβ1-42 制备 AD 大鼠模型,予电针组百会、肾俞进行电针治疗,每

次治疗 20 min，1 次/d，每周 6 次。2 周后结果表明，电针可调控海马神经细胞自噬水平，从而促进海马 LTP 恢复，这或为电针改善 AD 的治疗机制。

伍艳君等将 12 只雄性 APP/PS1 双转基因小鼠随机分为模型组和治疗组，治疗组予电针"百会""肾俞"，1 次/d。2 周后，将每组小鼠取材比较显示，电针刺激能够有效调节模型小鼠海马内胰岛素 PI3K/GSK3α 信号通路上相关蛋白的表达，从而减少老年斑的形成和沉积。伍氏等还发现，电针能调节 APP/PS1 双转基因小鼠皮质区 PI3K/GSK3α 通路相关蛋白表达，减少老年斑沉积。

杨光等从 Aβ 对突触的毒性作用和突触可塑性的角度出发，应用 APP/PS1 双转基因小鼠为模型，电针组取"百会""涌泉"，每次 15 min，3 次/周。连续 6 周后发现，电针可以降低小鼠海马内 Aβ 的表达水平，升高 PSD-95 和 SYN 表达水平，提示电针或可减少 Aβ 对突触的毒性作用，从而改善其突触可塑性。

李乐等基于小动物功能磁共振成像（fMRI）局部一致性（ReHo）分析法观察脑功能活动，采用 APP/PS1 双转基因小鼠，电针组予"百会""神庭"电针干预，疏密波，频率 1/20 Hz，30 min/次，隔日 1 次，3 次/周。模型组和对照组仅给予同样程度抓取，并固定 30 min。16 周后观察发现，电针干预后 APP/PS1 小鼠学习记忆能力改善，海马 ReHo 升高，提示电针延缓 AD 进展或与调节海马区的功能活动有关。

（撰稿：赵玲　审阅：马铁明）

【针灸治疗抑郁症的临床与实验研究】

1. 临床研究

廖娟等将综合焦虑/抑郁情绪测定表评分大于 7 分且小于 15 分的肿瘤患者肝郁气滞型抑郁，随机分为两组各 35 例。干预组采用揿针联合中医五行音乐干预，参考李平教授研究提出的"通督调神"针法，主穴：百会、四神聪、神门、内关、神庭、印堂等；配穴：安眠、太阳、合谷、太冲、风池、足三里等。刺入穴位后埋针，每次埋针 48 h，5 次为 1 个疗程，疗程间隔 2 d，共 2 个疗程。对照组单纯聆听中医五行音乐。4 周后，治疗前后各组组内不同疗程焦虑情绪测量表（HADA）中的抑郁水平差异有统计学意义（$P < 0.05$）；组间比较 $P < 0.05$。

陶珍等将脑卒中后抑郁患者分为两组 33 各例。对照组患者采用文拉法辛配合针灸治疗，观察组患者采用乌灵胶囊联合文拉法辛配合针灸治疗。主穴选取神庭、百会、神门和神庭，并根据患者病情配穴；进针后，留针时长控制在 30 min 左右，1 次/d。两组均持续治疗 6 周后，观察组总有效率为 93.9%（31/33），对照组为 75.8%（25/33），组间比较 $P < 0.05$。治疗期间，观察组不良反应发生率为 12.1%（4/33），对照组为 9.1%（3/33），组间比较 $P > 0.05$。

李美荣将脑卒中后抑郁症患者分为两组各 28 例，对照组给予氟西汀药物口服治疗，治疗组在此基础上辅以针灸治疗，针灸取足三里、太冲、百会等穴位。治疗后，观察组总有效率为 89.3%（25/28），对照组为 82.1%（23/28），组间比较 $P < 0.05$。平均起效时间进行对比，观察组为（8.3±1.2）h，对照组为（14.5±3.1）h，组间比较 $P < 0.05$。

2. 实验研究

王红梅等将 SD 大鼠随机分为空白组、模型组、针刺组、氟西汀组各 8 只。采用慢性不可预知温和刺激法制备大鼠抑郁模型。造模期间，针刺组大鼠针刺"百会""印堂"10 min，1 次/d，每针刺 6 d 休息 1 d，共针刺 36 次；氟西汀组给予氟西汀灌胃（10 mg/kg，浓度为 1 mg/ml），1 次/d，共 42 次。结果：与空白组比较，模型组大鼠新奇抑制摄食实验摄食潜伏期显著延长（$P < 0.01$）；与模型组比较，针刺组和氟西汀组大鼠新奇抑制摄食实验摄食潜伏期显著缩短（$P < 0.05$）；与空白组比较，模型组前额叶皮层 NLRP3、ASC、Caspase-1 的表达和 IL-1β 含量显著增加（$P < 0.01$）；与模型组比较，针刺组和氟西汀组前额叶皮层 NLRP3、ASC、Caspase-1 的表达和

IL-1β 含量显著降低(P<0.01)。针刺组和氟西汀组上述指标比较 P>0.05。

黄文雅等将 SD 大鼠随机分正常组、模型组、针刺穴位组、针刺非穴组、艾灸穴位组、艾灸非穴组各 10 只。采用慢性轻度不可预见性应激法造模,针灸"大陵""上星"干预,"大陵"穴直刺进针 1~2 mm;上星平刺进针 2~3 mm;留针 30 min,捻转频率:2 min/次,1 次/d,共 3 周。针刺非穴组取大鼠上星与大陵旁开 5 mm 非穴位处进行针刺,操作同上。结果:与正常组比较,模型组大鼠体质量、糖水消耗、旷场分数均显著降低(P<0.05),外侧缰核中 βCaMKⅡ蛋白与 mRNA 表达量显著上升(P<0.05);与模型组比较,针刺穴位组与艾灸穴位组均可有效逆转抑郁大鼠行为学的改变(P<0.05),下调 βCaMKⅡ蛋白与 mRNA 的过度表达(P<0.05),且针刺穴位组效应更明显;各非穴组差异无统计学意义。

3. 文献研究

熊凡捷等采用网状 Meta 分析的方法,以选择性 5-羟色胺再摄取抑制剂类药物(SSRIs)作为共同参照,评价现有针灸相关疗法对比 SSRIs 对卒中后抑郁(PSD)长期疗效的影响。通过全面检索 PubMed、The Cochrane Library、EMbase、CNKI、CBM、VIP、Wan-Fang 数据库中各数据库建库至 2020 年 7 月 31 日公开发表的针灸相关疗法与 SSRIs 治疗 PSD 的临床随机对照试验文献,采用 Cochrane Handbook 5.1.0 进行偏倚风险评价。共纳入 30 个 RCT,共计 3 115 例 PSD 患者,涉及 10 种治疗方式。结果显示:在总有效率方面,体针+SSRIs 优于体针 [OR=2.85,95% CI(1.51,5.90)]、SSRIs[OR=5.37,95% CI(3.03,10.33)];在汉密顿抑郁量表 (Hamilton Depression Scale,HAMD)评分方面,体针+SSRIs 优于体针[MD=1.69,95% CI(0.33,3.06)]、SSRIs[MD=3.87,95% CI(2.68,5.08)],以上排序预测以艾灸+SSRIs 为最优;在美国国立卫生研究院卒中量表(National Institute of Health

stroke scale,NIHSS)评分方面,体针[MD=2.15,95% CI(1.10,3.26)]、体针+SSRIs[MD=1.77,95% CI(0.19,3.37)]均优于 SSRIs。发现针灸相关疗法对 PSD 的长期疗效,以艾灸联合 SSRIs 最优,体针及与 SSRIs 联合运用优于 SSRIs 单独运用,其余疗法之间各有优劣。基于现有研究的缺陷,本结论尚需更多高质量随机对照试验(RCTs)予以验证。

(撰稿:崔唐明 许吉 审阅:马铁明)

【针灸治疗慢性疲劳综合征】

1. 临床研究

林玉芳等将患者分为观察组(31 例,脱落 3 例)和对照组(31 例,脱落 2 例)。两组均正常饮食、适量运动。观察组在此基础上予隔姜灸治疗,穴取中脘、神阙、关元,每次 30 min,隔日 1 次,每周 3 次,共 4 周。结果:观察组患者治疗后健康调查简表(SF-36)各维度评分、匹兹堡睡眠质量指数(PSQI)各项评分及抑郁自评量表(SDS)评分较治疗前显著改善(P<0.05,P<0.01),对照组患者治疗后 SF-36 的总体健康感、活力、精神健康 3 个维度评分及 PSQI 睡眠时间评分较治疗前改善(P<0.05);观察组治疗后 SF-36 各维度评分和 PSQI 睡眠质量、睡眠时间、睡眠效率、睡眠障碍评分及 SDS 评分优于对照组(P<0.01,P<0.05)。

王鹏等将患者分为两组各 40 例。对照组取足三里(双侧)、阳陵泉(双侧)、三阴交(双侧)、关元及百会为主穴,得气后各穴采用平补平泻法,行针后双侧足三里、阳陵泉接电针疏密波,留针 30 min,治疗 1 次/d,连续治疗 5 次/周。治疗组采用盘龙灸治疗,取从大椎至腰俞的督脉,捏脊法松解背部肌肉后,常规消毒脊柱皮肤,并于其上依次铺设灸粉(独活、川芎、羌活、细辛、藿香)和绷带,然后在自大椎至腰俞的部分铺敷宽 10 cm、厚 5 cm 生姜泥(覆盖腰背部督脉及膀胱经),再于生姜泥上均匀排列放置 5 条艾炷,施灸约 2 h/次,治疗 1 次/周。结果:治疗 3 周后,两组疲劳量表-14(FS-14)与疲劳评定量表(FAI)

评分均低于治疗前,且治疗组均低于对照组(P<0.05)。两组对促肾上腺皮质激素释放激素(CRH)、促肾上腺皮质激素(ACTH)和皮质醇(CORT)均高于治疗前,且治疗组 CRH 与 CORT 均高于对照组(P<0.05)。治疗组临床疗效优于对照组(P<0.05)。

黄平等将心脾两虚型患者分为两组各 30 例。对照组口服归脾丸 4 周,观察组采用长蛇灸疗法:背部脊柱消毒后,沿棘突成条状铺撒宽 2～3 cm 的灸粉(党参、麝香、茯苓、白术、斑蝥、黄芪等),其上在从大椎至腰俞的区域放置长蛇灸架,其内铺高度为 1 cm 的生姜渣,并于其上加铺艾绒施灸。结果:两组治疗前疲劳量表(FS-14)、SDS 以及焦虑自评量表(SAS)评分比较 P>0.05,而治疗后 FS-14、SDS、SAS 相较于治疗前 P<0.05。观察组与对照组总有效率分别为 93.3%(28/30)和 76.7%(23/30),组间比较 P<0.05。

范湘旭等将患者分成两组各 30 例。治疗组取双侧肺俞、心俞、膈俞、肝俞、胆俞、脾俞等,以 1 寸毫针直刺 12.5～25.0 mm,捻转得气并使针感向下传导,平补平泻,留针 30 min;针刺结束后,于神阙行艾条悬灸,15～20 min/次,以局部皮肤发红为度,隔日治疗 1 次。对照组取百会、印堂、神门(双)、太溪(双)、太冲(双)、三阴交(双)等予普通针刺,同时在双侧足三里、三阴交予艾条悬灸,隔日 1 次。两组均每 5 次为 1 个疗程。结果:6 个疗程后,两组患者中医证候积分、FS-14 积分均较治疗前降低(P<0.05),且治疗组各积分较对照组降低更明显(P<0.05)。治疗组总有效率为 93.3%(28/30),对照组总有效率为 70.0%(21/30),组间比较 P<0.05。

何思途等将患者分成两组各 30 例。对照组口服西药维生素 B_1、维生素 B_6 和谷维素,2 周为 1 个疗程。观察组取双侧心俞、肝俞、肾俞、肺俞与脾俞为主穴,辨证配用足三里穴与膻中,平补平泻,留针 20 min,配合关元与神阙温和灸,30 min/次,1 次/d,10 次为 1 个疗程。结果:治疗前两组症状积分对比无明显差异(P>0.05),治疗 2 个疗程后 2 组症状积

分均降低(P<0.05),观察组降低幅度明显低于对照组(P<0.05)。治疗后观察组总有效率明显高于对照组(P<0.05)。

余希婧等将患者分为两组各 48 例。对照组取百会、足三里、关元、气海及三阴交等,结合辨证取穴;以 1.5 寸毫针进针,留针 30 min。观察组在对照组基础上行混元灸:取 30 g 生姜碾碎敷于患者神阙穴,于其上铺 10～15 g 艾绒,不超过生姜饼边缘。治疗时间以神阙穴皮肤有潮红但无灼热感,约 30 min 为宜,1 次/周。结果:2 个月后,观察组总有效率高于对照组(P<0.05),观察组主兼症积分、FS-14,低于对照组(P<0.05);观察组 IL-6、TNF-α 水平低于对照组(P<0.05);观察组 IgA、IgM、IgG 水平高于对照组(P<0.05)。

孙志强等将患者分为两组各 100 例。两组均予行为治疗、认知治疗、心理干预与睡眠指导,2 次/周,每次干预时间为 1 h。观察组在此基础上,采用王不留行籽贴压耳穴肾上腺、交感、内分泌、心肝肾脾等部位,患者每日自行按压 4 次,每次每个穴位按压 20 次,每间隔 4 d 更换 1 次敷贴,两耳交换。1 个疗程 2 次,连续治疗 4 个疗程,同时配合按摩全身各部及各部的重点穴位,1 次/d,20 分钟/次,15 d 为 1 个疗程。两组均接受为期 3 个月的治疗。结果:干预后,对照组的症状积分、睡眠情况评分、疲劳评分与免疫球蛋白指标与对照组对比 P<0.05。

赵鑫宇等将患者分为两组各 56 例。对照组取心俞、肝俞、脾俞、肾俞,平补平泻,得气后留针 30 min。1 次/d。观察组在对照组的基础上,采取逍遥散加味(当归、柴胡、白芷、薄荷、山药、白芍等)并随症加减,1 剂/d。结果:治疗 21 d 后,观察组总有效率高于对照组(P<0.05);观察组治疗后 SAS 评分、SDS 评分均低于治疗前以及对照组(P<0.05);观察组治疗后 T 淋巴细胞亚群水平均高于治疗前和对照组(P<0.05)。观察组疲劳症状评分治疗后较低,低于治疗前和对照组(P<0.05)。观察组中医证候积分水平改善较好,均低于治疗前和对照组(P<0.05)。

李欢等将患者分为两组各 30 例,两组均口服盐酸帕罗西汀片,1 次/d。治疗组在此基础上给予灸法治疗:回旋灸于主穴足三里施灸 40 min,其余辨证配穴每穴灸 15 min。1 次/d,每周连续 5 d,间隔 2 d。结果:两组均连续治疗 8 周后,两组总有效率比较 $P>0.05$。两组 FAI 较治疗前下降($P<0.05$);与对照组比较,治疗组治疗后 FAI 下降($P<0.05$)。两组治疗后血清 CD_3^+、CD_4^+、CD_4^+/CD_8^+ 较治疗前升高($P<0.05$),与对照组比较,治疗组治疗后 CD_3^+、CD_4^+、CD_4^+/CD_8^+ 升高($P<0.05$)。与对照组同期比较,治疗组腹泻与恶心发生率下降($P<0.05$)。

2. 实验研究

He J 等将大鼠随机分为空白对照组、模型组、人参皂苷组、针刺组、联合组各 10 只。造模成功后第 2 日,针刺组予直刺背俞,深度 4~5 mm,电针疏密波,电压 4.5 V,频率 4/20 Hz,强度以局部皮肤肌肉出现震颤为度;人参皂苷组予尾静脉注射人参皂苷溶液,联合组则两种方法并行,先人参皂苷,后针刺。均 1 次/d,共 7 d。结果:治疗后,联合组的游泳力竭时间,挣扎次数,休息时间均明显优于人参皂苷组或针刺组($P<0.05$),联合组的血清 IgA、IgG、IgM、IFN-β、IFN-γ,总抗氧化能力(T-AOC),Ache 水平以及 CD_3^+、CD_8^+ T 细胞百分比明显高于人参皂苷组和针刺组,而 IFN-α 水平,MDA 活性和 CD_4^+ T 细胞百分比明显降低($P<0.05$)。与模型组比较,针刺组、人参皂苷组和联合组的 CD_4^+/CD_8^+ T 细胞比值均明显降低;与联合组相比,人参皂苷组的比值明显增加($P<0.05$)。

(撰稿:王静 审阅:马铁明)

【针灸治疗膝骨关节炎的临床与实验研究】

1. 临床研究

陈瑜等将患者分为两组各 30 例,针刺组穴取患侧内膝眼、犊鼻、鹤顶、血海、梁丘、足三里等,内膝眼向外上方斜刺,犊鼻向内上方斜刺,进针深度为 25~35 mm,施捻转平补平泻法;鹤顶、血海、梁丘及阿是穴直刺,进针深度为 15~20 mm,施捻转平补平泻法;足三里直刺,进针深度 30~35 mm,施捻转补法。每次 30 min。艾灸组采用艾灸箱覆盖针刺组所选穴位,60 min/次,以膝关节皮肤灸后出现汗出、花斑、潮红为度。两组均 1 次/2 d,连续治疗 14 次。结果:与治疗前比较,治疗后两组患者西安大略和麦克马斯特大学骨关节炎指数(WOMAC)评分,血清 TNF-α、IL-1β 及 MDA 含量均降低($P<0.05$);SOD 活性均增高($P<0.05$)。与针刺组比较,艾灸组患者治疗后 WOMAC 评分,血清 TNF-α、IL-1β 及 MDA 含量较低($P<0.05$);SOD 活性较高($P<0.05$)。艾灸组总有效率为 89.3%(25/28),针刺组为 42.9%(12/28),组间比较 $P<0.05$。

陈瑜等将患者随机分为 3 组各 28 例。针刺组予毫针针刺,取穴为患侧的内膝眼、犊鼻、鹤顶、血海、梁丘、足三里等,内膝眼向外上方斜刺,犊鼻向内上方斜刺,施捻转平补平泻手法;鹤顶、血海、梁丘及阿是穴直刺,施捻转平补平泻手法;足三里直刺,施以捻转补法。电针组予电针治疗,取穴同针刺组,采用电针治疗。两组均 30 min/次。艾灸组予艾灸箱进行膝关节局部治疗,60 min/次。3 组治疗均 1 次/d,连续 4 周,共 14 次。结果:3 组患者与本组治疗前比较疼痛数字评分(NRS)、WOMAC 疼痛评分、WOMAC 僵硬评分、WOMAC 功能评分及 WOMAC 总分均显著降低($P<0.05$);与针刺组比较,电针组和艾灸组上述评分显著下降($P<0.05$);与电针组比较,艾灸组上述指标显著下降($P<0.05$)。针刺组、电针组和艾灸组有效率分别是 39.3%(11/28)、60.7%(17/28)和 78.6%(22/28),电针组和艾灸组显著高于针刺组,艾灸组显著高于电针组($P<0.05$)。

高雅静等将患者分为两组各 60 例,对照组给予功能锻炼及口服塞来昔布胶囊,观察组给予"膝痛七穴"温针灸治疗,即取足三里、曲泉、阳陵泉、委中、风市、昆仑、解溪穴。足三里、曲泉、委中采用捻转提插补法；风市、阳陵泉、昆仑、解溪采用捻转提插泻法，在留针过程中，将艾绒搓团，捻裹于针柄上点燃，每次燃烧枣核大艾炷3壮。1次/d，连续治疗5次后休息2d，共治疗12周。对照组60例功能锻炼及口服塞来昔布胶囊。结果：治疗后观察组疼痛、僵硬度和日常活动困难度方面评分明显低于对照组（$P<0.05$）。血清CRP、IL-1、TNF-α水平明显低于对照组（$P<0.05$），观察组临床总有效率为93.3%（56/60），对照组为73.3%（44/60），组间比较$P<0.05$。

唐宏智等将患者分为两组各30例。治疗组髌周围刺结合温针灸，取患侧血海、梁丘、内膝眼、外膝眼。提插捻转使针刺穴位得气后，行温针灸，每针换艾炷2次，每次30 min，隔日1次。对照组服用塞来昔布胶囊。治疗2周后，两组患者治疗后疼痛视觉模拟评分法（VAS）评分显著低于治疗前，且治疗组低于对照组，组间比较$P<0.05$。两组患者治疗后疼痛、僵硬、日常生活难度及总分等显著低于治疗前，且治疗组低于对照组（$P<0.05$）。治疗组总有效率显著高于对照组（$P<0.05$）。治疗组不良反应发生率显著低于对照组（$P<0.05$）。

李东等将患者分为两组各54例。对照组给予强筋壮骨汤（熟地黄、川牛膝、王不留行、白芍、甘草、骨碎补等）治疗，观察组给予温针灸联合强筋壮骨汤治疗，选取内膝眼、外膝眼、足三里、阳陵泉、鹤顶、血海等，针刺得气后将长约2 cm的艾炷套在针柄上点燃，并于针刺处放置纸片，2壮/次，留针30 min。隔天温针灸1次，5次为1个疗程，连续治疗3个疗程。1个月后，观察组总有效率为96.3%（52/54），对照组为83.3%（45/54），组间比较$P<0.05$。治疗后，2组感觉项评分、情感项评分及总分均较治疗前下降（$P<0.01$），观察组感觉项评分、情感项评分及总分均低于对照组（$P<0.01$）。治疗后，2组WOMAC评分均较治疗前下降（$P<0.01$），关节屈曲度均较治疗前增加（$P<0.01$）；2组上述指标治疗后比较$P<0.01$。治疗后，2组关节肿胀程度均较治疗前减轻（$P<0.01$），观察组关节肿胀程度轻于对照组（$P<0.01$）。

2. 实验研究

马遇原等将6月龄新西兰雄兔分为4组各10只，空白组与模型组每天兔架固定15 min，不给予其他治疗手段。温针灸组取"鹤顶""内膝眼""外膝眼"三穴进行干预治疗，1次/d，每次灸满3壮艾炷，连续治疗2周。针刺后小幅捻转，将艾炷小心插到3穴针柄上点燃，艾炷燃尽后及时更换。西药组使用阿仑膦酸钠溶液灌胃，连续治疗2周。实验干预后检测，结果：①HE染色：空白组软骨层结构清晰完整，模型组软骨及软骨下骨受损严重，软骨下骨中软骨细胞排列紊乱，大小、密度不均；西药组与温针灸组较模型组软骨面光滑、完整，软骨下骨细胞分布较均匀。②免疫组化：骨保护素（OPG）于空白组与模型组中表达差异无统计学意义（$P>0.05$），相对于空白组与模型组，温针灸组与西药组中OPG的表达均增高（$P<0.01$）；核因子资B受体活化因子配基（RANKL）于模型组的表达高于空白组，温针灸组和西药组（均$P<0.05$）；温针灸组和西药组OPG/RANKL比例高于空白组与模型组（均$P<0.01$）。

杨郁鹏等将6月龄日本大耳白兔分为4组各10只，空白组不造模、不治疗，模型组、电针组、针刀组采用石膏对兔左后肢伸直位制动，造膝骨关节炎模型，后针灸组采取取膝部穴位阳陵泉、阴陵泉、内膝眼、外膝眼，行电针疏密波刺激，频率为2/100 Hz，强度为3 mA，20 min/次。隔日治疗，1周3次。针刀组以内侧、外侧副韧带，髌韧带两端连接点以及中点为进针点，常规消毒，针刀刀口线与韧带纤维方向平行，垂直进针后旋转刀体在膝部损伤处扫散松解，出血后按压止血。1周1次。3周后检测，针灸组、针刀组转化生长因子β_1（TGF-β_1）含量显著上升，p-Smad2和p-Smad3含量明显下降，与模型组相比均$P<0.01$；且针刀组与针灸组相比较，针刀组TGF-β_1的上升，磷酸化信号转导分子2（P-SMAD2）、磷酸化信号转导分子3（P-SMAD3）的下降更加显著（$P<0.01$）。

（撰稿：安广青　审阅：马铁明）

【针灸治疗产后缺乳】

苏文武等将患者分为两组。观察组 31 例(脱落 3 例)电针少泽穴,对照组 31 例(脱落 3 例)电针商阳穴,30 min/次,1 次/d,5 次为 1 个疗程,疗程之间休息 2 d,共治疗 3 个疗程。结果:观察组经 1 个疗程治疗后乳汁量、乳汁中乳糖量和蛋白量较治疗前增加,乳汁能量及密度较治疗前升高(均 $P<0.05$);经 3 个疗程治疗后乳汁量、乳汁营养成分(乳糖、脂肪、蛋白)含量较治疗前明显增加,乳汁能量及密度较治疗前明显升高(均 $P<0.05$)。对照组经 1、3 个疗程治疗后仅乳汁量较治疗前明显增加(均 $P<0.05$)。经 1 个疗程治疗后,观察组乳汁营养成分(乳糖、蛋白)、乳汁能量及密度均高于对照组(均 $P<0.05$);经 3 个疗程治疗后,观察组乳汁量、乳汁营养成分(乳糖、脂肪、蛋白)含量、乳汁能量及密度均高于对照组(均 $P<0.05$)。观察组有效率为 92.9%(26/28),高于对照组的 17.9%(5/28,$P<0.05$)。

陈郁葱等选取剖宫产术后患者分为针刺组 33 例和耳穴组 34 例,均给予常规母乳喂养指导。同时,耳穴组配合耳穴贴压治疗,选取双侧内分泌、胸、乳腺穴,气血虚弱型加脾、胃、心、肾穴,每次各选取 3~5 个穴位;针刺组取主穴足三里、三阴交、百会,严格按子午流注法在申时选取至阴进行开穴,每次留针 20 min。结果:两组治疗后 24 h、48 h 乳房充盈度、乳汁分泌量、亲喂行为明显优于治疗前,且针刺组优于耳穴组($P<0.05$)。

邱少红等将气血虚弱型患者分为两组 35 各例。对照组予常规干预,治疗组在此基础上给予腹针治疗,主穴选引气归元穴组(关元、气海、下脘、中脘),配合天枢、滑肉门、大横、气旁、气穴,引气归元穴深刺,天枢、大横、气旁、气穴中刺,滑肉门浅刺按照腹针的三部进针手法,进针后先候气,捻转以行气,3~5 min 后再催气。30 min/次,1 次/d,7 次为 1 个疗程。结果:两组泌乳量评分、乳房充盈度评分较前改善,治疗组均高于对照组($P<0.05$);两组人工补授

乳量较前下降,治疗组均高于对照组($P<0.05$)。

邓修绚将患者分为两组各 48 例。对照组采用产后常规护理方案合通乳汤加减(党参、黄芪、当归、川芎、麦冬、桔梗等)治疗,治疗组在此基础上加用耳穴(肝、胸、内分泌、交感穴)贴压治疗。每穴按压 1 min/次,3~5 次/d,以患者感觉酸胀痛为度,每 2 d 更换对侧耳穴进行按压。两组均以 6 d 为 1 个疗程。结果显示:治疗组总有效率 91.7%(44/48)明显高于对照组 72.1%(35/48),组间比较 $P<0.05$;两组乳房充盈程度评分、PRL 水平治疗前后组内比较及治疗后组间比较($P<0.05$)。

陈枫将 80 例产后缺乳患者随机分为对照组与观察组,每组 40 例。对照组采用自拟通乳汤加减(当归、生地黄、熟地黄、麦门冬、黄芩、党参等)治疗,1 剂/d,5 d 为 1 个疗程,持用药 2 个疗程。结果:观察组在此基础上联合针刺治疗,主穴取膻中、肝俞、脾俞、少泽、乳根、膈俞、足三里;肝气郁结者加太冲和肝俞;胸部胀满加期门、身热者加合谷、曲池,30 min/次,1 次/d,5 次为 1 个疗程。比较两组产妇的临床疗效、中医症状评分以及治疗前后泌乳评分。结果:观察组总有效率高于对照组($P<0.05$);两组治疗后的各项泌乳评分均高于治疗前,且观察组各项评分均高于对照组($P<0.05$)。

陈霞等将气血虚弱型患者分为对照组(G1)60 例,实施产后常规母乳喂养指导;穴位按摩组(G2)60 例,在 G1 组基础上取膻中穴、乳根穴、少泽穴进行穴位按摩;温和灸组(G3)55 例在 G1 组基础上进行温和灸,主穴为膻中穴、乳根穴,气血虚弱型加配穴足三里;温和灸联合穴位按摩组(G4)55 例在 G1 基础上进行温和灸联合穴位按摩,先按摩膻中、乳根、少泽,再温和灸膻中、乳根穴和足三里穴。4 组均干预 3 d 后,结果:G4 组产妇的泌乳启动时间早于其他三组,在产后 48 h 和 72 h 的泌乳量多于其他 3 组(均 $P<0.05$)。G4 组婴儿产后 72 h 体质量下降幅度小于其他三组(均 $P<0.05$)。所有产妇均无不适主诉及不良事件发生,干预前后血常规、肝肾功能检查及受试部位皮肤无异常变化(均 $P>0.05$)。

胡蓝等将患者分为两组各 450 例。对照组实施乳房按摩护理;研究组实施乳房按摩护理联合艾条悬灸,根据分型不同选取相应穴位,气血虚弱型取三阴交、关元、足三里、气海等,肝郁气滞型取太冲、乳根、内关、膻中、少泽等,艾条悬灸每穴 3 min,艾灸时间保持 15～20 min/次。两组均为 1 次/d。结果:治疗 1 周后,研究组总有效率为 94.4%(425/450),对照组为 80.0%(360/450),组间比较 $P < 0.05$;且研究组治疗后泌乳始动时间更长,子宫复旧程度更短,泌乳量更多($P < 0.05$);研究组治疗后人工喂养量与喂养次数均更少($P < 0.05$)。

李淑女将患者分为两组,治疗组 70 例(气血虚弱型 45 例、肝郁气滞型 25 例)、对照组 67 例(气血虚弱型 42 例、肝郁气滞型 25 例)。治疗组予中药口服＋针刺＋手法催乳,中药口服为生乳汁 1 号(适于气血虚弱者,基础方由黄芪、党参、当归、麦冬、桔梗、王不留行等组成)、2 号方(适于肝郁气滞者,基础方由王不留行、柴胡、青皮、黄芪、生地黄、当归等组成),针刺穴位为膻中、乳根(双)、少泽(双),气血虚弱型加中脘、足三里;肝郁气滞型加内关、太冲,配合艾灸。平补平泻,留针 30 min,留针时用艾条灸各穴,每穴约 3 min。1 次/d,7 d 为 1 个疗程。对照组予中药口服＋手法催乳。均以 7 d 为 1 个疗程。结果:1～2 个疗程后,治疗组两型治愈率分别为 88.9%(40/45)和 92.0%(23/25),对照组两型治愈率 81.0%(34/42)和 76.0%(19/25),组间比较 $P < 0.05$。

廖梦君等将患者分为两组各 29 例。对照组仅接受子宫按摩及缩宫素,常规肌肉注射,2 ml/次;观察组在产后 2 h,剖宫产 4 h 后用中频治疗仪电疗法于膻中、少泽、太冲等穴位进行治疗,每穴 7 min,共 21 min/次。结果:观察组产妇产后 2 h、3 h、4 h 的出血量均低于对照组($P < 0.05$),而泌乳量随着产后时间的增加逐渐增加,高于对照组($P < 0.05$),且观察组产妇的治疗效果优于对照组($P < 0.05$)。

(撰稿:石洁洁 纪军 审阅:马铁明)

【《黄帝内经》针灸研究】

1. 文献考证

黄龙祥认为,传世本《灵枢》《素问》为一部完整书的两个部分,《灵枢》为内篇,系理论创新之作,叙述方法以"撰"为主;《素问》为外篇,为临床应用和资料整理性质,叙述方法以"编"为主。二者皆成于西汉晚期至东汉之间,作者为曾长期在国家藏书机构任职的一流学者。在宋以前外篇流传更广,内篇则流传很有限,二者在传承过程中,虽内容有亡佚及添补,篇次有错乱及人为调整,但总体而论,失真的程度不大,特别是内篇《灵枢》。

2. 针灸诊断

毛君慧等认为,针刺诊脉在《灵枢》时期被作为针刺基本大纲,"无刺病与脉相逆"是基本要求。《灵枢》中"逆顺"可为方向,也可指疾病的顺证与逆证,不同条文背景下"逆顺"之主体不同,主体可代指营气、形气、正气、邪气等。后世医家亦强调针刺诊脉需明确"逆顺"后方可施针,并对针刺诊脉"逆顺"的内容加以拓展。这对进一步研究针刺诊脉都有积极意义。

张雨晴等指出,"按之应手"初见于《灵枢·本输二》,是指以手指按压穴位表面皮肤,医者感觉有动脉搏动的指下感觉。《内经》认为在生理状态下,人体的常动之脉可以体现经络的气血盛衰;在病理状态下,本应平静的穴位因邪气的侵袭出现异常的搏动。因此"按之应手"在临床中是一个非常重要的概念和技术,是指医者体会手下的动脉的感觉,医者通过这一感觉进行选穴,使穴位位置更加准确,从而实现气至病所,达到良好的针灸治疗效果。

3. 针灸治则

孙娇等认为,《内经》中的病"不已"有 4 个方面的内涵:①疾病有可刺与不可刺之分,并非所有疾病都适合针刺治疗,因此临床选用针刺疗法,应做全方位诊断后施治;②当单独运用针刺治疗效果不显著时,应当学会配合他法加强疗效,可将针、灸、汤液、推拿等方法配合运用;③针刺治疗最终通过腧穴发挥作用,而病情是不断变化的,因此针对病"不已",要学会灵活选用不同穴位;④密切关注病情变化,统筹运用中医治疗原则、针刺治疗原则,让针刺治疗有理可循。

蓝良松等《素问·阴阳应象大论》阴阳失调针灸治疗思路有三:①阴阳失调,前后互求,上病下取之阴阳针法;②阴阳失调寻对侧——左右互求的巨刺、缪刺针法;③阴阳互藏,阴阳中复有阴阳,《内经》"小整体"观念——反阿是穴针法。

4. 经络与腧穴

杨凤等认为,《黄帝内经》的经脉理论并非12条经脉的随意堆砌,而是古代象数思维的产物,古代医家以十二月、十二经水、三阴三阳等象数为模型,构建十二经脉体系并阐释理论,然后用之指导临床针刺方法、针灸禁忌的确立。因此,从中医象数思维的角度解析《内经》十二经脉理论,可揭开了十二经脉体系在构建过程中运用的象数思维模型。

项翔等认为,《灵枢·卫气行》论述了卫气循行经过、时间,以及候气而刺,但由于篇中前后时间的矛盾,使得后世未能运用于临床。通过比较二十八宿计时体系和漏刻计时体系,项氏发现二十八宿计时体系更为合理,漏刻体系非计时而是计数。遵从《灵枢·卫气行》本意,项氏重新整理了推算卫气循行的方法,为研究针灸候气而刺之提供新思路。

曹昺焱等认为,《内经》中五腧穴向心走向和十二经脉半向心半离心走向是两种经络循行体系,五腧穴向心排列代表经气之道,而《灵枢·经脉》代表营气之道,经过中医学者两千年来的整合,得到了发展,也因中途的谬误产生了难以纠正的混淆。两种循行体系都是传统中医思想的有效传承媒介,不宜整合兼并。应同时学习两种体系,以对传统针灸理论有更深入的认识。

韩聪等根据杨上善《黄帝内经太素》"脉引筋气"思想,讨论经筋病的治疗。回顾《灵枢·经筋》篇,从生理病理角度阐释经筋与经脉的内在联系,论述经筋与经脉的相关性。分析论证认为,"脉引筋气"思想秉承《灵枢》经筋理论,强调经脉对经筋的气血渗灌及濡养调节作用,注重经穴与经脉气血的密切关系,充实了经筋理论的临床应用。

蔡晓雯等认为,《灵枢》中的相关条文表明多条经脉循行经过咽喉,不同经脉之经气以及脏腑之气的变动则产生咽喉病,包括阴液亏虚、热伤经络、气血亏虚等。除邻近穴位外,临床上配合远端取穴,可达到更好的治疗效果。对于咽喉病的诊治,还应仔细审查病因,结合经脉循行,辨证论治,多管齐下。

李素云认为,《素问·骨空论》"督脉生病治督脉,治在骨上,甚者在脐下营"阐明了督脉病症的选穴部位和治疗思路。"骨上"是指督脉循行所过脊柱骨,"脐下营"为脐至耻骨联合中央处。该句不但指明了督脉生病时需重视的治疗部位,而且强调了区分病症轻重予以不同施治的思路。

李海峰认为,《灵枢·经筋》手少阴经筋病主要表现为胸腹和肢体的筋急不舒,久积乃成伏梁,进而内伤心胃,从症状和病程转归上看,仍属痹病,但其亦可表现为痿病。据此,提出《黄帝内经》经筋疾病主要表现为痹病,亦可为痿病,其为痹则可成积,进而内伤脏腑。《灵枢·经筋》与《素问·痹论》所遵循的五行说不同,其上承《吕氏春秋》《礼记》等对阴阳四时五脏的认识,从四时阴阳之气生壮衰的角度来阐释痹病的发病规律。

陈晓红等认为,简帛经脉文献所述经脉循行路径的"夹脊"是短语,但病候描述的"夹脊"却是身体部位名词;《黄帝内经》中的"侠脊"已从身体部位名词延伸到刺"侠脊"压痛点来治疗疾病;"夹脊穴"最早源于《黄帝内经》的刺"侠脊",华佗将其在临床推广应用,故后世称夹脊穴为"华佗夹脊",进而得以继承发展并流传至今。

刘森森等认为,《灵枢经》阳陵泉穴在膝盖外侧凹陷的当中,在膝部膝关节处,其深部为膝关节腔,为合穴经气盛大如百川汇入大海提供必要的场所空间,而不是后代医家所谓的在膝部膝关节下方1寸,小腿外侧腓骨头前下方凹陷的位置。阳陵泉穴定位虽首记载于《灵枢经》,但后世未沿用,这一点值得研究。

符佳等通过分析中国期刊全文数据库等数据库中1990年至今发表的有关的文献,发现《内经》"水俞五十七穴"在当前临床上主要用于单纯性肥胖、多囊卵巢综合征、肝硬化腹水、胰岛素抵抗等,常用的治疗方法是针刺、埋线、点穴等。

胡霞等认为,《素问·刺禁论》之"七节之傍,中有小心"指七个背腧穴与"神魂魄意志"精神状态相关。

5. 针刺方法

江昌明等提出,《黄帝内经》缪刺法是一种病在络而"左取右,右取左"的刺络的方法。缪刺与巨刺的区别在于针刺的浅深、病位的浅深及在络或在经的不同,而其在"左取右,右取左"的操作方面是相同的。缪刺者刺其络,因络浅,故缪刺乃浅刺轻刺于络以理血为主。而巨刺者刺其经,因经深,故巨刺乃深刺重刺于经以调气为主。缪刺法具体操作特点有5点:①左右互取;②浅刺部位为包含井穴之四肢末端部位(不单指井穴);③刺络出血;④以痛为腧;⑤月死生为痏数。

赵娟等通过分析《内经》缪刺法主要采取左右交叉四肢末端取穴,结合"根结""标本"理论和临床研究,认为二者关系密切,疗效确切,有深入研究的价值。除了针刺,艾灸疗法也逐渐受到重视。

（撰稿:张馥晴 刘立公 审阅:黄龙祥）

【基于 CiteSpace 的针灸相关研究】

科学知识图谱是以知识域(knowledge domain)为对象,显示科学知识的发展进程与结构关系的一种图像。CiteSpace 是目前应用较为广泛的科学知识图谱分析工具之一。近年来,基于 CiteSpace 的针灸相关研究为科研人员把握针灸研究脉络、热点及趋势提供了重要参考,2020年报道的相关研究大致可分为针灸治疗疾病、刺灸法、作用机制以及其他研究四个类型。

1. 临床应用

研究者分析的文献主要来源于中国知网、Web of Science 等数据库。以中国知网为数据来源的研究中,莫嘉浩等分析2019年9月1日及之前针灸治疗不孕症相关文献发现,国内研究热点主要集中于多囊卵巢综合征、排卵障碍、子宫内膜容受性,以临床研究为主,研究进展较快,缺乏基础研究与跨省合作研究。陈思宇等分析了1957年1月1日—2019年4月16日针灸治疗带状疱疹相关文献,指出研究热点趋向带状疱疹后遗神经痛。余泽芸等分析1954年1月—2019年1月针灸治疗类风湿关节炎(RA)后发现,临床疗效观察较多、机制研究较少,动物实验机制研究发展迅速,未来研究热点或为防治心血管、肺系等合并疾病的可行性。于丹丹等对2013年—2017年中医药治疗脑梗死的文献进行分析后指出,针刺治疗是一大优势。杨丹等分析了2008年—2018年肠易激综合征实验研究相关文献,发现针灸是疗法研究的主要内容之一,以电针、眼针、针刺为主,穴位研究热点为足三里、天数、上巨虚,但实验研究以单穴为主,缺乏剂量、不同配伍、刺激参数等横向研究。曲艺等在对1992—2019年中医药治疗血脂异常相关文献进行分析,发现针灸为该领域热点与前沿之一,常用穴为丰隆。张玉丽等分析2000—2018年中医药治疗溃疡性结肠炎相关文献发现,该领域临床研究方式多为中药口服、灌肠、针灸治疗或三者任意联合与西医常规治疗间的疗效比较。胡佳卉等在对2019年6月3日及之前中药治疗糖尿病足相关文献进行分析后指出,该领域研究前沿为穴位注射、活血化瘀清热解毒疗法。

以 Web of science 为数据来源的研究中,娄政驰等指出,1986年1月—2017年12月,关于针灸治疗头痛的出版物总数与引用的参考文献逐年增加,研究前沿是治疗慢性疼痛,热门话题包括研究方法、头痛分类与综合治疗。Li RR 等分析了 Web of Science 2010—2019年针刺治疗膝关节骨性关节炎(KOA)相关文献,发现过去4年总发表量持续增长,最有成效的出版机构是英国约克大学,这或说明针灸作为 KOA 的补充与替代疗法正日益为世界所接受,但不同机构与国家之间缺乏合作;主要研究方法为随机对照试验,疗效评价主要采用 Meta 分析法,但高质量评价较少。Guo J 等根据 2000—2019 年针刺治疗癌症的相关文献分析,预测在未来十年内神经性疼痛、关节痛、预防、支持治疗及整合医学或为该领域最新研究前沿。邵建锋等对 2010—2019 年 4 月 23 日有关紧张型头痛的研究文献进行挖掘发现,针灸疗法所占比重较低,中医药疗法高被引论文较少。

2. 刺灸法

吴育真等分析中国知网建库至 2018 年 12 月 31 日有关醒脑开窍针刺法文献,发现该领域研究主要围绕针刺法和脑卒中、脑梗死、卒中后吞咽障碍等进行,近 4 年研究热点为脑卒中后吞咽障碍。张健强等绘制了 1958 年 5 月 1 日—2018 年 12 月 10 日子午流注针法相关文献的知识图谱,发现理论研究热点为开穴方法、简化干支推算,临床研究热点集中于针刺疗法与失眠、便秘的临床疗效观察,实验探究重点是不同时辰下电针对动物生理节律的影响,在择时选穴思想指导下的其他疗法的临床研究将成为研究前沿,但机制研究相对薄弱,作者、机构间合作与联系有待加深。

3. 作用机制

张琪对 Pubmed、Web of science、Derwent Innovations Index、Inspec、KCI-Korean Journal Database、 MEDLINE、 Russian Science Citation Index、SciELO Citation Index 收录的 KOA microRNA 相关论文进行了挖掘处理,筛选出目前研究热点 microRNA 及主要靶点,并与 KOA 患者针刺治疗前后 microRNA 表达的变化进行对比后发现,miR-338-3p、miR-15b-3p、miR-199b-5p、miR-3168、miR-1296-5p 可能是针刺治疗 KOA 作用的关键 miRNA,针刺或通过影响 MAPK 通路及细胞凋亡等途径发挥治疗作用。

4. 其他研究

陈瑶等对中医药领域网状 Meta 分析的研究热点进行了分析,发现热点问题主要集中于对中药注射剂、口服中成药和针灸等干预措施在肿瘤、循环系统疾病、泌尿生殖系统疾病、肌肉骨骼系统和结缔组织系统疾病的疗效和安全性进行评估。方锐等结合美国补充与结合医学(CIH)的发展概况,发现以电针、干针为主的针灸是美国 CIH 应用中医药进行病前保健与病后康复的主要辅助物理疗法。曲一诺等对科学引文索引中 1990—2019 年有关针灸的文献进行分析发现,近 3 年内针灸的研究方向主要集中在针灸对康复及炎性反应方面的作用及疗效,电针在国际上得到了广泛研究与应用。张金焕等分析 2020 年 10 月 2 日之前 Web of Science 收录的与针灸相关的磁共振成像研究,发现这一领域文献数量随时间进展持续上升,研究热点为针灸、功能性磁共振成像、疼痛和刺激,前沿课题包括大脑连接功能、调节和功能性磁共振成像;主要研究方向是慢性腰痛、假电针治疗、临床研究。

(撰稿:马琳 邓宏勇 审阅:黄龙祥)

[附] 参考文献

B

北京市中医药学会肺系病专业委员会.新型冠状病毒肺炎恢复期中医药综合干预方案专家指导意见(草案)[J].北京中医药,2020,39(2):102

C

蔡晓雯,张治楠,姚锃钰,等.《灵枢》循经"咽喉"十二经

脉辨析[J].针灸临床杂志,2020,36(2):74

曹昺焱,饶毅,肖京,等.论五输穴向心排列与《灵枢·经脉》中经脉循行方向相悖[J].针灸临床杂志,2020,36(8):1

陈波,金观源,陈泽林,等.针刺防治新型冠状病毒肺炎及其并发脓毒症的科学依据探讨[J].世界中医药,2020,15(2):140

陈枫.针刺联合自拟通乳汤加减治疗产后缺乳的临床效果[J].中国当代医药,2020,27(18):159

陈瑾,肖碧银,邱小雅,等.埋线治疗单纯性肥胖症临床研究[J].中国中医药现代远程教育,2020,18(6):86

陈霞,黄伟,刘保延,等.艾灸疗法防治新型冠状病毒肺炎:非接触式诊疗模式构建与应用[J].中国针灸,2020,40(10):1027

陈霞,莫丽霞.温和灸联合穴位按摩对气血虚弱型缺乳产妇泌乳启动的影响[J].解放军护理杂志,2020,37(2):40

陈瑶,曾雪扬,杨丰文,等.基于 CiteSpace 的中医药领域网状 Meta 分析的研究热点可视化分析[J].中国中药杂志,2020,45(18):4500

陈瑜,贾叶娟,吕九亨,等.不同刺灸法治疗膝骨关节炎的临床疗效观察[J].针刺研究,2020,45(7):569

陈瑜,王锐卿,刘敬萱,等.艾灸对膝骨关节炎患者炎性因子及氧化应激因子的影响:随机对照研究[J].中国针灸,2020,40(9):913

陈丽梅,单思,张启云.基于代谢组学研究艾灸的治疗作用[J].世界科学技术-中医药现代化,2020,22(1):230

陈思宇,曾婧纯,刘琨,等.基于 CiteSpace 的针灸治疗带状疱疹的研究图谱分析[J].世界科学技术-中医药现代化,2020,22(8):2695

陈文滔,傅怀励,张超源,等.国际化视角下针灸防治新型冠状病毒肺炎的可行性分析[J].针灸临床杂志,2020,36(9):82

陈晓红,周祖亮."夹脊"与"夹脊穴"探析[J].广西中医药大学学报,2020,23(3):39

陈秀丽,许一吟,刘军.腕踝针联合耳穴压豆对老年转子间骨折行股骨近端防旋髓内钉内固定围手术期镇痛效果的临床观察[J].四川中医,2020,38(1):187

陈郁葱,戚情情,李振,等.子午流注纳子法针刺治疗促进泌乳Ⅱ期乳汁分泌[J].吉林中医药,2020,40(9):1239

D

代成刚,陈广,周道平,等.针联合步行运动对男性腹型肥胖患者 Irisin 的影响[J].中国中医基础医学杂志,2020,26(1):81

戴云飞,岳怡宁,李继安,等.艾灸防治新型冠状病毒肺炎的作用机理探析[J].中国民族民间医药,2020,29(8):88

邓凯烽,宁恒,陆惠玲,等.探讨艾灸在新型冠状病毒肺炎防疫中的应用价值[J].针灸临床杂志,2020,36(11):70

邓丽娟,马晓薇.针联合经络点穴治疗单纯性肥胖 30 例临床观察[J].中国民族民间医药,2020,29(18):118

邓修绚.耳穴压豆合通乳汤加减治疗产后缺乳 48 例临床观察[J].湖南中医杂志,2020,36(5):77

董灿,张彩荣,薛博瑜,等.针结合生活方式控制治疗肥胖型非酒精性脂肪性肝病:随机对照研究[J].中国针灸,2020,40(2):129

董善京,王茜娜,高峻,等.辨证施灸治疗方舱医院 36 例新型冠状病毒肺炎患者腹泻疗效观察[J].中国针灸,2020,40(7):690

杜俊英,徐子童,邵芳冰.电针对慢性炎性痛大鼠中枢不同脑区 GABA_A 受体 mRNA 表达的干预研究[J].中国针灸,2020,40(2):173

F

范肃,张振宇,潘珺俊,等.灸拔罐综合疗法治疗脾虚湿阻型单纯性肥胖的临床研究[J].中国中医基础医学杂志,2020,26(1):88

范湘旭,黄娜娜,陈亚军,等.针灸治疗脾肾两虚型慢性疲劳综合征的临床观察[J].中医药导报,2020,26(12):78

方锐,杨勇,郭清,等.从美国补充与结合医学的发展谈治未病与健康管理的思维范式[J].中国中西医结合杂志,2020,40(11):1381

符佳,赵凌.《内经》"水俞五十七穴"的研究进展[J].成都中医药大学学报,2020,43(2):60

付晨瑜,高珊杉,李春雨.电针对功能性胃肠病大鼠内脏敏感性影响机制研究[J].辽宁中医药大学学报,2020,22(7):32

付阳阳,高志宇.基于梯度下降和滑动窗口混合算法的人体穴位定位研究[J].中医药信息,2020,37(2):106

G

Gong YB, Yang ZL, Liu Y, et al. Two cases of corona virus disease 2019(COVID-19) treated with the combination of acupuncture and medication in bedridden patients[J]. World Journal of Acupuncture-Moxibustion, 2020, 30(3):171

Guo J, Pei LX, Chen L, et al. Research trends of acupuncture therapy on cancer over the past two decades: A bibliometric analysis[J/OL]. Integrative Cancer Therapies, 2020 [2021-04-05]. https://doi.org/10.1177/1534735420959442

高雅静,李静坤,费璇,等.《神应经》膝痛七穴温针灸治疗膝骨关节炎临床观察[J].上海针灸杂志,2020,39(10):1314

高一城,王继红,石宇弘.任督脉循行刍议[J].针灸临床杂志,2020,36(7):86

高寅秋,路洁辉,赵燕星.针药复合麻醉应用于胃镜无痛检查的临床观察[J].中国中西医结合外科杂志,2020,26(4):621

郭义,张艳军,王秀云.基于生物化学对经络腧穴与钙离子相关性的研究[J].世界中医药,2020,15(7):970

H

He J, Yu Q, Wu C, et al. Acupuncture of the Beishu acupoint participates in regulatory effects of ginsenoside Rg1 on T cell subsets of rats with chronic fatigue syndrome [J]. Annals of Palliative Medicine, 2020, 9(5):3436

韩超,尹洪娜,孙忠人.影响艾灸疗效的因素分析[J].针灸临床杂志,2020,36(4):1

韩聪,赵耀东,金钰钧,等.基于《灵枢》浅谈杨上善"脉引筋气"思想论治经筋病[J].针灸临床杂志,2020,36(8):80

何川,黄重生,陈虹茹,等.预针刺对 AD 样大鼠学习记忆能力及 TLR4/NF-κB 信号通路的影响[J].实用医学杂志,2020,36(18):2510

何川,黄重生,陈虹茹,等.预针刺对阿尔茨海默病样大鼠学习记忆能力及海马区 NLRP3 炎性小体相关蛋白的影响[J].中国针灸,2020,40(12):1323

何伟,石啸双,张知云,等.从针灸对免疫炎性反应的调节探讨针灸防治新型冠状病毒肺炎的作用途径[J].中国针灸,2020,40(8):799

何思途,黄学贵.五脏俞针刺加温和灸治疗慢性疲劳综合征的临床观察[J].云南中医中药杂志,2020,41(7):64

胡蓝,胡津.按摩联合艾条悬灸治疗产后缺乳临床观察[J].光明中医,2020,35(18):2907

胡霞,项翔,唐宏图,等.再读《素问·刺禁论》之"七节之傍,中有小心"[J].中国针灸,2020,40(12):1379

胡艳,刘若兰,肖佳欢,等.电针对阿尔茨海默病大鼠海马突触可塑性及自噬相关蛋白的影响[J].中华物理医学与康复杂志,2020,42(11):961

胡佳卉,钱会南.基于文献可视化软件的中药治疗糖尿病足知识图谱分析[J].世界中医药,2020,15(17):2648

胡卫成,张云霞,吴辛甜温和灸源流考[J].亚太传统医药,2020,16(8):180

黄华,陈慧娥,余文英.电针"夹脊"穴对坐骨神经慢性损伤大鼠镇痛后效应的影响[J].针刺研究,2020,45(1):40

黄平,邓陈英,江晓鸣,等.长蛇灸治疗心脾两虚型慢性疲劳综合征临床观察[J].光明中医,2020,35(13):2028

黄龙祥.《针经》《素问》编撰与流传解谜[J].中华医史杂志,2020,50(2):67

黄文雅,黄杨,朱安宁,等.针灸十三鬼穴对抑郁大鼠外侧缰核 βCaMK Ⅱ 蛋白及其 mRNA 表达的影响[J].中华中医药杂志,2020,35(3):1417

黄仙保,谢丁一,邱祺,等.热敏灸治疗新型冠状病毒肺炎临床观察[J].中国针灸,2020,40(6):576

J

江昌明,张曙铃,张卫.《黄帝内经》缪刺法之初探[J].中华中医药杂志,2020,35(2):845

江丹娜,翁思颖,柴可夫,等.拔罐治疗痰湿体质超重肥胖患者的疗效评价及对血清瘦素的影响[J].浙江中医杂志,2020,55(1):31

姜姗,张大庆.江户时代纸塑针灸模型之滥觞[J].自然辩证法通讯,2020,42(4):62

蒋云芳,赵彩娇,韦日铺.艾炷灸命门穴对衰老模型大鼠脑组织中 AGEs、RAGE 表达影响[J].针灸临床杂志,2020,36(2):56

L

Li RR, Sun J, Hu HT, et al. Research trends of acu-

学术进展

puncture therapy on knee osteoarthritis from 2010 to 2019: A bibliometric analysis[J]. Journal of Pain Research, 2020, 27(13):1901

赖美连,于天赫,黄泳.艾灸疗法防治新型冠状病毒肺炎的理论探讨[J].医学理论与实践,2020,33(15):2417

蓝良松,张文兵.基于《内经》阴阳应象探析针灸思路[J].亚太传统医药,2020,16(5):195

李东,殷建权,严伟,等.温针灸联合强筋壮骨汤治疗膝骨关节炎临床研究[J].新中医,2020,52(13):141

李欢,侯江红,许瑾,等.重灸足三里联合盐酸帕罗西汀片治疗慢性疲劳综合症患者的疗效观察[J].中国中西医结合杂志,2020,40(3):371

李俊,魏军平."热证用灸"的历史源流[J].中医学报,2020,35(1):11

李乐,黄盛,李珑,等.电针对 APP/PS1 小鼠脑功能活动影响的功能性磁共振成像研究[J].中国康复理论与实践,2020,26(05):544

李玲,黄银兰,马腾.针刺阳明经穴调控 FALS 患者泛醌细胞色素 C 还原酶核心蛋白 2 表达的机制研究[J].时珍国医国药,2020,31(4):997

李全,尹洪娜,孙忠人.头针对 MPTP 诱导的 PD 小鼠行为学及 PI_3K、p-Akt(Ser473)蛋白表达的影响[J].中医药学报,2020,48(5):14

李海峰.《灵枢·经筋》手少阴经筋病发微[J].中华中医药杂志,2020,35(2):595

李华英,叶雨华.火龙罐治疗新型冠状病毒肺炎恢复期理论探讨[J].按摩与康复医学,2020,11(20):84

李美荣.脑卒中后抑郁症针灸治疗效果分析[J].临床医药文献电子杂志,2020,7(28):28

李柠岑,李明月,李牧洋.外泌体是针刺信息传递的重要途径[J].世界中医药,2020,15(7):975

李淑女.针药结合按摩手法治疗产后缺乳的临床观察[J].中医临床研究,2020,12(21):118

李素云.督脉病症"治在骨上,甚者在脐下营"文献解读[J].中华医史杂志,2019,49(2):95

连林宇,沈佳成,何其达.电针对胃黏膜损伤大鼠胃黏膜组织饥饿素与生存素动态表达的影响[J].中华中医药杂志,2020,35(1):141

梁超,鲍春龄,姜涛.不同时间电针头穴预处理对 MCAO 大鼠脑皮质 MicroRNA-210 表达的影响[J].中国中医基础医学杂志,2020,26(3):330

廖娟,李静,蔡晓青,等.撳针联合中医五行音乐改善晚期肿瘤相关抑郁状态随机对照临床研究[J].世界科学技术-中医药现代化,2020,22(8):270.

廖梦君,曾小莲,曾婷婷,等.中频治疗仪穴位电疗法预防产后出血及乳汁分泌不足临床观察[J].中国中医药现代远程教育,2020,18(15):100

林诗雨,张永超,韦永政,等.火针疗法防治新型冠状病毒肺炎的探索与思考[J].中国针灸,2020,40(7):693

林玉芳,诸剑芳,陈益丹,等.隔姜灸对慢性疲劳综合征患者疲劳、睡眠质量及抑郁状态的影响:随机对照研究[J].中国针灸,2020,40(8):816

刘兵,王华,周仲瑜,等.针灸防治新型冠状病毒肺炎理论与临证思路探析[J].中国针灸,2020,40(6):571

刘刚,李明秀,赵淑芳,等.艾灸大椎、足三里穴防治新型冠状病毒肺炎的探讨[J].针灸临床杂志,2020,36(8):84

刘琳,邢小燕,何东初,等.艾灸对新型冠状病毒肺炎患者临床症状、外周血炎性指标与 T 淋巴细胞亚群的影响[J].中国针灸,2020,40(12):1271

刘红华,欧阳里知,葛君芸.浅析三伏灸的理论基础与临床运用[J].中国针灸,2020,40(7):745

刘洪义,邵晓丹,王世祺.委中穴针刺方法的探析[J].中国中医药现代远程教育,2020,18(14):93

刘慧荣,王照钦,李璟,等.从古代文献与现代研究探讨灸法防治 2019 冠状病毒病的思考[J].上海针灸杂志,2020,39(5):626

刘开萍,管丹丹,李露,等.艾灸全程干预新型冠状病毒肺炎的可行性[J].中医学报,2020,35(6):1144

刘森森,王迅.基于《灵枢经》浅析阳陵泉穴[J].中医药导报,2020,26(3):47

刘文豪."以痛为输"本意与阿是穴辨析[J].按摩与康复医学,2020,11(22):22

刘鑫烨,李成文,张国山."烧山火"与"透天凉"复式针刺补泻手法浅析[J].湖南中医杂志,2020,36(3):115

刘阳阳,郭义,郭永明.针刺手法效应规律及神经电信息机制研究[J].世界中医药,2020,15(7):976

娄政驰,韩芳毅.1986 年—2017 年针灸治疗头痛研究的文献计量学分析[J].中西医结合心脑血管病杂志,2020,18(2):227

吕沛宛,王赛男,唐祖宣.艾灸早期介入防治新型冠状

病毒肺炎可行性分析[J].中医学报,2020,35(3):473

罗虎,赵志敏,辛奕君.穴位贴敷辅助治疗新型冠状病毒肺炎初探[J].河南中医,2020,40(6):831

M

马宁.带脉结构的解剖还原[J].中国针灸,2020,40(10):1133

马冉,孔立红,齐凤军,等.电针对SAMP8小鼠海马区细胞周期蛋白依赖性激酶5及Tau蛋白的影响[J].针刺研究,2020,45(7):529

马英,刘星,王玥琪.电针运动区对大脑中动脉闭塞大鼠脑神经再生机制影响研究[J].针灸临床杂志,2020,36(8):68

马桂芝,胡智海,施茵,等.埋线联合二甲双胍对肥胖型多囊卵巢综合征患者糖脂代谢的影响[J].上海针灸杂志,2020,39(9):1123

马遇原,刘娣,刘君伟,等.温针灸对膝关节骨性关节炎软骨下骨中OPG、RANKL蛋白表达的影响[J].宁夏医科大学学报,2020,42(7):683

毛君慧,楚佳梅,包烨华.针刺诊脉之"逆顺"含义的古代文献整理[J].针刺研究,2020,45(12):1023

莫嘉浩,黄睿澜,黄演芬,等.基于CiteSpace可视化分析:针灸治疗不孕症的进展探究[J].湖南中医药大学学报,2020,40(5):578

Q

邱晶晶,陈贵珍,吴学玉.肌骨超声在穴位埋线疗法中的应用与思考[J].上海针灸杂志,2020,39(10):1330

邱少红,郑秋萍,潘碧琦.腹针引气归元法治疗气血虚弱型产后缺乳临床研究[J].新中医,2020,52(15):129

曲艺,但文超,崔向宁.基于CNKI的中医药治疗血脂异常知识图谱分析[J/OL].辽宁中医杂志,2020[2021-02-18].http://kns.cnki.net/kcms/detail/21.1128.R.20201126.1856.078.html

曲一诺,张昕,于慧娟,等.近30年国际针灸研究主题及趋势的可视化分析[J].世界中医药,2020,15(22):3485

R

冉维佳.奇经八脉的结构观探讨[J].中医药导报,2020,26(4):67

荣云娜,肖蕾,赵亚珍.耳穴压丸缓解新型冠状病毒肺炎患者焦虑情绪的疗效[J].江苏医药,2020,46(6):550

S

邵建锋,王晓彤,林海雄,等.基于Web of Science数据库近10年紧张型头痛研究的文献计量学分析[J].广州中医药大学学报,2020,37(3):578

邵淑君,李华岳,邬继红,等.督脉电针对APP/PS1双转基因痴呆小鼠行为学和海马区Aβ沉积的影响[J].中华中医药学刊,2020,38(1):101

佘琛,王佳,邹玲.大鼠"太冲""涌泉"穴皮肤组织中淋巴管的显微结构研究[J].针刺研究,2020,45(9):731

沈伟,刘正,冯晓飞.电针对慢性炎性疼痛模型大鼠痛阈和脊髓背角神经肽Y表达的影响[J].山东中医杂志,2020,39(3):292

史宝光,董蕾蕾,王奇.电针对快速老化小鼠认知功能及海马CA1区锥体神经元树突结构的影响[J].上海针灸杂志,2020,39(10):1319

世界中医药学会联合会肺康复专业委员会,中国民族医药学会肺病分会,河南中医药大学/呼吸疾病中医药防治省部共建协同创新中心,等.新型冠状病毒肺炎中医康复专家共识(第一版)[J].中医学报,2020,35(4):681

帅柔纤,武平.从艾灸防治疫病角度浅谈新型冠状病毒肺炎的预防[J].湖南中医杂志,2020,36(12):103

宋越,马良宵,王俊翔.针刺角度、方向、深度与针效关系探讨[J].针灸临床杂志,2020,36(2):5

宋燕娟,梁凤霞,王华.针灸关元、足三里对气虚证心率变异性即时效应的影响[J].中国针灸,2020,40(10):1047

宋长丽,齐瑞.针灸治疗软组织损伤选穴规律探究[J].按摩与康复医学,2020,11(5):19

苏文武,高修安,田菊升.电针少泽穴对产后缺乳者乳汁量及成分的影响[J].中国针灸,2020,40(1):13

孙锋,向阳,成玉斌.雷火灸治疗对人体免疫功能影响的临床观察[J].航空航天医学杂志,2020,31(8):987

孙娇,梁靖蓉,曾天笑,等.《内经》病"不已"之针刺应对[J].中国针灸,2020,40(3):319

孙晶,方剑乔,沈醉.基于前扣带回cAMP/PKA/CREB通路比较电针与非甾体类抗炎药抗痛记忆效应[J].中国针灸,2020,40(4):397

孙倩倩,余果,张惠田.针刺曲池、外关穴调节长时程增

强样脑可塑性的研究[J].康复学报,2020,30(2):131

孙志强,肖德龙,龙苏兰,等.耳穴贴压联合中医按摩在改善慢性疲劳综合征患者睡眠质量中的效果观察[J].中医临床研究,2020,12(26):123

T

Tao LT, Huang TL, Zheng DW, et al. Case of professor Xu ZOU's acupuncture technique for "benefiting kidney and strengthening anti-pathogenic qi" in promoting the absorption of COVID-19[J]. World Journal of Acupuncture-Moxibustion, 2020, 30(3):167

唐雪青,何晓茜,张子龙.从文献学角度探讨提插补泻法的演变[J].环球中医药,2020,13(3):400

陶珍,郭洪伟,高丽,等.乌灵胶囊联合文拉法辛配合针灸治疗脑卒中后抑郁的疗效观察[J].中国医院用药评价与分析,2020,20(6):678

陶一鸣,杜艳军,王静芝,等.TLR4/NF-κB 信号通路在阿尔茨海默病炎性反应中的表达及电针干预影响[J].中华中医药学刊,2021,39(1):168

田伟,刘赓,张晓颖,等.新型冠状病毒肺炎中西医结合呼吸康复方案(草案)[J].中国中医药信息杂志,2020,27(8):1

仝理,储浩然,蔡荣林.新安医家针灸诊治泄泻特点分析[J].山东中医杂志,2020,39(2):118

W

王堃,黄日龙,吴生兵.电针"内关"预处理通过 LKB1/AMPK/PFK2 对心肌缺血大鼠细胞自噬的影响[J].针刺研究,2020,45(2):99

王林,王鼎,肖辉灯.特色诊疗之长圆针解结法的临床经验[J].中国中医基础医学杂志,2020,26(7):968

王鹏,徐伟辉,周蝶,等.盘龙灸治疗慢性疲劳综合征的临床效果及对 CRH、ACTH、CORT 的影响[J].中国医学创新,2020,17(21):74

王红梅,李晨,李晓艳,等.针刺对抑郁大鼠前额叶皮层 NOD 样受体蛋白 3 炎性小体信号通路的影响[J].针刺研究,2020,45(10):806

王临梅,赵恬田,周寒璞,等.电针对 APP/PS1 双转基因小鼠脑内海马区炎性反应及水通道蛋白 4 极性分布的影响[J].针刺研究,2020,45(6):431

王明洁,张秀琢,杨骏.艾灸辅助治疗新型冠状病毒肺炎 7 例[J].中国针灸,2020,40(10):1035

王庆军.灸防治痰湿体质单纯性肥胖的疗效与机制研究[J].光明中医,2020,35(4):553

王锐卿,刘敬萱,张子迪,等.针刺干预新型冠状病毒肺炎的可行性分析及应用方案探讨[J].针刺研究,2020,45(5):345

王依滢,高蒙,邱国平,等.电针对阿尔茨海默病大鼠海马 P35/P25-细胞周期素依赖性蛋白激酶 5-Tau 蛋白信号通路的影响[J].针刺研究,2020,45(3):194

王依滢,唐成林,邱国平,等.电针对阿尔茨海默病大鼠学习记忆能力及前额叶 P35/P25-周期蛋白依赖性激酶 5-Tau 蛋白磷酸化通路的影响[J].中国康复理论实践,2020,26(6):654

王依滢,吴旋,唐成林,等.不同穴位电针对阿尔茨海默症大鼠的疗效及其机制研究[J].针刺研究,2020,45(8):617

王玉琳,李俊辰,秦鸿宇,等.穴埋线治疗单纯性肥胖症临床疗效观察[J].辽宁中医药大学学报,2020,22(4):72

韦永政,张杰,钟沛丽.林国华教授龈交穴临床新用经验撷要[J].中国针灸,2020,40(10):1115

魏裕红,邓扬嘉,龚巧巧.针刺"足三里"对太阳病(风寒表证)患者周节律及免疫炎性因子表达水平的影响[J].中国中医急症,2020,29(3):501

吴焕淦,纪军,李璟,等.艾灸防治瘟疫的古代文献与现代研究[N].上海中医药报,2020-03-13(7).

吴江林,苏海涛,梁以豪.腕踝针对椎间孔镜手术患者术中辅助镇痛效应观察[J].中国针灸,2020,40(2):147

吴育真,黎波,杜宇征,等.基于 CiteSpace 探讨醒脑开窍针刺法的研究热点和趋势[J].环球中医药,2020,13(10):1697

伍艳君,邬开会,姜蓉,等.电针对阿尔茨海默病小鼠海马胰岛素信号通路相关蛋白表达的影响[J].中国针灸,2020,40(5):513

伍艳君,邬开会,刘茜,等.电针对 APP/PS1 小鼠皮质区磷脂酰肌醇-3 激酶/糖原合成酶激酶-3α 通路相关蛋白表达和老年斑沉积的影响[J].中国康复理论与实践,2020,26(9):1045

X

夏文广,华强,王刚,等.新型冠状病毒肺炎中西医结合

康复诊疗规范[J].康复学报,2020,30(2):85

项翔,丁德光.关于《灵枢·卫气行》中时间问题的探讨[J].中国针灸,2020,40(5):549

项璇儿,许颖龄,汪雯.基于脊髓背角中 TRPV1、P2X3 受体探讨不同频率电针干预神经病理痛的机制[J].中华中医药杂志,2020,35(5):2572

谢爽.经皮穴位电刺激在老年骨科手术麻醉中的应用[J].上海针灸杂志,2020,39(5):579

谢玉洁,曾倩,王林嘉.fMRI 技术在基于临床针刺镇痛机制研究领域的文献计量学分析及评述[J].世界科学技术-中医药现代化,2020,22(3):885

辛沂青,陈泽,刘宇晨,等.督灸疗法介入新型冠状病毒肺炎预防及愈后调理[J].中医学报,2020,35(10):2052

邢文文,种文强,张慧叶.针刺对颅脑损伤大鼠大脑皮层能量底物转运蛋白表达的影响[J].时珍国医国药,2020,31(6):1520

熊凡捷,赵薇,宋凯,等.针灸相关疗法与 SSRIs 对卒中后抑郁长期疗效影响的网状 Meta 分析[J].海南医学院学报:1—14[2020-12-04].doi:10.13210/j.cnki.jhmu.20201028.003

徐照,吕方怡,俞冰洁.家兔前肢少阳经五输穴及原穴定位的层次解剖学研究[J].针刺研究,2020,45(7):557

徐雪娇,李天英,汤思乔.针刺对慢性温和刺激大鼠粪便代谢的影响[J].针灸临床杂志,2020,36(7):55

许晓康,陈贵珍,吴学玉.穴位埋线不良反应的现状分析、评价体系及分级处理[J].中华中医药杂志,2020,35(1):399

许晓康,周小红,张治方.艾灸神阙穴对不同程度力竭运动大鼠海马区单胺类神经递质的影响[J].中国中医基础医学杂志,2020,26(1):41

Y

Yu YT, Guo X, Zhang JL. Auricular concha eletroacupuncture modulates lipid-lipoprotein metabolism in rats submitted to cold stress[J]. World Journal of Acupuncture-Moxibustion, 2020, 30(2):113

杨丹,梁凤霞,刘婧,等.基于 CiteSpace 的肠易激综合征实验机制可视化分析[J].辽宁中医杂志,2020,47(5):18

杨风,钱会南.从象数思维角度解析《黄帝内经》十二经脉理论[J].中华中医药杂志,2020,35(7):3403

杨光,裴亚妮,邵淑君,等.电针"百会""涌泉"对 APP/PS1 双转基因小鼠海马突触可塑性相关蛋白表达的影响[J].针刺研究,2020,45(4):310

杨光,裴亚妮,邵淑君.电针"百会""涌泉"对 APP/PS1 双转基因小鼠海马突触可塑性相关蛋白表达的影响[J].针刺研究,2020,45(4):310

杨琪,王东,杨欢.刍议阿是穴与经络间的联系[J].辽宁中医杂志,2020,47(5):71

杨鸿静,谢俊,张萌.浅谈三阴交位置的变迁[J].中国针灸,2020,40(6):683

杨鹏程,黄琳娜,安军明.长安方氏头针学术流派的形成与传承研究[J].中医学报,2020,35(3):555

杨启帆,王馨悦,左政.《黄帝明堂灸经》与《西方子明堂灸经》的灸法学术思想对比[J].上海针灸杂志,2020,39(5):633

杨思敏,张玥玥,黄宗海,等.任督灸用于新冠肺炎的预防和后期体质的恢复[J].中医学报,2020,35(5):924

杨文丹,郭婉清,钱长晖,等.早期电针干预对 SAMP8 小鼠学习记忆能力和海马磷酸化 Tau 蛋白水平的影响[J].中国针灸,2020,40(1):68

杨晓媛,顾一煌.试述穴位生物电阻抗的机制及诊断意义[J].中华中医药杂志,2020,35(6):3038

杨永清,尹磊淼,朱维良.源自针灸的靶标发现之科学路径:以针刺防治哮喘为例[J].科学通报,2020,65(32):3520

杨郁鹏,赵季宇,李佳茹,等.针刀干预兔膝骨关节炎后血清中 TGF-β_1 和 Smads 蛋白的差异性表达[J].山西中医药大学学报,2020,21(6):401

叶必宏,张超男,方芳,等.电热针治疗产后腹型肥胖症的临床研究[J].上海针灸杂志,2020,39(7):836

叶璟茹,赵志恒,焦召华.李志道教授委中穴定位及针刺深度经验的数据化探究及理论探析[J].亚太传统医药,2020,16(7):109

尹海燕,罗钦,侯帅.艾灸镇痛下丘脑疼痛相关信号分子的 PCR Array 筛选研究[J].成都中医药大学学报,2020,43(3):8

于丹丹,谢雁鸣,廖星,等.基于 CiteSpace 可视化分析中医药领域脑梗死研究热点和趋势[J].中华中医药杂志,2020,35(2):595

于少敏,张少鹏,郑昊钰.砭贴或揿针百会与内关对模拟高原环境大鼠血清炎性因子及脑组织血管内皮生长因子

的影响[J].中华中医药杂志,2020,35(7):3708

余希婧,华水生,聂小风.混元灸对慢性疲劳综合征患者炎性因子及免疫功能的影响[J].当代医学,2020,26(24):3

余泽芸,武平,胡远樟,等.基于 CiteSpace 分析针灸在治疗类风湿性关节炎中的应用[J].世界科学技术-中医药现代化,2020,22(8):2758

Z

詹飞燕,魏教华,吴仁庆.百会及印堂穴对七氟醚麻醉后大鼠认知功能的影响及机制探究[J].世界中医药,2020,15(5):738

张琪.基于外泌体 microRNA 表达研究针刺治疗膝骨性关节炎的机制[D].成都中医药大学,2020

张倩,周美启.经脉脏腑相关特点比较[J].中国针灸,2020,40(10):1093

张强,孟祥刚,姚晶晶.醒脑开窍针刺法的应用注意事项及快速激发针感技巧[J].吉林中医药,2020,40(9):1236

张博馨,王立存.浅析针灸在新型冠状病毒肺炎防治中的应用[J].河南中医,2020,40(6):835

张二伟,司原成,吴高鑫.基于古文献的攒竹穴临床应用研究[J].中国中医药现代远程教育,2020,18(18):84

张健强,赵征宇,张薇,等.基于 CiteSpace 的子午流注针法知识图谱分析[J].世界科学技术-中医药现代化,2020,22(8):2727

张金焕,张杨新,刘永峰,等.针灸磁共振成像研究的全球趋势和热点:基于 CiteSpace 的文献计量学分析[C]."中医针灸"申遗十周年特别活动暨世界针灸学会联合会 2020 国际针灸学术研讨会论文集,2020:85

张娟娟,严兴科,安彩莲.武威汉代医简中针灸文献研究概况[J].甘肃中医药大学学报,2020,37(3):100

张丽英,张天生.从治未病角度谈艾灸在防治新型冠状病毒肺炎中的应用[J].针灸临床杂志,2020,36(7):79

张斯瑶,刘玲玲,柳越冬.再论"大疫当灸"[J].光明中医,2020,35(9):1279

张松江,苏少华,高剑峰.电针对阿尔茨海默病小鼠学习记忆能力及海马细胞凋亡的影响[J].针刺研究,2020,45(8):611

张宇鹏,乔隆,范春博,等.艾灸疗法防治新型冠状病毒肺炎应用理论探讨[J].辽宁中医药大学学报,2020,22(4):174

张雨晴,朱文莲,张红林.浅谈《黄帝内经》中"按之应手"的理论和针灸选穴应用[J].吉林中医药,2020,40(12):1569

张玉丽,李鹏帆,顾思臻,等.基于 CNKI 的中医药治疗溃疡性结肠炎知识图谱分析[J].中国中医药信息杂志,2020,27(2):68

赵娟,刘密,魏星.从"根结""标本"理论探析缪刺法及其临床应用[J].湖南中医杂志,2020,36(3):118

赵雪,郭义,郭永明.针刺穴位效应启动的初始动力学调控机制[J].世界中医药,2020,15(7):997

赵瑞瑞,周帅,李秋芬.电针扶突、列缺穴应用于喉镜麻醉 11 例[J].中国针灸,2020,40(7):776.

赵鑫宇,邓栋.逍遥散加味联合针刺背俞穴对肝郁脾虚型慢性疲劳综合征患者负面情绪及免疫功能的影响[J].中医临床研究,2020,12(13):66

郑清,孔立红,余超超,等.电针对 D-半乳糖诱导的阿尔茨海默病大鼠认知功能及海马神经元自噬的影响[J].针刺研究,2020,45(9):689

郑寅,邢翘楚,黄少毅.《太极六合针法》中蕴含的针灸治病原理[J].中医药导报,2020,26(6):51

中国针灸学会.新型冠状病毒肺炎针灸干预的指导意见(第一版)[J].中国针灸,2020,40(2):111

中国针灸学会.新型冠状病毒肺炎针灸干预的指导意见(第二版)[J].中国针灸,2020,40(5):462

中国中西医结合学会.新型冠状病毒肺炎中西医结合防治专家共识[J].中国中西医结合杂志,2020,40(12):1413

周薇,陈霞,韦丹,等.不同针灸方法治疗胃肠腑热型单纯性肥胖并发高脂血症患者成本-效果分析[J].针灸临床杂志,2020,36(2):8

邹德辉,刘通,王洪彬.针刺"至骨"法临床应用浅议[J].中国针灸,2020,40(1):54

（十一）推　拿

【概述】

2020 年度推拿类的期刊论文约 1 000 篇,另有全国第二十一次中医推拿学术年会学术论文有 300 余篇。论文主要涉及临床研究、实验研究、文献及流派的研究,在大数据研究领域亦见本学科论文。

在基础实验方面。吕桃桃等探讨推拿对坐骨神经损伤(SNI)大鼠神经损伤点基因表达的影响,阐明推拿促进周围神经损伤修复的机制。发现推拿可改善 SNI 大鼠后肢精细运动,调控神经损伤点的基因表达,最终促进周围神经损伤运动功能障碍恢复。林志刚等探讨推拿按揉法治疗腰椎间盘突出症的可能作用机制,认为推拿按揉法能够改善腰椎间盘突出症大鼠的热痛阈值,可能是通过抑制大鼠脊髓背角 NK1R 的表达,恢复脊髓背角场电位,从而起到镇痛的效应。韩怡然等探讨运腹通经推拿法改善胰岛素抵抗(IR)肥胖模型大鼠的 IR 效果及相关作用影响。发现运腹通经推拿法能够显著改善高脂饮食诱导 IR 模型大鼠,其作用机制可能与该手法调节血清中游离脂肪酸(FFA)、脂联素(ADPN)水平及骨骼肌中沉默信息调节因子 2 相关酶 I(SIRT1)表达水平有关。张羽墨等通过对不同时期深静脉血栓(DVT)模型大鼠进行超声弹性成像,分析推拿五法对血栓形成的影响。发现血栓形成急性期推拿手法的运用有加重血栓形成的风险,急性期后推拿手法的干预可有效降低血栓的硬度。张宇星等比较推拿按法及接触性热痛活泼电位(CHEP)刺激器作用于正常人手三里产生的痛温觉诱发电位,探析经络理论的神经传导效应。认为轻、中度按法均可诱发由小纤维介导的 N、P 波;轻、中度按法诱发的 N、P 波

潜伏期稍晚于 CHEPS 诱发电位。

董文阳等通过观察推拿专业和非推拿专业学生手掌温度和血流量,验证手毒的本质是否是手心热,并探究推拿专业和非推拿专业学生在手掌微循环方面的差别。发现,手毒不宜用手心热来解释,推拿专业学生手掌血流量低于非推拿专业学生。

在伤骨科类疾病治疗方面。钱雪峰将颈肩腰腿痛患者分为两组各 72 例,对照组给予常规药物治疗,观察组在对照组基础上给予脊柱局部正骨推拿治疗,结果:观察组的疗效优于对照组($P<0.05$);两组治疗前视觉模拟评分(VAS)、关节功能评分(CASCS)组间比较 $P>0.05$;观察组治疗后的 CASCS 评分高于对照组,VAS 评分低于对照组 $P<0.05$;观察组的整体睡眠质量优于对照组($P<0.05$);观察组的复发率低于对照组($P<0.05$)。冯建辉收集符合纳入标准的颈源性视觉障碍患者 213 例,予推拿治疗,共治疗 3 个疗程并随访 1 年,复查患者眼部症状积分。治疗后,眼部症状积分较治疗前分降低($P=0.000$),总有效率 100.0%(213/213)。

张其云等将腰椎间盘突出症患者分为两组各 40 例,治疗组以推拿手法结合 McKenzie 疗法治疗,对照组则单纯以推拿手法治疗。结果:治疗组总有效率为 97.5%(39/40),对照组的 80.0%(32/40),组间比较 $P<0.05$;治疗后,两组腰痛评分、简化麦吉尔疼痛问卷评分、IL-1β、IL-6 水平均较治疗前改善,且治疗组改善程度优于对照组($P<0.05$)。

刘华等将老年骨质疏松性腰背痛患者分为两组各 68 例。对照组用鲑降钙素治疗,观察组用督脉擦法联合中药封包(桂枝、红花、艾叶、干姜、防风、当归等)治疗。结果:两组 L2—4 骨密度、股骨颈骨密度、CTX 水平均较治疗前上升,PINP 水平均较治疗前

下降($P<0.05$),且观察组变化幅度大于对照组($P<0.05$)。两组治疗后 VAS 和 ADL 评分均较治疗前改善明显($P<0.05$),且观察组改善优于对照组($P<0.05$)。总有效率观察组高于对照组($P<0.05$)。

谭俊等将腰椎骨质增生患者分为两组各 49 例,均予常规西药治疗、牵引治疗,此外对照组给予推拿手法治疗,观察组对照组之上给予补肾温阳止痛汤(熟地黄、淫羊藿、当归、骨碎补、肉苁蓉、桑寄生等),连续治疗 4 周。结果:观察组中医证候积分显著低于对照组($P<0.05$);观察组证候疗效 93.9%(46/49),显著高于对照组的 77.6%(38/49)($P<0.05$);观察组 X 线检查评分、疼痛评分(VAS)、腰功能评分(ODI)均显著低于对照组($P<0.05$),生活质量核心量表(QOL-30)评分中躯体、情绪、社会及生活总质量维度评分显著高于对照组($P<0.05$)。

曲崇正等将膝骨性关节炎患者分成两组各 50 例,观察组施以弹拨拔伸手法第 1 周 1 次/d,第 2~4 周隔日 1 次。对照组予双氯芬酸钠缓释片,同时配合本院自制外洗药物——舒筋洗外洗颗粒局部熏洗。两组均以 4 周为 1 个疗程。结果:两组治疗前在疼痛视觉模拟评分、膝关节功能改善评分、血清 CTX-Ⅱ的含量方面,差异无统计学意义($P>0.05$);治疗后,两组与治疗前比较 $P<0.05$;组间比较 $P<0.05$。两组疗效采用 Ridit 检验,$P<0.05$。

在其他方面。黄儒将强直性脊柱炎患者分为两组各 31 例。观察组采用通督柔肝推拿手法治疗,对照组传统西医药物治疗。结果:治疗前两组中医临床症状积分差异无统计学意义($P>0.05$);治疗后 2 组中医临床症状积分较治疗前降低,观察组低于对照组($P<0.05$)。治疗前两组躯体机能、日常活动、健康观念、精神状态、社交活动等生存质量评分差异无统计学意义($P>0.05$);治疗后 2 组躯体机能、日常活动、健康观念、精神状态、社交活动较治疗前增加,观察组高于对照组($P<0.05$)。

齐凤军等将慢性疲劳综合征(CFS)患者分为两组各 30 例,推拿组采用推拿背腰部膀胱经法治疗,针刺组采用针刺背俞穴法治疗。结果:两组 CFS 患者经过不同方法治疗后生活质量均较治疗前提高,推拿组在改善 CFS 患者临床症状和健康状况、缓解疲劳及提高临床疗效方面优于单纯针刺法($P<0.01$);两组患者治疗前后血清 IL-6、CHRM1 水平均显著降低($P<0.05$,$P<0.01$),组间比较,推拿组降低更明显($P<0.05$)。

安婧旻等将 ICU 机械通气患者分为两组各 38 例,对照组接受常规护理,观察组在此基础上联合中医按摩配合早期运动(一指禅方法按压天枢、神阙、百会、合谷、中脘,针对患者病情给予相应运动指导)。结果:相较于对照组,观察组肌力恢复情况较优($P=0.002$);观察组胃肠功能情况优于对照组($P=0.001$);观察组自理能力恢复情况优于对照组($P=0.001$)。

许洁等探究内关穴位按压配合生姜敷贴法对妊娠剧烈呕吐患者胃动素水平的影响。发现内关穴位按压配合生姜敷贴法治疗妊娠剧吐疗效显著,能够有效改善机体尿酮体及胃动素水平,且可显著缩短患者呕吐时间及住院时间,减少呕吐次数,提高生命质量。

李亚琼探讨穴位按摩联合耳穴压豆对初产妇分娩的镇痛效果,发现穴位按摩联合耳穴压豆,能够显著缓解初产妇分娩疼痛,效果显著,具有较高的镇痛满意度。

艾健等从脑缺血病灶部位病变实况、基因蛋白表达技术于脑缺血治疗的可行性、推拿治疗脑缺血的可行性等层面探讨,认为推拿可改善局部供血供氧,使力学信号转化为化学信号,产生一系列生化反应,激活相应的信号通路,产生一系列的基因表达,从而起到疾病的治疗作用,从基因蛋白水平研究推拿治疗脑缺血具有一定的可行性。

小儿推拿方面。周鸿雁等观察捏脊疗法治疗小儿功能性消化不良对食欲调节因子的影响,发现捏脊疗法治疗小儿功能性消化不良能够通过调节食欲调节因子,改善厌食症状。

王亭等观察小儿推拿结合耳穴治疗小儿抽动症

的临床疗效,认为小儿推拿结合耳穴治疗小儿抽动症,疗效可靠。牟小文等从中医经脉理论、董氏奇穴和小儿食指络脉以及现代解剖理论等方面分析第二掌骨全息疗法应用于小儿推拿中的理论依据及可干预方法,以期为小儿推拿的临床应用提供依据。

李嘉琪等通过总结历代文献关于"打马过天河"的记载,介绍其名称、手法操作、功效的发展变化,从穴位特点、皮部理论、全息理论、操作手法及小儿病理生理特点等方面论述打马过天河退热的作用机理,认为"打马过天河"是在小儿生理病理特点的基础上,通过特定方式对机体特定部位进行刺激,从而激发经气,祛邪扶正,起到整体调节作用,最终实热得解,高烧得退。

万力生等总结山东"三字经"小儿推拿流派、孙重三小儿推拿流派、张汉臣小儿推拿流派、金义成海派小儿推拿、刘开运小儿推拿流派和深圳岭南小儿推拿各自的手法特色,介绍各流派治疗小儿外感风寒发热的取穴和方法,指出不同流派小儿推拿手法治疗小儿外感风寒发热均有较好的临床疗效,但操作和选穴不尽相同,各有针对性、地域性及传承性。

在文献研究方面。周开立系统评价推拿结合中药治疗乳腺增生病患者的临床疗效。计算机检索PubMed、CNKI、万方数据库、VIP、CBM 等数据库,无限定检索时间,检索所有推拿结合中药治疗乳腺增生病的随机对照研究文献,由 2 位研究人员独立筛选文献,提取文献资料及评估偏倚风险并采用RevMan5.3 软件对数据进行分析。结果:共纳入 10 个 RCT,总样本量为 1 167 例,试验组 584 例,对照组 583 例。Meta 分析结果显示:10 个研究显示推拿结合中药组治疗本病的总有效率优于单纯中药组($P<0.000\ 01$)。试验组 VAS 评分(乳房疼痛)($P<0.000\ 01$)、肿块大小($P<0.000\ 01$)、中医证候积分($P=0.05$)等结局指标均优于对照组。

在推拿教学方面。周斌等分析推拿学课程特点,探讨推拿学线上教学具体操作方式,探索推拿学线上教学内容的规划、教学方案设计与实施、教学评价与学习效果展现方式,讨论线上教学方式实施的效果及不足。任奎羽等以临床常用手法(擦法)为例介绍其模型的建立。该体系的建立基于以下模型:空间模型,简化施术者操作部位为点线面的形式,总结操作过程中的关键点;物理模型,简化受术肌肉运动过程为简谐运动,从而反推总结施术者操作过程中的发力技巧。

足部按摩方面。张丁一等观察酸枣仁汤足浴和足底穴位按摩护理干预对改善肿瘤科患者睡眠质量的效果。认为通过酸枣仁汤足浴和足底按摩护理干预可改善患者睡眠质量,对于提高肿瘤科患者生活质量和治疗效果有重要意义。华山等观察西药结合中药足浴治疗中青年高血压的临床效果。发现西药结合中药足浴可有效降低中青年高血压患者的血压。

行业标准方面。杜佳慧等基于神经可塑性理论,在戒治领域发展出中医按摩戒毒康复有意识运动、新技术、新方法,制订了《中医按摩戒毒康复技术标准》。针对国内儿童新冠肺炎疫情发展,由 HQCC 中国小儿推拿标准化建设与认证委员会牵头,王艳国等专家组成员共同制定了《儿童新型冠状病毒肺炎小儿推拿干预专家共识(第一版)》。

(撰稿:许军 审阅:严隽陶)

【推拿基础实验研究】

李武等将普通级新西兰大白兔分为正常组、模型组、假手术组、模型+按压心俞组、模型+按压大杼组各 12 只,正常饲养,模型组、模型+按压心俞组、模型+按压大杼组给予造模处理,假手术组只做开胸,不予以结扎冠状动脉,模型+按压心俞组和模型+按压大杼组分别按压"心俞"和"大杼"。结果:与正常组比较,模型组、模型+按压心俞组、模型+按压大杼组结扎后 ST 段均抬高,再灌注后 ST 段再回落,差异无统计学意义(F=0.757,$P=0.56$);与模型组比较,模型+按压心俞组、模型+按压大杼组血清 CK−MB 降低(F=3.312,$P=0.018$)。

邵帅等将雌性 SD 大鼠分为盐水组、寒凝证痛经模型组(简称模型组)和 9 个振腹组(振腹一组~振腹九组)各 6 只。建立寒凝痛经大鼠模型,随机分为 11 个组。再在冷冻 5 日、振腹干预 5 日,测定大鼠扭体潜伏期、扭体次数和子宫体表投影温度,并计算扭体评分。结果发现:综合考虑痛经发作潜伏期、疼痛程度及子宫温度,振腹治疗寒凝证类痛经大鼠的综合优效参数组合为长时间、高频、低幅。认为,振腹疗法能够延长寒凝证痛经大鼠的潜伏期,减轻疼痛,提高子宫温度。治疗时间是影响振腹法治疗寒凝证类痛经的最主要参数。长时间、高频、低幅振动是治疗寒凝证类痛经的最优效参数组合。

艾珏萍等将成年新西兰大耳白兔分为手法治疗组、模型对照组、空白对照组各 10 只。除空白对照组外,采取自制重力铅锤击打兔右后下肢股四头肌造成骨骼肌钝性损伤模型,造模后第 5 天开始小鱼际擦法治疗,对手法治疗组家兔进行捆绑局部小鱼际擦法治疗,全程手法操作要求保持兔子情绪相对稳定状态,防止应激情况出现,以免影响实验结果。若行手法过程中家兔乱动、乱叫可待其安静后继续施予小鱼际擦法,空白对照组和模型对照组捆绑后不做其他处理。每次操作 5 min,每日上午、下午共 2 次,共治疗 3 d。治疗后 3 组全处死,发现四头肌受损区域内取肌肉组织 HE 染色结果:模型对照组与空白对照组对比,其模型对照组肌纤维受损较多,并有不规则结缔样组织填充其中;手法治疗组与模型对照组对比,手法治疗组新生的肌纤维及新生血管更明显,炎性细胞较少,肌肉形态受损较轻。Western-Blot 结果显示:模型对照组 FN-1、CTGF-1指标显著高于空白对照组,手法治疗组 FN-1、CTGF-1 指标均显著高于空白对照组、低于模型对照组($P < 0.05$)。可认为,在组织机化期骨骼肌钝性损伤模型家兔股四头肌修复过程中,运用小鱼际擦法治疗,可有助修复受损的骨骼肌,使炎性细胞减少,促进骨骼肌新生,改善家兔运动功能,提高疗效。

张芷齐等采用经典骨骼肌钝挫伤造模方法,把造模成功的 SD 大鼠按随机数字表法分为治疗组、对照组。于造模后第 3 日,推拿治疗组予拇指直接在患侧腓肠肌处及邻近部位按揉,模型对照组予捆绑束缚固定,不予治疗。连续干预 25 d 后,发现与模型对照组相比,推拿治疗组大鼠镜下损伤处再生肌纤维排列整齐、密集,损伤处结构已基本恢复,未见明显瘢痕形成,肌纤维/胶原纤维面积百分比明显增大($P < 0.01$),肌成纤维细胞数量明显减少($P < 0.01$),凋亡中的肌成纤维细胞明显增多($P < 0.01$)。认为推拿可以减轻骨骼肌纤维化程度,促进损伤骨骼肌高质量修复。推拿对先天性肌性斜颈、慢性肌肉疾病等骨骼肌损伤疾病的治疗取效可能在于其对骨骼肌纤维化进程的延缓作用。

林志刚等探讨推拿按揉法对坐骨神经慢性压迫性损伤 CCI 模型大鼠后肢运动功能的干预作用。将雄性 SD 大鼠分为空白组、假手术组、模型组及模型+推拿组各 8 只,模型+推拿组大鼠在造模后第 4日开始给予推拿按揉右侧腓肠肌的干预治疗,连续14 d。结果:模型组及模型+推拿组在 CCI 造模后各时间点最大接触面积、足印面积及摆动速度 3 项步态参数均较空白组显著下降($P < 0.01$,$P < 0.05$),造模后第 14、17 日,模型+推拿组这 3 项步态参数较模型组显著升高($P < 0.05$);模型组及模型+推拿组在 CCI 造模后各时间点摆动时间较空白组显著升高($P < 0.01$,$P < 0.05$),造模后第 14、17日,模型+推拿组摆动时间较模型组显著降低($P < 0.05$)。模型组和模型+推拿组的右侧腓肠肌湿重及恢复率较空白组显著降低($P < 0.01$)。模型组腓肠肌细胞横截面积显著小于空白组($P < 0.05$),模型+推拿组显著大于模型组($P < 0.05$)。

王之虹等将 36 只家兔按随机数字表法分为 4组,其中空白组、模型组家兔各 6 只,药物组(黄芪精口服液)、推拿组家兔各 12 只。实验动物背部足太阳膀胱经循行路线,肺俞穴至肾俞穴间部分。直推法力度经推拿手法测试仪测定约 0.5 kg,时间约3 min,按揉法重点按揉"肺俞""心俞""肝俞""脾俞""肾俞"穴,力度约为 0.5 kg,时间约 5 min,捏脊法推拿部位为家兔脊柱两侧皮毛及皮下组织,力度约为

0.5 kg,反复操作 10 次,背部推拿手法干预 1 次/d,每次 10 min 左右,连续干预 21 d。结果:与空白组比较,模型组家兔体质量差值小($P<0.01$),与模型组比较,推拿组和药物组家兔体质量差值大($P<0.01$,$P<0.05$);与空白组比较,模型组家兔血清免疫细胞 CD_8^+、NK 含量增加,CD_3^+、CD_4^+ 含量降低($P<0.05$,$P<0.01$),与模型组比较,推拿组和药物组血清免疫细胞 CD_3^+、CD_4^+、NK 含量增加,CD_8^+ 含量降低($P<0.01$,$P<0.05$);与空白组比较,模型组家兔外周血 IgM、IgG 含量降低($P<0.01$),与模型组比较,推拿组和药物组外周血 IgM、IgG 含量增加($P<0.05$,$P<0.01$)。

骆雄飞等观察腹部推拿对肠易激综合征(IBS)家兔肠神经细胞、Cajal 间质细胞和肠道平滑肌细胞连接结构的影响。将家兔分为空白对照组 10 只;模型对照组 20 只;腹部推拿组 20 只。腹部推拿组以研究者食指中指螺纹面接触实验家兔腹部"关元"和"气海"穴。以肘关节带动前臂做环形运动,以研究者食指、中指面着力于实验家兔腹部做顺时针揉动,频率 30 圈/min,操作 5 min。1 次/d,连续治疗 14 d。模型对照组每日仰卧捆绑实验家兔 1 次 10 min,不给予腹部推拿,连续 14 d。空白对照组不给予任何干预。结果发现:腹部推拿可干预消化道动力产生与调节的基本功能单位,其调节 IBS 胃肠动力障碍的作用可能与其对肠 ENS-ICC-SMC 结构的影响有关,在一定程度上揭示其防治肠动力障碍性胃肠病的作用机制。

张玮等以高脂饮食诱导形成非酒精性脂肪性肝病(NAFLD)大鼠模型,将其分为腹部推拿组、模型组各 9 只,另设正常对照组 9 只。腹部推拿组以研究者腕关节宛转回环的绕动,使食指的桡侧、食指的指面、中指的指面、中指的尺侧部依次接触腹部,此为揉法 1 次揉动的完整动作。20~30 次/min,反复操作 10 min,共治疗 28 d。模型组每天将大鼠束缚于实验台,取仰卧位,不予任何干预手段,10 min 后解开束缚。正常对照组不予任何干预手段。结果:模型组 FITC-Dextran 含量较正常对照组显著增加($P<0.01$),腹部推拿组较模型组显著降低($P<0.01$)。

郭汝宝等通过观察推拿手法家兔失神经支配骨骼肌干预后肌湿重、神经组织中神经生长因子(NGF)蛋白及信使 RNA(mRNA)水平的变化,将新西兰家兔分为 3 组各 30 只,分别于手法干预 2 周、3 周、1 个月、2 个月、4 个月。结果:①腓肠肌肌湿重比,与正常组比较,模型组各时间点腓肠肌肌湿重比均明显下降($P<0.01$);与模型组比较,手法组各时间点肌湿重比均显著升高($P<0.05$)。②损伤神经 NGF IHC 法检测。造模后,与正常组相比,模型组神经组织 NGF 平均光密度(AOD)值各时间点均显著升高($P<0.01$);与模型组相比,手法组损伤神经 NGF AOD 值各时间点均显著升高($P<0.01$)。③损伤神经 NGF mRNA qRT-PCR 检测:造模后,与正常组相比,模型 2 周、3 周组 NGF mRNA 水平均明显升高($P<0.01$),其余各时间点均降低($P<0.01$);与模型组相比,手法 1 个月、2 个月、4 个月组 NGF mRNA 水平升高,有统计学意义($P<0.01$)。

黄永等观察推拿对腰椎间盘突出模型家兔神经根组织 5-HT、PGE_2 及血浆 TXB_2、6-Keto-PGF1α 的影响。将雌性新西兰家兔随机分为正常组、模型组、推拿组各 10 只。将兔固定于特制的固定架上,使之舒适露出患肢(右下肢),在"环跳""阳陵泉"穴用拇指指腹行揉法和点法,每手法各 2 min,然后活动患侧下肢髋关节作屈髋屈膝的被动运动 1 min,共计 9 min,1 次/d,于造模 3 d 后开始进行推拿干预,共干预 10 d。按揉垂直力度 3.5~4.5 N,频率均为 90~110 次/min,正常组、模型组不进行干预。结果推拿干预后家兔步态功能评分与模型组比较 $P<0.01$,与正常组比较 $P>0.05$,造模后,模型组神经根组织 5-HT、PGE_2 及血浆 TXB_2/6-Keto-PGF1α 比值较正常组显著升高($P<0.01$);推拿干预后,推拿组神经根组织 5-HT、PGE_2 及血浆 TXB_2/6-Keto-PGF1α 比值较模型组低($P<0.01$),与正常组相比较 $P>0.05$。

(撰稿:许军　审阅:严隽陶)

【推拿治疗小儿脑瘫】

徐军等将患儿分为两组各 40 例,均给予推拿配合,推拿手法包括掖、扣、揉、弹拨、拍、抖等,先对活动异常的肢体进行舒筋推拿,解痉并滑利关节,然后针对受累部位推拿。推拿治疗 30 min/次,1 次/d。治疗 12 周。治疗组在此基础上联合痉挛肌治疗仪治疗。结果:试验组治疗有效率为 82.5%(33/40),对照组为 62.5%(25/40),组间比较 $P<0.05$;两组治疗后股角、前臂旋后角度和握力水平均高于治疗前($P<0.05$);治疗后,试验组的股角、前臂旋后角度和握力水平均高于对照组($P<0.05$);两组治疗后粗大运动功能评分(GMFM)高于治疗前,其中试验组的 GMFM 评分高于对照组($P<0.05$);治疗结束后,试验组患儿的步宽小于对照组,步长和步速均大于对照组($P<0.05$)。

张梦桃等将痉挛型患儿分为两组各 30 例,对照组给予常规作业治疗,观察组在此基础上给予偏瘫手按摩八法,按摩八法为松肩、屈肘、压掌、松腕、分掌、捋指、撑手、点穴。1 次/d,6 次/周,3 周为 1 个疗程,连续治疗 3 个疗程。应用 PROM 和 FMQ 评价治疗效果。结果:两组患儿 PROM 和 FMQ 较治疗前均有不同程度改善($P<0.01$),观察组较对照组改善更加显著($P<0.01$);观察组总有效率为 93.3%(28/30),对照组为 76.7%(23/30),组间比较 $P<0.05$。

叶倩将痉挛型患儿分为两组各 44 例。对照组进行常规康复训练,观察组采用矫正手法结合情景互动智能步行训练。比较两组干预前后三维步态时空参数、痉挛程度。结果:干预前,两组三维步态时空参数、痉挛程度评分比较 $P>0.05$;干预后,观察组支撑相、摆动相、步长、步速均优于对照组,痉挛程度评分低于对照组($P<0.05$)。

刘盈等将患儿分为两组各 74 例,对照组予以头部穴位按摩治疗,取穴为顶颞前斜线、枕下旁线、言语 1 区、言语 2 区、四神聪、本神等,用拇指指腹按揉

穴位,100 次左右/穴,1 次/d,5 d/周,休息 2 d。研究组在此基础上加开窍醒神汤(黄芪、当归、牛膝、石菖蒲、瓜蒌、大黄等)治疗。结果:1 个月后,研究组总有效率 87.8%(65/74),对照组为 73.0%(54/74),组间比较 $P<0.05$。与对照组比较,研究组治疗后 Frenchay 评分、语言理解商、语言表达商较高,治疗后粗大运动功能量表评分、精细运动功能量表评分较高,10 m 步行时间较短,治疗后血清神经元特异性烯醇化酶、内皮素水平较低,胰岛素样生长因子-1 水平较高($P<0.05$);研究组发生的不良反应为疼痛、肠道不适、恶心。组间不良反应发生率比较 $P>0.05$。

兰金等将患儿分为两组各 45 例。两组均给予运动发育推拿法,推拿手法主要以揉、按、推、压法等为主,在不同体位及姿势进行推拿,对异常肌肉进行按摩,纠正异常姿势,0.5 h/次,4～5 次/周。观察组加用针刺治疗。选取舌三针、风池、曲池、神门、通里、内关等,进针后留针 1 h。在足运感区和语言 1 区、2 区、3 区,智三针、脑三针、四神聪头针治疗。20 d 为 1 个疗程,休息 7 日后再继续治疗。结果:6 个月后,两组治疗后腘角及股角角度增加,且观察组增加幅度大于对照组($P<0.05$)。足背屈角角度均降低,观察组降低幅度大于对照组($P<0.05$)。两组治疗后 WeeFIM 评分及 Barthel 指数明显升高,且观察组高于对照组($P<0.05$)。总有效率观察组高于对照组($P<0.05$)。

宋洋洋等将患儿分为观察组 62 例和对照组 63 例,均进行 Bobath 康复训练,训练频率为 1 次/d,6 次/周;观察组加用捏脊疗法,每捏 3 下向上提 1 下,从尾骨至大椎穴为 1 遍,共捏脊 9 遍,施行"捏 3 提 1"操作。轻推背部或按揉两侧夹脊和背俞穴。频率与 Bobath 康复训练相同,治疗 15 周。结果:治疗后观察组 GMFM-88 评分高于对照组($P<0.05$),观察组肌力、肌张力、发育商改善程度均高于对照组($P<0.05$)。

许云澎将患儿分为两组各 20 例。对照组采用常规语言康复训练;治疗组在此基础上,采用口周按

摩法治疗。即依次点按患儿颊车、下关、地仓、承浆、廉泉等穴位各 20 次。点揉两侧咬肌 20 次。按揉口轮匝肌 20 次。再依次点揉患儿舌中、舌尖及两侧各 20 次。医者以拇食指相对用力揉捏患儿面颊，在有条索处适度加力，以患儿能耐受为度。两组均 1 次/d，30 d 为 1 个疗程，共治疗 3 个疗程。结果：治疗组改善语言发育功能及临床疗效均高于对照组（$P<0.05$）。

王蓉等将脑瘫伴智力障碍患儿分为两组各 59 例。两组均给予常规治疗，对照组在常规治疗基础上给予智力训练治疗，观察组在对照组基础上配合推拿治疗，推拿方法如下：①开窍，开天门，作用于头部腧穴；推坎宫，位于自眉头起处沿眉向眉梢成一横线上；运太阳，眉毛末端与眼睛末端连线中点后方凹陷处；掐总筋：位于腕部掌侧横纹；分阴阳：位于掌后腕第一横纹；每个动作各重复 25～30 次。②推五经，补肾经、补脾经各 600 次，补肺经 300 次，补心经 200 次，清肝经 100 次。③配穴，按揉印堂、百会、涌泉、四神聪、中脘各 100 次，摩腹 100 次，掐精宁、老龙各 5～10 次。④关窍，揉按肩井 3～5 次。1 次/d，30 min/次，6 次/周，连续治疗 4 周后休息 2 周。结果：连续治疗 12 周后，两组中医证候积分较治疗前降低，且观察组低于对照组（$P<0.01$）。观察组治疗总有效率高于对照组（$P<0.01$）。治疗后，两组智力测试发育商评分均较治疗前升高，观察组高于对照组（$P<0.01$）。治疗后，两组运动粗分、运动发育指数均高于治疗前，且观察组高于对照组（$P<0.01$）。治疗后，两组日常生活活动能力量表（ADL）评分均较治疗前升高，且观察组高于对照组（$P<0.01$）。

黄建华等将患儿分为两组各 33 例，对照组仅采用常规运动疗法，治疗组采用中医推拿手法、运动疗法的联合康复训练方法，主要从头颈部、腰背部、四肢、手足等 4 个方面进行操作，根据患儿病情合理选取侧重点进行治疗。结果：治疗 12 周后，治疗组 Ashworth 痉挛分级及 GMQ、FMQ、TMQ 等运动发育评分改善程度均显著优于对照组（$P<0.05$）。

王坤等将患儿分为两组各 20 例。对照组给予

常规康复训练，治疗组在对照组基础上采用督脉捏脊法。两组均治疗 3 个月。结果：治疗组患儿的粗大运动功能、肌力恢复情况及临床疗效均优于对照组（$P<0.05$）。

（撰稿：许军　审阅：严隽陶）

【推拿古籍及流派研究】

林志刚等通过研究《黄帝内经》中的"筋骨"理论，并在实践中总结出"筋骨失衡，以筋为先"的理论。

雷洋认为，隋唐时期推拿形成了一套行之有效的完整理论体系，逐渐成为一门治病、防病及养生的重要学科，得到了官方的正式认可，并设立专科。普遍用于伤科疾病的治疗，且渗透到内外儿等各科并与之融合，广泛应用于养生防病，膏摩得到发展；推拿向周边国家辐射流传。

《正骨秘法》为清末民初直隶南乐农民刘闻一所著，记述了家传正骨推拿手法及骨折脱位治疗经验。正文共分两卷。上卷论述捏筋骨法，有"捏头项法""捏脊骨法""捏肩臂法""捏膝盖法""捏产妇交骨法"等，下卷记载伤科药方，包含治疗筋骨折断方、因伤气闭方、因伤血瘀方、因伤腹胀便秘方、因伤中风方、伤口溃烂敛收方、治骨碎做脓方、至产妇骨错方等。马菲等认为，该书自头项肩臂，以至脊胁手足，凡属筋骨病证，或专用手捏，或兼用药疗，因症施术，随时斟酌。《正骨秘法》内记述有非常实用的骨伤推拿和脊柱推拿方法，丰富了津沽推拿之伤科推拿的理论和方法。同时，文中记述了手法配合服药、贴药、抹药、热敷的运用，开现代津沽伤科推拿"杂合以治"之先河。

《针灸大成·卷十》主要收录了数十篇小儿按摩歌赋，其中以《小儿按摩经》为代表，堪称中国小儿推拿独特治疗体系形成的奠基之作。陈安静等通过研读并结合现代临床运用，从小儿生理、病理特点，小儿望诊、小儿推拿的腧穴和操作方面探析《小儿按摩经》及相关内容对后世小儿推拿诊疗的影响。

乌峰等总结两晋南北朝至隋唐的推拿养生保健

的文献,发现各医家均重视应用推拿按摩进行自我养生或治疗疾病,对中医推拿发展有承上启下的作用,传承先秦时期推拿按摩养生思想,影响后世推拿养生实践,为当代临床运用推拿按摩养生保健提供参考。

刘晓玲等指出,《小儿推拿广义》是理论与临床相结合的小儿推拿专著。其注重小儿的病因病机变化,注重推拿手法在小儿疾病中的运用,理法方药论述详备,重视临床实用性,在中医小儿推拿学古籍中颇具特色,即初生胎毒,清热解毒;诸热惊痫,退热息风;呕吐泄泻,健脾和胃;伤寒咳嗽,祛寒止咳;腹痛积痞,散积消痞;痢疾疳证,散邪调中。

脏腑推拿有悠久的历史,它是诸多推拿流派中别有特色的一支,拥有独特的指导理论、操作技术和优势病种。邢华等通过整理有关脏腑推拿理论和源流的文献,从流派源流、特色技术、学术特点、经典文献这四个方面进行讨论,概括了当前有一定影响力的脏腑推拿学术特点,旨在传承这一特色推拿流派。

宫廷理筋术是重要的推拿流派之一,起源于清代上驷院绰班处,在理论及临床治疗方面都有其独特之处。王宾等简述宫廷理筋术的渊源、形成,重点介绍各个时期的主要代表人物。从治疗软组织损伤疾病、内脏疾病以及现代理论的发展与创新角度探讨了流派的发展与完善。宫廷理筋术认为筋有"喜柔不喜刚"和"喜暖不喜凉"两大特性,强调治疗要"轻、柔、透、巧",创制"戳、拔、捻、捋、归、合、顺、散"治筋八法,强调练功的重要性,主张练功与治疗结合才可取得较好的疗效。

津沽推拿流派,具有历史悠久、底蕴深厚、风格独特、学术特点突出等特点,已有百余年发展历史。现已形成津沽伤科推拿、津沽脏腑推拿、津沽小儿推拿3大稳定的学术分支。李华南等挖掘整理津沽推拿流派特点:注重理论传承,强调道术结合,具有典型手法。

内功推拿流派作为中医推拿流派中的重要组成部分,它将内功锻炼和推拿治疗相结合,在治疗疾病方面有着独特的理论基础和临床经验。韩露轩等通过对内功推拿流派文献书籍的整理,从内功推拿的源流、特点、技法功法、疾病治疗、研究现状等几个方面对内功推拿进行全面的总结归纳,探讨内功推拿存在的问题以及解决方法。

(撰稿:许军　审阅:严隽陶)

[附]　参考文献

A

艾健,王春林,罗志红,等.从基因蛋白表达研究推拿治疗脑缺血的探讨[J].时珍国医国药,2020,31(5):1186

艾珏萍,罗婷,吴安林,等.小鱼际滚法对组织机化期骨骼肌钝性损伤家兔 Fibronectin-1 与 CTGF-1 表达的影响[J].湖南中医药大学学报,2020,40(2):204

安婧旻,徐元元,王波,等.中医按摩配合早期运动对ICU 机械通气患者肌力及胃肠功能恢复的影响[J].实用中医内科杂志,2020,34(4):66

C

陈安静,张旭,蒲娟,等.《针灸大成》对小儿推拿临床诊疗的指导探析[J].中医儿科杂志,2016,12(4):20

D

董文阳,魏建子.基于爪苦手毒的推拿专业学生手掌温度和血流量观察[J].中华中医药杂志,2020,35(4):1973

杜佳慧,李盛华,韩全利,等.基于神经可塑性理论的中医按摩戒毒康复技术[J].按摩与康复医学,2020,11(2):4

F

冯建辉.213 例颈源性视觉障碍患者的中医按摩推拿疗效观察[J].中国中医眼科杂志,2020,30(6):412

G

郭汝宝,卢裕强.推拿手法对家兔骨骼肌失神经支配后神经生长因子表达的影响[J].辽宁中医杂志,2020,47(6):200

H

韩露轩,吴云川.浅谈内功推拿流派[J].山东中医杂志,2016,35(1):50

韩怡然,鄢明慧,刘辉辉,等.运腹通经推拿法通过SIRT1调节大鼠胰岛素抵抗的作用研究[J].中华中医药杂志,2020,35(5):2568

华山,黄亚聪,夏五妹.中药足浴按摩辅助治疗中青年高血压35例疗效观察[J].江西中医药大学学报,2020,32(5):57

黄儒.通督柔肝推拿手法对强直性脊柱炎长期症状及生存质量的影响[J].云南中医中药杂志,2020,41(2):65

黄永,王雄将,卢栋明,等.推拿对腰椎间盘突出家兔神经根组织5-HT、PGE_2及血浆TXB_2、6-Keto-$PGF1\alpha$的影响[J].辽宁中医杂志,2020,47(5):193

黄建华,华雪涛,傅建明.推拿结合运动疗法改善痉挛型脑瘫运动功能的疗效观察[J].按摩与康复医学,2019,10(11):1

L

兰金,魏冬锋.运动发育推拿法联合针刺治疗脑瘫对肢体运动功能及日常生活能力的影响[J].实用中医药杂志,2020,36(1):105

雷洋.论隋唐时期对推拿的影响[J].按摩与康复医学,2019,10(4):63

李武,蒋全睿,张婉娟,等.按法刺激心俞、大杼对缺血再灌注损伤模型兔血清心肌肌钙蛋白、磷酸肌酸激酶同工酶水平的影响[J].辽宁中医杂志,2020,47(9):188

李华南,张玮,刘斯文,等.津沽推拿流派学术概要[J].天津中医药,2020,37(2):182

李嘉琪,林丽莉,陈兴华.小儿推拿手法"打马过天河"的发展源流及退热机理探析[J].中医药导报,2020,26(7):46

李亚琼.穴位按摩联合耳穴压豆治疗初产妇分娩疼痛临床观察[J].光明中医,2020,35(13):2047

林志刚,蒋诗超,程艳彬,等.探讨《黄帝内经》"筋骨"理论对中医推拿的指导意义[J].中华中医药杂志,2016,31(7):2491

林志刚,王建珠,宋朋飞,等.推拿按揉法对腰椎间盘突出症大鼠脊髓背角NK1R及场电位的影响[J].时珍国医国药,2020,31(1):256

林志刚,王建珠,赵娣,等.推拿按揉法对坐骨神经慢性压迫性损伤模型大鼠步态及腓肠肌的影响[J].中华中医药杂志,2020,35(2):932

刘华,邓玫,汤金聚,等.督脉擦法联合中药封包治疗老年骨质疏松性腰背痛疗效观察[J].实用中医药杂志,2020,36(4):533

刘盈,董红玲.头部穴位按摩联合开窍醒神汤治疗脑瘫患儿运动及语言功能障碍的临床研究[J].辽宁中医杂志,2019,46(3):611

刘晓玲,梁凡,朱华,等.《小儿推拿广意》选方用药思想探析[J].四川中医,2016,34(7):7

骆雄飞,赵娜,刘斯文,等.腹部推拿对便秘型肠易激综合征家兔ENS-ICC-SMC结构的影响[J].中国中医基础医学杂志,2020,26(6):777

吕桃桃,邵帅,于天源,等.基于RNA测序技术分析推拿对大鼠坐骨神经损伤点的基因表达影响[J].中华中医药杂志,2020,35(5):2589

M

马菲,李华南,张玮,等.论津沽珍本《正骨秘法》挖掘整理对后世津沽伤科推拿的贡献[J].天津中医药,2020,37(8):897

牟小文,刘建民,周焕娇.第二掌骨全息理论在小儿推拿中的临床应用探讨[J].湖南中医杂志,2020,36(4):119

Q

齐凤军,王宗佼,代瑜,等.推拿背腰部膀胱经穴对慢性疲劳综合征患者血清IL-6、CHRM1含量的影响及临床疗效观察[J].湖北中医药大学学报,2020,22(3):68

钱雪峰.脊柱局部正骨推拿对颈肩腰腿痛患者VAS评分及睡眠质量的影响[J].中国中西医结合外科杂志,2020,26(4):658

曲崇正,薛平辉,陈波燕.推拿疗法对膝骨性关节炎的血清Ⅱ型胶原羧基端端肽的影响和疗效评价[J].辽宁中医杂志,2020,47(6):170

R

任奎羽,李雪梅,文登鹏,等.以点线面分析㨰法为例初探推拿手法空间建模原理[J].中华中医药杂志,2020,35(1):395

S

邵帅,于天源,耿楠等.振腹法治疗寒凝证类原发性痛经模型大鼠优效参数组合的探讨[J].环球中医药,2020,13(5):772

宋洋洋,闫素洁,周时伟.Bobath康复疗法联合捏脊疗法治疗脑瘫对运动功能康复的影响[J].实用中医药杂志,2019,35(7):878

T

谭俊,黄勇,何浩森,等.补肾温阳止痛汤联合推拿治疗腰椎骨质增生的疗效及对患者中医证候、腰功能及生活质量的影响[J].辽宁中医杂志,2020,47(5):106

W

万力生,李海朋.小儿推拿各流派手法治疗外感风寒发热的临床运用及学术特点[J].中医儿科杂志,2020,16(2):14

王宾,柳红芳,李多多,等.宫廷理筋术推拿流派及其学术传承[J].现代中医临床,2019,26(03):50

王坤,程煜龙.督脉捏脊疗法联合常规康复训练对肌张力低下型脑性瘫痪患儿的临床观察[J].中国民间疗法,2019,27(1):15

王蓉,朱振蓉.推拿配合智力训练对脑瘫伴智力障碍患儿智力发育水平、运动功能和日常生活能力的影响[J].中西医结合心脑血管病杂志,2019,17(16):2549

王亭,娄冉.小儿推拿结合耳穴治疗小儿抽动症30例[J].中医外治杂志,2020,29(4):44

王艳国,孙武权,詹强.儿童新型冠状病毒肺炎小儿推拿干预专家共识(第一版)[J].天津中医药,2020,37(10):1114

王之虹,杨寄禹,刘明军,等.背部推拿手法对亚急性衰老并免疫功能低下家兔血清免疫细胞与免疫球蛋白的影响研究[J].中国中医基础医学杂志,2020,26(5):622

乌峰,樊旭.两晋南北朝至隋唐时期推拿养生保健相关文献述略[J].按摩与康复医学,7(9):5

X

邢华,姚斐,龚利,等.脏腑推拿的源流及学术特点[J].辽宁中医杂志,2020,47(3):76

徐军,汤艳,洪永锋,等.推拿配合痉挛肌治疗仪对脑瘫患儿粗大运动能力的影响[J].吉林中医药,2020,40(8):1096

许洁,郁金芬.内关穴位按压配合生姜敷贴法对妊娠剧吐患者胃动素水平的影响[J].世界中医药,2020,15(2):280

许云澎.口周按摩法联合康复训练对脑性瘫痪患儿语言功能的影响[J].中国民间疗法,2019,27(4):22

Y

叶倩.矫正手法结合情景互动智能步行训练对痉挛型脑瘫患儿三维步态时空的影响[J].实用中西医结合临床,2020,20(12):39

Z

张玮,李华南,骆雄飞,等.腹部推拿对高脂饮食诱导的非酒精性脂肪肝病大鼠肠道黏膜通透性的干预作用[J].中华中医药杂志,2020,35(4):1743

张丁一,张波.酸枣仁汤足浴和足底穴位按摩干预对改善肿瘤科患者睡眠质量的影响[J].中国中医药现代远程教育,2020,18(9):139

张梦桃,谢洁珊,曾雄,等.偏瘫手按摩八法对痉挛型偏瘫患儿手功能的影响[J].按摩与康复医学,2020,11(14):20

张其云,赵永华,陈亚锋.推拿结合McKenzie疗法对腰椎间盘突出症患者血清IL-1β及IL-6水平的影响[J].按摩与康复医学,2020,11(20):13

张宇星,冯祥,危威,等.观察按法作用于正常人手三里产生的痛温觉诱发电位探析经络理论的神经传导效应[J].辽宁中医杂志,2020,47(9):150

张羽墨,鲁梦倩,李亮,等.运用超声弹性成像评价推拿五法对大鼠深静脉血栓形成的影响[J].中医学报,2020,35(3):608

张芷齐,赵娜,庞庚,等.按揉法对骨骼肌钝挫伤大鼠肌肉纤维化的影响[J].辽宁中医杂志,2020,47(3):197

周斌,周运峰.疫情期间线上教学模式在推拿学教学中的探索[J].中国中医药现代远程教育,2020,18(8):13

周鸿雁,徐秀敏.捏脊疗法治疗小儿功能性消化不良对食欲调节因子的影响[J].实用中医药杂志,2020,36(7):931

周开立,李敏,秦茂,等.推拿结合中药治疗乳腺增生病的Meta分析[J].按摩与康复医学,2020,11(16):1

（十二）气　功

【概述】

2020 年,气功的研究水平有显著提高,以中国知网为主要检索平台,以"气功"为主题词检索,检出 420 余篇文献,其中研究型论文近 80 篇,临床研究约 20 篇,应用基础研究近 10 篇,综述型论文近 10 篇,其中主要主题方面,八段锦 17 篇,meta 分析 19 篇,医疗气功 14 篇;基金支持度方面,国家自然基金资助的 13 篇,国家社科基金资助的 8 篇。本年度对新冠肺炎疫情关注度较高,气功防治新冠肺炎及康复期文献 30 篇。

本年度的气功研究在古代文献整理的基础上,继承中医学传统理论,开展现代文献分析,并进行了相关临床应用研究和基础研究,尤其针对新冠肺炎疫情肆虐,气功学界提出了系列的功法康复思路和进展(详见专条);在慢病康复方面逐渐显示出气功非药物疗法的优势,尤其对心肺功能、心理问题及后期疗养康复等方面的效能注视程度较高。由于医学气功功法的规范化、标准化程度相对健身气功明显偏低,诸多应用于临床的功法仍选择群体性健身体育内容,似乎已成勉为其难的定局,但就其中医学内涵和指导应用而言,尚需要进一步深入挖掘整理,若从"一带一路"及大健康考虑,整理出系列规范、标准、科学的医学规范,方为长久之计。

1. 古籍研究

郭佳美等在《诸病源候论·病热候》所载功法基础上进总结出一套用于内伤发热,尤其是阴虚体质人群的滋阴清热导引功法。滋阴清热功法总共有 5 节,除起势与收势以外有 3 节正功,分别命名为踞坐仰头式、仰卧鼓腹式与俯卧立足式。

王卫卫等根据清·沈金鳌《杂病源流犀烛》所载的调治失眠导引法,整理出 3 种导引法,分别为躬身伸足法、存想吞津法、举按伸展法。

金凡媛等阐释了明·冷谦《修龄要指》中六字诀的动作要领、主治脏腑病证,以及在四季养生中的运用等,并对比分析其中的行气导引、练习顺序、练功方法等,认为该书最早记述了六字诀配合导引动作,创造性地根据四季循环、五行相生的原理确定练习顺序,是静功向动功方向发展的典型代表,为养生导引功法的运用奠定了坚实的理论基础。

卢新伟以明·周履靖《赤凤髓·华山十二睡功图诀》和其他睡功功法为参照,以传统医学理论为基础,以武术、气功导引等运动项目的动作为编创元素,编创一套系统的、完善的改善睡眠质量的养生睡功,主要包括预备势、伸膝固肾式、侧卧疏肝式、抱膝扶心式、卷身安脾式、枕掌舒肺式、摩腹安神式、收势,并以华中科技大学老年大学的 40 位老年人为研究对象,分为实验组和对照组进行为期 8 周的养生睡功干预,采用匹兹堡睡眠指数量表评估,发现睡眠质量、入睡时间、匹兹堡睡眠指数总分、抑郁自评量表得分呈下降趋势。

2. 文献系统评价

蒋婧等检索 1949 年 1 月—2018 年 10 月中国生物医学文献数据库(CBM)、中国期刊全文数据库(CNKI)、维普中文科技期刊数据库(VIP)、万方数据库,总结气功在疾病预防、治疗、康复领域的应用,探讨现代气功适宜疾病范围,共纳入 1 707 篇文献,涉及国际疾病分类第十一次修订本(ICD-11)21 个章节,最多为肌肉骨骼系统和结缔组织疾病,共 486

篇,其次是循环系统疾病、内分泌、营养或代谢疾病、呼吸系统疾病、精神、行为或神经发育障碍;涉及疾病247种,频次最高的是慢性阻塞性肺疾病(COPD),共143篇,其次为颈椎病、糖尿病、高血压病、腰椎间盘突出症、失眠障碍;涉及功法142种,频次最高的是八段锦,提及620次,其次为易筋经、五禽戏、六字诀。

邓岳潼检索CNKI、中国生物医学文献数据库(Sino Med)、万方数据库、VIP、Pub Med、Embase等中英文数据库,收集关于不同中医传统运动疗法干预COPD缓解期的随机对照试验(RCTs),纳入42个随机对照试验,共3 299例COPD缓解期患者,涉及6种中医传统运动疗法(太极拳、五禽戏、六字诀、八段锦、易筋经、气功)及9个不同的结局指标(FEV1、FEV1%、FEV1/FVC、FVC、6MWD、CAT、mMRC及有效率等),系统分析提示中医传统运动疗法能有效干预COPD缓解期,其中五禽戏在提高患者运动耐力、改善肺功能方面疗效最佳的可能性最大,易筋经次之;五禽戏联合常规疗法的疗效优于单纯常规功能锻炼或单纯的西医常规疗法;不同中医传统运动疗法在不同结局指标方面疗效各有侧重,临床应据患者身体需求选用恰当的治疗方式。

易子涵等检索 Pubmed、Embase、Web of science、Cochrane Library、CBM、CNKI、万方数据知识服务平台、VIP 数据库,获取已公开发表并符合评价标准的有关传统健身气功对脑卒中患者康复效果影响的随机对照研究(RCTs),检索时间为建库至2020年4月,共纳入14篇RCT,结果:试验组的运动功能[MD=7.28,95% CI(4.90,9.66),$P<0.001$]、下肢运动功能[MD=8.13,95% CI(6.87,9.39),$P<0.001$]、平衡功能[MD=5.61,95% CI(4.05,7.18),$P<0.001$]、日常生活活动能力得分[MD=9.83,95% CI(5.74,13.92),$P<0.001$]均高于对照组。

朱自强等检索 PubMed、Embase、Cochrane library 临床试验数据库、Web of science、CBM、CNKI、万方数据知识服务平台、VIP 数据库,收集传统有氧康复运动对轻度认知障碍、老年人认知功能影响的随机对照试验,纳入文献10篇,结果:传统有氧康复运动能够提高轻度认知障碍老年人认知功能[SMD=0.36,95% CI(0.25,0.48),$P<0.000\ 01$];亚组分析结果显示,与对照组比较,运动周期≥3个月[SMD=0.38,95% CI(0.26,0.50),$P<0.000\ 01$]、每周运动≤3次[SMD=0.38,95% CI(0.24,0.52),$P<0.000\ 01$]、每天运动时间≤40 min[SMD=0.26,95% CI(0.12,0.40),$P=0.000\ 2$],可改善轻度认知障碍老年人认知功能($P<0.05$),说明传统有氧康复运动可提高轻度认知障碍老年人认知功能,建议运动周期至少3个月,3次/周,40 min/d。

胡淼通过检索 Pubmed、EMBASE、CINAHL、Cochrane Library、Web of Science、CBM、CNKI、万方数据知识服务平台、Pro Quest 数据库,其他资源检索包括 WHO 国际临床试验注册平台和 BMC 临床试验注册中心等数据库中太极拳、气功、冥想等身心运动干预轻度认知损害老人认知功能(整体认知功能、执行功能、记忆)和抑郁状况的随机对照试验,共纳入8项RCT,合计1 065名轻度认知损害老年参与者,结果显示身心运动有利于改善轻度认知损害老年人整体认知功能[SMD=0.39,95% CI(0.09,0.69),$P=0.01$]、记忆功能[MD=11.59,95% CI(5.57,17.61),$P=0.002$]、执行功能[MD=-28.00,95% CI(-39.32,-16.69),$P<0.001$],但是未发现身心运动对轻度认知损害老年人的抑郁状况有改善作用[MD=-0.16,95% CI(-0.12,0.14),$P>0.05$];在以身心运动的类型进行亚组分析发现,太极拳[MD=0.92,95% CI(0.37,1.46),$P<0.001$]和气功[MD=2.71,95% CI(1.74,3.69)$P<0.001$]对改善轻度认知损害老人的整体认知功能具有积极作用,敏感性分析结果基本一致。

刘琴检索中国知网、中国生物医学文献数据库、万方数据库、维普全文期刊数据库、PubMed、Web Of Science、The Cochrane Library、Embase 数据库中有关功法治疗慢性疲劳综合征的所有随机对照试验,共纳入8项研究,702例患者。结果:治疗组疲劳量表(FS-14)总积分[李克特量表,MD = -7.31,95% CI(-9.66,-4.95),$P<0.000\ 01$;两点量表,MD = -1.32,95% CI(-2.00,-0.63),P=0.000 2;身体疲劳积分,MD = -5.12,95% CI(-6.55,-3.68),$P<0.000\ 01$;精神疲劳积分,MD = -2.30,95% CI(-3.36,-1.25),$P<0.000\ 1$]、临床疗效[RR=1.45,95% CI(1.19,1.78),$P=0.000\ 3$]、匹兹堡睡眠质量指数积分[MD = -0.83,95% CI(-1.62,-0.05),$P=0.04$]、医院焦虑抑郁量表积分[焦虑积分,MD = -0.87,95% CI(-1.60,-0.13),$P=0.02$;抑郁积分,MD = -1.62,95% CI(-2.45,-0.79),$P=0.000,1$]、健康量表(SF-12)积分[生理功能积分,MD = 2.99,95% CI(0.55,5.43),$P=0.02$;心理功能积分,MD = 7.83,95% CI(4.69,10.97),$P<0.000\ 01$]均优于对照组。

3. 机理机制研究

郭佳美等根据有无练功经验将在校大学生分为有经验组(A组)和无经验组(B组)各36名。比较两组不同状态之间MMN潜伏期、峰值差异变化,结果:A组中MK相较N1在额颞交界区、前颞区、额中央交界区、中央区以及顶区的MMN潜伏期缩短($P<0.05$),N2相较N1在额极区、中颞区、额中央交界区、中央区的MMN潜伏期缩短($P<0.05$);B组中MK相较N1在额颞交界区的MMN潜伏期缩短($P<0.05$),两组各状态的MMN潜伏期比较差异无统计学意义($P>0.05$),A组中MK相较N1在额区、前颞区、额中央交界区、中央区的MMN峰值降低($P<0.05$),N2相较N1在前颞区的MMN峰值降低($P<0.05$),B组各状态的MMN峰值比较$P>0.05$,两组各状态的MMN峰值比较$P>0.05$。

郭郁等分析八段锦"调心"效应对"意境作业"操作的影响及相关脑内机制,发现八段锦训练能够帮助大脑排除杂念,引导进入宁静状态,更有利于"意境作业"操作时身心放松,将感知觉的物象或景象运演到产生意境,从而改善心理不良情绪。

范丽敏从免疫炎症因子表达水平探讨六字诀对COPD稳定期患者的临床康复作用机理,发现六字诀训练可在一定程度上调节COPD患者免疫炎症因子表达水平,有助于患者体内维持促炎和抗炎平衡,改善炎症反应、增强机体免疫力。

4. 功法效应研究

刘佳伟将河北省石家庄24名60~70岁之间的老年人分成两组,实验组进行为期12周的五禽戏训练,对照组保持原有活动状态不进行任何固定形式训练。选取FMS(深蹲、跨栏步、弓步蹲、肩部灵活性、直腿抬高、俯卧撑等)7个动作指标进行评价。结果显示,12周的五禽戏练习可提高老年人FMS深蹲得分、跨栏步得分、弓步蹲得分、肩部灵活性得分,改善老年人下蹲屈髋模式、肩关节内收内旋、外展外旋,提高下肢关节活动能力,增老年人强躯干稳定能力、下肢关节稳定性及灵活性、平衡能力及主动屈髋能力;提高老年人FMS总得分,改善老年人运动模式,提高老年人运动功能。

闫振峰编创出一套完整的"武当明目功"技术动作,包括起式、养肾润目、理肝畅目、清心明目、健脾养目、清肺调目、推摩舒目和收势,对37名受试者进行2个月的"武当明目功"干预训练,干预频率为每周3~4天,1次/d,约50 min/次。结果:试验前后比较,左眼和右眼视力水平有提高,且具有显著性差异(左眼视力:$t=0.064\ 7$,$P<0.05$;右眼视力 $t=-2.534$,$P<0.05$);眼调节灵敏度也有所提高,并存在极其显著的差异($t=-2.847$,$P<0.01$)。

林小娟将房颤RFCA术后3个月患者分为对照组(常规药物+健康运动宣教)和观察组(常规药物+八段锦)各35例。发现干预后24小时,观察组房性心律失常占比改善程度优于对照组($P<0.05$)。干预12周后,观察组复发率低于对照组($P<0.05$);两组的Peak METs水平较前均改善($P<0.05$),观察组优于对照组($P<0.05$);中医证候积分及寐差单症状评分改善程度均优于对照组($P<0.05$);观察组

总有效率高于对照组（$P<0.05$）；两组各维度评分较干预前升高，观察组优于对照组（$P<0.05$）；研究中均未出现不良事件。

黄睿等将慢性心力衰竭（阳虚水泛型）患者的康复分为两组各 24 例，均采用保心汤（人参、黄芪、桂枝、茯苓、猪苓、泽泻等）治疗，治疗组在此基础上加八段锦。21 天后，治疗组的总体有效率明显高于对照组（$P<0.05$），治疗组心功能和生活治疗分数优于对照组（$P<0.05$）。

高晓莹将冠心病患者［含不稳定型心绞痛（UA/UAP）、心肌梗死（MI）］，行 PCI 术后病情趋于稳定并行 CPET 评估者分为两组各 51 例，对照组进行常规心脏康复方案治疗，观察组在此基础上增加健身气功八段锦与易筋经两种功法的练习，两组均进行 3 个月的心脏康复干预。结果：观察组呼吸（R）、心率（HR）、收缩压（SDP）和舒张压（DBP）、上下肢肌力、柔韧性、平衡性、左室射血分数（LVEF）的变化有显著性差异（$P<0.05$），对照组除收缩压（SDP）和舒张压（DBP）的变化无显著性差异（$P>0.05$），其他各观察指标的变化均有显著性差异（$P<0.05$）；观察组心率（HR）低于对照组（$P<0.05$），下肢肌力、柔韧性、平衡性、左室射血分数（LVEF）均高于对照组（$P<0.05$）。

李颖观察六字诀对脑卒中患者呼吸功能及神经功能缺损的影响，发现六字诀能改善出血性脑卒中患者的肺通气功能、呼吸肌肌力及神经功能缺损。

连艳玲等将 84 名阴虚阳亢型老年高血压患者分为坐式八段锦组和常规治疗组。在第 24 周，与对照组相比，坐式八段锦辅助干预改善收缩压、舒张压、中医证候、生活质量、腹围方面，差异有统计学意义（$P<0.05$）。

王春花等观察八段锦联合耳穴贴压对老年阴虚阳亢型患者的改善情况，12 周后治疗组总有效率达87.3%（48/55），高于对照组的 77.8%（42/54），组间比较 $P<0.05$；中医证候积分改善总有效率达92.7%（51/55），对照组为 63.0%（34/54），组间比较$P<0.01$。

Lee P 等将 32 名躯体疾病伴抑郁症状患者分为两组。对照组进行认知训练，八段锦治疗组在认知训练基础上习练八段锦，2 次/周，连续 12 周。主要结局指标为抑郁症状，次要结局指标包括焦虑、个人幸福指数、功能独立性、步行能力和握力，第 16 周评估。结果发现：与对照组相比，八段锦治疗组明显改善抑郁症状（PHQ）评分、个人幸福指数（PWI）评分、功能独立性（FIM）评分、步行能力（TUG）评分，差异有统计学意义（$P<0.05$，$P<0.01$）。采用重复测量方差分析测量八段锦对抑郁症状及次要结局指标的影响，结果：八段锦治疗组与干预时间存在交互关系，与 PHQ、PWI、TUG 和握力也有显著的交互作用（$P<0.05$，$P<0.01$）。

5. 骨关节软组织疾病康复

江岩等将膝骨关节炎患者分为八段锦练习组 11例和健康宣教组 12 例。12 周干预结束后，健康宣教组体质量、BMI 较干预前显著增加（$P<0.05$）；WOMAC 评分中健康宣教组在疼痛方面在干预前后改善显著（$P<0.05$）；LM 严重指数八段锦组干预前后显著下降（$P<0.05$）；两组臀部及大腿肌肉含量显著增高（$P<0.05$），但八段锦组臀部脂肪含量下降明显（$P<0.05$），健康宣教组臀部脂肪含量呈显著增高（$P<0.05$）；肌骨超声显示八段锦组左侧及右侧大腿股直肌（$P<0.01$）、左腿股内侧肌（$P<0.05$）肌肉横截面直径显著增加。

唐昌伟将老年女性分为两组各 16 例，对照组进行每周 1 次的健康宣讲教育，实验组老年女性进行为期 3 个月的健身气功八段锦干预，3 次/周，1 h/次。结果：与对照组比体重、体脂率、BMI、内脏脂肪、代谢年龄等级有显著性下降（$P<0.05$）；肌肉重量、骨骼重量、日常能量消耗有显著性提高（$P<0.05$）；肩关节前屈、外展、外旋、内旋有显著性改善（$P<0.05$）；肘关节活动度旋前、旋后有显著性改善（$P<0.05$）；腕关节背屈、桡屈有显著性改善（$P<0.05$）；颈部后伸、旋转有显著性改善（$P<0.05$），髋关节屈曲、伸展、外展、外旋有显著性改善（$P<$

0.05)，膝关节屈曲、外旋有显著性改善（$P<0.05$），踝关节背屈有显著性改善（$P<0.05$）。

刘增硕将符合 Super PATH 入路全髋关节置换术手术指征的患者分为两组各 32 例，试验组术后 2 周开始健身气功·五禽戏"熊晃式"康复锻炼，对照组术后常规步行康复锻炼。结果：试验组术后 6 周及术后 3 个月 VAS 评分优于对照组（$P<0.05$），3 个月、6 个月对比 Harris 评分，试验组优于对照组（$P<0.05$），两组均无关节脱位、假体周围骨折等并发症出现。

（撰稿：魏玉龙　审阅：章文春）

【传统功法对新型冠状病毒肺炎康复作用的研究】

1. 理论基础

范骏等以《素问·遗篇》所说"正气存内，邪不可干"作为切入点，从三调（调身、调息、调心）三个层次探讨中医传统功法八段锦、《诸病源候论》呼吸吐纳六字诀以及存想"五脏色"法对新冠肺炎的防治，同时指出三调合一对患者病毒清除后肺功能、消化道功能、免疫功能的恢复具有积极作用，从而发挥中医养生思想在此次突发的新冠肺炎疫情防治中的特色和优势。

赵吉超等通过整理《诸病源候论·疫疠诸病》，阐述了疫疠的病因病机与时气、温、热等病相类，为天地之气的异常变化，"节气不和，寒暑乖候"，而导致人体产生"病热"等病理变化的疫病，所列导引法中明确了"温疫"的名称，文章对瘟疫有关导引法整理归纳为 4 种：存念五气辟疫法、挽耳引鬓升阳法、浴面去肝气法、干浴胜风寒法，按此习练可改善身心健康状态，以避免不良行为习惯对自身带来的影响，应对防控冠状病毒有一定指导意义。

郑立夫等认为，练习导引能够达到调整脏腑功能，使后天精气充实，从而增强抗病防病能力的作用。导引通过调身、调息、调心神，疏通人体经络，对身体气机的运布进行重新调整，顺应各脏腑的气机，

激发人体的潜能，进而使身体向愈。观本次肺炎发病以体质偏弱者易患，导引可增强患者体质，提高人体的抵抗力，提出社区、病患、医护人员等人群具体锻炼导引功法的相关建议，以促进和扩大导引在疫情期间的有益运用，提高不同人群的抗病能力。

2. 肺功能康复

王超臣等介绍了新冠肺炎疫情期间某医院在常规治疗的基础上，对 COVID-19 患者呼吸肌康复训练（腹式呼吸、缩唇呼吸、对抗阻力呼吸等）的管理流程，包括康复训练具体内容、前期准备、制度建设、流程管理、质量管理控制等内容，取得了良好效果，可为 COVID-19 的临床护理和治疗提供参考。

谢芳芳等着眼于传统功法对新冠肺炎呼吸系统和消化系统症状的改善，提出六字诀属于呼吸训练法，涉及缩唇呼吸及腹式呼吸等方式，通过"嘘、呵、呼、呬、吹、嘻"六字发音协助胸腹部呼吸运动，增加呼吸道压力，促进肺部残气排出，同时提高肺部气体交换效率，改善患者呼吸功能；太极拳讲究呼吸，注重"意、气、形、神"相结合，能改善新冠肺炎患者呼吸困难及机体缺氧状态，对咳嗽、咳痰亦有改善作用。易筋经通过伸筋、拔骨、旋转脊柱等方法，增强肢体的力量，拉伸关节、大小肌群和筋膜，利用肢体反复的伸、收、展、合、转，使胸廓充分开合，刺激呼吸肌群，增强呼吸肌肌力、耐力、伸缩性，提高呼吸肌的储备力；而延年九转法以按摩为主，导引及静功为辅，重在摩腹，能通和上下，充实五脏，理气宽中、和胃降逆、有效改善消化系统症状。

3. 心理康复

张伟等从方舱医院对新冠肺炎患者的心理干预及康复经验进行总结，提出在进行集中救治的同时，应从心理学角度对患者的心理状况进行分析，对患者建设性地进行心理干预并指导患者进行康复活动，培养患者正确的疾病观，以改善患者的消极情绪，促进患者疾病的转归。经过积极治疗，多数患者已经出院，其余患者病情平稳。

杨超等在常规治疗基础上,比较八段锦联合耳穴贴压与艾司唑仑治疗新冠肺炎伴失眠的临床疗效,将87例新冠肺炎伴失眠患者随机分为观察组45例和对照组42例,观察组每天练习八段锦1次,并进行耳穴贴压神门、皮质下、失眠、心、枕等;对照组口服艾司唑仑片,连续治疗12 d,以匹茨堡睡眠质量指数(PSQI)评分、焦虑自评量表(SAS)评分、抑郁自评量表(SDS)评分、中医证候评分为评价指标。结果:治疗后两组PSQI各项评分及总分均较治疗前降低($P<0.01$),观察组治疗后睡眠时间、睡眠效率评分低于对照组($P<0.05$);治疗后两组SAS、SDS评分均较治疗前降低($P<0.01$),观察组SDS评分低于对照组($P<0.01$);治疗后观察组睡眠不安、心烦易怒、痰多口黏、口苦口臭、腹胀纳差、乏力评分较治疗前降低($P<0.01$),且以上评分均低于对照组($P<0.05$)。观察组总有效率为84.4%(38/45),对照组为83.3%(35/42),组间比较$P>0.05$。

4. 出院后康复

许琦等通过对15例新冠肺炎出院患者进行远程问诊评估辨证确立治则和导引运动处方,采用视频学习导引运动康复的技术,对患者身体和中医症状进行评估和辨证,由康复治疗师、中医师及健身气功体育教师联合远程教学与会诊,进行个性化治疗。结果:按照个体化导引运动治疗处方锻炼4周后,15例患者全身症状减轻,7例患者仍有胸部不适,4例患者体会到明显的调心作用,14例患者希望加强运动处方锻炼;所有患者对治疗表示满意。

王道坤针对新冠肺炎患者康复后的症状表现和部分出院患者的“复阳”现象,提出新冠肺炎的善后调理方法及注意事项要进行综合调理,患者须保持良好的心态,乐观向上;用药要“以轻取胜”,勿重剂蛮补;药食同施,综合应用;缓调久服,防止复发。临证治疗时,应根据患者康复后的主要临床表现,依据“抓主证、守病机、调理脾胃贯穿始终”的治疗原则,

中药、针灸、气功等多措并举,同时注重生活起居和饮食宜忌。

刘晓丹等提出,轻型患者建议习练健身气功养肺方,重型患者建议进行床上康复训练。

(撰稿:魏玉龙　审阅:章文春)

【传统功法对2型糖尿病康复作用的研究】

凌雪唯等将未使用胰岛素2型糖尿病老年患者分为两组各30例,均接受糖尿病药物治疗和饮食控制。对照组采用步行训练,干预组采用医学气功六字诀训练,疗程均为3个月。结果:两组糖化血清白蛋白(GA)、糖化血红蛋白(HbA1c)、空腹血糖(FBG)、餐后2 h血糖(2h PBG)均有所改善,而干预组2h PBG、GA显著低于对照组($P<0.05$)。

王玮钰将年龄(65 ± 4.5)岁的糖尿病前期糖耐量受损者32人(女性21人,男性11人)分为两组,实验组17例进行八段锦锻炼,对照组15例进行抗阻运动,两组每周集中运动3次,每次运动40分钟,共干预12周。结果:实验组受试者干预后的2hPBG降低(8.31 ± 0.59 vs 8.88 ± 0.97)优于对照组($P<0.05$);实验组受试者干预后的体脂肪(19.63 ± 1.43 vs 22.11 ± 1.96)、体脂百分比(32.35 ± 2.12 vs 35.13 ± 3.72)、腰臀比(0.84 ± 0.05 vs 0.88 ± 0.06),三项指标下降均优于对照组($P<0.05$),实验组受试者干预后的呼吸商[$0.89(0.87,0.91)$ vs $0.85(0.84,0.87)$]增加优于对照组($P<0.05$)。

应斌斌将社区40名45～75岁中老年2型糖尿病患者,随机分为实验组和对照组,实验组另外进行为期3个月、每周集中练习2次、在家跟随录像练习1次、每次50分钟的新编导引功法干预,而对照组保持原有生活习惯,不进行规律性运动,进行为期3个月的纵向跟踪后,两组的HbA1c、FBG有非常显著性差异($P<0.01$),实验组的糖化血红蛋白指标与实验前比有所下降;两组的收缩压指标有非常显著性差异($P<0.01$),实验组舒张压指标较对照组有所下

降,但不具有显著性差异($P>0.05$)。

尹宁宁将 2 型糖尿病患者分为健身气功组、太极拳组和对照组三个组,干预时间为 12 周,健身气功组和太极拳组的患者每周干预 5 次,60 min/次,观察改善老年患者的血糖生化指标和心理状况。结果:三组组内 FBG 和 HbA1C 有所下降,但在干预前后组内及干预后组间无显著性差异($P>0.05$),健身气功组 C 肽在干预后有所下降,但差异不具有统计学意义($P>0.05$),太极拳组 C 肽在干预后降低($P<0.05$),三组之间呈现差异($P<0.05$);三组的幸福感指数和总体情感指数在干预后表现出显著性差异,三组的抑郁指数在干预后呈现差异($P<0.05$),健身气功组和太极拳组的幸福感指数和总体情感指数在干预后显著提升,健身气功组的抑郁指数在干预后显著降低($P<0.05$)。

(撰稿:魏玉龙　审阅:章文春)

【传统功法对老年人跌倒效能和平衡能力影响的研究】

喻彦等将上海浦东新区社区老年人分为八段锦干预组(125 例),空白对照组(153 例)。八段锦由专业资质的体育学院老师教授,锻炼频次为 60 min/d,5 d/周,锻炼形式为集中锻炼,10～15 例/组,如特殊情况需单独锻炼者由随访人员核实记录。在第 12、24 周评估老年人的平衡功能。结果:干预组与对照组比较,静态平衡功能指标:单足睁眼站立时间、单足闭眼时间、双足睁眼时间、双足闭眼时间;动态平衡功能指标:CCT;综合平衡功能指标:计时起立-行走时间、TINETTI 量表得分、BERG 量表得分,改善差异均有统计学意义($P<0.001$)。影响平衡功能改善的因素中,年龄高的人群计时起立-行走的改善幅度比年龄低的人群平均少($P<0.001$),性别和文化程度对各项平衡功能指标的改善无影响。喻彦等还观察 152 名老年人,干预 24 周后八段锦组较对照组

跌倒效能的中位数得分高 12.5 分(跌倒效能越低下,老年人跌倒的可能性越大;反之则减小),差异有统计学意义($P<0.01$)。将干预组与对照组人群按潜在类别划分后进行类别转换分析,干预组高效能"保留者"比例非常稳定,干预后 86.4% 仍为高效能,仅有 13.6% 的"转换者",而低效能"转换者"比例达到 47.6%(低→高),"保留者"比例仅为 52.4%(低→低)。

都文渊等评估八段锦对老年人平衡能力和肠道菌群的干预效果,结果:干预组平衡能力指标中单足站立时间、双足前后站时间和 BERG 评分改善优于对照组($P<0.05$);干预组肠道菌群中普拉梭菌和乳酸菌水平提升幅度大于对照组($P<0.05$)。

方磊等将 36 名老年骨骼肌减少症患者分为易筋经功法组和健康宣教组,评估第 0、12、24 周改良跌倒功效量表和起立行走计时测试的情况。结果:两组起立行走计时测试(TUGT)在第 24 周出现显著性差异($P=0.034$)。改良跌倒功效量表(MFES)得分在第 12 周较对照组显著增加($P=0.004$),并在第 24 周差异进一步扩大($P<0.001$)。老年人起立行走时间与改良跌倒功效量表呈负相关,$r=-0.412$。

祁曼迪等将社区老年人分为运动组 32 例,予五禽戏锻炼,每周 5 次,每次 60 min;对照组 34 例,保持正常生活习惯且不运动。12 周后,运动组在平衡能力方面,闭眼单脚站立及强化 Romberg 试验成绩提高($P<0.05$);在步态方面,步速、步长及步频上升($P<0.01$);在下肢肌力及肌肉量方面,5 次反复坐起成绩明显降低($P<0.05$);在生活质量方面,女性生理职能、躯体疼痛及总体健康发生改善($P<0.05$,$P<0.01$),男性躯体疼痛及总体健康发生改善($P<0.05$,$P<0.01$),女性活力水平提高($P<0.05$),男性社会功能水平增加($P<0.05$)。

(撰稿:陆颖　审阅:章文春)

［附］ 参考文献

D

邓岳潼.中医传统运动疗法干预COPD（缓解期）网状Meta分析［D］.辽宁中医药大学，2020

都文渊，苏书贞，赵玉斌，等.八段锦改善老年人平衡能力和肠道菌群效果评价［J］.预防医学，2020，32(4)：425

F

范骏，张晶滢.从"调身、调息、调心"角度谈新型冠状病毒肺炎的防治与恢复［J］.中医文献杂志，2020，38(2)：14

范丽敏.从免疫炎症因子表达探讨六字诀对慢性阻塞性肺疾病气虚证的调护作用［D］.福建中医药大学，2020

方磊，李振瑞，陶旭辰，等.易筋经对老年骨骼肌减少症平衡障碍患者跌倒风险影响的临床研究［J］.中国康复医学杂志，2020，35(3)：319

G

高晓莹.PCI术后患者心脏康复融合健身气功的疗效观察［D］.山西医科大学，2020

郭郁，魏玉龙，魏泽仁，等.八段锦"调心"效应对大学生"意境作业"操作的影响［J］.中医学报，2020，35(5)：1081

郭佳美，王莹，胡庆川，等.《诸病源候论·病热候》所载导引法评析及功法编撰［J］.世界中西医结合杂志，2020，15(4)：605

郭佳美，王莹，胡庆川，等.基于听觉事件相关电位MMN探究意守效应差异［J］.中国医药导报，2020，17(30)：12

H

胡森.身心运动对轻度认知损害老人认知和抑郁状况影响的Meta分析［D］.湖北中医药大学，2020

黄睿臻，万仕俊，朱锐，等.八段锦加改良版保心汤对慢性心力衰竭（阳虚水泛型）患者康复初探［J］.西南军医，2020，22(3)：235

J

江岩，来章琦，范恺怡，等.12周健身气功八段锦对膝骨关节炎患者下肢体成分及肌肉厚度影响［J］.辽宁中医药大学学报，2020，22(8)：90

蒋婧，陆颖，李洁，等.基于现代文献探讨气功适宜疾病［J］.中国医药导报，2020，17(24)：157

金凡媛，王晓东.《修龄要指》六字诀考释［J］.中医文献杂志，2020，38(5)：16

L

Lee P，Cai S，Lu E，et al. Qigong reduces depressive symptoms of Taiwanese elderly with chronic physical illness：A randomized controlled trial［J］. Journal of Alternative and Complementary Medicine，2020，26(1)：76

李颖.六字诀对出血性脑卒中患者呼吸功能的影响［D］.福建中医药大学，2020

连艳玲，陈薇薇，吕奇玮，等.坐式八段锦锻炼辅助治疗阴虚阳亢型老年高血压的疗效观察［J］.中西医结合心脑血管病杂志，2020，18(22)：3851

林小娟.八段锦对心房纤颤经导管射频消融术后患者的临床疗效研究［D］.福建中医药大学，2020

凌雪唯，林娟，刘晓东.医学气功六字诀对老年2型糖尿病患者的疗效研究［J］.中国疗养医学，2020，29(4)：337

刘琴，周薇，钟心媛，等.功法治疗慢性疲劳综合征的Meta分析［J］.中医药导报，2020，26(6)：64

刘佳伟.五禽戏对老年人FMS结果影响的实验研究［D］.河北师范大学，2020

刘晓丹，刘莉，陆云飞，等.新型冠状病毒肺炎患者功能恢复的中西医结合康复训练指导建议［J］.上海中医药杂志，2020，54(3)：9

刘增硕."筋骨并重"理论指导下SuperPATH入路全髋关节置换术临床疗效观察［D］.辽宁中医药大学，2020

Q

祁曼迪.健身气功·五禽戏对社区老年人平衡能力、步态、下肢肌力及生活质量的影响［D］.上海师范大学，2020

T

唐昌伟.健身气功八段锦对老年女性关节活动度的影

响[D].上海师范大学,2020

W

王超臣,倪丽娜,杨宇.新冠肺炎患者呼吸肌康复训练管理流程介绍[J].人民军医,2020,63(6):551

王春花,李波,俞丹军,等.降压八段锦联合耳穴贴压治疗老年阴虚阳亢型高血压疗效观察[J].上海医药,2020,41(4):27

王道坤.新型冠状病毒肺炎善后调理之我见[J].甘肃中医药大学学报,2020,37(1):19

王玮钰.健身气功八段锦锻炼对糖尿病前期糖耐量受损人群能量代谢干预效果的观察[D].天津体育学院,2020

王卫卫,邢庆昌.《杂病源流犀烛》失眠导引法的条文整理与评析[J].中国中医药现代远程教育,2020,18(12):40

X

谢芳芳,管翀,成子己,等.传统功法对新冠肺炎呼吸系统和消化系统症状的防治[J].中医学报,2020,35(7):1377

许琦,李仁松,郑超,等.15例新型冠状病毒肺炎出院患者个性化远程导引运动康复的临床观察[J].按摩与康复医学,2020,11(15):6

Y

闫振峰.武当明目功的编创研究[D].武汉体育学院,2020

杨超,马艳,梅俊华,等.八段锦联合耳穴贴压治疗新型冠状病毒肺炎伴失眠疗效观察[J/OL].中国针灸,2020[2021-04-05]. https://doi.org/10.13703/j.0255-2930.20200327-0002

易子涵,张海茹,李茜,等.传统健身气功对脑卒中患者康复疗效影响的Meta分析[J].中国疗养医学,2020,29(12):1248

尹宁宁.健身气功和太极拳对老年2型糖尿病患者血糖及心理状况的干预研究[D].郑州大学,2020

应斌斌.新编导引功法对中老年Ⅱ型糖尿病患者的干预效果研究[D].上海体育学院,2020

喻彦,杨琛,苏亚娅,等.基于潜发展模型探讨八段锦对老年人群平衡功能的影响[J].现代预防医学,2020,47(15):2806

喻彦,杨琛,苏娅娅,等.八段锦锻炼改善老年人跌倒效能评价与潜在类别异质性分析[J].中国卫生统计,2020,37(5):715

Z

张伟,江海娇,鲁卫华,等.方舱医院新型冠状病毒肺炎患者心理干预及康复经验总结[J].中华护理杂志,2020,55(S1):603

赵吉超,邓萍,章文春.《诸病源候论》瘟疫的病因病机及导引法探析[J].中华中医药杂志,2020,35(3):1113

郑立夫,郑碧云,唐纯志.从脏腑致病角度分析导引在新冠肺炎防治中的应用[J].中医学报,2020,35(5):916

朱自强,赵梦娟,赵春善.传统有氧康复运动对轻度认知障碍老年人认知功能影响的Meta分析[J].中医药导报,2020,26(10):154

（十三）护　理

【概述】

2020 年，中医护理研究除了继续注重中医护理理论的研究应用外，在辨证施护、情志护理、护理方案、护理技术以及老年性疾病等各种急慢性病的护理方面，均有更进一步的研究发展。值得一提的是，中医特色护理在新冠肺炎的防控中也发挥着不可替代的作用。

1. 护理理论

张春花等通过对胸痹心痛病古籍文献的整理分析，挖掘疾病的相关中药方剂、方剂所对应的主要证候要素以及服药护理内容。以《中华医典》数据库（第 5 版）为数据源，提取相关中药方剂、证候要素及服药护理的相关内容进行统计分析。结果：纳入 102 首方剂，来源于 30 部古籍，主要为《圣济总录》《普济方》《外台秘要》《太平圣惠方》等。方剂中提取出 4 个主要证候要素：寒凝（49.0%）、气滞（23.5%）、血瘀（14.7%）、痰浊（12.8%）。对应的服药护理措施包括 5 个方面：①服药温度主要为温服、热服；②服药时间主要为食前、食后、空腹、空心、日午、临卧、不计时候服等；③服药频次主要为日二服、日三服、日三夜一服等；④中药送服溶液以酒、粥/米饮、姜汤、橘皮汤、陈皮汤、醋汤等为主；⑤服药食忌主要是忌生葱、猪肉、生冷、菘菜、羊肉等。该项整理分析有利于促进胸痹心痛病的中医理论和临床研究，促进服药护理的规范化，提高护理人员的辨证施护能力，为中医临床的服药护理提供参考。

黎东眉等将 60 例不可分期压疮患者随机分为两组，对照组采用常规方法进行清创、换药治疗，观察组根据中医护场理论评估压疮清创时机，再进行清创、治疗。结果：两组患者压疮愈合评估量表评分均有随时间变化而下降趋势，且观察组下降趋势优于对照组（$P<0.05$）；观察组总有效率 83.3%（25/30）高于对照组 60.0%（18/30），且压疮痊愈时间、清创期时长均短于对照组（均 $P<0.05$）。表明根据中医护场理论识别压疮清创时机，用于治疗不可分期压疮的临床效果好，能缩短创面愈合时间。

焦文波等综述了子午流注理论在现代临床护理中的研究进展。子午流注理论现已广泛应用于临床护理中，如改进中医护理技术、择时护理、提高健康教育效果、提高慢性病护理效果、改善护理工具的设计和应用等。且该理论临床适应证不断扩大，疗效显著。子午流注理论对现代中医护理学理论和实践有着重要的指导意义和研究价值。

徐菲娜等利用社会科学理论分析法，对中医护理文化发展状况及问题进行剖析，认为中国传统文化底蕴是中医护理最大的优势，也是与西医护理的最大区别，但也存在不可忽视的问题：中医护理涉及内容较多，并未有专业的分类及成建制的体系，理论知识相对欠缺，西方医学的影响弱化了中医护理的影响力，中医护理临床实践活动不足，缺乏可持续发展的动力。寻找中医护理发展突破口，要从中医护理的文化属性入手：文化自觉是中医护理的发展基础，应发挥中医护理文化的优势、包容性，加强中医护理文化教育，并创造中医护理的独特形象。中医护理的发展必然要与文化传播相连，吸纳西医护理的优势思路，通过文化来推动中医护理行业的发展和进步。

2. 护理技术

吴觅之等利用数据挖掘技术，探索穴位按摩治疗术后恶心、呕吐的选穴配伍规律。采用"手术后恶心、呕吐""穴位按压""穴位按摩""穴位按揉"为主题词加关键词的检索方式,收集 PubMed、Embase、中国知网(CNKI)、万方和维普等医学期刊数据库中关于穴位按摩治疗术后恶心、呕吐的文献,进行穴位频次描述性分析和选穴规律关联分析。结果:共纳入 211 篇文献,包含 35 个穴位,最常见选穴依次为内关(53.9%)、足三里(20.0%)、合谷(10.4%)、中脘(8.0%)、天枢(2.1%)、三阴交(2.1%)等。配伍选穴可改善术后恶心、呕吐的治疗效果,不同手术类型的术后恶心、呕吐患者宜根据情况调整按摩穴位。提示护理人员进行穴位按摩治疗时,应遵循"辨证论治"和经络学说观点,做到个体化护理。

袁玲等将 102 例早期糖尿病肾病(DN)患者随机分为两组,均给予低盐、低脂饮食,并通过口服降糖药或皮下注射胰岛素使血糖基本达标。对照组加服缬沙坦胶囊,观察组在此基础上给予王不留行耳穴贴压(神门、肾、内分泌、脾、三焦)联合热敏灸〔复溜(双)、神阙、阴陵泉(双)、肾俞(双)〕治疗。4 周后,观察组尿中性粒细胞明胶酶相关脂质运载蛋白、尿 N-乙酰 β-D-葡萄糖苷酶低于对照组,血超氧化物歧化酶活性高于对照组,两组比较差异均有统计学意义($P < 0.05$)。可见耳穴贴压法联合热敏灸,能有效改善早期 DN 患者的体内微炎症状态、免疫功能及氧化应激反应,有效保护早期 DN 患者的肾小管功能,延缓 DN 进展。

项春雁等对《中华护理杂志》《实用护理杂志》《护士进修杂志》《护理学杂志》《护理研究》《护理学报》等 6 种期刊,在 2010—2018 年间发表的穴位按摩随机对照试验(RCT)文献内容进行了质量分析。以 CNKI、万方医学期刊数据库为资料来源,采用临床试验报告统一标准进行质量分析。结果:共纳入有效文献 193 篇。文献报告学质量中描述率较高的是纳入标准(130 篇,67.4%)、排除标准(117 篇,60.6%),描述率较低的为脱落失访(16 篇,8.3%);文献方法学质量中描述率较高的是随机分配方法(159 篇,82.4%)、样本量(n ≥ 90 例为 88 篇,

45.6%),描述率较低的为盲法(7 篇,3.6%)。分析结果显示,相关文献在方法学方面与 RCT 规范要求仍有一定差距,在文献报告学方面的整体质量也有待提高。

邓玉燕等将 106 例行乳腺癌改良根治术患者随机分为对照组 54 例和观察组 52 例,均予病情观察、镇痛护理、早期功能锻炼等常规护理,观察组另加隔姜灸,取双侧血海、三阴交、足三里及太冲穴,采用直径 2～3 cm,厚度 1～2 cm 的生姜薄片进行隔姜灸,每次 30～40 min。结果:观察组术后第 7 d 的凝血酶原时间、活化部分凝血活酶时间显著延长,纤维蛋白原及 D-二聚体含量显著降低(均 $P < 0.05$);两组均未发现出血征象。

李传惠等将 60 例痰浊中阻和肝阳上亢证的中重度原发性高血压患者随机分为两组,均予健康指导、情志调护及降压治疗等,治疗组在此基础上另行吴茱萸穴位贴敷结合刮痧疗法:采用吴茱萸粉 10 g 加适量醋调成团状贴敷于涌泉穴,1 次/d;刮痧选取督脉、手阳明大肠经、足太阳膀胱经、足阳明胃经的一定区域,以风池、印堂、太阳、百会、大椎等为主穴,按照头部、背部、上肢、下肢的顺序各部位刮拭,并在主穴上点压刮拭 1 遍。结果:治疗组总有效率 76.7%(23/30)高于对照组 50.0%(15/30),治疗组的中医症状量化积分、收缩压及舒张压数值、生活质量得分改善均优于对照组(均 $P < 0.05$)。

3. 辨证施护

陈凤鸣等采用随机抽样方法选取了 4 个社区的气虚体质老年功能性便秘患者共 108 例,随机分为试验组和对照组各 54 例,均采用功能性便秘常规健康教育方案,试验组加用基于中医气虚体质的辨证施护,包括情志护理、食疗护理、生活起居护理、运动指导、特殊保健指导等,分别在干预后 3 个月、半年对患者进行效果评价。结果:试验组便秘患者症状自评量表评分、焦虑自评量表(SAS)评分、抑郁自评量表(SDS)评分、便秘患者生活质量量表评分均明显降低,且与对照组相比差异均具有统计学意

义(均 $P<0.05$)。

李学礼等总结了复发性阿弗他溃疡治疗效果和方法。辨证施护为：心火上炎证方用泻心导赤散加减，用莲子心、麦冬、淡竹叶等泡水当茶饮；胃肠积热证方用清胃散合凉膈散加减，取白豆腐、生石膏加清水适量煲汤服；肝郁化火证方用丹栀逍遥散加减，用金银花、野菊花、蒲公英、藿香、佩兰等各适量煎水漱口；阴虚火旺证方用知柏地黄汤加减，予白木耳加冰糖适量蒸服。采用中医辨证施治加辨证施护的模式，大大提高了复发性阿弗他溃疡的治疗效果。

智慧等将 210 例下肢静脉曲张患者用数字抽样法分为观察组和对照组各 105 例，对照组给予情志护理、环境护理、康复指导和常规观测等，观察组在此基础上行耳穴贴压，根据肝郁化火、痰热内扰、阴虚火旺、心脾两虚及心肾不交等分型选择不同的主穴(如心、交感、神门、内分泌、皮质下)和配穴(如肝、脾、肾、枕、胆、额)，主穴每次选取 5 个，配穴选取 3～4 个，另针对各个分型的不同特点采取穴位按摩及饮食指导等。结果：观察组患者的疼痛程度明显轻于对照组；观察组患者的社会功能、生理功能、躯体健康和心理健康得分均明显高于对照组，临床有效率也明显高于对照组，均 $P<0.05$。

4. 中医护理方案

随着对新冠肺炎认识的深入，北京市中医专家遵循国家卫生健康委员会、国家中医药管理局出台的《新型冠状病毒肺炎诊疗方案(试行第七版)》，编写了《北京市新型冠状病毒肺炎中医护理方案(试行)》，方案内容包括：轻型、普通型、重型、危重型、恢复期五期的常见证候要点；发热、咳嗽咳痰、乏力、喘促、纳呆腹胀、便溏、大便不爽等常见症状的施护；药物治疗(内服中药及静脉注射给药指导)、特色技术(穴位按摩、耳穴贴压、穴位贴敷、刮痧、拔罐等)以及生活起居、饮食指导、辨证施膳、情志调护、出院指导等健康指导内容。该方案是在充分吸取同行护理经验的基础上形成的，并经医疗、护理、营养等方面专家审证，可供中医护理人员参考使用。

李佩瑶等探讨了中医医院乳腺科临床医护人员对《乳痈中医护理方案》的认知及实施体验。采用质性研究中的现象学研究方法，对 16 名医护人员进行深度访谈分析。结果：针对方案的认知及实施体验，提炼出 6 个主题，方案中可针对性增加乳痈患者常见症状、症状积分量化值得推广应用、中医护理技术的有效性及适宜性有待进一步论证、手法排乳的操作方法需进一步标准化、护理效果评价缺乏客观指标支撑以及中医护理方案可推广应用于乳腺科门诊工作中等。表明现行的乳痈中医护理方案在临床实施中，仍应进一步改进和完善。

万媛等基于态势分析法探讨中医护理方案实施中存在的优势、劣势、机会和威胁，并提出针对性的应对策略：成立中医护理质控小组、选派专人负责中医护理工作、分层对工作人员培训中医知识、分步推进中医护理方案落实、编写《使用中医护理方案手册》以及制订激励政策等。通过实施以上措施，中医护理方案以及中医适宜技术开展数量呈逐年上升趋势，提高了中医护理质量，并促进了中医适宜技术的应用与发展。

董春玲等在借鉴中管局下发的《肝硬化(积聚)中医护理方案》的基础上，针对肝硬化腹水的气虚血瘀、气滞湿阻、湿热蕴结、肝肾阳虚以及肝肾阴虚 5 个分型的主要症状，推荐针对不同分型的适宜中医护理操作及选穴，形成《肝硬化腹水(鼓胀)中医护理方案》初稿。通过 2 轮德尔菲专家咨询形成方案，专家判断系数为 0.905，熟悉程度为 0.705，权威系数为 0.805；肯德尔和谐系数为 0.205。该方案更体现了辨证施护的理念，可为临床护理实施提供参考。

5. 情志护理

吴海艳等将 200 例女性新冠肺炎患者按照病区分为观察组和对照组各 100 例。均予中药汤剂及基础药物治疗，观察组在此基础上实施以情胜情、移情易性及静志安神的中医情志护理，并进行缩唇呼吸和腹式呼吸的呼吸训练。结果：干预后观察组 SAS、SDS 评分显著低于对照组(均 $P<0.01$)。可见实施

中医情志护理联合呼吸训练干预,可有效改善新冠肺炎患者的焦虑、抑郁症状。

俞红英等将78例精神分裂症伴抑郁症状的患者随机分为研究组和对照组各39例,均予常规用药护理、健康教育等,研究组在此基础上加用穴位按摩及情志护理,选取百会、内关、神门、肝俞、胆俞等穴位进行按摩,并采用以喜胜忧调情志、说理开导及情志导引的方法进行情志护理。结果:干预4周、8周、12周后,2组阳性与阴性症状量表的阴性、阳性症状、一般症状评分及总分、汉密尔顿抑郁量表(HAMD)评分、精神分裂症患者生活质量量表评分随干预时间的增长而不断降低,且研究组低于对照组,均 $P<0.01$。

李静等系统评价了中医情志护理对脑卒中患者焦虑、抑郁情绪的干预效果。采用计算机检索了 CNKI、CBM、万方、PubMed、Embase 等中英文数据库中,关于中医情志护理干预脑卒中患者焦虑、抑郁情绪的 RCT,检索时间为建库至 2020 年 5 月 10 日。最终纳入 13 篇文献,共 1 210 例脑卒中患者,其中干预组及对照组各 605 例。Meta 分析结果显示,干预组抑郁水平低于对照组:SDS 评分(MD = -7.89,95% CI:$-13.14\sim-2.64$,$P<0.01$)、HAMD 评分(MD = -4.70,95% CI:$-8.48\sim-0.92$,$P<0.05$)差异均有统计学意义;焦虑评分方面,干预组 SAS 评分低于对照组(MD = -6.65,95% CI:$-9.24\sim-4.06$,$P<0.01$),差异有统计学意义,但汉密尔顿焦虑量表评分虽低于对照组(MD = -2.06,95% CI:$-4.14\sim0.02$,$P=0.05$),差异无统计学意义。说明中医情志护理可能有助于降低脑卒中患者抑郁水平,但对脑卒中患者焦虑水平的改善效果尚不明确。

(撰稿:董春玲 审阅:张雅丽)

【呼吸系统疾病护理】

国家卫生健康委员会和国家中医药管理局连续发布 7 版《新型冠状病毒感染的肺炎诊疗方案》,强调在医疗救治中积极发挥中医药作用,加强中西医结合诊疗能力。李静等就《新型冠状病毒感染的肺炎诊疗方案》中高频中药汤剂(神术散、藿香正气散加减、宣白承气汤、麻杏石甘汤、升降散、四逆汤加人参汤、生脉散等)的用药护理要点进行总结:需要注意掌握正确的煎煮方法,保证中药药液质量;选择适宜的服药时间,增强疗效减少副作用;选择合理的服药频次,维持有效血药浓度;选择适宜的饮食调护以助药力、调脾护胃。认为运用适当服药方法和一定的服药后护理,能够提高治病的安全性、有效性。

通过中西医结合治疗,新冠肺炎出院患者已达到累计确诊患者的90%。出院后的调护对患者的康复非常重要,故张淼等针对新冠肺炎出院患者的中医药康复方法进行了探讨:中药调养应以益气养阴为主,芳香化湿为助,解郁安神为辅;注意饮食宜清淡,意欲食不可多食,保持大便通利以助脏腑;中医外治可采用艾灸、针刺、经络推拿、耳穴贴压等;易筋经、调气圭臬法、六字诀、五禽戏、八段锦等传统功法健体魄;给予一定的心理干预舒身心。中医针对新冠肺炎出院患者具有一整套的康复调护模式,擅于扶正补虚祛余邪,结合通调气血的外治法,强身健体、凝神聚气的传统功法,注重情志心理的调整,身心俱治,从而尽快地提高康复患者的生活质量,改善预后。

蒋燕红等采用便利抽样选取 12 名结核科医生、护士进行半结构访谈,26 名护理专家进行专家函询。通过文献研究、半结构访谈、德尔菲法及优序图法构建结核病中医护理质量评价指标体系和各指标权重。结果:最终确立的结核病中医护理质量评价指标体系包含 3 个一级指标(结构指标、过程指标、结果指标)、16 个二级指标(中医护理组织管理、护理人员资源配置、病区布局与设备、护士教育与培训、中医护理质量管理、护理评估等)、56 个三级指标(各级各类护理人员的岗位职责、各项中医护理操作标准及操作流程、结核病中医护理方案、结核病中医护理方案使用率、中医技术操作项目数量、结核病护理人员准入制度等)。该研究构建的结核病中医护理质量评价指标体系较科学、完整、可靠,可为结核病中医护理质量的评价及标准的制订提供参考。

马佳慧等将 157 例肺部感染患者,根据年龄段不同分为低段组(60～70 岁)62 例,中段组(71～80 岁)54 例,高段组(＞80 岁)41 例。采用简易营养评价精法量表对低段组、中段组、高段组的营养状态进行比较,并分析静脉血中白蛋白、前白蛋白、总胆固醇、低密度脂蛋白等营养状态与生化指标的相关性。发现:低段组、中段组、高段组在营养不良、免疫功能低下以及营养不良合并免疫功能低下的发生率上,差异均具有统计学意义(均 $P<0.05$),且高段组的发生率明显高于其他两组($P<0.05$)。表明老年肺部感染患者营养不良以及免疫功能低下发生率较高,且随着年龄的增长发生的可能性越高。

梁国玲等将 120 例慢阻肺呼吸功能障碍的患者随机分对照组和研究组各 60 例,均予常规的药物治疗,研究组在此基础上采用药物罐疗法,将赤芍、川芎、丹参、木瓜、炒桃仁等与竹罐共煮后使用:背部膀胱经闪罐后,留罐大椎、肺俞(双)、膈俞(双)、脾俞(双)、肾俞(双)等穴。对照组实施传统拔罐疗法,拔罐流程与研究组一致。结果:研究组患者动脉血二氧化碳分压低于对照组,动脉血氧分压、血氧饱和度显著高于对照组,且呼吸功能表现较对照组改善优势明显(均 $P<0.05$);研究组出现喉上神经损伤、呼吸困难以及声音嘶哑等常见风险发生率 0.0%(0/60)低于对照组 8.3%(5/60),差异具有统计学意义($P<0.05$)。

（撰稿:董春玲　审阅:张雅丽）

【老年性疾病护理】

抑郁是帕金森病患者最常见的非运动症状,任红丹等综述了帕金森病伴抑郁症状患者的中医护理研究进展,主要中医护理方法包括中医情志护理、耳穴贴压、八段锦、针刺四关穴、饮食指导、改善生活习惯、康复锻炼等方法。但现开展的中医护理研究仍存在不足,包括样本量少、干预时间短、效果不持续等问题。今后的研究可尝试中西医护理结合及多项中医护理方法联合,以改善患者的抑郁症状。

杨梅等将 104 例老年慢性非癌痛患者随机分对照组和试验组各 52 例,对照组采用传统疼痛干预,试验组利用腕踝针结合五音疗法治疗:依据疼痛部位、原发病灶的部位以及出现的压痛点进行定位选穴,坚持上病取上、下病取下、左病取左、右病取右等原则选穴;五音疗法:根据病位所在脏腑分别选用角(肝)、徵(心)、宫(脾)、商(肺)、羽(肾)治疗音乐(石峰根据中医五行理论创作的编曲)中的一种使用耳机聆听。结果:试验组总有效率 96.2%(50/52)高于对照组 86.5%(45/52),不良反应率 5.8%(3/52)低于对照组 19.2%(10/52),疼痛评分、疼痛持续时间、止痛起效时间、SAS 评分改善均优于对照组(均 $P<0.05$)。

马小雯等将 110 例 2 型糖尿病老年患者按照就诊顺序分为试验组和对照组各 55 例,均实施血糖控制、日常饮食及运动指导等基础护理,试验组在此基础上予中医护理路径:腹部按摩、中药足浴、散步等运动干预以及情志护理。结果:试验组中医症候总积分、空腹血糖、餐后 2 h 血糖、糖化血红蛋白等各项临床指标变化及护理服务的满意度均优于对照组,均 $P<0.05$。

周静等将 80 例老年髋部骨折虚秘患者用数字表法分为两组,均进行饮食指导及生活方式干预等常规护理,配合口服乳果糖口服液。在此基础上,对照组采用九宫经络推拿手法推拿腹部:"太极"大回环摩腹、"太极"小回环揉脐、一形推腹、"m"型轨迹运腹、"米字"轨迹擦腹以及顺时针绕脐环形揉腹等;观察组采用自行研制的多功能艾灸刮痧按摩器推拿腹部:实际推拿的步骤、方法、原理均遵循九宫经络推拿法,并运用省力杠杆原则使推拿的速度、力度保持平缓持久。结果:观察组疗效优于对照组,首次排便时间、间隔排便时间短于对照组,72 h 排便次数多于对照组,但两组比较差异无统计学意义(均 $P>0.05$);观察组推拿时间显著短于对照组($P<0.01$)。表明使用多功能艾灸刮痧按摩器推拿腹部与手法推

拿治疗虚秘疗效相当,但其平均推拿耗时短,可使护士操作节力节时。

(撰稿:董春玲　审阅:张雅丽)

【失眠的护理】

黄小新等将 172 例围绝经期失眠患者采用简单随机抽签法分成三组,包括联合疗法组 57 例、穴位贴敷组 58 例、井穴麦粒灸组 57 例。井穴麦粒灸组选取隐白、厉兑(双侧);穴位贴敷组采用酸枣仁粉、五味子粉、吴茱萸粉用陈醋调和后敷涌泉和神阙穴;联合疗法组同时进行井穴麦粒灸和穴位贴敷,方法同前。干预后,联合疗法组、穴位贴敷组、井穴麦粒灸组患者匹兹堡睡眠质量指数(PSQI)评分较治疗前均下降(均 $P < 0.01$),联合疗法组在提高睡眠质量、睡眠时间、睡眠效率、PSQI 总分及临床疗效方面均优于其他两组(均 $P < 0.01$,或 $P < 0.05$)。

李琼瑶等将 199 例乳腺癌围化疗期失眠患者随机分为对照组 48 例、引阳入阴推拿组 50 例、芳香疗法组 52 例、引阳入阴推拿联合芳香疗法组 49 例。四组均给予健康宣教、情志疏导、用药护理等常规护理干预,在此基础上,引阳入阴推拿组每晚睡前实施引阳入阴推拿,按摩时采用葡萄籽油加薰衣草单方精油;芳香疗法组每晚睡前使用薰衣草单方精油于脱脂干棉球上,放置在患者枕套两端;联合组每晚先精油芳香疗法,后引阳入阴推拿,方法同前。结果:三组干预后第 3、6 个化疗周期的失眠改善率高于对照组,且联合组改善最为明显(均 $P < 0.05$);重复测量方差分析结果显示,对照组、引阳入阴推拿组、芳香疗法组、引阳入阴推拿联合芳香疗法组患者 PSQI、HAMD、癌症患者生命质量测定量表(FACT-G)得分的干预主效应差异、时间主效应差异均有统计学意义(均 $P < 0.05$),PSQI、HAMD、FACT-G 得分的干预因素与时间因素存在交互作用(均 $P < 0.05$)。

李语轩等将 70 例脑卒中患者随机分为观察组和对照组各 35 例,均予脑卒中患者的个性化康复训练(作业治疗和运动治疗)、药物及饮食指导、康复宣教及常规心理护理(倾听、安慰、支持、鼓励等)。观察组再实施正念行为训练联合耳穴贴压治疗:正念行为训练以团体训练形式开展,设置提问、讨论、经验分享、观看影像等环节;耳穴贴压以神门为主穴,并根据临床分型选取心区、肾区、肝区等穴位作为次穴。干预后,观察组 PSQI、SDS、SAS 得分均低于对照组(均 $P < 0.05$)。说明正念行为训练联合耳穴贴压治疗可有效改善脑卒中患者的睡眠质量及负性情绪。

王秋燕将 90 例失眠患者随机分为贴敷组、联合组、基础组各 30 例,均实施一般基础护理,贴敷组在温水泡脚 15 min 后,采用酸枣仁、合欢、吴茱萸研粉后醋调贴敷双侧涌泉穴;联合组在贴敷组的基础上,加用性格色彩分析学心理干预,采用色彩性格分类测试确定患者的红、黄、蓝、绿色彩性格,并根据所得结果采取具有针对性的护理措施,以转变患者不愉快的心境,减少不良护理行为的刺激。结果:联合组的总有效率 93.3%(28/30)明显高于贴敷组 73.3%(22/30)和基础组 56.7%(17/30),PQSI 评分低于其他两组(均 $P < 0.05$),三组不良反应发生情况比较,无统计学意义($P > 0.05$)。

(撰稿:董春玲　审阅:张雅丽)

【骨科疾病护理】

黄金怀等将 120 例膝骨性关节炎(KOA)患者随机分为观察组、对照 1 组、对照 2 组各 40 例,均予相同的非甾体抗炎药物治疗及常规健康指导。对照 1 组给予中药泥灸,主要成分包括火山能量泥及协定方(芥子、藏红花、雪莲花、伸筋草、透骨草等),泥灸范围上至梁丘、血海,下至阴陵泉、足三里;对照 2 组予以卧位绷腿、卧位直腿抬高、坐位屈伸腿、靠墙静蹲等运动疗法;观察组予中药泥灸联合运动疗法。干预 4 周后,观察组视觉模拟评分法(VAS)评分、关节炎病情程度指数、关节炎生活质量测量量表评分改善均优于对照组(均 $P < 0.01$)。

李小芳等将 120 例骨质疏松症患者随机分为试

验组和对照组各 60 例,均予常规护理,包括健康教育、饮食护理等;试验组另行火疗联合艾灸:艾灸主穴肓俞、气海及关元,次穴为气海穴左右 2.5 寸,艾灸后使用 95% 乙醇在骨质疏松部位行火疗。4 周后,试验组 VAS 评分、生活质量简表总分、运动效能评分、摄钙效能评分等均优于对照组(均 $P < 0.05$)。

王莉等将 108 例腰椎间盘突出症手术患者随机分为对照组和研究组各 54 例,均予常规推拿、牵引联合治疗,同时予腰背功能锻炼,包括关节活动度、肌力增强、平衡功能、步行能力及步态训练。研究组再予中药封包热敷(苏木、羌活、宽筋藤、桑寄生、白芷等)。10 d 后,两组患者治疗有效率比较无显著差异($P > 0.05$);腰椎评分、Roland-Morris 功能障碍调查表水平均较前显著上升,且研究组明显高于对照组($P < 0.05$);功能障碍指数、VAS 水平均较前显著下降,且研究组明显低于对照组($P < 0.05$)。

李紫梦等系统评价了八段锦对 KOA 患者的干预效果。计算机检索 PubMed、Embase、CNKI、万方和维普等数据库,搜集有关八段锦对 KOA 患者干预效果的 RCT。结果:最终纳入 6 项 RCT,文献质量等级均为 B 级,共 328 例研究对象,八段锦组较对照组能有效改善患者疼痛程度[SMD = −1.50, 95% CI(−2.43, −0.58), $P = 0.001$]、僵硬程度[SMD = −0.85, 95% CI(−1.46, −0.23), $P = 0.007$]、生理功能[SMD = −1.28, 95% CI(−2.45, −0.10), $P = 0.03$]、行动能力[SMD = 1.04, 95% CI(0.07, 2.02), $P = 0.03$]。可见,八段锦干预对改善 KOA 患者疼痛程度、僵硬程度及行动能力有明显的临床效果。

(撰稿:董春玲　审阅:张雅丽)

[附]　参考文献

C

陈凤鸣,屈玉华,毛丹,等.基于中医体质的辨证施护在社区气虚质老年功能性便秘患者中的应用[J].中医临床研究,2020, 12(15):11

D

邓玉燕,庞永慧,莫钦国,等.隔姜灸对乳腺癌改良根治术后血液高凝状态的干预效果[J].护理学杂志,2020, 35(11):32

董春玲,俞美定,潘永乐,等.基于德尔菲法构建肝硬化腹水中医护理方案[J].上海护理,2020, 20(9):46

H

郝丽,赵国敏,焦莉敏,等.北京市新型冠状病毒肺炎中医护理方案(试行)[J].北京中医药,2020, 39(5):423

黄金怀,李秋燕,周小华,等.中药泥灸联合运动疗法对膝骨关节炎患者的干预效果研究[J].护士进修杂志,2020, 35(17):1616

黄小新,朱炜,姚金兰,等.井穴麦粒灸联合穴位贴敷对改善围绝经期失眠的效果研究[J].护理管理杂志,2020, 20(7):486

J

蒋燕红,马小琴,傅根莲,等.瘰病中医护理质量评价指标体系的构建[J].中华现代护理杂志,2020, 26(20):2723

焦文波,盖凤春,盖国忠.子午流注理论在现代临床护理中的研究进展[J].长春中医药大学学报,2020, 36(2):406

L

黎东眉,郭敏,黄叶清,等.中医护场理论指导治疗不可分期压疮的效果观察[J].广西医学,2020, 42(12):1607

李静,李旭,赵楠,等.新型冠状病毒肺炎患者中药汤剂用药护理及思考[J].中华护理杂志,2020, 55(S1):830

李静,余雨枫,余金莲,等.中医情志护理对脑卒中患者焦虑、抑郁情绪干预效果的 Meta 分析[J].四川精神卫生,2020, 33(5):451

李传惠,丁玉芳,鲁志霞,等.吴茱萸穴位贴敷联合刮痧用于原发性高血压的疗效观察[J].护理研究,2020,34(14):2544

李佩瑶,于春光,唐玲,等.专科医护人员对乳痈中医护理方案认知体验的质性研究[J].上海护理,2020,20(7):6

李琼瑶,陈后良,田丹杏,等.引阳入阴推拿联合芳香疗法改善乳腺癌围化疗患者失眠及生活质量的效果研究[J].中华现代护理杂志,2020,26(28):3893

李小芳,蔡妮,陶宝琛,等.火疗联合艾灸护理对骨质疏松症患者疼痛程度、生活质量及自我效能的影响[J].中华现代护理杂志,2020,26(28):3920

李学礼,李元聪.复发性阿弗他溃疡辨证施护体会[J].湖南中医药大学学报,2020,40(10):1290

李语轩,赵一莎,刘映辉.正念行为训练联合耳穴压豆对脑卒中患者睡眠质量及负性情绪的影响[J].中华现代护理杂志,2020,26(3):386

李紫梦,靳英辉,刘佳,等.八段锦对膝骨性关节炎患者干预效果的 Meta 分析[J].中华现代护理杂志,2020,26(4):480

梁国玲,陈影,柳旭.药物罐疗法对慢阻肺呼吸功能障碍患者护理中的效果分析[J].辽宁医学杂志,2020,34(1):75

M

马佳慧,孙宇佳,高莹莹.不同年龄段老年肺部感染患者营养状态分析[J].长春中医药大学学报,2020,36(3):577

马小雯,张晓琪,马芝金,等.中医护理干预对 2 型糖尿病老年患者的临床效果观察[J].贵阳中医药大学学报,2020,42(4):59

R

任红丹,段筱妍.帕金森病伴抑郁症状病人的中医护理研究进展[J].护理研究,2020,34(15):2712

W

万媛,王莉.基于 SWOT 分析推进中西医结合医院中医护理方案实施的效果[J].上海护理,2020,20(10):52

王莉,徐萍,王书云,等.中药封包热敷干预联合腰背功能锻炼护理在腰椎间盘突出症手术患者中的应用[J].四川

中医,2020,38(9):207

王秋燕.睡眠穴位贴敷联合性格色彩分析学护理治疗失眠的临床效果[J].中国医药导报,2020,17(1):115

吴海艳,潘莉,张玲,等.中医情志护理联合呼吸训练对新型冠状病毒肺炎患者焦虑抑郁的影响[J].护理学杂志,2020,35(13):74

吴觅之,潘红英,王珍,等.基于数据挖掘的术后恶心、呕吐病人选穴规律分析[J].护理研究,2020,34(8):1338

X

项春雁,张微,陈晓燕,等.穴位按摩随机对照试验文献质量分析[J].护理研究,2020,34(12):2228

徐菲娜,高莉萍.中医护理文化构建的意义[J].中医药管理杂志,2020,28(1):215

Y

杨梅,侯丽明,陈梦君,等.腕踝针结合五音疗法在老年慢性非癌痛管理中的护理体会[J].医学食疗与健康,2020,18(21):38

俞红英,章秋萍,李艳娟.穴位按摩联合情志护理对精神分裂症伴抑郁症状患者心理状态的影响[J].新中医,2020,52(24):170

袁玲,高超,邢秀玲,等.耳穴压丸法联合热敏灸对糖尿病肾病早期病人炎症水平、免疫功能的影响[J].护理研究,2020,34(16):2833

Z

张森,欧阳嘉慧,臧明洁,等.新型冠状病毒肺炎出院患者中医调护探讨[J].湖北中医药大学学报,2020,22(5):121

张春花,于春光,丁慧鑫,等.基于证候要素理论胸痹心痛服药护理的古籍研究[J].中国实用护理杂志,2020,36(16):1240

智慧,王晓娣,刘津京.耳穴贴压联合中医辨证施护对下肢静脉曲张患者术后疼痛程度、生活质量及康复进程的影响[J].国际护理学杂志,2020,39(16):2963

周静,黄双英,孟登科,等.多功能艾灸刮痧按摩器在老年髋部骨折虚秘患者中的应用[J].护理学杂志,2020,35(19):11

三、中 药

（一）中药资源

【概述】

提高栽培药材质量是保证中医药健康发展的重要措施，中药材质量形成机制越来越受到人们重视，2020年分子生物学方面有效成分合成基因克隆和表达研究成为中药资源研究的重点，而产地区划、生态环境、生理生态方面研究相对较少。

1. 分子生物学研究

桑梦如等对7个地区的黑三棱扩增出73条清晰的谱带，多态性比例为52.8%，相似系数为0.54～0.94，显示"荆三棱"与浙赣皖地区的三棱的种质差异较大。余意等分析17个栽培宁夏枸杞居群178个个体的遗传多样性和遗传结构，显示栽培宁夏枸杞遗传多样性较低，品种内存在明显的种质混杂，遗传距离与地理距离不相关。刘新等采用ISSR分子标记技术分析浙江、安徽、江西、福建、湖南、湖北6省20个种源118株多花黄精，证明多花黄精具有丰富的遗传多样性，种源间不同个体间的基因遗传分化大于种源内。谢宜杰等对广藿香2种化学型（酮型、醇型）的基因组甲基化DNA进行分析，认为化学型的形成可能与甲基化水平有着密切的联系。郑燕等测得草豆蔻基因组大小为1.60 Gb，杂合度为0.44%，重复序列比例为72.72%，在基因组序列中鉴定出364 395个SSR，其中单、双、三核苷酸重复模体的比例较高。

张宏意等从广藿香叶片中克隆单萜化合物合成的关键酶香叶基二磷酸合酶基因PcGPPS，该基因为完整开放阅读框，长度1 272 bp，编码423个氨基酸，等电点为5.62，为非分泌膜外在蛋白，定位在叶绿体。刘培卫等从白木香中克隆获得了3个交替氧化酶AOX基因，其中AsAOX1a主要在茎和种子中表达，AsAOX1d和AsAOX2基因主要在果肉和茎中表达，H_2O_2处理能够抑制伤害诱导AsAOX1a、AsAOX2的表达，而AsA处理则表现明显的促进作用。赖成霞等克隆藏红花酸糖基转移酶UGTCs4基因的cDNA全长为1 380 bp，编码459个氨基酸，吲哚乙酸、脱落酸、赤霉素、H_2O_2、茉莉酸甲酯等多种处理均能够促进其转录。朱金丽等克隆多穗柯的无色花青素还原酶LAR基因cDNA全长为1 053 bp，编码350个氨基酸，该蛋白不存在跨膜区域，定位于细胞质中，与根皮苷含量关系密切。徐静雅等克隆山茱萸关键酶基因1-脱氧-D-核酮糖 5-磷酸还原酶(CoDXR)的基因长度为1 505 bp，开放阅读框长度是729 bp，编码242个氨基酸，为疏水性蛋白。袁丁等克隆出竹节参的β-香树素合成酶β-AS基因编码区序列，开放阅读框均为2 286 bp，编码761个氨基酸。

张成才等对华重楼种子休眠解除过程中得到69 248个差异表达基因，上调的表达基因有56 426个，下调的表达基因有12 822个，共发现16条与华重楼休眠解除相关的代谢通路，主要富集在碳代谢、次生代谢产物生物合成和多糖代谢等途径。钟莎等完成大花叶、艾叶共6株附子的转录组测序组装，得到52 471条单基因，其中功能注释28 765条，表达量相差 2 倍以上的转录本有 1 052 条,注释 808 条。大花叶附子的诸多基因调控淀粉等向蔗糖、葡萄糖、麦芽糖等小分子转化,另一些基因又调控氨基酸积累,这可能是 2 种叶型附子品质与抗病性差异形成的重要生物学原理。张杰等筛选出 6 个可能参与人参皂苷调控的乙烯转录因子 ERF 基因,ERF1B 很可能抑制 CYP716A47 的表达从而参与调控人参皂苷合成。高雅倩等研究显示,铁皮石斛包含 13 个 CSLA 基因家族成员,广泛参与生物和非生物胁迫的应答。张成才等利用外源 GA3 打破百蕊草种子休眠,得到上调差异基因 73 794 个,下调差异基因 42 776 个,主要涉及代谢过程、细胞过程、细胞、细胞组分、结合和催化活性等。

2. 中药资源生理生态学研究

活性成分与生态环境 李欣等研究显示,7 月最高温度、1 月最低气温和日均温是黄芪黄酮苷类成分的主要影响因子,降水量和相对湿度是黄酮苷元类成分的重要影响因子,1 月份最低气温和海拔对黄芪异黄酮类成分影响较大。宫福雨等研究了温度与黄芩药效成分的相关性,有效锰与黄芩苷呈正相关性,有效铜与黄芩苷呈负相关性,有效钾与黄芩素、汉黄芩苷、汉黄芩素的含量呈正相关。冉志芳等发现西洋参根系具有明显的 AMF 菌丝、丛枝和泡囊等结构,侵染率和侵染强度均与人参皂苷 Rg1、Re、Rb1 含量呈现显著正相关,AMF 侵染率与产地关系密切。王骞等对云贵川 33 个样点的滇重楼进行研究,野生滇重楼根茎总皂苷与多酚氧化酶活性、总黄酮与蔗糖酶活性、总多糖与碱性磷酸酶活性呈现出极显著正相关,总黄酮与 pH 值、总黄酮与脲酶活性、总皂苷与速效钾呈极显著负相关。刘照东等对 11 个省市自治区 29 个样地进行研究,发现土壤的有机质、有效铁与各柴胡皂苷之间呈极显著正相关,有效铜、有效镁与各柴胡皂苷之间呈显著负相关,河南禹州的柴胡皂苷含量最高。张家春等证实白及块茎总酚含量与土壤 pH、土壤酶活性和土壤有机质具有相关性,多糖含量则与种植年限呈正相关。

刘赛等证实害虫枸杞木虱可显著抑制枸杞生长,叶片光合能力、可溶性蛋白和多糖显著下降,总酚、类黄酮和过氧化物酶、苯丙氨酸转氨酶和多酚氧化酶也发生明显变化。赵晨光等建立了不同道地产区 32 批黄芪药材 HPLC 指纹图谱,可按产区聚为 4 类;野生、家种黄芪差异成分为丙二酰基黄芪皂苷Ⅰ、黄芪皂苷Ⅰ、丙二酰基毛蕊异黄酮苷、毛蕊异黄酮苷、丙二酰基芒柄花苷、丙二酰基黄芪紫檀烷苷。

光合生理 褟汉美等分析不同光强下野菊光合生理及保护酶系统指标、叶绿体超微结构,野菊在 20%～100% 全自然光强下均能生长,但在 60% 全自然光强下生长最佳。史红专等研究光照强度对紫花地丁清热药效的影响,解热作用、小鼠足部肿胀减轻程度和降低肝脏组织 SDH 酶活性抑制与药材生长环境的光照强度呈正相关,验证"光照-寒热药性"假说,全光照下种植紫花地丁质量较优。杨萍等研究羌活根状生长发育过程及碳水化合物、内源激素与次生代谢产物的变化规律,对人工栽培下形成羌活优质药材商品具有重要指导意义。周秀丽等研究显示,随着干旱胁迫增强(年降水量 320～640 mm),各生长发育阶段北苍术的净光合速率、气孔导度、蒸腾速率显著下降,胞间 CO_2 浓度明显增高,SOD、CAT 和 POD 活性增强,苍术素含量下降。

盐胁迫 王启超等研究显示,随着盐胁迫的加强,穿心莲 HMGR、GGPS、ApCPS 的相对表达量均呈上调趋势,水杨酸可提高穿心莲的耐盐性,盐胁迫下 10 mg/L SA 处理显著提高 4 种内酯含量。周丽等土培盆栽试验表明 0.3% NaCl 胁迫对银柴胡生长没有显著影响,而 0.4% 以上 NaCl 胁迫显著抑制银柴胡生长和生物量的积累。

3. 中药材种质相关问题的研究

李文娟等探讨 23 个苦豆子居群的遗传多样性,表明居群间基因交流比较少。孙延超等调查 6 省份柴胡种子在同一地种植后的越冬期、返青期的生长状况,不同柴胡死苗率为 12%～57%,柴胡越冬期的游离脯氨酸、可溶性蛋白含量与越冬死苗率显著负相关。田双双等测定 37 批泽泻药材与 30 批泽泻饮片中 8 个萜类成分的质量分数,建泽泻、川泽泻和广泽泻间化学成分差异明显,其中广泽泻中泽泻醇 A 和 24-乙酰泽泻醇 A 含量最高,川泽泻中泽泻醇 B、泽泻醇 C 的含量最高。常相伟等分析与评价不同产地菊茎叶活性成分,怀白菊茎叶和射阳杭白菊茎叶中总多糖平均含量较高,福白菊茎叶中果糖质量分数最高,中性多糖与总黄酮和总酚均呈负相关。谢凯莉等分析白芍药花瓣中的酚酸类、花色苷类、单萜苷类和黄酮类共 9 个有效成分的含量,显示白芍药花按照品种可分亳州芍药及川芍药,亳州芍药为上述成分综合含量高的品种。

丁丹丹等选育获得黄花蒿新品种"研青一号"呈圆塔形,矮小、紧凑、叶片较大,青蒿素含量平均为 $(2.11\pm0.38)\%$。陈洁等采用系统选育得到姜黄新品种"川姜黄 1 号",平均增产 20.61%,挥发油提高 24.17%,姜黄素提高 26.62%;郁金(块根)平均增产 54.59%,挥发油平均高出 36.28%,总姜黄素提高 25.31%。李娟等研究发现,安国菘蓝种质在单株有效角果数、千粒重等性状上优于亳州、双辽种质。

4. 中药生产技术研究

种子 朱艳霞等研究显示,野菊花种子随老化时间的延长,SOD、POD、CAT 活性和发芽率、发芽势、发芽指数逐渐降低,1%~2.5% 的 PEG 引发对老化种子发芽能力具有一定的恢复作用。王鑫等研究显示,当归种子的适宜萌发温度为 15 ℃~25 ℃,最适温度为 20 ℃,适宜浓度赤霉处理能促进野生当归种子萌发。张成才等筛选多种生长调节剂寻找打破百蕊草种子休眠的最佳方法,300 μmol/L 乙烯利浸种 24 h,结合室外沙藏层积 150 d,明显提高发芽率。茹刚等测定西伯利亚乌头种子活力高达 86%,适宜浓度的 GA$_3$、KH$_2$PO$_4$、K$_2$MnO$_4$、H$_2$O$_2$ 均可打破种子的休眠,500 mg/LGA 浸种可使萌发率由 44% 提高到 76%。李林玉等测定黄草乌种子最适芽温度为 20 ℃,GA$_3$ 和 NAA 对种子萌发无作用,50 mg/L 6-BA 能显著促进种子萌发。王君杰通过

0.3% 甲基磺酸乙酯处理种子,党参根长、根粗和根鲜重分别提高 33.91%、34.33%、134.99%,氮离子束注入 2×10^{16} N$^+$/cm^2 处理分别提高 10.43%、59.70%、250.39%,50 Gy^{60}Co-γ 处理分别提高 23.47%、29.85%、124.02%。

生态种植 徐娇等研究显示,天麻-冬荪的轮种蜜环菌菌索区际土壤和天麻块茎际土壤中担子菌门、酸杆菌门、绿弯菌门的丰度明显减少,而子囊菌门、接合菌门、变形菌门丰度明显增加,微生物的多样性和丰度>CK 土壤>冬荪菌丝区际土壤。杨杰等研究显示,蜜环菌对菌材维管形成层以外的部分入侵能力较强,对木质素及纤维素消耗量较大,而冬荪菌则相反,冬荪菌实现对天麻旧菌材的循环利用。

土壤肥料 王楠等比较了林下移栽种植的重楼、珠子参根际土壤和原生林地土壤营养状况,珠子参根际土壤有机碳、全氮、氮含量最高,而重楼根际土壤全磷、微生物量碳、微生物量磷含量最高。李俊飞等研究显示,缺乏氮、钾、钙显著降低西洋参根系活力,氮、磷、硼、锌、铜对皂苷的合成影响最大。张新秦等分析白及的农艺性状、多糖与土壤 pH、容重、颗粒组成、化学元素的变化特征及土壤理化性质之间的关系,建议白及在 3 年或 4 年采收,并随种植年限的增加,适当增加有机肥、磷肥及微量元素肥料的施用量。周芳等研究显示,种植白术牛粪有机肥效果优于蚯蚓粪有机肥。李英英等研究证明氮、磷、钾对益智产量的影响大小关系为:施磷量>施氮量>施钾量,最佳推荐施肥量为氮 65.8 kg/hm^2、磷 79.2 kg/hm^2、钾 144.2 kg/hm^2。欧阳蒲月等对石牌广藿香的种植模式进行探讨,用腐殖土与菜园土(1:1)育苗效果最好;与辣椒间种株重最大,水田种植株重最大。杨莉等采用稻壳、玉米秸秆和椰子壳等生物质炭处理人参土壤后,增加了土壤养分和酶活性,增幅最大的是速效钾,其次为脲酶、有效磷、碱解氮、有机质,处理后连作人参种苗保苗率、根重、根长分别平均提高 53.25%、45.90%、43.03%。秦振娴等研究显示,出苗至 6 月底是柔毛淫羊藿需肥量最多的时期,单株叶片氮、磷、钾累积量为氮>钾>磷,

氮肥和钾肥的推荐用量分别为 185.3、160.7 kg/hm²；钾肥抑制朝藿定 A、B、C 和淫羊藿苷的积累，而高磷水平促进其积累，箭藿苷 A 和 B 的含量在 3 种施肥处理下均能显著提高。郭妍宏等证明半乳糖、果糖、果糖、葡萄糖等不同碳源对丹参和藏丹参毛状根的生长及主要活性成分的影响。

播期　陈鑫等在大田试验中按正常播种期晚播 15 日的附子鲜重及干重较正常播种期分别增产 12.16%、15.35%，比早播 15 日分别增产 31.32%、34.20%。徐扬等研究表明，6 月中下旬种植菊花可有效避免或降低田间菊花根腐病的发病率，但菊株高、花重和花朵数呈逐步降低的趋势。随着种植时期的推迟，菊花花中绿原酸、芦丁、木犀草苷和 3，5-O-二咖啡酰基奎宁酸等有效成分含量呈先显著上升后逐步下降的趋势。

密度　姚宇等对 PA 型紫苏栽培密度研究显示，株行距 15 cm×40 cm 叶产量最高，株行距 30 cm×40 cm 叶产量、叶型、株型均较好。马琳等调查显示，适当稀植能增加蕲艾茎粗、叶片数，降低叶间距和叶片枯叶率，但密植可以显著提高蕲艾产量和叶片出绒率。随着种植密度的增加，蕲艾叶片桉油精、樟脑、α-侧柏酮和棕矢车菊素含量逐步降低，绿原酸、异绿原酸 B、异绿原酸 A、异绿原酸 C 含量逐渐增加，而龙脑、乙酸龙脑酯和异泽兰黄素的含量呈现先增加后大幅降低的趋势。朱建军等确定种植密度 1.20 万株/hm² 和浅生槽直径 11 cm 定向栽培时，糯米山药产量高，外观品质佳，而内在品质无明显不利影响。陈昌婕比较了蕲艾种植时期和种植模式，认为蕲艾宜在秋冬季，并采用垄幅宽度 60～80 cm 的双行垄作。

何淑玲等对覆膜材料进行研究，采用液体膜覆盖灰叶蕨麻能有效地防止土壤中氮、磷、钾和有机质含量的流失，明显提高栽培产量。李波分析黄芪主产区的形成原因，人为无霜期是影响药材产量的重要因素。王红兰使用 500 mg/L 吲丁诱抗素浸泡 60 min，对金果榄插穗的生根效果最佳。

袁青松等研究发现，恒温条件可以延长天麻抽薹持续时间，增加花朵数量，并且有利于种胚的形成，增加成熟度，且 22 ℃适宜天麻生产。

病虫害及防治　唐涛等研究证实化学药剂苯甲·丙环唑和生防菌 BZJN1 对白术根际土壤中细菌组成无显著差异，但相对丰度发生显著变化，BZJN1 能增强部分细菌功能，并促进植物生长。杨涛等从甘肃贝母中分离得到 1 株具有强分泌能力的刀孢蜡蚧，具有固氮和拮抗镰刀菌属的作用。刘长征等探索了何首乌-穿心莲间作土壤放线菌多样性的大小顺序为原始土壤＞间作土壤＞单作土壤，并且间作增加了北里孢菌属和分枝杆菌属等有益土壤放线菌属的相对丰度。周莹等筛选到 6 株能有效抑制铁皮石斛白绢病的内生真菌，抑制率均达 48.0% 以上。杨明俊等从乌拉尔甘草分离得到 7 个属具备较好的抑菌活性、抗氧化活性、抗 α-葡萄糖苷酶活性代谢产物的菌株，其中木霉属是优势种。

5. 其他

章鹏飞等基于 260 个地理分布记录和 53 项环境因子，发现影响多花黄精适宜性生长的主要环境因子为春秋各月降水量、年均温变化范围和土壤类型等共 9 项环境因子。李梦等综合应用定性描述、生态环境相似、生态位模型等不同方法等多源数据分析得出，裸花紫珠在我国范围内主要分布在海南、广东、广西及福建等南部沿海省份。索南邓登等以掌裂兰典型分布区的地理、气候参数为依据，运用 ArcGIS 软件进行空间叠加分析，得出青海省内掌裂兰分布于青海东部和南部的高山湿生草甸。徐小琼等研究显示，影响当归适宜性分布的主要生态因子为海拔高度、3 月份和 5 月份降雨量、最湿月降雨量、12 月份降雨量、土壤酸碱度等。

（撰稿：王喜军　孟祥才　审阅：陈建伟）

【药用植物转录组研究】

药用植物转录组提供了一种快速、高通量、全面解读药用植物基因组信息的技术手段，为功能基因挖掘、药用植物活性成分的生物合成与调控、药用植物种质资源评估与扩大、探索药材道地性分子机制等提供了思路和方法,可进一步推动药用植物次生代谢工程的发展,提高中药材的品质,为中药的良种选育、质量控制等提供技术支撑。

1. 黑果枸杞

Li T 等为了解黑果枸杞黑色和白色果实颜色形成的复杂代谢网络,进行了转录组和类黄酮代谢谱分析,以确定可能参与类黄酮生物合成的候选基因。共鉴定出 147 种黄酮类化合物,其中几乎不含花青素,而木犀草素、山奈酚和槲皮素衍生物的含量明显较高。利用加权基因共表达网络分析,鉴定出与花青素合成相关的 3 个 MYB、2 个 bHLH、1 个 WRKY 和 1 个 NAC 转录因子。*LrAN1b* 是 bHLH 转录因子,与花青素积累相关性最大,但在白果中未表达。此外,通过基因功能分析和 qRT-PCR 实验,鉴定出一种新型激活的花青素 MYB 转录因子,设计为 *LrAN2-like*。酵母双杂交和烟草瞬时过表达实验表明,*LrAN1b* 可与 *LrAN2-like* 和 *LrAN11* 相互作用形成 MBW 复合体,从而激活花青素途径。酵母单杂交实验表明,*LrAN2-like* 可结合花青素结构基因 *LrDFR* 和 *LrANS* 启动子。*LrAN1b* 在烟草中的异源表达能显著提高烟草花和果中花青素含量,激活花青素合成相关基因。该研究首先提出了黑果枸杞中花青素调控网络模型,推测白果表型是由于 *LrAN1b* 异常表达引起的,为深入开展黑果枸杞的功能和分子生物学研究奠定了基础。

2. 茯苓

Luo H 等对中国产茯苓菌株 CGMCC5.78 的转录组和基因组进行了研究报道。对 10 908 个预测基因模型中的 9 277 个基因进行了高置信功能预测。通过比较菌丝体和菌核组织的转录组,鉴定出 2 838 个差异表达基因与菌核发育相关。这些基因参与生殖配对过程、子实体组织的分化和代谢途径。许多编码酶的基因,与多糖和三萜生产相关的调控因子受到了明显的调控,注释了一个潜在的三萜基因簇,包括 LSS 基因及其修饰成分。此外,在基因组中发现 5 个 *NRPS*-like 基因簇、8 个 *PKS* 基因簇和 15 个萜类基因簇。Velevt 家族蛋白、转录因子、碳水化合物活性酶和信号成分存在差异表达,表明其在调节茯苓发育和次生代谢中起到重要作用。该研究对进一步研究控制茯苓菌核形成的分子机制及提高其药用价值具有重要意义。

3. 巴戟天

谢德金等基于巴戟天根、茎、叶的转录组数据,预测巴戟天 R2R3-MYB 转录因子。共鉴定 109 个 MYB 转录因子,其中 R2R3-MYB 的数量为 51 个。亚细胞定位结果显示,多数序列定位于细胞核,少部分位于细胞外基质。与分子功能、生物过程和细胞组分相关的 GO terms 的数量分别为 112、76 和 239 个。51 个巴戟天 R2R3-MYB 转录因子中的 R2-MYB 和 R3-MYB 的保守基序分别为:-W-(X$_{19}$)-W-(X$_{19}$)-W-, -F-(X$_{18}$)-W-(X$_{18}$)-W-。与拟南芥 R2R3-MYB 转录因子的序列比对分析,除了 S10、S19 和 S21 亚家族没有分布,其他亚家族中都存在同源序列。RT-qPCR 的结果验证了部分 R2R3-MYB 基因在 3 个组织差异性表达。该研究获得的转录因子数据为进一步研究巴戟天 MYB 转录因子家族及通过遗传改良调控巴戟天的代谢机制提供了理论基础。

4. 多花黄精

祝明珠等对多花黄精叶、茎、根茎、根等 4 个组织部位进行转录组测序。采用 BGISEQ-500 测序平台,共获得 137 233 条转录本,其中 68.13% 的 unigene 在功能数据库中得到注释。对可能参与多糖与薯蓣皂苷生物合成的转录本进行分析,阐释了多花黄精中该 2 类药效物质生物合成的可能途径;应用实时定量 PCR,将多花黄精多糖及皂苷合成基因的实际转录水平与其生物信息学数据进行比对,验证其表达情况。该实验为多花黄精次生代谢产物生物合成途径研究及其相关结构基因功能的阐明提供了数据资料。

廖荣俊等基于 Illumina 测序平台，对多花黄精幼苗期的根茎进行转录组测序，经拼接共产生 126 546 条 unigene 序列，其中 47 226 条被注释。共有 16 499 条 unigene 被定位到了 KEGG 数据库中的 132 个代谢通路，其中 2 768 条被鉴定出参与了 22 个次生代谢物生物合成通路。鉴定出的 113 条 unigene 序列，分别编码 27 个与甾体皂苷生物合成相关的代谢酶，与 45 个拟南芥酶基因同源。该研究发掘到一系列与多花黄精活性成分甾体皂苷生物合成相关的酶基因，对这些基因的深入研究，有助于从分子水平上解析该药用植物中甾体皂苷的生物合成途径。

5. 花椒

华桦等对四川省汉源县、九龙县、理县、茂县与甘肃武都、陕西凤县共 6 个产地的花椒进行转录组分析，组装得到 177 616 条 unigene，通过与数据库比对，最终获得 106 644 条有注释信息的 unigene。四川产与其他产区的花椒果实中共发现 4 574 个差异基因，3 740 个基因上调表达，834 个基因下调表达，其中 27 个上调基因与萜类化合物相关，8 个上调基因与异喹啉类生物碱生物合成相关；KEGG 通路分析表明，四川产与其他产区的花椒果实及叶片中的差异信号都主要集中在植物病原交互、植物激素信号转导、苯丙烷代谢等通路，而异黄酮合成通路、甜菜素合成通路在果实和叶片中有明显差异。该研究为后续比较不同产地的花椒品质差异与基因表达差异间的关系奠定了基础。

6. 当归

冯伟萌等运用 PacBio SMRT 三代测序技术测定当归的全长转录组，利用 Illumina HiSeq X Ten PE150 高通量测序技术进行野生和栽培当归转录组差异表达测序分析。共获得 16.5 Gb 全长转录数据，组装得到 113 906 个转录本，平均长度 1 466 bp，分别在数据库中进行注释信息，可归为 GO 分类的

生物过程、细胞组分和分子功能 3 大类，涉及 128 条 KEGG 标准代谢通路。两组样品共获得 25 463 条差异表达转录本，其中在野生当归中存在高表达的有 15 090 条，在栽培当归中存在高表达的有 10 373 条，对其进行 GO 和 KEGG 富集分析，差异转录本主要集中于植物-病原体相互作用、MAPK 信号通路-植物和植物激素信号转导等通路。该研究可为当归优良种质资源的筛选培育、抗性研究和次生代谢途径解析提供基础信息。

7. 夏枯草

朱昀昊等利用 Illumina 高通量测序技术对夏枯草果穗、茎、叶片等 3 个不同组织进行转录组测序，共有 8 270 个 unigene 在至少 2 个样品间差异显著。对不同组织差异表达的基因进行 KEGG 富集分析表明，不同组织中苯丙素类生物合成的基因表达均有较大的变化。在差异基因中分别搜索三萜类和酚酸类生物合成途径的关键酶，共鉴定到 31 个三萜类生物合成相关的 unigene，16 个酚酸类生物合成相关的 unigene，113 个 P450 相关的 unigene。该研究为发掘夏枯草次生物质代谢合成途径相关功能基因及生物合成调控研究奠定了基础。

朱昀昊等进一步从夏枯草转录组数据中筛选并鉴定获得 23 条 WRKY 转录因子序列。序列结构分析发现，夏枯草 WRKY 蛋白均包含一个保守的 WRKYGQK 模块，通过与拟南芥同源蛋白进行进化分析表明，夏枯草 WRKY 蛋白可分为Ⅰ和Ⅱ型 2 种类型；Ⅰ组共有 7 个成员；Ⅱ组共有 16 个成员，Ⅱ组可进一步分为 4 个亚组。夏枯草 WRKY 蛋白的理化特性分析结果表明，氨基酸数在 85～599 个之间；相对分子质量在 9 527.5～66 438.4 Da；理论等电点在 5.01～9.83；其中 c13719. graphc0、c32199. graphc0、c24547. graphc0、c37881. graphc0 等可能在夏枯草次生代谢产物合成调控方面发挥一定的作用；c32199. graphc0、c26537. graphc0、c23728. graphc0 等可能在夏枯草病原菌的识别和防御中起到作用。使用转录组数据分析了 23 条 WRKY 转录

因子在茎、果穗、叶片的表达特性,结果:不同组织中 WRKY 基因的表达水平差异显著。该研究为夏枯草 WRKY 转录因子的功能探究奠定了基础。

8. 牛蒡

魏俊雯等利用 BGISEQ-500 测序平台对牛蒡根进行转录组测序,获得 54 215 个 unigene,其中 42 003 个 unigene 被任一数据库注释,1 668 个 unigene 被注释到 54 个转录因子家族中;KEGG 途径分析鉴定了 423 个 unigene 参与了木质素的生物合成。苯丙氨酸解氨基酶空间结构模型显示其为同型四聚体,每个单体由 3 个结构域组成,包括 4-甲基-咪唑-5-酮(MIO)结构域、核心结构域和屏蔽结构域,其中 MIO 结构域包含保守的三肽 ASG,构成 AIPAL 酶的催化活性中心。该研究可为牛蒡功能基因鉴定、次生代谢途径解析及其调控机制研究奠定实验基础。

9. 丹参

李晓艳等对丹参进行转录组测序,分析丹参不同组织响应适度干旱胁迫的分子机制。以栽培 4 个月丹参为材料,设置适度干旱胁迫组和对照组,应用 Illumina HiSeq 2000 分别对根和叶进行转录组测序,共获得 58 085 条 unigene,其中 28 846 条被注释。根和叶中的 DEGs 分别有 1 853、1 457 个。GO 富集结果表明,根和叶中的 DEGs 在 GO 功能部位中的分布基本一致,均在代谢过程、刺激响应、细胞结构、催化活性等功能中得到显著富集;KEGG 途径富集分析表明,根中 DEGs 显著富集在 DNA 复制、植物激素信号转导、植物-病原菌相互作用、胡萝卜素合成等途径,叶中 DEGs 则主要富集在氨基酸、生物碱、苯丙烷类生物合成等途径。适度干旱胁迫能促进丹参叶中苯丙烷类、根中萜类化合物生物合成途径关键酶基因的表达,是促进丹参有效成分累积的基础。AP2/ERF、bHLH、bZIP、WRKY、MYB 类转录因子在根和叶中差异表达均较显著,基因共表达网络分析预测了在适度干旱胁迫下可能参与调

控萜类基因表达的转录因子。该研究为深入研究丹参药效成分的生物合成机制和在栽培中的合理灌溉提供科学依据。

10. 山莨菪

张雨等采用高通量测序技术对山莨菪进行转录组测序,得到 71 463 条 unigene,获得注释的基因有 47 624 条。将 unigene 比对到 KOG 蛋白质库中,有 13 110 个基因被注释,共有 26 个子类;比对到 NR 库中有 39 621 个 unigene 被注释;转录本与 Swissprot、TrEMBL 的比对结果得到 GO 功能注释信息,注释得到的 29 309 个 unigene 可被分为分子功能、生物学过程和细胞组分 3 个大类,62 个子类;以 KEGG 数据库为参考,3 679 条基因被注释,参与的代谢通路可归为 4 个大类,分别是代谢相关的通路、遗传信息处理、细胞过程、环境信息处理,其中与代谢相关的通路最多。对山莨菪的药用活性成分的代谢通路及相关 unigene 数量和类型的统计结果表明,与生物碱相关的代谢通路最多,萜类和苯丙素类所对应的 unigene 数量最多。同时还检测到 31 382 个 SNP 位点和 6 种 SSR 重复类型。该研究为山莨菪分子生物学的研究奠定了基础,有助于进一步开展该物种的合理保护及开发利用研究。

(撰稿:倪梁红 审阅:陈建伟)

【药用植物种子萌发特性研究】

种子休眠和萌发是植物长期系统发育过程中获得的一种适应环境变化的特性,也是药用植物资源保护与驯化的重要研究对象。

种子休眠与萌发的激素调控可能是一种高度保守的机制。陈怡等对多花黄精种子的不同萌发时期的脱落酸 ABA、赤霉素 GA_3、吲哚-3-乙酸 IAA、反式玉米苏核苷 TZR 进行测定并得出结论:高含量的 ABA 可能是导致多花黄精种子形态生理休眠的主要原因,内源激素动态变化及 GA_3/ABA 和 TZR/ABA 的比值是调控多花黄精种子休眠解除与萌发

的关键因素之一。其他有植物体内产物的动态变化也是药用植物萌发的研究方向之一。康恒等设置光照组和避光组,对粗茎秦艽种子萌发过程中的环烯醚萜类成分进行了连续半定量分析,比较发现避光组发芽率高,但其主要环烯醚萜类成分含量却低于同期的光照组。

改善种子休眠和萌发的方法众多,这些方法为药用植物的规范化生产提供了实验依据。王惠珍等以 PEG-6000 模拟不同程度的干旱胁迫,并加入不同浓度的硅,结果:适当干旱胁迫对蒙古黄芪种子萌发和幼苗生长无显著影响,重度胁迫可显著抑制种子萌发,硅能干预重度干旱胁迫对黄芪种子萌发的抑制作用。曹福麟等观察超声处理和不同植物生长调节剂浸泡后的远志种子发芽。结果:150 mg/L 水杨酸对远志种子萌发具有促进作用,其发芽率是对照组的 1.123 倍。牛晓雪等观测不同浓度和种类激素、化学试剂及其组合下石刁柏种子萌发参数,发现 10 mg/L IAA+0.5％FeSO$_4$ 处理可以有效改善石刁柏种子萌发,使发芽整齐一致。管仁伟等模拟不同浓度的干旱和盐碱胁迫观察黄芩种子萌发。结果:PEG-6000＞5％、NaCl＞50 mmol/L 的胁迫浓度对黄芩种子萌发生长具有抑制作用,适度干旱及盐胁迫能提高黄酮合成关键酶的活性。贾鑫等研究显示,外源施用 NO 可通过调节抗氧化酶类活性和淀粉酶活性及渗透调节物质含量,缓解盐胁迫对桔梗种子萌发的损伤。王宁等发现,温水浸种处理能通过提高杜仲种子内 SOD 及 POD 活性,减轻质膜氧化损伤程度,致使 MDA 含量持续下降,从而提高发芽率。祝明珠等研究发现,使用 10％硫酸处理种子 1 min,通过降低种皮机械障碍,促进多花黄精种子的萌发。Sharma L 等经过筛选不同播前处理方法,发现机械翻松和赤霉素浸泡结合可以促进松属植物的种子萌发。

筛选优质种质也是研究药用植物种子萌发特性的一个研究目标。Li 等建立了向日葵种子萌发耐盐性评价的数学模型,并依据此模型对 552 个种质模型进行筛选,选出耐盐性强的品种并进一步探讨其体内耐盐机理。

（撰稿:吴靳荣　审阅:陈建伟）

【非生物胁迫对药用植物生长特性及其活性成分合成的影响】

非生物胁迫是指在特定环境下,任何非生物因子,如干旱、洪涝、盐碱、矿物质缺乏以及不利的 pH 等,对植物造成的不利影响。研究药用植物非生物胁迫的意义旨在为药用植物抗性研究提供相关理论参考,为引种栽培提供相应实践指导。2020 年度药用植物研究主要集中在非生物胁迫对药用植物生长特性(包括种子萌发、细胞结构、生理生化指标、合成代谢、关键酶基因、差异蛋白表达等)的影响和非生物胁迫对药用植物生长特性及其活性成分合成的影响。单一胁迫包括高温、低温、干旱、盐、强光、酸雨、倒春寒、化感、钙离子胁迫等;复合胁迫包括水分和高温胁迫、干旱和盐胁迫、光强和温度胁迫、混合盐碱胁迫、硝普钠和 NaCl 胁迫等。

1. 非生物胁迫对药用植物生长特性的影响

高温胁迫　晁秋杰等以半夏响应高温胁迫的机制为研究目的,以宿半夏为材料,进行高温胁迫 0、6、80 h 处理,并对其基因组 DNA 甲基化(一种表观遗传修饰方式,在调控植物抵御逆境胁迫中具重要作用)的变化进行甲基化敏感扩增多态性(MSAP)分析。结果:由 100 对 MSAP 选择性扩增引物中筛选出 20 对条带均匀的引物组合,对高温胁迫 0、6、80 h 的半夏材料进行 MSAP 扩增,分别获得 353、355、342 个基因扩增位点,其中发生甲基化的位点分别占 60.91％、44.79％、44.74％,甲基化位点中全甲基化比率分别为 16.71％、22.25％、29.24％,显示高温胁迫显著诱导了半夏基因组 DNA 甲基化水平的下调,同时促进了其基因组全甲基化率的提升。研究为从表观遗传视角解析半夏响应高温胁迫的机制提供了初步的理论参考。黄萱等以贵州(GZ)、湖北(HB)、陕西(SX)、云南(YN)、安徽(AH)、河南

(HN)采集的 14 株不同天麻产区的蜜环菌(研究表明天麻的产量和品质与蜜环菌有着密切的关系,菌索粗壮的蜜环菌菌株与天麻伴栽,天麻产量高,品质好;反之,天麻瘦小甚至绝收)为试材,观察各蜜环菌菌株的生长特性并进行表型分类;采用 rDNA-IGS 序列分析进行分子鉴定,确定供试菌株的亲缘关系;以 23 ℃条件为对照(CK),30 ℃为高温胁迫,记录各菌株生长速度、生物量、菌索长度等指标,研究了高温胁迫对不同蜜环菌生长特性的影响。结果:14 株蜜环菌均与高卢蜜环菌相似性最高,亲缘关系最相近。但不同天麻产区的蜜环菌菌株生长特性存在明显差异,将 14 株蜜环菌分为Ⅳ个类群,其中生长状态:第Ⅰ类群>第Ⅱ类群>第Ⅲ类群>第Ⅳ类群;高温胁迫后,各菌株对高温的耐受性存在明显差异:菌索平均生长速度 GZ16>SX1>GZ1;相对菌索长度 GZ16>SX1>GZ3;相对生物量 GZ16>SX4>GZ1>HB1>AH2;生长状态 GZ16>SX1>GZ1。据此分析,高温胁迫下,GZ16 在生长速度、相对菌索长度、相对生物量及生长状态等均最优,SX1、GZ1 菌株次之。认为菌株 GZ16、SX1、GZ1 耐高温能力较强,正常温度下生长特性也优良,适宜全国主要天麻产区生产。

低温胁迫 郑芊彤等以三七为试材,采用人工控制环境试验,设置 4 个处理,昼温/夜温分别为 10 ℃/0 ℃(T1)、13 ℃/3 ℃(T2)、16 ℃/6 ℃(T3)、19 ℃/9 ℃(T4),以 28 ℃/18 ℃为对照处理,持续时间设计 1、3、5、7 d,系统测定了不同处理对三七叶片光响应曲线和光合特性参数的影响。结果:低温胁迫对三七叶片的光合作用有抑制作用,随低温胁迫加深,不同处理的最大光合速率和光补偿点与对照的差距逐渐增加。三七能承受低温胁迫的极限是 0 ℃/10 ℃(夜温/昼温)持续 3 d,如果持续时间超过 3 d 或温度低于 0/10 ℃(夜温/昼温),植物将因为无法调节气孔开张和蒸腾作用而逐渐死亡。研究为三七低温灾害防御提供了实验依据。丁宇晖等以植物的光合参数为探究环境胁迫程度的指标,利用 Li-6400 便携式光合仪测定了三七幼苗在 4 个不同低温

水平(0、3、6、9 ℃),4 个不同处理持续时间(1、3、5、7 d),并以 25 ℃为对照处理的光合光响应数据;选取处理时间 1、7 d 和对照模拟光响应曲线,分别采用直角双曲线模型、非直角双曲线模型、指数模型和直角双曲线修正模型对光响应曲线进行拟合,比较 4 种模型对三七的适用性。结果:非直角双曲线模型拟合最佳。在低温胁迫环境下,最大净光合速率(P_{nmax})、光补偿点($L_{c,p}$)、光饱和点($L_{s,p}$)和暗呼吸速率(R_d)均随处理时间延长而减小;随着温度的降低,P_{nmax}、$L_{c,p}$ 和 R_d 总体上逐渐降低,$L_{s,p}$ 先降低后增大。

倒春寒胁迫 夏蕴等利用倒春寒低温模拟来观察茅苍术外观形态、生长指标、生理生化、关键酶基因表达等指标,观测其对倒春寒时期低温的响应情况。结果:低温会致使茅苍术生长减缓,叶片黄化,造成一定损伤,但茅苍术可通过增强抗氧化酶活性、可溶性蛋白水合能力,同时调节 3-羟基-3-甲基戊二酸单酰辅酶 A 还原酶(HMGR)关键酶基因表达,以共同抵御低温。提示茅苍术遭受低温时会作出一系列积极响应,具有一定抗冷能力。

干旱胁迫 易家宁等以紫苏实生苗为材料,正常供水为对照,研究了干旱胁迫(轻度干旱、中度干旱、重度干旱)对紫苏生长及品质的影响。结果表明:轻度和中度干旱胁迫可显著提高紫苏叶片 MDA 含量和相对电导率,并使其抗氧化酶活性、脯氨酸(Pro)、可溶性糖和可溶性蛋白含量维持在较高水平;重度干旱胁迫也显著提高了紫苏叶片 MDA 含量和相对电导率,但其抗氧化酶活性、Pro、可溶性糖和可溶性蛋白含量显著低于对照,且随着胁迫处理时间的延长,叶片 MDA 含量和相对电导率呈逐渐上升趋势,而抗氧化酶活性、脯氨酸、可溶性糖和可溶性蛋白含量则呈逐渐下降趋势。随着干旱胁迫程度的增加,紫苏地上部生物量显著下降;叶片中总挥发油含量呈先上升后下降的趋势。据此认为,干旱胁迫处理不利于紫苏的生长,但适当的干旱胁迫可促进紫苏叶片挥发油的合成,显著提高苏叶药材品质。

NaCl 胁迫 卢俊等为获得大量健壮的三叶半夏组培苗,考察了 NaCl 胁迫对三叶半夏 T2(山东菏泽桃叶型三叶半夏)与 T2$^+$(通过诱导 T2 悬浮培养细胞得到的染色体加倍的桃叶型三叶半夏)品系丛生芽生长的影响。在三叶半夏丛生芽的增殖阶段,分别加入 0、1、2、3 和 4 g/L NaCl,培养 30 d 后,测定丛生芽的外观形态和增殖状况。结果:在丛生芽增殖阶段,随着 NaCl 质量浓度的增加,T2 与 T2$^+$ 丛生芽的增殖系数、叶柄长度和叶柄直径先增后降,丛生芽的干物率与 NaCl 质量浓度呈正相关。NaCl 质量浓度为 3 和 4 g/L 时,T2 与 T2$^+$ 丛生芽的生长受到明显抑制;NaCl 质量浓度为 1 和 2 g/L 时,T2 与 T2$^+$ 丛生芽的生长状况优于对照组,从而有利于获得大量健壮的组培苗。安慧等对优秀耐逆药用植物菊芋 TIP 家族基因(HtTIP)进行了生物信息学分析,并以菊芋块茎诱导获得的悬浮细胞为材料,测定了 NaCl 处理后 HtTIP 基因的表达量变化。结果:菊芋 14 个 TIP 蛋白分别归属于 TIP1 及 TIP2 两个亚族,HtTIP 家族的蛋白结构特征保守性较强。实时荧光定量 PCR 分析结果显示,盐胁迫下 HtTIP 基因家族的表达发生明显变化。在适当浓度(100 mmol/L)NaCl 胁迫下,除 HtTIP1-4 的表达显著下调外,大部分 HtTIP 在短时间内作出响应,表达明显上调;高盐浓度(150 mmol/L NaCl)处理下,所有 HtTIP 基因的表达均下调或接近未处理水平。结果:HtTIP 对盐胁迫应答迅速,且对不同程度的胁迫存在应答机制差异,不同家族成员的表现也不尽相同。

强光胁迫 王玉卓等以两年生茅苍术种苗为实验材料,杨树林下(透光率 18.26%～36.04%)作为对照组,采用不同密度的遮阴网于 7 月下旬模拟不同程度(51.10%、80.73%、100%)的强光进行胁迫。观察茅苍术生长状态,于第 0、5、10、15、20 天测定茅苍术叶片的生理生化指标 MDA 含量、细胞膜透性、脯氨酸(Pro)含量、抗氧化酶活性及叶绿素含量。通过 PCR 技术测定强光胁迫后茅苍术叶片中 3-羟基-3-甲基戊二酸单酰辅酶 A 还原酶(HMGR)和法

呢基焦磷酸合酶基因(FPPS)的相对表达量。结果:经过强光胁迫后,茅苍术叶片颜色由深绿色变为浅绿、黄绿色,叶片灼伤越来越严重;MDA 含量、电导率及 Pro 含量随光强的增加总体呈上升趋势;过氧化物酶(POD),SOD 和过氧化氢酶(CAT)活性均呈先升高再降低的趋势;叶绿素含量随光强的增加呈下降趋势;茅苍术叶片中 HMGR 相对表达量随光强的增加呈下降趋势,而 FPPS 表达量呈先升后降的趋势。在一定的强光胁迫下(透光率为 50% 时),茅苍术可通过提高抗氧化酶活性及调节渗透压物质含量以缓解强光胁迫的抑制作用;过高的强光胁迫则会导致茅苍术代谢机制失调,严重抑制植株生长。

酸雨胁迫 赵英等以葫芦科植物罗汉果幼苗为材料,研究不同强度酸雨(pH 值分别为 2.5、3.5、4.5、5.6)及对照(蒸馏水,pH 值 6.8)对罗汉果幼苗生理特性的影响。结果:模拟酸雨处理罗汉果幼苗中 MDA 含量随 pH 值的降低而升高,叶绿素含量、CAT 活性显著降低。当 pH 值小于 4.5 时,可溶性蛋白含量、POD 和 SOD 活性随 pH 值的减小显著降低;当 pH 值等于 4.5 时,罗汉果幼苗叶片可溶性蛋白含量最高,POD 和 SOD 活性最强。CAT、POD、SOD 活性与 MDA 含量呈极显著负相关,可溶性蛋白与这 3 种酶呈极显著正相关,叶绿素含量与 POD、SOD 活性呈极显著正相关。提示中度及以上强度酸雨胁迫会对罗汉果幼苗生理活动产生显著不利影响。

化感胁迫 刘成等以化感胁迫严重的七年人参根系和未受化感胁迫的三年人参根系为材料,采用 Label free 技术对人参根系进行差异蛋白组学分析,探讨连作人参根系响应化感胁迫的分子机制。结果:三年与七年人参根系中共鉴定出 2 216 个蛋白,其中差异蛋白 396 个,169 个蛋白上调表达,227 个蛋白下调表达。主要富集在次生代谢物生物合成、对刺激的反应、防御反应、糖醛酸代谢过程、生物的光合固碳等。其中连作七年导致人参根系中与抗性相关的 17 个蛋白表达上调,4 个蛋白表达量下调,表

学术进展

明人参遭遇化感胁迫;在此基础上与防御相关的 3 个蛋白表达量上调,6 个蛋白表达量下调,与衰老病害相关的 4 个蛋白表达量上调,与能量代谢相关的 17 个蛋白表达量下调,2 个蛋白表达量上调;植物次生代谢苯丙烷途径中与化感物质分泌相关的 7 个蛋白表达量上调,此外部分代谢途径上蛋白质表达紊乱。

钙离子胁迫 檀龙颜等基于钙离子是植物细胞重要的渗透保护物质和信号分子,针对喀斯特地区土壤高浓度钙离子的特点,研究了钙离子对金荞麦的种子萌发的影响。结果:20 ℃、全光照和滤纸为金荞麦种子的最适萌发条件。采用 0、0.5%、1.5% 和 2.5% 的 $CaCl_2$ 溶液处理金荞麦种子,随着处理浓度的增加,萌发种子的含水量逐渐降低,可溶性糖和 MDA 含量逐渐升高,CAT 活性、POD 活性和 SOD 活性均呈先升高后下降的趋势。在低浓度钙离子胁迫时,萌发种子主要受到渗透胁迫,细胞通过抗氧化酶清除活性氧自由基,而在高浓度钙离子(2.5%)胁迫时,萌发种子可能受到钙离子对酶活性产生抑制或毒害作用。

混合盐碱胁迫 朱晓旭等将 NaCl、Na_2SO_4 2 种中性盐和 $NaHCO_3$、Na_2CO_3 2 种碱性盐按不同比例混合,设置 pH 值为 7.2～10.34 的 5 组盐碱胁迫处理,每组从 20～200 mmol/L 设定 8 种不同盐浓度,以蒸馏水处理为对照,测定 40 种混合盐碱胁迫条件下板蓝根种子的发芽率、发芽势、发芽指数、活力指数等指标,观察混合盐碱胁迫对板蓝根种子萌发的影响。结果:盐浓度小于 20 mmol/L、pH 值为 7.30 的低浓度盐碱胁迫对板蓝根种子萌发具有一定的促进作用,发芽率、发芽势、活力指数有所增加;盐浓度为 80 mmol/L、pH 值为 7.30～10.24 时胁迫处理的板蓝根种子发芽率由 88% 下降到 3%;盐浓度为 20～200 mmol/L、pH 值为 7.96 时胁迫处理的板蓝根种子发芽率由 94% 下降到 0%,说明高浓度盐碱胁迫对板蓝根种子萌发有明显的抑制作用;盐浓度与 pH 值对板蓝根种子萌发的抑制有极显著的交互作用($P<0.01$)。

干旱和盐胁迫 韩雅楠等探究了蒙古黄芪的抗逆能力与其 DNA 甲基化程度之间的关系。选择内蒙古等地区常有的非生物胁迫因素——干旱与高盐,以培养 7 d 苗龄的蒙古黄芪幼苗为材料,采用 PEG-6000 及 NaCl 分别模拟不同程度的干旱及高盐胁迫,DNA 提取后进行基因组的甲基化敏感扩增多态性(MSAP)分析,分别研究其 DNA 甲基化程度的变化,并对 PEG 胁迫浓度与 DNA 甲基化程度进行了回归分析。结果:与对照组相比,干旱作用下,DNA 甲基化程度随 PEG-6000 浓度增加而降低,从大到小在 50.6% 至 36.1% 之间变化;高盐作用下,DNA 甲基化程度随盐浓度增加而降低,从大到小在 51.2% 至 35.3% 之间变化。说明蒙古黄芪 DNA 甲基化与干旱、高盐胁迫呈显著负相关。内蒙古等地区蒙古黄芪生长区域由于缺乏科学管理,不能很好利用当地气候条件、管理粗放等因素,影响蒙古黄芪的正常生长。本研究旨在非生物胁迫因素——干旱和高盐与蒙古黄芪之间的内在关联,研究对找出内蒙古黄芪应答胁迫因素的基因,通过外界调控,提高蒙古黄芪的产率具有意义。李铂等研究了干旱胁迫、盐胁迫下不同 LED 光质对蒙古黄芪种子萌发的影响。采用 -0.5 MPa 等渗 PEG 溶液和 NaCl 溶液分别模拟干旱胁迫和盐胁迫,对蒙古黄芪种子进行处理,观察种子在不同光质条件下的萌发情况。结果:PEG 处理的黄芪种子在红光/蓝光 2:1 下发芽率、发芽指数和幼苗根长均显著高于对照组(白光);NaCl 处理的黄芪种子以红光/蓝光 4:1 对发芽率、发芽势和发芽指数的促进作用最为显著;旱、盐胁迫下蓝光均明显抑制了黄芪幼苗根的伸长。

盐碱和干旱胁迫 李宗谕等研究了盐碱胁迫和干旱胁迫对人工栽培胀果甘草种子的萌发和幼苗生长及内源激素的影响。设置中性盐 NaCl 浓度 25、50、75、100、150 mmol/L 碱性盐 Na_2CO_3 浓度 15、30、45、60、75 mmol/L,PEG-6000 浓度 2%、4%、8%、12%、16% 模拟干旱,以蒸馏水处理作为对照,测定不同浓度盐碱胁迫和干旱胁迫下胀果甘草种子发芽率、发芽势、发芽指数、活力指数和幼苗根长、茎长、鲜重以及幼苗内赤霉素（GA3）、玉米素（ZT）、生长素（IAA）和脱落酸（ABA）含量。结果：在盐碱胁迫下，IAA、GA3 和 ZT 含量均表现出先升高后下降趋势；在干旱胁迫下，IAA、GA3 和 ZT 含量变化比较复杂。对于 ABA 来说，随着胁迫浓度增加含量升高。综合分析表明：在低浓度 NaCl（25～75 mmol/L）处理下可以促进蒙古黄芪种子萌发和幼苗生长；低浓度碱性盐 Na_2CO_3（≤30 mmol/L）不适宜胀果甘草的生长；轻度干旱下（2%PEG-600），胀果甘草表现为较强的抗逆性。研究为优化胀果甘草生长条件提供数据支撑。

光强和温度胁迫　张强皓等为研究不同光强和温度对阴生植物三七光系统活性的影响，选择盆栽二年生三七为研究对象，在人工培养箱中进行了不同光强（0、150 和 500 $\mu mol \cdot m^{-2} \cdot s^{-1}$）和不同温度（20、25、30、35、37.5、40 和 45 ℃）处理，使用 Dual-PAM-100 系统同时测量光系统Ⅱ（PSⅡ）和光系统Ⅰ（PSⅠ）荧光参数。结果：在 3 种光强温度交互处理下，叶绿素最小荧光（F'_o）显著上升，叶绿素最大荧光（F'_m）和 PSⅡ天线转化效率（F'_v/F'_m）显著下降。在恢复时，0 和 150 $\mu mol \cdot m^{-2} \cdot s^{-1}$ 光强下 F_v/F_m 在短时间内（1 d）即可恢复，表明其受到可逆损伤；相反，500 $\mu mol \cdot m^{-2} \cdot s^{-1}$ 光强下的 Fv/Fm 则在 3 d 内都未能恢复，表明其受到不可逆损伤。在光强温度交互处理下，150 $\mu mol \cdot m^{-2} \cdot s^{-1}$ 光强下非光化学猝灭（NPQ）、光合电子传递速率［ETR(I)］、实际量子产量［Y(Ⅱ) 和 Y(Ⅰ)］、PSⅠ受体侧能量耗散［Y(NA)］和环式电子传递速率（CEF）先升高后下降，环式电子量子产额［Y(CEF)］上升；500 $\mu mol \cdot m^{-2} \cdot s^{-1}$ 光强下 Y(Ⅱ) 和 Y(Ⅰ) 较低，PSⅠ供体侧能量耗散［Y(ND)］较高，Y(NA)、CEF 和 Y(CEF) 显著下降。因此，单一高温胁迫时，PSⅡ仅造成可逆损伤；强光和高温交互胁迫时，导致 PSⅡ活性和光保护能力下降，线性电子和环式电子传递受阻，使 PSⅡ造成不可逆损伤，而 PSⅠ通过调节较高的 Y(I) 和 Y(ND) 对其结构进行保护。

2. 非生物胁迫对药用植物活性成分合成的影响

干旱胁迫　高岩等以人参愈伤组织为材料，通过添加不同浓度 PEG（0、10%、20%、30%）模拟干旱环境，测定不同胁迫程度下愈伤组织的生长量，单体皂苷 Rg1、Re 含量，并以 GAPDH 为内参基因，实时荧光定量 PCR 分析人参皂苷合成途径中 4 个关键酶基因 HMGR、DS、CYP716A52v2、CYP716A53v2 表达量。结果：PEG 浓度越高对愈伤组织鲜重的抑制作用越明显，干重则相反。短时间内一定程度干旱胁迫对人参皂苷合成具有促进作用，10%、20% PEG 处理分别促进皂苷 Re、Rg1 的合成；各基因表达量结果显示，4 个关键酶基因的表达在不同处理下均呈现不同程度的上调。其中 DS 基因在 10% 处理下表达量最高（$P < 0.05$），第 25 天时达最大值，是对照组的 6.52 倍。CYP716A52v2 基因在 10% 处理时 25 d 达最大值；30% 处理组在 5 d 时达最大值，是对照组的 5.83 倍。PEG 模拟干旱胁迫时可激活次生代谢合成途径中多个关键酶基因协同表达，从而有效启动人参皂苷生物合成途径，影响人参皂苷的合成与积累。

磷胁迫　吕林等通过水培方式以 2 年生人参为实验材料，设置 0、0.5、1、2、4 mmol/L 磷浓度作为处理条件，按照不同的胁迫时间节点（15 d，22 d，29 d，36 d）取样，测定人参不同部位大量元素、中、微量元素及 9 种皂苷的含量。结果：磷胁迫影响不同生育期人参体内磷的分配，当磷浓度大于 0.5 mmol/L 时，地上部磷含量是地下部的 1.01～1.79 倍。磷胁迫可影响人参对其他元素的吸收和利用，适当施磷有利于人参植株中碳的积累，氮钾含量与磷含量具有同步增益效应；施磷处理 15 d 时，地下部分铁、镁、锰、钙、锌含量均高于地上，随着人参开花、坐果，钙、镁向地上部转移，而铁、锰、锌仍然留在地下部。磷处理浓度为 4 mmol/L 时，地下部铁、锰、锌的含量达到最大值。施磷处理下地上部人参皂苷 Rb1、Rb2、Rb3、Rc、Rd 的含量显著高于对照处理组（$P < 0.05$），高磷处理不利于地下部人参皂苷 Rg1、

Re、Rc、Rd 的积累,磷处理浓度为 1 mmol/L 时,地下部 Rb2、Rb3 显著高于其他处理($P<0.05$)。人参生长初期适当增施磷肥有助于地上部的生长,中期有助于地下部的积累,同时磷肥能促进人参对氮钾的吸收、影响中微量元素吸收利用及皂苷的生物合成和积累。

水分和高温胁迫 朱丹等以薄荷幼苗为研究对象,通过光照培养箱模拟胁迫环境,用 PEG-6000 模拟水分单一胁迫,设置 40 ℃ 为高温单一胁迫,二者交互为复合胁迫,蒸馏水、25 ℃ 为对照,主要测定 0～24 h 超氧阴离子(O_2^-·)产生速率,SOD、POD、CAT 活性,过氧化氢(H_2O_2)、MDA 质量摩尔浓度,以及黄酮的质量分数变化。结果:水分及高温单一、复合胁迫处理下,O_2^-·产生速率、H_2O_2 质量摩尔浓度、SOD、POD 和 CAT 活性表现为先升后降的趋势,单一胁迫 MDA 质量摩尔浓度为整体上升趋势,复合胁迫 MDA 先升高后降低;4～12 h 之间,复合胁迫各检测值显著高于单一胁迫,表现为协同效应;24 h 复合胁迫下所有检测值先于单一胁迫降低至(甚至低于)对照水平,可能是由于复合胁迫伤害大于单一胁迫伤害,随着时间的延长,率先突破薄荷幼苗忍受临界点导致死亡。黄酮累积的变化表现为从 4 h 上升至 8 h 质量分数最大,到 12 h 显著下降,与 O_2^-·产生速率、H_2O_2 的质量摩尔浓度分别在 4 h、8 h 达到最大,到 12 h 显著降低的趋势一致,提示胁迫条件下黄酮的累积很有可能是因为活性氧的产生而上调的。水分、高温复合胁迫可以通过诱导抗氧化酶来保护薄荷幼苗因活性氧的产生而导致的伤害,但是有限的;活性氧同时又可能提升幼苗黄酮的累积。提示在实际生产应用中,不仅要考虑到胁迫的协同效应,还要考虑胁迫的时间效应,从而平衡植物"产量"与"质量"的最佳方案。

镉胁迫下施加石灰 李娜等通过大田实验,研究不同石灰施用量对镉胁迫〔w(Cd)为 6 mg/kg〕下三七的生物量、皂苷含量以及合成皂苷相关酶〔鲨烯环氧酶(SE)、达玛烯二醇合成酶(DS)、细胞色素 P450 单加氧酶、糖基转移酶(GT)〕活性的影响。结果:随着石灰施用量的增加,三七生物量也不断增加,三七镉含量降低。在镉胁迫下,施用 3 750 kg/hm² 石灰,三七各部位生物量、皂苷含量最高,SE 和 DS 活性最强,镉含量最低,细胞色素 P450 单加氧酶和 GT 活性最小,三七各部位镉含量依次为须根＞剪口＞茎叶＞主根。镉胁迫下,施加 750、2 250 和 3 750 kg/hm² 石灰,单体皂苷 R1、Rg1、Rb1 含量较对照有所提高,主根细胞色素 P450 单加氧酶活性较对照分别显著降低 11％、21％、28％,GT 活性分别显著降低 13％、33％、40％,三七主根 SE 活性分别显著增加 18％、42％、61％,DS 活性分别显著增加 7％、28％、54％。在镉胁迫下施加石灰能够缓解镉对三七的毒害,减轻镉胁迫对皂苷含量以及皂苷合成相关酶活性的抑制作用。

硝普钠和 NaCl 胁迫 贾鑫等以一年生桔梗幼苗为试验材料,采用不同浓度硝普钠(SNP)(30、90、150 μmol/L)喷施 400 mmol/L NaCl 胁迫处理下的桔梗幼苗,分别在处理 10、20 和 30 d 后测定桔梗幼苗的生物量、MDA 含量、抗氧化酶类 SOD、POD、CAT、渗透调节物质脯氨酸、可溶性糖含量等生理生化指标,测定胁迫 30 d 后桔梗根中桔梗总皂苷含量。结果:400 mmol/L NaCl 胁迫后显著抑制了桔梗幼苗的生长和生理生化指标,喷施不同浓度 SNP 处理后,不同程度地降低了 MDA 含量,在胁迫 20 d 时,90 μmol/L 的 SNP(中浓度)处理后,与单盐胁迫组相比,根与叶中分别降低了 11.2% 和 42.1%。抗氧化酶类(SOD、POD、CAT)活性整体呈现先升高后降低的趋势,喷施 SNP 后活性增强,以胁迫 20 d 时、中浓度 SNP 处理后,效果更为显著。渗透调节物质脯氨酸和可溶性糖含量随胁迫时间的延长持续增加,中浓度 SNP 处理下含量达到最大。高浓度 SNP 处理促进了桔梗根中总皂苷的积累,比单盐胁迫组增加了 88.9%,低浓度和中浓度无显著促进作用。研究为提高桔梗幼苗的耐盐性,提高其产量和品质提供了一种新的手段。

(撰稿:陈建伟 吴健　审阅:寇俊萍)

［附］ 参考文献

A

安慧,赵彤,宋跃,等.NaCl胁迫对菊芋悬浮细胞中TIP家族基因表达的影响[J].植物生理学报,2020,56(11):2373

C

曹福麟,杨冰月,罗露,等.不同处理对远志种子萌发和幼苗生长的影响[J].中成药,2020,42(2):422

常相伟,魏丹丹,宿树兰,等.9个不同产地菊茎叶中多类型资源性化学成分的分析与评价[J].中国现代中药,2020,22(4):564

晁秋杰,刘晓,韩磊,等.高温胁迫诱导半夏基因组甲基化的变异分析[J].中国中药杂志,2020,45(2):341

陈洁,殷莉丽,何金晓,等.川产道地药材姜黄、郁金新品种"川姜黄1号"选育研究[J].中国中药杂志,2020,45(13):3079

陈鑫,罗兴,兰康,等.不同播期对附子根系生长及产量的影响[J].中药材,2020,43(6):1299

陈叶,闫芳,张彩丽,等.唐古特瑞香幼苗对干旱胁迫的生理响应[J].中药材,2020,43(6):1314

陈怡,杨赋祺,陈松树,等.多花黄精种子萌发过程的内源激素含量变化研究[J].中药材,2020,43(3):523

陈昌婕,马琳,康利平,等.不同种植时期和垄作模式对蕲艾生长和品质的影响[J].中国中药杂志,2020,45(17):4041

D

丁丹丹,马婷玉,陈士林,等.黄花蒿新品种"研青一号"研究[J].中国现代中药,2020,22(7):1072

丁宇晖,杨再强,徐超,等.低温胁迫对设施三七叶片光响应曲线拟合的影响[J].东北林业大学学报,2020,48(3):41

F

冯伟萌,刘培,严辉,等.基于高通量测序的野生和栽培当归转录组分析[J].中国中药杂志,2020,45(8):1879

G

高岩,张涛,杨利民,等.聚乙二醇胁迫对人参愈伤组织皂苷合成及关键酶基因表达量的影响[J].吉林农业大学学报,2020,42(4):395

高雅倩,陈学良,陈东红,等.铁皮石斛CSLA基因家族的全基因组鉴定和表达分析[J].中国中药杂志,2020,45(13):3120

宫福雨,程林,韩梅,等.黄芩药效成分积累的生态因子特征分析[J].中药材,2020,43(7):1572

管仁伟,林慧彬,林建强.干旱及盐胁迫对黄芩种子萌发和黄酮合成关键酶活性的影响[J].中药材,2020,43(1):9

郭妍宏,王飞艳,尤华乾,等.不同碳源对丹参和藏丹参毛状根生长及活性成分积累的影响[J].中国中药杂志,2020,45(11):2509

H

韩雅楠,赵犇鹏,崔向军.非生物胁迫蒙古黄芪基因组的MSAP分析[J].基因组学与应用生物学,2020,39(7):3119

何淑玲,马令法,杨敬军,等.甘南灰叶蕨麻生长及土壤养分对不同地膜覆盖的响应[J].中药材,2020,43(11):2613

华桦,严志祥,田韦韦,等.川产道地药材花椒转录组及品质相关性探讨[J].中国中药杂志,2020,45(4):732

黄萱,徐娇,周涛,等.高温胁迫对蜜环菌生长特性的影响[J].中国实验方剂学杂志,2020,26(19):17

黄芯琦,钟可,韩楷,等.不同产地金钗石斛的性状及显微特征统计研究[J].中草药,2020,51(8):2226

J

贾鑫,王晓琴,张英,等.外源NO对盐胁迫下桔梗幼苗生理特性及总皂苷积累的影响[J/OL].分子植物育种,2020[2021-02-15].https://cc0eb1c56d2d940cf2d0186445b0c858.casb.njucm.edu.cn/kcms/detail/46.1068.S.20201021.1354.008.html

贾鑫,张英,丛迎楠,等.外源 NO 对盐胁迫下桔梗种子萌发及生理特性的影响[J].中药材,2020,43(8):1827

K

康恒,吴靳荣.光照对粗茎秦艽种子萌发及其过程中环烯醚萜类成分积累规律的影响[J].上海中医药大学学报,2020,34(4):81

康传志,吕朝耕,黄璐琦,等.基于区域分布的常见中药材生态种植模式[J].中国中药杂志,2020,45(9):1982

L

Li T, Fan Y, Qin H, et al. Transcriptome and flavonoids metabolomic analysis identifies regulatory networks and hub genes in black and white fruits of *Lycium ruthenicum* Murray[J]. Frontiers in Plant Science, 2020, 11:1256

Li W, Zhang H, Zeng Y, et al. A salt tolerance evaluation method for sunflower(*Helianthus annuus* L.)at the seed germination stage[J/OL]. Entific Reports, 2020[2021-04-15]. https://doi.org/10.1038/s41598-020-67210-3

Luo H, Qian J, Xu Z, et al. The *Wolfiporia cocos* genome and transcriptome shed light on the formation of its edible and medicinal sclerotium[J/OL]. Genomics Proteomics and Bioinformatics, 2020[2021-04-15]. https://doi.org/10.1016/j.gpb.2019.01.007

赖成霞,玛依拉·玉素音,高燕,等.藏红花酸糖基转移酶 UGTCs4 基因的克隆、生物信息学及表达分析[J].中草药,2020,51(4):1044

李波,赵倩,关瑜,等.产地对黄芪主产区形成的影响[J].时珍国医国药,2020,31(1):186

李铂,孙晓春,黄文静,等.旱、盐胁迫下不同 LED 光质对黄芪种子萌发的影响[J].陕西农业科学,2020,66(5):26

李娟,杨琳,刘海,等.不同种质、播期及其互作对菘蓝结实性状的影响[J].中药材,2020,43(11):2631

李娜,梅馨月,李琦,等.施用石灰对镉胁迫下三七皂苷产量及相关酶活性的影响[J].生态与农村环境学报,2020,36(4):515

李欣,卓冰雨,祁晓娟,等.黄芪异黄酮含量与气候因子的灰色关联度和通径分析[J].中国中药杂志,2020,45(14):3407

李俊飞,邵慧慧,毕艳孟,等.营养元素缺乏对西洋参生长及皂苷积累的影响[J].中国中药杂志,2020,45(8):1866

李林玉,董志渊,马维思,等.黄草乌种子生物学特性研究[J].中药材,2020,43(5):1067

李文娟,刘姣蓉,周玉梅,等.苦豆子主要生物碱含量表型性状的 SSR 标记关联分析[J].中国中药杂志,2020,45(13):3104

李晓艳,周敬雯,严铸云,等.基于转录组测序揭示适度干旱胁迫对丹参基因表达的调控[J].中草药,2020,51(6):1600

李英英,王祝年,晏小霞,等.不同氮磷钾配比对益智生长指标及产量的影响[J].中药材,2020,43(10):2345

李宗谕,刘福顺,刘秀岩,等.盐碱胁迫和干旱胁迫对胀果甘草种子萌发及幼苗生长和内源激素影响[J].时珍国医国药,2020,31(6):1464

廖荣俊,杨阳,叶碧欢,等.多花黄精根茎的转录组分析与甾体皂苷生物合成相关基因发掘[J].中国中药杂志,2020,45(7):1648

刘成,李彩凤,刘兵,等.化感胁迫下人参根系差异蛋白表达分析[J].分子植物育种,2020,18(23):7726

刘赛,李建领,杨孟可,等.枸杞木虱对宁夏枸杞生长的影响[J].中国现代中药,2020,22(5):715

刘培卫,吕菲菲,张玉秀,等.白木香 AOX 基因特征及其对伤害胁迫的响应[J].中国中药杂志,2020,45(7):1641

刘新,斯金平,段承俐,等.多花黄精遗传多样性和遗传变异规律研究[J].中草药,2020,51(10):2835

刘长征,周良云,廖沛然,等.何首乌-穿心莲间作对何首乌根际土壤放线菌群落结构和多样性的影响[J].中国中药杂志,2020,45(22):5452

刘照东,杨林林,张阳,等.不同产地北柴胡中柴胡皂苷含量与土壤因子的关系[J].中草药,2020,51(20):5328

卢俊,韩静,金磊磊,等.NaCl 胁迫对三叶半夏丛生芽生长的影响[J].南京工业大学学报(自然科学版),2020,42(2):257

吕林,张亚玉,孙海,等.磷胁迫对人参植株中营养元素及皂苷的影响[J/OL].吉林农业大学学报,2020[2020-12-28]. https://doi.org/10.13327/j.jjlau.2020.5009

M

马琳,陈昌婕,康利平,等.不同种植密度、叶位与叶龄对蕲艾产量和品质的影响[J].中国中药杂志,2020,45(17):4031

N

牛晓雪,李保华,李霞,等.不同激素和化学试剂处理对石刁柏种子萌发的影响[J].中药材,2020,43(4):807

O

欧阳蒲月,李亚萍,梁永枢,等.石牌广藿香种植模式初探[J].中药材,2020,43(5):1074

Q

钱润,李慧,华中一,等.栽培天麻农艺性状的数量分类学研究[J].中国中药杂志,2020,45(13):3085

秦振娴,廖登群,张晨阳,等.柔毛淫羊藿生长期氮磷钾元素的吸收动态及施肥效果[J].中国现代中药,2020,22(5):729

R

冉志芳,杨小彤,丁伟娜,等.栽培西洋参根系丛枝菌根初步调查[J].中国中药杂志,2020,45(9):2050

S

Sharma L, Reddy BM, Chatterjee M, et al. Influence of mechanical scarification and gibberellic acid on seed germination and seedling performance in *Pinus gerardiana* Wall[J]. International Journal of Current Microbiology and Applied Ences, 2020,9(4):1356

桑梦如,戴仕林,刘潺潺,等.基于性状特征和ISSR分子标记的三棱居群研究[J].中国中药杂志,2021,46(4):931

史红专,严晓芦,郭巧生,等.不同光强下种植的紫花地丁对清热作用的影响[J].中国中药杂志,2020,45(16):3812

孙延超,杨太新,袁梦佳.不同柴胡种质抗寒性及其与生理指标的相关性研究[J].中药材,2020,43(1):5

索南邓登,陈卫东,林鹏程.濒危药用植物掌裂兰 *Dactylorhiza hatagirea* 适宜区划分析[J].中国中药杂志,2020,45(11):2687

T

檀龙颜,王海燕,黄丽容,等.不同浓度钙胁迫对金荞麦种子萌发的影响[J].种子,2020,39(10):82

唐涛,毛婷,郭杰,等.生防菌BZJN1和苯甲·丙环唑对白术根际土壤细菌群落组成及理化特性的影响[J].中国中药杂志,2020,45(14):3414

田双双,赵晓梅,刘珊珊,等.基于UPLC特征图谱及萜类成分含量测定的泽泻产地差异研究[J].中国中药杂志,2020,45(7):1545

W

王骞,邬佩宏,杨敏,等.滇重楼根茎品质与根际土壤因子的相关性分析[J].中草药,2020,51(22):5839

王楠,高静,万修福,等.林下种植重楼和珠子参根际土壤与微生物量碳(C)、氮(N)、磷(P)生态化学计量特征研究[J].中国中药杂志,2020,45(18):4373

王宁,董莹莹,袁美丽,等.温水浸种对杜仲种子萌发过程中保护酶活性及内源激素含量变化的影响[J].植物研究,2020,40(4):523

王鑫,袁庆军,郭增祥,等.野生当归种子的生物学特性研究[J].中国中药杂志,2020,45(10):2368

王宝川,刘晨,赖鑫,等.四川剑阁县药用植物资源及区系分析[J].中药材,2020,43(4):836

王红兰,杨萍,朱文涛,等.不同生根剂对金果榄扦插生根率及生长指标的影响[J].中药材,2020,43(6):1310

王惠珍,陆国弟,胡茹英,等.聚乙二醇-6000模拟干旱胁迫下硅对蒙古黄芪种子萌发特性和幼苗质量的影响[J].甘肃中医药大学学报,2020,37(1):31

王君杰,高秀萍,李广信,等.不同诱变方式对党参苗根部性状的影响[J].中药材,2020,43(5):1071

王启超,许玲,张淼,等.水杨酸缓解穿心莲盐胁迫的机制研究[J].中国中药杂志,2020,45(22):5465

王玉卓,谷宇琛,巢建国,等.强光胁迫对茅苍术生长、生理生化及关键酶基因表达的影响[J].中国实验方剂学杂志,2020,26(10):119

魏俊雯,张声祥,施圆圆,等.基于转录组测序的牛蒡木质素类物质生物合成途径及关键酶基因分析[J].中草药,2020,51(16):4300

X

夏蕴,巢建国,谷巍,等.倒春寒胁迫与恢复对茅苍术生长、生理及关键酶基因的影响[J].中成药,2020,42

(8):2187

谢德金,叶友杰,杨德明,等.基于巴戟天转录组数据的R2R3-MYB转录因子的鉴定和分析[J].药学学报,2020,55(1):160

谢凯莉,马喆,龚慕辛,等.不同栽培品种及干燥工艺白芍花中9种有效成分含量测定及主成分分析[J].中国中药杂志,2020,45(19):4643

谢宜杰,刘晓莹,罗可可,等.醇型和酮型广藿香DNA甲基化的MSAP分析[J].中草药,2020,51(20):5293

徐娇,欧小宏,江维克,等.天麻-冬苏轮种模式对土壤微生物群落结构的影响[J].中国中药杂志,2020,45(3):463

徐扬,刘引,彭政,等.不同种植时期对麻城菊花生长、产量及其品质的影响[J].中国中药杂志,2020,45(9):2057

徐小琼,张小波,陈娟,等.甘肃产当归生态适宜性研究[J].中草药,2020,51(12):3304

褚汉美,史红专,郭巧生,等.光强对野菊生理生化特性的影响[J].中国中药杂志,2020,45(7):1620

Y

杨莉,文子伟,付婧,等.生物质炭对连作参地人参种苗与土壤质量的影响及回归分析[J].中药材,2020,43(4):791

杨萍,王红兰,孙辉,等.野生抚育下羌活根状茎生长特性与品质相关性研究[J].中国中药杂志,2020,45(4):739

杨涛,赵疆,杨晖,等.一株强分泌刀孢蜡蚧菌的分离及对甘肃贝母腐烂病防治的研究[J].中药材,2020,43(11):2624

杨明俊,张琛,晏祖花,等.乌拉尔甘草内生真菌分离及活性初探[J].中草药,2020,51(17):4538

杨永成,王潇晗,王艳芳,等.北细辛AhWRKY33基因的克隆及其拟南芥遗传转化[J].中国中药杂志,2020,45(13):3112

易家宁,王康才,张琪绮,等.干旱胁迫对紫苏生长及品质的影响[J].核农学报,2020,34(6):1320

姚宇,李卫萍,温春梅,等.PA型紫苏的种植密度研究[J].中国中药杂志,2020,45(7):1627

余意,王凌,孙嘉惠,等.基于微卫星群体遗传学的栽培枸杞遗传多样性和遗传结构评价[J].中国中药杂志,2020,45(4):838

袁丁,焦梦婷,许成,等.竹节参β-香树素合成酶基因克隆及生物信息学分析[J].中草药,2020,51(19):5028

Z

张杰,刘娟,蒋超,等.人参转录因子ERF基因家族的表达分析[J].中国中药杂志,2020,45(11):2515

张雨,夏铭泽,张发起.药用资源植物山莨菪的转录组信息分析[J].植物研究,2020,40(3):458

张成才,高真,罗丽娜,等.百蕊草休眠解除前后种胚的转录组分析[J].中国中药杂志,2020,45(16):3837

张成才,向增旭.百蕊草种子破除休眠及设施栽培条件的优化研究[J].中药材,2020,43(2):274

张成才,张子璇,张文静,等.利用转录组测序分析与华重楼种子休眠解除相关差异基因[J].中国中药杂志,2020,45(8):1893

张宏意,陈思颖,卢昌华,等.广藿香香叶基二磷酸合酶基因的克隆及生物信息学分析[J].时珍国医国药,2020,31(5):1234

张会宁,郭巧生,史红专,等.恒温越冬对蚂蟥生长及性腺发育的影响[J].中国中药杂志,2020,45(8):1873

张家春,孙超,李朝桢,等.不同种植年限白及土壤有机质、酶活性与白及有效成分研究[J].中药材,2020,43(1):1

张明明,胡会娟,李娇,等.不同采收期对唐古特大黄功效组分含量的影响[J].中国现代中药,2020,22(5):735

张强皓,张金燕,寸竹,等.光强和高温对三七光系统活性的影响[J].植物生理学报,2020,56(5):1064

张新秦,周涛,肖承鸿,等.种植年限对白及表型性状及土壤理化性质的影响研究[J].中药材,2020,43(11):2619

章鹏飞,张虹,张小波,等.多花黄精生态适宜性区划研究[J].中国中药杂志,2020,45(13):3073

赵英,吴敏,周兴文.模拟酸雨胁迫对罗汉果幼苗生理特性的影响[J].中国南方果树,2020,49(3):62

赵晨光,李存玉,杨珊,等.基于道地产区蒙古黄芪的质量差异性分析[J].中国中药杂志,2020,45(13):3183

郑燕,何志凯,姚梦鹏,等.基于Illumina高通量测序技术的草豆蔻基因组研究[J].中草药,2020,51(13):3530

郑芊彤,杨再强,王明田,等.低温胁迫对三七光合特性的影响[J].北方园艺,2020,44(4):121

钟莎,尹彦棚,贺亚男,等.2种附子栽培叶型的转录组比较分析[J].中国中药杂志,2020,45(7):1633

周芳,曹国璠,李金玲,等.不同有机肥种类及用量对连作白术产量与品质的影响[J].中药材,2020,43(10):2350

周丽,张彩芳,郎多勇,等.盐胁迫对银柴胡生物量积累及 Na$^+$、K$^+$ 含量的影响[J].时珍国医国药,2020,31(1):196

周莹,吴令上,陈秋燕,等.抗宿主白绢病的铁皮石斛内生真菌的筛选[J].中国中药杂志,2020,45(22):5459

周秀丽,翁丽丽,姜大成,等.干旱胁迫下北苍术的光合特性及抗逆生理响应[J].中药材,2020,43(1):15

朱丹,赵宝林,韩科学,等.水分及高温环境胁迫对薄荷幼苗活性氧代谢与总黄酮累积的影响[J].北京师范大学学报(自然科学版),2020,56(4):600

朱建军,蒋加勇,王令俐,等.密度、定向栽培对糯米山药产量和品质的影响[J].中国中药杂志,2020,45(22):5472

朱金丽,王卓,王志焱,等.多穗柯无色花青素还原酶基因的克隆及其表达与根皮苷含量的相关性分析[J].中草药,2020,51(12):3292

朱晓旭,高玉刚.混合盐碱胁迫对板蓝根种子萌发的影响[J].江苏农业科学,2020,48(6):147

朱艳霞,陈东亮,黄燕芬,等.野菊花种子人工老化过程的活力变化及 PEG 引发对种子活力的影响[J].中药材,2020,43(4):802

朱昀昊,陈志恒,董诚明.基于转录组的夏枯草 WRKY 转录因子的鉴定和表达特征分析[J].中国实验方剂学杂志,2020,26(20):146

朱昀昊,张梦佳,李璐,等.基于比较转录组的夏枯草组织差异表达分析[J].中草药,2020,51(13):3523

祝明珠,俞年军,史素影,等.多花黄精种子结构与休眠及萌发的关系研究[J].种子,2020,39(3):7

祝明珠,俞年军,王秋丽,等.基于多花黄精转录组的多糖及薯蓣皂苷生物合成路径研究[J].中国中药杂志,2020,45(1):93

（二）中药质量评价

【概述】

2020 年度，中药质量评价与控制在研究模式、思路与方法方面取得了一些新的进展，主要表现在以下几个方面：基于声光可调-近红外光谱技术快速评价中药材质量、基于多指标成分-TOPSIS 法整合评控药材化学品质优劣、基于 UPLC-TQ-MS 法药材质量评价研究、基于 ^{1}H-NMR 代谢组学结合生物活性药材质量优劣评价、基于指纹图谱——测多评（QAMS）药材质量评价模式研究、基于含量测定与药效活性相结合的中药质量评价研究、基于 UPLC-多元统计分析药材质量评价、基于指纹图谱结合多成分含量药材质量评价、基于有效基准特征图谱质量表征模式中药饮片的质量评价、TLC 和 HPLC 指纹图谱结合多成分含量测定的质量评价方法研究、不同寄主来源药材质量评价、基于药材生长年限的质量研究、基于"辨状论质"等级药材的质量研究等。

1. 基于声光可调-近红外光谱技术快速评价中药材质量

声光可调-近红外光谱（AOTF-NIR），系声光可调滤光器（AOTF）为分光元件的近红外光谱（NIR）分析技术，与"光栅扫描""傅立叶变换"等传统近红外光谱仪相比，因其具有体积小、便携、重现性好、环境适应性强、可用于现场快速分析的优势。边雨等对收集来源于东北的 35 批满山红药材，采用 The Unscrambler 分析软件，以偏最小二乘法（PLS）和交叉-验证法建立了 30 批满山红药材样品中水分、总灰分、酸不溶灰分及杜鹃素 4 个指标的 NIR 定量校正模型（作预测值），并用其余 5 批样品组成验证集，

用于验证模型。结果：5 批验证样品中杜鹃素含量预测值与 HPLC 实测值偏差平均值为 3.64%，水分、总灰分、酸不溶灰分含量的预测值与实测值偏差平均值分别为 1.01%、1.46%、2.65%，偏差均值＜5%。各指标 NIR 检测模型预测值与常规检测方法测定值之间相关性良好，测定准确性较高。该法仅需 15～30 s 即可获取各指标含量数据，大大减少检测时间，降低检测成本，可用于满山红药材质量的快速评价。王美慧等对 60 批次来源于陕西商洛地区的牡丹皮药材，采用 The Unscrambler 分析软件，将近红外光谱与化学值（按《中国药典》（2015 年版）测定水分、浸出物、丹皮酚含量）相关联，以 PLS 和交叉-验证法，以 55 批含量高低均匀牡丹皮药材为样本，建立了水分、浸出物、丹皮酚的定量校正模型（作为预测值），其余 5 批为验证集样品。结果：牡丹皮药材 3 个定量模型内外部验证相关系数均大于 0.90，校正均方根偏差（RMSEC）分别为 0.063 7、0.100 8、0.289 3，预测均方根偏差（RMSEP）分别为 0.093 3、0.143 7、0.432 7，定量模型对外部验证结果进行显著性 t 检验，表明 3 个指标预测值与化学值之间无显著性差异（$P>0.05$）。

2. 基于多指标成分-TOPSIS 法整合评控药材化学品质优劣

TOPSIS 法是根据有限个评价对象与理想化目标的接近程度进行排序的方法，即在现有的对象中进行相对优劣的评价方法。赵飞亚等收集不同产地 55 批 10 种重楼药材，采用 UPLC 法测定重楼皂苷 I、重楼皂苷 II、重楼皂苷 VI、重楼皂苷 VII、薯蓣皂苷、重楼皂苷 H、纤细薯蓣皂苷 7 种有效成分的含量，经 TOPSIS 数学模型对含量结果归一化与多指

标数据集成化,获得重楼中 7 种指标的化学品质综合指数。结果:10 种重楼药材化学综合质量差异较大,综合评价排名由高到低依次为长柱重楼(Ci=0.275 5)>多叶重楼(Ci=0.273 2)>大理重楼(Ci=0.269 8)>滇重楼(Ci=0.244 5)>南重楼(Ci=0.234 5)>狭叶重楼(Ci=0.159 1)>黑籽重楼(Ci=0.141 6)>矮重楼(Ci=0.117 8)>七叶一枝花(Ci=0.115 1)>毛重楼(Ci=0.114 9),其中长柱重楼、多叶重楼和大理重楼的化学综合质量优于滇重楼,南重楼与滇重楼的结果较为接近,可作为滇重楼资源扩充的优势品种。

3. 基于 UPLC-TQ-MS 法药材质量评价研究

张丽等采用 UPLC-TQ-MS 法,建立了同时测定 23 批 4 产地蒙古黄芪药材中 17 个成分(异黄芪皂苷Ⅳ、黄芪皂苷Ⅳ、黄芪皂苷Ⅲ、黄芪皂苷Ⅱ、大豆皂苷Ⅰ、异黄芪皂苷Ⅱ、黄芪皂苷Ⅰ、异黄芪皂苷Ⅰ、毛蕊异黄酮苷、染料木苷、芒柄花苷、美迪紫檀苷、毛蕊异黄酮、染料木素、芒柄花素、3-羟基-9,10-二甲氧基紫檀烷、7,2-二羟基-3,4-二甲氧基异黄烷)含量的方法。4 产地蒙古黄芪中 17 个成分平均总含量高低依次为:宁夏(7.184 mg/g)、山西(6.064 mg/g)、内蒙古(3.698 mg/g)、陕西(3.398 mg/g);PCA综合评分显示,宁夏产蒙古黄芪质量优于山西、内蒙古、陕西产蒙古黄芪,山西产蒙古黄芪中 17 个成分平均总含量虽与宁夏产黄芪接近,但其质量不稳定,应用 PCA 综合评分法可以较好地评价各产地蒙古黄芪样品的质量。

4. 基于¹H-NMR 代谢组学结合生物活性药材质量优劣评价

范刚等采用¹H-NMR 代谢组学技术整体检测 4个主流基原小檗皮药材中的初级和次级代谢产物,结合 PLS-DA 和方差分析筛选种间差异成分。以高脂饲料和链脲佐菌素建立 2 型糖尿病大鼠动物模型,评价 4 个品种的抗糖尿病活性差异。结果从小檗皮药材中同时检测并鉴定了包括生物碱类、有机

酸类、糖类及氨基酸类在内的 16 种化合物,并首次发现种间差异标志物为木兰花碱、药根碱、蟾毒色胺内盐和蔗糖。匙叶小檗和甘肃小檗具有较好的降血糖、改善胰岛素抵抗、提高胰岛素敏感性及抗炎作用,刺红珠有一定的抗糖尿病作用,而鲜黄小檗的抗糖尿病活性较差。从 4 个差异成分的含量及抗糖尿病活性评价结果可知,不同基原小檗皮药材的质量优劣为:匙叶小檗>甘肃小檗>刺红珠>鲜黄小檗,该研究可为小檗皮药材的品种整理、质量标准建立及开发利用提供参考依据。

5. 基于指纹图谱-一测多评(QAMS)药材质量评价模式研究

高喜梅等建立了 4 产地 23 批酸橙枳实的HPLC-UV 指纹图谱,确定了 21 个共有峰,鉴别出芸香柚皮苷、柚皮苷、橙皮苷、新橙皮苷、柚皮素、橙皮素、甜橙黄酮、川陈皮素、橘皮素 9 种黄酮类成分,且 23 批次枳实样品的相似度均大于 0.9。同时建立了以新橙皮苷为内参物计算新橙皮苷与芸香柚皮苷、柚皮苷、橙皮苷、柚皮素、橙皮素、甜橙黄酮、川陈皮素、橘皮素的 QAMS 法。CA 及 PCA 分析结果显示的分类情况与该药材的产地分布情况相一致,发现 9 种黄酮成分总含量以江西新干县为最高(达27.710%),芸香柚皮苷、柚皮苷、橙皮苷和新橙皮苷等为该药材黄酮苷类主要成分,其中芸香柚皮苷和橙皮苷是对不同产地枳实质量之间差异贡献较大的成分,可考虑增加芸香柚皮苷和橙皮苷作为枳实质量控制指标。该研究从主成分含量方面验证了江西为枳实道地产区的科学性。杨彬等建立了 10 批次连翘药材样品的 HPLC 指纹图谱,标定了 13 个共有峰,鉴别出连翘酯苷 A、(+)松脂醇-β-D-吡喃葡萄糖苷、连翘苷、连翘酯素 4 个成分,10 批次连翘样品的相似度范围 0.984~0.996。同时建立了以连翘苷为内参物计算连翘苷与连翘酯苷 A、(+)松脂醇-β-D-吡喃葡萄糖苷、连翘酯素的 QAMS 法。采用外标法测定 10 批连翘中 4 个成分的含量,比较 QAMS与外标法测定结果,表明 2 种方法相关系数 r 均>

0.99,计算的质量分数结果一致,误差均<3%。方差分析显示,连翘苷和(＋)松脂醇-β-D-吡喃葡萄糖苷蒸品与煮品之间的含量存在显著性差异。煮品中连翘酯素含量极低,未能达到定量限。

6. 基于含量测定与药效活性相结合的中药质量评价研究

Wei WL 等以蟾毒灵的结构修饰物 BF211 为内标,采用 UHPLC-Qq Q-MS/MS 法,对 71 批次的蟾酥药材(其中 13 批采集于生产基地、58 批采集于药材市场)和 20 种含蟾酥的中成药中 ψ-异沙蟾毒精、沙蟾毒精、嚏根草配基、19-氧代华蟾毒它灵、远华蟾蜍精、蟾毒他灵、脂蟾毒精、19-氧代华蟾毒精、华蟾毒它灵、蟾毒灵、酯蟾毒配基、华蟾酥毒基、去乙酰华蟾毒精和日蟾毒它灵 14 种蟾毒配基类化合物进行了定量分析。结果:蟾酥药材 14 个定量检测成分中沙蟾蜍精、嚏根草配基、远华蟾蜍精、蟾毒他灵、华蟾毒它灵、蟾毒灵、酯蟾毒配基、华蟾酥毒基和日蟾毒它灵 9 个成分含量均超过 17.84 mg/g,其中,以酯蟾毒配基和华蟾酥毒基含量最高,为蟾毒配基总含量值和质量评价的关键成分,其余 5 个蟾毒配基类成分平均含量均低于 6.26 mg/g。值得注意的是购自药材市场的 58 批蟾酥药材含量差异很大,其中 13 批未检出蟾毒配基成分被判定为伪品。不同厂商或品牌生产的同一中成药含蟾毒配基类成分总含量及各组成成分含量差异也很大,如蟾麝救心丸、华蟾素胶囊、心宝丸、麝香保心丸。20 批含蟾酥中成药中蟾毒配基的总含量以六神丸最高,4 批含量均超过 20 mg/g,且批间差值极小(22.13～24.52),而 4 批华蟾素胶囊和 1 批麝香保心丸的总含量低于 2 mg/g;1 批华蟾素胶囊不含主要成分脂蟾毒配基。由此可见精确控制原料药材蟾酥质量至关重要。对 9 种含量较高的蟾毒配基化合物,采用网络药理学方法探讨了化合物-靶标-信号通路-疾病之间的关系,筛选出与蟾毒配基相关性最高的 8 条癌症信号通路,包括癌症中的蛋白聚糖、癌症中的 microRNA、非小细胞肺癌、癌症中的中心碳代谢、胰腺癌、前列腺癌和结直肠癌。

7. 基于 UPLC-多元统计分析药材质量评价

邱连建等建立了 UPLC 同时测定 36 批忍冬科金银花、山银花及川银花药材中 10 个指标成分质量分数的方法,发现:3 种忍冬科花类药材中 10 种成分的质量分数存在明显差异,獐牙菜苷、芦丁、木犀草苷为金银花的特有成分;马钱苷在金银花和川银花两类样品能检出;新绿原酸为 3 种样品的共有成分,但在川银花中质量分数最高,均值为 2.264 mg/g,金银花与山银花中的分别为 0.707 mg/g、0.631 mg/g。聚类分析结果显示,三者各自聚为一类;通过 PCA 及 OPLS-DA,可将金银花、山银花及川银花药材进行有效区别。

8. 基于指纹图谱结合多成分含量药材质量评价

穿山龙药材根据生长栽培方式的不同,通常可分为野生品和栽培品 2 种。杨贵雅等采用 UPLC 串联蒸发光散射检测器法对 12 批野生穿山龙和 10 批栽培穿山龙中 6 种甾体皂苷类成分(原薯蓣皂苷、原纤细薯蓣皂苷、甲基薯蓣皂苷、伪原薯蓣皂苷、薯蓣皂苷、纤细薯蓣皂苷)进行分析,建立了穿山龙药材专属化学指纹图谱,共标定 6 个共有峰,相似度均在 0.950 以上,可用于穿山龙药材的质量评价。应用化学计量学方法分析表明,穿山龙野生品和栽培品所含甾体皂苷类成分种类无差异,而各甾体皂苷成分含量有明显差异,其中原薯蓣皂苷和原纤细薯蓣皂苷是二者的差异化合物,可作为鉴别和区别穿山龙野生品和栽培品的指标。李燕珍等对不同产地厚朴药材、去粗皮厚朴与厚朴粗皮进行厚朴酚、和厚朴酚的含量测定,对比其共有峰的峰面积,并进行相似度分析。结果:厚朴酚、和厚朴酚的总含量均为去粗皮厚朴＞厚朴药材＞厚朴粗皮。去粗皮厚朴 6 个共有峰的峰面积均比厚朴药材、厚朴粗皮的峰面积高。

9. 基于有效基准特征图谱质量表征模式中药饮片的质量评价

路东波等以确定具有调节血脂活性的紫苏叶饮

片作为饮片基准,以有效特征指标性成分作为质量表征基准点,采用 HPLC-PDA 法建立有效基准特征图谱,并以有效基准特征图谱的质量表征信息作为评价紫苏叶饮片质量的标尺,同时对其准确性进行佐证。以野黄芩苷为基准点表征紫苏叶有效饮片基准特征图谱质量信息:14 个特征峰保留时间、峰面积、相对保留时间、相对峰面积,6 个特征指标性成分(咖啡酸、木犀草素-7-O-二葡萄糖醛酸苷、芹菜素-7-O-二葡萄糖醛酸苷、野黄芩苷、迷迭香酸、齐墩果酸)的含量、相对含量及含量换算系数,指标性成分涵盖了酚酸类、黄酮类及三萜类药学架构主要化学类型。同时以野黄芩苷对照品模拟基准点表征质量信息,二者相吻合佐证了检测方法可行性及检测结果的准确性。14 批待评价紫苏叶饮片色谱图中均含有 14 个特征峰,6 个特征指标性成分换算含量与实测含量相吻合;以有效基准质量表征信息为标尺评价 14 批紫苏叶饮片质量,综合得出 5 批饮片优良度居前。

10. 薄层色谱和 HPLC 指纹图谱结合多成分含量测定的质量评价方法研究

彭任等建立了 18 批羌活药材 HPLC 指纹图谱和阿魏酸苯乙醇酯、羌活醇、异欧前胡素、镰叶芹二醇多类型有效成分的含量测定法,并建立了羌活 HPTLC 鉴别法。结果:羌活 HPLC 指纹图谱共标定了 14 个共有峰,指认了 6 个色谱峰,分别为紫花前胡苷、佛手柑内酯、阿魏酸苯乙醇酯、羌活醇、异欧前胡素和王草质。18 批市售药材共有峰的相似度在 0.887~0.992;18 批羌活多类型有效成分含量测定结果表明,羌活和宽叶羌活成分差异明显,阿魏酸苯乙醇酯百分含量为 0.33%~0.94%,羌活醇百分含量为 0.56%~1.89%,异欧前胡素百分含量为 0.10%~1.06%,镰叶芹二醇百分含量为 2.21%~6.24%。羌活 HPTLC 鉴别法和 HPLC 指纹图谱能有效区别羌活、宽叶羌活及其易混淆品(藁本、地榆、虎杖、臭芜),二者与多类型有效成分的 HPLC 含量测定结合,可提高羌活的质量控制水平。

11. 基于药材生长年限的质量研究

张瑞等收集不同产地、不同等级的黄芪药材,对其外观形态定性描述,长度、直径定量测定,采用徒手切片法观察不同等级仿野生黄芪的生长年限分布,观察其分布规律。采用 UPLC-UV 法,建立了 24 批不同产地黄芪药材黄酮类成分 HPLC-UV 指纹图谱,并对不同等级仿野生黄芪和栽培黄芪 5 种黄酮类成分进行含量测定。结果可将不同生长方式的黄芪药材划分为仿野生黄芪和栽培黄芪 2 个规格。特等黄芪主要是 5 年以上生长年限的根段,一等主要是 4~5 年生的根段,二等主要是 3~4 年生的根段,三等主要是 2~3 年生的根段,四等主要是 1~2 年生的根段。不同产地、不同等级黄芪指纹图谱中指认出 5 个共有峰,采用相似度评价软件分析,以仿野生黄芪图谱为参照,仿野生黄芪样品相似度为 0.892~0.994,栽培黄样品相似度为 0.274~0.531,PCA 和 CA 均显示仿野生黄芪和栽培黄芪可以明显分成 2 类。仿野生黄芪 5 种黄酮类成分含量明显高于栽培黄芪,仿野生黄芪(除特等外)总黄酮含量与等级(或直径、年限)呈正相关,栽培黄芪与等级不相关。该研究明确黄芪根的生长年限是引起黄芪药材性状和化学差异性的主要因素,为黄芪药材商品规格等级标准的制定提供科学依据。柳玲玲等采用超快速液相色谱和 UFLC-QTRAP-MS/MS,对 6 个不同生长年限野生粉沙参中的 16 种氨基酸类和 6 种核苷类成分进行含量测定。结果:野生粉沙参中含量最高的是具有化痰止咳功效的天门冬酰胺,其 2~3 年生者含量高达 2.97%,且>3 年各生长年限粉沙参中含量均恒定在同一水平[(1.77±0.048)%]。HCA 显示,粉沙参具有较好的生长年限连续性,以 3 年生和 15 年生为分界点可分为 3 类,2~3 年生、4~15 年生、16~20 年生样品各聚为一类。PCA 显示,不同生长年限粉沙参差异性氨基酸或核苷成分为 2~3 年生为天门冬酰胺,4~5 年和 9~15 年生均为丙氨酸和鸟苷,6~8 年生为鸟苷和腺苷,16~18 年生为缬氨酸和精氨酸,19~20 年生为甲硫氨酸和天冬氨酸。依据差异代表性氨基酸和核苷可以大致判别粉沙参的生长年限。伍利华等采用紫外-可见分光光度法和HPLC测定了24批不同产地、不同生长年限及不同干燥加工方法的黄连花薹样品中总黄酮和盐酸小檗碱的含量。以总黄酮和盐酸小檗碱含量为指标，并兼顾以干燥加工时间较短为优，分别对总黄酮含量、盐酸小檗碱含量、干燥时间标准化值赋予权重比例为30、40、30，计算其综合评分，对24批样品进行品质评价。以总黄酮和盐酸小檗碱含量为变量对24批样品进行CA。结果：不同海拔、生长年限及干燥加工方法对黄连花薹的品质均有一定影响，其中以海拔为1 200 m左右、生长年限在4年及以上、梯度干燥法加工的样品为优。任江剑等系统比较了浙江省林下山地不同种源（淳安、缙云、磐安）栽培七叶一枝花的产量和品质差异，探讨了七叶一枝花根茎产量和品质的变化规律。结果：浙江省不同种源的七叶一枝花生产的药材品质差异较大，总重楼皂苷含量在0.491 8%～0.632 5%之间。浙产重楼药材的重楼皂苷Ⅵ和重楼皂苷Ⅶ含量较高，两者加和可以达到0.5%以上，而重楼皂苷Ⅰ和重楼皂苷Ⅱ含量较低，在0.05%以下。随着栽培时间的增加，根茎的重量呈指数式增长，7年生药材的单株干重可达10 g以上。随着栽培时间的增加，根茎的重楼皂苷呈先升后降的趋势，7年生药材的重楼皂苷含量仅为0.613 4%。浙江林下栽培重楼以5～6年后采收为宜。

12. 不同寄主来源药材质量评价

卢森华等以16批不同寄主来源的桑寄生药材（桑树寄主、柳树寄主、茶树寄主、枫香树寄主的桑寄生各4批）为样品，建立了桑寄生HPLC特征图谱，标定出了11个共有峰，并指认了3个成分，分别为芦丁、槲皮苷和槲皮素，16批样品的相似度均大于0.9，不同寄主来源的桑寄生在化学成分种类上基本一致，但同一成分的含量差异较大（各共有峰相对峰面积的RSD为27.00%～64.20%）。CA将16批不同寄主来源的桑寄生分成3类；PCA结果提示，槲皮苷、槲皮素和芦丁对桑寄生品质有明显的影响，可作为桑寄生质量评价指标，且以枫香树寄主桑寄生样品的综合评分最高，整体质量最好。

13. 基于"辨状论质"等级药材的质量研究

杨丽等根据"辨状论质"理论，量化巴戟天根直径、木心直径和断面颜色3个外观性状，并采用HPLC法测定4种寡糖类成分的含量和SPSS 20.0统计软件，对巴戟天"状-质"进行相关性分析、PCA和CA分析。结果：蔗糖、蔗果三糖、耐斯糖、蔗果五糖与根直径、木心直径和断面颜色值呈显著或极显著负相关，但蔗糖的相关系数较小，取除蔗糖外的其余6个指标初步将巴戟天药材划分为3个等级，其中广东德庆产巴戟天的质量较优。该方法可对巴戟天药材性状与内在指标成分之间关联性的探索为质量等级评价具有参考价值。戴全宽等对收集的30批园参、移山参和野山参3类人参药材样品，采用UPLC测定11种单体皂苷（人参皂苷Rg1、Re、Rg2、F1、Rb1、Rb2、Rb3、Rc、Rd、Ro、Rf）的含量，采用比色法测定淀粉含量，采用SPSS 23.0统计软件将30批人参样品的外观性状指标（芦碗数、芦头长度、质地）分别与11种人参皂苷含量、总皂苷含量、人参三醇型皂苷（PPT）/人参二醇型皂苷（PPD）的含量之比、淀粉含量进行Pearson相关性分析。结果：除人参皂苷Rf外的其余10种单体皂苷含量与芦碗数、11种单体皂苷含量与芦头长度均呈显著正相关（$r>0$，$P<0.05$），与质地坚实程度均呈显著负相关（$r<0$，$P<0.05$）；人参中淀粉含量与其质地坚实程度呈显著正相关（$r=0.95$，$P<0.01$）；人参中PPT/PPD比值与其芦碗数、芦头长度呈显著负相关（$r<0$，$P<0.05$）。人参芦碗数、芦头长度、质地松泡程度与其药效物质人参皂苷的含量呈正相关，且随着生长年限增加，人参中人参二醇型皂苷含量的增长幅度高于人参三醇型皂苷；为诠释传统"辨状论质"以人参芦碗多、芦头长、质地松泡为优的科学内涵提供了科学依据。

（撰稿：陈建伟　审阅：寇俊萍）

【中药品种考证研究】

中药品种名实、变迁、辨伪等问题由来已久。品种考证研究对于丰富和发展中药品种理论、确保中药临床应用安全有效、发展道地药材和统一药名等方面具有重大意义。2020 年度，关于品种考证研究有较多的研究成果，其中结合国家发布第一批经典名方名录，对名方中中药材的品种考证研究成为年度中药品种考证研究的热点。

1. 经典名方中的品种考证

经典名方是中医药的精华，为鼓励并支持对古代经典方剂的研究开发，2018 年，国家中医药管理局发布了首批古代经典名方 100 首。名方中中药材的来源考证，特别是多基原中药材来源的应用历史考证，对于经典名方的开发研究十分重要。

车前子为临床常用药材，是经典名方第一批清心莲子饮等 3 种方剂的药材组成。高武等对历代车前子药材进行本草考证，认为在南北朝时期，车前子药材可能来源于车前 Plantago asiatica L.、大车前 P. major L.、平车前 P. depressa Willd. 等多种植物的种子；唐、宋、明清时期，车前子药材主要来源于车前的种子；平车前的种子在民国时期开始作为车前子流通；现代，车前、平车前被《中国药典》所收载。鉴于车前和平车前两种植物的化学成分有所不同，建议经典名方中所使用的车前子均应选择车前 P. asiatica L. 的种子。

地黄是一味常用的大宗药材，王军等对历代本草著作进行了梳理，认为古今地黄均来源于玄参科植物地黄 Rehmannia glutinosa Libosch.，天目地黄 R. chingii Li 曾作为地方品种。南北朝时期地黄已有栽培，唐宋时期栽培技术成熟，河南怀庆府自明代被认为是地黄的道地产区。综合对历代本草中地黄品种的考证，推断出 11 首经典名方中的生地黄、干地黄、熟地黄、干熟地黄、生干地黄等品名与《中国药典》(2020 年版)规定地黄类药材品种的对应关系，为地黄类药材的合理应用提供了依据。

沈立等考证认为，蜀椒与秦椒作为古代供药用椒类药材的主要品种，均为现代芸香科花椒属植物花椒 Zanthoxylum bungeanum Maxim. 的干燥果皮。"崖椒""竹叶椒"即现代野花椒和竹叶花椒，常作为食用调味料与花椒混用，不作药用。青椒为现代收载品种，在古代本草中无记载，且与花椒有较大差异。故大建中汤处方中的蜀椒应为芸香科花椒属植物花椒的干燥果皮。考虑到性状差异及产地变迁的影响，四川特别是汉源可以作为"蜀椒"药材的优良选地。

大黄为我国传统大宗药材之一，药用历史悠久，翁倩倩等通过本草研究，认为历代本草所载大黄虽来源较多，但均为蓼科大黄属掌叶组植物，具体品种因产地不同而异，在进行含大黄的经典名方的开发时可选用《中国药典》(2020 年版)中记载的掌叶大黄 Rheum palmatum L.、唐古特大黄 R. tanguticum Maxim. ex Balf.、药用大黄 R. officinale Baill. 3 个品种。小承气汤中大黄建议采用《中国药典》(2020 年版)酒大黄规格炮制，其余 4 首经典名方可结合具体方义进行炮制。

当归为我国常用大宗药材之一，被称为血家之圣药，经典名方第一批收录包含当归药材方达 25 首之多。翁倩倩等通过文献梳理并结合前人考证，认为古人所用当归涉及多个物种，而自陶弘景始分 3 类，其中以"马尾当归"品质最佳，被后世所沿用，与今当归 Angelica sinensis (Oliv.) Diels 一致，与当前商品主流相符，其道地产区甘肃岷县及周边地区至今有悠久历史，为业界公认，建议在经典名方开发中选用。当归古代炮制方法主要有酒制和炒制，其中酒制经历代发展衍变为多种，建议在经典名方开发中采用酒炮制当归规格。

肉苁蓉为我国西北干旱地区特有的名贵补益类药材，应用历史悠久，可补肾阳、益精血、润肠通便。翁倩倩等通过考证，认为古时所用肉苁蓉主流当为荒漠肉苁蓉 Cistanche deserticola Y.C. Ma.，亦有盐生肉苁蓉 C. salsa (C.A. Mey.) G. Beck 入药的情况。肉苁蓉历代主流的炮制方法为酒浸后炙干、焙干或酒蒸,演变至今,建议在开发济川煎中采用酒苁蓉炮制规格,地黄饮子可参考《中国药典》(2020 年版)酒炙法进行炮制。

翁倩倩等对经典名方中所用红花的名称、基原等进行本草考证,认为从古至今所用红花主流基原均为菊科植物红花 *Carthamus tinctorius* L.,以新采质量为佳。红花的主产区在新疆及云南,炮制方法是与酒同煮或以酒处理后进行干燥。建议“桃红四物汤”中炮制方法可参照《中国药典》(2020 年版)载“酒炙法”,“身痛逐瘀汤”可依原方义选用加工炮制方法。

魏梦佳等考证,唐代之前药用贝母主流基原为葫芦科植物土贝母 *Bolbostemma paniculatum* (Maxim.) Franquet.;至唐宋时期贝母基原扩大至百合科贝母属植物,结合产地分布,认为这一时期贝母药材的主流基原为浙贝母 *Fritillaria thunbergii* Miq. 和湖北贝母 *F. hupehensis* Hsiao et K. C. Hsia.;明代贝母开始分化为“川贝母”“土贝母”,但是根据所记载的“土贝母”产地,认为其亦多指百合科浙贝母;清代形成川贝母、浙贝母、土贝母三类,并延续至今。建议经典名方开发中涉及不同历史时期的贝母类药材根据考证结论进行选择,加工炮制方法参考《中国药典》(2020 年版)相关规定执行。

通过本草考证,赵佳琛等认为,汉代至南北朝柴胡为伞形科柴胡属或前胡属植物混杂入药,正品基原难以明确;唐代石竹科植物或已作为柴胡药材入药;宋代明确柴胡的道地产区为银州,其正品基原为狭叶柴胡 *Bupleurum scorzonerifolium* Willd. 及其近缘种银州柴胡 *B. yinchowense* Shan et Y. Li,明代后北柴胡 *B. chinense* DC.逐渐成为主流,并已明确石竹科银柴胡 *Stellaria dichotoma* L. var. *lanceolata* Bge.与伞形科柴胡属植物功效有异,但仍将银柴胡归于柴胡类药材使用。清代将银柴胡单列为一类药材,与柴胡区分开。经典名方收录的含有柴胡的药方中,柴胡药材的正品基原主流应为伞形科柴胡属狭叶柴胡及北柴胡,建议结合当前柴胡资源

及产业发展情况综合考虑选取符合《中国药典》(2020 年版)的基原。

莪术、郁金、姜黄、片姜黄 4 种药材功效相近,基原有交叉,药材名与植物名又有重叠,关系比较混乱。王艺涵等对以上 4 味药材进行本草考证,认为姜黄、郁金、莪术均从唐代开始入药,唐宋至明末以前一直以姜黄 *Curcuma longa* 的根茎为郁金,温郁金 *C. wenyujin* 或 *C. aromatica* 的根茎夹杂老姜 *Zingiber officinale* 为药材姜黄,药材莪术主流基原为蓬莪术 *Curcuma phaeocaulis*、广西莪术 *C. kwangsiensis*、温郁金的根茎。明清时姜黄和郁金的基原及药用部位发生改变,郁金基原转为蓬莪术、广西莪术、温郁金和姜黄的块根;姜黄基原转为姜黄 *C. longa* 根茎。片姜黄或称片子姜黄,始载于《本草纲目》,基原为温郁金等的根茎纵切片。经典名方第一批中,川郁金、姜黄、莪术各出现 1 次,其中川郁金出自清代方“宣郁通经汤”,此方疏肝泻火,理气调经,建议使用川产姜黄的根茎;姜黄出自清代方黄连膏,此方具有清火解毒的功效,建议使用姜黄 *C. longa* 根茎,姜黄未有炮制传统,因此建议使用生品;莪术出自宋代方温经汤,此方主治温经散寒,活血化瘀,建议莪术用宋代主流的温莪术,采收加工后根据其炮制原理建议采用醋制莪术,以增强破血消症作用。

陈皮、青皮、橘红、化橘红等均为中医常用药材。王艺涵等对柑橘属皮用药材进行考证,认为历代橘皮主流基原为芸香科植物橘 *Citrus reticulata* Blanco 及其栽培变种,但各地根据地理气候条件差异而呈现品种不同的现象。宋代根据橘的采收时间不同而有了青皮、陈皮之分,前者因药性酷烈而常用醋制,又因青皮划成四瓣而称莲花青皮。南北朝起便有橘皮去白的加工方法,宋代称此加工品为橘红,直至明代始将橘红作为单独一味药材列出。橘皮的道地产区在南北朝时期为“东橘”,到唐宋时期推崇浙江温州、闽南地区,明代则开始以广东为道地,清代集中在以广东新会一带为佳。化橘红始于清代,原特指化州所产的橘红,其药性强于普通陈皮,为柚

的变种化州柚 Citrus grandis var. tomentosa，产量不足时用柚皮代替，因此现化州柚和柚均作为化橘红基原。药材香橼主流基原为枸橼 C. medica，至明代《滇南本草》才独立成单一品种，基原也增加香圆 C. wilsonii。佛手首载于《滇南本草》，其基原为佛手 C. medica var. digitata。经典名方第一批 13 首方中涉及柑橘属皮用药材可依据此考证结论进行选择。

赵佳琛等对经典名方中涉及枸杞和地骨皮的药材进行考证，认为历代本草文献记载枸杞的主流基原为枸杞 Lycium chinense Mill. 及宁夏枸杞 L. barbarum L.，唐代确立甘州（今张掖市）为枸杞道地产区并为历代认可，至清朝道地产区转移至宁夏地区。地骨皮至今主要来源于野生采集，因此其主流基原历代均以枸杞根皮为主。基于考证结果，建议经典名方中涉及枸杞药材以宁夏枸杞 L. barbarum 为基原，地骨皮以枸杞 L. chinense 为基原，药用部位分别为果实、根皮，参考《中国药典》（2020 年版）规定进行炮制。

肉桂、桂枝为中医临床常用药材，但历史上桂类药材别名较多，药用部位存在变迁。经王艺涵等考证，桂类药材最早以"菌桂"和"牡桂"之名首载于《神农本草经》中。桂枝、肉桂之名至唐代才出现，均以嫩枝皮且去外层栓皮为佳，并多以"桂心"之名入药；宋元以来桂的药用部位逐渐分开，肉桂为桂的枝皮或小树干皮，嫩枝皮则为桂枝，再嫩者为柳桂，宋代将其统一为"桂枝"；明清后肉桂为干皮入药，嫩枝则为桂枝；《中国药典》规定桂枝为樟科植物肉桂 Cinnamomum cassia 的嫩枝条，肉桂为其干燥树皮。历代除主流肉桂外，还有其他肉桂组植物各地亦做桂入药，如浙江桂 C. chekiangensis、钝叶桂 C. bejolghota、川桂 C. wilsonii 等。建议宋代之前经典名方中的桂枝可采用《中国药典》（2020 年版）所规定的桂枝；金元以后桂枝与肉桂的药用部位分开，收载的 5 首经典名方中"官桂""肉桂""桂心"可采用《中国药典》（2020 年版）规定的肉桂。

牛膝为临床常用中药，品种演变复杂，除了当今通用的怀牛膝、川牛膝外，尚有土牛膝、红牛膝、白牛膝以及麻牛膝等混用、误用作牛膝的情况。翁倩倩等通过考证，认为牛膝 Achyranthes bidentata Bl. 为传统药用牛膝的正品，建议在开发牛膝类药材经典名方中采用，川牛膝则为清代以来所发展的药材新品种，与怀牛膝功效有别，临床应用应注意加以区分，其他牛膝的混淆品及误用品在使用时应注意加以鉴别，以确保经典名方开发和使用的有效性与安全性。

升麻为临床常用药材，历代所用品种复杂、屡有变迁。翁倩倩等考证结果表明，古代药用升麻的来源主要为升麻 Cimicifuga foetida L.，次为兴安升麻 C. dahurica（Turcz.）Maxim.、大三叶升麻 C. heracleifolia Kom. 及其他非正品植物，建议在开发升麻类药材经典名方时优先采用升麻 C. foetida L. 为主要药用基原。

2. 中药品种变迁考证

老鹳草属植物种类繁多，杨祎辰等考证认为，明清及民国时期的本草著作中提到的牻牛儿苗和老鹳草与今有一定差异，其中鼠掌老鹳草 Geranium sibiricum L.、尼泊尔老鹳草 G. nepalense Sweet.、中日老鹳草 G. nepalense var. thunbergii Kudo.、粗根老鹳草 G. dahuricum D C. 以及纤细老鹳草 G. robertianum L. 等只在部分省市及民间作为老鹳草用，而《中国药典》（2020 年版）则逐渐将老鹳草的来源规定为牻牛儿苗科植物牻牛儿苗 Erodium stephanianum Willd.、老鹳草 G. wilfordii Maxim. 或野老鹳草 G. carolinianum L. 的干燥地上部分。

罗汉果为葫芦科植物罗汉果 Siraitia grosvenorii C. Jeffrey ex A.M. Lu et Z.Y. Zhang 的干燥果实，李皓翔等对罗汉果进行系统的本草考证，认为罗汉果之名始见于《修仁县志》，作为本草始载于民国时期陈仁山所著的《药物出产辨》，分析了品种及其药用历史的逐步演变过程，在市面上存在山橙充当罗汉果出售的现象，可能会造成误用或混用。

甘草是中医方剂中使用频率最高、应用最广的中药,为正本清源、澄清混乱,史磊等考证,发现我国的甘草属植物的甘草 *Glycyrrhiza uralensis* Fisch.、光果甘草 *G. glabra* L. 和胀果甘草 *G. inflata* Batal.、圆果甘草 *G. squamulosa* Franch.、无腺毛甘草 *G. eglandulosa* X. Y. Li、黄甘草 *G. erycarpa* P.C. Li、云南甘草 *G. yunnanensis*、粗毛甘草 *G. aspera* Pall.、刺果甘草 *G. pallidiflora* Maxim. 等 9 种同属植物在不同的历史时期作甘草用。而(乌拉尔)甘草、光果甘草、胀果甘草为《中国药典》(2020年版)收录,成为法定品种。

吴志瑰等对葛属资源本草学的研究认为,南北朝以前时期用的葛根品种为野葛,南北朝至汉唐时期记载为甘葛藤,宋代及明清以后本草记载葛根品种开始多样化发展,出现家种和野生两品种并列的情况,为甘葛藤和野葛,药食两用一直沿用至今。

松香作为重要的传统中药长期被应用于中医外科,且我国资源储备巨大,具有良好的研发前景。李晓强等通过基原考证,认为本草记述的松香来源植物主要有马尾松 *Pinus massoniana* Lamb.、油松 *P. tabuliformis* Carriere、云南松 *P. yunnanensis* Franch.、赤松 *P. densiflora* Sieb. et Zucc.、黄山松 *P. taiwanensis* Hayata、日本五针松 *P. parviflora* Sieb. et Zucc. 等,而现在流通的中药松香大多来自马尾松、云南松、思茅松 *P. insularis* var. *khasyana* Silba、南亚松 *P. latteri* Mason 和黄山松等,这与古籍记载存在一定差异。不同种类和产地的松香的功效成分松香酸类化合物含量差别较大,建议深入进行优良品种的筛选研究。

乳香是外来药物的代表性品种之一,早在秦汉之际已有传入。黄子韩等通过对乳香的古今基原变迁等进行考证,发现唐之前所用乳香为漆树科乳香黄连木 *Pistacia lenticus* 树皮渗出的树脂,而宋代后随着海上丝绸之路的兴盛,阿拉伯的乳香树 *Boswellia carterii* Birdw. 及其同属近缘植物渐渐成为了乳香的主流来源植物。《中国药典》(2020年版)规定乳香的来源为乳香树及同属植物 *B. bhaw-dajiana* Birdw. 树皮渗出的树脂。

牛黄为名贵药材。李超等详细考证,发现其古代品种较多,主要来源于黄牛 *Bos taurus domesticus* Gmelin,偶用牦牛 *B. grunniens* L. 及其与黄牛交配的杂交牛,较少甚至不用水牛 *Bubalus bubalis* L.,而文献称来源于犀牛的"犀牛黄"之名可能是道地产区"西牛黄"讹传,古今药用牛黄均以黄牛来源为正品,为《中国药典》(2020年版)收载。由于国产天然牛黄短缺价高,除了进口牛黄外,体外培育牛黄和人工牛黄开发成功,成为代用品同收载于《中国药典》(2020年版)。建议对牛黄品种及其质量进行深入考察,明确其基原、采集部位、药效成分之后,再推广进口牛黄及天然牛黄替代品的应用。

山羊角作为名贵药材羚羊角的主要替代品而受到关注,王亮等运用多种方法对山羊角药材的历史沿革及资源等进行考证,显示山羊角入药历史悠久,从秦汉以降,藏羚羊 *Pantholops hodgsonii* Abel、山羊 *Capra hircus* L.、青羊 *Naemorhedus goral* Hardwicke、盘羊 *Ovis ammon* L. 等作为羊角的来源,现代一些地方标准除了将山羊或青羊作为山羊角的来源外,还有将北山羊 *C. sibirica* L. 或绵羊 *O. aries* L. 的角做山羊角来源。目前山羊资源丰富,成为山羊角的主流品种。但因山羊的品种众多,建议加强质量标准和不同品种羊角入药药效差异研究,以便为临床应用提供实验依据。

3. 用药部位考证

卫矛(鬼箭羽)具有破血、通经、杀虫等功效。庞素银通过考证发现,卫矛的用药部位,古代主要用其皮羽、带皮羽的茎条和箭头(不带羽)的茎条;而现代除了传统的药用部位外,部分省区把卫矛的用药部位扩大到茎、叶、根及果实等。陆跃等通过考证认为,古人有单用"羽"、用"皮羽"、用茎条的不同认识,而现在主要用羽或带羽的枝条,基原古今基本一致,确定为卫矛科植物卫矛 *Euonymus alatus* (Thunb.) Sieb.。陆钰婷等考证认为,鬼箭羽的名称来源是因药材具有木栓翅而得名等说法,现代除正品卫矛外,

还有栓翅卫矛 *E. phellomanus* Loes.、大果榆 *Ulmus macrocarpa* Hance.等5种混伪品。

败酱和败酱草作为倒挂品种收录于《中国药典》（2020年版）附录中，任天航等通过考证，认为应将败酱草与败酱合并为一个品种，药用部位应以根部入药，而非全草入药。

瞿麦为传统常用治淋要药，管仁伟等通过考证，认为瞿麦药材植物来源有2种，分别为瞿麦 *Dianthus superbus* L.和石竹 *D.chinensis* L,后者是瞿麦药材的主要来源。其药用部位经历了用"实""茎叶合用""只用蕊壳，不用茎叶"，至今用"地上部分"的变迁历程。

4. 名实考证

沙苑子为常用补肾中药，药用历史悠久。张婷婷等通过考证，认为沙苑子名称演变大致经过宋代"白蒺藜"、明清"沙苑蒺藜"及清代后"沙苑子"三个阶段，"潼蒺藜"常被作为沙苑子的别名流传于市场。沙苑子基原古今一致，为扁茎黄芪 *Astragalus complanatus* R. Br.的成熟干燥的种子。沙苑子在建国后主要有紫云英、猪屎豆、华黄芪和直立黄芪等种子混伪品，因此在沙苑子药材使用过程中，应注意针对以上常见混伪品进行鉴别。

草豆蔻为燥湿行气常用药，胡璇等考证发现，草豆蔻有草蔻、草果、漏蔻等多种名称，从基原来说，古人记载的草豆蔻当与艳山姜 *Alpinia zerumbet*、草果 *Amomum tsaoko* 等出现使用混乱的情况，现代考证草豆蔻基原植物为山姜属植物草豆蔻 *Alpinia katsumadai*,主产于岭南等热带地区，以海南产质量较佳，采收时间一般为夏秋果实成熟季节。

历史上艾叶药材的基原较多，其中明、清时期的蕲州九牛草被称作为"蕲艾"，民间推崇为"艾之精英"。为捋清九牛草基原和九牛草与艾的历史渊源，罗丹丹等通过考证，认为古代本草记载九牛草基原植物应为菊科植物宽叶山蒿 *Artemisia stolonifera*（Maxim.）Komar.,是古代中药材艾叶的重要基原之一，建议对其深入研究。

徐常珂等考证认为，古代本草文献记载入药用的山栀子，即是茜草科植物栀子 *Gardenia jasminoides* Ellis 的干燥成熟果实；水栀子在古代有两种，一种为重瓣栀子，主要作观赏用；入染料用的水栀子为"伏尸栀子"，即长果栀子 *G. jasminodes* Ellis f. *longicarpa* Z.W. Xie et Okada。

王艺涵等考证，认为蓝草最早以果实入药即蓝实，基原为蓼科植物蓼蓝 *Polygonum tinctorium*,明清以后蓼蓝应用较少，至今临床已不再使用；魏晋时期药用部位扩展至茎叶，且多以取汁入药；唐代以来基原扩展至十字花科菘蓝 *Isatis indigotica*、爵床科马蓝（板蓝）*Baphicacanthus cusia*、豆科木蓝 *Indigofera tinctoria*、菊科植物吴蓝等；宋代扩展至根，始现"板蓝根"，并逐步成为蓝类药材的主流药用部位，其主流基原为马蓝，自清代将十字花科菘蓝逐步做成为正品板蓝根，而马蓝则成为南板蓝根。青黛最早是从国外进口用来画眉的矿物染料，后作药用，又名青蛤粉，因发现其与蓝草的提取物功效一致，而将国产靛花亦命名为青黛，持续至今。大青叶历代主流均为马鞭草科大青属植物大青 *Clerodendrum cyrtophyllum* 的干燥茎叶，然自清代以来，逐步将菘蓝、蓼蓝等蓝草的茎叶混入作为替代，并逐步成为主流。

古代医书有"杏核"这样的药物名称，但现代医书中只有"杏仁"的药名。郑若羲等通过考证，认为古人在实际使用中可以明确"核"和"仁"的区别，果核和果仁是不同部分，"杏核"一药其实际药用部分还是杏仁。杏核作为杏仁一种容易保存的形式在药铺中出售，需要医家在得到药材之后，再去除一部分非用药部位，因此在古代医籍中"杏核"与"杏仁"实为同一入药部位的不同名称。

《救荒本草》中有孩儿拳头之品名，倪天宇等考证认为，孩儿拳头即《新修本草》所载莢蒾的基原，为今椴树科扁担杆属植物扁担杆 *Grewia biloba* G. Don 或其变种小花扁担杆 *Grewia biloba* var. *parviflora*（Bunge）Hand.-Mazz.,而非忍冬科植物莢蒾 *Viburnum dilatatum* Thunb.,并将扁担杆及小花扁担杆的物种始载上溯至唐代,建议《中国植物志》在修订时可以将扁担杆改回《唐本草》"葏蒾"之名。

腽肭脐为一味传统的补肾壮阳药,赵中振等通过本草考证,得出结论为:腽肭脐(海狗肾)在历史上其实是一个比较笼统的概念,主要指源自海狗、海豹类几种海洋动物的外肾;经对现今内地与香港市场品种实地考察,以海狗肾之名售卖者,包括海狗、海象、海豹类外生殖器。

蟾蜍类药材包括蟾酥、干蟾、蟾皮和蟾衣。对于其基原,姜珊等考证认为,古籍中虾蟆今指蛤蟆,即蛙;蛤蟆、蟾蜍二物虽同一类,而功用小别;古方中多有蟾蜍、泽蛙混用现象,而今方多用蟾蜍。蟾蜍的基原除了正品中华大蟾蜍 *Bufo bufo gargarizans* Cantor 或黑眶蟾蜍 *Bufo melanostictus* Schneider 外,日本蟾蜍 *Bufo japonicus*、花背蟾蜍 *Bufo raddei*、史氏蟾蜍 *Bufo stejnegeri*、绿蟾蜍 *Bufo viridis* 等其他蟾蜍科动物也在市场流通。

5. 民族药品种考证

"达格沙"是蒙医、藏医临床常用药,具有杀"粘"、消肿、解毒的功效,但来源复杂。李彩峰等通过考证,认为"达格沙"类蒙药的正品来源为多叶棘豆 *Oxytropis myriophylla*(Pall.)DC. 和毛棘豆 *O. hirta* Bge.,药用部位为干燥地上部分,前者为标准收载和各蒙医医院使用主流品种,但存在翻白草、镰形棘豆等误用和混用品现象。

萨日德麻类为蒙药根茎叶花果通用的一类利尿消肿益肾药材,许谨帆等通过考证认为,"萨日德麻"类蒙药正品为宽苞棘豆 *Oxytropis latibracteata*、红花岩黄芪 *Hedysarum multijugum*、紫花黄华 *Thermopsis barbata*、黄芪 *Astragalus membranaceus*、山野豌豆 *Vicia amoena*、蓝花棘豆 *Oxytropis caerulea*、不丹黄芪 *Astragalus bhotanensis*、锡金岩黄芪 *Hedysarum sikkimense*;内蒙古地区使用最多的品种为查干-萨日德麻(宽苞棘豆)、哈日-萨日德麻(不丹黄芪)、沙日-萨日德麻(黄芪),均为消肿上品。

苏布尔干其其格为清热、解毒、止泻的蒙药,道乐嘎艳等考证,得出结论为:苏布尔干其其格的来源为龙胆科植物乌奴龙胆 *Gentiana urnula* H. Smith 的干燥全草,而菊科植物款冬 *Tussilago farfara* L. 的干燥花,景天科植物瓦松 *Orostachys fimbriatus*(Turcz.)Berger、钝叶瓦松 *O. malacophyllus*(Pall.)Fisch.、黄花瓦松 *O. spinosus*(L.)C.A. Mey.等的干燥全草,则为代用品或混用品。

"陆格米格"类蒙医药常用为杀"粘"药物,品种复杂,阿如罕等考证认为,广义的"陆格米格"归为 7 类,其中呼和-陆格米格正品为紫菀 *Aster tataricus* L. f.,哈日-陆格米格正品为巴唐紫菀 *A. batangensis* Bur. et Franch.,阿尔山-陆格米格正品为垂头菊 *Cremanthodium reniforme*(DC.)Benth.,陆格米格-斯日布正品为欧亚旋覆花 *Inula britannica* L.,协日-陆格米格正品为毛莲菜 *Picris hieracioides* L.,陆格冲正品为阿尔泰狗娃花 *Heteropappus altaicus*(Willd)Novopokr.,查干-陆格米格正品可能为三脉紫菀 *A. ageratoides* var. *lasiocladus* Hand.-Mazz.。

藏药"巴夏嘎"基原复杂,混用及替代使用现象较为严重,仁真旺甲等经过考证,确定藏药巴夏嘎原植物为鸭嘴花 *Adhatoda vasica* Nees.,并考证出有长果婆婆纳 *Veronica ciliata* Fisch.、毛果婆婆纳 *V. eriogyne* H. Winki.、塞北紫堇 *Corydalis impatiens*(Pall.)Fisch.、皱波黄堇 *C. crispa* Prain.等多种植物在各地以巴夏嘎替代品入药。

"生等"为藏族习用药材,别名众多,基原复杂,混用现象较为严重,邹雪梅等考证认为,生等的基原品种包括无患子科、鼠李科、三尖杉科、豆科、苏木科、红豆杉科 6 个科的 14 种植物,其主流品种为西藏猫乳 *Rhamnella gilgitica*、文冠木 *Xanthoceras sorbifolia* 和小叶鼠李 *Rhamnus parvifolia*,而儿茶 *Acacia catechu* 作为代用品在临床中也广泛应用。

日官孜玛为藏药常用药材,来源植物较为混乱,涉及 3 科 5 属的 15 种植物,郭肖等考证得出结论:日官孜玛真品为罂粟科紫堇属植物尼泊尔黄堇,而尖突黄堇和金球黄堇在藏医药行业内已被基本公认为其基原植物。由于资源濒危和地方习用等因素，多叶紫堇和粗梗黄堇等紫堇属近缘物种能否作为日官孜玛基原植物值得探讨和深入研究。报春花科和蔷薇科植物作为藏药日官孜玛使用不符合藏药文献记载。

（撰稿：马程程 吴立宏　审阅：陈建伟）

【中药材基原物种及其混伪品 DNA 条形码分子鉴定】

鉴于传统基原鉴定、性状鉴定、显微鉴定和理化鉴定方法存在着局限性，DNA 条形码技术作为传统鉴别方法的补充，2020 年度在中药材基原物种及其混伪品鉴定应用研究方面取得新的进展，植物类中药材主要有商陆、白头翁、岩陀、黄芪、川芎等，通常选择源自基因间区 ITS/ITS2 和源自叶绿体 *rbcL*、*matK*、*psbA-trnH* 的序列；动物类中药材主要有地龙、穿山甲、胆汁类等，通常选择源自线粒体细胞色素 C 氧化酶亚基Ⅰ（COⅠ）序列。但不同的 DNA 条形码在不同的植（动）物中具有不同程度的分辨率，各个物种需要特异的 DNA 条形码方可实现有效鉴定。

1. 植物类中药材

商陆及其混伪品　正品商陆为商陆科植物商陆 *Phytolacca acinose* 或垂序商陆 *P. americana* 的干燥根。吕瑞华等以 29 份陕西关中野生商陆幼嫩的叶片为材料，采用通用引物 ITS2 和 *psbA-trnH* 对商陆同属近源种及其常见混伪品的鉴别能力进行了评价。结果：ITS2 和 *psbA-trnH* 序列的 PCR 扩增和测序成功率均为 100%；NJ 系统进化树（对 29 个样品的序列与 NCBI 下载的同属不同种及两种常见混伪品的 ITS2 和序列分别建立系统进化树）显示 ITS2 和 *psbA-trnH* 序列均可明显将所有样本分别聚为商陆、垂序商陆并与其同属近源种鄂西商陆 *P. exiensis*、日本商陆 *P. japonica* 及山莨菪 *Aniso-*

dus tanguticus 和长蕊石头花 *Gypsophila oldhamiana* 两种混伪品各自聚为不同分支。

白头翁及其混伪品　张丹纯等以白头翁 *Pulsatilla chinensis* 的干燥植物叶片为材料，应用 ITS2、*psbA-trnH*、*matK*、*rbcL* 4 条 DNA 条形码区分白头翁药材及混伪品（委陵菜 *Potentilla chinensis*、翻白草 *Potentilla discolor*、白鼓钉 *Polycarpaea corymbosa*）。结果：4 条 DNA 条形码最大种内遗传距离均远小于其与混伪品的最小种间遗传距离，PCR 扩增效率和测序成功率均为 100%。ITS2 序列种、属水平鉴定成功率均为 100%；进化树显示 ITS2、*psbA-trnH* 与 *matK* 序列能有效将白头翁药材及混伪品明显区分，而 *rbcL* 序列仅可鉴别出白鼓钉，且 ITS2、*psbA-trnH* 从种水平上对白头翁的鉴定能力大于 *matK* 序列。

岩陀基原物种　岩陀来源于虎耳草科鬼灯檠属植物西南鬼灯檠 *Rodegersia sambucifolia*、羽叶鬼灯檠 *R. pinnata* 或七叶鬼灯檠 *R. aesculigolia* 的干燥根茎。方强强等采用 ITS、ITS2、*rbcL*、*matK* 和 *psbA-trnH* 5 种序列对 3 个基原的岩陀共 59 份样本进行 DNA 条形码鉴别能力评价。结果：ITS 序列扩增成功率及测序成功率分别为 100% 和 96.61%；ITS2 序列扩增成功率及测序成功率分别为 100% 和 98.31%；*psbA-trnH* 序列扩增成功率及测序成功率均为 100%；*rbcL* 序列扩增成功率及测序成功率均为 100%，*matK* 扩增成功率及测序成功率均为 98.31%。*psbA-trnH* 序列拥有最高的种内及种间遗传变异，且种内最大变异的平均值小于种间最小变异的平均值。NJ 树构建结果显示，*psbA-trnH* 序列能区分 3 种不同来源的岩陀药用植物，而 ITS、ITS2、*rbcL* 和 *matK* 序列聚类效果较差。*psbA-trnH* 序列鉴定成功率均为 100%，而 ITS、ITS2、*matK* 和 *rbcL* 序列对物种鉴定成功率均低于 50%。*psbA-trnH* 序列较其他序列有明显优势，适用于多基原岩陀的物种鉴定。

黄芪及其伪品　正品黄芪为豆科植物蒙古黄芪 *Astragalus membranaceus*（Fisch.）Bge. var. *Mon-*

gholicus (Bge.) Hsiao 或膜荚黄芪 Astragalus membranaceus (Fisch.) Bge. 的干燥根。王伟等以正品膜荚黄芪、蒙古黄芪及伪品多序岩黄芪 Hedysarum polybotrys (红芪)、锦鸡儿 Caragana sinica、背扁黄芪 Astragalus ernestii 和梭果黄芪 Astragalus ernestii 干燥饮片,紫苜蓿 Medica gosativa、大野豌豆 Vicia gigante 的干燥植物样品为材料,选取 ITS、rbcL、psbA-trnH 3 种通用 DNA 条形码来探究其在黄芪正品与伪品鉴别中的应用。结果:单一 DNA 条形码的鉴别效率较低,无法将所有的正品与伪品区分,组合 DNA 条形码明显具有更高的分辨率,聚类树支持率更高。建议将 rbcL + psbA-trnH,rbcL + ITS + psbA-trnH 或 ITS + psbA-trnH 组合作为准确有效的黄芪正品与伪品的鉴别标准。刘亚令等对收集的蒙古黄芪、膜荚黄芪共 32 份材料进行了 ITS2 序列的扩增及双向测序,测序结果经 CExpress 软件拼接,去除两端 5.8S 和 28S 序列后,获得完整的 ITS2 序列;并从 GenBank 上下载黄芪混伪品蓝花棘豆 Oxytropis coerulea、锦鸡儿、红芪、蜀葵 Althaea rosea 的 ITS2 序列各 3 条,利用 MEGA7 计算种内、种间遗传距离,对各序列进行差异性分析;利用 NJ 法基于 ITS2 序列(一级结构)和基于联合 ITS2 序列及其二级结构构建 NJ 树。结果:蒙古黄芪与膜荚黄芪平均 ITS2 序列长度均为 216 bp,平均 GC 含量分别为 50.00%、50.46%,两种药用黄芪与蓝花棘豆在 ITS2 序列的长度和 GC 含量的相似性最高,与蜀葵存在较大的差异;药用黄芪与蓝花棘豆的种间距离最小,与红芪、锦鸡儿、蜀葵遗传距离较大;基于 ITS2 序列(一级结构)和基于联合 ITS2 序列与其二级结构构建的 NJ 树表明,两种 NJ 树的拓扑关系基本一致,均可以有效地鉴别药用黄芪及其混伪品。

川芎及其混伪品 正品川芎为伞形科植物川芎 Ligusticum chuanxiong 的干燥根茎。熊森等基于藁本属(Ligusticum)叶绿体基因组高频插入缺失区域开发 InDel 标记,并结合 8 个 DNA 通用条形码(ycf1、matK、ITS2、rpoC1、rbcL、rpoB、trnK、

psbA-trnH)序列片段对采集的藁本属 26 个物种(包括川芎 L. sinense cv. Chuanxiong、抚芎 L. sinense cv. Fuxiong、辽藁本 L. jeholense、短片藁本 L. brachylobum、长茎藁本 L. thomsonii、藁本 L. sinense、云南藁本 L. yunnanense 和日本川芎 Cnidium officinale)新鲜叶片样本以及来自 Genbank 数据库的同属 8 个物种序列(尖叶藁本 L. acuminatum、丽江藁本 L. delavayi、加拿大藁本 L. calderi、抽葶藁本 L. scapiforme、短尖藁本 L. mucronatum、苏格兰本藁 L. scoticum、加拿大藁本 L. canbyi、归叶藁本 L. angelicifolium)进行种质鉴定和系统发育研究。结果:rbcL 片段保守位点最多(97.32%),且 GC 含量最高(44.9%)。rbcL + rpoB 片段具有最小的平均种内遗传距离(0.002 5),psbA-trnH 片段具有最大的平均种间遗传距离(0.429 2)。trnK 片段和 rbcL + rpoB 片段具有最高的种间变异,psbA-trnH 片段的"barcoding gap"区重叠度最小。采用的 8 对 DNA 通用条形码无法准确地鉴定道地川芎药材与其他混伪品物种。InDel 分子标记的聚类分析中,24 对 InDel 引物中的 4 对引物组合能准确地鉴定出道地川芎,并将道地川芎及其混伪品物种聚类为 4 个分支,其中一个分支为采集的道地川产川芎药材。新开发出的 InDel 分子标记可以有效地鉴定道地药材川芎及其常用混伪品。

藏柴胡及其易混品 正品藏柴胡为伞形科植物窄竹叶柴胡 Bupleurum marginatum Wall. ex DC. var. Stenophyllum (Wolff) Shan et Y. Li 的干燥根。夏召弟等利用 ITS2 片段,对从甘肃、山西收集 50 份野生或栽培藏柴胡和其易混药材(包括藏柴胡、红柴胡、北柴胡、锥叶柴胡、银州柴胡、黑柴胡 6 个物种)进行物种鉴定。结果:藏柴胡种内遗传距离明显小于它与其同属的种间遗传距离,基于 ITS2 建立的 NJ 树和网站预测的 ITS2 二级结构,均能准确将藏柴胡药材与其易混药材区分。

龙胆基原物种 正品龙胆科植物条叶龙胆 Gentiana manshurica Kitag.、龙胆 G. scabra Bge.、

三花龙胆 *G triflora* Pall. 或坚龙胆 *G. rigescens* Franch. 的干燥根和根茎。张强等基于 ITS2 碱基序列，对长白山地区 6 种龙胆属植物叶片和根进行了 DNA 条形码鉴别研究。NJ 聚类树显示，不同种龙胆属植物笔龙胆 *G. zollingeri*、三花龙胆、高山龙胆 *G. algida*、坚龙胆都自为一支，区分明显，龙胆和条叶龙胆聚在一支未能区分开，同时结合变异位点及 K2P 遗传距离发现，条叶龙胆和龙胆应用 ITS2 碱基序列区分时种间差异十分小。吉林省长白山 10 个不同地区的龙胆种内几乎无差异，需要经 Blast 比对确定碱基序列鉴定的品种。

苍术基原物种　正品苍术为菊科植物茅苍术 *Atractylodes lancea* 或北苍术 *Atractylodes chinensis* 的干燥根茎。尹海波等采用 ITS2、*psbA-trnH*、*matK*、*rbcL* 4 种序列对收集的辽宁地区苍术属 4 种植物（茅苍术、北苍术、关苍术 *A. japonica*、朝鲜苍术 *A. coreana*）共 43 份干燥叶片样品进行了鉴定。结果：仅 ITS2 序列将 4 种苍术属植物各分为一支，聚类效果较好，*psbA-trnH*、*matK*、*rbcL* 聚类混乱，物种分离度低。ITS2 序列可作为苍术属植物 DNA 条形码鉴定的有效序列片段，但苍术野生品和栽培品，叶裂与叶不裂不能区分。

天南星及其常见混伪品　正品天南星为天南星科植物天南星 *Arisaema erubescens*、异叶天南星 *A. heterophyllum* 或东北天南星 *A. amurense* 的干燥块茎。许贞等基于 *rbcL* 基因序列，对市场收集的 13 份天南星药材及其常见混伪品（虎掌南星 *Pineilia pedatisecta*、三裂叶半夏 *P. tripartite* 块茎，菖蒲 *Acorus calamus*、千年健 *Homalomena occulta* 根茎）样本进行了分子鉴定。结果显示样本中最大种内遗传距离为 0.2%，样本种间遗传距离为 0.3%～9.2%，正品天南星（三基原）种间遗传距离相对较小，天南星属与菖蒲属种间遗传距离最大。不同样本之间存在变异位点 56 处，其中菖蒲变异位点最多，其次为千年健，且构建 NJ 系统聚类树结果显示同种样本序列严格聚为一支。

山药及其混伪品　正品山药为薯蓣科植物薯蓣 *Dioscorea opposita* Thunb. 的干燥根茎。孟啸龙等选用 nrITS、nrITS2、*matK*、*psbA-trnH*、*rbcL* 5 种序列，对收集到的 48 份样品，含薯蓣属 6 个物种（包括药典规定的山药及其伪品山薯 *D. fordii*、参薯 *D. alata*、褐苞薯蓣 *D. persimilis*、甘薯 *D. esculenta*、佛手山药 *D. alata f. flabella*）以及大戟科 1 个伪品木薯属木薯 *Manihot esculenta* 的新鲜植物样品根茎进行 DNA 提取、片段扩增和测序，采用 NCBI 数据库 Blast 在线比对以及建立的高种间变异性构建 NJ 树（NJ）对山药及其混伪品进行区分。结果表明：薯蓣、褐苞薯蓣，甘薯、佛手山药和山药分别单独聚为一支，参薯和山薯聚为一支，利用 NJ 可以成功鉴定 7 个物种样本中 5 个物种（包括药典规定的山药物种）。

重楼药材疑似伪品　正品重楼为百合科重楼属植物云南重楼 *Paris polyphylla* Smith var. *yunnanensis*（Franch.）Hand.-Mazz. 或七叶一枝花 *P. polyphylla* Smith var. *chinensis*（Franch.）Hara 的干燥根茎，仅通过性状鉴别很难将正品重楼药材与疑似伪品进行准确区分，且难以推断疑似伪品的准确基原。刘杰等基于 DNA 条形码技术，对市场抽样待鉴定的 5 批重楼药材样本（根或叶）的 ITS2 序列进行 PCR 扩增，与 GenBank 数据库进行 Blast 比对，得到最相近的 2 个种，分别为狭叶重楼和黑籽重楼，一致率均达到 99%，通过比对结果无法判断待鉴定重楼样品的基原。将待鉴定重楼样品的 ITS2 序列与前期 10 个种共 60 批重楼药材及其相近种的 ITS2 序列共同构建 NJ 聚类树，发现待鉴定样品与原 60 批重楼样品基于 ITS2 序列构建的数据库中的西藏延龄草 *Trillium kamtschaticum* 较为接近，查阅植物志，发现西藏延龄草在植物学分类中属于延龄草属（*Trillium*），共包括 3 个种，分别为西藏延龄草、吉林延龄草 *T. govanianum*、延龄草 *T. tschonoskii*，进一步查阅药材标准及中药饮片炮制规范，发现延龄草和吉林延龄草均属于头顶一颗珠药材的药用基原，分别收集宽瓣重楼 *P. polyphylla* var. *yunnanensis*、华重楼 *P. polyphylla* var. *chinensis*、吉林延龄草、西藏延龄草标本和头顶一颗珠药材标本,与待鉴定重楼样品同基于 ITS2 序列构建 NJ 聚类树。结果:待鉴定重楼样品与吉林延龄草标本、头顶一颗珠药材聚为单独的一支,且支持率为 100%,从分子生物学的角度证明它们为同一基原。基于待鉴定样品、宽瓣重楼、华重楼、吉林延龄草、头顶一颗珠药材、西藏延龄草 ITS2 序列的 NJ 树聚类分析,推断待定样品的基原为吉林延龄草 *Trillium govanianum*。

鸡血藤及其混伪品　　正品鸡血藤为豆科密花豆属植物密花豆 *Spatholobus suberectus* Dunn 的干燥藤茎。熊瑶等收集正品密花豆及其混伪品[密花豆属植物光叶密花豆 *S. harmandii*、红血藤 *S. sinensis*、美丽密花豆 *S. pulcher*,黧豆属植物白花油麻藤 *Mucuna birdwoodiana*、常春油麻藤 *M. sempervirens*,崖豆藤属香花崖豆藤 *Millettia dielsiana*、丰城崖豆藤 *M. nitida* var. *hirsutissima*(丰城鸡血藤药材)、网络崖豆藤 *M. reticulata*、厚果崖豆藤 *M. taiwaniana*,木通科大血藤属植物大血藤 *Sargentodoxa cuneata*,木兰科冷饭藤属植物内南五味子 *Kadsura interior*(滇鸡血藤药材)和南五味子 *Kadsura longipedunculata*]干燥的叶片和药材共 72 份,以紫金牛科植物白花酸藤果 *Embelia ribes* 作为外系。分别提取样品 DNA,对 ITS2、*matK*、*psbA-trnH*、ITS 和 *rbcL* 序列扩增、测序;计算各序列扩增成功率和测序成功率,利用 MEGA7.0 分析比对序列特征;基于 K2P 双参数模型计算种内、种间的遗传距离评估 Barcoding gap;利用 Phylosuite 软件构建 ITS2、*matK* 和 *psbA-trnH* 和多基因(I-M-P)联合 NJ 树。结果:ITS2 的扩增成功率和测序成功率最高,均为 100%,*matK* 和 *psbA-tmH* 的测序成功率亦有 94.4%、91.7%,而 *rbcL* 和 ITS 仅为 69.4% 和 61.1%;ITS2 较其他条形码序列具有明显的 Barcoding gap,且种内、种间重叠少;贝叶斯 NJ 树显示,ITS2 和 *psbA-trnH* 可将鸡血藤及其混伪品明显聚为不同分支,*matK* 不能

把滇鸡血藤和南五味子分开;I-M-PNJ 树同 ITS2 和 *psbA-trnH* 结果相同。

九里香及其近缘物种　　正品九里香为芸香科九里香属植物九里香 *Murraya exotica* L. 和千里香 *M. paniculata*(L.)Jack 的干燥叶和带叶嫩枝。邢建永等应用 ITS2 序列对九里香药材及其 6 种近缘混伪品(翼叶九里香 *M. alata*、豆叶九里香 *M. euchrestifolilia*、调料九里香 *M. koenigi*、广西九里香 *M. kwangsiensis*、小叶九里香 *M. microphyll*、四数九里香 *M. tetramera*)99 份样品进行了鉴定研究。结果:九里香药材及其近缘物种 ITS2 序列长度 220～234 bp;序列分析发现,九里香、千里香和翼叶九里香的 ITS2 序列中存在 4 个变异位点,九里香与其他物种有 3 个稳定的单核苷酸多态性(SNP)位点,可用于九里香 *M. exotica* 的快速分子鉴定;UPGM 聚类树分析发现,九里香属不同物种的样品聚在一起,九里香、千里香和翼叶九里香也分别聚为不同支。应用 ITS2 序列可用于九里香及其同属近缘物种的鉴定。

艾纳香及其近缘种和伪品　　正品艾纳香为菊科植物艾纳香 *Blumea balsamifera*(L.)DC.其枝叶、嫩枝及根均可直接入药。其新鲜叶经提取加工制成的结晶称"艾片(左旋龙脑)",收载于《中国药典》。市场调查发现存在艾纳香的近缘种叶与艾纳香叶同用现象。魏妮娜等以贵州罗甸艾纳香和购于药材市场伪品大叶紫珠 *Callicarpa macrophylla* 及其近缘种(GenBank 下载的 9 条 ITS2 序列),扩增了样品的 ITS2 序列,结合下载序列进行多重对比分析,综合 K2P 遗传距离,NJNJ 树和二级结构进行鉴定。结果:艾纳香 ITS2 序列长度为 233 bp,GC 含量为 52.8%。伪品马鞭草科的大叶紫珠 ITS2 序列长度为 236 bp,GC 含量为 72.1%;基于 ITS2 序列变异位点、遗传距离,艾纳香与伪品大叶紫珠变异位点 80 个,遗传距离 0.563 6;艾纳香与千头艾纳香 *B. lanceolaria* 变异位点 28 个,遗传距离 0.139 0,与裂苞艾纳香 *B. martiniana* 变异位点 26 个,遗传距离 0.564 0,与柔毛艾纳香 *B. mollis* 变异位点 38 个,遗

传距离 0.193 0，与尖齿艾纳香 B. oxyodonta 变异位点 43 个，遗传距离为 0.217 0。基于 ITS2 序列 NJ 树，艾纳香及其近缘种聚为一支，伪品大叶紫珠与长叶紫珠 C. longifolia 聚为一支；基于 ITS2 序列二级结构分析，艾纳香、柔毛艾纳香与千头艾纳香、裂苞艾纳香、尖齿艾纳香的最明显的区别在于中心环处多了一个小中心环。艾纳香与柔毛艾纳香明显区别在于 I 臂的茎环数不同。艾纳香与大叶紫珠的区别在于 HI 臂的茎环数位置明显不同。

覆盆子及其混伪品　正品覆盆子为蔷薇科植物掌叶覆盆子（华东覆盆子）Rubus chingii 的干燥果实。方洁等获取掌叶覆盆子及其 5 种常见同属易混种（高粱泡 R. lambertianus、山莓 R. corchorifolius、蓬蘽 R. hirsutus、茅莓 R. parvifolius、寒莓 R. buergeri）ITS2 序列，以及 GenBank 上下载的共计 48 条序列。使用 GeneTool 软件分析 ITS2 序列长度，GC 含量和变异位点等情况，计算遗传距离、构建邻接系统发育聚类树。对 24 份市售覆盆子药材序列进行比对后发现共有掌叶覆盆子 22 份，山莓 1 份，混合品 1 份。将 24 份市场药材和掌叶覆盆子及其混伪品基源物种的 ITS2 序列一起构建 NJ 树，结果显示 23 份药材与掌叶覆盆子聚成一支，1 份与山莓聚成一支，表明基于 ITS2 的 DNA 条形码技术能很好地鉴定药材掌叶覆盆子及其已知混伪品。

金钱草及其混伪品　正品金钱草为报春花科植物过路黄 Lysimachia christinae 的干燥全草。孙思雅等采用 CTAB 法提取 12 个金钱草样品、浙江地区习用品种浙金钱草（点腺过路黄 L. hemsleyana）和其他常见的 4 种混伪品（唇形科植物连钱草 Glechoma longituba、广金钱草豆科植物广金钱草 Desmodium styraci 和旋花科植物马蹄金 Dichondra repens）31 份基因组 DNA，PCR 扩增各样品的 ITS2 和 rbcL 基因序列并进行测序，通过对序列的变异位点、种内种间遗传距离和 NJ 树聚类进行分析。结果：金钱草 ITS2 和 rbcL 序列的金钱草种内变异位点分别为 3 和 1，且 ITS2 在金钱草及其混伪品样品中较 rbcL 有更丰富的变异位点。NJ 树

表明，金钱草样品聚为一支，与浙金钱草的亲缘关系最近，且能够与其他几种混伪品明显区分。为进一步确认实验结果的准确性，基于 K2P 模型，另从 GenBank 数据库下载了连钱草、马蹄金、积雪草 Centella asiatica、铁皮石斛 Dendrobium officinale、多花黄精 Polygonatum cyrtonema 的 ITS2 和 rbcL 序列与本实验的 12 个金钱草样品及混伪品共同构建 ITS2 和 rbcL 序列的 NJNJ 树，其中基于 ITS2 构建的 NJNJ 树显示，12 个金钱草样品先聚成一个分支，后又与浙金钱草的两个分支形成一个大分支，基于 rbcL 的 NJ 树显示，金钱草和浙金钱草各自形成一个小分支，后又聚成一个大分支，且分支支持率均为 100%，提示金钱草与浙金钱草的亲缘关系近。而积雪草、马蹄金、广金钱草和连钱草各自聚为一个分支，呈现出良好的单系性，分支支持率均为 99%～100%。

肉苁蓉疑似伪品　正品肉苁蓉为列当科植物肉苁蓉 Cistanche deserticola 或管花肉苁蓉 C. tubulosa 的干燥带鳞叶的肉质茎。刘杰等基于 DNA 条形码技术对 21 份待鉴定的肉苁蓉药材样品的基原进行了鉴定。结果：21 份待鉴定肉苁蓉样品 ITS2 序列的 BLAST 比对结果中，11 份样品与沙苁蓉 C. sinensis 高度一致，其余 10 份样品与正品肉苁蓉或管花肉苁蓉高度一致；通过 ITS2 序列的 NJ 聚类分析表明，21 份待鉴定肉苁蓉样品分别聚类到沙苁蓉、管花肉苁蓉、盐生肉苁蓉 C. salsa 和肉苁蓉 4 个种。

鸭跖草及其易混伪品　正品鸭跖草为鸭跖草科植物鸭跖草 Commelina communis 的干燥地上部分。陆叶等对采集的鸭跖草及其同科易混伪品（鸭跖草属饭包草 C. benghalensis、紫竹梅属紫竹梅 Setcreasea purpurea 和水竹草属吊竹梅 Zebrina pendula）叶样本，用 CTAB 法进行基因组 DNA 提取，PCR 扩增 psbA-trnH 序列，然后进行双向测序，将测序得到的结果运用软件 MEGA7.0 进行相关序列分析，基于 K2P 模型构建 NJ 树。结果：鸭跖草、饭包草、紫竹梅和吊竹梅的 psbA-trnH 序列长度分

别为615、597、457、456 bp，G＋C 含量为34.1％～34.31％，并且同种内的遗传距离为0，小于种间的遗传距0.007～0.026。NJ 树显示，不同来源的鸭跖草序列先单聚为一类，不同来源的饭包草序列聚为一类，而紫竹梅和吊竹梅各自聚为一类，呈现为一定的单系性。

剑叶龙血树和海南龙血树基原物种　百合科植物剑叶龙血树 Dracaena cochinchinensis 或海南龙血树（柬埔寨龙血树）Dracaena cambodiana 是中药材龙血竭（含脂木材经提取得到的树脂）的重要基原植物。庞宽壮等以剑叶龙血树和海南龙血树叶片DNA 为样本，选择8 个 DNA 条形码引物进行扩增（包括1 个间区序列 ITS2 和 pbsH-petB、matK、rbcL、rpoB、rpoC1、trnH-psbA 和 trnL-trnF 7 个叶绿体基因组片段）测序后发现，两个物种的 matK、rpoB、rpoC1 和 trnL-trnF 四个条形码大小一致，而 pbsH-petB 和 trnH-psbA 则相差1 bp，且ITS2 和 rbcL 的长度不一致，剑叶龙血树的这两个条形码长度较长。通过对所选6 个 DNA 条形码的深入分析与比对，综合考虑变异位点以及缺失序列长度和文献报道的 DNA 条形码长度，发现 ITS2 和 trnL-trnF 两个 DNA 片段可以作为鉴定海南龙血树和剑叶龙血树的分子标记条形码。

2. 动物类中药材

地龙及其混淆品　正品地龙为钜蚓科动物参环毛蚓 Pheretima aspergillum、通俗环毛蚓 P. vulgaris、威廉环毛蚓 P. guillelmi 或栉盲环毛蚓 P. pectinifera 的干燥体。前一种习称"广地龙"，后三种习称"沪地龙"。高晓悦等基于 CO Ⅰ 和 16S rRNA 基因开发 DNA 双重条形码鉴定方法，对收集到的66 份样品依据形态特征进行初步鉴定，使用优化后的引物同时扩增 CO Ⅰ 和 16S rRNA 序列。用MEGA5.1 计算地龙及其混淆品的种内、种间遗传距离，基于 K2P 模型构建 NJ 树。结果：CO Ⅰ 和 16S rRNA 双重 DNA 条形码鉴定与形态鉴定结合，可准确鉴别地龙及混淆品原动物（阿美远盲蚓 Amynthas amis、参状远盲蚓 A. aspergillum、多肉远盲蚓 A. carnosus、皮质远盲蚓 A. corticis、湖北远盲蚓 A. hupeiensis、栉盲远盲蚓 A. pectiniferus、豆叶远盲蚓 A. phaselus、A. wujhouensis、远盲属蚯蚓 A. sp.、杜拉蚓属蚯蚓 Drawida sp.、加州腔蚓 Metaphire califorlia、直隶腔蚓 M. tschiliensis）。通过 Vector NTI 和 MEGA 5.1 计算分析地龙及其混淆品的种内、种间 CO Ⅰ 变异率可知地龙原动物的种内相似百分比一般在97％以上。通俗腔蚓和威廉腔蚓的相似百分比常常在2％～4％，容易出错。16S rRNA 基因种内变异率一般不超过1％，因此，加入 16S rRNA 基因做进一步比对可纠正仅依据CO Ⅰ 序列比对而引起的差错。DNA 双重条形码鉴定方法也可为地龙药材鉴定以及其他动物药材的分子鉴定提供参考。张前程等基于 CO Ⅰ 序列，对收集的正品地龙药材［广地龙（参环毛蚓）、沪地龙（通俗环毛蚓、威廉环毛蚓、栉盲环毛蚓）］及其混伪品［大腔蚯蚓 Metaphire magna（海南地龙）、水蛭 Hirudo nipponica，蜈蚣（Scolopendra），僵蚕（Bombyx Batryticatus）和蝉蜕（Cicadae Periostracum）］等37 批样品进行鉴定。结果：CO Ⅰ 序列不存在特异性，不同物种、不同品种的动物药均可扩增出750 bp 大小的片段，无法鉴定广地龙及其混伪品。继而通过比对广地龙及其混伪品的 CO Ⅰ 序列，设计广地龙的特异性引物 PA-f/PA-r，发现在建立的 PCR 反应体系中，惟广地龙可以获得574 bp 的基因片段，其他混伪品未扩增出相应条带，该结果可用于广地龙及其混伪品的鉴定。

穿山甲基原物种　正品穿山甲为鲮鲤科穿山甲属动物穿山甲 Manis pentadactyla 的鳞甲［《中国药典》(2015 年版)]，《中国药典》(2020 年版)该品种未被继续收载。目前全球现存8 种穿山甲动物（印度穿山甲 M. crassicaudata、菲律宾穿山甲 M. culionensis、大穿山甲 M. gigantea、马来穿山甲 M. javanica、穿山甲 M. pentadactyla、南非穿山甲 M. temminckii、长尾穿山甲 M. tetradactyla、树穿山甲 M. tricuspis）均被列入 CITES 附录Ⅰ。2020

年 6 月 5 日，国家林业和草原局将穿山甲属所有种由国家二级保护野生动物调整为国家一级保护野生动物。张壹萱等应用线粒体细胞色素 b（*Cytb*）通用引物对一动物鳞片检材经形态观察方法初步确定为穿山甲属物种后，进行 DNA 提取、PCR 扩增、测序，下载现存穿山甲 8 物种共计 21 条 *Cytb* 序列，利用 Mega6.06 构建 NJ 树和最小进化树（MM），模型采用 K2P。结果：穿山甲 8 个物种形成独立的进化分支，待检材动物鳞片样品的序列与大穿山甲序列聚在一支，支持率高（100/100）；马来穿山甲与菲律宾穿山甲聚为姐妹支（98/98），再与印度穿山甲有最近的共同祖先（95/93）。本法可以准确确定穿山甲鳞片的基原物种。

胆汁类药材正伪掺杂　猪胆粉、牛胆粉、鹅胆粉、熊胆粉、蛇胆汁、羊胆汁等大多为成方制剂配伍原料，收载于《中国药典》（2020 年版）。田娜等收集猪、牛、羊、鸡、鸭、鹅、蛇、熊、鱼等原动物或胆粉样本，采用 STR 分型技术（一种通过 PCR 扩增长度差异分型，比较鉴定生物个体的方法）筛选获得的鉴别引物 12S-L1091/12S-H1478 和 16S-L3428/16S-H3667 扩增并进行 STR 分型获得 DNA 指纹图谱。结果各物种的 STR 指纹图谱不同，且 DNA 指纹图谱上能同时反映正品和伪品的信息，其中 12S 片段 DNA 指纹图谱中鸡和鸭电泳迁移峰位置相近，分别为 228.0，228.6 bp，羊和猪胆粉相近，分别为 450.1，450.9 bp；16S 片段 DNA 指纹图谱鸡、鸭、羊、猪迁移峰位置分别为 239.6，238.9，224.4，228.9 bp，结合 2 个片段的峰图结果，可准确鉴别正伪掺杂品。

（撰稿：陈建伟　张园娇　审阅：寇俊萍）

【中药材质量标志物预测分析研究】

自刘昌孝院士 2016 年创新性地提出了"中药质量标志物（Q-marker）"的理论，围绕中药质量物质的"存在性""特有性""可测性"、中医药理论"物质功效关联性"和在产品生产过程中的"物质溯源性和传递性"五大要素的中药质量标志物的研究方兴未艾，

2020 年依然是中药整体质量控制研究关注的热点，主要研究思路与方法有"基于网络药理学与标志性成分定性定量""基于化学指纹图谱和网络药理学""基于谱-效关系和特定功效""基于大通量分析和信号通路调控""基于指纹图谱多元统计分析""基于活性成分药效"等。

1. 基于网络药理学与标志性成分定性定量中药材 Q-marker 的预测分析研究

甘草　李欢欢等基于网络药理学和标志性成分定性定量，从有效性角度通过文献整合和数据分析，在确定黄酮类和三萜类成分为甘草 Q-marker 的主要来源的基础上，对甘草 37 个活性成分、158 个作用靶点、8 条信号通路，运用 Cytoscape 3.7.1 软件构建"成分-靶点-通路"网络，分析发现甘草苷、甘草酸等成分具有高连接度，并确定其为主要活性成分。从可测性和有效性角度对 4 个产地 15 批甘草药材进行了指纹图谱定性和含量测定研究。结果：不同产地甘草中甘草苷、芹糖甘草苷、甘草酸和甘草次酸 4 个标志性成分含量差异明显，芹糖甘草苷、甘草酸和甘草次酸含量均以新疆阿勒泰产地最高，芹糖甘草苷和甘草次酸含量均以内蒙古鄂尔多斯最低，甘草苷和甘草酸含量均以宁夏最低，甘草苷含量以内蒙古鄂尔多斯最高；结合网络药理学有效性分析认为，甘草苷等 4 个成分既是造成产地间差异的主要标记性成分，又是甘草发挥临床功效的活性成分，确定甘草苷、芹糖甘草苷、甘草酸、甘草次酸作为甘草潜在的 Q-marker 具有合理性。该研究为甘草质量控制的指标成分选择提供了实验依据。

2. 基于化学指纹图谱和网络药理学中药材 Q-marker 的预测分析研究

白芍　梅茜等基于指纹图谱和网络药理学，建立了 15 批白芍水煎液和含白芍当归四逆汤（DSD）的指纹图谱，并各指认其中没食子酸、芍药内酯苷、芍药苷、1，2，3，4，6-O-五没食子酰葡萄糖和苯甲酰芍药苷等 5 个化合物，并以 10 个核心靶点相关的

3个成分、13条通路为节点,运用Cytoscape 3.7.1软件构建"成分-靶点-通路"网络,经网络药理学分析,筛选出芍药苷和芍药内酯苷2个活性成分、8个核心靶点、13条关键通路,结合2个成分在缺白芍阴性水煎液中未检测到,而在白芍和DSD中均可指认出的特有性,以及2个成分为白芍总苷所含的主要成分,体现了白芍Q-marker的有效性,进而初步确定芍药苷、芍药内酯苷为白芍潜在的Q-marker。该研究在DSD的配伍环境中分析预测白芍的Q-marker,亦为复方配伍白芍Q-marker的确认提供了实验依据。

黄芪 近年来,黄芪栽培变异品种及多种掺杂混淆品充斥市场,导致黄芪质量良莠不齐,张淑娟等建立了15批黄芪(膜荚黄芪)药材的HPLC指纹图谱,采用化学模式识别方法偏最小二乘法判别分析筛选出造成组间差异的主要标志性成分,结合文献研究及网络药理学分析,利用Swiss Target Prediction和PubChem Compound等数据库分析有效成分的对应靶点和通路并在Cytoscape 3.7.1软件中绘制出"成分-靶点-通路"图,成功指认出28个共有峰,筛选出黄芪甲苷、毛蕊异黄酮苷和芒柄花苷等3种差异成分可作为潜在质量标志物。

3. 基于谱-效关系和特定功效中药材Q-marker筛选研究

黄芩 谱-效研究表明,黄芩抑制金黄色葡萄球菌关联性最强的成分是白杨素-6-C-阿拉伯糖-8-C-葡萄糖苷,但抑制白色念珠菌的质量标志物仍不清晰。商利娜等以回流水提、回流醇提、温浸水提、温浸醇提法获得的4种黄芩提取液建立黄芩HPLC指纹图谱,同时以白色念珠菌为对象,采用微量肉汤稀释法进行体外抑菌实验,以供试品溶液质量浓度为7.81 g/L(抑制白色念珠菌的最低抑菌浓度)时的抑菌率,计算抑菌效果,对白色念珠菌的抑菌率最高的是回流水提液(98.10%),最低的是温浸水提液(2.43%);采用灰色关联分析法对指纹图谱及黄芩抑菌药效信息相关联,从HPLC指纹图谱26个抑菌质量标志峰中,检出具有抑菌促进作用17个成分,

其中以黄芩素抑制白色念珠菌活性最强,关联度为0.768 9,而含量最高的黄芩苷的关联度为0.664 7。该研究显示,黄芩抑制白色念珠菌的主要质量标志物是黄芩素,但其药效发挥是多种成分共同作用的结果,以药效为导向的谱-效关系研究,可以比较快速准确筛选出对应的Q-marker。

全缘叶绿绒蒿 罂粟科植物全缘叶绿绒蒿 *Meconopsis integrifolia*(Maxim.) Franch 的全草(HMI)(非花入药部位),为传统藏药材。目前尚未找到其质量控制的指标性成分和主要药效成分。黄艳菲等从建立的10批次HMI 70%醇提取物的UPLC指纹图谱确定了29个共有峰;通过UPLC-ESI-Q-TOF-MS/MS法指认了其中18种化学成分,包括16种黄酮类成分和2种生物碱类成分;测定了其10批样品的总抗氧化能力、ABTS自由基清除能力、DPPH自由基清除能力、超氧阴离子自由基抑制能力,采用灰色关联度法关联抗氧化能力指标与指纹图谱共有峰的相关性,表明29个共有峰与DPPH清除能力的关联度均大于0.5,进一步采用高速逆流色谱法分离鉴定所筛选化学成分的结构。最后综合分析确认HMI的质量标志物为槲皮素-3-O-β-D-葡萄糖基-(1→6)-β-D-葡萄糖苷和槲皮素-3-O-[2‴-O-乙酰基-β-D-半乳糖基-(1→6)-β-D-葡萄糖苷],其中槲皮素-3-O-[2‴-O-乙酰基-β-D-半乳糖基-(1→6)-β-D-葡萄糖苷]为新化合物。该研究对阐明全缘叶绿绒蒿药效物质基础、筛选与药效相关的核心质量标志物,保证药材质量的可控性和合理应用有重要意义。

菟丝子 孙向明等以筛选菟丝子雌激素样作用质量标志物为目标,采用UPLC-Q-TOF-MS/MS技术建立了黑龙江小粒菟丝子不同极性部位的指纹图谱,在正、负离子扫描模式下共发现10个与菟丝子雌激素样作用相关的指标成分,分别为金丝桃苷、紫云英苷、豆甾醇、新菟丝子苷C、芹菜素、山柰酚、6-O-反式-对香豆酰基-呋喃果糖-(2-1)-吡喃葡萄糖苷、槲皮素、异鼠李素和2,6-十八碳二炔酸;以小鼠子宫系数、子宫内膜厚度和血清雌激素水平评价不同极性部位的雌激素样活性,通过双变量相关分析

和灰色关联度分析构建化学物质组与雌激素效应的组-效相关性,筛选金丝桃苷、槲皮素、芹菜素、山奈酚和异鼠李素等 5 个质量标志物,并建立了其含量测定方法。

4. 基于大通量分析和信号通路调控中药材 Q-marker 筛选研究

蜂胶 陈昭等在推测蜂胶主要成分黄酮类、酚酸类、萜类等可能是该药材发挥调血脂活性物质的基础上,采用人结肠癌 LS174T 细胞给予一定浓度的咪达唑仑注射液,同时给予不同浓度的蜂胶已知成分对照品溶液,孵育后提取样品,采用 UHPLC-MS 法测定生成的 $1'$-羟基咪达唑仑含量,根据测定结果筛选出对 PXR/CYP3A4 通路有显著调控作用的成分,以这些成分为指标,建立同时定量方法。筛选与评价结果,初步确定蜂胶中影响 PXR/CYP3A4 通路调控血脂代谢的质量标志物为白杨素、高良姜素、咖啡酸苯乙酯和槲皮素,其中,白杨素、高良姜素、咖啡酸苯乙酯可能起调血脂作用,槲皮素可能起升血脂作用。

5. 基于指纹图谱多元统计分析中药材 Q-marker 研究

川乌 魏惠珍等对川乌进行质量标志物研究,建立了 29 批不同产地川乌药材的 HPLC 指纹图谱,共确定 10 个共有峰(各共有峰相对峰面积 RSD 为 20.45%、45.18%,显示不同产地样品存在一定的质量差异性),指认 6 个二萜生物碱类成分,分别为苯甲酰新乌头碱、苯甲酰乌头碱、苯甲酰次乌头碱、新乌头碱、次乌头碱和乌头碱,其中四川江油产地的 14 批川乌样品相似度在 0.970 以上,陕西汉中产的 15 批川乌样品相似度 0.950 以上。据此,建立了川乌样品 10 个共有峰的聚类分析、主成分分析、正交偏最小二乘判别分析模型等 3 种化学模式识别方法,结果基本一致,由提取指纹图谱变量的 VIP 值图筛选出的 6 个差异性质量标志物可用于川乌药材的质量评价和鉴别。

6. 基于活性成分药效中药材 Q-marker 研究

紫丁香叶 张喜武等采用倍比稀释法、打孔法、体外杀菌实验 3 种方法观察细菌生长状况,测定最低抑菌浓度(MIC)、最低杀菌浓度(MBC)和抑菌环直径;以 5 种常用抗菌阳性药(炎立消胶囊、炎可宁片、头孢克肟胶囊、黄连素片、双黄连口服液)抗菌效果作对比,观察了丁香苦苷对 9 种常见致病菌株(金黄色葡萄球菌、大肠杆菌、铜绿假单胞杆菌、白色葡萄球菌、肺炎杆菌、痢疾志贺菌、福氏志贺菌、宋内志贺菌、变形杆菌)的抑菌作用。结果:倍比稀释法丁香苦苷对选定的 9 个菌株均有抑菌作用,其中对白色葡萄球菌及肺炎杆菌抑菌作用强,对大肠杆菌、铜绿假单胞杆菌抑制作用一般。打孔法丁香苦苷对选定的 9 个菌种中的 7 个菌种出现抑菌环,但对大肠杆菌、铜绿假单胞杆菌没有抑菌环。体外杀菌实验结果表明,对大部分菌株均有杀菌作用,其中对白色葡萄球菌和肺炎杆菌作用显著,对痢疾志贺菌、福氏志贺菌、变形杆菌、金黄色葡萄球菌杀菌效果相似,对宋内志贺菌杀菌作用一般,在最大药物浓度下对大肠杆菌铜绿假单胞杆菌没有杀菌作用。该研究明确了丁香苦苷是一种广谱抑菌药物,与丁香叶功效相似,尤其是白色葡萄球菌、肺炎杆菌特别明显,为丁香苦苷成为丁香叶的质量标志物奠定了研究基础。

7. 基于化学成分和药理作用研究进展中药材 Q-marker 预测分析

邓桃妹等从亲缘学及化学成分特有性、传统药效、传统药性、化学成分可测性、不同加工方法的影响等几个方面对茯苓 Q-marker 进行预测分析,建议将茯苓多糖及三萜成分作为茯苓 Q-marker 筛选的参考,茯苓酸作为不同加工条件下茯苓 Q-marker 的筛选指标。任伟光等从成分特有性、成分有效性、成分可测性、可入血成分 4 个方面对五味子 Q-marker 进行预测,建议选择联苯环辛二烯类木脂素类成分作为五味子 Q-marker。李翎熙等从植物亲缘学及化学成分特有性证据、入血成分、传统功效-物质基础和临床使用的角度对玄参 Q-marker 进行分析预测,建议将环烯醚萜类、苯丙素类、生物碱类和多糖类成分作为玄参总成分类 Q-marker 筛选的备选物质,将哈巴苷、哈巴俄苷、桃叶珊瑚苷、安格洛苷 C、毛蕊花糖苷作为玄参单一成分类 Q-marker 筛选的

备选物质。杨雪等从香加皮的化学成分与亲缘关系、传统功效性味、新的药效用途相关性、可测成分、入血成分和贮藏时间方面对香加皮进行了预测,建议将杠柳苷、杠柳毒苷、杠柳苷元、4-甲氧基水杨醛作为香加皮 Q-marker 筛选的参考。

(撰稿:陈建伟 邱海龙 审阅:寇俊萍)

[附] 参考文献

A

阿如罕,臧二欢,龚雪,等.基于本草考证"陆格米格"类蒙药品种整理与功效挖掘[J].中国现代中药,2020,22(7):1130

B

边雨,佟志军,魏晓雨,等.声光可调-近红外漫反射光谱法快速评价满山红药材质量[J].中国现代应用药学,2020,37(6):694

C

陈昭,张靖年,胥爱丽,等.基于 UHPLC-MS-MS 大通量分析的蜂胶影响 PXR/CYP3A4 调控血脂质量标志物筛选和评价[J].中草药,2020,51(3):662

D

戴全宽,李林媛,徐国兵,等.基于"辨状论质"的园参、移山参和野山参的外观性状与化学成分的相关性研究[J].中国药房,2020,31(6):650

道乐嘎艳,宝音图.蒙药材苏布尔干其其格的本草考证[J].亚太传统医药,2020,16(4):35

邓桃妹,彭代银,俞年军,等.茯苓化学成分和药理作用研究进展及质量标志物的预测分析[J].中草药,2020,51(10):2703

F

范刚,李琪,徐鑫梅,等.基于[1]H-NMR 代谢组学和抗糖尿病活性的小檗皮不同基原品种质量评价研究[J].中国中

药杂志,2020,45(19):4677

方洁,吕群丹,陈正道,等.市售覆盆子药材 DNA 条形码鉴定研究[J].中国现代应用药学,2020,37(4):437

方强强,王燕.多基原民族药岩陀 DNA 条形码鉴定[J].中国实验方剂学杂志,2020,26(17):142

G

高武,汪道顺,詹志来,等.经典名方中车前子基原的本草考证[J].中国现代中药,2020,22(11):1896

高喜梅,池玉梅,张雯,等.指纹图谱结合一测多评法评价酸橙枳实质量的研究[J].中草药,2020,51(9):2548

高晓悦,赵邕,郭颖,等.地龙及其混淆品原动物的形态及 DNA 双重条形码鉴定[J].中草药,2020,51(9):2530

管仁伟,郭瑞齐,林慧彬,等.瞿麦的本草考证[J].中国现代中药,2020,22(11):1914

郭肖,李先加,仁青多杰,等.藏药材日官孜玛的基原考证[J].中国药房,2020,31(6):759

H

胡璇,王丹,于福来,等.草豆蔻的本草考证[J].中国实验方剂学杂志,2020,26(21):210

黄艳菲,蔡旭,冉波,等.基于谱效关系的藏药材全缘叶绿绒蒿全草(非花入药部位)抗氧化质量标志物初步研究[J].中草药,2020,51(17):4521

黄子韩,吴孟华,罗思敏,等.乳香的本草考证[J].中国中药杂志,2020,45(21):5296

J

姜珊,谢明,郑佳,等.蟾蜍类药材本草考证[J].亚太传

统医药,2020,16(12):95

L

李超,李丽敏,曹帅,等.牛黄历代品种的本草考证[J].中成药,2020,42(7):1865

李彩峰,晓花,阿木古楞,等."达格沙"类蒙药品种考证及应用现状调查[J].中国现代中药,2020,22(11):1922

李皓翔,范卫锋,郑依玲,等.罗汉果的本草考证[J].时珍国医国药,2020,31(6):1376

李欢欢,林丽,郭爽,等.基于网络药理学及定性定量研究的甘草质量标志物预测分析[J].中草药,2020,51(10):2680

李翱熙,陈迪路,周小江.玄参化学成分、药理活性研究进展及其质量标志物分析预测[J].中成药,2020,42(9):2417

李晓强,施铮,闫小宁.松香的本草考证[J].中药材,2020,43(7):1753

李燕珍,鲁云,陈丹燕,等.基于UPLC指纹图谱的厚朴药材去粗皮质量评价研究[J].中国医药导报,2020,17(19):27

刘杰,过立农,马双成,等.基于DNA条形码和HRM技术鉴别肉苁蓉疑似伪品[J].药物分析杂志,2020,40(6):1032

刘杰,过立农,马双成,等.基于DNA条形码技术的重楼药材疑似伪品基原鉴定[J].药物分析杂志,2020,40(8):1437

刘亚令,耿雅萍,王芳,等.基于ITS2序列及二级结构对药用黄芪及混伪品的鉴别研究[J].药学学报,2020,55(3):522

柳玲玲,陈建伟.不同生长年限粉沙参游离氨基酸和核苷类成分分析[J].中国现代应用药学,2020,37(10):1187

卢森华,甘洋萦,唐莲,等.HPLC特征指纹图谱结合化学计量学评价不同寄主来源的桑寄生药材质量[J].中国药房,2020,31(7):794

陆叶,陈红,周琪琪,等.鸭跖草及其易混伪品的分子条形码鉴别研究[J].中华中医药学刊,2020,38(9):202

陆跃,陈仁寿.鬼箭羽的本草考证[J].中药材,2020,43(4):1007

陆钰婷,高常柏,张童燕,等.鬼箭羽的本草学研究[J].时珍国医国药,2020,31(7):1632

路东波,孔静,李思潼,等.基于有效基准特征图谱质量表征模式的中药紫苏叶质量评价研究[J].北京中医药大学学报,2020,43(2):148

罗丹丹,彭华胜,詹志来,等.九牛草的本草考证[J].中国中药杂志,2020,45(17):4081

吕瑞华,冯昭,马添翼,等.陕西关中野生商陆资源的ITS2和psbA-trnH条形码序列研究[J].药学学报,2020,55(8):1951

M

梅茜,夏金鑫,郭爽,等.基于指纹图谱及网络药理学的白芍质量标志物(Q-marker)预测分析[J].中草药,2020,51(10):2627

孟啸龙,孟乡,周国富,等.DNA条形码在山药及其混伪品鉴定中的应用[J].辽宁中医杂志,2020,47(4):163

N

倪天宇,俞冰,倪宏辉,等.《救荒本草》孩儿拳头的本草考证[J].中药材,2020,43(12):3064

P

潘旭,许保海,张静.连翘的本草考证及古今应用[J].中医药导报,2020,26(9):59

庞宽壮,蔡彩虹,梅文莉,等.基于DNA条形码技术的海南龙血树和剑叶龙血树分子鉴定[J].分子植物育种,2020,18(8):2649

庞素银.卫矛药用部位及功效演变探赜[J].中医文献杂志,2020,38(4):18

彭任,王君阳,杨爱萍,等.羌活薄层色谱和HPLC指纹图谱结合多成分含量测定的质量评价方法研究[J].南京中医药大学学报,2020,36(5):629

Q

邱连建,索彩仙,潘礼业,等.基于多元统计分析的金银花、山银花及川银花质量评价研究[J].广东药科大学学报,2020,36(5):620

R

仁真旺甲,文成当智,余羊羊,等.藏药"巴夏嘎"品种考证、药性分析与用药规律研究[J].世界科学技术(中医药现

学术进展

代化），2020，22(11)：4044

任江剑，孙健，沈晓霞，等.不同生长年限和种源的浙产七叶一枝花产量和品质分析［J］.科技通报，2020，36(10)：10

任天航，赵琳，韩丽颖，等.败酱本草考证［J］.亚太传统医药，2020，16(12)：92

任伟光，张翠英.五味子的研究进展及质量标志物(Q-marker)的预测分析［J］.中草药，2020，51(11)：3110

S

商利娜，王亚静，赵鑫，等.基于谱-效关系探究黄芩抑制白色念珠菌的质量标志物［J］.中成药，2020，42(5)：1357

沈立，杨军，黄筱萍，等.经典名方大建中汤药材蜀椒本草考证［J］.中药药理与临床，2020，36(5)：215

史磊，郭玉岩，曹思思，等.甘草的本草溯源［J］.现代中药研究与实践，2020，34(4)：82

孙思雅，陈云，王琪瑞，等.基于 ITS2 和 rbcL 条形码的金钱草及其地方习用品与混伪品分子鉴定技术研究［J］.中药材，2020，43(6)：1338

孙向明，宋辉，阎新佳，等.菟丝子雌激素样作用质量标志物的筛选及含量测定［J］.中草药，2020，51(10)：2671

T

田娜，袁媛，金艳，等.胆粉(汁)类药材的 DNA 指纹图谱鉴别方法研究［J］.中国中药杂志，2020，45(5)：1064

W

Wei WL, An YL, Zhang YZ, et al. Quantitative analysis of fourteen bufadienolides in Venenum Bufonis crude drug and its Chinese patent medicines by ultra-high performance liquid chromatography coupled with tandem mass spectrometry［J/OL］. Journal of Ethnopharmacology, 2020［2021-05-10］. https://doi.org/10.1016/j.jep.2019.112490

王军，程铭恩，詹志来，等.经典名方中地黄品种的演变与考证［J］.中华医史杂志，2020，50(5)：275

王亮，陈佳乐，张小利，等.山羊角药材历史沿革、资源及商品考察［J］.中药材，2020，43(8)：1850

王伟，原野，南蓬.黄芪 AstragaliRadix 与其伪品饮片的分子鉴别［J］.复旦学报(自然科学版)，2020，59(1)：64

王美慧，姜文月，边雨，等.声光可调-近红外光谱技术快速评价牡丹皮药材质量［J］.药物分析杂志，2020，40(2)：382

王艺涵，金艳，陈周全，等.蓝草类药材的本草考证［J］.中国中药杂志，2020，45(23)：5819

王艺涵，金艳，张卫，等.经典名方中莪术郁金姜黄片姜黄的本草考证［J］.中国现代中药，2020，22(8)：1214

王艺涵，翁倩倩，赵佳琛，等.经典名方中桂类药材的本草考证［J］.中国中药杂志，2020，45(7)：1707

王艺涵，赵佳琛，金艳，等.经典名方中柑橘属皮用药材的本草考证［J］.中国现代中药，2020，22(8)：1185

魏惠珍，杨磊，宋细忠，等.基于多元统计分析的川乌质量标志物研究［J］.中药材，2020，43(7)：1658

魏梦佳，赵佳琛，赵鑫磊，等.经典名方中贝母类药材的本草考证［J］.中国现代中药，2020，22(8)：1201

魏妮娜，牛宪立，张青峰，等.基于 ITS2 序列鉴定苗药艾纳香及其近缘种和伪品［J］.分子植物育种，2020，18(22)：7500

翁倩倩，张元，赵佳琛，等.经典名方中大黄的本草考证［J/OL］.中国现代中药，2020［2021-03-15］. https://doi.org/10.13313/j.issn.1673-4890.20200422010

翁倩倩，赵佳琛，金艳，等.经典名方中当归的本草考证［J/OL］.中国现代中药，2020［2021-03-15］. https://doi.org/10.13313/j.issn.1673-4890.20200422008

翁倩倩，赵佳琛，金艳，等.经典名方中红花的本草考证［J/OL］.中国现代中药，2020［2021-03-15］. https://kns.cnki.net/kcms/detail/11.5442.R.20200918.1551.007.html

翁倩倩，赵佳琛，金艳，等.经典名方中牛膝类药材的本草考证［J］.中国现代中药，2020，22(8)：1261

翁倩倩，赵佳琛，金艳，等.经典名方中肉苁蓉的本草考证［J/OL］.中国现代中药，2020，［2021-03-15］. https://kns.cnki.net/kcms/detail/11.5442.R.20200922.0914.004.html

翁倩倩，赵佳琛，林王敏，等.经典名方中升麻类药材的本草考证［J］.中国现代中药，2020，22(8)：1230

吴志瑰，邓可众，葛菲，等.葛类中药的品种沿革、产区及功效考证［J］.江西中医药大学学报 2020，32(1)：1

伍利华，杨慧，杨俊莉，等.基于综合评分和聚类分析的不同海拔、生长年限及干燥加工方法的黄连花薹的品质评价［J］.中国药房，2020，31(10)：1212

X

夏召弟，刘霞，冯玛莉，等.基于 ITS2 条形码鉴定藏柴

三、中药

胡及其易混品[J].中草药,2020,51(23):6062

邢建永,周红,吴正军,等.九里香药材及其近缘物种ITS2分子鉴定研究[J].世界中医药,2020,15(11):1559

熊森,袁灿,彭芳,等.川芎种质鉴定标记开发和系统发育研究[J].中草药,2020(1):169

熊瑶,金晨,王晓云,等.鸡血藤及其混伪品的DNA条形码分子鉴定研究[J].中草药,2020,51(12):3274

徐常珂,张成博,杨金萍,等.中药栀子本草考证[J].中国实验方剂学杂志,2020,26(16):183

许贞,刘春生,胡小松,等.基于叶绿体rbcL序列扩增的天南星药材及其常见混伪品的分子鉴定研究[J].环球中医药,2020,13(4):576

许谨帆,那木汗,阿古拉,等."萨日德麻"类蒙古族药品种考证研究[J].中国中药杂志,2020,45(16):3981

Y

杨彬,赵君,刘芳,等.指纹图谱结合模式识别、一测多评的连翘质量评价[J].中国现代应用药学,2020,37(3):292

杨丽,冯冲,蔡苗苗,等.基于"辨状论质"的巴戟天药材质量等级评价研究[J].中药材,2020,43(3):640

杨雪,李梦雨,颜昌铭,等.香加皮的化学成分与药理作用研究进展及质量标志物的预测分析[J].中国中药杂志,2020,45(12):2772

杨贵雅,常雅晴,薛紫鲸,等.基于指纹图谱和多成分含量测定的穿山龙药材质量评价研究[J].中国中药杂志,2020,45(20):4949

杨祎辰,王二欢,常晖,等.中药老鹳草的本草考证[J/OL].中国现代中药,2020[2021-03-15].https://doi.org/10.13313/j.issn.1673-4890.20200312006

尹海波,邓聪,王娜,等.基于4种序列的辽产苍术属植物DNA条形码鉴定[J].中国现代中药,2020,22(11):1811

Z

张丽,钱大玮,卜凡淑,等.基于UPLC-MS的黄芪药材

质量评价研究[J].药物分析杂志,2020,40(4):722

张强,张维维,丁勇,等.长白山地区药用植物龙胆DNA条形码鉴定[J].中国现代中药,2020,22(11):1817

张瑞,曹庆伟,李科,等.黄芪药材性状和化学特征与绝对生长年限的相关性分析研究[J].中草药,2020,51(2):451

张丹纯,宫璐,黄志海.中药白头翁及混伪品的DNA条形码分子鉴定[J].中华中医药杂志,2020,35(2):896

张前程,文红梅,刘娜,等.广地龙特异性引物序列的设计及其混伪品的鉴别[J].南京中医药大学学报,2020,36(3):408

张淑娟,张育贵,李东辉,等.基于网络药理学及指纹图谱的黄芪质量标志物预测[J/OL].中国中药杂志,2020[2021-03-17].https://doi.org/10.19540/j.cnki.cjcmm.20200925.201

张婷婷,柯创,秦路平,等.沙苑子本草考证[J].中草药,2020,51(16):4348

张喜武,杨斯棋,李永吉,等.基于丁香苦苷抗菌药效研究的丁香叶质量标志物指认[J].中医药学报,2020,48(11):23

张壹萱,涂飞云,韩卫杰,等.基于线粒体基因对穿山甲鳞片和犀牛角物种鉴定[J].南方林业科学,2020,48(4):75

赵飞亚,陶爱恩,管鑫,等.重楼多指标UPLC定量分析及其化学品质综合评价[J].中草药,2020,51(18):4763

赵佳琛,金艳,闫亚美,等.经典名方中枸杞及地骨皮的本草考证[J].中国现代中药,2020,22(8):1269

赵佳琛,翁倩倩,张悦,等.经典名方中柴胡药材的本草考证[J].中国中药杂志,45(3):697

赵中振,段煦,康帅,等.腽肭脐溯源[J].中华医史杂志,2020,50(5):267

郑若羲,沈澍农.杏仁古名核、仁辨[J].中华医史杂志,2020,50(5):317

邹雪梅,李秋月,仁真旺甲,等.藏族药"生等"的基原、功效考证[J].中国中药杂志,2020,45(19):4792

（三）中药化学

【概述】

中药化学成分研究对阐明中药的药效物质基础、开发新药、控制中药质量、提高临床疗效等均有重要意义。归纳和整理 2020 年度以下期刊有关新化合物的报道：*Organic Letters*、*Journal of Natural Products*、*Phytochemistry*、*Phytochemistry Letters*、*Planta Medica*、*Natural Product Research*、*Tetrahedron*、*Tetrahedron Letters*、*Fitoterapia*、*Journal of Asian Natural Products Research*、*Helvetica Chimica Acta*、*Chemistry of Natural Compounds*、*Chinese Chemistry Letters*、*Phytomedicine*、*Chemical and Pharmaceutical Bulletin*、《中国中药杂志》《中草药》等。这些期刊共报道 2 000 多个新化合物（包括 49 个新骨架），对新化合物进行统计分类，发现其结构类型主要为萜类、生物碱类、黄酮类、苯丙素类、醌类、酚类和甾体类等。

1. 萜类

萜类化合物是一类结构多变，生物活性广泛的重要的中药化学成分。Mao XD 等从金腺莸 *Caryopteris aureoglandulosa* 中分离鉴定了 7 个新化合物，aureoglandulosin A 是具有 7/6/6/5 环系的高度氧化的松烷二萜类化合物，其对某些细胞株具有明显的细胞毒作用，其 IC_{50} 值在 $1.6\sim8.2\ \mu M$ 之间。Feng HY 等从枸骨 *Ilex cornuta* 叶中发现 3 个新的皂苷 ilexcornutosides A-C，具有独特的 13(18)-ene-18，19-*seco*-ursane 三萜骨架，并且 ilexcornutosides A 和 C 在减少 PPARγ 表达方面具有与阳性对照（T0070907）相当的活性。Liu YL 等从莽草

llicium lanceolatum 果实中发现的 illilanceolatin A 是半缩醛部分位于 C-10 的 *seco*-prezizaane 型倍半萜，而 2α-hydroxyneoanisatinic acid 是新颖的 *seco*-prezazaane 型倍半萜，具有 5/5/6 三环碳骨架。Zou MF 等从卵叶巴豆 *Croton caudatus* 中发现 2 个新的二萜化合物 crocleropenes A 和 B，具有 nor-clerodane-3，5（10）-diene diterpenoids 骨架。此外，crocleropenes A 和 B 在体外对 MCF-7 癌细胞具有弱细胞毒性，IC_{50} 值分别为 35.8 和 40.2 μM。Xu QX 等从补骨脂 *Psoralea corylifolia* 中发现的 corypsoriols A 和 B 是具有 6/5/6 三环系统的新型骨架。

2. 黄酮类

Liu Y 等从柴胡 *Bupleurum Chinense* 地上部分分离得到 4 个新的黄酮类化合物。以顺铂为阳性对照，采用 MTT 法检测到 bupleuflavonoid A 等黄酮类化合物对 HeLa 细胞增殖具有抑制作用。Wang YY 等从血竭 *Daemonorops draco* 果实中分离得到 8 个新的黄酮类化合物，其中 daemoflavan G 是天然产物中罕见的 C-5 甲基化 2-芳基苯并呋喃。化合物对 HepG2 细胞的细胞毒作用测试发现，其中新化合物 daemoflavan A 的 IC_{50} 值为 12.4 μM。Tu PC 等首次从凹顶越桔 *Vaccinium emarginatum* Hayata 中分离得到 1 个表儿茶素衍生物和 3 个新的黄酮类化合物，并发现黄酮类化合物存在对脂多糖诱导的 RAW 264.7 细胞 NO 产生的抗炎潜力。其中，emarginin C 具有中等抗炎活性，IC_{50} 值为 27.99 μM。

Xu FF 等从木香 *Hovenia dulcis* 的种子中分离鉴定 3 个新的双黄酮醇衍生物，即 hovenianins A-C，

其中 hovenianins B-C 是首次报道的 1 对非对映异构体双二氢黄酮醇。Xie HJ 等从沙枣 *Elaeagnus angustifolia* 花中分离得到 1 种新的黄酮苷二聚体 angustifolinoid B,由 2 个对称的草甘膦通过[2+2]环加成而形成。生物活性检测表明,angustifolinoid B 具有明显的 α-葡萄糖苷酶抑制活性,IC_{50} 值为 4.40 μM。

3. 生物碱类

生物碱类是中药中重要的有效成分,是一类含氮的碱性有机化合物,具有显著的生物活性。Zhang GQ 等从催吐萝芙木 *Rauvolfia vomitoria* 中分离出的 rauvomine C 具有新颖的骨架类型,是第一个具有 C-16 氯原子的 C18 perakine 类型的非单萜吲哚生物碱,对脂多糖诱导的 RAW264.7 小鼠巨噬细胞产生 NO 有明显的抗炎作用,IC_{50} 值为 10.76 μM。Li YZ 等从宽裂北乌头 *Aconitum kusnezoffii* 中分离得到 3 个 C19-二萜生物碱,其骨架为新颖的内酯型 D 环,命名为 kusnezosines A-C。Zhang J 等从川山橙 *Melodinus hemsleyanus* 中分离得到 6 个新的结构多样的吲哚生物碱,melohemine J 是第一个具有 6/6/5/5/6/5 六环骨架并含有四氢呋喃并[2,3-b]吡啶 2(3*H*)-1 的 melodinus 型生物碱。Melohemsines M 对肝癌细胞株 HepG2 和 A549 具有中等细胞毒作用,EC_{50} 值分别为 18.7 和 28.7 μM。He DH 等从独角莲 *Typhonium giganteum* 中分离得到一个 6/5/5/7 杂四环吲哚衍生物生物碱 typhoniumid A,发现其对 HeLa、A2780 和 SK-Hep-1 细胞株有细胞毒性。Zhang ZJ 等从垂枝石松 *Phlegmariurus phlegmaria* 中分离得到 2 个石松碱类化合物 plegmadine B 和 C,为首次报道的五环(6/5/5/5/7)C16N2 石松生物碱骨架,其中 plegmadine B 对 PC12 细胞有中度的神经营养作用。

Zhang DD 等从欧洲菘蓝 *Isatis tinctoria* 根中发现 4 个新的吲哚生物碱 isatisindigoticanines H 和 I、isatindigosides F 和 G,其中 isatisindigoticanines H 和 I 具有新颖的 1-(thiazol-4-yl)butane-1,2,3,4-tetraol 结构片段,而 isatindigosides F 和 G 具有 3-[3-(1*H*-indole-2-yl)azet-2-yl]-1*H*-吲哚骨架,且分离出的化合物显示出对 NO 的抑制作用,IC_{50} 值为 4.3~70.3 μM。Zhan GQ 等从催吐萝芙木 *Rauvolfia vomitoria* 茎中发现了 1 个具有 C-9-methoxymethylene-sarpagine 新骨架的生物碱 rauvomitorine A。Wu J 等从雷打果 *Melodinus yunnanensis* 分离得到 3 个具有新颖骨架结构的生物碱 meloyunnanines A-C。通过综合光谱分析和 X-射线衍射分析,确定了具有笼状 6/6/5/6/5/5 环系特征的结构。从生物合成的角度,将 3 个化合物归属为单萜类喹啉生物碱,是由单萜类吲哚生物碱通过氧化重排得到的。Wu ZN 等从骆驼蓬 *Peganum harmala* 中发现 1 种特殊的 β-Caroline 生物碱,其特征是具有氮杂环己烷——吲哚体系的碳骨架。

4. 苯丙素类

2020 年度报道的苯丙素类新化合物有 180 个(约占 7%),主要分布在芸香科、豆科、茄科、菊科等植物中。Su XM 等从线梗胡椒 *Piper pleiocarpum* 中发现一个新的木质素 pleiocarpumlignan B,且 pleiocarpumlignan B 显示对 MCF-7 细胞的抑制活性,IC_{50} 为(18.24 ± 0.69)μm。Cao NK 等从 *Clausena dunniana* 中发现的 6-prenylcoumarin-7-*O*-β-D-apiofuranosyl-(1 → 6)-β-D-glucopyranoside 在 40 μM 时显示出显著促胰岛素释放的活性。Shu PG 等从白芷 *Angelica dahurica* 的根中发现了 2 个新的香豆素糖苷 angelicosides Ⅰ、angelicosides Ⅱ,对于蘑菇酪氨酸酶抑制作用都显示出了中等的活性。

5. 醌类

2020 年度报道的醌类新化合物有 31 个(约占 1%)。Chen DL 等从红葱 *Eleutherine americana* 分离到 2 个具有新颖碳骨架的萘醌类杂二聚体,分别是 eleucanainones A 和 B,结构被确定为含二苯并呋喃和萘的萘醌二聚体。Eleucanainones A 对

MRSA 有明显的抑制作用,其最小抑菌浓度为 0.78 μg/mL。

6. 甾体类

甾体类有 70 余种新化合物(约占 3%)。Su LH 等从玫瑰色丁香 *Butyriboltus roseof* 子实体中分离得到的一种 7(8→9)-β-麦角甾烷甾体化合物 spiro-seoflosterol,对 HepG2 和 HuH7/S(耐索拉非尼的 HuH7)有细胞毒作用,IC₅₀ 值分别为 9.1 和 6.2 μM。

7. 其他类化合物

Chen YZ 等从当归 *Angelica sinensis* 中发现 1 对新的对映异构体(±)-angelignanin,它们具有新颖的 2,7-cyclo-8,9-neolignan 碳骨架,在体内试验中,(±)-angelignanin 在 10 mg/kg 的剂量下显示出显著的催眠作用。Li C 等从 *Magnolia officinalis* var. *biloba* 的树皮中发现 1 对具有 3 个 C6-C3 亚基的对映异构体(±)-magoilgomers A 和首次报道的 magoilgomer B,其为 magnolol 和 honokiol 的加合物,其中 magoilgomer B 表现出氧葡萄糖剥夺诱导的 SK-N-Sh 细胞损伤的神经保护作用。

Fang X 等从川芎 *Ligusticum chuanxiong* 中发现 1 对新的对映异构体(±)-6-3′a,7-6′-isowallichi-lide,为首次发现的具有 6-3′a,7-6′ dimerization sites 结构的化合物,且对脂多糖(LPS)刺激的原始 264.7 巨噬细胞的具有体外抑制作用,EC₅₀ 值分别为 4.76 μmol/L、9.4 μmol/L4 和 2.80 μmol/L。Fan BY 等从土丁桂 *Evolvulus alsinoides* 发现了 1 个新的树脂糖苷 evolvulin Ⅲ,具有独特的 3S,11R,14R-trihydroxyhex-adecanoic acid 单元。Ren L 等从黄花油点草 *Tricyrtis maculata* 分离得到 1 个新化合物,triculata A 具有罕见的萘并[b,c]吡喃碳骨架,并具有显著的抗氧化能力。Shi QQ 等从升麻 *Cimicifuga fotida* 根茎中分离得到 6 个环阿糖烷三萜苷 cimanol A-F。其中,cimimol A 为首次发现的具有独特环碳酸酯结构的环阿糖烷三萜糖苷,能

显著降低 3T3-L1 脂肪细胞的脂肪积聚。Pang X 等从玉竹 *Polygonatum odoratum* 的根中发现 1 个新的醌类化合物 polygodoqunione A,是通过 C-C 键将蒽醌与萘醌衍生物链接组成的新颖结构,且表现出显著的流感病毒抑制活性,IC₅₀ 值为 11.4 μM,优于阳性对照利巴韦林。

(撰稿:王茹茹 张珊珊 范明惠 王永丽 俞桂新
审阅:陈建伟)

【2020 年中草药中发现的新化合物和新骨架】

内容详见网络版。

(撰稿:王茹茹 张珊珊 范明惠 王永丽 俞桂新
审阅:陈建伟)

【UPLC-Q-TOF-MS/MS 在中药及复方化学成分分析中的应用】

1. 单味中药

茶枝柑 Mei ZY 等基于 UltiMate 3000 UPLC(Fisher Scientific)-Q-TOF(Bruker)系统建立了 UPLC-Q-TOF-MS/MS 技术,对茶枝柑 *Citrus reticulata* cv. Chachiensis 果皮(广陈皮)超声提取物的化学成分进行定性研究。液相色谱柱为 Acquity C₁₈ column(2.1 mm×100 mm,1.7 μm),以乙腈(A)和 0.1% 的甲酸水溶液(B)为流动相,进行梯度洗脱,流速为 0.3 ml/min,柱温 40 ℃。质谱采用电喷雾离子源(ESI),在正离子全扫描模式下采集数据,离子源温度为 220 ℃,干燥气流量为 8 L/min,雾化器压力为 1.5 bar,喷雾电压为 4 500 V,电压补偿为 −500 V,扫描范围为 m/z 500~1 000,采用 Hystar3.2 工作站采集数据,依据精确质量数和二级谱图裂解规律,结合文献报道和已知的化学数据库,共鉴定出 55 种主要的成分,其中包括 34 种黄酮类、4 种香豆素类、4 种生物碱类、5 种类柠檬苦素类,还有 8 种其他成分。

越南槐　Zong XX 等基于 Agilent 1290 UPLC-6550 iFunnel Q-TOF 系统建立了 UPLC-Q-TOF-MS/MS 技术,对来自四川和广西不同产地的越南槐 Sophora tonkinensis 根中的生物碱成分进行表征。液相色谱柱为 Agilent Eclipse Plus C$_{18}$柱(2.1 mm×100 mm, 1.8 μm),以乙酸铵水溶液(pH8.0, A)和乙腈(B)为流动相,进行梯度洗脱,流速为 0.2 ml/min,柱温 20 ℃,进样量 1 μl。质谱采用电喷雾离子源,在正离子全扫描模式下采集数据,干燥气温度为 205 ℃,干燥气体积流量为 10 L/min,喷雾电压为 200 V,毛细管电压为 3.5 kV,碰撞能量为 30 V,采用 Qualitative Analysis 质谱分析软件以及 MassHunter 色谱工作站,经对照品对照和文献检索,共检测到 32 种生物碱,其中 6 种为新化合物,并可通过 UPLC-Q-TOF-MS/MS 分析生物碱的差异来区分不同产地的越南槐。

野菊花　Tian D 等基于 Waters Acquity™ UP-LC-SYNAPT G2 HDMS 系统建立了 UPLC-Q-TOF-MS/MS 技术,对野菊花 Chrysanthemi Indici Flos 进行化学成分分析。液相色谱柱为 Phenomenex Kinetex C$_{18}$柱(2.1 mm×100 mm, 1.7 μm),以 2%乙腈(含 0.1%甲酸)水溶液(A)和 50%乙腈(含 0.1%甲酸)水溶液(B)为流动相,进行梯度洗脱,流速为 0.4 ml/min,柱温 40 ℃,进样量 5 μl。质谱采用电喷雾离子源,在正负离子全扫描模式下采集数据,毛细管电压在正离子模式和负离子模式下分别为 3.0 kV 和 2.5 kV,锥孔电压为 40 V,萃取电压为 4.0 V,脱溶剂气体积流量 800 L/h,脱溶剂气温度 350 ℃,锥孔气体积流量 40 L/h,离子源温度 100 ℃,碰撞能量 20~40 V,离子能量 6 V;扫描范围 m/z 100~1 200,通过与质谱数据信息对比,并结合文献报道及质谱数据库中相同成分或同类成分的精确相对分子质量、质谱裂解规律进行匹配,共鉴定出 42 个化合物,包括 32 个黄酮、9 个酚酸和 1 个倍半萜。结合网络药理学分析,确定 8 个黄酮和 6 个咖啡酸是发挥抗炎作用的关键分子。进一步通过细胞水平实验验证,3, 5-二咖啡酰奎宁酸、木犀草素和蒙花苷可作为野菊花抗炎的主要活性成分和质控指标。

枸杞子　Ahad HJ 等基于 Agilent 1290 UPLC-6540 Q-TOF 系统建立了 UPLC-Q-TOF-MS/MS 技术,对枸杞子 Lycium barbarum 果实中的亚精胺成分进行表征。液相色谱柱为 XCharge C$_{18}$柱,DAD 检测器,以 0.1%甲酸(A)和 0.1%甲酸-乙腈(B)为流动相,进行梯度洗脱,流速为 0.2 ml/min。质谱采用电喷雾离子源,在正离子全扫描模式下采集数据,干燥气体积流量为 8 L/min,干燥气体温度为 350 ℃,雾化器压力为 35 psi(1 psi=6.895 kPa),毛细管电压为 3 500 V,裂解电压为 175 V,碰撞能量从 10~50 V,扫描范围 m/z 100~1 500,采用 Qualitative Analysis 质谱分析软件以及 MassHunter 色谱工作站,结合文献报道及质谱数据库、质谱裂解规律,首先提出碎片离子在 m/z 220 和 222 处共存是区分枸杞子中亚精胺异构体的关键特征,通过独特的 MS/MS 碎片离子鉴定了不同类型的亚精胺分子。并开发了高选择性强阳离子交换固相萃取(SCX-SPE)结合 RP-LC 程序富集枸杞子亚精胺成分的方法。从中鉴定出 40 种亚精胺成分,其中 26 种为首次报道。

桔梗　Deng YL 等基于 UPLC(Nexera X2 LC-30A)-AB Sciex Q-TOF(Triple TOF™ 5 600＋)系统建立了 UPLC-Q-TOF-MS/MS 技术,对桔梗 Platycodon grandiflorum 根中的化学成分进行定性分析。液相色谱柱为 Waters Acquity UPLC BEH C$_{18}$柱(2.1 mm×100 mm, 1.7 μm),以乙腈(A)和 0.5%甲酸(B)为流动相,进行梯度洗脱,流速为 0.25 ml/min。质谱采用电喷雾离子源,在正负离子全扫描模式下,数据依赖型扫描(IDA)方式采集数据,辅助气 1 和 2 的压力均为 50 psi,气帘气(CUR)压力为 40 psi,离子源喷雾电压在正负离子模式下分别为 5 500 V 和 4 500 V,离子源温度为 500 ℃,去簇电压(DP)为 100 V,碰撞能量(CE)60 V,碰撞活化扫描(CES)为 15 V。离子扫描范围 m/z 100~1 250。采用 PeakView1.2 软件,比较一级精确质荷比和二级碎片信息数据,结合文献,表征出 36 个化合物,其中

13个成分通过对照品进行鉴定,23个成分通过文献和离子碎片进行鉴定。结合网络药理学、分子对接预测和体外实验(CCK-8,qRT-PCR)验证,发现桔梗皂苷D和木犀草素在内的10个成分可能通过抗炎治疗慢性支气管炎。

洋金花 Yang SH 等基于 Waters Acquity UP-LC-AB Sciex Q-TOF(Triple TOF™ 5 600+)系统建立了 UPLC-Q-TOF-MS/MS 技术,对来自中国10个产区的洋金花 Datura metel 六个不同部位(花、叶、茎、根、种子和果皮)样品中的化学成分进行鉴定和含量测定。液相色谱柱为 UPLC C_{18} 柱(2.1 mm×100 mm, 1.7 μm),以 0.1%甲酸(A)和 0.1%甲酸-乙腈(B)流动相,进行梯度洗脱,流速为 0.3 ml/min,柱温 25 ℃,进样量 25 μl。质谱采用电喷雾离子源,在正负离子全扫描模式下采集数据,离子源温度在正负离子模式下均为 550 ℃,离子源喷雾电压均为 4 000 V,去簇电压(DP)在正负离子模式下分别为 80 V 和 100 V,碰撞能量(CE)在正负离子模式下分别为 30 V 和 10 V。采用 PeakView1.2 软件,比较一级精确质荷比和二级碎片信息数据,结合文献,首次对总共85种醉茄甾内酯类成分进行了表征。还开发了一种同步、快速和准确的测量方法,用于测定22种活性成分。结果显示叶中总醉茄甾内酯含量最高(155 640.0 ng/g),根中最低(14 839.8 ng/g)。与其他产区相比,都江堰的植物中总含量最高。

黄芦木 廖翠平等基于 UPLC(Nexera X2 LC-30A)-AB Sciex Q-TOF(Triple TOF™ 4 600+)系统建立了 UPLC-QTOF-MS/MS 技术,对蒙药黄芦木 Berberis amurensis 根皮的醇提液的化学成分进行定性分析。液相色谱柱采用 Synergi™ Fusion-RP100A(2.0 mm×100 mm, 2.5 μm),正离子模式下,以 1 mmol/L 乙酸铵水-0.05%甲酸乙腈为流动相梯度洗脱;负离子模式下,以乙腈-水做流动相梯度洗脱。柱温均为 40 ℃,流速 0.3 ml/min。质谱采用电喷雾离子化源,在正负离子全扫描模式下采集数据。正离子模式下,离子源温度 500 ℃,离子喷雾电压为 5 500 V,去簇电压为 40 V,碰撞电压为

10 V;负离子模式下,离子源温度 500 ℃,离子喷雾电压为-4 500 V,去簇电压为-40 V,碰撞电压为-10 V;通过多反应监测(MRM)进行质谱分析,质量范围为 100~1 000 Da,采用 Peakview 2.2/Master-view 1.3 软件,依据精确质量数和同位素峰度比确定分子式,通过 Natural products HR-MS/MS Spectral Library 1.1 数据库所含化合物和对照品的二级谱图裂解规律比对分析,结合文献报道,从蒙药黄芦木醇提液中共分离出33个化合物,推断了28个化合物,其中包括17个生物碱、3个有机酸类、1个香豆素类、1个核苷类、1个苷类、2个环烯醚萜类、2个木脂素类、1个糖脂类化合物,其中通过与对照品对比鉴定了5个化合物,分别为小檗碱、小檗胺、药根碱、巴马汀和木兰花碱。

丹参 陈嘉慧等基于 Agilent 1290 UPLC-6550 Q-TOF 系统建立了 UPLC-QTOF-MS/MS 技术,对丹参 Salvia miltiorrhiza 饮片水提液中的化学成分进行定性分析。液相色谱柱为 ZORBAX ECLIPSE-C_{18}(4.6 mm×100 mm, 3.5 μm),流动相为 0.1%甲酸水溶液(A)-甲醇(B),梯度洗脱,流速为 0.5 ml/min。质谱采用电喷雾离子化源,在正负离子全扫描模式下采集数据。干燥气体积流量为 14 L/min,干燥气温度为 250 ℃,雾化气压力为 241 kPa,裂解电压 175 V,鞘气流量为 11 L/min,鞘气温度为 350 ℃,鞘气温度为 65 V,毛细管电压为 3 500 V,八级杆射频电压为 750 V,喷嘴电压为 1 000 V,碰撞能量为 20 V。采用 Qualitative Analysis 质谱分析软件以及 MassHunter 色谱工作站,经对照品对照和文献检索,共表征了72个成分,其中包括26个酚酸类化合物、36个二萜类化合物、5个糖类化合物、3个有机酸类化合物和2个其他类化合物。

交趾黄檀 孟晓伟等基于 UPLC(Nexera X2 LC-30A)-AB Sciex Q-TOF(Triple TOF™ 5 600+)系统建立了 UPLC-Q-TOF-MS/MS 技术对交趾黄檀 Dalbergia cochinchinensis 的心材中化学成分进行定性分析。液相色谱柱为 UPLC RRHDSB-C_{18}(3.0 mm×100 mm, 1.8 μm),流动相为 0.1%甲酸

水溶液（A）-乙腈（B），梯度洗脱，流速 0.3 ml/min，进样量 1 μl。质谱采用电喷雾离子源，在负离子模式下，数据依赖型扫描（IDA）方式采集数据，离子源喷雾电压-4.5 kV，去簇电压-100 V，碰撞能量为 40eV，辅助气 1 和 2 的压力均为 0.34 MPa，气帘气为压力 0.28 MPa。离子源温度 500 ℃。一级质谱母离子扫描范围 m/z 100～1 500；IDA 设置响应值＞10 cps（countpersecond，每秒计数）的 6 个最高峰进行二级质谱扫描；子离子扫描范围 m/z 100～1 500。结合 PeakView 1.2 软件中的 XIC Manager 功能模块分析，比较一级精确质荷比和二级碎片信息数据，再结合文献资料，MassBank、SciFinder 和 ChemSpider 等在线质谱化学数据库，本课题组建立的黄檀属植物质谱数据库，同类成分质谱裂解规律及对照品，从交趾黄檀的心材中鉴定了 101 个化学成分，包括 22 个黄酮类、34 个异黄酮类、15 个新黄酮类、18 个其他类型黄酮和 12 个其他类成分。

降香 孟晓伟等基于 UPLC（Nexera X2 LC-30A）-AB Sciex Q-TOF（Triple TOF™ 5 600＋）系统建立了 UPLC-QTOF-MS/MS 技术，对降香 *Dalbergia odorifera* 的心材甲醇提液的化学成分进行定性分析。液相色谱柱为 UPLC RRHD SB-C$_{18}$（3.0 mm×100 mm，1.8 μm），流动相为 0.1％甲酸水溶液（A）-乙腈（B），梯度洗脱，流速 0.3 ml/min，进样量 1 μl。质谱采用电喷雾离子源，在负离子模式下，数据依赖型扫描（IDA）方式采集数据，负离子源电压为-4 500 V，去簇电压-100 V，碰撞电压为-40 eV，辅助气 1 和 2 的压力均为 0.34 MPa，气帘气压力为 0.28 MPa。离子源温度为 500 ℃。一级质谱母离子扫描范围为 m/z 100～1 500；IDA 设置响应值＞10 cps 的 6 个最高峰进行二级质谱扫描；子离子扫描范围为 m/z 100～1 500，采集范围为 m/z 100～1 500，碰撞活化扫描为 15 eV。结合 PeakView 1.2 软件中的 XIC Manager 功能模块分析，比较一级精确质荷比和二级碎片信息数据，再结合文献资料，MassBank 和 ChemSpider 等在线质谱化学数据库，从降香中鉴定出 83 个化学成分，包括 18 个黄酮类、

31 个异黄酮类、10 个新黄酮类、9 个异黄烷类、7 个其他类型黄酮和 8 个其他类成分。

浙贝母 程斌等基于 Waters Acquity UPLC-PGA495 MS 系统建立了 UPLC-QTOF-MS/MS 技术，对浙贝母 *Fritillaria thunbergii* 鳞茎的化学成分进行定性分析，并建立指纹图谱。液相色谱柱为 Eclipse Plus C$_{18}$（3.0 mm×150 mm，1.8 μm），流动相为乙腈（A）-0.1％甲酸水溶液（B），进行梯度洗脱，流速为 0.4 ml/min，柱温为 30 ℃，进样量为 2 μl。质谱采用电喷雾离子化源，在正负离子全扫描模式下采集数据，质荷比（m/z）为 50～1 200 范围内进行扫描。电压为 3.0 kV，离子源温度为 100 ℃，去溶剂气温度为 400 ℃；去溶剂气流速为 800 L/h。采用 Waters Masslynx 4.1 软件，将各共有峰的峰强度、保留时间和 m/z 等信息与对照品进行比较，同时结合化合物的一、二级质谱信息和裂解规律，参考文献资料进行分析，初步推测贝母素乙、贝母素甲、环巴胺、胡萝卜苷、polyphyllin V、苦鬼臼毒素、植物甾醇、ent-kaur-15-en-17-ol、ent-17-norkauran-16-one 是其具有抗炎作用的质量标志物。

何首乌 赵琴等基于 Agilent 1290 UPLC-6530 Q-TOF 系统建立了 UPLC-QTOF-MS/MS 技术，对何首乌 *Polygonum multiflorum* 块根用不同炮制方法加工后的成分进行分析比较，以考察炮制工艺对其化学成分的影响。液相色谱柱采用 Acquity UPLC BEH C$_{18}$ 柱（2.1 mm×100 mm，1.7 μm），以 0.1％甲酸乙腈（A）-0.1％甲酸水溶液（B）为流动相梯度洗脱，柱温为 35 ℃，流速为 0.3 ml/min，进样量为 2 μl。质谱采用电喷雾离子化源，在负离子扫描模式下采集数据，质量扫描范围为 m/z 100～1 700，氮气体积流量为 8 L/min，温度为 300 ℃，毛细管电压为 3.5 kV，喷嘴电压为 1 000 V，碎裂电压为 150 V，雾化器压力为 35 psi，二级质谱碰撞能量为 15 eV。采用 Agilent MassHunter Qualitative Analysis B.07.00 数据处理工作站，依据精确质量数和同位素峰度比确定分子式，结合文献报道，共表征 67 种成分，鉴别出 43 种成分，另有 24 种为未知成分。

何首乌炮制后整体成分发生了明显变化,黑豆汁制何首乌的不同操作方法会对成分产生明显的影响,适宜的蒸制时间是保证制何首乌质量的关键。

东革阿里 陈秀明等基于 Agilent 1290 UPLC-6545 Q-TOF 系统建立了 UPLC-QTOF-MS/MS 技术,对东革阿里 *Eurycoma longifolia* 根中的苦木素二萜类成分进行定性分析。液相色谱柱采用 Agilent Eclipse Plus C_{18} RRHD 柱(2.1 mm × 100 mm,1.8 μm),流动相为 0.1%甲酸水溶液(A)-乙腈(B),梯度洗脱,流速为 0.2 ml/min,柱温为 40 ℃,采用 DAD(G7117A)检测器,进样量为 1 μl。质谱采用电喷雾离子化源,采用正离子模式下采集数据,多反应离子监测(MRM),鞘气温度为 350 ℃,鞘气流速为 11.0 L/min,喷嘴电压为 500 V,毛细管电压为 3.5 kV,雾化气压力为 0.24 MPa,干燥气温度为 320 ℃,干燥气流速为 8.0 L/min,毛细管出口电压为 135 V,Skimmer 电压为 65 V,八极杆电压为 750 V,碰撞能量为 15～40 V,扫描范围为 m/z 100～800。通过与对照品比对从东革阿里提取物中准确鉴定出 4 种苦木素二萜,并通过质谱裂解特征结合文献数据推导出其他 28 种苦木素二萜结构。所鉴定的 32 种苦木素二萜根据化合物母核骨架结构分类,包括 14 种 eurycomanone 型二萜类、3 种 klaineanone 型二萜类、7 种 eurycomalactone 型二萜类、3 种 longilactone 型二萜类及 5 种 laurycomalactone 型二萜类。并对其中 4 种成分 13α(21)-环氧宽缨酮、宽缨酮、14,15β-dihydroxyklaineanone 和东革内酯建立含量测定的方法,并利用该方法测定了 8 种市售东革阿里药材中 4 种苦木素二萜的含量,可用于质量控制。

云实皮 罗媛等基于 Agilent 1290 UPLC-AB Sciex TripleTOF® 4600 系统建立了 UPLC-QTOF-MS/MS 技术,对云实 *Caesalpinia decapetala* 的根及根皮(云实皮)的化学成分进行定性分析。液相色谱柱为 Agilent SB-C_{18}(2.1 mm × 100 mm,1.8 μm),流动相为 0.1%甲酸水溶液(A)-0.1%甲酸乙腈溶液(B),梯度洗脱,流速

0.25 ml/min,柱温 30 ℃,进样量 2 μl。质谱采用电喷雾离子源,在正负离子模式下采集数据,扫描范围为 m/z 50～1 500,毛细管电压为 4.5 kV,雾化气压力为 1.2 Bar,去溶剂气流速为 8 L/min,去溶剂气温度为 200 ℃。结合 Data Analysis 4.2 软件分析,根据现有文献报道,通过保留时间、准分子离子峰、二级离子碎片信息和对照品等对各个质谱峰进行了归属分析,共确认化学成分 13 个,其中木犀草素、白藜芦醇和异甘草素是首次从该种植物中被发现的成分。

2. 中药复方

补脾益肾丸 Wang FC 等基于 Waters Acquity UPLC-Q-TOF 系统建立了 UPLC-Q-TOF-MS/MS 技术,对补脾益肾丸中的化学成分进行表征。液相色谱柱为 ZORBAX SB-C_{18} 柱(4.6 mm × 250 mm,5 μm),以 0.1%的乙酸水溶液(A)和乙腈(B)为流动相,进行梯度洗脱,流速 0.8 ml/min,进样量 5 μl。质谱为电喷雾离子源,在正负离子全扫描模式下采集数据,雾化气体积流量为 50 L/h,脱溶剂气体积流量为 600 L/h,脱溶剂气温度 300 ℃,离子源温度为 120 ℃,毛细管电压为 3 000 V,锥孔电压为 30 V,萃取电压为 4.0 V,碰撞能量 20～50 eV,扫描范围 m/z 100～1 200,采用 Masslynx4.1 工作站,通过与质谱数据信息对比,并结合文献报道及质谱数据库中相同成分或同类成分的精确相对分子质量、质谱裂解规律进行匹配,共鉴定出 71 种成分,包括皂苷、黄酮、倍半萜、香豆素、苯丙素、蒽酮、蒽醌、单宁及酚酸等。并基于 LC-MS 8045(Shimadzu, Kyoto, Japan)系统开发了 HPLC-QQQ-MS/MS 技术,液相为色谱柱 Thermo Scientific Hypersil GOLD C_{18} 柱(150 mm × 4.6 mm,3 μm),以乙腈(A)和 0.1%的甲酸水溶液(B)为流动相,进行梯度洗脱,流速为 0.4 ml/min,柱温为 35 ℃。质谱采用电喷雾离子源,检测电压 1.74 kV,离子源温度为 300 ℃,电喷雾压力为 4 000 V,雾化气体积流量为 3 L/min,干燥气和加热气体积流量均为 10 L/min,在 MRM 模式下采集 MS 数据,同时测定补脾益肾丸中的 12 个成分

含量（astragaloside Ⅳ、calycosin、calycosin 7-O-glucoside、salvianolic acid A、rosmarinic acid、rhein、liquiritin、formononetin、atractylenolide Ⅰ、dioscin、tanshinone ⅡA、acteoside），建立方法学，可以用于补脾益肾丸的质量控制。

苦碟子注射液　Li Y 等基于 Waters H-CLASS/Xevo TQ-D triple Quadrupole 系统建立了 UPLC-Q-TOF-MS/MS 技术分别用于鉴定苦碟子注射液中的黄酮及有机酸。分析黄酮的液相色谱柱为 Waters Symmetry C_{18}（4.6 mm×250 mm，5 μm），以 0.05％的甲酸水溶液（A）和 0.05％的甲酸乙腈溶液（B）为流动相，进行梯度洗脱，流速为 1 ml/min，柱温 35 ℃，进样量 20 μl。分析有机酸的液相色谱柱为 Waters Acquity UPLC BEH C_{18}（2.1 mm×100 mm，1.7 μm），以 0.1％的甲酸水溶液（A）和乙腈溶液（B）为流动相，进行梯度洗脱，流速为 0.1 ml/min，进样量为 10 μl。质谱采用电喷雾离子源，在正离子 MRM 模式下采集数据，离子源温度为 149 ℃，脱溶气温度为 349 ℃，锥孔气体积流量为 50 L/Hr，脱溶剂气体积流量为 652 L/Hr，依据精确质量数、质谱碎片，结合质谱数据库，从苦碟子注射液中鉴定出 35 种成分，分为 4 种类型，其中包括 11 种黄酮、13 种有机酸、9 种倍半萜、2 种核苷。

桂枝茯苓胶囊　杨慧敏等基于 Agilent 1290 UPLC-6538 Q-TOF 系统建立了 UPLC-ESI-Q-TOF-MS/MS 技术，对桂枝茯苓胶囊中的化学成分进行定性分析。液相色谱柱采用 ZORBAX RRHD Eclipes Plus C_{18}（2.1 mm×100 mm，1.8 μm），流动相为乙腈（A）和 0.1％甲酸水溶液（B），进行梯度洗脱，柱温 30 ℃，流速 0.4 ml/min。质谱采用电喷雾离子源，在正负离子全扫描模式下采集数据。正负离子模式下毛细管电压分别为 4 000 V、3 000 V，质量扫描范围为 m/z 100～1 500，裂解电压为 135 V，锥孔电压为 65 V，干燥气温度为 350 ℃，干燥气体积流量为 10 L/min，压力为 40 psi。二级扫描碰撞能量分别采用 10 eV、20 eV、30 eV、40 eV、50 eV，从中选择合适的能量对母离子进行目标二级碎裂。根据精确质荷比，Agilent MassHunter 软件生成分子式，二级碎片离子信息，结合对照品和文献数据共指认出桂枝茯苓胶囊制剂中 200 个化学成分，其中 40 个化合物经对照品验证。所表征的化合物包括三萜酸、单萜苷、糖苷、酚酸、酰胺、氰苷、芳香醛、黄酮、脂肪酸、氨基酸等多种类型，其中三萜酸、单萜苷、糖苷三类大类成分分别占 27％、17％、24％，合计 68％，其中 19％的化合物具有没食子酸取代基。

补肺健脾方　崔琳琳等基于 Agilent 1290 UPLC-6550 Q-TOF 系统建立了 UPLC-ESI-Q-TOF-MS/MS 技术，对补肺健脾方中的化学成分进行定性分析。液相色谱柱为 Agilent Poroshell SB-C_{18}（4.6 mm×100 mm，2.7 μm），在正负离子模式下的流动相系统分别选择 0.1％甲酸水溶液（A）-乙腈（B），梯度洗脱，和水（A）-乙腈（B），梯度洗脱，流速 0.6 ml/min，柱温为 30 ℃。质谱采用电喷雾离子源，在正负离子模式下扫描采集数据，干燥气流速为 13 L/min，干燥气温度为 350 ℃，毛细管电压为 3.5 kV，雾化器压力为 310.28 kPa，碎裂电压为 125 V，二级质谱碰撞电压为 40 eV，采集范围均为 m/z 50～1 000，通过 Agilent MassHunter Qualitative Analysis 数据分析定性软件进行色谱峰的提取和匹配。通过质谱信息并结合对照品、相关文献、数据库检索，共鉴别出了 95 个化合物，包括黄酮类 41 个、生物碱类 23 个、木脂素类 12 个、有机酸类 9 个和其他类化合物 10 个。并总结了不同成分的质谱裂解规律，黄酮类化合物在裂解过程中容易发生脱糖基、脱水、环的逆狄尔斯-阿尔德反应（RDA）裂解，以及 CO、CO_2、CHO 等一些中性分子丢失；木脂素类成分苯环上常有羟基、羰基、甲氧基等取代基，易得到丢失 H_2O 或 CO 的碎片离子；有机酸类化合物的基本结构为酚羟基取代的芳香环、丙烯酸、脂肪酸，该类化合物在负离子模式下易丢失 H_2O 和 COOH，且易在羰基处断裂形成碎片离子。

稳心颗粒　李晓凤等基于 Waters Acquity™ UPLC-SYNAPT G2 HDMS 系统建立了 UPLC-

ESI-Q-TOF-MS/MS 技术,对稳心颗粒中的化学成分进行定性分析。液相色谱柱为 Acquity UPLC BEH C_{18}(2.1 mm×100 mm,1.7 μm),流动相为乙腈(A)-水(B)(含体积比 0.1％甲酸),梯度洗脱,流速为 0.3 ml/min,柱温为 45 ℃,进样量为 5 μl。质谱采用电喷雾离子源,在正负离子模式下扫描采集数据,离子源温度分别为 120 ℃(正离子模式)/110 ℃(负离子模式),锥孔 N_2 反吹流量 50 L/h,电压 40 V;毛细管电压 3.0 kV(正离子模式)/2.0 kV(负离子模式);N_2 温度 450 ℃(正离子模式)/280 ℃(负离子模式),流量为 800 L/h;分子量范围 50～1 200 Da;用全信息串联质谱(MSE)采集模式,碰撞能量 25 V。用亮氨酸-脑啡肽 LE,其 m/z 为[M+H]$^+$=556.277 1、[M−H]$^-$=554.261 5,对检测样品分子量进行实时校正。采用 Waters Mass Lynx V4.1 软件进行分析,根据二级质谱的碎片特征推测裂解途径,或者根据相关数据库、对照品及文献检索查看化合物的碎片,确定化合物结构。从稳心颗粒中共表征了 68 个化学成分,主要包括糖类、皂苷类、黄酮类、挥发油类,其中三七皂苷 R1、人参皂苷 Rg1、人参皂苷 Rb1 丰度较高。

定心方Ⅳ号 任妍等基于 Agilent 1290 UPLC-6550 Q-TOF 系统建立了 UPLC-ESI-Q-TOF-MS/MS 技术,对定心方Ⅳ号中的化学成分进行定性分析。液相色谱柱为 ZORBAX Eclipse-C_{18}(4.6 mm×100 mm,3.5 μm),流动相为 0.1％甲酸水溶液(A)-甲醇(B),梯度洗脱,流速为 0.5 ml/min,柱温 25 ℃,进样量为 5 μl。质谱采用电喷雾离子源,在正负离子模式下扫描采集数据,分子量检测范围为 50～1 000 Da。干燥气体积流量为 14 L/min,干燥气温度为 250 ℃,雾化气压力为 241 kPa,裂解电压为 175 V,鞘气流量为 11 L/min,鞘气温度为 350 ℃,鞘气温度为 65 V,毛细管电压为 3 500 V,八级杆 1 射频电压为 750 V,喷嘴电压为 1 000 V,碰撞能量为 20 V。通过 Agilent MassHunter Qualitative Analysis 数据分析定性软件进行色谱峰的提取和匹配。根据自行建立的数据库及文献信息,采用对照品对照、各化合物的精确质荷比、保留时间、二级碎片裂解离子并结合文献对定心方Ⅳ号的化学成分进行进一步确证,鉴别出 54 个化合物,包括 14 个酚酸类化合物、10 个生物碱类化合物、8 个萜类化合物、6 个苯丙醇类化合物、5 个黄酮类化合物和 11 个其他类化合物,其他类化合物包括氨基酸类、嘌呤类及木脂素类等。其中酚酸类化合物以丹酚酸 A、B、D、E、F 及丹参素为主,二萜类化合物以隐丹参酮、新隐丹参酮为主,生物碱类化合物以小檗碱、表小檗碱、巴马汀、药根碱等为主,黄酮类化合物以斯皮诺素与 6‴-阿魏酰斯皮诺素为主。

双参平肺颗粒 陈叶青等基于 Waters Acquity UPLC Synapt™ Q-TOF 系统建立了 UPLC-ESI-Q-TOF-MS/MS 技术,对双参平肺颗粒中主要化学成分进行准确快速鉴定和归属分类。液相色谱柱为 Waters Acquity UPLC BEH C_{18}(100 mm×32.1 mm,1.7 μm),以 0.1％甲酸水溶液(A)-乙腈(B)为流动相进行梯度洗脱,流速为 0.4 ml/min;进样体积为 2 μl;柱温为 40 ℃。质谱采用电喷雾离子源,在正离子模式下采集数据,萃取电压为 4.0 V;锥孔电压为 30 V;毛细管电压为 3.0 kV;脱溶剂气温度为 400 ℃;离子源温度为 120 ℃;脱溶剂气体积流量为 800 L/h;锥孔气体积流量为 50 L/h;碰撞能量为 6～40 eV;离子能量为 1 V;质量扫描范围为 m/z 100～1 500。通过与对照品的保留时间及质谱数据信息对比,并结合文献报道及质谱数据库中相同成分或同类成分的精确相对分子质量、质谱裂解规律进行匹配,从双参平肺颗粒中鉴定了 63 个化合物,其中萜类化合物 24 个、酚酸类 7 个、丹参酮类成分 6 个、黄酮类 14 个、其他类 12 个。对各成分进行药材归属:9 个来自人参、14 个来自丹参、9 个来自桑白皮、2 个来自地骨皮、4 个来自橘红、12 个来自知母、4 个来自天冬、10 个来自甘草,且大多属于各药材的特征性药效成分。

(撰稿:谭红胜 审阅:陈建伟)

［附］ 参考文献

A

Ahad HJ，Jin HL，Liu YF，et al. Chemical profiling of spermidines in goji berry by strong cation exchange solid-phase extraction（SCX-SPE）combined with ultrahigh-performance liquid chromatography-quadrupole time-of-flight mass spectrometry（UPLC-Q-TOF/MS/MS）［J/OL］. Journal of Chromatography B, 2020［2020-01-15］. https://doi.org/10.1016/j.jchromb.2019.121923

An FL，Xu WJ，Yang MH，et al. Anti-inflammatory flavagline glycosides and putrescine bisamides from *Aglaia perviridis* leaves［J/OL］. Tetrahedron, 2020［2020-01-15］. https://doi.org/10.1016/j.tet.2020.131257

Ao Z，Liu YY，Lin YL，et al. Hyperpatulones A and B, two new peroxide polyprenylated acylphloroglucinols from the leaves of *Hypericum patulum*［J/OL］. Tetrahedron Letters, 2020［2020-01-15］. https://doi.org/10.1016/j.tetlet.2019.151385

安巧,邹吉斌,姜阳明,等.对叶百部化学成分研究［J］.中草药,2020, 51(13):3378

B

Bai B，Wang QH，Wang ML，et al. Two New compounds from *Empetrum nigrum* var. *japonicum*［J］. Chemistry of Natural Compounds, 2020, 56(3):412

Bai HF，Li YP，Qin FY，et al. Periplanetols A-F, phenolic compounds from *Periplaneta americana* with potent COX-2 inhibitory activity［J/OL］. Fitoterapia, 2020［2020-05-15］. https://doi.org/10.1016/j.fitote.2020.104589

Bai M，Chen JJ，Xu W et al. Germacranolides from *Elephantopus scaber* L. and their cytotoxic activities［J/OL］. Phytochemistry, 2020［2020-05-15］. https://doi.org/10.1016/j.phytochem.2020.112479

Bai M，Zhao WY，Xu W，et al. Triterpenoids from *Picrasma quassioides* with their cytotoxic activities［J］. Phytochemistry Letters, 2020, 39:128

Bai M，Zhao WY，Zhang YJ，et al. The identification of alkaloids from the stems of *Picrasma quassioides via* computer-assisted structure elucidation and quantum chemical calculations［J］. Journal of Asian Natural Products Research, 2021, 23(3)217

Bai YJ，Sun Y，Xie J，et al. The asarone-derived phenylpropanoids from the rhizome of *Acorus calamus var. angustatus Besser*［J/OL］. Phytochemistry, 2020［2020-05-15］. https://doi.org/10.1016/j.phytochem.2019.112212

Bao SY，Wang QH，Bao WQ，et al. Structure elucidation and NMR assignments of a new dihydrochalcone from *Empetrum nigrum* subsp. *asiaticum*（Nakai ex H.Ito）Kuvaev［J］. Natural Product Research, 2020, 34(7):930

Bi HY，Xu CL，Fu HZ，et al. Two new norneolignans from *Callicarpa kwangtungensis*［J］. Natural Product Research, 2020, 34(2):197

Bo W，Tian JM，Huang ZR，et al. Triterpenoid saponins from the roots of *Psammosilene tunicoides*［J/OL］. Fitoterapia, 2020［2020-05-15］. https://doi.org/10.1016/j.fitote.2020.104596

Bu YG，Zhang WY，Lu QP，et al. Furan fragment isomerized andirobin-type limonoids from the stem barks of *Khaya senegalensis*［J］. Journal of Asian Natural Products Research, 2021, 23(5):498

C

Cai BB，Mi QL，GaoQ，et al. Pentenyl Coumarins from the Roots and Stems of *Nicotiana rustica* and their Bioactivity［J］. Chemistry of Natural Compounds, 2020, 56(6):1008

Cai BX，Song LX，Hu HJ，et al. Structures and biological evaluation of phenylpropanoid derivatives from *Dendrobium Sonia*［J/OL］. Natural Product Research. 2020［2021-04-05］. https://doi.org/10.1080/14786419.2020.1782404

Cao DH，Liao SG，Sun P，et al. Mexicanolide-type limonoids from the twigs and leaves of *Cipadessa baccifera*

[J/OL]. Phytochemistry，2020［2020-05-15］. https：//doi.org/10.1016/j.phytochem.2020.112449

Cao J，Shao SY，Zhang X，et al. Two new lignans from the fruits of *Forsythia suspensa*［J］. Journal of Asian Natural Products Research，2020，22(5)：418

Cao L，Li B，Nuzhat S，et al. Triterpenoids from stems of *Kadsura heteroclita*［J/OL］. Fitoterapia，2020［2020-05-15］. https：//doi.org/10.1016/j.fitote.2019.104441

Cao L，Nuzhat S，Li B，et al. Schinortriterpenoids from Tujia ethnomedicine Xuetong—The stems of *Kadsura heteroclita*［J/OL］. Phytochemistry，2020［2020-05-15］. https：//doi.org/10.1016/j.phytochem.2019.112178

Cao NK，Chen YM，Zhu SS，et al. Isolation and structure characterization of cytotoxic alkaloids from *Micromelum integerrimum*［J/OL］. Phytochemistry，2020［2020-05-15］. https：//doi.org/10.1016/j.phytochem.2020.112463

Cao NK，Zhu SS，Chen YM，et al. A new prenylated coumarin diglycoside with insulin-release promoting activity from *Clausena dunniana*［J］. Journal of Asian Natural Products Research，2021，23(4)：385

Cao YG，Zhang YL，Zeng MN，et al. Renoprotective Mono- and Triterpenoids from the Fruit of *Gardenia jasminoides*［J］. Journal of Natural Products，2020，83(4)：1118

Chang CT，Kao CL，Yeh HC，et al. A New Flavone C-Glucoside from *Aquilaria agallocha*［J］. Chemistry of Natural Compounds，2020，56(6)：1023

Chao CL，Huang HC，Ding HY，et al. A new macrocyclic diterpenoid from *Anisomeles indica*［J］. Natural Product Research，2020，34(19)：2737

Chen BS，Wang SX，Liu GQ，et al. Anti-inflammatory diterpenes and steroids from peels of the cultivated edible mushroom *Wolfiporia cocos*［J］. Phytochemistry Letters，2020，36：11

Chen CY，Yau LF，Mai ZT，et al. Aculeatusane A：A new diterpenoid from the whole plants of *Celastrus aculeatus Merr*［J］. Phytochemistry Letters，2020，40：72

Chen C，Zhang DF，Zhao Y，et al. A new 3，4-seco-lupane triterpenene glycosyl ester from the leaves of *Eleutherococcus sessiliflorus*［J］. Natural Product Research，2020，34(13)：1927

Chen CR，Liao YW，Hsu JL，et al. A New 27-Norcucurbitane Triterpenoid from the Fruits of *Momordica charantia* var. *abbreviata*［J］. Chemistry of Natural Compounds，2020，56(4)：688

Chen CY，Kao CL，Yeh HC，et al. A New Dimeric Sesquiterpenoid from *Capsicum annuum* var. *conoides*［J］. Chemistry of Natural Compounds，2020，56(2)：257

Chen CY，Kao CL，Yeh HC，et al. A New Norsesquiterpenoid from the Rhizomes of *Curcuma longa*［J］. Chemistry of Natural Compounds，2020，56(1)：75

Chen F，Huang SY，Xiang SQ，et al. Pubescenosides Q-R，two new phenolic glycosides from *Ilex pubescens*［J］. Journal of Asian Natural Products Research，2021，23(4)：363

Chen FY，Li HT，Li CJ，et al. Neuroprotective racemic germacranolides from the roots of *Chloranthus henryi*［J/OL］. Fitoterapia，2020［2020-05-15］. https：//doi.org/10.1016/j.fitote.2020.104472

Chen G，Xue YM，Zhou D，et al. Chemical constituents from shells of *Xanthoceras sorbifolium*［J/OL］. Phytochemistry，2020［2020-05-15］. https：//doi.org/10.1016/j.phytochem.2020.112288

Chen G，Zhao WH，Li Y，et al. Bioactive chemical constituents from the seed testa of *Vernicia fordii* as potential neuroinflammatory inhibitors［J/OL］. Phytochemistry，2020［2020-05-15］. https：//doi.org/10.1016/j.phytochem.2019.112233

Chen GY，Zhang B，Zhao T，et al. *Leucas zeylanica*［J］. Natural Product Research，2020，34(13)：1874

Chen H，Du K，Sun YJ，et al. Solanrubiellin A，a hydroanthraquinone dimer with antibacterial and cytotoxic activity from *Solanum lyratum*［J］. Natural Product Research，2020，34(22)：3176.

Chen HJ，Zhang XS，Zhang JW，et al. Chemical constituents from the stems of *Acanthopanax senticosus* with their inhibitory activity on α-glucosidase［J/OL］. Journal of Asian Natural Products Research，2020［2021-04-05］. https：//doi.org/10.1080/10286020.2020.1783657

Chen L, Li LL, Cheng Y, et al. Three new alkaloids from *Menispermum dauricum*[J]. Journal of Asian Natural Products Research, 2020, 22(10):914

Chen P, Qin HJ, Li YW, et al. Study on chemical constituents of an edible mushroom *Volvariella volvacea* and their antitumor activity *in vitro*[J]. Natural Product Research, 2020, 34(10):1417

Chen QW, Gong T, Zhang PC, et al. Seven new 1-oxygenated cholestane glycosides from *Ornithogalum saundersiae*[J]. Journal of Asian Natural Products Research, 2020, 22(3):201

Chen XD, J Hu, Li JX, et al. Cytotoxic monoterpenoid indole alkaloids from the aerial part of *Kopsia arborea* [J]. Journal of Asian Natural Products Research, 2020, 22 (11):1024

Chen XL, Peng XR, Gong XY, et al. Flavonoid glycosides from the nectar of *Camellia reticulata Lindl*[J/OL]. Natural Product Research, 2020[2021-04-05]. https://doi. org/10.1080/14786419.2020.1819269

Chen Y, Gao J, Chen QB, et al. Applanaic acids A—C, three new highly oxygenated lanostane triterpenoids from the fruiting bodies of *Ganoderma applanatum*[J/OL]. Natural Product Research, 2020[2021-04-05]. https://doi. org/10.1080/14786419.2020.1749612

Chen YY, Ma CY, Wang ML, et al. Five new ent-kaurane diterpenes from *Annona squamosa* L. pericarps[J]. Natural Product Research, 2020, 34(15):2243

Chen YM, Cao NK, Lv HN, et al. Anti-inflammatory and cytotoxic carbazole alkaloids from *Murraya kwangsiensis*[J]. Phytochemistry, 2020, 170:112186

Chen YN, Lu QY, Li DM, et al. Three new diterpenoids from *Euphorbia peplus*[J/OL]. Natural Product Research, 2020 [2021-04-05]. https://doi. org/10. 1080/ 14786419. 2020.1781112

Chen YZ, Guo QL, Xu CB, et al. (＋)-/(−)-Angelignanine, a pair of neolignan enantiomers with an unprecedented carbon skeleton from an aqueous extract of the *Angelica sinensis* root head[J]. Chinese Chemical Letters, 2021, 32(5):1657

Chen ZP, Guo LB, He J, et al. Triterpene saponins from the seeds of *Erythrophleum fordii* and their cytotoxic activities[J]. Phytochemistry, 2020, 177:112428

Cheng F, Zou ZX, Xu PS, et al. Pictalignans D-F, three new neolignan derivatives from *Selaginella picta*[J]. Natural Product Research, 2020, 34(9):1264

Cheng L, Guo DL, Zhang MS, et al. Dihydrophenanthrofurans and bisbibenzyl derivatives from the stems of *Dendrobium nobile*[J]. Fitoterapia, 2020, 143:104586

Cheng YF, Yin ZY, Jiang FQ, et al. Two new lignans from the aerial parts of *Saururus chinensis* with cytotoxicity toward nasopharyngeal carcinoma [J/OL]. Fitoterapia, 2020[2020-05-15]. https://doi. org/10.1016/j. fitote. 2019. 104344

Cheng ZY, Sun Q, Yang PY, et al. Isolation and structure elucidation of anti-tyrosinase compounds from the seeds of *Crotalaria pallida*[J/OL]. Journal of Asian Natural Products Research, 2020[2021-04-05]. https://doi.org/ 10.1080/10286020.2020.1782386

Cheng ZY, Sun X, Liu P, et al. Sesquiterpenes from *Echinacea purpurea* and their anti-inflammatory activities [J/OL]. Phytochemistry, 2020[2021-04-05]. https://doi. org/10.1016/j.phytochem.2020.112503

Chou TY, Kuo HP, Tsai SF, et al. Doubled production of cordycepin analogs in cultured Cordyceps militaris by addition of *Andrea droppings*[J/OL]. Natural Product Research, 2020 [2021-04-05]. https://doi. org/10. 1080/ 14786419.2020.1781112

Chu HB, Li R, Gao Y, et al. Cytotoxic steroidal glycosides from the underground parts of *Hosta ventricosa*[J/OL]. Journal of Asian Natural Products Research, 2020 [2021-04-05]. https://doi. org/10. 1080/10286020. 2020. 1787995

Cia CI, Chen CC, Wang SY, et al. Two new dimeric abietanoid peroxides with xanthine oxidase and ACE inhibitory activities from the bark of *Cryptomeria japonica*[J]. Phytochemistry Letters, 2020, 40:15

柴玲,陈明生,卢文杰,等.互叶白千层化学成分及其抗肿瘤活性研究[J].中草药,2020,51(3):581

陈辉,朱莹,孔江波,等,冯卫生.黄精中1个新的苯骈呋喃型木脂素[J].中草药,2020,51(1):21

陈嘉慧，张雅心，刘孟华，等.基于 UPLC-Q-TOF-MS/MS 技术的丹参水提液全成分分析[J].广东药科大学学报，2020，36(1)：1

陈金凤，熊亮，刘菲，等.蓬莪术姜黄素类化学成分研究[J].中草药，2020，51(1)：16

陈景新，张丽媛，倪林，等.圆齿野鸦椿中 1 个新的内酯类化合物[J].中草药，2020，51(18)：4605

陈秀明，方东升，周璟明，等.基于 UPLC-Q-TOF-MS 和 UPLC-QQQ-MS/MS 的东革阿里苦木素二萜成分分析[J].中国中药杂志，2020，45(19)：4667

陈叶青，范欣生，朱振华，等.基于 UPLC-ESI-Q-TOF-MS/MS 技术分析双参平肺颗粒化学成分[J].中草药，2020，51(2)：321

成蕾，陈志有，尚志梅，等.重唇石斛化学成分研究[J].中草药，2020，51(12)：3126

程斌，周爱珍，彭昕，等.浙贝母 UPLC-Q-TOF-MS/MS 指纹图谱的建立及其抗炎质量标志物的分析[J].中国药房，2020，31(17)：2129

崔琳琳，包永睿，王帅，等.UPLC-Q-TOF-MS/MS 快速鉴定补肺健脾方的化学成分[J].中国实验方剂学杂志，2020，26(9)：184

D

Dai C，Chen CM，Guan DYZ，et al. Pesimquinolones produced by *Penicillium simplicissimum* and their inhibitory activity on nitric oxide production[J/OL]. Phytochemistry，2020[2021-04-05]. https://doi.org/10.1016/j.phytochem.2020.112327

Dai JM，Hu K，Yan BC，et al. Ent-Kaurane-Based Diterpenoids，Dimers，and Meroditerpenoids from *Isodon xerophilus*[J]. Journal of Natural Products，2020，83(12)：3717

Dai LY，Yin QM，Qiu JK，et al. Goodyschle A，a new butenolide with significant BchE inhibitory activity from *Goodyera schlechtendaliana*[J/OL]. Natural Product Research，2020[2021-04-05]. https://doi.org/10.1080/14786419.2020.1744142

Deng XL，Zheng RR，Han ZZ，et al. New chlorophenolic glycoside from *Curculigo orchioides* and their activities on 5α-reductase[J]. Journal of Asian Natural Products Research，2021，23(4)：333

Deng YH，Zhang S，Hu W，et al. Triterpenoids with antiproliferative activities from the twigs and leaves of *Melaleuca linariifolia*[J/OL]. Journal of Asian Natural Products Research，2020[2021-05-08]. https://doi.org/10.1080/10286020.2020.1779708

Deng YL，Ren HM，Ye XW，et al. Integrated phytochemical analysis based on UPLC-Q-TOF-MS/MS，network pharmacology，and experiment verification to explore the potential mechanism of *Platycodon grandiflorum* for chronic bronchitis[J/OL]. Frontiers in Pharmacology，2020[2020-9-8]. https://doi.org/10.3389/fphar.2020.564131

Di XX，Wang SQ，Jon T. Oskarsson，et al. Bromotryptamine and Imidazole Alkaloids with Anti-inflammatory Activity from the *Bryozoan Flustra foliacea*[J/OL]. Journal of Natural Products，2020[2021-05-08]. https://doi.org/10.1021/acs.jnatprod.0c00126

Ding LF，Peng LY，Zhou HF et al. Artemilavanolides A and B，two sesquiterpenoids with a 6-oxabicyclo[3.2.1]octane scaffold from *Artemisia lavandulaefolia*[J/OL]. Tetrahedron Letters，2020[2020-05-15]. https://doi.org/10.1016/j.tetlet.2020.151872

Dong B，Yang X，Liu W，et al. Anti-inflammatory neo-Clerodane Diterpenoids from *Ajuga pantantha*[J/OL]. Journal of Natural Products，2020[2021-05-08]. https://doi.org/10.1021/acs.jnatprod.9b00629

Dong HL，Lin S，Wu QL，et al. A new bilobalide isomer and two cis-coumaroylated flavonol glycosides from *Ginkgo biloba leaves*[J/OL]. Fitoterapia，2020[2020-05-15]. https://doi.org/10.1016/j.fitote.2020.104516

Dong ZY，Zeng QH，Wei L，et al. Berberisides A-D：three novel prenylated benzoic acid derivatives and a clerodane glycoside from *Berberis tsarica* aherndt[J/OL]. Natural Product Research，2020[2021-05-08]. https://doi.org/10.1080/14786419.2020.1839460

Du KC，Yang XY，Li JH，et al. Antiproliferative diterpenoids and acetophenone glycoside from the roots of *Euphorbia fischeriana*[J/OL]. Phytochemistry，2020[2020-05-15]. https://doi.org/10.1016/j.phytochem.2020.112437

Du M, An LJ, Xu J, et al. Euphnerins A and B, Diterpenoids with a 5/6/6 Rearranged Spirocyclic Carbon Skeleton from the Stems of *Euphorbia neriifolia*[J/OL]. Journal of Natural Products, 2020[2021-05-08]. https://doi.org/10.1021/acs.jnatprod.0c00249

Du X, Wang JN, Sun J, et al. Steroidal glycoalkaloids from *Solanum lyratum* inhibit the pro-angiogenic activity of A549-derived exosomes[J/OL]. Fitoterapia, 2020[2020-05-15]. https://doi.org/10.1016/j.fitote.2020.104481

Du Y, Martin BA, Valenciano A L, et al. Galtonosides A—E: Antiproliferative and Antiplasmodial Cholestane Glycosides from *Galtonia regalis*[J]. Journal of Natural Products, 2020, 83(4):1043

Duan XY, Gao KY, Lv DJ, et al. Terpenes isolated from *Polyalthia simiarum* and their cytotoxic activities[J/OL]. Fitoterapia, 2020[2020-05-15]. https://doi.org/10.1016/j.fitote.2020.104734

Duan Y, Ying ZM, Zhang MB, et al. Two new homoisoflavones from *Portulaca oleracea* L. and their activities[J/OL]. Natural Product Research, 2020[2021-05-08]. https://doi.org/10.1080/14786419.2020.1815742

邓瑞雪,黄玉阳,张玉秀,等.掌叶大黄鞣质类化学成分研究[J].中草药,2020,51(4):908

刁克鹏,李伟,向康林,等.黄果茄中1个新的黄酮类化合物[J].中草药,2020,51(15):3845

丁宁,李世洋,李彩红,等.杏香兔耳风中1个新的愈创木烷型倍半萜四糖苷[J].中草药,2020,51(22):5669

F

Fan BY, Lu Y, Xu JY, et al. Evolvulin Ⅲ, a new resin glycoside isolated from *Evolvulus alsinoides*[J]. Phytochemistry Letters, 2020, 39:132

Fan JR, Kuang Y, Dong ZY, et al. Prenylated Phenolic Compounds from the Aerial Parts of *Glycyrrhiza uralensis* as PTP1B and α-Glucosidase Inhibitors[J/OL]. Journal of Natural Products, 2020[2021-05-08]. https://doi.org/10.1021/acs.jnatprod.9b00262

Fan QF, Na Z, Ji KL, et al. A novel pentacyclic triterpene from the canes of *Uncaria sessilifructus* (Rubiaceae)[J/OL]. Natural Product Research, 2020[2021-05-08].

https://doi.org/10.1080/14786419.2020.1795856

Fan SR, Guo JJ, Wang YT, et al. Two new bioactive lignans from leaves and twigs of *Cleistanthus concinnus* Croizat[J/OL]. Natural Product Research, 2020[2021-05-08]. https://doi.org/10.1080/14786419.2019.1569663

Fang X, Ma Q, Feng Y, et al. (±)-6-3′a, 7-6′-Isowallichilide: A pair of enantiomeric phthalide dimers from *Ligusticum chuanxiong* with new 6-3′a, 7-6′ dimerization sites[J]. Chinese Chemical Letters, 2020, 31(5):1251

Fei WT, Zhang JJ, Tang RY, et al. Two new prenylated flavonoids from the seeds of *Psoralea corylifolia* with their inhibitory activity on α-glucosidase[J]. Phytochemistry Letters, 2020, 39:64

Feng HY, Tang JH, Zhang PL, et al. Anti-adipogenic 18, 19-seco-ursane stereoisomers and oleane-type saponins from *Ilex cornuta leaves*[J]. Phytochemistry, 2020, 175:112363

Feng J, Zhao DY, Xu QN, et al. A new phenolic glycoside from *Trollius chinensis* Bunge with anti-inflammatory and antibacterial activities[J/OL]. Natural Product Research, 2020[2021-05-08]. https://doi.org/10.1080/14786419.2020.1855166

Feng LP, Lu LH, Yuan MR, et al. Two pairs of bisabolane sesquiterpenoid stereoisomers, bisacurone D-G, from the rhizome of *Curcuma longa* L[J/OL]. Fitoterapia, 2020[2020-05-15]. https://doi.org/10.1016/j.fitote.2020.104701

Fu Y, Ding XY, Zhang XL, et al. Diterpenoids from the root bark of *Pinus massoniana* and evaluation of their phosphodiesterase type 4D inhibitory activity[J/OL]. Journal of Natural Products, 2020[2021-05-08]. https://doi.org/10.1021/acs.jnatprod.9b01269

Fu Y, Zhao W. Polyesterified sesquiterpenoids from the seeds of *Celastrus paniculatus* as lifespan-extending agents for the nematode caenorhabditis elegans[J/OL]. Journal of Natural Products, 2020[2021-05-08]. https://doi.org/10.1021/acs.jnatprod.9b01199

范敏,段宝忠,夏从龙,等.椴叶鼠尾草中1个新的克罗烷型二萜化合物[J].中草药,2020,51(18):4610

冯芝瑛,马英雄,王红,等.波棱瓜茎藤化学成分研究[J].中国中药杂志,2020,45(11):2571

G

Gao DD, Zhang ZJ, Li HM, et al. Four new quinolizidine alkaloids from the flowers of *Sophora viciifolia*[J]. Phytochemistry Letters, 2020, 36:91

Gao H, Jiang XW, Yang Y, et al. Isolation, structure elucidation and neuroprotective effects of caffeoylquinic acid derivatives from the roots of *Arctium lappa L*[J/OL]. Phytochemistry, 2020[2020-05-15]. https://doi.org/10.1016/j.phytochem.2020.112432

Gao HM, Wang T, Hu HT, et al. Three new triterpenoids from *Mallotus macrostachyus*[J/OL]. Fitoterapia, 2020[2020-05-15]. https://doi.org/10.1016/j.fitote.2020.104498

Gao L, Liu Y, Gu J L, et al. Two new ent-atisane diterpenes from *Sapium sebiferum*[J]. Journal of Asian Natural Products Research, 2020, 22(9):817

Gao P, Wang L, Zhao L, et al. Anti-inflammatory quinoline alkaloids from the root bark of *Dictamnus dasycarpus*[J/OL]. Phytochemistry, 2020[2020-05-15]. https://doi.org/10.1016/j.phytochem.2020.112260

Gao P, Wang L, Zhao L, et al. Three new compounds from *Dictamnus dasycarpus* and their anti-inflammatory activities[J]. Journal of Asian Natural Products Research, 2020, 22(8):716

Gu QC, Yin ZK, Feng ZM, et al. Three 11, 12-seco-tanshinone derivatives from the rhizomes of *Salvia miltiorrhiza*[J/OL]. Journal of Asian Natural Products Research, 2020[2021-05-08]. https://doi.org/10.1080/10286020.2020.1799988

Gu YY, Leng AJ, Zhang WJ, et al. A novel alkaloid from *Portulaca oleracea* L. and its anti-inflammatory activity[J/OL]. Natural Product Research, 2020[2021-05-08]. https://doi.org/10.1080/14786419.2020.1795855

Guan LJ, Ding LS, Li YM, et al. A new homo-arocholestane glycoside from the rhizome of *Paris polyphylla* var. *chinensis*[J/OL]. Journal of Asian Natural Products Research, 2020[2021-05-08]. https://doi.org/10.1080/

10286020.2020.1849149

Guo R, Ren Q, Tang YX, et al. Sesquiterpenoids from the roots of *Daphne genkwa Siebold et Zucc*. With potential anti-inflammatory activity[J/OL]. Phytochemistry, 2020[2020-05-15]. https://doi.org/10.1016/j.phytochem.2020.112348

Guo SS, Pang X, Wang Y, et al. Chemical constituents isolated from stems of *Schisandra chinensis* and their antifeedant activity against Tribolium castaneum[J]. Natural Product Research, 2020, 34(18):2595

Guo ZH, Tao XY, Hu Y, et al. A New Germacrane-Type Sesquiterpenoid Isolated from *Salvia cavaleriei* var. *simplicifolia*[J/OL]. Chemistry of Natural Compounds, 2020[2021-05-08]. https://doi.org/10.1007/s10600-020-03231-8

H

Han Q, Tang HZ, Zou M, et al. Anti-inflammatory efficacy of combined natural alkaloid berberine and S1PR modulator fingolimod at low doses in ulcerative colitis preclinical models[J]. Journal of Natural Products, 2020, 83(6):1939

Han SW, Shao SY, Sun H, et al. Two new phenylpropanoid glycosidic compounds from the pseudobulbs of *Pleione bulbocodioides* and their hepatoprotective activity[J/OL]. Natural Product Research, 2020[2021-05-08]. https://doi.org/10.1080/14786419.2020.1839457

Hao YM, Luo W, Jiang GZ, et al. One new and seven known triterpene glycosides from the aerial parts of *Cimicifuga dahurica*[J/OL]. Natural Product Research, 2020[2021-05-08]. https://doi.org/10.1080/10286020.2019.1638370

He DH, Chen JX, Fu X, et al. Corrigendum to "A 6/5/5/7 heterotetracyclic indole derivative alkaloid isolated from *Typhonium giganteum*"[J/OL]. Tetrahedron Letters, 2020[2020-05-15]. https://doi.org/10.1016/j.tetlet.2020.151921

He Q, Fan Y, Liu Y, et al. Cytotoxic α-pyrone derivatives from *Cryptocarya yunnanensis*[J/OL]. Natural Product Research, 2020[2021-05-08]. https://doi.org/10.1080/

14786419.2020.1849205

He XF, Chen JJ, Li TZ, et al. Tsaokols A and B, unusual flavanol-monoterpenoid hybrids as α-glucosidase inhibitors from *amomum tsao-ko*[J]. Chinese Chemical Letters, 2021, 32(3):1202

He XF, Wang HM, Geng CA, et al. Amomutsaokols A—K, diarylheptanoids from *Amomum tsao-ko* and their α-glucosidase inhibitory activity[J/OL]. Phytochemistry, 2020[2020-05-15]. https://doi.org/10.1016/j.phytochem.2020.112418

He YC, Wang RL, Huang B, et al. Pholiotone A, a new polyketide derivative from *Pholiota* sp[J/OL]. Natural Product Research, 2019[2021-05-08]. https://doi.org/10.1080/14786419.2019.1569005

He DH, Chen JX, Fu X, et al. A 6/5/5/7 heterotetracyclic indole derivative alkaloid isolated from *Typhonium giganteum*[J]. Tetrahedron Letters, 61(7):151497

Hou SB, Wang X, Huang R, et al. Seven new chemical constituents from the roots of *Gentiana macrophylla pall*[J/OL]. Fitoterapia, 2020[2020-05-15]. https://doi.org/10.1016/j.fitote.2020.104476

Hu HY, Bao A, Pan S, et al. Structural elucidation of a new alkaloid from *Tournefortia sibirica* L[J/OL]. Natural Product Research, 2020[2021-05-08]. https://doi.org/10.1080/14786419.2020.1843031

Hu J, Lv Y, Li Q, et al. Diterpenoid Alkaloids from the Roots of *Aconitum iochanicum*[J]. Chemistry of Natural Compounds, 2020, 56(3):492

Hu JJ, Li B L, Xie JD, et al. Two new 7, 20-epoxy-ent-kaurane diterpenoids from the aerial parts of *Isodon serra*[J/OL]. Natural Product Research, 2020, [2021-05-08]. https://doi.org/10.1080/14786419.2020.1841189

Hu LJ, Zeng L, Ma EG, et al. Dratanguticumides G and H, two new glucosides from *Dracocephalum tanguticum Maxim* relax vessels via NO pathway[J]. Phytochemistry Letters, 2020, 40:42

Hu QF, Liao LM, Huang HT, et al. Two New Isoquinoline Alkaloids from Whole Plants of *Thalictrum glandulosissimum* and their Anti-TMV Activity[J]. Chemistry of Natural Compounds, 2020, 56(3):500

Hu YK, Wang L, Zhao Y, et al. Two New Oleanane Triterpenoids from *Syzygium samarangense*[J]. Chemistry of Natural Compounds, 2020, 56(4):692

Hu YL, Tian XM, Wang CC, et al. New triterpenoids, steroids and lignan from the stem barks of *Entandrophragma utile*[J/OL]. Fitoterapia, 2020[2020-05-15]. https://doi.org/10.1016/j.fitote.2020.104546

Hu ZX, An Q, Tang HY, et al. Stemtuberolines A-G, new alkaloids from *Stemona tuberosa* and their anti-TMV activity[J/OL]. Fitoterapia, 2020[2020-05-15]. https://doi.org/10.1016/j.fitote.2020.104572

Huang CM, Sung PJ, Kuo YH, et al. A New Dihydroagarofuranoid Sesquiterpene and Cytotoxic Constituents of *Microtropis fokienensis*[J]. Chemistry of Natural Compounds, 2020, 56(3):440

Huang DD, Dong ZY, Sun L, et al. Two neolignans from *Penthorum Chinense* and their antiproliferative activities[J]. Natural Product Research, 2020, 34(11):1515

Huang HC, Chien SC, Kuo CC, et al. Two new diprenylated flavanones from *Derris laxiflora* Benth[J]. Natural Product Research, 2019:34(15):2101

Huang HT, Zhang LJ, Huang HC, et al. Cucurbitane-Type Triterpenoids from the Vines of *Momordica charantia* and Their Anti-inflammatory Activities[J]. Journal of Natural Products, 2020, 83(5):1400

Huang JD, Wang CF, Lian CL, et al. Isolation and identification of five new diterpenoids from *Jatropha curcas*[J]. Phytochemistry Letters, 2020, 40:37

Huang LP, Wu Y, Yin HX, et al. Two new compounds from the stewed *Polygonatum cyrtonema* Hua and their protective effect against Aβ25-35 induced cytotoxicity and oxidative stress damage[J/OL]. Natural Product Research, 2020[2021-05-08]. https://doi.org/10.1080/14786419.2020.1753735

Huang R, Hu WY, Hou SB, et al. The chemical constituents of *Gentiana macrophylla* pall. under acidic condition using gentiopicroside-rich secoiridoids extract[J]. Phytochemistry Letters, 2020, 39:30

Huang S, Zhang JF, Chen L, et al. Diterpenoid alkaloids from *Aconitum anthoroideum* that offer protection against MPP＋-Induced apoptosis of SH-SY5Y cells and acetylcholinesterase inhibitory activity[J/OL]. Phytochemistry, 2020[2020-05-15]. https：//doi. org/10. 1016/j. phytochem. 2020.112459

Huang T, Ying SH, Li JY, et al. Phytochemical and biological studies on rare and endangered plants endemic to China. Part XV. Structurally diverse diterpenoids and sesquiterpenoids from the vulnerable conifer Pseudotsuga sinensis[J/OL]. Phytochemistry, 2020[2021-05-08]. https：//doi.org/10.1016/j.phytochem.2019.112184

Huang WX, Ding LQ, Zhang N, et al. Flavonoids from *Eucommia ulmoides* and their in *vitro* hepatoprotective activities [J/OL]. Natural Product Research, 2020[2021-05-08]. https：//doi. org/10. 1080/14786419. 2020. 1715402

Huang XB, Yuan LW, Shao J, et al. Cytotoxic effects of flavonoids from root of *Sophora flavescens* in cancer cells [J/OL]. Natural Product Research, 2020[2021-05-08]. https：//doi.org/10.1080/14786419.2020.1712382

Huang YP, Xia Z, Xu W, et al. Lyciiterpenoids A-D, four new rearranged eudesmane sesquiterpenoids from *Lycii Cortex*[J/OL]. Natural Product Research, 2020[2021-05-08]. https：//doi.org/10.1080/14786419.2020.1719485

Huo C, Zheng Z, Xu Y, et al. Naphthacemycins from a *Streptomyces* sp. as Protein-Tyrosine Phosphatase Inhibitors[J]. Journal of Natural Products, 2020, 83(5):1394

Huo ZQ, Zhao Q, Liu JW, et al. Bousangine A, a novel C-17-nor aspidosperma-type monoterpenoid indole alkaloid from *Bousigonia angustifolia* [J/OL]. Fitoterapia, 2020[2021-05-08]. https：//doi. org/10. 1016/j. fitote. 2020. 104491

胡疆,李佳勋,李强,等.香椿中萜类化学成分研究[J].中国中药杂志,2020,45(18):4411

J

Jia CJ, Sun XM, Zhang XY, et al. Baeckeins L and M, two novel C-methylated triflavonoids from the roots of *Baeckea frutescens* L[J]. Natural Product Research, 2018, 34(2):278

Jiang C, Chen JP, Dai XL, et al. ent-Pimaradiene and cyathane diterpenes from *Aleuritopteris albofusca*[J]. Phytochemistry Letters, 2020, 40:10

Jiang GY, Qin LL, Gao F, et al. Fifteen new diterpenoid alkaloids from the roots of *Aconitum kirinense Nakai* [J/OL]. Fitoterapia, 2020[2020-05-15]. https：//doi. org/ 10.1016/j.fitote.2020.104477

Jiang H, Man WJ, Hou AJ, et al. The chemical constituents from the active fractions of *Eleutherine bulbosa* with their antimicrobial activity[J]. Natural Product Research, 2018, 34(12):1743

Jiang HZ, Hu S, Tan RX, et al. Neocucurbitacin D, a novel lactone-type norcucurbitacin as xanthine oxidase inhibitor from *Herpetospermum pedunculosum*[J]. Natural Product Research, 2018, 34(12):1728

Jiang JS, Li FS, Feng ZM, et al. New phenolic glycosides from *Polygonum cuspidatum*[J]. Journal of Asian natural products research, 2020, 22(1):17

Jiang SR, Zhang YP, Zhao XH, et al. A new flavonol acylglycoside from the fruits of *Nitraria tangutorum* Bobr [J/OL]. Natural Product Research, 2020[2021-05-08]. https：//doi.org/10.1080/14786419.2020.1721487

Jiang YT, Han R, Liu Y, et al. Two new cassane-type diterpenoids from the seeds of *Caesalpinia sappan*[J/OL]. Natural Product Research, 2020[2021-05-08]. https：//doi. org/10.1080/14786419.2020.1849196

K

Kuang F, Liu Y, Chen YG, et al. Aromatic compounds from *Endocomia macrocoma*[J]. Natural Product Research, 2019;34(3), 390

Kuang GK, Wang L, Yang LL, et al. One new sesquiterpene pyridine alkaloid from the stems and leaves of *Euonymus fortunei*[J]. Journal of Asian Natural Products Research, 2020, 23(4):399

L

Lai YF, Quan HX, Shao F, et al. Three new isoflavones from *Pueraria thomsonii Benth* and their protective effects on H2O2-induced oxidative injury in H9c2 cardiomyocytes[J]. Phytochemistry Letters, 2020, 39:90

Lai YW, Wang SW, Hu YY, et al. Anti-inflammatory alkaloids from the root bark of *Hernandia nymphaeifolia* [J/OL]. Phytochemistry, 2020[2020-05-15]. https://doi. org/10.1016/j.phytochem.2020.112326

Lang TQ, Luo GY, Pu WC, et al. Three new 3-formyl-2-arylbenzofurans from *Itea yunnanensis* and their anti-hepatocellular carcinoma effects[J/OL]. Natural Product Research, 2020 [2021-05-08]. https://doi.org/10.1080/14786419.2020.1867130

Lang TQ, Zhang Y, Chen F, et al. Characterization of chemical components with diuretic potential from *Pyrrosia petiolosa*[J/OL]. Journal of Asian Natural Products Research, 2020 [2021-05-08]. https://doi.org/10.1080/10286020.2020.1786065

Lei C, Wang XH, Liu YN, et al. Clerodane diterpenoids from *Dodonaea viscosa* and their inhibitory effects on ATP citrate lyase[J/OL]. Phytochemistry, 2020[2020-05-15]. https://doi.org/10.1016/j.phytochem.2020.112614

Li B, Kuang Y, He JB, et al. Antcamphorols A-K, cytotoxic and ROS scavenging triterpenoids from *Antrodia camphorata*[J]. Journal of Natural Products, 2020, 83(1): 45

Li C, Xu KL, Li CJ, et al. Three unprecedented biphenyl derivatives bearing C6-C3 carbon skeleton from the bark of *Magnolia officinalis var. biloba*[J]. Chinese Chemical Letters, 2019, 31(5):1248

Li CG, Pan L, Han ZZ, et al. Antioxidative 2-(2-phenylethyl)chromones in Chinese eaglewood from *Aquilaria sinensis*[J]. Journal of Asian Natural Products Research, 2019, 22(7):639

Li DW, Zhang M, Feng L, et al. Alkaloids from the nearly ripe fruits of *Evodia rutaecarpa* and their bioactivities[J/OL]. Fitoterapia, 2020[2021-05-08]. https://doi.org/10.1016/j.fitote.2020.104668

Li F, Lin S, Zhang S, et al. Modified Fusicoccane-Type Diterpenoids from *Alternaria brassicicola*[J]. Journal of Natural Products, 2020, 83(6):1931

Li FH, Cao ZY, Wang HQ, et al. Inhibition of IL-6 expression by lignans and other constituents isolated from *Schefflera rubriflora* C.J.Tseng & G. Hoo[J/OL]. Fitote-rapia, 2020[2021-05-08]. https://doi.org/10.1016/j.fitote.2019.104417

Li FQ, Bi DW, Liang XS, et al. Alkaloids from the stem barks of *Erythrina stricta*[J/OL]. Phytochemistry, 2020[2020-05-15]. https://doi.org/10.1016/j.phytochem.2019.112220

Li H, Liang YR, Chen SX, et al. Amentotaxins C—V, Structurally Diverse Diterpenoids from the Leaves and Twigs of the *Vulnerable Conifer Amentotaxus* argotaenia and Their Cytotoxic Effects[J]. Journal of Natural Products, 2020, 83(7):2129

Li H, Yang P, Zhang E H, et al. Antimicrobial ent-abietane-type diterpenoids from the roots of *Euphorbia wallichii*[J/OL]. Journal of Asian Natural Products Research, 2020 [2021-05-08]. https://doi.org/10.1080/10286020.2020.1758931

Li HB, Ma JF, Mei YD, et al. Two new iridoid glycosides from the fruit of *Gardenia jasminoides*[J/OL]. Natural Product Research, 2020[2021-05-08]. https://doi.org/10.1080/14786419.2020.1775227

Li HM, He TT, Zhang M, et al. Stilbenoids from the roots of *Stemona tuberosa* [J/OL]. Natural Product Research, 2020 [2021-05-08]. https://doi.org/10.1080/14786419.2020.1798662

Li HR, Li YK, Xiao J, et al. Secondary metabolit1734-1734es isolated from *Agrimonia pilosa* Ledeb[J/OL]. Natural Product Research, 2020[2021-05-08]. https://doi.org/10.1080/14786419.2020.1779263

Li HY, Peng X, Jin X, et al. Correction to "Labdane-Type Diterpenoids from *Leonurus japonicus* and Their Plant-Growth Regulatory Activity"[J]. Journal of Natural Products, 2020, 83(5):1734

Li HY, Li Y, Wei WJ, et al. Halimane and labdane diterpenoids from *Leonurus japonicus* and their anti-inflammatory activity[J]. Phytochemistry, 2020, 172:112280

Li HY, Wang Z, Wang YH, et al. Triterpenoids with anti-proliferative effects from the seeds of *Peganum harmala L*[J/OL]. Phytochemistry, 2020, 2020[2020-05-15]. https://doi.org/10.1016/j.phytochem.2020.112342

Li HY, Wei WJ, Ma KL, et al. Phytotoxic neo-clerodane diterpenoids from the aerial parts of *Scutellaria barbata* [J/OL]. Phytochemistry, 2020, 2020 [2020-05-15]. https://doi.org/10.1016/j.phytochem.2019.112230

Li J, Tan L H, Zou H, et al. Palhinosides A—H: Flavone Glucosidic Truxinate Esters with Neuroprotective Activities from *Palhinhaea cernua* [J]. Journal of Natural Products, 2020, 83(2):216

Li JC, Dai WF, Liu D, et al. Bioactive ent-isopimarane diterpenoids from *Euphorbia neriifolia* [J/OL]. Phytochemistry, 2020[2020-05-15]. https://doi.org/10.1016/j.phytochem.2020.112373

Li JC, Zhang ZJ, Liu D, et al. Quinolizidine alkaloids from the roots of *Sophora flavescens*[J/OL]. Natural Product Research, 2020[2021-05-08]. https://doi.org/10.1080/14786419.2020.1817011

Li JH, Du KC, Liu D, et al. New nor-oleanane triterpenoids from the fruits of *Stauntonia brachyanthera* with potential anti-inflammation activity [J]. Natural Product Research, 2020, 34(7):915

Li JS, Qi H, Zhang SY, et al. Two new milbemycin derivatives from a genetically engineered strain *Streptomyces bingchenggensis*[J/OL]2020[2021-05-08]. https://doi.org/10.1080/10286020.2020.1783656

Li KK, Li SH, Xu F, et al. A novel acylated quercetin glycoside and compounds of inhibitory effects on α-glucosidase from *Panax ginseng* flower buds[J]. Natural Product Research, 2020, 34(18):2559

Li M, Zeng MN, Zhang JK, et al. Anti-inflammatory Dendranacetylene A, a new polyacetylene glucoside from the flower of *Chrysanthemum morifolium* Ramat[J/OL]. Natural Product Research, 2020[2021-05-08]. https://doi.org/10.1080/14786419.2020.1825425

Li M, Zhang ZG, Shi JY, et al. A New C13-Norisoprenoid from the Fruits of *Chaenomeles sinensis*[J]. Chemistry of Natural Compounds, 2020, 56(6):1064

Li MY, Liao LM, Sun QY, et al. Two New Anti-Tobacco Mosaic Virus Xanthones from *Comastoma Pedunculatum*[J]. Chemistry of Natural Compounds, 2020, 56(2):217

Li S, Li Y, Xu R, et al. New meliacarpin-type

(C-seco) and C-ring intact limonoids from the fruits of *Melia toosendan*[J]. Fitoterapia, 2020, 144:104605

Li SS, Liu QB, Zhang YY, et al. Oxylipin vanillyl acetals from *Solanum lyratum* [J/OL]. Fitoterapia, 2020 [2020-05-15]. https://doi.org/10.1016/j.fitote.2020.104559

Li SS, Hou ZL, Yao GD, et al. Lignans and neolignans with isovaleroyloxy moiety from *Solanum lyratum Thunb.*: Chiral resolution, configurational assignment and neuroprotective effects [J/OL]. Phytochemistry, 2020 [2020-05-15]. https://doi.org/10.1016/j.phytochem.2020.112461

Li SY, Zhu LH, Rao ZY, et al. Two new 7, 20-epoxy-ent-kauranes from the aerial parts of *Isodon eriocalyx* [J/OL]. Natural Product Research, 2020 [2021-05-08]. https://doi.org/10.1080/14786419.2020.1744141

Li W, Yang YL, Yang L, et al. New sesquiterpenoids bearing 11-methyl ester group of agarwood[J/OL]. Fitoterapia, 2020[2020-05-15]. https://doi.org/10.1016/j.fitote.2020.104557

Li WX, Batu J, Zhang P, et al. Neoveratrol A—D: Four new arylbenzofurans from *Veratrum nigrum*[J]. Phytochemistry Letters, 2020, 40:144

Li XY, Zu YY, Ning W, et al. A new xanthyletin-type coumarin from the roots of *Peucedanum praeruptorum*[J]. Journal of Asian Natural Products Research, 2019, 22(3):287

Li XH, Huang MY, Liu F, et al. Analysis of chemical composition of *Inula japonica Thunb.* extract and in vitro screening for anti-pulmonary fibrosis active components[J]. Phytochemistry Letters, 2020, 36:144

Li Y, Chen H, Liu J, et al. A new prenylated coumestan from the roots of *Campylotropis hirtella*[J/OL]. Journal of Asian Natural Products Research, 2020[2021-05-08]. https://doi.org/10.1080/10286020.2020.1779706

Li Y, Gao W, Huang LQ. Identification of a flavonoid 7-O-glucosyltransferase from *Andrographis paniculata*[J]. Journal of Asian Natural Products Research, 2019, 22(3):279

Li Y, Liang M, Ma L, et al. A novel Ursane-type triterpene saponin from *Ajuga multiflora*[J]. Natural Product Research, 2020, 34(2):300

Li Y, Zhang YN, Yang FF, et al. Research strategy to analyze the major chemical constituents in Kudiezi injection based on mass spectrometry and chromatographic techniques[J]. Journal of Chromatographic Science, 2020, 58 (8):700

Li YC, Tanapichatsakul C, Pripdeevech P, et al. Characterisation of teaghrelin-like principles from *Assam tea* cultivated in Thailand[J/OL]. Natural Product Research, 2020 [2021-05-08]. https://doi.org/10. 1080/14786419.2020.1779715

Li YH, Dai JM, Yang C, et al. Phenylpropanoid and Iridoid Glucosides from the Whole Plant of *Hemiphragma heterophyllum* and Their alpha-Glucosidase Inhibitory Activities[J]. Planta Medica, 2020, 86(3):205

Li YL, Zhang Y, Zhao PZ, et al. Two new steroidal alkaloids from the rhizomes of *Veratrum nigrum* L. and their anti-TYLCV activity[J/OL]. Fitoterapia, 2020[2020-05-15]. https://doi.org/10.1016/j.fitote.2020.104731

Li YP, Chen YP, Shao YT, et al. A New Phenanthraquinone from the Aerial Parts of *Cremastra appendiculata* [J]. Chemistry of Natural Compounds, 2020, 56(5):785

Li YX, Sun K, Liang L, et al. A New Monoterpene-Flavanone Conjugate from the Aerial Parts of *Chimonanthus grammatus* [J]. Chemistry of Natural Compounds, 2020, 56(5):811

Li YZ, Qin LL, Gao F, et al. Kusnezosines A—C, three C19-diterpenoid alkaloids with a new skeleton from *Aconitum kusnezoffii* Reichb. var. *gibbiferum*[J/OL]. Fitoterapia, 2020[2021-04-05]. https://doi.org/10.1016/j.fitote.2020.104609

Li Z, Li B B, Xiu M X, et al. DGAT inhibitory three new lignans from the stem of *Eleutherococcus senticosus*[J]. Phytochemistry Letters, 2020, 40:67

Liang HZ, Cao NK, Zeng KW, et al. Coumarin and spirocyclopentenone derivatives from the leaves and stems of *Murraya paniculata* (*L.*) Jack[J/OL]. Phytochemistry, 2020[2020-05-15]. https://doi.org/10.1016/j.phytochem. 2020.112258

Liang HZ, Shi YT, Zeng KW, et al. Coumarin derivatives from the leaves and twigs of *Murraya exotica L.* and their anti-inflammatory activities[J/OL]. Phytochemistry, 2020[2020-05-15]. https://doi.org/10.1016/j.phytochem. 2020.112416

Liang J H, Luan Z L, Tian X G, et al. Uncarialins A—I, Monoterpenoid Indole Alkaloids from *Uncaria rhynchophylla* as Natural Agonists of the 5-HT 1A Receptor [J]. Journal of Natural Products, 2019, 82(12):3302

Liao M, Zeng C F, Liang FP. Two new dimeric naphthoquinones from *Arnebia euchroma* [J]. Phytochemistry Letters, 2020, 37:106

Lin JL, Liang YQ, Liao XJ, et al. Acanthophoraine A, a new pyrrolidine alkaloid from the red alga *Acanthophora spicifera*[J]. Natural Product Research, 2020, 34 (14):2065

Lin Y, Guo HC, Kuang Y, et al. AChE inhibitory alkaloids from *Coptis chinensis* [J/OL]. Fitoterapia, 2020 [2020-05-15]. https://doi.org/10.1016/j.fitote.2019. 104464

Liu BL, Hu X, He HL, et al. A new epicatechin glucopyranoside derivative from *Styrax suberifolius*[J]. Natural Product Research, 2020, 34(14):1977

Liu C, Zhang RR, Niu QL, et al. Two new diterpenoids with their antiproliferative activities from the supercritical fluid extraction of *Croton crassifolius* root[J/OL]. Natural Product Research, 2020[2021-05-08]. https://doi. org/10.1080/14786419.2020.1731739

Liu DM, Cao ZX, Yan HL, et al. A new abietane diterpenoid from *Ajuga ovalifolia* var. calantha induces human lung epithelial A549 cell apoptosis by inhibiting SHP2 [J/OL]. Fitoterapia, 2020[2020-05-15]. https://doi.org/ 10.1016/j.fitote.2020.104484

Liu F, Ma J, Shi Z, et al. Clerodane Diterpenoids Isolated from the Leaves of *Casearia graveolens*[J]. Journal of Natural Products, 2020, 83(1):36

Liu GY, Tan L, Cheng L, et al. Dendrobine-type alkaloids and bibenzyl derivatives from *Dendrobium findlayanum*[J/OL]. Fitoterapia, 2020[2020-05-15]. https://doi. org/10.1016/j.fitote.2020.104497

Liu H，Chen MH，Lang YJ，et al. Sesquiterpenes from the fruits of *Illicium Simonsii* maxim［J］. Natural Product Research，2019，34(2)：903

Liu JH，Yang H，Zhang L，et al. Pyrrolizidine alkaloids from the seeds of *Scleropyrum wallichianum*.［J/OL］. Journal of Asian natural products research，2020［2021-05-08］. https：//doi. org/10. 1080/10286020. 2020. 1740919

Liu JY，Zhong T，Yi P，et al. A new epigallocatechin gallate derivative isolated from *Anhua dark tea* sensitizes the chemosensitivity of gefitinib via the suppression of PI3K/mTOR and epithelial-mesenchymal transition［J/OL］. Fitoterapia，2020［2020-05-15］. https：//doi. org/10. 1016/j.fitote.2020.104590

Liu L，Lv XM，Hua T，et al. Two new prenylated C6-C3 compounds from *Illicium micranthum* Dunn［J］. Natural Product Research，2020，34(3)：425

Liu LF，Li WH，Li MY，et al. Chemical constituents from common vetch(*Vicia sativa* L.)and their antioxidant and cytotoxic activities［J］. Natural Product Research，2020，34(22)：3205

Liu R，Zou H，Zou ZX，et al. Two new anthraquinone derivatives and one new triarylbenzophenone analog from *Selaginella tamariscin*a［J］. Natural Product Research，2020，34(19)：2709

Liu SB，Cui Z，Chen HQ，et al. A new ergostane derivative from the leaves of *Heynea trijuga Roxburgh*［J/OL］. Natural Product Research，2020［2021-05-08］. https：//doi.org/10.1080/14786419.2020.1712383

Liu SL，Kao CL，Pan JY，et al. A new diester from the flowers of *Michelia fuscata*［J］. Chemistry of Natural Compounds，2020，56(3)：400

Liu SL，Kao CL，Yeh HC，et al. A New α-Ionone from *Michelia champaca*［J］. Chemistry of Natural Compounds，2020，56(3)：389

Liu SL，Tsai YS，Chen CT，et al. A New 2 H-pyran from *Michelia compressa* var. *Lanyuensis*［J］. Chemistry of Natural Compounds，2020，56(3)：427

Liu T，Hu J，Li JX，et al. Cytotoxic monoterpenoid indole alkaloids from the aerial parts of *Kopsia officinalis*［J］. Journal of Asian Natural Products Research，2020，22(8)：724

Liu WH，Huang DH，Gan K，et al. Saniculamin C，a new flavonoid from *Sanicula lamelligera*［J］. Journal of Asian natural products research，2020，23(4)：379

Liu X，Su X L，Xu S，et al. Wuchuyuamide V，a new amide alkaloid from the fruits of *Tetradium trichotomum*［J］. Journal of Asian Natural Products Research，2019，22(1)：91

Liu XY，Fu XX，Li YY，et al. The sesquiterpenes from the stem and leaf of *Clausena lansium* with their potential antibacterial activities［J/OL］. Natural Product Research，2020［2021-05-08］. https：//doi. org/10. 1080/14786419.2020.1741577

Liu YL，Cao YG，Kan YX，et al. Two new eremophilane-type sesquiterpenes from the fresh roots of *Rehmannia glutinosa*［J］. Phytochemistry Letters，2020(42)：125

Liu YL，Li WR，Wang XJ，et al. Highly oxidized sesquiterpenes from the fruits of *Illicium lanceolatum A. C. Smith*［J/OL］. Phytochemistry，2020［2020-05-15］. https：//doi.org/10.1016/j.phytochem.2020.112281

Liu Y，Pan J，Sun YP，et al. Immunosuppressive withanolides from the flower of *Datura metel* L［J］. Fitoterapia，2019，141：104468

Liu Y，Hou YX，Si YY，et al. Isolation, characterization, and xanthine oxidase inhibitory activities of flavonoids from the leaves of *Perilla frutescens*［J］. Natural Product Research，2020，34(18)：2566

Liu Y，Hu BC，Wang YL，et al. Chemical constituents of *Anchusa italica Retz*. and their protective effects on cardiomyocytes injured by hypoxia/reoxygenation［J］. Phytochemistry Letters，2020，38：155

Liu Y，Huang XH，Chen J，et al. A New Flavonoid Glycoside from *Scutellaria barbata*［J］. Chemistry of Natural Compounds，2020，56(6)：1016

Liu Y，Lu Z，Wang M，et al. Catechins and lignan from the flower buds of *Rosa chinensis Jacq*［J］. Phytochemistry Letters，2020，38：46

Liu Y，Wang WQ，Chen T，et al. New flavonoid glycosides from seeds of *Baccharoides anthelmintica*[J]. Natural Product Research, 2020, 34(2):284

Liu Y, Yin X, Sun YP, et al. Chemical constituent from the roots of *Solanum melongena* L. and their potential anti-inflammatory activity [J/OL]. Natural Product Research, 2020 [2021-05-08]. https://doi.org/10.1080/14786419.2020.1815740

Liu Yan, Jiang HB, Liu Y, et al. New indole alkaloids from the seeds of *Datura metel* L[J/OL]. Fitoterapia, 2020[2020-05-15]. https://doi.org/10.1016/j.fitote.2020.104726

Liu Yan, Xiao ZY, Liu P, et al. New flavonoids from the aerial part of *Bupleurum chinense* DC[J/OL]. Fitoterapia, 2020[2020-05-15]. https://doi.org/10.1016/j.fitote.2020.104739

Liu YP, Dai Q, Wang WX, et al. Psathyrins:Antibacterial Diterpenoids from *Psathyrella candolleana*[J]. Journal of Natural Products, 2020, 83(5):1725

Liu YP, Sun LL, Zhang XL, et al. Prenylated isoflavones with potential antiproliferative activities from *Mappianthus iodoides*[J]. Natural Product Research, 2020, 34(12):2295

Liu YY, Qin FY, He TC, et al. Structurally diverse terpenoids with neuroprotective activities from the resins of *Populus euphratica* [J/OL]. Fitoterapia, 2020 [2020-05-15]. https://doi.org/10.1016/j.fitote.2020.104560

Liu YY, Chen DL, Yu ZX, et al. New 2-(2-phenylethyl)chromone derivatives from agarwood and their inhibitory effects on tumor cells[J]. Natural Product Research, 2020, 34(12):1721

Liu ZH, Mi ZR, Wang PP, et al. Two new alkaloids from the tubers of *Corydalis ambigua* subsp. *amurensis* and their anti-proliferative activity[J]. Natural Product Research, 2020, 34(23):3305

Ll LL, Chen L, Li YH, et al. Cassane and nor-cassane diterpenoids from the roots of *Erythrophleum fordii* [J/OL]. Phytochemistry, 2020[2020-05-15]. https://doi.org/10.1016/j.phytochem.2020.112343

Long GQ, Wang DD, Wang J, et al. Chemical constituents of *Sophora flavescens* Ait. and cytotoxic activities of two new compounds[J/OL]. Natural Product Research, 2020 [2021-05-08]. https://doi.org/10.1080/14786419.2020.1765340

Long H, Chen Y, Hu ZH, et al. A pair of new diastereoisomeric phenylpropanoid-substituted flavan from the leaves of *Ilex centrochinensis* [J]. Natural Product Research, 2020, 34(19):2703

Long JT, Fan HX, Zhou ZQ, et al. The major zeaxanthin dipalmitate derivatives from *wolfberry*[J]. Journal of Asian Natural Products Research, 2020, 22(8):746

Long L, Wang L, Qi S, et al. New sesquiterpenoid glycoside from the rhizomes of *Atractylodes lancea* [J]. Natural Product Research, 2020, 34(8):1138

Long XN, Meng FC, Qu SY, et al. Himalaflavone A-E, five new flavonoids from *Oxybaphus himalaicus*[J/OL]. Natural Product Research, 2020 [2021-05-08]. https://doi.org/10.1080/14786419.2020.1771705

Lu LH, Lu XP, Guo Y, et al. Dihydroagarofuran Sesquiterpene Derivatives from the Stems of *Tripterygium hypoglaucum* and Activity evaluation[J/OL]. Tetrahedron Letters, 2020[2020-05-15]. https://doi.org/10.1016/j.tetlet.2020.151992

Lu QX, Xiong H, Du Y, et al. Polyacetylenes and flavonoids from the stems and leaves of *Pyrethrum tatsienense* [J]. Phytochemistry Letters, 2020, 40:130

Lu Y, Huang YS, Chen CH, et al. Anti-HIV tigliane diterpenoids from *Reutealis trisperma*[J/OL]. Phytochemistry, 2020[2020-05-15]. https://doi.org/10.1016/j.phytochem.2020.112360

Luan XY, Xie F, Xu K, et al. (±)-Ulodione A, a pair of unprecedented cyclopentanones from *Ulospora bilgramii*[J/OL]. Tetrahedron Letters, 2020[2020-05-15]. https://doi.org/10.1016/j.tetlet.2020.151732

Luo D, Lv N, Zhu LJ, et al. Isoquinoline Alkaloids from Whole Plants of *Thalictrum cirrhosum* and Their Antirotavirus Activity[J]. Chemistry of Natural Compounds, 2020, 56(3):504

Luo D, Xie JZ, Zou LH, et al. Lanostane-type triterpenoids from *Ganoderma applanatum* and their inhibitory activities on NO production in LPS-induced BV-2 cells

[J/OL]. Phytochemistry, 2020[2020-05-15]. https://doi. org/10.1016/j.phytochem.2020.112453

Luo HY, Yi P, Hu ZX, et al. Polycyclic polyprenylated acylphloroglucinols with acetylcholinesterase inhibitory activities from *Hypericum perforatum*[J/OL]. Fitoterapia, 2020[2020-05-15]. https://doi.org/10.1016/j.fitote.2020. 104550

Luo SY, Pu R, Tang YQ, et al. Euphane- and 19 (10→9) abeo-euphane-type triterpenoids from *Jatropha gossypiifolia*[J/OL]. Fitoterapia, 2020[2020-05-15]. https://doi.org/10.1016/j.fitote.2020.104582

Luo W, Gao L, Wang YL, et al. New and known phenylpropanoid glycosides from mountain cultivated ginseng[J/OL]. Natural Product Research, 2020[2021-05-08]. https://doi.org/10.1080/14786419.2020.1753051

Luo ZH, Chen Y, Sun XY, et al. A new diterpenoid alkaloid from *Aconitum hemsleyanum*[J]. Natural Product Research, 2020, 34(9):1331

Lv CN, Zhao Y, Lu JC, et al. A new triterpenoid saponin with nine sugar units from *Anemone amurensis*(Korsh.)Kom[J/OL]. Natural Product Research, 2020[2021-05-08]. https://doi.org/10.1080/14786419.2020.1765344

Lv JP, Yang S, Dong JX, et al. New cyclopeptide alkaloids from the whole plant of *Justicia procumbens* L[J/OL]. Natural Product Research, 2020[2021-05-08]. https://doi.org/10.1080/14786419.2020.175809

Lv SS, Fu Y, Chen J, et al. Six phenanthrenes from the roots of *Cymbidium faberi* Rolfe. and their biological activities[J/OL]. Natural Product Research, 2020[2021-05-08]. https://doi.org/10.1080/14786419.2020.1862836

Lv TM, Guo R, Yan ZY, et al. Structure elucidation of a new terpenylated coumarin with the combination of CASE algorithms and DFT/NMR approach[J/OL]. Journal of Asian Natural Products Research, 2020[2021-05-08]. https://doi.org/10.1080/10286020.2020.1804377

李杰,李振麟,贾瑞芳,等.西印度醋栗叶中 1 种新三萜的分离与鉴定[J].中草药,2020, 51(3):571

李兆,陈龙,赵宏伟,等.红果樫木叶中 1 个新的甾体类化合物[J].中草药,2020, 51(19):4896

刘伟,陈琳,王兆光,等.薰鲁香化学成分研究[J].中国

中药杂志,2020, 45(13):3169

罗甸,吕娜,廖凌敏,等.金丝马尾连中 1 个具有抗病毒活性的异喹啉新生物碱[J].中国中药杂志,2020, 45(11):2568

罗媛,王昌权,巩仔鹏,等.UPLC-Q-TOF-MS/MS 分析苗药云实皮的化学成分[J].中国药房,2020, 31(20):2481

李胜峰,刘宏,张晓玲,等.软枣猕猴桃果实中 1 个新的降倍半萜苷类化合物[J].中草药,2020, 51(2):299

李晓凤,张少强,刘金彪,等.基于 UPLC/Q-TOF MS/MS 的稳心颗粒主要成分分析及鉴定[J].天津中医药,2020, 37(8):943

李余钊,文琰章,杨新洲,等.紫茎泽兰醋酸乙酯部位化学成分研究[J].中草药,2020, 51(4):932

李召广,吴军,谌顺清,等.牛皮消中 1 个新 C_{21} 甾体化合物[J].中草药,2020, 51(23):5921

廖翠平,赵鹿,肖娟兰,等.基于 UPLC-Q-TOF-MS/MS 技术分析蒙药黄芦木中的化学成分[J].中药材,2020, (10):2459

廖凌敏,高茜,李银科,等.柄腺山扁豆中 1 个具有抗菌活性的苯并异呋喃类新化合物[J].中国中药杂志,2020, 45(4):896

刘芬芸,张东丽,侯文彬,等.胡芦巴种子化学成分研究[J].中草药,2020, 51(1):31

刘冠科,李思瑶,丁丽琴,等.没药中倍半萜类化学成分研究[J].中草药,2020, 51(13):3372

刘金龙,于敏,王素娟,等.千根草的化学成分研究[J].中国中药杂志,2020, 45(21):5226

刘平平,于会明,田友清.青蒿中 1 个新的木脂素类化合物[J].中草药,2020, 51(6):1481

吕开原,雷智冬,刘元瑞,等.沉香的倍半萜类化学成分研究[J].中草药,2020, 51(9):2390

M

Ma CT, Cho E, Nguyen HT, et al. Malacinones A and B, two novel sesquiterpenoids with 6/6/5 tricyclic ring system from the agarwood of *Aquilaria malaccensis*[J/OL]. Tetrahedron Letters, 2020[2020-05-15]. https://doi.org/10.1016/j.tetlet.2019.151355

Ma EG, Wu HY, Hu LJ, et al. Three new phenylacetamide glycosides from *Dracocephalum tanguticum* Maxim and their anti-hyperglycemic activity[J]. Natural Product Research, 2020, 34(13):1827

Ma N, Sun CZ, Wei Q, et al. A new diterpernoid glycoside from the fruit of *Forsythia suspensa*[J/OL]. Natural Product Research, 2020[2021-05-08]. https://doi.org/10.1080/14786419.2020.1861616

Ma Q, Li JY, Wu XM, et al. New Germacrane-sesquiterpenoids from the leaves of *Mikania micrantha Kunth*[J]. Phytochemistry Letters, 2020, 40:49

Ma Q, Wei RR, Lu QX, et al. Two New Flavones from *Salvia plebeia* and Their Anti-Angiogenic Activities[J]. Chemistry of Natural Compounds, 2020, 56(6):1019

Ma QY, Yang S, Kong FD, et al. A New 26-Norlanostanoid from the Fruiting Bodies of *Ganoderma philippii*[J]. Chemistry of Natural Compounds, 2020, 56(1):89

Ma R F, Hu K, Ding W P, et al. Schipropins A—J, structurally diverse triterpenoids from *Schisandra propinqua*[J/OL]. Phytochemistry, 2020[2020-05-15]. https://doi.org/10.1016/j.phytochem.2020.112589

Ma SJ, Li HB, Shao JR, et al. Two new chemical constituents from the rhizomes of *Actaea dahurica*[J/OL]. Natural Product Research, 2020[2021-05-08]. https://doi.org/10.1080/14786419.2020.1817016

Ma YF, Bao YR, Zhang WJ, et al. Four lignans from *Portulaca oleracea* L. and its antioxidant activities[J]. Natural Product Research, 2020, 34(16):2276

Mai YX, Wang Z, Wang YH, et al. Anti-neuroinflammatory triterpenoids from the seeds of *Quercus serrata* Thunb[J/OL]. Fitoterapia, 2020[2020-05-15]. https://doi.org/10.1016/j.fitote.2020.104523

Mao XD, Zhang CG, Chen T, et al. Cytotoxic Diterpenoids from *Caryopteris aureoglandulosa*[J]. Journal of natural products, 2020, 83(7):2093

Mei YD, Li HB, Liu LX, et al. A new nitrogen-containing iridoid glycoside from *lonicera macranthoides*[J/OL]. Natural Product Research, 2020[2021-05-08]. https://doi.org/10.1080/14786419.2019.1705819

Mei ZY, Zhang RF, Zhao ZM, et al. Characterization of antioxidant compounds extracted from *Citrus reticulata* cv. *Chachiensis* using UPLC-Q-TOF-MS/MS, FT-IR and scanning electron microscope[J/OL]. Journal of Pharmaceutical and Biomedical Analysis, 2020[2021-01-05]. https://doi.org/10.1016/j.jpba.2020.113683

Meng FC, Wei XD, Sun Y, et al. Cytotoxic triterpenoid saponins from *Thalictrum atriplex*[J/OL]. Natural Product Research, 2020[2021-05-08]. https://doi.org/10.1080/14786419.2020.1834550

Meng LJ, Jiang N, Yu CY, et al. Bufadienolides from the skins of *Bufo melanosticus* and their cytotoxic activity[J]. Phytochemistry Letters, 2019, 31:73

Meng S, Lou DD, Yang JB, et al. Curcumin and wikstroflavone B, a new biflavonoid isolated from *Wikstroemia indica*, synergistically suppress the proliferation and metastasis of nasopharyngeal carcinoma cells via blocking FAK/STAT3 signaling pathway[J/OL]. Phytomedicine, 2020[2020-05-15]. https://doi.org/10.1016/j.phymed.2020.153341

Meng XH, Wang K, Chai T, et al. Ingenane and jatrophane diterpenoids from *Euphorbia kansui* and their antiproliferative effects[J/OL]. Phytochemistry, 2020[2020-05-15]. https://doi.org/10.1016/j.phytochem.2020.112257

Meng Y, Feng ZM, Jiang JS, et al. Three new monocyclic monoterpenoid O-glycosides from the roots of *Glycyrrhiza uralensis*[J]. Journal of Asian Natural Products Research, 2021, 23(4):318

Mi QL, Liang MJ, Gao Q, et al. Arylbenzofuran Lignans from the Seeds of *Arctium lappa* and Their Bioactivity[J]. Chemistry of Natural Compounds, 2020, 56(1):53

Mou LY, Wu HY, Hu LJ, et al. Two new lignans from *Anemone vitifolia buch.-Ham.* and their anti-inflammatory activity[J]. Phytochemistry Letters, 2020, 38:133

Mou LY, Wei M, Wu HY, et al. 8-O-β-D-Glucopyranosyl-2-methylchromone, a new chromone glycoside from the Tibetan medicine plant of *Swertia punicea* Hemsl[J/OL]. Natural Product Research, 2020[2021-05-08]. https://doi.org/10.1080/14786419.2020.1777123

Mou LY, Wu HY, Ma EG, et al. Two new xanthone glycosides from *Swertia punicea* Hemsl. and their anti-inflammatory activity[J]. Natural Product Research, 2020, 34(10):1423

梅玉丹,李海波,王振中,等.灰毡毛忍冬花蕾中苷类化学成分研究[J].中草药,2020,51(2):287

孟宪华,尚贤毅,杨军丽.青花椒中酚类化学成分及其抗氧化活性[J].中草药,2020,51(8):2095

孟晓伟,蔡定吉,朱清,等.基于 UPLC-Q-TOF-MS/MS 技术快速鉴定交趾黄檀心材中化学成分[J].中国实验方剂学杂志,2020,26(9):143

孟晓伟,朱清,张妮,等.基于 UPLC-Q-TOF-MS/MS 技术快速鉴定降香中化学成分[J].中国实验方剂学杂志,2020,26(10):107

N

Ni L, Huang W, Shi Y, et al. Chemical constituents from the bark of *bauhinia purpurea* and their NO inhibitory activities[J]. Natural Product Research, 2020, 34(17):2424

Nian HF, Xiong H, Zhong FF, et al. Anti-inflammatory and antiproliferative prenylated sulphur-containing amides from the leaves of *Glycosmis pentaphylla*[J/OL]. Fitoterapia, 2020[2020-05-15]. https://doi.org/10.1016/j.fitote.2020.104693

Niu C, Li Q, Yang L P, et al. Phenylethanoid glycosides from *Callicarpa macrophylla Vahl*[J]. Phytochemistry Letters, 2020, 38:65

Niu Y X, Wang D, Chu X Y, et al. Iridoids from *Vitex negundo var. heterophylla* and their antioxidant activities[J]. Phytochemistry Letters, 2020, 35:186

P

Pan RR, Zhang CY, Li Y, et al. Daphnane Diterpenoids from *Daphne genkwa* Inhibit PI3K/Akt/mTOR Signaling and Induce Cell Cycle Arrest and Apoptosis in Human Colon Cancer Cells[J]. Journal of Natural Products, 2020, 83(4):1238

Pang QQ, Mei YD, Zhang YC, et al. Three new cycloart-7-ene triterpenoid glycosides from *Cimicifuga dahurica* and their anti-inflammatory effects[J/OL]. Natural Product Research, 2020[2021-05-08]. https://doi.org/10.1080/14786419.2020.1719487

Peng CY, Lu J, Liu JQ, et al. Three novel pterosin di-

mers form *Pteris obtusiloba*[J/OL]. Fitoterapia, 2020[2020-05-15]. https://doi.org/10.1016/j.fitote.2020.104713

Peng XG, Lin Y, Liang JJ, et al. Triterpenoids from the barks of *Juglans hopeiensis*[J/OL]. Phytochemistry, 2020[2020-05-15]. https://doi.org/10.1016/j.phytochem.2019.112201

Piao SJ, Qi YQ, Jin M, et al. Two new quinones and six additional metabolites with potential anti-inflammatory activities from the roots of *Juglans mandshurica*[J/OL]. Natural Product Research, 2020[2021-05-08]. https://doi.org/10.1080/14786419.2020.1862831

Pu DB, Zhang XJ, Bi DW, et al. Callicarpins, Two Classes of Rearranged ent-Clerodane Diterpenoids from *Callicarpa* Plants Blocking NLRP3 Inflammasome-Induced Pyroptosis[J]. Journal of Natural Products, 2020, 83(7):2191

彭谷,黄娟,周应军,等.水葱化学成分研究[J].中草药,2020,51(19):4902

彭志茹,汪芝香,赵建平,等.紫藤茎中的异黄酮类化学成分研究[J].中草药,2020,51(15):3850

彭治添,晁凌会,王超超,等.紫堇中 1 个新的降倍半萜苷类化合物[J].中国中药杂志,2020,45(3):579

Q

Qi CX, Tan XS, Shi ZY, et al. Discovery of an Oxepine-Containing Diketopiperazine Derivative Active against Concanavalin A-Induced Hepatitis[J]. Journal of Natural Products, 2020, 83(9):2672

Qi SZ, Yang YR, Xian XY, et al. A new sesquiterpenoid glycoside from *Saussurea involucrata*[J]. Natural Product Research, 2019, 34(7):943

Qian D, Chen JL, Lai CJS, et al. Dicaffeoyl polyamine derivatives from *bitter goji*: Contribution to the bitter taste of wolfberry[J]. Fitoterapia, 2020, 143:104543

Qian QG, Gong LM, Yang SH, et al. Two new compounds from *Carpesium abrotanoides*[J]. Phytochemistry Letters, 2020, 40:5

Qiao YN, Jin XY, Zhou JC, et al. Terpenoids from the *Liverwort Plagiochila fruticosa* and Their Antivirulence Activity against Candida albicans[J]. Journal of Natural Products, 2020, 83(6):1766

Qin F, Wang CY, Hu R, et al. Anti-inflammatory activity of isobutylamides from *zanthoxylum nitidum* var. tomentosum [J/OL]. Fitoterapia, 2020 [2020-05-15]. https://doi.org/10.1016/j.fitote.2020.104486

Qin FY, Yan YM, Tu ZC, et al. (±)Gancochlearols A and B:cytotoxic and COX-2 inhibitory meroterpenoids from *Ganoderma cochlear*[J]. Natural Product Research, 2020, 34(16):2269

Qin Y, Chen JP, Li CY, et al. Flavonoid glycosides from the fruits of *Embelia ribes* and their anti-oxidant and α-glucosidase inhibitory activities[J/OL]. Journal of Asian Natural Products Research, 2020[2021-05-08]. https://doi.org/10.1080/10286020.2020.1776266

Qiu DR, Zhou M, Chen JJ, et al. Hyperelodiones A-C, monoterpenoid polyprenylated acylphoroglucinols from *Hypericum elodeoides*, induce cancer cells apoptosis by targeting RXRα[J/OL]. Phytochemistry, 2020[2020-05-15]. https://doi.org/10.1016/j.phytochem.2019.112216

Qiu L, Xiao CJ, Shen Y, et al. Bioactive hydroxypropionylated glucose derivatives from *Astragalus bhotanensis*[J/OL]. Natural Product Research, 2020[2021-05-08]. https://doi.org/10.1080/14786419.2020.1777410

Quan LQ, Hegazy A, Zhang ZJ, et al. Iridoids and bis-iridoids from *Valeriana jatamansi* and their cytotoxicity against human glioma stem cells[J/OL]. Phytochemistry, 2020[2020-05-15]. https://doi.org/10.1016/j.phytochem.2020.112372

Quan LQ, Zhao Q, Li RT, et al. The isolation of two new compounds from *Valeriana jatamansi*[J/OL]. Natural Product Research, 2020[2021-05-08]. https://doi.org/10.1080/14786419.2020.1853728

R

Ren L, Li LZ, Huang J, et al. New compounds from the seeds of *Psoralea corylifolia* with their protein tyrosine phosphatase 1B inhibitory activity[J]. Journal of Asian Natural Products Research, 2020, 22(8):732

Ren W, Wang YT, He QH, et al. Chemical composition of *Erycibe schmidtii* and antiproliferative activity of scopoletin on immature dendritic cells[J]. Natural Product Research, 2020, 34(18):2581

Rong ZJ, Gao XX, Hu GS, et al. A novel alkaloid from the seeds of *Sophora alopecuroides* L[J/OL]. Natural Product Research, 2020[2021-05-08]. https://doi.org/10.1080/14786419.2020.1824226

Rui MJ, Chou GX, et al. Three new polyacetylenes from *Atractylodes japonica* Koidz. ez Kitam[J/OL]. Natural Product Research, 2020[2021-05-08]. https://doi.org/10.1080/14786419.2020.1845673

任妍,陈嘉慧,张雅心,等.基于 UPLC-Q-TOF-MS/MS 法分析定心方Ⅳ号化学成分[J].广东药科大学学报,2020, 36(5):643

S

Shao Q, Ma R, Wu X, et al. Monoterpenoid indole alkaloids from the fruits of *Melodinus henryi*[J]. Phytochemistry Letters, 2020, 35:53

Shao S Y, Wang C, Han S W, et al. Two new phenanthrenequinones with cytotoxic activity from the tubers of *Pleione bulbocodioides*[J]. Phytochemistry Letters, 2020, 35:6

Shao SY, Qi XZ, Sun H, et al. Hepatoprotective lignans and triterpenoids from the roots of *Kadsura longipedunculata*[J/OL]. Fitoterapia, 2020[2020-05-15]. https://doi.org/10.1016/j.fitote.2020.104487

Shen SM, Li H, Wang JR, et al. Further new complex daphniphyllum alkaloids from the stems and leaves of *Daphniphyllum calycinum*:Structure and stereochemistry[J/OL]. Tetrahedron, 2020[2020-05-15]. https://doi.org/10.1016/j.tet.2020.131616

Shen T, Qian H, Wang YD, et al. Terpenoids from the roots of *Leontopodium longifolium* and their inhibitory activity on NO production in RAW264.7 cells[J]. Natural Product Research, 2020, 34(16):2323

Shi Q, Li TT, Wu YM, et al. Meroterpenoids with diverse structures and anti-inflammatory activities from *Rhododendron anthopogonoides*[J/OL]. Phytochemistry, 2020[2020-05-15]. https://doi.org/10.1016/j.phytochem.

学术进展

2020.112524

Shi QQ, Gao Y, Lu J, et al. Two new triterpenoid-chromone hybrids from the rhizomes of *Actaea cimicifuga* L.(syn. Cimicifuga foetida L.)and their cytotoxic activities[J/OL]. Natural Product Research, 2020[2021-05-08]. https://doi.org/10.1080/14786419.2020.1775228

Shi QQ, Lu SY, Li DS, et al. Cycloartane triterpene glycosides from rhizomes of *Cimicifuga foetida* L. with lipid-lowering activity on 3T3-L1 adipocytes[J/OL]. Fitoterapia, 2020[2020-05-15]. https://doi.org/10.1016/j.fitote.2020.104635

Shi Y, Zaleta-Pinet DA, Clark BR. Isolation, identification, and decomposition of Antibacterial Dialkylresorcinols from a Chinese *Pseudomonas aurantiaca Strain*[J]. Journal of Natural Products, 2020, 83(2):194

Shi YS, Xia HM, Wu CH, et al. Novel nortriterpenoids with new skeletons and limonoids from the fruits of *Evodia rutaecarpa* and their bioactivities[J/OL]. Fitoterapia, 2020[2020-05-15]. https://doi.org/10.1016/j.fitote.2020.104503

Shi ZH, Zhou ZB, Qin WN, et al. New Stemona alkaloids from the roots of Stemona tuberosa and structural revision of *stemonatuberone* B[J/OL]. Tetrahedron Letters, 2020[2020-05-15]. https://doi.org/10.1016/j.tetlet.2020.151925

Shu PH, Li JP, Fei YY, et al. Angelicosides I-IV, four undescribed furanocoumarin glycosides from *Angelica dahurica* roots and their tyrosinase inhibitory activities[J]. Phytochemistry Letters, 2020, 36:32

Shu Y, Wang JP, Cai XY, et al. Stylosines A and B, anti-inflammatory diterpenoid alkaloids from *Aconitum stylosum* [J/OL]. Tetrahedron, 2020 [2020-05-15]. https://doi.org/10.1016/j.tet.2020.131520

Song CW, Yu CY, Zhu XT, et al. A new N-containing phenolic glycoside from *Capsicum annuum* L[J/OL]. Natural Product Research, 2020[2021-05-08]. https://doi.org/10.1080/14786419.2020.1789983

Song LL, Mu YL, Zhang HC et al. A new indole alkaloid with anti-inflammatory from the branches of *Nauclea officinalis*[J]. Natural Product Research, 2020, 34(16):2283

Song M, Zhang J, Chan G, et al. Bioactive Limonoids and Triterpenoids from the Fruits of *Melia azedarach*[J]. Journal of natural products, 2020, 83(12):3502

Song XQ, Sun J, Yu JH. Prenylated indole alkaloids and lignans from the flower buds of *Tussilago farfara*[J/OL]. Fitoterapia, 2020[2020-05-15]. https://doi.org/10.1016/j.fitote.2020.104729

Su JS, Qin FY, Liu Y, et al. Four new polyynes from *Codonopsis pilosula* collected in Yunnan province, China[J/OL]. Natural Product Research, 2020 [2021-05-08]. https://doi.org/10.1080/14786419.2020.1712390

Su LH, Geng CA, Li TZ, et al. Spiroseoflosterol, a Rearranged Ergostane-Steroid from the Fruiting Bodies of *Butyriboletus roseoflavus* [J]. Journal of Natural Products, 2020, 83(5):1706

Su RX, Wu ZL, Wang YY, et al. Lineariifolianoids M-O, three rare sesquiterpene lactone dimers inhibiting NO production from *Inula lineariifolia* [J/OL]. Fitoterapia, 2020[2020-05-15]. https://doi.org/10.1016/j.fitote.2019.104454

Su XM, Liang Q, Zhang XM, et al. Four new chemical constituents from *Piper pleiocarpum*[J/OL]. Fitoterapia, 2020 [2020-05-15]. https://doi.org/10.1016/j.fitote.2020.104544

Sun HH, Lv WY, Tan J, et al. Cytotoxic triterpenoid glycosides from leaves of *Cyclocarya paliurus*[J/OL]. Natural Product Research, 2020 [2021-05-08]. https://doi.org/10.1080/14786419.2020.1756801

Sun LL, Wang Z, Wang YH, et al. Anti-proliferative and anti-neuroinflammatory eudesmanolides from Wedelia (*Sphagneticola trilobata* (L.) Pruski)[J/OL]. Fitoterapia, 2020[2020-05-15]. https://doi.org/10.1016/j.fitote.2019.104452

Sun WY, Zhang Y, Li YY, et al. Two new labdane diterpenoids from *Scoparia dulcis* to attenuate palmitate-induced viability in MIN6 cells[J]. Phytochemistry Letters, 2020, 38:25

Sun XY, Ma J, Li CJ, et al. Carbazole alkaloids with bioactivities from the stems of *Clausena lansium*[J]. Phytochemistry Letters, 2020, 38:28

Sun Y, Liu Y, Sun YP, et al. Lanicepsides C-E from the aerial part of *Clematis chinensis Osbeck*[J]. Phytochemistry Letters, 2020, 37:95

Sun Y, Sun YP, Liu Y, et al. Four new polyacetylenes from the roots of *Saposhnikovia divaricata*[J/OL]. Natural Product Research, 2020[2021-05-08]. https://doi.org/10.1080/14786419.2020.1869973

Sun Y, Zeng QH, Lu HQ, et al. Two new lignans from *Zanthoxylum armatum*[J/OL]. Natural Product Research, 2020[2021-05-08]. https://doi.org/10.1080/14786419.2020.1855646

Sun YJ, Han RJ, Zhao C, et al. Four New Prenylated Flavonoids from the Fruits of *Sinopodophyllum hexandrum*[J]. Chemistry of Natural Compounds, 2020, 56(5):827

时嘉敏,刘兴鸿,何翠林,等.毛叶藜芦中1个新的生物碱[J].中草药,2020,51(13):3365

孙慧,张云封,霍会霞,等.云南沉香果壳的化学成分研究[J].中草药,2020,51(1):9

孙佳玮,刘继梅,陈日道,等.杯鞘石斛中联苄类化学成分研究[J].中国中药杂志,2020,45(20):4929

孙彦君,陈豪杰,高美玲,等.小驳骨中萜类化学成分研究[J].中草药,2020,51(2):293

T

Tan JY, Liu Y, Cheng YG, et al. Anti-inflammatory sesquiterpenoids from the leaves of *Datura metel* L[J/OL]. Fitoterapia, 2020[2020-05-15]. https://doi.org/10.1016/j.fitote.2020.104531

Tan JY, Liu Y, Cheng YG, et al. Seven new glycosides from the leaves of *Datura metel* L.[J/OL]. Natural Product Research, 2020[2021-05-08]. https://doi.org/10.1080/14786419.2020.1779713

Tan X, Zhong FF, Teng HL, et al. Acylphloroglucinol and tocotrienol derivatives from the fruits of *Garcinia paucinervis*[J/OL]. Fitoterapia, 2020[2020-05-15]. https://doi.org/10.1016/j.fitote.2020.104688

Tang ZY, Lu LH, Zhou XY, et al. A new cytotoxic polycyclic polyprenylated acylphloroglucinol from *Garcinia nujiangensis* screened by the LC-PDA and LC-MS[J]. Natural Product Research, 2019, 34(17):2448

Teng HT, Ma ZY, Teng HL, et al. Two novel cyclohexanone-monocyclic polycyclic polyprenylated acylphloroglucinols from *Garcinia multiflora* fruits[J/OL]. Natural Product Research, 2020[2021-05-08]. https://doi.org/10.1080/14786419.2020.1788559

Ti HH, Zhuang ZX, Li Y, et al. Three new phenanthrenes from *Pholidota chinensis* Lindl. and their antibacterial activity[J/OL]. Natural Product Research, 2020[2021-05-08]. https://doi.org/10.1080/14786419.2020.1845168

Tian D, Yang Y, Yu M, et al. Anti-inflammatory chemical constituents of Flos Chrysanthemi Indici determined by UPLC-MS/MS integrated with network pharmacology[J]. Food & Function, 2020, 11(7):6340

Tong XL, Wang HT, Xu JP, et al. A new polyhydroxylated oleanane triterpenoid from the roots of *Rhodomyrtus tomentosa*[J]. Natural Product Research, 2020, 34(2):204

Tu PC, Liang YC, Huang GJ, et al. New flavonoids, emarginin A-C from *Vaccinium emarginatum Hayata*[J/OL]. Fitoterapia, 2020[2020-05-15]. https://doi.org/10.1016/j.fitote.2019.104446

Tu PC, Liang YC, Huang GJ, et al. Cytotoxic and anti-inflammatory terpenoids from the whole plant of *Vaccinium emarginatum*[J]. Planta Medica, 2020, 86(17):1313

Tu YB, Xiao T, Gong GY, et al. A new isoflavone with anti-inflammatory effect from the seeds of *Millettia pachycarpa*[J]. Natural Product Research, 2020, 34(7):981

W

Wang AD, Bao Y, Wang X, et al. A new triterpenoid saponin from *Pulsatilla cernua* predicted by NMR-based mosaic method[J]. Natural Product Research, 2020, 34(7):909

Wang CY, Ai GF, Zhang YF. Two new isoflavones from the seeds of *Psoralea corylifolia* with diacylglycerol acyltransferase inhibitory activity[J]. Journal of Asian natural products research, 2020, 22(4):346

Wang CZ, Dong QH, Wu FL, et al. A new alkynol

compound from *Platycodins folium* and its cytotoxicity[J/OL]. Natural Product Research, 2020 [2021-05-08]. https://doi.org/10.1080/14786419.2020.1712381

Wang D, Wang YL, Zhang P, et al. New sesquiterpenoid derivatives from *Ganoderma sinense* with nitric oxide inhibitory activity[J]. Phytochemistry Letters, 2020, 35:84

Wang DM, Yang Y, Shi XK, et al. Viburnumfocesides A-D, 1-O-isovaleroylated iridoid 11-O-alloside derivatives from *Viburnum foetidum* var. ceanothoides[J/OL]. Fitoterapia, 2020[2020-05-15]. https://doi.org/10.1016/j.fitote.2020.104601

Wang FC, Huang SY, Chen QG, et al. Chemical characterisation and quantification of the major constituents in the Chinese herbal formula Jian-Pi-Yi-Shen pill by UPLC-Q-TOF-MS/MS and HPLC-QQQ-MS/MS. [J]. Phytochemical Analysis, 2020, 31:915

Wang GH, Xu L, Liu W, et al. New anti-inflammatory withanolides from *Physalis pubescens* fruit[J/OL]. Fitoterapia, 2020[2020-05-15]. https://doi.org/10.1016/j.fitote.2020.104692

Wang GK, Jin WF, Zhang N, et al. Kalshiolin A, new lignan from *Kalimeris shimadai*[J]. Journal of Asian Natural Products Research, 2020, 22(5):489

Wang HQ, Ma SG, Lin MB, et al. Hydroxylated Ethacrylic and Tiglic Acid Derivatives from the Stems and Branches of *Enkianthus chinensis* and Their Potential Anti-inflammatory Activities[J]. Journal of Natural Products, 2020, 83(10):2867

Wang JC, Wang HJ, Zhang M, et al. Sesquiterpene coumarins from *Ferula sinkiangensis K.M. Shen* and their cytotoxic activities[J/OL]. Phytochemistry, 2020[2020-05-15]. https://doi.org/10.1016/j.phytochem.2020.112531

Wang JJ, Sun HR, Suo XY, et al. Ten undescribed cembrane-type diterpenoids from the gum resin of *Boswellia sacra* and their biological activities[J/OL]. Phytochemistry, 2020[2020-05-15]. https://doi.org/10.1016/j.phytochem.2020.112425

Wang JM, Gao L, Mei J, et al. A new pentacyclic triterpenoid from the leaves of *Rhododendron dauricum* L. with inhibition of NO production in LPS-induced RAW 264.7 cells[J]. Natural Product Research, 2020, 34(23):3313

Wang JN, Zhang ZY, Sun P, et al. Four new steroids from the leaves and twigs of *Dysoxylum pallens* and their cytotoxic activities[J/OL]. Fitoterapia, 2020[2020-05-15]. https://doi.org/10.1016/j.fitote.2020.104696

Wang JX, Zhao YP, Du NN, et al. Scocycamides, a pair of Macrocyclic Dicaffeoylspermidines with butyrylcholinesterase inhibition and antioxidation activity from the roots of *Scopolia tangutica*[J].Organic Letters, 2020, 22(21):8240

Wang LY, Qiu BL, Xia H, et al. Yanhusanines A—F, Isoquinoline-Derived Alkaloid Enantiomers from *Corydalis yanhusuo* and Their Biological Activity[J]. Journal of Natural Products, 2020, 83(2):489

Wang M, Du JX, Yang HX, et al. Sesquiterpenoids from Cultures of the *Basidiomycetes Irpex lacteus* [J]. Journal of Natural Products, 2020, 83(5):1524

Wang M, Tan J, Chen J, et al. Three new ester glycosides with cytotoxic activity from the seeds of *Caesalpinia sappan*[J/OL]. Natural Product Research, 2020[2021-05-08]. https://doi.org/10.1080/14786419.2020.1721488

Wang ML, Chen YY, Hu P, et al. Neoclerodane diterpenoids from *Scutellaria barbata* with cytotoxic activities [J]. Natural Product Research, 2020, 34(10):1345

Wang MF, Ma GQ, Shao F, et al. Neoflavonoids from the heartwood of *Dalbergia melanoxylon*[J/OL]. Natural Product Research, 2020[2021-05-08]. https://doi.org/10.1080/14786419.2020.1800692

Wang MM, Huo LQ, Liu HX, et al. Thujasutchins N and O, two new compounds from the stems and roots of *Thuja sutchuenensis* [J/OL]. Natural Product Research, 2020 [2021-05-08]. https://doi.org/10.1080/14786419.2020.1836

Wang MM, Yang WJ, Liu XQ, et al. Two new compounds with Nrf2 inducing activity from *Glycyrrhiza uralensis*[J/OL]. Natural Product Research, 2020[2021-05-08]. https://doi.org/10.1080/14786419.2020.1715398

Wang P, Wang HS, Cai CH, et al. Three new compounds from the litters of *Casuarina equisetifolia*[J]. Phytochemistry Letters, 2020, 35:58

Wang Pan, Xie ZS, Song JY, et al. Four new sesquiterpene lactones from *Atractylodes macrocephala* and their CREB agonistic activities[J/OL]. Fitoterapia, 2020[2020-05-15]. https://doi.org/10.1016/j.fitote.2020.104730

Wang Q, Li WY, Wang YD, et al. A immunosuppressive triterpenoid saponin from the stems of *Epigynum griffithianum*[J]. Natural Product Research, 2020, 34 (10): 1389

Wang QH, Bao YC, Wang ML, et al. Two new glycosides from *Panzerina* (*lanata* L.) Soják[J/OL]. Natural Product Research, 2020[2021-05-08]. https://doi.org/10.1080/14786419.2020.1869233

Wang QH, Hao JS, Gong JH, et al. Isolation and structure elucidation of two new compounds from artemisia *Ordosica Krasch*[J]. Natural Product Research, 2020, 34 (13): 1862

Wang R, Fan RZ, Ni FQ, et al. 19-nor-, 20-nor-, and tetranor-Halimane-Type Furanoditerpenoids from *Croton crassifolius*[J]. Journal of Natural Products, 2020, 83(2): 255

Wang R, Ni FQ, Sang J, et al. Toonapolyynes A-D, new polyynes from *Toona ciliata*[J]. Natural Product Research, 2020, 34(7): 935

Wang RR, Liu Y, Sun SW, et al. Capsaicinoids from hot pepper (*Capsicum annuum* L.) and their phytotoxic effect on seedling growth of lettuce(*Lactuca sativa* L.)[J]. Natural Product Research, 2020, 34(11): 1597

Wang RZ, Zhou J, Shi GR, et al. Aporphine and phenanthrene alkaloids with antioxidant activity from the roots of *Stephania tetrandra*[J/OL]. Fitoterapia, 2020[2020-05-15]. https://doi.org/10.1016/j.fitote.2020.104551

Wang SY, Wang YX, Guo YP, et al. New cytotoxic 4-alkyl-dihydroxyfuran coumarins from *Mesua ferrea*[J]. Phytochemistry Letters, 2020, 38: 121

Wang SY, Li HM, Liu D, et al. Diterpenoids from the Seeds of *Euphorbia lathyris* and their *in Vitro* Anti-HIV Activity[J]. Chemistry of Natural Compounds, 2020, 56 (1): 78

Wang W, Ma XJ, Su YF, et al. Two new neolignans and one new benzyl benzoate glycoside from *Potentilla discolor*[J]. Phytochemistry Letters, 2020, 39: 25

Wang WJ, Zhan R, Chen YG, et al. Two new eremophilane Sesquiterpenoids from *Ligularia dictyoneura*[J]. Natural Product Research, 2020, 34(9): 1297

Wang X, Huang LJ, Liang MJ, et al. Two New Furan-2-Carboxylic Derivatives from the Leaves of *Nicotiana tabacum* and Their Anti-Tobacco Mosaic Virus Activities[J]. Chemistry of Natural Compounds, 2020, 56(5): 848

Wang X, Jin M, Jin C, et al. A new sesquiterpene, a new monoterpene and other constituents with anti-inflammatory activities from the roots of *Aristolochia debilis*[J]. Natural Product Research, 2020, 34(3): 351

Wang X, Shi MJ, Wang JJ, et al. Hyperacmosins E-G, three new homoadamantane-type polyprenylated acylphloroglucinols from *Hypericum acmosepalum*[J/OL]. Fitoterapia, 2020[2020-05-15]. https://doi.org/10.1016/j.fitote.2020.104535

Wang X, Wang JJ, Suo XY, et al. Hyperacmosins H-J, three new polycyclic polyprenylated acylphloroglucinol derivatives from *Hypericum acmosepalum*[J]. Journal of Asian Natural Products Research, 2020, 22(6): 521

Wang X, Zhong XJ, Zhou N, et al. Secoiridoid glycosides from the fruits of *Cornus officinalis*[J/OL]. Natural Product Research, 2020[2021-05-08]. https://doi.org/10.1080/14786419.2020.1834547

Wang Y, Aamer M, Aslay M, et al. A new steroidal alkaloid from *Fritillaria michailovskyi* Fomin[J/OL]. Natural Product Research, 2020[2021-05-08]. https://doi.org/10.1080/14786419.2020.1786828

Wang YL, Xiang ZN, Yuan Y, et al. Triterpenoid alkaloids from *Buxus rugulosa* and their cytotoxic activities[J]. Phytochemistry Letters, 2020, 36: 86

Wang YM, Wu AZ, Zhong Y, et al. New glycosylsphingolipids from *Psychotria serpens* L[J]. Natural Product Research, 2020, 34(14): 2095

Wang YM, Yu CH, Zhao XJ, et al. A rapid high-performance liquid chromatography separation of a new anthocyanin from *Nitraria tangutorum*[J]. Journal of Asian natural products research, 2020, 22(5): 503

Wang YX, Han FY, Duan ZK, et al. Phenolics from

Archidendron clypearia（*Jack*）*I.C.Nielsen* protect SH-SY5Y cells against H_2O_2-induced oxidative stress［J/OL］. Phytochemistry，2020［2021-04-05］. https：//doi. org/10. 1016/j.phytochem.2020.112414

Wang YY，Dai YW，Cao J，et al. Eight new flavonoids from the fruits of *Daemonorops draco*［J/OL］. Fitoterapia，2020［2021-04-05］. https：//doi. 1016/j. fitote. 2020. 104549

Wang ZQ，Song QY，Su JC，et al. Caffeic acid oligomers from *Mesona chinensis* and their In Vitro antiviral activities［J/OL］. Fitoterapia，2020［2021-04-05］. https：//doi.org/10.1016/j.fitote.2020.104603

Wei H，Tian YG，Guo HW，et al. Two new polyoxy steroidal glycosides from the roots of *Dregea sinensis Hemsl*［J］. Journal of Asian Natural Products Research，2020，22（9）：810

Wei JJ，Wang WQ，Song WB，et al. Three new dibenzofurans from *Cydonia oblonga* Mill［J］. Natural Product Research，2019，34（8）：1146

Wei Q，Zhang R，Wang Q，et al. Iridoid，phenylethanoid and flavonoid glycosides from *Forsythia suspensa*［J］. Natural Product Research，2020，34（9）：1320

Wei R，Ma Q. Indole Alkaloids from *Hosta plantaginea* and Inhibition of Steroid 5α-Reductase Activities In Vitro［J］. Chemistry of Natural Compounds，2020，56（5）：888

Wei RR，Ma QE，Zhong GY，et al. Hepatoprotective Xanthones from the Aerial Parts of *Pyrethrum tatsienense*［J］. Chemistry of Natural Compounds，2020，56（2）：224

Wei RR，Ma QG，Zhong GY，et al. Structural characterization，hepatoprotective and antihyperlipidemic activities of alkaloid derivatives from *Murraya koenigii*［J］. Phytochemistry Letters，2020，35：135

Wei WW，Wu P，Yuy XY，et al. Dihydrochalcones from the leaves of *Lithocarpus litseifolius*.［J/OL］. Journal of Asian natural products research，2020［2021-05-08］. https：//doi.org/10.1080/10286020.2020.1786067

Wei X，Gao DF，Abe Y，et al. Triterpenoid saponins with hepatoprotective effects from the fresh leaves of *Metapanax delavayi*［J］. Natural Product Research，2020，

34（10）：1373

Wei X，Qin XJ，Jin Q，et al. Indole alkaloids with self-activated sp2 C-H bond from *Alstonia scholaris*［J/OL］. Tetrahedron Letters，2020［2020-05-15］. https：//doi.org/10.1016/j.tetlet.2020.151894

Wen Q，Jin X，Lu Y，et al. Anticomplement ent-labdane diterpenoids from the aerial parts of *Andrographis paniculata*［J/OL］. Fitoterapia，2020［2020-05-15］. https：//doi.org/10.1016/j.fitote.2020.104528

Wen Q，Liu YP，Yan G，et al. Bioactive Eudesmane sesquiterpenes from *Artabotrys hongkongensis* Hance［J］. Natural Product Research，2020，34（12）：1687

Wen YZ，Lv YB，Hao J，et al. Two new compounds of *Penicillium polonicum*，an endophytic fungus from *Camptotheca acuminata* Decne［J］. Natural Product Research，2020，34（13）：1879

Weng IT，Lin YA，Chen GY，et al. （－）-β-Homoarginine anhydride，a new antioxidant and tyrosinase inhibitor，and further active components from *Trichosanthes truncata*［J］. Natural Product Research，2020，34（16）：2262

Wu C，Zhang QQ，Yang FY，et al. New oxylipins from *Siegesbeckia glabrescens* as potential antibacterial agents［J/OL］. Fitoterapia，2020［2020-05-15］. https：//doi.org/10.1016/j.fitote.2020.104613

Wu FS，Hung CJ，Lin CL，et al. New Norneolignan and Bioactive Constituents of *Clitoria ternatea*［J］. Chemistry of Natural Compounds，2020，56（6）：1000

Wu H，Yang Q，Li X，et al. Soulieoside U，a new cycloartane triterpene glycoside from *Actaea vaginata*［J/OL］. Natural Product Research，2020［2021-05-08］. https：//doi.org/10.1080/14786419.2020.1789985

Wu JP，Zhang T，Si JG，et al. Five new 5，6-β-epoxy-withanolides from *Physalis minima*［J/OL］. Fitoterapia，2020［2020-05-15］. https：//doi. org/10. 1016/j. fitote. 2019. 104413

Wu L，Li GQ，Gu Z，et al. A New Triterpenoid Saponin from *Camellia oleifera* Fruit Hull［J/OL］. Chemistry of Natural Compounds，2020［2021-05-08］. https：//doi. org/10.1007/s10600-020-03063-6

Wu PQ，Li B，Yu YF，et al. （±）-Neonardochinone

A, a pair of enantiomeric neoligans from *Nardostachys chinensis* with their anti-Alzheimer's disease activities[J]. *Phytochemistry Letters*, 2020, 39:39

Wu XZ, Fang FH, Huang WJ, et al. Two novel nornemoralisin-type diterpenoids from *Aphanamixis polystachya*(Wall.)R.Parker[J]. Fitoterapia, 2019, 140:104431

Wu Y, Zhang YF, Zhang HT, et al. A new cyclopeptide alkaloid from *Clematis Florida*[J/OL]. Natural Product Research, 2020[2021-05-08]. https://doi.org/10.1080/14786419.2020.1809399

王丹,吴喜民,张东东,等.中药桂枝化学成分研究[J].中国中药杂志,2020,45(1):124

王灿灿,张伟,吴德玲,等.绿萼梅乙酸乙酯部位的化学成分研究[J].中国中药杂志,2020,45(2):347

王富强,孙立秋,王金兰,等.兔儿伞化学成分研究(Ⅱ)[J].中草药,2020,51(11):2878

王洁雪,杨敏,邓国伟,等.粟米草三萜类化学成分及其活性研究[J].中草药,2020,51(4):902

王山立,周浪,朱安祥,等.高粱根中1个新大环酚苷[J].中国中药杂志,2020,45(15):3689

吴利苹,俞雅芮,刘梦影,等.侧柏叶中的1个新苯丙素苷[J].中草药,2020,51(3):563

吴秀稳,杨秀伟.羌活中的香豆素类成分及其抑制脂多糖诱导的 RAW 264.7 细胞 NO 生成活性的研究[J].中草药,2020,51(13):3383

X

Xia F, Luo D, Wang TT, et al. Vasorelaxant 4, 5-seco-abietane diterpenoids with diverse 6/6/6, 6/6/7, and 6/6/8 architectures from *Salvia prattii* Hemsl[J/OL]. Fitoterapia, 2020[2020-05-15]. https://doi.org/10.1016/j.fitote.2020.104521

Xia Z, Xu TQ, Zhang HX, et al. Bioactive sulfur-containing compounds from *Xanthium sibiricum*, including a revision of the structure of xanthiazinone[J/OL]. Phytochemistry, 2020[2020-05-15]. https://doi.org/10.1016/j.phytochem.2020.112293

Xia Z, Xu TQ, Zhang HX, et al. New phenylpropanoids from the fruits of *Xanthium sibiricum* and their anti-inflammatory activity[J/OL]. Natural Product Research,

2020[2021-05-08]. https://doi.org/10.1080/14786419.2020.1806273

Xia ZX, Lu LH, Li L, et al. Cytotoxic Steroids from *Sonchus arvensis*[J]. Chemistry of Natural Compounds, 2020, 56(6):1094

Xiang KL, Liu RX, Zhao L, et al. Labdane diterpenoids from *Forsythia suspensa* with anti-inflammatory and anti-viral activities[J/OL]. Phytochemistry, 2020[2020-05-15]. https://doi.org/10.1016/j.phytochem.2020.112298

Xiang P, Dong WH, Cai CH, et al. Three new dimeric 2-(2-phenylethyl) chromones from artificial agarwood of *Aquilaria sinensis*[J/OL]. Fitoterapia, 2020[2020-05-15]. https://doi.org/10.1080/14786419.2020.1716345

Xiang P, Dong WH, Cai CH, et al. Three new dimeric 2-(2-phenylethyl) chromones from artificial agarwood of *Aquilaria sinensis*[J/OL]. Natural Product Research, 2020[2021-05-09]. https://doi.org/10.1080/14786419.2020.1716345

Xiao BB, Xia GY, Wang LY, et al. (±)-Bicoryanhunine A, dimeric benzylisoquinoline alkaloid atropo-enantiomers from *Corydalis yanhusuo*[J/OL]. Tetrahedron Letters, 2020[2020-05-15]. https://doi.org/10.1016/j.tetlet.2020.151890

Xiao CM, Jia XH, Du HF, et al. Three new C-geranylated flavonoids from *Paulownia catalpifolia* T. Gong ex D.Y. Hong seeds with their inhibitory effects on xanthine oxidase[J]. Phytochemistry Letters, 2020, 36:162

Xiao J, Song JY, Lin B, et al. Amide-Iminoate Isomerism in Antineuroinflammatory Isoquinoline Alkaloids from *Stephania cepharantha*[J]. Journal of Natural Products, 2020, 83(4):864

Xiao L, Huang YY, Wang YH, et al. Anti-neuroinflammatory benzofurans and lignans from *Praxelis clematidea*[J/OL]. Fitoterapia, 2020[2020-05-15]. https://doi.org/10.1016/j.fitote.2019.104440

Xiao LG, Zhang SC, Zhang Y, et al. Sesquiterpenoids from the aerial parts of *Conyza japonica* and their inhibitory activity against nitric oxide production[J/OL]. Fitoterapia, 2020[2020-05-15]. https://doi.org/10.1016/j.fitote.2020.104473

Xie JY, Jin Q, Gao JM, et al. Two new benzophenone glycosides from the aerial parts of *Hypericum przewalskii* [J/OL]. Natural Product Research, 2020[2021-05-09].10.1080/14786419.2020.1865955

Xie S, Tan X, Liu Y, et al. Hypersonins A—D, Polycyclic Polyprenylated Acylphloroglucinols with a 1, 2-seco-Homoadamantane Architecture from *Hypericum wilsonii* [J/OL]. Journal of Natural Products, 2020[2021-05-09]. https://doi.org/10.1021/acs.jnatprod.9b01187

Xie TZ, Zhao YL, He JJ, et al. Monoterpenoid indole alkaloids from the stems of *Kopsia officinalis*[J/OL]. Fitoterapia, 2020[2021-04-05]. https://doi.org/10.1016/j.fitote.2020.104547

Xie XL, Ye GH, Xue JJ, et al. A new prenylated coumarin and a new anthranilamide derivative from *Evodia lepta*[J/OL]. Journal of Asian Natural Products Research, 2019 [2021-05-09]. https://doi.org/10.1080/10286020.2019.1670169

Xie Y, Yao XC, Tan LH, et al. Trichocladabiflavone A, a chalcone-flavonone type biflavonoid from *Selaginella trichoclada* Alsto[J/OL]. Natural Product Research, 2020 [2021-05-09]. https://doi.org/10.1080/14786419.2020.1817920

Xin XL, Shao B, Li Y, et al. New chemical constituents from the fruits of *Tetradium ruticarpum*[J/OL]. Natural Product Research, 2020 [2021-05-09]. https://doi.org/10.1080/14786419.2020.1808639.

Xin Y, Xu M, Wang YF, et al. Phyllanthacidoid U: a new N-glycosyl norbisabolane sesquiterpene from *Phyllanthus acidus*(L.)skeels[J/OL]. Natural Product Research, 2020 [2021-05-09]. https://doi.org/10.1080/14786419.2020.1712387

Xiong WC, Yang YF, Xiong YY, et al. A New Neolignan from *Justicia Procumbens*[J/OL]. Chemistry of Natural Compounds, 2020[2021-05-09]. https://doi.org/10.1007/s10600-020-02941-3

Xiong Y, Yi P, Li Y, et al. New sesquiterpeniod esters form *Blumea balsamifera*(L.)DC. and their anti-influenza virus activity[J/OL]. Natural Product Research, 2020 [2021-05-09]. https://doi.org/10.1080/14786419.2020.1861615

Xiong YA, Riaz MS, Zhang MX, et al. Isolation and identification of two new compounds from the seeds of *Moringa oleifera* and their antiviral and anti-inflammatory activities[J/OL]. Natural Product Research, 2020[2021-05-09]. https://doi.org/10.1080/14786419.2020.1851218

Xiu MX, Meng X, Li N, et al. Two new sesquiterpenes from the stems of *Tripterygium wilfordii*.[J/OL]. Journal of Asian natural products research, 2020[2021-05-09]. https://doi.org/10.1080/10286020.2020.1803290

Xu D, Song HZ, Xu JL, et al. Ligulaveitnoid A, a new phenylpropanoid from rhizomes and roots of *Ligularia veitchiana*[J/OL]. Natural Product Research, 2020[2021-05-09]. https://doi.org/10.1080/14786419.2020.1798663

Xu DS, Zhao Q, Wang B, et al. Chemical constituents from the bioactive fraction of the seeds of *Psoralea corylifolia* and proliferation activities on osteoblastic-like UMR106 cells[J/OL]. Journal of Asian Natural Products Research, 2020 [2021-05-09]. https://doi.org/10.1080/10286020.2020.1803292

Xu FF, Gao MH, Li H, et al. Three new bisflavonols from the seeds of *Hovenia dulcis* Thunb. and their anti-RSV activities [J/OL]. Fitoterapia, 2020 [2021-05-09]. https://doi.org/10.1016/j.fitote.2020.104587

Xu GM, Zhao F, Liu F, et al. A New Compound from *Polygonum amplexicaule* var. *sinense* [J]. Chemistry of Natural Compounds, 2020, 56(6):1068

Xu HB, Yang TH, Xie P, et al. Cyperane-Type and Related(Nor)Sesquiterpenoids from the Root Bark of *Acanthopanax gracilistylus* and Their Inhibitory Effects on Nitric Oxide Production[J]. Journal of Natural Products, 2020, 83(5):1453

Xu L, Yang W, Hu J, et al. Three new isoquinoline alkaloids from the whole plants of *Thalictrum tenue* with cytotoxic activities[J]. Journal of Asian Natural Products Research, 2019, 22(7):618

Xu QN, Zhu D, Wang GH, et al. Phenolic glycosides and flavonoids with antioxidant and anticancer activities from *Desmodium caudatum* [J/OL]. Natural Product Research, 2020 [2021-05-09]. https://doi.org/10.1080/

14786419.2020.1739044

Xu QX, Xu W, Yang XW, et al. Meroterpenoids from the fruits of *Psoralea corylifolia* [J/OL]. Tetrahedron, 2020 [2020-05-15]. https://doi.org/10.1016/j.tet.2020.131343

Xu QX, Zhang YB, Liu XY, et al. Cytotoxic heterodimers of meroterpene phenol from the fruits of *Psoralea corylifolia* [J/OL]. Phytochemistry, 2020[2020-05-15]. https://doi.org/10.1016/j.phytochem.2020.112394

Xu R, Zhang DD, Shu FF, et al. Quassinoids and alkaloids from the stems of *Picrasma quassioides* with nitric oxide inhibitory activity[J]. Phytochemistry Letters, 2020, 39:68

Xu W, Xu SH, Wang L, et al. Five new phloroglucinol derivatives from *Syzygium brachyantherum* and their α-glucosidase and PTP1B inhibitory activities[J/OL]. Natural Product Research, 2020 [2021-05-09] https://doi.org/10.1080/14786419.2020.1809397

Xu W, Ying ZM, Tao XJ, et al. Two new amide alkaloids from *Portulaca oleracea* L. and their anticholinesterase activities[J/OL]. Natural Product Research, 2020[2021-05-09]. https://doi.org/10.1080/14786419.2020.1739040

Xu W, Zhang L, Omar R, et al. Barringtogenol C-type Triterpenoid Saponins from the Stem Bark of *Norway Maple* (*Acer Platanoides*) [J]. Planta Medica, 2019, 86 (1):70

Xu WH, Su XM, Zhang XM, et al. Pleiocarpumlignan A, a new dineolignan from *Piper pleiocarpum* Chang ex Tseng[J]. Natural Product Research, 2019, 34(19):2809

Xu WJ, Li JH, Zhou MM, et al. Toonasindiynes A-F, new polyacetylenes from *Toona sinensis* with cytotoxic and anti-inflammatory activities [J/OL]. Fitoterapia, 2020 [2020-05-15]. https://doi.org/10.1016/j.fitote.2020.104667

Xu X, Tan T, Zhang J, et al. Isolation of chemical constituents with anti-inflammatory activity from *Reineckia carnea* herbs [J]. Journal of Asian Natural Products Research, 2020, 22(4):303

Xu XY, Yang XH, Song QS. Two new steroidal saponins from *Neolamarckia cadamba* [J]. Journal of Asian Natural Products Research, 2020, 22(11):1006

Xu YS, Shi W, Feng L, et al. Anti-proliferative cassane-type diterpenoids from the seeds of *Caesalpinia minax* [J/OL]. Natural Product Research, 2020[2021-05-09]. https://doi.org/10.1080/14786419.2020.1853729

Xue GM, Xue JF, Zhao CG, et al. 1, 10-seco guaianolide-type sesquiterpenoids from *Chrysanthemum indicum* [J/OL]. Journal of Asian Natural Products Research, 2020 [2021-05-09]. https://doi.org/10.1080/10286020.2020.1787388

Xue GM, Zhao CG, Xue JF, et al. Iridoid glycosides isolated from *Nardostachys chinensis* batal with NO production inhibitory activity [J/OL]. Natural Product Research, 2020 [2021-05-09]. https://doi.org/10.1080/14786419.2020.1809402

Xue JJ, Jiang CY, Zou DL, et al. Baicalensines A and B, Two Isoquinoline Alkaloids from the Roots of *Thalictrum baicalense*[J].Organic Letters, 2020, 22(19):7439

Xue Q, Hu J, Liu XC, et al. Cytotoxic gelsedine-type indole alkaloids from *Gelsemium elegans*[J]. Journal of Asian Natural Products Research, 2020, 22(12):1138

Xue S, Zhang PP, Tang PF, et al. Acyclic diterpene and norsesquiterpene from the seed of *Aphanamixis polystachya*[J/OL]. Fitoterapia, 2020 [2020-05-15]. https://doi.org/10.1016/j.fitote.2020.104518

Xue YF, Wu LL, Ding YL, et al. A new nucleoside and two new pyrrole alkaloid derivatives from *Cordyceps militaris*[J]. Natural Product Research, 2020, 34(3):341

许啸,王小萍,沈蒙,等.地椒中醌类和酚苷类新化合物[J].中草药,2020,51(5):1171

许雪,张远琪,徐静雯,等.桑椹醇提物的化学成分研究[J].中草药,2020,51(6):1476

绪扩,姜建双,冯子明,等.茅苍术根茎中的2个新的多烯炔苷类化合物[J].中草药,2020,51(20):5105

谢秋杰,李硕果,黄晓君,等.何首乌中1个新的黄酮二苯乙烯苷[J].中国中药杂志,2020,45(5):1114

谢章巧,丁林芬,聂伟,等.玉兰叶中1个新的四氢呋喃型木脂素[J].中草药,2020,51(22):5675

徐云玲,贺蛟龙,江石平,等.桃儿七中1个新的异戊烯基黄酮苷类化合物[J].中草药,2020,51(17):4388

薛鹏辉,李金妍,刘达,等.鹅不食草中三萜类化学成分及其抗炎活性研究[J].中草药,2020,51(19):4907

Y

Yan GY, Li J, Chen SS, et al. New limonoids from the fruits of *Melia toosendan* and their autophagic activities [J]. Phytochemistry Letters, 2020, 35:15

Yan T, Wang AH, Hu GS, et al. Chemical constituents of *Trillium tschonoskii* Maxim[J/OL]. Natural Product Research, 2020[2021-05-09]. https://doi.org/10.1080/14786419.2019.1700245

Yan W, Li DD, Liu D, et al. Neo-clerodane diterpenoids from *Scutellaria barbata* and their reversal multidrug resistance activity in HepG2/Adr cells[J]. Phytochemistry Letters, 2020, 35:128

Yan XJ, Gu ZX, Pan ZH, et al. Phenylethanoid Glycosides from *Callicarpa nudiflora*[J]. Chemistry of Natural Compounds, 2020, 56(3):430

Yan XL, Fan RZ, Sang J, et al. Euphanoids A and B, two new lathyrane diterpenoids with nitric oxide(NO)inhibitory activity from *Euphorbia kansuensis*[J/OL]. Natural Product Research, 2020[2021-05-09]. https://doi.org/10.1080/14786419.2020.1719491

Yan ZY, Lv TM, Wang YX, et al. Terpenylated coumarins from the root bark of *Ailanthus altissima*(*Mill*.) *Swingle*[J/OL]. Phytochemistry, 2020[2020-05-15]. https://doi.org/10.1016/j.phytochem.2020.112361

Yang B, Hu YM, Cheng NB, et al. Anti-inflammatory labdane diterpenoids from *Leonurus japonicus Houtt*[J/OL]. Phytochemistry, 2020[2020-05-15]. https://doi.org/10.1016/j.phytochem.2019.112223

Yang C, Wang Z, Qiu Y, et al. New hemiterpene and furolactone-type lignan glycosides from *Securidaca inappendiculata Hassk*[J]. Phytochemistry Letters, 2020, 37:42

Yang CK, Xiong J, Shen Y. Two new dammarane-type triterpenoids from the stems and leaves of *Panax notoginseng*[J]. Journal of Asian Natural Products Research, 2020, 23(4):341

Yang CK, Xiong J, Zhang L, et al. Two new dammarane-type triterpenoids from the steamed roots of Panax notoginseng.[J/OL]. Journal of Asian natural products research, 2020[2021-05-09]. https://doi.org/10.1080/10286020.2020.1825391

Yang D, Cheng ZQ, Hou B, et al. Two unusual dendrobine-type alkaloids from *Dendrobium findlayanum*[J/OL]. Fitoterapia, 2020[2020-05-15]. https://doi.org/10.1016/j.fitote.2020.104607

Yang F, Zhu WJ, Sun S, et al. Isolation and structural characterization of specific bacterial β-glucuronidase inhibitors from Noni(*Morinda citrifolia*)Fruits[J]. Journal of Natural Products, 2020, 83(4):825

Yang H, Gan CL, Guo YP, et al. Two novel compounds from green walnut husks(*Juglans mandshurica* Maxim.)[J/OL]. Natural Product Research, 2020[2021-05-09]. https://doi.org/10.1080/14786419.2020.1860976

Yang JB, Ye F, Tian JY, et al. Multiflorumisides H K, stilbene glucosides isolated from *Polygonum multiflorum* and their in vitro PTP1B inhibitory activities[J/OL]. Fitoterapia, 2020[2020-05-15]. https://doi.org/10.1016/j.fitote.2020.104703

Yang SH, Liu Y, Wang Q, et al. UPLC-MS/MS identification and quantification of withanolides from six parts of the medicinal plant *Datura metel* L.[J/OL]. Molecules, 2020[2020-03-11]. https://doi.org/10.3390/molecules25061260

Yang X, Liu JW, Huo ZQ, et al. Fl" evirines E and F, two new alkaloids from *Flueggea virosa*[J]. Natural Product Research, 2019, 34(14):2001

Yang XR, Naonobu Tanaka, Daisuke Tsuji, et al. Sarcaglabrin A, a conjugate of C 15 and C 10 terpenes from the aerial parts of *Sarcandra glabra*[J/OL]. Tetrahedron Letters, 2020[2020-05-15]. https://doi.org/

Yang Y, Gong Q, Wang W, et al. Neuroprotective and Anti-inflammatory Ditetrahydrofuran-Containing Diarylheptanoids from *Tacca chantrieri*[J]. Journal of Natural Products, 2020, 83(12):3681

Yang Y, Jia XC, Xie HH, et al. Dihydrochalcone C-glycosides from *Averrhoa carambola* leaves[J/OL]. Phytochemistry, 2020[2020-05-15]. https://doi.org/10.1016/j.

phytochem.2020.112364

Yang YC，Wang YM，Rong ZJ，et al. Phytochemical and antitumor studies on *Cynanchum mongolicum*（Maxim.）Kom[J]. Natural Product Research，2020，34（24）：3437

Yang YX，Wang JX，Li HL，et al. Five new C17/C15 sesquiterpene lactone dimers from *Carpesium abrotanoides*[J/OL]. Fitoterapia，2020[2020-05-15]. https://doi.org/10.1016/j.fitote.2020.104630

Yang ZN，Su BJ，Wang YQ，et al. Isolation，Absolute Configuration，and Biological Activities of Chebulic Acid and Brevifolincarboxylic Acid Derivatives from *Euphorbia hirta*[J]. Journal of Natural Products，2020，83（4）：985

Yao CH，Sha XS，Song HL，et al. Two new compounds from the aerial parts of *Stelleropsis tianschanica* and their cytotoxic activity[J]. Phytochemistry Letters，2020，42：134

Yao T，Wang JX，Cao SJ，et al. Two new ent-kaurane glucosides from the fruits of *Xanthium strumarium* subsp. *sibiricum*[J/OL]. Natural Product Research，2020[2021-05-09]. https://doi.org/10.1080/14786419.2020.1819268

Ye M，Xu W，He DQ，et al. Dammarane-Type Triterpenoids from the Roots of *Rhus chinensis* and Their Preventive Effects on Zebrafish Heart Failure and Thrombosis[J]. Journal of Natural Products，2020，83（2）：362

Ye XS，He J，Xu JK，et al. Undescribed morroniside-like secoiridoid diglycosides with α-glucosidase inhibitory activity from *Corni Fructus*[J/OL]. Phytochemistry，2020[2020-05-15]. https://doi.org/10.1016/j.phytochem.2019.112232

Ye Y，Liu GH，Dawa D，et al. Cytotoxic diterpenoids from the roots of *Euphorbia stracheyi*[J]. Phytochemistry Letters，2020，36：183

Ye ZJ，Sun HH，Chen ZH. Four new prenylflavonol glycosides from the leaves of *Cyclocarya paliurus*[J/OL]. Natural Product Research，2020[2021-05-09]. https://doi.org/10.1080/14786419.2020.1803313

Yi M，Meng FC，Qu SY，et al. A new neolignan glycoside from *Dolomiaea souliei*[J]. Natural Product Research，2020，34（8）：1124

Yi S，Cui SJ，Chen H，et al. Antimalarial Eudesmane Sesquiterpenoids from *Dobinea delavayi*[J]. Journal of natural products，2020，83（4）：927

Yin GP，Dan Y，Tong Z，et al. Wenyujindiol A，a new sesquiterpene from the rhizomes of *Curcuma wenyujin*[J/OL]. Tetrahedron Letters，2020[2020-05-15]. https://doi.org/10.1016/j.tetlet.2020.152448

Yin Z，Xie XL，Yuan J，et al. Two new ent-abietane diterpenoids from *Euphorbia helioscopia*[J]. Journal of Asian Natural Products Research，2020，22（7）：632

Yin ZK，Feng ZM，Jiang JS，et al. Two new tanshinone derivatives from the rhizomes of *Salvia miltiorrhiza* and their antiviral activities[J]. Journal of Asian Natural Products Research，2019，22（1）：24

YQ He，Cai L，Qian QG，et al. Anti-influenza A（H1N1）viral and cytotoxic sesquiterpenes from *Carpesium abrotanoides*[J]. Phytochemistry Letters，2020，35：41

Yu L，Zhu LJ，Wang AH，et al. Two new alcohol glycosides from the roots of *Paeonia intermedia C.A. Meyer*[J]. Journal of Asian Natural Products Research，2020，22（9）：823

Yu MM，Wu FX，Chen WL，et al. A new isoflavone glycoside from *Abrus cantoniensis*[J]. Journal of Asian Natural Products Research，2020，22（6）：588

Yu SJ，Yu JH，Yu ZP. Bioactive terpenoid constituents from *Eclipta prostrata*[J/OL]. Phytochemistry，2020[2020-05-15]. https://doi.org/10.1016/j.phytochem.2019.112192

Yu SJ，Zhang JS，He HH，et al. Thiophene enantiomers from the aerial parts of *Eclipta prostrata*.[J/OL]. Journal of Asian natural products research，2020[2021-05-09]. https://doi.org/10.1080/10286020.2020.1769610

Yu YF，Liu YH，Chen XH，et al. Cadinane-type sesquiterpenes from the resinous exudates of *Commiphora myrrha* and their anti-Alzheimer's disease bioactivities[J/OL]. Fitoterapia，2020[2020-05-15]. https://doi.org/10.1016/j.fitote.2020.104536

Yu YF，Yan BC，Hu K，et al. Isorugosiformins A—F，six ent-kaurane diterpenoids from *Isodon rugosiformis*[J]. Fitoterapia，2020，142：104529

Yu YT, Li HY, Yen WL, et al. New phenylethanoid from the flower of *Osmanthus fragrans* and their bioactivities on human dermal fibroblasts[J]. Phytochemistry Letters, 2020, 36:127

Yuan FY, Wang XL, Wang SQ, et al. Three new terpenoids from *Chonemorpha megacalyx* [J/OL]. Natural Product Research, 2020[2021-05-09]. https://doi.org/10.1080/14786419.2020.1799359

Yuan S, Hua P, Zhao C, et al. Jatrophane Diterpenoids from *Euphorbia esula* as Inhibitors of RANKL-Induced Osteoclastogenesis[J]. Journal of Natural Products, 2020, 83(4):1005

Yuan SH, Zhang YT, Hua P, et al. Discovery of ingenane and jatrophane diterpenoids from *Euphorbia esula* as inhibitors of RANKL-induced osteoclastogenesis[J/OL]. Fitoterapia, 2020[2020-05-15]. https://doi.org/10.1016/j.fitote.2020.104718

Yuan WJ, Gao WF, Zhao JY, et al. Diterpenes with potential treatment of vitiligo from the aerials parts of *Euphorbia antiquorum* L[J/OL]. Fitoterapia, 2020[2020-05-15]. https://doi.org/10.1016/j.fitote.2020.104583

Yuan X, Han B, Feng ZM, et al. Three new compounds from the rhizome of *Ligusticum chuanxiong* and their anti-inflammation activities[J]. Journal of Asian Natural Products Research, 2020, 22(10):920

Yue YD, Xiang ZN, Chen JC, et al. Two new compounds with anti-inflammatory activity from *Alangium chinense*[J/OL]. Natural Product Research, 2020[2021-05-09]. https://doi.org/10.1080/14786419.2020.1843033

颜月园, 刘刚, 张馨予, 等. 白芍中1个新的单萜苷化合物[J]. 中草药, 2020, 51(23):5924

杨崇康, 罗启鹏, 张莲, 等. 三七总皂苷酸水解产物化学成分研究[J]. 中草药, 2020, 51(5):1175

杨慧敏, 杨彪, 胡玉梅, 等. 基于 UPLC-ESI-Q-TOF-MS/MS 技术的桂枝茯苓胶囊化学成分分析[J]. 中国中药杂志, 2020, 45(4):861

杨盛理, 贺浩珂, 田梦茵, 等. 山豆根中的苯丙素苷类成分[J]. 中国中药杂志, 2020, 45(22):5525

姚会娜, 张航, 王文萱, 等. 小花黄堇中2个新苯丙酰胺苷类成分[J]. 中国中药杂志, 2020, 45(10):2411

游梦, 陈林, 王琦, 等. 万寿竹化学成分的分离与鉴定（Ⅲ）[J]. 中草药, 2020, 51(7):1814

Z

Zan K, Chen X Q, Zhao M B, et al. Cytotoxic sesquiterpene lactones from *Artemisia myriantha*[J]. Phytochemistry Letters, 2020, 37:33

Ze Q, Zhang J, Chen L, et al. Anti-inflammatory active components of the roots of *Datura metel*[J]. Journal of Asian natural products research, 2020, 23(4):392

Zeng DL, Wang CY, Gao HQ, et al. A new abietane diterpene and anti-complementary constituents from *Juniperus tibetica* [J/OL]. Natural Product Research, 2020[2021-05-09]. https://doi.org/10.1080/14786419.2019.1709191

Zeng Y, Sun YX, Meng XH, et al. A new methylene bisflavan-3-ol from the branches and leaves of *Potentilla fruticosa*[J]. Natural Product Research, 2019, 34(9):1238

Zhai HJ, Ye GH, Xue JJ, et al. Two new naphthoate derivatives from *Morinda officinalis*[J]. Journal of Asian Natural Products Research, 2019, 22(11):1018

Zhai YJ, Huo GM, Zhang Q, et al. Phaeosphaones: Tyrosinase Inhibitory Thiodiketopiperazines from an *Endophytic Phaeosphaeria fuckelii*[J]. Journal of Natural Products, 2020, 83(5):1592

Zhan GQ, Miao RK, Zhang FX, et al. Monoterpene indole alkaloids with diverse skeletons from the stems of *Rauvolfia vomitoria* and their acetylcholinesterase inhibitory activities[J/OL]. Phytochemistry, 2020[2020-05-15]. https://doi.org/10.1016/j.phytochem.2020.112450

Zhan GQ, Miao RK, Zhang FX, et al. Peraksine derivatives with potential anti-inflammatory activities from the stems of *Rauvolfia vomitoria* [J/OL]. Fitoterapia, 2020[2020-05-15]. https://doi.org/10.1016/j.fitote.2020.104704

Zhan R, Du SZ, Duan ZH, et al. Scholarinine A, a N 3 type caged-monoterpene indole alkaloid as Ca v 3.1 T-type calcium channel inhibitor from *Alstonia scholaris*[J/OL]. Tetrahedron Letters, 2020[2020-05-15]. https://doi.org/10.1016/j.tetlet.2019.151354

Zhan YZ, Tan T, Qian K, et al. Quassinoids from seeds of *Brucea Javanica* and their anticomplement activities[J]. Natural Product Research, 2020, 34(8):1186

Zhang CL, Deng SB, Chen LY, et al. A new coumarin isolated from the roots of *Heracleum dissectum* Ledeb[J/OL]. Natural Product Research, 2020[2021-05-09]. https://doi.org/10.1080/14786419.2020.1810033

Zhang CL, Huang QL, Zhu Q, et al. New phthalideisoquinoline hemiacetal alkaloid derivatives from *Corydalis decumbens*[J/OL]. Fitoterapia, 2020[2021-05-09]. https://doi.org/10.1016/j.fitote.2020.104494

Zhang DB, Wang Z, Liang YN, et al. Jatrophainolides A—C, new cembrane-type diterpenoids with PTP1B inhibitory activity from the root bark of *Jatropha integerrima*[J]. Phytochemistry Letters, 2020, 36:166

Zhang DD, Ruan DQ, Li JY, et al. Four undescribed sulfur-containing indole alkaloids with nitric oxide inhibitory activities from *Isatis tinctoria L.* roots[J/OL]. Phytochemistry, 2020[2020-05-15]. https://doi.org/10.1016/j.phytochem.2020.112337

Zhang DD, Sun Y, Chen ZQ, et al. Bisindole alkaloids with nitric oxide inhibitory activities from an alcohol extract of the *Isatis indigotica* roots[J/OL]. Fitoterapia, 2020 [2020-05-15]. https://doi.org/10.1016/j.fitote.2020.104654

Zhang DD, Sun Y, Ruan DQ, et al. Three new indole alkaloid glycosides with unusual structural features from the roots of *Isatis indigotica*[J]. Phytochemistry Letters, 2020, 39(6):168

Zhang DD, Sun Y, Shi YH, et al. Four new indole alkaloids from the roots of *Isatis tinctoria*[J/OL]. Natural Product Research, 2020[2021-05-09]. https://doi.org/10.1080/14786419.2020.1779716

Zhang FL, Yang HX, Wu X, et al. Chemical constituents and their cytotoxicities from mushroom *Tricholoma imbricatum*[J/OL]. Phytochemistry, 2020[2020-05-15]. https://doi.org/10.1016/j.phytochem.2020.112431

Zhang HX, Kang Y, Li N, et al. Triterpenoids from liquidambar fructus induced cell apoptosis via a PI3K-AKT related signal pathway in SMMC7721 cancer cells[J/OL].

Phytochemistry, 2020[2020-05-15]. https://doi.org/10.1016/j.phytochem.2019.112228

Zhang H, Wei ZY, Li ZP, et al. Three new spirostanol glycosides from *Helleborus thibetanus*[J/OL]. Natural Product Research, 2020[2021-05-09]. https://doi.org/10.1080/14786419.2018.1544980

Zhang HR, Wu XW, Wang JX, et al. Flavonoids from the leaves of *Epimedium Koreanum* Nakai and their potential cytotoxic activities[J]. Natural Product Research, 2020;34(9):1256

Zhang J, Liu ZW, Li Y, et al. Structurally Diverse Indole Alkaloids with Vasorelaxant Activity from *Melodinus hemsleyanus*[J]. Journal of Natural Products, 2020, 83(8):2313

Zhang JF, Zhong WC, Li YC, et al. Bioactivity-Guided Discovery of Human Carboxylesterase Inhibitors from the Roots of *Paeonia lactiflora*[J]. Journal of Natural Products, 2020, 83(10):2940

Zhang JK, Li M, Li M, et al. Four C-geranyl flavonoids from the flowers of *Paulownia fortunei* and their anti-inflammatory activity[J]. Natural Product Research, 2020, 34(22):3189

Zhang JL, Zhou FF, Li YZ, et al. New sesquiterpenoids with COX-2 inhibitory activity from the medical plant *Physalis. alkekengi* L. var. franchetii[J/OL]. Fitoterapia, 2020[2020-05-15]. https://doi.org/10.1016/j.fitote.2020.104470

Zhang JY, Liu C, Lv YB, et al. A pair of new isocoumarin enantiomers of *Ludwigia hyssopifolia*[J/OL]. Natural Product Research, 2020[2021-05-09]. https://doi.org/10.1080/14786419.2020.1815738

Zhang K, Wang JF, Chen LJ, et al. Two new taraxerane-type triterpenes from *Ledum palustre* L[J]. Natural Product Research, 2020, 34(19):2723

Zhang LB, Zhu HH, Guo LM, et al. Artemargyinolide E, a new sesquiterpene lactone from *Artemisia argyi* inhibits inflammatory responses via down-regulating NF-κB signaling pathway[J]. Phytochemistry Letters, 2020, 36:17

Zhang L, Wang XL, Wang B, et al. Lignans from *Eu-*

phorbia hirta L[J/OL]. Natural Product Research，2020［2021-05-09］. https：//doi. org/10. 1080/14786419. 2020. 1761358

Zhang L，Yang LY，Li RT，et al. A new prenylated 3-benzoxepin derivative with anti-influenza A virus activity from Elsholtzia penduliflora［J/OL］. Natural Product Research，2020［2021-05-09］. https：// doi. org/10. 1080/14786419.2020.1799360

Zhang LT，Wang XL，Wang T，et al. Dolabellane and Clerodane Diterpenoids from the Twigs and Leaves of Casearia kurzii［J］. Journal of Natural Products，2020，83(10)：2817

Zhang M，Jiang BK，He XY，et al. New cytotoxic withanolides from Physalis minima［J/OL］. Fitoterapia，2020［2020-05-15］. https：//doi. org/10. 1016/j. fitote. 2020. 104728

Zhang PZ，Feng S，Zhang YM，et al. Bambusicolasides VII and VIII，Two New Glucosides from the Bamboo Aphid Pseudoregma bambusicola［J］. Chemistry of Natural Compounds，2020，56(5)：817

Zhang PZ，Zhang YM，Lin Y，et al. Three new diterpenes from Dysoxylum lukii and their NO production inhibitory activity［J］. Journal of Asian Natural Products Research，2020，22(6)：531

Zhang QQ，Zhou JH，Chen Y，et al. Seven new chemical constituents from the underground parts of Eupatorium chinense［J/OL］. Fitoterapia，2020［2020-05-15］. https：//doi.org/10.1016/j.fitote.2020.104674

Zhang T，Ma CJ，Wei YL，et al. The novel indole glucoalkaloid and secoiridoid glucoside from Tripterospermum chinense［J］. Phytochemistry Letters，2020，35：191

Zhang XC，Yang XF，Gu TZ，et al. Antimicrobial polycyclic polyprenylated acylphoroglucinols from Mesua ferrea flower［J］. Phytochemistry Letters，2020，40：84

Zhang X，Liu F，Feng ZM，et al. Bioactive phenylpropanoid esters of sucrose and anthraquinones from Polygonum cuspidatum［J/OL］. Fitoterapia，2020［2020-05-15］. https：//doi.org/10.1016/j.fitote.2020.104673

Zhang XH，Shen J，Zhao CC，et al. A New Flavonoid Glycoside with α-Glucosidase Inhibitory Activity from Galium Verum［J］. Chemistry of Natural Compounds，2020，56(1)：67

Zhang XJ，Peng T，Shi XK，et al. Diterpenoids caryopterisoids D-Q and iridoid glucoside derivatives caryopterisides F-H from Caryopteris glutinosa［J/OL］. Phytochemistry，2020［2020-05-15］. https：//doi. org/10. 1016/j.phytochem.2020.112534

Zhang XJ，Zhong WM，Liu RX，et al. Structurally diverse labdane diterpenoids from Leonurus japonicus and their anti-inflammatory properties in LPS-induced RAW264.7 cells［J］. Journal of Natural Products，2020，83(9)：2545

Zhang XQ，Shi J，Feng SX，et al. Two new phenolic glycosides from the seeds of Citrullus lanatus［J］. Natural Product Research，2020，34(3)：398

Zhang Y，Ding X，Yuan X，et al. Cytotoxic monoterpenoid indole alkaloids from Tabernaemontana corymbosa as potent autophagy inhibitors by the attenuation of lysosomal acidification［J］. Journal of natural products，2020，83(5)：1432

Zhang Y，Niu X，Jia Y，et al. Cytotoxic triterpenoid saponins from the root of Anemone tomentosa (Maxim.)Pei［J］. Natural Product Research，2020，34(24)：3462

Zhang Y，Yang Y，Chen Q，et al. Hyperprzeone A，a new benzophenone with cytotoxicity from Hypericum przewalskii Maxim［J/OL］. Natural Product Research，2020［2021-05-09］. https：//doi. org/10. 1080/14786419. 2020.1756800

Zhang YB，Kar-Ho Lam，Chen LF，et al. Chemical constituents from the thorns of Gleditsia sinensis and their cytotoxic activities［J］. Journal of Asian natural products research，2020，22(12)：1121

Zhang YJ，Chen HC，Zhou DX，et al. Paxiiones A—D，four new flavonoids from the stem of Mallotus paxii Pamp［J］. Phytochemistry Letters，2020，37：70

Zhang YQ，Liu JY，Chen M，et al. Isolation of a new monoterpenoid glycoside from Anhua dark tea based on an NMR-guided method and its cytotoxic activity against MDA-MB-231 and SH-SY5Y cell lines［J/OL］. Natural Product Research，2020［2021-05-09］. https：//doi.org/10.

1080/14786419.2020.1839465

Zhang YY, Hu HP, Luo JB, et al. Diffusosides C and D, two new iridoid glucosides from *Oldenlandia diffusa*[J/OL]. Natural Product Research, 2020 [2021-05-09]. https://doi.org/10.1080/14786419.2020.1830397

Zhang YY, Li YZ, Huang SQ, et al. Two new pregnane alkaloids from *Pachysandra terminalis* Sieb. et Zucc [J/OL]. Natural Product Research, 2020 [2021-05-09]. https://doi.org/10.1080/14786419.2020.1744143

Zhang ZJ, Zhu QF, Wu XD, et al. Phlegmadines B and C, two Lycopodium alkaloids with 6/5/5/5/7 pentacyclic skeleton from *Phlegmariurus phlegmaria* [J/OL]. Tetrahedron Letters, 2020[2020-05-15]. https://doi.org/10.1016/j.tetlet.2019.151381

Zhao B, Ablajan N, Zhao J Y, et al. Two new C19-diterpenoid alkaloids from *Aconitum smirnovii*[J]. Phytochemistry Letters, 2020, 38:96

Zhao DY, Liu Y, Yin X, et al. Two new alkaloids from the sepals of *Solanum melongena* L[J/OL]. Natural Product Research, 2020[2021-05-09]. https://doi.org/10.1080/14786419.2020.1713126

Zhao DY, Liu Y, Sun YP, et al. Sesquiterpenoids with diverse carbon skeletons from the sepals of *Solanum melongena* L[J/OL]. Fitoterapia, 2020[2020-05-15]. https://doi.org/10.1016/j.fitote.2020.104517

Zhao MZ, Shen Y, Xu W, et al. A new lignan glycoside from *Astragalus yunnanensis*[J]. Journal of Asian Natural Products Research, 2020, 22(6):594

Zhao P, Lin B, Hou ZL, et al. Dihydro-β-agarofuran sesquiterpenoid derivatives with neuroprotective activity from the leaves of *Tripterygium wilfordii*[J/OL]. Fitoterapia, 2020[2020-05-15]. https://doi.org/10.1016/j.fitote.2020.104501

Zhao P, Qiu S, Hou ZL, et al. Sesquineolignans derivatives with neuroprotective activity from the fruits of *Crataegus pinnatifida*[J/OL]. Fitoterapia, 2020[2020-05-15]. https://doi.org/10.1016/j.fitote.2020.104591

Zhao T, Nong XH, Zhang B, et al. New flavones from the stems of *Dracaena angustifolia* [J]. Phytochemistry Letters, 2020, 36:115

Zhao XF, Zhang Q, Zhao HT, et al. A new cyclic peptide from the fibrous root of *Pseudostellaria heterophylla* [J/OL]. Natural Product Research, 2020[2021-05-09]. https://doi.org/10.1080/14786419.2020.1858413

Zhao XT, Yu MH, Su SY, et al. Cycloartane triterpenoids from *Pseudolarix amabilis* and their antiviral activity [J/OL]. Phytochemistry, 2020[2020-05-15]. https://doi.org/10.1016/j.phytochem.2019.112229

Zhao YN, Gao G, Ma JL, et al. Two new sesquiterpenes from the rhizomes of *Atractylodes macrocephala* and their biological activities [J/OL]. Natural Product Research, 2020 [2021-05-09]. https://doi.org/10.1080/14786419.2020.1741584

Zhao ZY, Chen J, Shen J, et al. A New Phenolic Glycoside from *Viburnum Melanocarpum* Fruits and its α-Glucosidase Inhibitory Activity[J]. Chemistry of Natural Compounds, 2020, 56(2):246

Zheng D, Zhang JY, Fu WH, et al. Two new troponoides with anti-inflammatory activity from the stems of *Juniperus formosana* Hayata[J/OL]. Natural Product Research, 2020 [2021-05-09]. https://doi.org/10.1080/14786419.2020.1741584

Zheng GJ, Jin PF, Huang L, et al. Grayanane diterpenoid glucosides as potent analgesics from *Pieris japonica* [J/OL]. Phytochemistry, 2020[2020-05-15]. https://doi.org/10.1016/j.phytochem.2019.112234

Zheng H, Wang L, Yang T, et al. New Terpenoids And Lignans From The Twigs Of *Tripterygium Hypoglaucum*[J]. Natural Product Research, 2020, 56(2):246

Zheng H, Wang L, Yang T, et al. New Terpenoids And Lignans From The Twigs Of *Tripterygium Hypoglaucum*[J]. Natural Product Research, 2020, 34(13):1853

Zheng XW, Zhang L, Zhang WY, et al. Two new xanthones, a new lignin, and twenty phenolic compounds from *Smilax china* and their NO production inhibitory activities [J]. Journal of Asian Natural Products Research, 2020, 22(6):509

Zhi QQ, Yan QH, Wang Q, et al. Purification and characterization of two grandiuvarones from *Desmos chinen-*

sis leaves and their antimicrobial activities [J]. Natural Product Research, 2020, 34(8):1105

Zhou B, Ren YH, Han YS, et al. Diverse types of diterpenoids with an aromatized C ring from the twigs of *Podocarpus imbricatus* [J]. Journal of Natural Products, 2020, 83(8):2416

Zhou J, Gao Y, Chang JL, et al. Resorcylic acid lactones from an *Ilyonectria* sp[J]. Journal of Natural Products, 2020, 83(5):1505

Zhou M, Ma Q, He L, et al. Cytotoxic jatrophane diterpenoids from the aerial parts of *Euphorbia helioscopia*. [J/OL]. Journal of Asian natural products research, 2020 [2021-05-09]. https://doi.org/10.1080/10286020.2020.1769611

Zhou M, Peng XG, Zhou J, et al. Triterpenoids from the stems and leaves of *Schisandra incarnata*[J/OL]. Phytochemistry, 2020[2020-05-15]. https://doi.org/10.1016/j.phytochem.2020.112448

Zhou Q, Jiang CX, Wu SY, et al. A new indole alkaloid from the stems of *Glycosmis puberula* var. *craibii*[J/OL]. Natural Product Research, 2020 [2021-05-09]. https://doi.org/10.1080/14786419.2020.1788024

Zhou W, Liang H, Qin X, et al. The Isolation of Pyrroloformamide Congeners and Characterization of Their Biosynthetic Gene Cluster[J]. Journal of Natural Products, 2020, 83(2):202

Zhou WY, Lin B, Hou ZL, et al. Isolation of macrocarpene-type sesquiterpenes from stigma maydis with neuroprotective activities[J]. Fitoterapia, 2019, 141:104448

Zhou XD, Xu XW, Shi LY, et al. Two new ditetrahydrofuran lignans from *Artemisia sieversiana* [J/OL]. Natural Product Research, 2020[2021-05-09]. https://doi.org/10.1080/14786419.2020.1712384

Zhou XL, Li SB, Yan MQ, et al. Bioactive dammarane triterpenoid saponins from the leaves of *Cyclocarya paliurus*[J/OL]. Phytochemistry, 2020[2020-05-15]. https://doi.org/10.1016/j.phytochem.2020.112618

Zhu L, Liu XQ, Lin YL, et al. Cytotoxic Germacranolides from the Whole Plant of *Carpesium minus*[J]. Journal of natural products, 2020, 83(11):3230

Zhu LJ, Luo D, Lv N, et al. Two New Coumarins from the Roots and Stems of *Nicotiana tabacum* and their Bioactivity[J]. Chemistry of Natural Compounds, 2020, 56(5):806

Zhu LJ, Wang MQ, Qin Y, et al. Two new dibenzyl derivatives from the stems of *Dendrobium catenatum* [J]. Journal of Asian natural products research, 2020[2021-05-09]. https://doi.org/10.1080/10286020.2020.1826937

Zhu MZ, Li Y, Zhou JC, et al. Terpenoids from the Chinese liverwort *Odontoschisma grosseverrucosum* and their antifungal virulence activity[J/OL]. Phytochemistry, 2020[2020-05-15]. https://doi.org/10.1016/j.phytochem.2020.112341

Zhu TH, Wang YF, Dong M, et al. A New Tetracyclic Triterpenoid from the Fresh Bark of *Ailanthus altissima*[J]. Chemistry of Natural Compounds, 2020, 56(3):477

Zhu WT, Zhao Q, Huo ZQ, et al. Taberdivamines A and B, two new quaternary indole alkaloids from *Tabernaemontana divaricata* [J/OL]. Tetrahedron Letters, 2020 [2020-05-15]. https://doi.org/10.1016/j.tetlet.2020.152400

Zhu XL, Xia D, Zhou ZB, et al. Lycosquarrines A-R, Lycopodium Alkaloids from *Phlegmariurus squarrosus*[J]. Journal of Natural Products, 2020, 83(10):2831

Zong XX, Wang Y, Xiong JL, et al. Characterization of alkaloids in radix *Sophora tonkinensis* by UPLC-Q-TOF-MS/MS and its application in the comparison of two different habitats[J/OL]. Natural Product Research, 2020[2020-5-29]. https://doi.org/10.1080/14786419.2020.1771712

Zou ZX, Zhang S, Tan JB Tan, et al. Two new biflavonoids from *Selaginella doederleinii*[J]. Phytochemistry Letters, 2020, 40:126

张大鹏, 周小雷, 马国需, 等. 黄花三宝木茎中 1 个新颖木脂素类化合物[J]. 中草药, 2020, 51(14):3633

张海新, 夏召, 许天启, 等. 小驳骨的化学成分研究[J]. 中草药, 2020, 51(18):4620

张化为, 姜玮, 黄文丽, 等. 珠子参叶中 1 个新的三萜皂苷[J]. 中草药, 2020, 51(1):26

张秋裕, 林朝展, 袁月, 等. 苦木化学成分研究[J]. 中草

药,2020,51(19):4884

赵琴,黄惠红,汪颖舒,等.UPLC-Q-TOF-MS/MS分析不同黑豆汁蒸制法对何首乌成分的影响[J].中成药,2020,42(8):2211

钟万超,李瑞,夏欢,等.赤芍中的1个新木脂素苷类化合物[J].中国中药杂志,2020,45(12):2903

朱嫚嫚,王辉,米承能,等.降香中1个具有细胞毒活性的异黄烷类新化合物[J].中国中药杂志,2020,45(9):2122

邹娟,董明洪,周浪,等.荔波产香茶菜化学成分研究[J].中草药,2020,51(17):4405

左甜甜,李威威,李雪,等.人参中1个新的齐墩果酸型皂苷[J].中草药,2020,51(14):3623

学术进展

（四）中药药剂

【概述】

2020 年度,中药药剂领域围绕中医药事业发展的总体目标,有 2 000 余篇文献报道了相应的研究成果,内容主要涉及中药制药技术的优化研究和中药新制剂、新剂型的研究创制,反映了中药制剂学发展的现状,体现了中药制剂学未来发展的基本趋势。这些研究成果所提供的经验和示范,对于提升中药制药技术水平、促进中药制药行业技术进步,保障中药制剂的质量与疗效具有重要意义。其中超临界提取技术的研究、中药配方颗粒的研究、中药胶囊剂的研究和中药缓控释制剂的研究等,有较多的文献发表,将列专条予以介绍。

1. 中药制药技术的研究与应用

中药制药技术的研究,文献报道比较多的有中药的提取、纯化、干燥、包合物的制备、复合物的制备等方面。

（1）提取技术 ①水蒸气蒸馏法（SD）提取:邹俊波等考察 SD 法提取姜黄挥发性成分的提取动力学。结果:提取物中共解析得到挥发性成分 71 个,其中主要成分为芳姜黄酮、姜黄新酮、姜黄酮等。芳香水溶液中特有成分有 39 个,挥发油特有成分有 9 个,油水共有成分有 23 个。SD 法提取姜黄挥发油的过程中,芳香水中特有成分增加了挥发油主要成分在水体系中的含量,可能是导致挥发油提取过程中产生"乳化"现象的原因。②超声提取:潘小红等优化超声波辅助提取 7 种含地黄成方制剂的工艺。结果:超声波功率在 250～600 W,超声波频率在 25～60 KHz 提取效果无差异。最佳提取工艺为提

取时间 30 min、料液比 1∶100、提取溶剂 45％甲醇、提取温度 50 ℃。除六味地黄软胶囊外,其他 6 种制剂超声波辅助提取均优于传统加热提取。邵圣娟等优化超声辅助双水相提取山药皮总多酚工艺。结果:最佳条件为乙醇体积分数 40％,硫酸铵质量浓度 0.27 g/ml,液料比 28∶1,超声功率 605 W,超声时间 20 min,总多酚得率为 4.15 mg/g,质量分数达 57％。应雨棋等基于标准离差法和最小二乘支持向量机数学模型优化超声提取丹参中丹酚酸 B 和丹参酮 II_A 两种有效成分的提取工艺。结果:最佳提取工艺为超声温度 85 ℃、超声时间 52 min、液料比 12∶1(ml/g)、乙醇浓度 90％,在此条件下得到的最优综合评价值为 15.32。万浩宇等基于熵权法结合随机森林数学模型,优化超声提取红花中羟基红花黄色素 A 和脱水红花黄色素 B 两种有效成分的提取条件。结果:最佳提取工艺为超声温度 72 ℃、超声时间 46 min、液料比为 16∶1、超声功率 112 W,在此条件下预测综合评价值为 1.12。郭梅等研究响应面法优化超声辅助提取六神曲中总黄酮的工艺条件。结果:提取工艺的最适条件为超声时间 28 min、乙醇浓度 77％、料液比 13 g∶30 ml,在此条件下六神曲中总黄酮提取率为 0.046％。③酶法提取:孟永海等采用超声波协同酶解法对山药总多酚提取及抗氧化活性影响研究。结果:最佳提取工艺为在纤维素酶催化条件下,pH 为 5,酶解温度 50 ℃,乙醇浓度 65％(V/V),纤维素酶用量 15 mg/g,酶解时间 55 min,超声提取时间 40 min,此条件下山药总多酚总提取量为 10.17 mg/g,且具有良好的抗氧化能力。李芳等采用"半仿生-生物酶法"优选青白通痹方药的提取工艺条件。结果:最佳提取工艺条件为浸提溶剂的 pH 值为 2.0、7.5、8.5,酶Ⅰ＋酶Ⅱ组合为

2.0％＋0％,酶Ⅲ＋酶Ⅳ组合为 0.5％＋1.0％,浸提温度为(61±1)℃。从大生产实际考虑,确定先用 2％纤维素酶预处理 24 h;提取 3 次,浸提用水的 pH 值依次为 2.0、7.5、8.5,并在第一次提取中加入 0.5％胃蛋白酶,第三次加入 1％胰酶;提取温度为 (61±1)℃;提取时间依次为 1.5、1、1 h。王小艳等采用酶法优选余甘子多酚类化合物的提取工艺。结果:确定余甘子中总多酚的最佳提取工艺为温度 60 ℃,料液比为 1∶30,纤维素酶和果胶酶的比例为 1∶1,总加酶量为 2％,pH 值为 4.0,恒温振荡(低速 r＝60～100/min),提取时间 4 h,总多酚提取率为 13.68％,酶法提取优于传统溶剂提取法。④其他方法:姜慧洁等运用质量源于设计(QbD)理念,研究提升延胡索醇提工艺的质量控制水平。结果:延胡索醇提工艺操作空间为浸泡时间 14～24 h;第 1 次溶剂倍数 3.0～4.0 倍,第 2、3 次溶剂倍数 1.5～2.0 倍;提取时间 1.5～2.5 h。该操作空间下延胡索提取物干膏率为 6％～8％,脱氢延胡索碱质量分数大于 2.8％,且转移率不低于 85％。王智群等采用 G1-熵权法结合 Box-Behnken 响应面法优化黄虎胶囊的醇提工艺。结果:优选的最佳醇提工艺参数为 8 倍量 60％的乙醇提取 2 次,每次 1.5 h。刘雨诗等优化葛根总黄酮的微波萃取工艺,并考察总黄酮的体外抗氧化活性。结果:最佳工艺为液料比 43∶1、醇浓度 42％、微波功率 828 W、萃取时间 23 min;葛根总黄酮对 ABTS 阳离子自由基清除率达 81.7％,对 DPPH 自由基清除率最高达 74.4％。所得葛根总黄酮含量为 11.74％,具有较强的抗氧化活性。李新蕊等以响应面法优化地骨皮总生物碱微波提取工艺。结果:最佳提取工艺条件为液料比 27∶1(ml∶g),乙醇浓度 70％,微波提取温度 73 ℃,微波提取时间 22 min,在此条件下总生物碱提取率为 3.86％。30 批地骨皮总生物碱含量在 14.68～39.20 mg/g 之间。

(2)分离纯化技术 ①大孔树脂纯化:张丹丹等采用 D101 大孔吸附树脂,研究黄芪总皂苷的分离纯化工艺。结果:最佳工艺条件为质量浓度为 0.1 g/ml 的药液,上样体积为 3 BV,以 1.5 BV/h 的体积流量过柱,重复两次,吸附完全后,先用 5 BV 蒸馏水冲洗,弃去水洗液再用 15％的乙醇以 2 BV/h 的体积流量洗脱至无色,弃去洗脱液,再用 5 BV 60％乙醇以相同的体积流量进行洗脱,收集洗脱液,浓缩干燥得总皂苷,该工艺三批验证总皂苷含量均达到 50％以上。冯倩等研究蒲公英中咖啡酸、总酚酸大孔树脂纯化工艺及纯化前后的药效比较,通过 7 种大孔树脂(D101、AB-8、HPD-450、HPD-750、DM130、HPD-600、XDA-8)的吸附、解吸试验,确定 XDA-8 为最佳树脂。结果:最佳条件为 XDA-8 大孔树脂,上样液 pH 值为 4.5,柱高径比为 6∶1,上样液浓度为 1.0 g/ml,上样体积流量为 0.5 BV/h,洗涤用水量为 4 BV,解吸溶剂为 2 BV 50％乙醇和 4 BV 80％乙醇,洗脱体积流速为 2 BV/h。纯化后,咖啡酸和总酚酸含量分别提高 3.5 和 3.8 倍,精制效果良好,蒲公英纯化前后在参比区间(±20％)范围内药效等效。陶嘉磊等研究优化聚酰胺树脂分离纯化清肺口服液总黄酮的工艺条件。结果:最佳纯化工艺参数为药液质量浓度 24 mg/ml,树脂药材质量比 25∶3,上样液 pH 值 4.0,5 BV 水洗除杂,醇洗体积分数 80％,醇洗体积 6 BV,洗脱流速 3.0 ml/min。纯化后,总黄酮含量从 18.5％提高至 68.9％,转移率为 78.7％。②膜分离:陈雪婷等以滤液中黄酮类成分的保留率及药液的膜通量为考察指标,研究膜分离技术在布渣叶黄酮类化合物提取中的应用。结果:控制操作压力 3 MPa,使滤液通过孔径为 30 k 的超滤膜片,得到的透过液黄酮类化合物保留率为 85.28％,膜通量较高,具有应用价值。③壳聚糖絮凝:庄媛等采用壳聚糖絮凝法,优选天贝止咳口服液的纯化工艺。结果:最佳纯化工艺条件为药液浓度 1∶3,絮凝温度 30 ℃,壳聚糖加入量 0.3 g/ml。壳聚糖絮凝法能最大程度避免有效成分损失,能代替醇沉法用作天贝止咳口服液的澄清工艺。④醇沉:张雯霞等对还贝止咳方的提取纯化工艺进行优化研究。结果:最佳纯化工艺为将浸膏浓缩为 1 g/ml 生药量,50％乙醇醇沉后静置 24 h,总固体得率为

14.56%,总黄酮、绿原酸含有量分别为 25.04 mg/g、0.14 mg/g。蒋美林等研究醇料比对双黄连制剂醇沉效果及沉淀物形态影响,探讨醇沉沉淀物分形维数综合评价醇沉效果的可行性。林雄等研究芩黄凝胶剂精制工艺的优化。结果:最佳醇沉工艺为醇沉体积分数 50%,药液质量浓度 0.8 g/ml,静置时间 24 h,搅拌速度 180 r/min,转移率综合评分 97.79;最佳澄清工艺为药液质量浓度 0.25 g/ml,1%壳聚糖加入量 10%,沉淀温度 40 ℃,静置时间 24 h,转移率综合评分 92.68,2 种工艺的主要有效成分转移率无明显差异($P>0.05$)。

(3)干燥技术　肖兰英等研究不同辅料解决黄芪通便颗粒提取液喷雾干燥粘壁的问题,并优选喷雾干燥工艺参数。结果:最佳喷雾工艺为进风温度 150 ℃,进料速度 20 r/min,雾化压力 0.5 MPa,料液密度 1.10 g/ml,药液温度 30 ℃,添加辅料比 17%,在此优化工艺参数下得粉率最高且不粘壁。朱宇超等基于混料设计对筛选辅料配比进行优化,研究改善温经止痛方提取液喷雾干燥的效果。结果:最终筛选辅料为轻质氧化镁、麦芽糊精和二氧化硅,优选辅料配比为干膏-轻质氧化镁-麦芽糊精-二氧化硅(0.5∶0.31∶0.15∶0.05),最终温经止痛方喷干优选工艺参数为药液初始温度 60 ℃,进风温度 130 ℃,空气流速 35 m³/h,雾化压力 40 mm,进液速度 4.5 ml/min,此条件下喷干粉得率为 90.28%,甘草酸保留率为 74.51%,6-姜辣素保留率为 72.10%。侯晓雅等以杞菊地黄丸为研究对象,采用时域反射法实时测定浓缩丸干燥过程中水分含量并对干燥工艺进行参数优化。结果:优化后工艺为以 60 ℃干燥至含水量 13.8%后升温到 80 ℃继续干燥至 7.80%后,再降温至 60 ℃干燥到目标水分 5.0%。该方法可使干燥过程变得节能省时,使干燥产品质量可控。荔淑楠等优化当归平衡脱水干燥工艺。结果:与《中国药典》(2020 年版)工艺对比,综合评价不同干燥工艺参数对当归药材品质的影响。最佳平衡脱水干燥工艺为干燥温度 50 ℃,干燥湿度 50%,缓苏 12 h,干燥 36 h;2 种不同的平衡脱水干燥工艺均优于《中国药典》(2020 年版)工艺。巨浩羽等基于 Dincer 模型探究不同干燥方式下光皮木瓜的干燥特性,为应用 Dincer 模型分析中药干燥传热传质过程及筛选适宜的光皮木瓜干燥技术和工艺提供理论依据。结果:相同干燥温度下,比较气体射流冲击、中短波红外及真空脉动 3 种干燥技术,气体射流冲击干燥适合于光皮木瓜片的干燥加工,在实验参数范围内,干燥温度 60 ℃,切片厚度 12 mm 为最优干燥工艺,干燥时间为 5 h、Vit C 和黄酮质量分数分别为(1.11±0.01)mg/g 和(36.74±0.60)mg/g。

(4)包合物的制备　①环糊精包合物:李娜等优化建立四味土木香散挥发油的 β-环糊精(β-CD)包合工艺条件。结果:最佳条件为 β-CD 与挥发油比例 4∶1,包合温度 50 ℃,搅拌时间 2 h,包合率、收率和包封率分别为 74.12%、83.12%和 78.16%。张寒等以羟丙基-β-CD 为包合材料,优化茶树油包合物制备工艺,并对其药剂学性能进行考察。结果:茶树油羟丙基-β-CD 包合的最佳工艺为茶树油∶羟丙基-β-CD＝1∶10(ml∶g),包合温度为 40 ℃,包合时间 1 h。茶树油载药量为(9.25±3.25)%。包合物 80 ℃水浴 8 h 后,茶树油保留率为 40%,为未包合茶树油保留率的 4.32 倍,包合物稳定性良好。王光函等优选化胃舒颗粒中 β-CD 包合挥发油的最佳工艺。结果:搅拌法得到的挥发油包合率最高,β-CD 与挥发油比例 10∶1,包合温度 40 ℃,搅拌时间 1 h,搅拌速率 400 r/min,挥发油的包合率和包合物收率高。高艳红等优化当归挥发油胶体磨研磨包合的工艺条件。结果:最佳包合工艺条件为挥发油(ml)与 β-CD(g)的比例为 1∶10,β-CD(g)与水(ml)的比例为 1∶3,研磨包合时间为 19 min,使当归挥发油的包合率高,可用于大规模工业化生产。张焕焕等考察共聚维酮-Soluplus(聚乙烯己内酰胺-聚乙酸乙烯酯-聚乙二醇接枝共聚物)喷雾干燥微球包合肉桂油的适用性,并与传统 β-CD 包合方法进行比较研究。结果:空白微球的包封率为(98.38±0.30)%,β-CD 的包封率为(86.51±0.52)%;体外溶出实验肉桂油、微球包合物和 β-CD 包合物累积释放率分别为 97.05%、

93.36％和80.26％；60℃加速稳定性显示,微球包合物挥发油损失率明显低于肉桂油和β-CD包合物；药动学显示,肉桂油、微球包合物及β-CD包合物AUC$_{0\sim\infty}$基本一致；药效学显示,3组肉桂油镇痛率分别为53.0％、47.5％和21.1％。②介孔二氧化硅包载：赵春草等采用浸渍法制备介孔二氧化硅包载的闹羊花毒素Ⅲ。比较闹羊花毒素Ⅲ与介孔二氧化硅纳米粒的不同质量比以及不同载药时间对载药量和包封率的影响。结果：制得的介孔二氧化硅平均粒径为（110±5.05）nm，Zeta电位为（20±1.42）mV。闹羊花毒素Ⅲ与介孔二氧化硅纳米粒的质量比为1∶2、载药时间为24 h时,载药量约为11％,包封率约为22％,载药效果最佳。

（5）磷脂复合物的制备　牛晓磊等制备橙皮苷磷脂复合物固体分散体,并考察其体内药动学。结果：橙皮苷以无定型状态存在,在水、正辛醇中的表观溶解度较原料药分别提高至8.76、4.29倍,累积溶出度明显增加。固体分散体t$_{1/2}$、C$_{max}$、AUC$_{0\sim t}$、AUC$_{0\sim\infty}$高于原料药,t$_{max}$无明显变化,相对生物利用度提高至2.54倍。磷脂复合物固体分散体可改善橙皮苷溶解性,提高其口服生物利用度。马记平等制备根皮素磷脂复合物,并研究其体内药动学行为。结果：根皮素磷脂复合物最优处方为大豆磷脂用量160 mg,制备温度55℃,制备时间4 h,溶剂体积40 ml,复合率达到99.57％。根皮素形成磷脂复合物后,由结晶态转变为无定型态,在水、正辛醇中表观溶解度升高,相对生物利用度提高至2.29倍。磷脂复合物可提高根皮素在水、正辛醇中的表观溶解度,并促进其体内吸收。张焕焕等以无水磷酸氢钙为载体,研究固化姜黄素磷脂复合物。结果：磷脂复合物经无水磷酸氢钙固化后,可改善姜黄素磷脂复合物的流动性和溶出速率,相对口服生物利用度有一定程度的增加。

2. 中药剂型的研究与新制剂的创制

中药剂型的研究与新制剂的创制,文献报道比较集中关注的有丸剂(微丸)、片剂、注射剂、凝胶剂、微乳、纳米粒、纳米混悬剂、脂质体、胶束等的制备方面。

（1）丸剂的研究　牟昕雨等研究人参皂苷Rd类脂质体滴丸的制备。结果：确定的人参皂苷Rd类脂质体滴丸最佳工艺条件为药物与基质比1∶6,滴制距离8 cm,熔融温度70℃。滴丸的性状、溶散时限及丸重差异均符合《中国药典》(2015年版)要求,滴丸中人参皂苷Rd含量测定平均值为2.41 mg/g。李鹤等采用木糖醇和淀粉组成的新基质制备丹红双参滴丸并优选成型工艺,确立最佳工艺条件。结果：滴丸最佳成型工艺条件为木糖醇与淀粉按5∶1组成新基质,药物与基质配比1∶4,滴制温度85℃,滴距7 cm,滴速50滴/min,二甲基硅油为冷凝剂,冷凝温度0℃。罗春花等采用星点设计-效应面法优选确定青钱柳滴丸的最佳成型工艺条件。结果：青钱柳滴丸最佳成型工艺为基质(聚乙二醇4 000)与药物的比例2.7∶1,料液温度84℃,滴距4 cm。张育贵等研究甜荞总黄酮最佳提取工艺及其滴丸的最佳制备工艺。结果：通过正交试验确定甜荞总黄酮最佳提取工艺为料液比1∶35(g/ml),60％乙醇90℃热回流提取150 min；在滴丸机药液温度92℃,滴头温度96℃,冷凝温度10℃下,优选出甜荞总黄酮滴丸最佳制备工艺条件为浸膏与PEG比1∶6、PEG4 000∶PEG6 000为3∶1、滴距30 cm、滴速60滴/min。武倩等研究优化清火滴丸的制备工艺。结果：大青叶采用水提醇沉法,大黄采用离子交换树脂法,将二味药材提取物与石膏和薄荷脑按照处方比例混合,以聚乙二醇6 000为基质,制备滴丸的最佳成型工艺为药物与基质配比1∶4,滴距20 cm,滴速20滴/min,制备的滴丸溶散时限平均为199.7 s,丸重差异平均为2.78％,圆整度较好,色泽均匀,载药量为20％。吕志阳等采用挤出滚圆法制备芪归微丸,研究建立微丸中绿原酸和阿魏酸的含量测定方法,并评价微丸的溶出度。结果：确定的最佳处方为芪归浸膏粉∶微晶纤维素∶乳糖∶润湿剂(水)质量比为10∶12.5∶2.5∶10；芪归微丸中绿原酸及阿魏酸在蒸馏水、0.1 mol/L的盐酸溶液和

pH6.8磷酸盐缓冲液三种不同溶出介质中,均可迅速溶出,30 min累计溶出量达到90%以上。陈林等采用熔融法将人参提取物与PEG6 000混合制备固体分散体,以固体分散体为原料,用挤出-滚圆技术制备速释微丸,并研究探讨其释药特征。结果:所制备的微丸收率为91.55%、崩解时限为27.50 s,药物迅速释放效果良好。

(2)片剂的研究　何利等基于正交设计法,优选芍药甘草汤胃漂浮缓释片的最优处方配比,研究其制备工艺。结果:芍药甘草汤胃漂浮缓释片最佳处方为芍药甘草浸膏粉30%、HPMC 35%、聚乙烯吡咯烷酮6%、NaHCO₃ 4%、十八醇15%、微晶纤维素补重。优选的芍药甘草汤胃漂浮缓释片原辅料选择与配比合理有效,达到了持续漂浮及缓慢释放的要求,可操作性强。相聪坤等优化"护肝Ⅰ号"口崩片处方及制备工艺,并考察其对小鼠急性肝损伤的保护作用。结果:最优处方为干膏粉22.00%、微晶纤维素18.00%、山梨醇20.00%、甘露醇16.00%、阿斯巴甜0.50%、柠檬酸0.50%、L-HPC 20.00%、微粉硅胶2.50%、硬脂酸镁0.50%。此方制备的口崩片硬度为4～7 kg,平均崩解时间50 s,平均脆碎度0.85%。药效作用研究提示,模型组能显著改善APAP对肝组织的破坏。张璐研究复方党参超微粉咀嚼片的制备。结果:复方党参超微粉咀嚼片最佳配方为山药5.71%、山楂5.71%、黄芪9.58%、党参19%、木糖醇30%、乳糖15%和麦芽糊精15%,以体积分数80%的乙醇为湿润剂,以1%硬脂酸镁为润滑剂。陈馨怡等应用超细粉羟丙基纤维素(HPC)作为包衣材料,通过新型静电干法包衣技术制备复方丹参防潮包衣片,探究包衣处方及工艺参数对包衣效率及包衣膜性能的影响。结果:通过调节静电喷枪的充电电压和液态增塑剂的用量可以控制包衣效率;相比静态固化工艺,动态固化工艺制备的包衣膜性能更优,更有助于降低防潮包衣片的吸湿性;薄膜最佳工艺参数是增塑剂喷涂时间3 min、二氧化钛添加比例1%,当包衣增重为6.7%时,包衣膜具有良好的防潮性能。肖晏婴等研究优化丹七片薄膜包衣的

最佳工艺参数,以提高丹七片的稳定性。结果:改进后的工艺参数为片床温度50 ℃、包衣增重率4%、包衣液浓度10%、蠕动泵频率14 Hz。该薄膜包衣片在稳定性试验中的性状、吸湿性、崩解时限和丹参酮ⅡA含量等指标无明显变化。张嫱等比较不同厂家、不同批号的复方丹参片中7种指标性成分在4种溶出介质中的溶出行为,并采用多条溶出曲线对其进行评价。结果:不同厂家、不同批号的复方丹参片在不同溶出介质中的溶出行为及溶出曲线拟合方程均存在较大差异。不同厂家同一制剂在同一溶出介质下的溶出存在一定差异,同一厂家产品的不同指标成分在同一溶出介质中的溶出不同步;不同厂家、不同批号片剂在同一溶出介质中其溶出行为有差异且受pH影响较大,表明不同厂家、不同批号的复方丹参片质量存在较大差异。该研究为复方丹参片制备工艺改进及批次一致性评价提供了科学依据。

(3)注射剂的研究　陈泽麒等基于QbD理念以及满意度算法优化参麦注射液醇提水沉工艺。结果:对麦冬的醇提工艺,在设计空间范围内,乙醇体积分数89.0%、提取时间110 min,醇料比2.99时总体满意度最优,满意度为0.722。对混合水沉工艺,当物料pH值为4左右时,在2.0 ℃静置40 h时工艺的总体满意度最优,满意度为0.995;当物料pH值为5左右时,在2.0 ℃静置35 h时工艺的总体满意度最优,满意度为0.999。赵芳等基于QbD理念和序贯设计法优化丹参川芎嗪注射液前处理过程中的水沉工艺。结果根据设计空间,推荐操作空间为水沉体系pH值为3.1～3.4时,加水倍量3.25～5.00,静置时间为7～17 h,静置温度为7 ℃。夏恒等研究改进《中国药典》(2015年版)四部检查中药注射剂蛋白质和鞣质的方法,增加其灵敏度。结果:在《中国药典》(2015年版)检查方法的基础上,增加一步高速离心操作,虽不能增加对标准蛋白溶液的检查灵敏度,但能明显增加标准鞣质溶液的检查灵敏度,也能增加对中药注射剂蛋白质和鞣质检查的灵敏度。崔伊凡等以丹参素钠、原儿茶醛、阿魏酸、迷

迷香酸和丹酚酸 B 的含量为定量指标,结合指纹图谱相似度分析,主成分分析和相对含量比较,评价不同影响因素对冠心宁注射液主要化学成分的影响。结果:高温和强光照射会对其化学成分产生影响,冻融也会对部分成分产生一定影响,建议冠心宁注射液选择高于零度的低温环境保存。杜慧等开展大数据驱动的热毒宁注射液金青醇沉关键工艺参数辨识研究。采集热毒宁注射液金青醇沉工段 2017—2018 年的历史生产数据 259 批,共计 829 318 数据点,通过数据清洗和特征提取、相关分析、灰色关联度分析、定量预测建模等方法,辨识出影响金青醇沉浓缩浸膏质量的 9 个关键工艺参数,包括 4 个初始输入浸膏质量参数、3 个加醇量参数和 2 个醇沉上清液体积参数,至此数据点为 1 863 个,占原始数据的 0.28%。筛选得到的关键工艺参数有助于解析金青醇沉生产过程质量传递规律。于英杰等研究制备紫杉醇还原敏感型透明质酸-甘草次酸(PTX-HSG)胶束冻干粉针,并对其体外溶血性进行考察。结果:1% 葡萄糖为 PTX-HSG 最佳冻干保护剂,该制剂在 0.01～0.2 mg/ml 浓度范围内,溶血百分数均小于 2%。

(4)凝胶剂的研究　王锐等将临床经验方妇科冰蛇膏改变剂型,以 p407、p188 和丙二醇为材料,采用冷法制备妇科冰蛇膏温敏凝胶,进而质量评价,并对混合性细菌性阴道炎进行初步药效学考察。结果:妇科冰蛇膏温敏凝胶常温下为淡黄棕色均匀透明的凝胶溶液,胶凝温度介于 36.0～37.0 ℃,暂定蛇床子素含量不低于 35 μg/ml,体外释放可达 81%,疗效优于原剂型妇科冰蛇膏。陈俭双等制备苍夷纳米乳原位凝胶并研究其体外鼻黏膜释药机制。结果:优选的苍夷纳米乳原位凝胶处方组成为蓖麻油聚烃氧酯(35)6.86%,无水乙醇 4.26%,油酸乙酯 1.39%,P4 077%,P1 886%。其平均 pH5.55,平均胶凝温度 32.8 ℃。体外释放研究表明,氧化苦参碱、阿魏酸、丹酚酸 B 同步释放且释药行为均符合 Higuchi 模型。苍夷纳米乳原位凝胶制备工艺稳定,pH、胶凝温度和黏度适宜,具有一定缓释作用,可满

足鼻腔局部用药需要。陈家琦等基于光敏剂纳米氧化石墨烯(NGO),以苦参碱(MAT)为模型药物,制备一种可联合肿瘤光热治疗的苦参碱原位凝胶 MAT-NGO-gel,并对其理化性质和体内抗肿瘤效果进行研究。结果:优化的处方为 P188 和 P407 的质量分数分别为 2%、20%,NGO 与 MAT 的质量比为 1∶1。采用最佳处方工艺制得样品的胶凝温度为 37.5 ℃,载药量为 16.7%。808 nm 激光照射下具有明显的浓度和时间依赖性光热转换特性。体外释放度结果表明,制剂具有温度依赖性释药特征。以 S180 荷瘤小鼠为模型,结合 808 nm 激光照射进行药效学研究,显示制剂具有较强的抗肿瘤活性。甘帅等研究制备美洲大蠊口腔原位温敏凝胶的制备,通过原位聚合法合成了聚 N-异丙基丙烯酰胺-甲基丙烯酸羟丙酯[P(NNIPAM-HPMA)]温敏材料,优选的处方为美洲大蠊提取物 10%、HPMC 3.0%、PVPK 30 9.5%、P(NNIPAM-HPMA) 10.0%,其溶蚀时间为 2 h,胶凝时间 8～9 s。优选制备的美洲大蠊口腔原位温敏凝胶,为美洲大蠊提取物的口腔原位局部的临床应用奠定了科学依据。王锐等通过脂质体与温敏凝胶相结合,制备新型注射用关节腔给药系统,并研究其药物代谢动力学特性。结果:制备青藤碱脂质体最优处方为药脂比 1∶6,大豆磷脂与胆固醇比 6∶1,油水比 1∶6。体外释放显示,青藤碱脂质体温敏凝胶缓释效果明显,至 114 h 还未释放完全。家兔体内药动学研究表明,青藤碱脂质体温敏凝胶的生物利用度约为青藤碱注射液的 2.0 倍($P<0.01$),达峰时间显著延长,约为青藤碱注射液的 3.0 倍($P<0.01$),血药峰浓度降低($P<0.05$),缓释效果优于青藤碱注射剂。王秀清等以泊洛沙姆为材料制备易黄汤阴道用温敏原位凝胶,以卡波姆为材料制备其普通凝胶,对比 2 种凝胶经模拟阴道液稀释前后性状差异,并评价易黄汤温敏原位凝胶的体外释放性能。结果:易黄汤阴道用温敏原位凝胶为牛顿流体,到达凝胶温度 24.5 ℃后,以半固体性质为主,属于假塑性流体。模拟阴道给药条件后,预测凝胶温度为 37 ℃,胶凝时间为 30 s。研究发现,

温敏原位凝胶可快速贴附于阴道黏膜并释药,较普通凝胶更适合易黄汤阴道给药的剂型开发。

(5)微乳的研究 杨克冰等研究亲水亲油平衡值法制备红景天苷微乳,并建立体外透皮实验方法,考察微乳的体外透皮情况。结果:制备的红景天苷微乳平均粒径为(65.56 ± 4.62)nm,在室温下稳定性良好,体外透皮实验该微乳 24 h 体外透皮方程为 $Q=0.6953\,t-0.8648(r^2=0.9908)$,稳态透皮速率为 $0.6953\ \mu g\cdot cm^{-2}\cdot h$,显著提高了红景天苷的 24 h 稳态透皮速率,明显改善了红景天苷的经皮渗透性。郑立等研究制备连翘挥发油自微乳的处方组成和比例,并考察其解热药效。结果:连翘挥发油自微乳的处方组成为连翘挥发油-油酸乙酯-吐温 20-乙醇(25∶10∶81∶9),制得外观澄清透明的淡黄色油状液体,粒径为(37.41 ± 0.014)nm,乳化时间 32 s。增加了药物在水中溶解度,有利于胃肠道吸收,能有效抑制发热模型大鼠体温上升,提高挥发油解热药效。李婉蓉等优化 1,8-桉叶油素自微乳给药系统处方,对其进行表征并进行细胞摄取考察。结果:该自微乳系统的最佳处方为大豆油 7.5%与 1,8-桉叶油素 22.5%(两者为混合油相)、15-羟基硬脂酸聚乙二醇酯 56%(乳化剂)、乙醇 14%(助乳化剂),纯水(水相)适量滴加至 8 ml 得半透明略带蓝色乳光液体。透射电镜观察其外观呈球形液滴,测得平均粒径为(131.68 ± 1.44)nm,包封率为(99.89 ± 0.01)%,载药量为(224.75 ± 0.03)mg/g。细胞摄取实验表明,细胞对 1,8-桉叶油素自微乳给药系统的摄取高于游离 1,8-桉叶油素。张琳琳等以甘草酸为天然稳定剂,采用高速剪切联合高压均质法制备葛根素纳米乳,并考察其体外释放特性。结果:葛根素纳米乳的最佳处方为葛根素质量浓度 5.0 mg/ml,甘草酸质量浓度 1.75 mg/ml,辛癸酸甘油酯用量 3.5 ml。平均粒径为(184.5 ± 0.8)nm、pH 为 6.750 ± 0.005、溶解度为(4.97 ± 0.01)mg/ml、载药量为(99.4 ± 0.2)%。稳定性试验表明,在 25 ℃条件下,储存稳定性良好。体外释放结果表明,24 h 在 pH6.8 的磷酸盐缓冲液中释放度最大。郭雨凡等研究制备含功

能性油的水飞蓟宾超饱和自纳米乳,并对其进行表征及体外评价研究,以提高难溶性药物水飞蓟宾的生物利用度。结果:所得 2 种体系自乳化分散后均呈近球形白色扁平乳滴,粒径约为 50 nm,乳化时间均为 65 s。超饱和自纳米乳中水飞蓟宾的累积溶出率 8 h 内均维持在 85%～110%,表明该体系能够显著提高药物的溶出度。

(6)纳米粒的研究 盛晓丹等采用聚合法制备聚多巴胺修饰的载榄香烯介孔二氧化硅纳米粒,并对其进行处方工艺优化、质量评价、体外释放、体外抗肿瘤活性及促进细胞凋亡能力研究。结果:最优制备工艺为药物与载体比例 6∶1,温度 50 ℃,时间 8 h,此工艺条件下制备的载榄香烯介孔二氧化硅纳米粒分布均一,粒径为(288.70 ± 3.88)nm。其平均载药量和包封率分别为(11.58 ± 0.73)%和(59.82 ± 0.57)%,具有较高的药物载药量、pH 值响应性药物释放和大幅增强的抗肿瘤活性及促进细胞凋亡能力。钱苏海等采用反相乳化法制备蕲蛇Ⅱ型胶原蛋白海藻酸钙-壳聚糖纳米胶囊。结果:正交试验优化的最佳条件为 $CaCl_2$ 溶液浓度 20 mmol/L,蕲蛇Ⅱ型胶原蛋白与海藻酸比例 1∶1,壳聚糖溶液浓度 1%,所得纳米胶囊大小均匀,平均粒径(210 ± 5.12)nm,载药量(16.35 ± 1.35)%,包封率(83.69 ± 4.31)%,人工胃液中 24 h 内累积释放率(81.86 ± 3.15)%。该纳米粒可用于制备具有良好体外缓释性能的蕲蛇Ⅱ型胶原蛋白海藻酸钙-壳聚糖纳米胶囊。李莹莹等采用高压均质法制备苦参碱固体脂质纳米粒,并进行处方优化。结果:最佳处方为吐温-80 用量 0.3 g,均质压力 90 MPa,药脂比 1∶5,包封率(94.15 ± 1.44)%。周晶等采用乳化蒸发-低温固化法制备黄芩苷固体脂质纳米粒,研究其在小鼠体内的组织分布并评价组织靶向性。结果:小鼠灌胃黄芩苷固体脂质纳米粒冻干粉后,肝组织的靶向效率最大;靶向指数的大小顺序为脾、心、肝、脑、肾、肺。

(7)纳米混悬剂的研究 谢慧等采用介质碾磨法制备木犀草素纳米混悬剂,并评价其质量。结果:

确定纳米混悬剂的制备工艺参数为碾磨介质与混悬剂体积比为 1：1，研磨速度 2 500 r/min，研磨时间 4 h，稳定剂为羟丙基纤维素，表面活性剂为维生素 E 聚乙二醇 1 000 琥珀酸酯。最优处方为药物浓度 28.0 mg/ml，稳定剂浓度 1.5 mg/ml，表面活性剂浓度 0.2 mg/ml；按照该处方制备的木犀草素纳米混悬剂平均粒径为（324.3±21.6）nm，其药物溶出速率显著高于原料药。钟雨佶等采用超声沉淀法制备波棱内酯 A 纳米混悬剂冻干粉，考察其体外溶出和抗乙肝病毒活性。结果：优化后制备的波棱内酯 A 纳米混悬剂冻干粉粒径为（173.46±4.36）nm，其在 2 h 内体外累积溶出度达到 90％以上，抗乙肝病毒活性明显增强。王镜等采用微型化介质研磨法制备银杏内酯 B 纳米混悬剂，并考察其体外溶出行为。结果：以最优处方和工艺制备的纳米混悬剂平均粒径为（180±7）nm，银杏内酯 B 纳米粒呈棒状或不规则的颗粒状；体外溶出试验显示，在 30 min 内累积溶出度接近 90％，显著优于原料药。蒽慧荣等采用反溶剂沉淀-高剪切法制备淫羊藿苷纳米混悬液冻干粉，优选最佳工艺条件，并对制备的纳米混悬液进行表征，考察其稳定性。结果：以大豆卵磷脂为主稳定剂、聚维酮为空间稳定剂，制备的淫羊藿苷纳米混悬液室温下放置较稳定，平均粒径（62.51±7.11）nm，载药量 16％，溶解度较原药提高了 50 倍；纳米冻干粉在 10 min 时累积释放率达 100％，淫羊藿苷原料药制备成纳米冻干粉后其体外溶出度显著增加。唐海龙等以甘草酸为稳定剂，采用高速剪切-高压均质法制备水飞蓟素纳米混悬剂，并考察体外释放特性和电荷稳定机制。结果：稳定剂甘草酸用量为 0.15％，制备工艺为剪切速率 19 000 r/min、剪切时间 4 min、均质压力 100 MPa、均质次数 12 次、冻干保护剂为甘露醇，其用量 3％，制得的冻干粉平均粒径为（516.4±10.4）nm。体外释放表明，冻干粉的溶出速率和溶解度显著提高。

（8）脂质体的研究 李学涛等构建穿膜肽修饰表阿霉素与五味子乙素脂质体，并对其进行细胞毒性评价。结果：脂质体的最优处方为磷脂：胆固醇=5：1（质量比），磷脂：表阿霉素=25：1（质量比），水化环境 pH 7.3，细胞粉碎功率为 500 W。穿膜肽修饰表阿霉素与五味子乙素脂质体对 LLT 细胞的 IC_{50} 值为（2.65±1.57）μmol/L，对 U87 细胞的 IC_{50} 值为（4.96±3.46）μmol/L，具有明显的肿瘤细胞毒性。常国欣等研究构建一种以肝癌细胞特异性配体甘草次酸和转录活化因子共同修饰的包载抗癌药物去甲斑蝥素的肝靶向递药系统。结果：去甲斑蝥素脂质体 NCTD-LP 的最优制备工艺参数为温度 35.61 ℃，磷脂浓度 4.59 mg/ml，磷脂/胆固醇质量比 5.04：1；制备的脂质体平均粒径为 175.9 nm，在体外模拟正常体液环境和肿瘤环境下 24 h 累积释放度分别为 83.3％和 92.2％，对肝癌细胞 HepG2 的抑制作用为原药的 2.14 倍。陈云云等研究制备 pH 敏感释药的 As_2O_3 脂质体，并进行体外评价。结果：制备的脂质体粒径约为（117.16±1.94）nm，包封率和载药量分别为（74.31±2.11）％、（8.31±0.13）％。体外释放表明，具有明显的缓释以及 pH 响应释药特征。郝海军等研究制备隐丹参酮纳米结构脂质载体，并研究其药动学。结果：所得隐丹参酮纳米结构脂质载体平均粒径为（175.26±6.07）nm，包封率为（87.69±1.97）％，载药量为（3.75±0.38）％，36 h 内累积释放度为 64.13％。与隐丹参酮比较，其纳米结构脂质载体 t_{max}、$t_{1/2}$、C_{max}、$AUC_{0\sim t}$、$AUC_{0\sim\infty}$ 升高（$P<0.05$，$P<0.01$），相对生物利用度增加到 226.06％。荆鸣等采用星点设计-效应面优选细胞穿膜肽修饰的表阿霉素与五味子乙素的最佳制备工艺，并对该脂质体进行细胞毒性评价。结果：脂质体的最佳制备工艺为处方量 5 ml、胆固醇 9.6 mg、表阿霉素含量 0.48 mg、水化温度 40 ℃，平均包率为 99.1％，构建的脂质体具备杀伤乳腺癌细胞的性能。

（9）胶束的研究 梁宇飞等通过星点设计-效应面法优化姜黄素-胡椒碱聚合物复方胶束的处方工艺。结果：最佳处方工艺为姜黄素与胡椒碱的投药量分别为 12.96 mg 和 0.69 mg，F127 的质量比为 0.46，水化体积为 8.85 ml。采用最优处方制得的复方姜黄素胶束制剂对姜黄素的载药量为 5.63％、溶解度为 1.27 mg/ml、包封率为 86.86%；对胡椒碱的包封率为 77.54%；胶束制剂平均粒径为 66.79 nm。以 8%甘露醇为保护剂制得的冻干制剂复溶效果较好。刘聪等采用 Box-Behnken 设计-响应面法优化白藜芦醇聚合物胶束制备工艺。结果：优选的最佳制备工艺为投药量 1.0 mg，聚乙二醇 1 000 维生素 E 琥珀酸酯浓度 0.05 mg/ml，磁力搅拌速度 800 r/min，磁力搅拌时间 1.0 h。按最佳工艺制备 3 批白藜芦醇聚合物胶束，粒径和包封率的总评归一值为 0.98。朱君君等采用薄膜分散法制备甘草酸(GL)-普朗尼克 F127(F127)/聚乙二醇 1 000 维生素 E 琥珀酸酯(TPGS)混合纳米胶束(MMs)。结果：优化得到处方工艺为 TPGS 180 mg、F127 270 mg、GL 70 mg、水化温度 50 ℃、水化时间 3 h。该纳米胶束平均粒径为(28.20±5.63)nm，多分散系数为 0.20±0.06，Zeta 电位为(−5.24±1.55)mV，包封率为(97.57±5.29)%，载药量为(13.13±0.71)%。与原料药比较，肠吸收较好，显著地提高了甘草酸的体内吸收。邓英光等用薄膜分散法制备吴茱萸碱(EVO)-甘草酸(GL)胶束，以增强吴茱萸碱的抗肝纤维化效果。结果：该胶束大小均匀，平均粒径为(130.80±12.40)nm，Zeta 电位为(−41.61±3.12)mV，包封率 91.23%±1.22%，载药量为 8.42%±0.71%，4 ℃储存 3 个月内稳定，体外缓慢释放。治疗 CCl_4 诱导的大鼠肝纤维化的实验表明，EVO-GL 抗肝纤维化作用显著，可使肝纤维化大鼠的肝功能指标显著下降。

（撰稿：陶建生 孙晓燕 审阅：蔡宝昌）

【超临界提取技术的研究】

超临界提取技术(SFE)可应用于中药活性成分的提取。CO_2 凭借超临界状态下温度低、价廉易得、安全无毒等优势成为目前该技术使用的主要流体。

SFE 可有效地提取出中药挥发油、生物碱、黄酮类、萜类、多糖及苯丙素类等有效成分。何彦峰等采用响应面法，考察提取压力、提取时间和提取温度对白沙蒿挥发油提取率的影响，确定白沙蒿挥发油的最佳提取工艺为提取时间 55 min，提取温度 59 ℃，提取压力 32 MPa，在该条件下白沙蒿挥发油平均提取率为(1.99±0.087)%。吕新林等采用 SFE 提取前胡总香豆素类成分，并建立了前胡总香豆素提取物的质量标准。

与传统提取方法比较，CO_2-SFE 不仅能高效提取分离出所需物质，且提取物的收率和化学成分种类也优于传统方法。邓鹏等分别采用 CO_2-SFE 和 SD 提取川芎挥发油，并通过 GC-MS 分析鉴定其中的主要化学成分及相对含量。结果：采用 CO_2-SFE 提取川芎挥发油的收率为 4.8%，远高于 SD 的收率 0.35%。

此外，SFE 的优势还在于提取过程在低温无氧的环境下进行，可使热敏性和易氧化物质得以保留。高妮娜等分别采用压榨法、有机溶剂浸提法、水酶法和 CO_2-SFE 提取奇亚籽油，运用 GC-MS 分析奇亚籽油脂肪酸组成。结果：CO_2-SFE 提取油脂得率最高，且在比较 4 种方法所得奇亚籽油对 DPPH 自由基、$ABTS^+$·、超氧阴离子自由基的清除能力中，CO_2-SFE 得到的奇亚籽油 IC_{50} 值最小，分别为 28.04、33.70、10.08 mg/ml，与其他 3 种方法相比，SFE 提取法表现出较强的抗氧化活性，保留了更多抗氧化物质。

超临界流体提取过程受多种参数影响，如提取时间、提取压力、提取温度、样品装量、CO_2 流量等，可通过改变参数使超临界流体的溶解能力增加，并达到提取和分离最优效果。杨岩等以厚朴酚提取量、和厚朴酚提取量等为评价指标设计正交试验优选厚朴 CO_2-SFE 提取工艺。结果：对于厚朴粗提取率及以厚朴酚提取量为指标，最佳工艺为提取压力 25 MPa，提取温度 55 ℃，CO_2 用量 30 kg。其中压力对其影响最大，温度影响最小；压力越大，超临界流体的密度越大，则溶解能力越强，温度越高，超临界流体的黏度降低，则扩散能力越强；而对于以单位质量生药材的和厚朴酚提取量为指标，所获得的优化工艺为提取压力 15 MPa，提取温度 50 ℃，CO_2 用量 25 kg,其中 CO_2 用量对其影响最大,压力影响最小。马景蕃等应用响应面分析法对白背天葵多酚的提取工艺进行优化,通过响应面回归方程,得到白背天葵多酚提取的最佳条件为:提取压力 35.25 MPa,提取时间 2.10 h,提取温度 40.27 ℃,CO_2 流量 20.29 L/h。在此条件下模型预测白背天葵多酚提取得率为 5.32%。为方便实际操作,修正后的条件为提取压力 35 MPa、提取时间 2 h、提取温度 40 ℃、CO_2 流量 20 L/h,此条件下多酚提取得率为 5.32%,与理论值接近。邹涛等通过 CO_2-SFE 对刺梨果肉挥发性物质进行提取,采用单因素及正交实验优化条件,并通过 GC-MS 分析和鉴定其化学成分,用色谱峰面积归一化法计算各组分相对含量,同时与传统提取方法进行比较。结果:提取压力为 15 MPa,提取温度为 45 ℃,分离釜Ⅰ压力为 12 MPa,分离釜Ⅰ温度为 35 ℃为最优工艺。在该条件下提取 90 min,收率为 4.55%,高于石油醚索氏提取和正己烷超声提取。

由于 CO_2 是非极性分子,SFE 提取技术在提取极性或分子量稍大的成分时,为提高提取效率,可通过添加少量的极性溶剂作为夹带剂。赵誉梦等采用单因素及正交试验优化艾叶油的提取工艺,以桉油精、樟脑、龙脑、β-石竹烯各成分含量作为评价指标,考察了 75%乙醇、无水乙醇和乙酸乙酯三种夹带剂对提取收率的影响。结果表明,当夹带剂为乙酸乙酯时所得各成分含量最高。其最佳提取分离工艺为:提取罐 1 L 时,提取时间为 2 h,药材粒度为粗粉,夹带剂为乙酸乙酯,药材装量为 150 g,CO_2 的流量为 50 L/h,提取压力 25 MPa,提取温度 40 ℃,分离温度 50 ℃,分离压力 6 MPa。郭庆宇等设计单因素试验,选择常用的 3 种夹带剂水、甲醇、乙醇,按照一定比例混合来考察提取银杏内酯 B 的最佳工艺。结果:甲醇:乙醇(9∶1)的混合物为夹带剂、夹带剂用量 9%、提取时间 60 min、压力 21 MPa、温度 45 ℃,是银杏内酯 B 的较优提取条件,提取物中银杏内酯 B 的百分含量可达到 0.98%。由于中药复方含有多种活性成分,有时即使加入夹带剂也难以

利用 CO_2-SFE 提取出所有成分,因此,可选择性地将 CO_2-SFE 提取技术与其他技术联合使用。

(撰稿:陈佳欣 朱恒清 魏元锋 审阅:陶建生)

【中药缓控释制剂的研究】

中药缓控释制剂是通过缓控释辅料与技术,有效控制药物在患者体内释放速率的新型中药制剂。相比于传统的中药制剂,具有使用方便、延长药物作用时间、减少血药浓度波动、毒副作用小等优势,具有良好的发展前景。

随着研究水平的不断提高,目前,中药缓控释制剂从外用制剂向口服给药系统发展。李菀制备了局部给药的金银花提取物超分子水凝胶,并对其进行表征和体外释放行为研究。结果表明,金银花提取物的体外释放符合一级释放模型,超分子水凝胶作为金银花提取物的药物载体,可以有效实现其缓控释。余巧等采用粉末压片法制备香连胃漂浮片,通过正交试验筛选最优处方,最后优化制得的香连胃漂浮片具有良好的体外漂浮性能和缓释性能,盐酸小檗碱和木香烃内酯的释放模型以 Riger Peppas 模型拟合为最佳。此外,微球、纳米粒、脂质体等多种新技术运用于中药缓控释制剂以提高中药制剂的生物利用度,实现靶向治疗。许良等选用传统 O/W 型乳化-溶剂挥发法制备川芎嗪-PLGA 微球,利用 UV 法定时测定释放的药物浓度,绘制载药微球的体外释放曲线。结果表明,PLGA 微球是川芎嗪较为理想的缓释载体,包封率及载药量适宜,体外释放具有良好的缓释性,突释效应小,能够延长所载川芎嗪的作用时间,减少给药次数,从而增强患者的适应性。卓虹伊等采用微型介质研磨法制备川芎嗪双羟萘酸盐缓释纳米混悬剂(Lig-PAM-NSps)。结果表明,Lig-PAM-NSps 与川芎嗪溶液相比,具有明显的缓释作用,并呈现一级释药特征,能有效改善川芎嗪在体内半衰期短、代谢快、生物利用度低、需频繁给药、患者顺应性差的问题。朱辰奇等利用聚多巴胺(PDA)对丹参注射液中多成分进行负载,利用多巴

胺在碱性条件下形成的聚多巴胺纳米粒对丹参提取液进行负载,构建丹参注射液(SMI)缓释制剂(PDA-SMI)。结果表明,PDA可以负载SMI的多种成分,载药量较高,并具有良好的缓释效应。冯英泉等采用水提法提取蟾蜍多肽,通过薄膜分散法制备蟾蜍抗菌肽脂质体,以包封率为考察指标,Box-Behnken Design响应面优化法分析筛选处方。结果表明,最佳条件下制备的蟾蜍抗菌肽脂质体的药物包封率为(79.14±0.5)%,延长了蟾蜍抗菌肽的药效时间并提高了安全性。陈梁等采用薄膜分散法制备包载槲皮素的阳离子固体脂质纳米粒(Que-SLNs),采用静电吸附法将mR150共载于纳米粒中,制备Que/mR150 SLNs。结果表明,经过工艺优化后的槲皮素在纳米粒中释放较缓慢,48 h内累积释放量约(80.69±1.29)%。

中药缓控释制剂按制备工艺可分为骨架型、薄膜包衣型、渗透泵型等。邓向涛等采用微量沉淀法联合高压均质法制备钩藤碱纳米混悬剂,将其制备成冻干粉末后,再制备成凝胶骨架缓释片,通过单因素考察联合设计正交试验得出最佳处方。结果表明,正交优化后的钩藤碱纳米混悬剂缓释片释药速率、各个时间点释放度和累积释放率均高于钩藤碱普通片、钩藤碱原料药缓释片,具有更好的缓释效果。赵兴业等制备了钩藤碱双层渗透泵控释片,并进行处方优化。结果:最优处方为PEO N750用量165 mg,PEO Coagulant用量55 mg,PEG 4 000用量8%,包衣增重7%,12 h内累积释放度为93.36%,体外释药符合零级模型,双层渗透泵控释片可有效控制钩藤碱体外缓释。

中药缓控释制剂的发展越来越迅速,但同时也面临着一些问题,中药有效成分复杂,如何建立可行的质量评价与质量控制方案和系统药动学及药效学评价,是完善该体系的重要因素。余利军等采用HPLC法,对复方骨质增生缓释片中金丝桃苷和槲皮素进行含量测定方法学研究,并采用转篮法按照《中国药典》(2015年版)四部释放度测定法,以金丝桃苷和槲皮素的释放为指标进行体外累积释放度测定。该测定条件下金丝桃苷和槲皮素浓度分别在3.44~50.04 $\mu g/ml$和3.74~59.90 $\mu g/ml$,线性范围内呈良好线性关系,方法学稳定,且复方骨质增生缓释片体外释药曲线符合缓释制剂的要求。宋丹君等采用薄膜分散法制备PEG修饰的葛根素纳米脂质体,用透射电子显微镜观察并拍照,激光粒度仪测定脂质体的粒径和Zeta电位;采用多功能酶标仪,结合葛根素荧光光谱性质,建立了葛根素含量的快速分析方法,并用超滤离心法分离未包封的葛根素,对包封率进行测定,透析法考察其体外释放行为。结果表明,所制备的PEG修饰的葛根素纳米脂质体轮廓清晰,呈圆形或类圆形,粒径为230.8 nm,多分散指数为0.094,Zeta电位为-3.38 mV,葛根素在0.01~1.0 $\mu g/ml$浓度范围内与RFU呈良好的线性关系;PEG修饰的葛根素纳米脂质体具有一定程度的缓释作用。李娜等采用自组装法制备葛根素壳聚糖/海藻酸钠口服纳米粒(Pur-CS/SA-NPs),对Pur-CS/SA-NPs混悬液和冻干粉的形态、粒径、多分散指数、Zeta电位、包封率、载药量、微观结构等进行表征,建立了葛根素LC-MS/MS分析方法。并对其专属性、线性、精密度、回收率及稳定性进行考察,该方法专属性、线性、精密度、准确度及稳定性良好。张倩等将硬脂酸(SA)通过酰胺化反应接枝于壳聚糖(CS),形成共聚物CS-SA,采用核磁共振H谱、红外光谱鉴定产物结构;以PTX为主药,槲皮素为辅药,采用激光粒径分析、Zeta电位分析和HPLC分析分别考察胶束的粒径、Zeta电位、载药量、包封率,透射电子显微镜观察胶束形貌,芘荧光探针法测定LC-SA/CS-SA胶束的临界胶束浓度(CMC),透析袋法考察胶束的体外释放行为。红外与核磁结果表明,SA通过酰胺键接枝于CS,协载槲皮素的LC-SA/CS-SA载PTX胶束呈类球形,粒径为(148.3±1.7)nm,多分散系数为0.16±0.07,Zeta电位为(24.600±0.167)mV,CMC为14.31 $\mu g/ml$;体外释放结果表明,与市售紫杉醇注射剂相比,协载槲皮素的LC-SA/CS-SA载PTX胶束、LC-SA/CS-SA载PTX胶束具有明显缓释效应。周开等利用乳化-超声分散法制备固体脂质纳米粒,测定其粒径、Zeta 电位、包封率、载药量,通过 SD 大鼠灌胃给予蒙花苷、蒙花苷磷脂复合物、蒙花苷磷脂复合物固体脂质纳米粒的 0.5％CMC-Na 混悬液(含 40 mg/kg 蒙花苷),HPLC 法测定蒙花苷血药浓度,计算主要药动学参数,对该方法进行方法学考察,结果表明该方法不受内源性物质影响、线性关系良好且精密度高。

(撰稿:李雪铭 朱恒清 魏元锋 审阅:陶建生)

【中药胶囊剂的研究】

中药胶囊剂是中药固体制剂重要剂型之一,具有生产方便、服用方便、便于携带等特点,在临床上应用广泛。中药胶囊可掩盖中药的苦味及不良气味,提高患者的顺应性,与其他剂型相比,具有药物稳定、含量准确、均匀性好、生物利用度高、外形美观等优点。

在中药胶囊制备工艺中,原料和关键单元物料的物理性质和化学性质决定制剂的成型性。王晴等以桂枝茯苓胶囊成型过程为例,采用物理指纹图谱的方法对原料、中间体粉末的物理性质(如粒径、休止角、粉末流动时间等)进行了综合表征,共采集了 90 批生产样本的 4 860 个数据点,以建立桂枝茯苓胶囊内容物吸湿性预测模型为目标,采用偏最小二乘算法,并结合变量重要性投影、方差膨胀因子和回归系数指标,从 54 个物性参数中筛选出 5 个潜在关键物料属性。进一步结合校正模型的预测稳健性评价,最终确定湿法制粒过程所得湿颗粒的振实密度和原料细粉的流动性两个物性参数为影响桂枝茯苓胶囊内容物吸湿性的关键物料属性。以两个关键物料属性为自变量建立的预测模型,对样本的预测精度良好且满足要求。以桂枝茯苓胶囊内容物吸湿性为研究切入点,利用数据进行预测性建模和分析,将制剂生产过程中的隐性知识显性化、透明化,初步证明了中药制剂智能制造以产品质量持续改进为导向、以生产大数据为驱动、以工艺模型为核心的智能

化提升研究思路的可行性。中药胶囊剂内容物是由中药浸膏粉通过加入辅料制备而得,该制备过程主要考察浸膏粉体学性质、药辅配比及相应制粒工艺。李兵等采用正交设计,以出膏率为指标,研究化肝煎胶囊的最佳提取工艺,湿法制粒过程中以颗粒得率、流动性、溶解性为综合指标优选化肝煎胶囊内容物颗粒的制备工艺。结果:最佳提取工艺为,加 10 倍量水提取 3 次,每次 2 h;颗粒的制备工艺为以糊精为稀释剂与化肝煎干膏粉按 1.5∶1 的比例混合,水为润湿剂湿法制颗粒。

囊壳的质量是决定胶囊剂质量优劣的关键因素。刘冬生等以百令胶囊为例,重点考察明胶的不同凝冻强度、黏度以及胶囊壳的壁厚对脆碎度的影响。为筛选合适比例的皮骨混合胶,研究了不同比例皮骨混合明胶胶囊,考察其胶囊脆碎度;为筛选更优的骨胶生产厂家,研究了传统工艺纯骨明胶不同厂家胶囊,以及新型酶法纯骨明胶胶囊的脆碎度。结果:合适比例的皮骨混合胶为纯骨明胶胶囊 DBG-F、罗赛洛皮骨混合明胶胶囊(7∶3)和罗赛洛皮骨混合明胶胶囊(3∶7),比使用现用罗赛洛纯骨明胶脆碎度均显著降低,应用于生产中可明显改善百令胶囊脆碎度。

胶囊剂质量要求中规定应作崩解时限或溶出度检查,在现行质量标准中,复方甘草酸苷胶囊溶出度的测定分别采用以对应批号的原料药和甘草酸苷对照品为对照,进行定量分析。在实际操作中,该测定方法存在原料自身稳定性差和不易获得的缺陷;而以甘草酸苷对照品为对照进行定量的分析方法,有对照品价格昂贵、操作烦琐、实验时间长等缺点。王丽琼等采用转篮法,通过自身对照法测定复方甘草酸苷胶囊的溶出度,以 900 ml pH 6.8 磷酸盐缓冲液为溶出介质,转速 100 r/min,取样时间 30 min;在自身对照法中,4.96～49.65 μg/ml 甘草酸苷的线性关系良好($r=0.999\ 9$),平均回收率为 99.72％,RSD=1.10％($n=6$);加含量值校正的自身对照法与对照品对照法的结果无显著性差异。自身对照法简便、准确、可行,无需使用对照品;加含量值校正后,可作

为复方甘草酸苷胶囊溶出的测定方法。

在中药胶囊剂的质量控制及评价方面,多采用建立 HPLC 指纹图谱进行研究,部分研究结合化学模式识别技术可更加系统、全面地评价中药胶囊的质量。Wu XD 等利用 HPLC-PDA 指纹图谱和抗炎成分筛选建立苏黄止咳胶囊指纹图谱,通过相似性分析,层次聚类分析和主成分分析评估,能清晰区分不同批次样品,白花前胡甲素、五味子苷、牛蒡子苷和伪麻黄碱可作为苏黄止咳胶囊的质量控制指标。吴娟萍等采用 HPLC 建立华蟾素胶囊的指纹图谱,并结合化学模式识别技术对其分析评价,通过相似度评价,结合聚类分析及偏最小二乘法-判别分析对 20 批华蟾素胶囊的指纹图谱进行分析评价,建立的华蟾素胶囊指纹图谱共标定 23 个共有峰,经与化学对照品比对鉴定了其中的 7 个色谱峰,各批样品相似度均大于 0.971。彭潇等建立了舒眠胶囊的 HPLC 指纹图谱,确定 36 个共有峰,对其中 30 个色谱峰进行了归属,指认 5 个成分,各批样品的相似度均在 0.900 以上。韩晴雯等建立了参莲胶囊的 HPLC 指纹图谱,确定了 28 个共有峰,相似度计算结果在 0.93～0.99 之间。

此外,对于中药制剂的限量制订和安全评价,薛文静等采用电感耦合等离子体质谱仪测定经微波消解后乙肝扶正胶囊样品中铅、镉、砷、汞元素含量,并进行风险评估,各批次样品中,镉、汞均未超标,部分样品砷、铅元素含量较高,存在安全风险。实验分析评估了不同生产企业乙肝扶正胶囊中重金属及有害元素残留情况,为乙肝扶正胶囊及其他中药制剂的限量制订和安全评价提供了参考。

除原辅料相容性外,包材的选择也有可能影响中药胶囊剂的稳定性。当中药浸膏或中药粉末作为内容物直接装入空心胶囊时,对湿热的不稳定性易引发吸湿结块等现象,因此选择合适的包装材料降低水蒸气透过性对确保胶囊剂质量有着非常重要的作用。徐春燕等采用加速试验与影响因素试验,研究聚氯乙烯/聚偏二氯乙烯固体药用复合硬片与肾衰宁胶囊的相容性,通过与聚氯乙烯固体药用硬片

比较。结果显示,聚氯乙烯/聚偏二氯乙烯固体药用复合硬片在相应试验条件下的稳定性良好,两者具有可相容性。

（撰稿：李祖颐 朱恒清 钱帅　审阅：陶建生）

【中药配方颗粒的研究】

中药配方颗粒是由单味中药饮片经水加热提取、分离、浓缩、干燥、制粒而成的颗粒,在中医药理论指导下,按照中医临床处方调配后,供患者冲服使用。中药配方颗粒符合中医辨证论治的特点,药材利用率高,服用存储方便,适应现代生活方式的需要。

大量临床研究表明,部分中药配方颗粒相较于传统饮片熬制的汤药疗效基本一致。曹亚兰等采用感官评价、TC 法、HPLC 法、IR 法,以感官和阿魏酸、芍药苷、毛蕊花糖苷等含量为评价指标,对比研究中药配方颗粒与传统饮片制备四物膏的质量等效性。结果表明,用中药配方颗粒制备四物膏与传统饮片制备四物膏的质量基本一致。胡瑛瑛等通过复合法复制脾气虚证模型,采用 ELISA 法测定血清中血清生长激素释放肽、胃泌素和胃动素的含量,甲苯胺蓝染色法对大鼠胃窦肥大细胞(MC)及 MC 脱颗粒计数,比较四君子汤配方颗粒与传统汤剂对大鼠脾虚改善作用的差异。结果表明,四君子汤配方颗粒与传统汤剂均能显著改善对实验性大鼠脾虚症状,而两者药效无显著差异。

近年来,为实现规范化和标准化工业生产,对中药配方颗粒的制备工艺提出了更高的要求。许鑫等采用提取收集同步技术获取挥发油,制粒过程应用 β-环糊精包合技术,基于标准汤剂的参数范围,制定桂枝配方颗粒的质量标准。制备所得桂枝标准汤剂的出膏率为 3.58％～6.10％,肉桂酸含量为 0.99％～2.59％,桂皮醛含量为 1.95％～4.69％。依据标准汤剂制定的桂枝配方颗粒质量标准为 1 g 桂枝配方颗粒相当于 14 g 饮片,含肉桂酸 0.50％～1.43％,桂皮醛 0.98％～3.50％;特征图谱中有 6 个特征峰,分别

为原儿茶酸、香豆素、肉桂酸、2-甲氧基肉桂酸、桂皮醛和2-甲氧基桂皮醛。结果表明，中试桂枝配方颗粒中肉桂酸和桂皮醛的含量符合制定的颗粒标准，同时也满足特征图谱，与标准汤剂具有一致性。蔡雪梅等以原儿茶酸含量为考察指标，采用多因素正交试验法优化艾纳香配方颗粒的提取工艺。结果：最佳提取工艺为加20倍量水，提取3次，每次30 min。胥秀英等采用正交优化法进行红花配方颗粒制备工艺的优化。结果：红花配方颗粒最佳制备条件为，红花提取物：辅料（糊精：淀粉）＝1：2（1：2），润湿剂乙醇的浓度80%，干燥温度55 ℃。李燕等以加水量、提取时间、提取次数3个因素设计试验，以乌头碱、新乌头碱、次乌头碱、印乌头碱4个有毒成分含量以及苯甲酰乌头原碱、苯甲酰新乌头原碱、苯甲酰次乌头原碱等10个有效成分含量为指标，采用LC-MS/MS多反应监测模式同时测定。结果：料液比1：6，提取1次，提取时间为4 h，提取液滤过、减压浓缩（60～80 ℃）至相对密度为1.1以上，冷冻干燥制成冻干粉，按质量比为1：2.3加入辅料糊精，用适量70%乙醇制颗粒为最优工艺。

配方颗粒的质量控制，常采用测定指标成分含量、转移率、指纹图谱等方法，以及鉴别药材真伪的PCR、监测制备过程粒子数量的FBRM等技术，通过参数的变化反映配方颗粒产品质量变化，保证其安全、可靠。陈庆等采用乙腈-0.3%磷酸溶液为流动相，以流速为1.0 ml/min梯度洗脱，检测波长为280 nm，建立了王不留行配方颗粒中王不留行黄酮苷的含量测定方法。结果表明，王不留行黄酮苷在0.010 1～1.009 mg/ml浓度范围内线性关系良好，平均加样回收率为98.39%，RSD为3.30%。何民友等分别以乙腈-0.01%甲酸、乙腈-0.1%磷酸为流动相，进行梯度洗脱，流速为0.28 ml/min，检测波长为276 nm，柱温为30 ℃，建立了木蝴蝶配方颗粒的超高效液相色谱-三重四极质谱联用含量测定及特征图谱方法。结果表明，16批木蝴蝶配方颗粒中6个成分浓度在测定范围内均有良好的线性关系，平均加样回收率为95.6%～102.8%。殷文俊等通过建立特征图谱评价模式分析指标成分胡薄荷酮在各环节的损失的方法，将10批不同批次荆芥药材的标准汤剂图谱数据导入国家药典委员会的《中药色谱指纹图谱相似度评价系统（2012版）》，和参照图谱相比，标准汤剂批次间的相似度均大于0.90，表明各批次间饮片的一致性良好。陈梓媛等通过位点特异性PCR技术对金银花配方颗粒进行真伪鉴别。结果表明，金银花配方颗粒均能获得约110 bp的金银花特异性鉴别条带，山银花配方颗粒除一批样品有极其微弱的条带外，其余均无条带。同时利用酶联免疫检测技术（ELISA）对金银花配方颗粒进行指标性成分（绿原酸和木犀草苷）的快速检测，并通过UPLC进行验证。结果表明，2种方法含量测定结果无显著性差异，ELISA可更快速进行定量检测。

中药配方颗粒已经有二十余年的研究积累，但是其在生产、质量控制等各环节依旧存在一些问题和不足，要提高配方颗粒在临床上的认可度，获得高质量的配方颗粒是实现其持续发展的必由之路。徐玉玲等对《关于中药配方颗粒品种试点统一标准的公示》中质量标准特异性、定量检测指标的选择和指标性成分转移率等方面进行讨论，提出了在不同炮制品的配方颗粒质量标准中增加辅料炮制痕迹、对不同产地药材增加相关检测指标进行区分的建议。李学林等从化学成分种类、代表性指标成分含量、指纹图谱相似度、共有峰峰面积总和、主成分分析（PCA）5个方面对比市售黄柏配方颗粒与标准汤剂、传统汤剂的差异。结果表明，三者虽无成分种类及种类间比例的明显差异，但存在成分含量上的差异，需通过临床建议用量的调整，规范临床合理用药。

（撰稿：李安然 朱恒清 钱帅 审阅：陶建生）

［附］　参考文献

C

蔡雪梅,王志萍,谢谭芳,等.正交试验优选艾纳香配方颗粒的提取工艺[J].广西中医药,2020,43(4):73

曹亚兰,罗艳萍,罗锦杰.中药配方颗粒与传统饮片制备四物膏的质量对比研究[J].中国现代中药,2020,22(1):103

常国欣,王婴,黄晓丹,等.基于甘草次酸与细胞穿膜肽修饰的去甲斑蝥素肝靶向脂质体的制备工艺研究[J].中药新药与临床药理,2020,31(7):855

陈梁,李维,唐琦,等.用于眼部给药的槲皮素与microRNA-150共载阳离子固体脂质纳米粒制备及初步评价[J].中草药,2020,51(18):4627

陈林,郭建鹏.人参提取物速释微丸的制备及性质考察[J].中药材,2020,43(9):2218

陈庆,张言朋,怀侠,等.HPLC法测定王不留行配方颗粒中王不留行黄酮苷的含量[J].中医药导报,2020,26(5):16

陈家琦,李丰,薛鹏坤,等.基于纳米氧化石墨烯的苦参碱原位凝胶的制备及体内药效学评价[J].中国中药杂志,2020,45(19):4617

陈俭双,陈昊,徐翠珊,等.苍夷纳米乳原位凝胶的制备及体外鼻黏膜释药机制研究[J].中国中药杂志,2020,45(17):4211

陈馨怡,袁凤,史楷岐,等.静电干法包衣构建复方丹参片防潮包衣膜[J].中草药,2020,51(20):5148

陈雪婷,徐文杰,李洁萍.膜分离技术在布渣叶黄酮类化合物提取中的应用[J].湖南中医杂志,2020,36(2):143

陈云云,姚文栋,谢先泽,等.载As_2O_3 pH敏感钙砷复合物脂质体的制备及体外评价[J].中草药,2020,51(21):5447

陈泽麒,赵芳,袁玮,等.基于质量源于设计(QbD)理念研究参麦注射液醇提水沉工艺[J].中草药,2020,51(17):4433

陈梓媛,王丽,蒋超,等.金银花配方颗粒质量快速检测体系研究[J].中国中药杂志,2020,45(5):1070

崔伊凡,梁军,郑晓芬,等.冠心宁注射液稳定性影响因素研究[J].中草药,2020,51(14):3686

D

邓鹏,韦飞雪,文艺,等.川芎药材超临界CO_2提取与水蒸气蒸馏提取挥发油比较研究[J].药学实践杂志,2020,38(2):152

杜慧,徐冰,徐芳芳,等.大数据驱动的热毒宁注射液金青醇沉关键工艺参数辨识研究[J].中国中药杂志,2020,45(2):233

邓向涛,张文周,张智强.钩藤碱纳米混悬剂缓释片制备、优化与体外释放评价[J].中草药,2020,51(20):5128

邓英光,吕瑶丽,祝瑶露,等.基于甘草酸为载体的吴茱萸碱胶束的构建及抗肝纤维化活性[J].中国中药杂志,2020,45(13):3136

F

冯倩,郑伟,张洪亮,等.蒲公英中咖啡酸、总酚酸大孔树脂纯化工艺研究及纯化前后的药效比较[J].中医药导报,2020,26(13):54

冯英泉,钟立煌,杨春苗,等.蟾蜍抗菌肽脂质体的制备及抗菌研究[J].南京中医药大学学报,2020,36(2):246

G

甘帅,章津铭,江茂源,等.基于响应面法优选美洲大蠊口腔原位温敏凝胶的制备研究[J].中草药,2020,51(8):2134

高妮娜,刘鸿铖,邹岩,等.提取方法对奇亚籽油品质特性的影响[J].食品工业科技,2020,41(6):284

高艳红,刘仁涛,武光云.基于Box-Behnken响应面优化的当归挥发油胶体磨包合工艺[J].现代中药研究与实践,2020,34(2):49

郭梅,木盼盼,安琪,等.响应面法优化超声辅助提取六神曲中总黄酮的工艺研究[J].河北中医药学报,2020,35(3):39

郭庆宇,付宝慧,陈冬.混合夹带剂在超临界CO_2提取银杏内酯B的应用研究[J].中国石油和化工标准与质量,2020,40(24):132

郭雨凡,任淑珍,李敏,等.含功能性油的水飞蓟宾超饱和自纳米乳的制备与体外评价[J].中草药,2020,51(20):5137

H

韩晴雯,周斌,李玉平,等.HPLC指纹图谱技术结合模式识别分析评价参莲胶囊的质量[J].药物分析杂志,2020,40(7):1300

郝海军,屈战果,范明松.隐丹参酮纳米结构脂质载体的制备及药动学研究[J].中成药,2020,42(4):831

何利,刘巍,王冠华,等.基于正交试验优选芍药甘草汤胃漂浮缓释片处方工艺研究[J].亚太传统医药,2020,16(1):62

何民友,魏梅,程学仁,等.基于UPLC-MS/MS对木蝴蝶配方颗粒6种成分含量测定及特征图谱研究[J].中国现代中药,2020,22(2):271

何彦峰,王瑞楠,暨迪军,等.藏药白沙蒿挥发油超临界CO_2萃取工艺优化及其抗氧化活性研究[J].中国现代应用药学,2020,37(23):2834

侯晓雅,何芳辉,孙小梅,等.用时域反射法对杞菊地黄丸干燥过程在线水分测定及干燥工艺优化[J].中草药,2020,51(10):2767

胡瑛瑛,林远灿.四君子汤配方颗粒与传统汤剂对实验性大鼠脾虚改善作用的比较研究[J].中国药师,2020,23(6):1073

J

姜慧洁,黄薇,胡林水,等.基于质量源于设计(QbD)理念的延胡索醇提工艺质量控制研究[J].中草药,2020,51(2):372

蒋美林,张学瑜,邵峰,等.醇料比对双黄连制剂醇沉效果及沉淀物形态影响[J].中草药,2020,51(19):4954

荆鸣,蔡馥伊,姚雪敏,等.星点设计-效应面法优化PFV修饰的表阿霉素与五味子乙素脂质体的处方及其细胞毒性评价[J].亚太传统医药,2020,16(8):24

巨浩羽,赵海燕,张菊,等.基于Dincer模型不同干燥方式下光皮木瓜干燥特性研究[J].中草药,2020,51(15):3911

L

李兵,傅庆林,但宇超,等.经典名方化肝煎胶囊剂的制备工艺研究[J].生物化工,2020,6(3):87

李芳,李凡,张小丽,等.青白通痹方药的半仿生-生物酶法提取工艺优选[J].西部中医药,2020,33(6):28

李鹤,龚来觐,范海霞,等.新基质丹红双参滴丸成型工艺研究[J].中医药导报,2020,26(6):40

李娜,刘德旺,赵红梅,等.四味土木香散挥发油的β-环糊精包合工艺[J].中成药,2020,42(3):558

李娜,颜洁,关志宇,等.葛根素壳聚糖/海藻酸钠口服纳米粒的制备、表征与药动学研究[J].中草药,2020,51(15):3894

李菀.金银花提取物超分子水凝胶的制备和释放行为研究[J].中草药,2020,51(7):1862

李燕,贺亚男,张定堃,等.泥附子一步煎煮制备附子配方颗粒的创新工艺与质量评价研究[J].辽宁中医杂志,2020,47(1):135

李婉蓉,王菲,陈建波,等.1,8-桉叶油素自微乳给药系统的制备及质量评价和细胞摄取研究[J].中草药,2020,51(9):2418

李新蕊,司明东,谢振元,等.响应面法优化地骨皮总生物碱微波提取工艺研究[J].亚太传统医药,2020,16(6):72

李学林,王柯涵,康欢,等.基于HPLC指纹图谱的黄柏配方颗粒汤剂与标准汤剂、传统汤剂对比研究[J].中草药,2020,51(1):91

李学涛,王为,符敏,等.穿膜肽修饰表阿霉素与五味子乙素脂质体的处方优选及细胞毒性评价[J].辽宁中医药大学学报,2020,22(1):8

李莹莹,孙冰冰,张廷廷,等.苦参碱固体脂质纳米粒的制备和处方优化[J].中成药,2020,42(1):12

荔淑楠,王引权,马丽丽,等.当归平衡脱水干燥工艺优化[J].中成药,2020,42(3):681

梁宇飞,张欣欣,许洁,等.星点设计-效应面法优化姜黄素-胡椒碱聚合物复方胶束的处方工艺研究[J].中草药,2020,51(1):43

林雄,严国鸿,潘旭东,等.芩黄凝胶剂精制工艺的优化[J].中成药,2020,42(2):469

刘聪,梁广裕,周韵秋,等.白藜芦醇聚合物胶束制备工艺的Box-Behnken设计-响应面法优化[J].时珍国医国药,2020,31(4):856

刘冬生,尚海宾,石梦花.中药硬胶囊剂脆碎度改善研究[J].流程工业,2020(4):52

刘雨诗,刘娟汝,张存艳,等.微波萃取葛根总黄酮工艺及其抗氧化活性研究[J].时珍国医国药,2020,31(1):68

罗春花,莫丽萍,刘灵杰,等.星点设计-效应面法优选青钱柳滴丸的成型工艺[J].辽宁中医杂志,2020,47(3):149

吕新林,徐国兵,许雷鸣,等.前胡总香豆素提取物质量标准研究[J].中医药学报,2020,48(2):43

吕志阳,陈璟,顾雪梅,等.挤出滚圆法制备芪归微丸及其含量测定研究[J].时珍国医国药,2020,31(1):106

M

马记平,刘丹花,郝海军,等.根皮素磷脂复合物的制备及其体内药动学研究[J].中成药,2020,42(6):1577

马景蕃,林哲民,柳盈,等.白背天葵多酚的提取及其抗氧化活性[J].热带作物学报,2020,41(7):1450

孟永海,孟祥瑛,付敬菊,等.超声波协同酶解法对山药总多酚提取及抗氧化活性影响研究[J].辽宁中医药大学学报,2020,22(4):63

牟昕雨,王琳,高寒,等.人参皂苷 Rd 类脂质体滴丸制备及质量标准研究[J].长春中医药大学学报,2020,36(3):477

N

牛晓磊,贾润霞,谈秀凤.橙皮苷磷脂复合物固体分散体的制备、表征及其体内药动学研究[J].中成药,2020,42(9):2255

P

潘小红,赵薇,刘玉玲,等.超声波辅助提取丹皮酚、马钱苷工艺条件的优化[J].中医药导报,2020,26(3):1

彭潇,朱敏汇,杨纯,等.舒眠胶囊 HPLC 指纹图谱及化学模式识别研究[J].中药材,2020,43(2):374

Q

钱苏海,蔡斯琦,丁兴红,等.蕲蛇Ⅱ型胶原蛋白海藻酸钙-壳聚糖纳米胶囊的制备[J].中成药,2020,42(1):184

S

邵圣娟,胡学豪,郭佳仪,等.超声辅助双水相提取山药皮总多酚工艺的优化[J].中成药,2020,42(3):740

盛晓丹,刘臻,罗砚曦,等.聚多巴胺修饰的载榄香烯介孔二氧化硅纳米粒的制备及其靶向抗肿瘤活性研究[J].中草药,2020,51(10):2745

宋丹君,张林,方德宇,等.PEG 修饰的葛根素纳米脂质体包封率与体外释放的快速检测[J].实用中医内科杂志,2020,34(8):52

T

唐海龙,李小芳,龙家英,等.以甘草酸为稳定剂制备水飞蓟素纳米混悬剂及稳定机制研究[J].中草药,2020,51(4):971

陶嘉磊,孙亚磊,郑海涛,等.清肺口服液总黄酮纯化的工艺研究[J].时珍国医国药,2020,31(2):340

W

Wu XD, Liu QY, Chen D, et al. Identification of quality control markers in Suhuang antitussive capsule based on HPLC-PDA fingerprint and anti-inflammatory screening[J/OL]. Journal of Pharmaceutical and Biomedical Analysis, 2020 [2021-04-10]. https://doi.org/10.1016/j.jpba.2019.113053

万浩宇,张洋洋,虞立,等.基于随机森林模型的超声提取优化红花中两种有效成分工艺研究[J].中药材,2020,43(3):673

王镜,朱君君,申宝德,等.银杏内酯 B 纳米混悬剂的制备及其体外释放研究[J].中国中药杂志,2020,45(7):1657

王晴,徐冰,王芬,等.桂枝茯苓胶囊内容物吸湿性预测建模研究[J].中国中药杂志,2020,45(2):242

王锐,孟凡婷,杨婧.妇科冰蛇膏温敏凝胶的制备与药效学研究[J].中医药导报,2020,26(3):12

王锐,王童,曹赢,等.注射用青藤碱脂质体温敏凝胶的制备及其药动学研究[J].上海中医药杂志,2020,54(1):84

王光函,姜鸿,刘晶,等.基于多指标综合评分法优选化胃舒颗粒挥发油包合工艺[J].中草药,2020,51(6):1537

王丽琼,余敏灵.自身对照法测定复方甘草酸苷胶囊的溶出度[J].华西药学杂志,2020,35(1):97

王小艳,向宇楠,冯慧,等.酶法提取余甘子总多酚的研究[J].中国民族民间医药,2020,29(3):36

王秀清,刘宇灵,林龙飞,等.易黄汤阴道用温敏原位凝胶及其普通凝胶的流变学和体外释放研究[J].中国中药杂

志,2020,45(3):539

王智群,于亚田,冯建安,等.G1-熵权法结合 Box-Behnken 响应面法优化黄虎胶囊的醇提工艺[J].时珍国医国药,2020,31(5):1110

吴娟萍,薛涛,郭璐,等.华蟾素胶囊 HPLC 指纹图谱研究与化学模式识别[J].药物分析杂志,2020,40(11):1977

武倩,王静,周亚丹,等.清火滴丸的制备工艺研究[J].中国民族民间医药,2020,29(6):29

X

蒽慧荣,马慧萍,陈克明,等.淫羊藿苷纳米混悬液冻干粉的制备及表征[J].中国中药杂志,2020,45(20):4902

夏恒,范楠,李月,等.中药注射剂蛋白质和鞣质检查方法的改进[J].中医药导报,2020,26(1):15

相聪坤,胡等慧,郑玉光."护肝Ⅰ号"口崩片的制备及药效学研究[J].中草药,2020,51(12):3194

肖兰英,刘洋,刘盼盼,等.基于响应面分析法优化黄芪通便颗粒喷雾干燥工艺[J].江西中医药大学学报,2020,32(1):65

肖晏婴,黄德红,王洪军,等.丹七片薄膜包衣工艺及稳定性研究[J].亚太传统医药,2020,16(2):31

谢慧,何佶彦.木犀草素纳米混悬剂的制备与质量评价[J].天津中医药,2020,37(6):711

胥秀英,吉光见稚代,石诚岑,等.红花配方颗粒制备及总黄酮含量测定研究[J].时珍国医国药,2020,31(1):109

徐春燕,孙宾,李文伶,等.PVC/PVDC 固体药用复合硬片与肾衰宁胶囊的相容性[J].中成药,2020,42(7):1878

徐玉玲,雷燕莉,曾立,等.中药配方颗粒品种统一标准的有关问题探讨[J].中草药,2020,51(20):5389

许良,王楠,吴国明.负载川芎嗪-PLGA 微球的制备及体外缓释性能研究[J].基层医学论坛,2020,24(35):5045

许鑫,姜慧洁,汪佳楠,等.基于传统煎煮标准汤剂的桂枝配方颗粒制备及质量标准研究[J].中国药学杂志,2020,55(13):1103

薛文静,邱学伟,张潇予,等.乙肝扶正胶囊中重金属及有害元素的含量测定[J].沈阳药科大学学报,2020,37(8):1

Y

杨岩,肖佳妹,易子漾,等.厚朴超临界 CO_2 提取工艺优化及提取物抗氧化活性研究[J].中草药,2020,51(2):381

杨克冰,徐智慧,许晓波,等.红景天苷微乳的制备及其体外透皮吸收研究[J].中国民族民间医药,2020,29(18):26

殷文俊,何洁玉,许鑫,等.基于特征图谱和量值传递关系评价荆芥配方颗粒的关键生产工艺[J].中国中药杂志,2020,45(6):1357

应雨棋,张洋洋,虞立,等.基于 LS-SVM 模型的丹参有效成分超声提取工艺优化[J].中药材,2020,43(4):938

于佳琦,徐冰,李婉婷,等.两种在线传感器评价中药配方颗粒溶化性研究[J].中华中医药杂志,2020,35(5):2395

于英杰,朱红,董优,等.紫杉醇还原敏感胶束冻干粉针制备及溶血研究[J].福建中医药,2020,51(1):78

余巧,李大炜,徐英辉,等.香连胃漂浮片的制备及体外释放研究[J].湖南中医药大学学报,2020,40(5):561

余利军,施星臣,李晓强,等.复方骨质增生缓释片含量测定和体外释放度研究[J].西部中医药,2020,33(3):45

Z

张寒,张博,闫平,等.茶树油羟丙基-β-环糊精包合工艺研究及其包合物评价[J].国际中医中药杂志,2020,42(2):157

张璐.复方党参超微粉咀嚼片的制备[J].山西中医药大学学报,2020,21(5):345

张倩,杨坛,黎枰坪,等.左旋肉碱修饰的壳聚糖-硬脂酸协载槲皮素口服紫杉醇纳米胶束的制备、表征及在体肠循环研究[J].中草药,2020,51(21):5440

张嫱,李正,瞿海斌,等.复方丹参片溶出行为比较研究[J].中国中药杂志,2020,45(8):1918

张丹丹,王天合,李慧君,等.黄芪总皂苷的分离纯化工艺研究[J].湖北中医药大学学报,2020,22(5):42

张焕焕,刘艺,张兰,等.无水磷酸氢钙固化姜黄素磷脂复合物[J].中成药,2020,42(1):20

张焕焕,王云,张振海,等.共聚维酮-Soluplus 喷雾干燥微球包合肉桂油研究[J].中草药,2020,51(22):5723

张琳琳,李小芳,谢龙,等.星点设计-效应面法优化基于甘草酸的葛根素纳米乳及其体外释放研究[J].中草药,2020,51(12):3180

张雯霞,冯敏,苗雨露,等.还贝止咳方的提取纯化工艺的优化[J].中成药,2020,42(5):1371

张育贵,王临艳,李东辉,等.甜荞总黄酮提取工艺的优选及其滴丸制备工艺的优化[J].中药材,2020,43(10):2504

赵芳,苟维,刘飞,等.基于中心复合序贯设计法丹参川

芎嗪注射液水沉工艺优化[J].中草药,2020,51(1):51

赵春草,杨清云,王昱浩,等.HPLC-ELSD法测定介孔二氧化硅包载闹羊花毒素Ⅲ的载药量和包封率[J].上海中医药大学学报,2020,34(5):72

赵兴业,王颖慧,崔晓鸽,等.钩藤碱双层渗透泵控释片的制备及处方优化[J].中成药,2020,42(5):1119

赵誉梦,李磊,范为,等.CO₂超临界提取艾叶油工艺及其成分研究[J].中医药导报,2020,26(9):54

郑立,汤韵秋,余琳媛,等.连翘挥发油自微乳的制备及解热作用[J].中华中医药学刊,2020,38(3):149

钟雨佶,刘青川,张婷,等.波棱内酯A纳米混悬剂冻干粉的制备及其抗乙肝病毒活性评价[J].中国中药杂志,2020,45(5):1076

周晶,欧阳怡,徐倩,等.黄芩苷固体脂质纳米粒的制备及其在小鼠体内组织分布研究[J].安徽中医药大学学报,2020,39(3):72

周开,张佩琛,郝海军,等.蒙花苷磷脂复合物固体脂质纳米粒的制备及其体内药动学研究[J].中成药,2020,42(6):1401

朱辰奇,顾依,周琴,等.利用聚多巴胺制备丹参注射液缓释制剂的研究[J].世界中医药,2020,15(15):2245

朱君君,沈成英,王镜,等.甘草酸-F127/TPGS混合纳米胶束的制备及其大鼠在体肠吸收研究[J].中草药,2020,51(7):1845

朱宇超,程建明,颜媛媛,等.基于混料设计的温经止痛方提取液喷雾干燥工艺研究[J].中国中药杂志,2020,45(1):98

庄媛,赵胜男,刘成琳,等.壳聚糖絮凝法用于天贝止咳口服液纯化工艺研究[J].辽宁中医药大学学报,2020,22(3):38

卓虹伊,陈梁,王春蕊,等.川芎嗪双羟萘酸盐缓释纳米混悬剂的制备及体外释放研究[J].中草药,2020,51(3):616

邹涛,成忠均,吉云,等.超临界CO₂提取刺梨果肉挥发性物质工艺研究[J].中药材,2020,43(4):944

邹俊波,张小飞,史亚军,等.水蒸气蒸馏法提取姜黄挥发性成分的提取动力学考察[J].中华中医药杂志,2020,35(3):1175

（五）中药炮制

【概述】

2020 年度中药炮制研究领域发表论文共 300 余篇，除炮制历史沿革、饮片鉴别和临床应用等论文外，实验研究论文约 200 篇，以优化炮制工艺、炮制对各类指标变化的影响、饮片质量评价方法等研究为主，化学指标结合传统质量评价指标和产地加工一体化的炮制工艺研究较多，性状指标客观化与成分变化相关性、以性状指标客观化进行质量评价研究增加，视觉分析、电子鼻、电子舌、质构仪及质谱分析的技术方法在中药炮制研究中的应用也呈增多趋势。

1. 炮制工艺研究

（1）结合传统质量评价的多指标优化炮制工艺　李潮等以外观性状评分、干膏得率和京尼平苷酸、毛蕊花糖苷、异毛蕊花糖苷质量分数的综合评分为指标，利用响应面法优化车前子盐炙工艺。结果：最佳工艺参数为，每 100 g 车前子生品于 150～180 ℃ 文火炒制 10 min，均匀喷淋盐水（食盐 2 g 加水 20 ml 使溶解）20 ml，炒制 15 min，取出，放凉。宋艺君等以饮片外观性状、总生物碱、款冬酮、芦丁和异槲皮苷含量、醇浸出物含量的总评归一值为评价指标，采用响应面法优化蜜款冬花微波炮制工艺。结果：最佳工艺条件为，闷润时间 5 h，蜂蜜用量 35%，微波火力 80%，时间 45 s。贺亚男等以微波炮附子形态以及双酯型生物碱、单酯型生物碱、醇胺型生物碱含量为指标，确定生附片切片厚度宜选择 3 mm，含水量为 60%～80%，在 350 W 功率下，双酯型乌头碱水解趋于稳定需要 3 min 左右；在 550 W 功率下，需要约

2 min。连传运等采用质构仪针刺式压力传感器对人参润制"药透水尽"进行客观化表征。人参完全软化后，穿刺所需力为 10 N，可以此作为"药透"的标准。

（2）产地加工一体化等炮制新工艺研究　曹淼淼等以草酸钙针晶、水溶性浸出物及水麦冬酸含量为响应值，采用响应面法优选制虎掌南星产地加工炮制一体化工艺。结果：优选得到的工艺参数为，白矾、生姜加水煮沸后，趁热投入鲜南星煮沸 60 min，停火浸泡 2 d，再以原汁水蒸气加热，温度 125 ℃，时间 37 min，取出，洗净晾至七成干，切片。鲜虎掌南星-白矾-生姜用量比 100∶12∶10。侯晓杰等通过考察白术水煎液对免疫抑制小鼠体质量、脾脏指数和胸腺指数的影响，探讨白术一体化加工的可行性。结果表明，白术一体化加工方法和传统加工方法比较无显著性差异。

2. 中药炮制前后化学成分研究

（1）炮制过程中的成分含量变化研究　汪颖舒等制备古法黑豆与何首乌分层铺放蒸后晒品、拌入黑豆汁蒸后晒品和《中国药典》（2020 年版）记载拌入黑豆汁后连续蒸制 8～72 h 样品，以 UPLC-Qq Q-MS/MS 法测定何首乌中 12 个成分。结果：游离蒽醌类成分先降低后升高，蒽醌苷类成分、顺式二苯乙烯苷、虎杖苷和金丝桃苷先升高后降低，反式二苯乙烯苷、白藜芦醇、表儿茶素和芦丁降低，古法黑豆蒸晒与《中国药典》（2020 年版）的黑豆汁连续蒸制不能等同。

（2）不同炮制方法的成分含量差异研究　支美汝等应用 UPLC-Orbitrap-MS 方法，发现生草乌经《中国药典》（2020 年版）方法炮制后，新增 14-O-anisoylneoline、脱氢中乌头碱等 14 种成分，同时

N-去甲基中乌头碱、乌头碱消失；经诃子汤炮制后，原草乌中含有的生物碱类化学成分变化较小，新增没食子酸、诃子次酸、莽草酸等9种诃子中含有的化学成分。祝婧等采用UPLC-Q-TOF-MS鉴定出枳壳54种化学成分，PLS-DA筛选出的橙皮素等14种化学成分作为炮制前后差异性的主要化学标记物，综合加权评分后发现蜜麸枳壳中有效成分含量最高。刘睿等采用Nano LC-MS/MS研究，发现穿山甲经砂炒后，难溶性蛋白质鉴定数量显著降低；蛋白质、肽类的脱酰胺修饰数量显著增加；炮制后Ⅰ型、Ⅱ型角蛋白的鉴定肽段数量显著增加，天冬酰胺与谷氨酰胺发生脱酰胺修饰的数量显著增加。

（3）性状与成分含量变化相关性研究 刘德鹏等利用视觉分析仪等技术研究发现，焦栀子炮制过程样品色度空间参数L^*（明度值）、a^*（红绿色值）、b^*（黄蓝色值）、E^*ab（总色值）与总还原糖含量和总氨基酸含量呈极显著正相关，与5-HMF含量呈极显著负相关。王靖越等发现随着炮制时间的延长，何首乌颜色变深，总色值E^*减小，其颜色测定值与二苯乙烯苷、大黄素-8-O-β-D-葡萄糖苷、大黄素甲醚-8-O-β-D-葡萄糖苷、大黄素及大黄素甲醚5种成分含量具有显著相关性。干丽等研究发现，熟狗脊和烫狗脊在5-HMF、原儿茶酸、原儿茶醛含量上升阶段，与色度值a呈正相关，当含有量降低时，与色度值a呈负相关；色度值L值反之。杨丽等研究发现，大黄炭炮制过程中颜色量化值与14种已知化学成分的含量具有显著的相关性。毕胜等采用电子鼻、电子舌技术，发现电子鼻FAC1与乌头碱、新乌头碱、苯甲酰乌头原碱、苯甲酰新乌头原碱、单酯型生物碱总量均呈显著相关性，电子舌FAC2与苯甲酰新乌头原碱、单酯型生物碱总量均呈显著相关，与苯甲酰乌头原碱含量呈相关性。

3. 中药炮制前后药理作用和成分代谢比较研究

郑威等研究表明，生知母、盐知母对自发性2型糖尿病KKAy小鼠均有显著降糖作用，盐知母能够促进机体胰岛素分泌，增加机体对胰岛素的敏感性，使降血糖作用增强。张凡等采用UPLC-Qq Q-MS法测定黄柏生品与盐炙品中黄柏碱、木兰花碱、药根碱、巴马汀、小檗碱成分在肾组织脏器中的含药浓度，结果发现盐炙后的黄柏肾脏吸收效果较生品好。吴昊等利用LC-MS技术结合代谢组学方法观察甘草炮制雷公藤后对小鼠血清中代谢产物的影响，结果发现可有效降低小鼠的肝毒性。张崇佩等采用UPLC-Q-TOF-MS/MS技术，建立了米泔水漂苍术提取物血清药物成分的测定方法，共鉴定出7种成分，分别为酪氨酸、汉黄芩苷、苍术素、4-辛基苯甲酸、β-金合欢烯、β-桉叶醇和棕榈酸。

4. 中药饮片质量控制研究

（1）多成分含量测定方法研究 贾红梅等基于化学计量学筛选获得了酒萸肉中5-HMF、没食子酸、原儿茶酸、莫诺苷、马钱苷酸等10个特征成分，并建立了含量测定方法。刘蓬蓬等建立UPLC-MS/MS法测定黄芪中8种苷类（黄芪皂苷Ⅰ、Ⅱ、Ⅲ、Ⅳ和毛蕊异黄酮苷、芒柄花苷、黄芪异黄烷苷、黄芪紫檀烷苷）及4种苷元（毛蕊异黄酮、芒柄花素、黄芪异黄烷、黄芪紫檀素）成分含量的方法。文旺等从甘草片、清炒甘草、蜜炙甘草3组炮制品中共识别10个质量差异标志物，主要为甘草苷和甘草酸的衍生物。

（2）传统性状客观化的质量评价研究 柴冲冲等基于电子舌响应值建立了黄芩片、酒黄芩的Fisher判别模型，可对黄芩酒炙前后进行有效地判别，判别识别率为100%。王杨等利用色差仪测定了白芍药及不同炮制程度酒制白芍药饮片的色度值，结果发现以色度值为评价指标可有效区分白芍药与炮制适中、炮制太过酒制白芍药。石典花等采用一测多评法建立可同时测定侧柏炭6种黄酮类成分含量的内在质量控制新方法，通过对侧柏叶及不同炒制程度侧柏炭的色度检测，明确了色度值ΔL^*，Δb^*和ΔE的标准范围分别为$-50.00 \sim -44.00$，$6.00 \sim 11.00$，$45.00 \sim 50.00$。

（3）特征图谱和指纹图谱研究　刘娜等建立不同产地白及饮片的 UPLC 指纹图谱，24 批次的白及饮片指纹图谱分析共标定 12 个共有峰，相似度在 0.812～0.976 之间，其中 22 批白及饮片的相似度均大于 0.9，表明市售白及饮片整体质量基本一致。付媛媛等采用 HPLC 法建立盐黄柏饮片的特征图谱，并能同时测定盐酸黄柏碱、4-O-阿魏酰奎尼酸、5-O-阿魏酰奎尼酸和盐酸小檗碱 4 种主要成分的含量。丁青等采用 UPLC 建立的巴戟天寡聚糖类指纹图谱具有 15 个共有峰，确定了 1 个主成分因子；环烯醚萜类指纹图谱具有 7 个共有峰，确定了 3 个主成分因子，炮制前后平均综合得分均差异较大。孙媛等以 HPLC-DAD 建立不同炮制程度的生、炙甘草指纹图谱，采用多元统计分析方法结合网络药理学分析，筛选出甘草皂苷 G2、甘草酸、甘草素、甘草苷、异甘草苷等 7 种差异成分可作为潜在质量标志物。

（4）标准汤剂质量标准研究　王珊等发现 14 批合格的炒王不留行标准汤剂中王不留行黄酮苷转移率为 58.98%～93.94%，干膏得率 8.67%～17.83%，pH5.55～6.44，并分析确定了指纹图谱中的 9 个共有峰，相似度均大于 0.96。郝单丽等发现，12 批防己标准汤剂中防己诺林碱转移率为 22.31%～88.12%；粉防己碱转移率为 21.08%～54.98%；出膏率为 12.2%～16.7%，分析确定了指纹图谱中的 6 个共有峰，指认了 2 个色谱峰。李文兵等建立的 20 批次枇杷叶蜜炙前后标准汤剂 HPLC 指纹图谱有显著差异，并发现枇杷叶蜜炙后指纹图谱新增 2 个色谱峰，而新绿原酸、绿原酸、隐绿原酸质量分数显著降低。

5. 炮制原理研究

李书晖等研究发现，生半夏中毒性成分凝集素蛋白含量为 5.01%，而法半夏中仅含 0.04%；石灰水浸泡 1 d、甘草汁浸泡 3 d 后，生品中凝集素含量显著降低。使用石灰水浸泡后，凝集素蛋白被分解为小分子的肽段，甘草汁浸泡，可促使凝集素蛋白变性沉淀。石典花等发现，侧柏叶炒炭适中时杨梅苷、槲皮苷、异槲皮苷、穗花杉双黄酮、扁柏双黄酮等黄酮类成分明显降低，新产生的槲皮素和山奈酚含量较高，且与止血作用的增强明显相关。王艳等模拟康定乌头砂炒过程，筛选出主要毒性成分印乌碱在 160～180 ℃，加热 10～30 min 时发生结构转化，印乌碱的 C-8 位脱去乙酰基，转化为 14-苯甲酰伪乌头碱，接着 14-苯甲酰伪乌头碱的 C-8 位、C-15 位发生脱水反应转化为 mithaconitine，对大鼠心脏毒性较小，达到砂炒减毒的目的。刘晓梅等发现地龙腥味成分主要为醛类（异戊醛、2-甲基丁醛、异丁醛、2-乙基己醛、己醛）和胺类（三甲胺），炒制、甘草泡制、醋炙、酒炙均能减少地龙腥味成分，并且酒炙还能增加杂环类和酯类香气成分掩盖其不良气味。

张文婷等采用 HPLC-ELSD 特征图谱分析了地黄蒸制过程成分变化，蔗糖受热生成果糖与葡萄糖，棉籽糖受热生成蜜二糖、蔗糖和果糖，水苏糖受热主要生成甘露三糖。张艳雪等模拟黄精酒蒸品与炆制品，在 D-蔗糖模拟炮制品中检出 D-果糖和 D-葡萄糖，在棉子糖模拟炮制品中检出 D-果糖、D-葡萄糖、蜜二糖和半乳糖，在蜜二糖模拟炮制品中检出半乳糖和 D-葡萄糖。陈智等模拟黄芩炒炭过程，在黄芩苷样品中检出黄芩素，在汉黄芩苷样品中检出汉黄芩素。

（撰稿：谭鹏　李飞　审阅：蔡宝昌）

【24 种中药炮制工艺的研究】

1. 金银花

金银花清热解毒，多用生品。张欣荣等临床研究发现，蜜炙金银花可以增强治疗咽炎的效果。因此以绿原酸含量为评价指标，以加蜜量、闷润时间、烘制温度及烘制时间为考察因素，采用 Box-Behnken 响应面法优化金银花的最佳蜜炙工艺为：加蜜量 20%，烘制温度 154 ℃，烘制时间 13 min，闷润时间 1 h。

2. 红参

侯新莲等以蒸制温度、蒸制时间、干燥方法为考察因素,人参皂苷类成分含量、指纹图谱相似度为指标,采用正交试验优化红参的炮制工艺,结果最优炮制工艺为:100 ℃蒸制 150 min,60 ℃干燥。

3. 巴豆霜

刘敬等以脂肪油和巴豆苷含量为评价指标,采用正交试验优选巴豆制霜工艺的温度、压力、压制次数和压制时间,发现在 80 ℃、150 kPa 的条件下压制 3 次,每次 30 min 为最佳炮制工艺。

4. 北沙参

目前北沙参临床以生用为主,但各地炮制规范中亦可见蜜炙法。王凤娇等分别考察了北沙参的生品切制工艺和蜜炙工艺,以润制时间、切段长度、干燥温度为影响因素,饮片性状及补骨脂素、花椒毒素、佛手苷内酯、欧前胡素、异欧前胡素含有量为评价指标,采用正交试验优化生品制备工艺;再以炼蜜与水比例、闷润时间、炒炙温度、炒炙时间为影响因素,采用与生品相同的评价指标,正交试验优化蜜炙工艺。结果:生品最佳制备工艺为润制 24 h,切 5 mm 短段,60 ℃下干燥;而蜜炙品最佳工艺为炼蜜∶水(1∶1)混合后加入生品,拌匀,闷润 40 min,150 ℃(锅底温度)炒炙 30 min。

5. 陈皮

《中国药典》(2020 年版)中陈皮的炮制方法为切丝,但具体的炮制工艺未有规定。吴健雄等以加水量、润制时间、切制形状、烘干温度为考察因素,以芸香柚皮苷、橙皮苷、甜橙黄酮、川陈皮素、橘红素、去甲基川陈皮素 6 种成分的含量为指标,利用变异系数法-层次分析法计算各指标权重,得出总评分(OD 值),优选出陈皮最佳炮制工艺为:每 50 g 陈皮加 70 g 水喷淋,润制 12 min,切宽丝,60 ℃烘干。

6. 甘草

张欣舒等考察了生甘草饮片的软化方法、闷润温度及干燥温度,采用 HPLC 测定甘草苷、甘草酸的含量为指标,优选出生甘草炮制工艺为:60 ℃闷润,不去皮,切制后 70 ℃干燥。赵鑫则以饮片外观性状、含水量、总灰分及甘草苷、甘草酸含量为评价指标,采用 HPLC 法考察软化温度、闷润时间、润透时吸水量、干燥温度、干燥时间对甘草质量的影响,优选甘草炮制工艺为:取原药材,除去杂质,大小分档,洗净,软化温度 5～25 ℃,小档闷润时间 18～24 h,大档闷润时间 48～72 h,至内外湿度一致,润透时吸水量为 28%～38%,切厚片,60～70 ℃条件下干燥 4～5 h。

段秀俊等以甘草苷、甘草素、甘草查耳酮 A 和甘草次酸的含量作为考察指标,采用响应曲面设计法考察甘草加蜜量、浸泡闷润时间、炒制温度、炒制时间对蜜炙甘草炮制工艺的影响,从一测多评、综合评价的角度优选出蜜炙甘草最佳炮制工艺为:加蜜量 1/4,浸泡闷润时间 15 min,炒制锅底温度为 160 ℃,炒制时间 13 min。由于蜜炙甘草易吸潮、发粘、霉坏、贮藏期限短,广西一带有用蜜、酒以一定比例炒制甘草的炮制方法。

7. 酸枣仁

李喆等以炒制时间和炒制温度为考察因素,以斯皮诺素、6‴-阿魏酰斯皮诺素、酸枣仁皂苷 A、白桦脂酸含有量进行综合加权评分为评价指标,结合层次分析法,优化酸枣仁的炒制工艺。结果最佳炒制工艺为:炒制温度 130～140 ℃,炒制时间 60 s。而贺素容等采用响应面法-中心复合法,以酸枣仁皂苷 A、酸枣仁皂苷 B、斯皮诺素水分和水溶性浸出物含量的算术平均值(M)为指标,对酸枣仁的投药温度和炒制时间进行考察。结果显示:炒酸枣仁的最佳投药温度为 115 ℃,最佳炒制时间为 4 min。

8. 何首乌

蒲俊安等以蒸制时间、烘制时间、烘制温度为自变量,二苯乙烯苷、大黄素、大黄素甲醚和总多糖含量为指标,结合加权综合评分法和星点设计-效应面法优化何首乌九蒸九晒的炮制工艺。结果最优炮制工艺为:蒸制时间 4.5 h、烘制时间 9 h、烘制温度 66 ℃,反复炮制 9 次。刘梦娇等选择蒸制时间、炮制次数、晒制时间为考察因素,采用正交试验法,以二苯乙烯苷、游离蒽醌、结合蒽醌含量为考察指标,得到何首乌"九蒸九晒"最优炮制工艺为:蒸制 4 h,晒制 4 h,蒸晒 11 次。

9. 夏天无

夏天无具有活血通络、行气止痛的功效,临床上常用醋调敷贴患处以增强止痛作用。严丽萍等通过响应面设计法对醋制夏天无的醋用量、浸润时间、炒制温度、炒制时间进行考察,以水分、灰分、浸出物、生物碱(原阿片碱、盐酸巴马汀、延胡索乙素、比枯枯灵碱)含量为指标,以 Critic 法结合 G1 法计算权重系数,通过综合评分优选夏天无醋炙的最佳炮制工艺:加 30%醋浸润 1 h,于 170～190 ℃炒制 5 min。

10. 延胡索

王斌等在延胡索传统酒炙法的基础上,采用正交试验法结合综合加权评分法优化酒延胡索的微波炮制工艺,以外观性状、浸出物和原阿片碱、盐酸小檗碱、延胡索乙素含量为评价指标,以黄酒量、闷润时间、火力大小、炮制时间为考察因素,优选酒延胡索的微波炮制工艺为:黄酒用量 4 g(约药材量的 20%),微波火力 40%,闷润时间 3 h,炮制时间 3 min。

11. 三颗针

李香等以盐酸药根碱、盐酸巴马汀、盐酸小檗碱为指标,采用正交试验法,对加醋量、酒量、闷润时间、烘制温度、烘制时间进行考察。优选三颗针的最佳醋制工艺:加米醋 30%,闷润 1.5 h,160 ℃烘制 20 min;最佳酒制工艺为:加黄酒量 30%,闷润 1 h,160 ℃烘制 20 min。

12. 黄芩

苏文龙等采用响应面法进行实验设计,以黄芩苷含量,小鼠的凝血时间和外观性状为响应值,优选

出黄芩炒炭的最佳工艺条件为:炮制时间 10 min,炮制温度 200 ℃,投料量 100 g。

13. 牛膝

屠万倩等基于"酸入肝"的炮制理论,采用 HPLC 法测定牛膝中 β-蜕皮甾酮、25R-牛膝甾酮、25S-牛膝甾酮、人参皂苷 Ro、竹节参皂苷 IVa 的含量;采用 UV 法测定总甾酮、总苷和总多糖的含量;选择醋种类、加醋量、炒制时间和闷润时间为因素,以主成分分析的综合得分为指标,优选醋炙牛膝的最佳炮制工艺为:加入质量比为 20%的陈醋,闷润 30 min,炒制 20 min。

14. 肉苁蓉

现代肉苁蓉的炮制方法有清蒸法、酒制法、黑豆汁制法,而黑豆汁炮制可以增强其补肾的作用。马冬妮等以黑豆汁加入量、蒸制时间、浸泡时间为考察因素,以浸出物、松果菊苷、毛蕊花糖苷含量为指标,采用层次分析法确定权重系数,进而采用均匀设计法对黑豆汁制肉苁蓉的炮制工艺进行优选。结果最佳工艺为:肉苁蓉加 20%黑豆汁浸泡 0.5 h,蒸制 6 h。

15. 南五味子

孙浩等以外观性状、五味子酯甲及标准汤剂出膏率为评价指标,采用正交试验法考察米醋用量、蒸制时间、闷润时间 3 个因素,优选醋南五味子的炮制工艺。结果最佳炮制工艺为:取净南五味子适量,加入 20%米醋拌匀,润制 1 h,待米醋被吸尽后,置于蒸制容器中蒸制 7 h,取出,60 ℃干燥即可。

16. 马钱子

马钱子在维吾尔族和蒙古族的民族药应用中通常用牛奶浸泡或煎煮,以达到减毒增效的目的。郑丽丽等以炮制时间、浸泡时间、牛奶倍量为自变量,以马钱子碱和士的宁含量为因变量,采用 Box-Behnken 试验设计,优化马钱子的牛奶炮制工艺。结

果马钱子最佳奶制工艺为:生品浸泡 6 d,润后取出,刮去外种皮、去掉胚芽,加入 9 倍量牛奶,加热提取 1.5 h。

17. 木香

陈娟等以煨木香的外观性状、挥发油、木香烃内酯、去氢木香内酯含量的综合评分为评价指标,采用多指标综合评价结合中心组合设计响应曲面法对平铺层数、纸煨温度、纸煨时间进行考察,筛选最佳炮制工艺参数,得到煨木香的最佳炮制工艺为:将湿木香饮片用 1 层草纸包裹后,间隔平铺 5 层,置 100 ℃烘箱中烘煨约 2 h,木香呈棕黄色取出。

18. 大黄

辛二旦等以大黄中芦荟大黄素-8-O-葡萄糖苷等 11 种化学成分含量的综合评分作为考察指标,以含水量、切制规格和干燥温度为考察因素,采用 Box-Behnken 响应面试验设计优化大黄的产地加工炮制一体化工艺。最佳工艺条件为:含水量 35%,切制规格 2.5 mm,干燥温度为 60 ℃。

19. 巫山淫羊藿

巫山淫羊藿具有祛风湿、补肝肾、强壮筋骨的功效,炮制方法以油炙法居多。苏菲菲等选择炮制温度、炮制时间、占锅体积为考察因素,以朝藿定 A、朝藿定 B、淫羊藿苷、朝藿定 C 的含量为考察指标,采用星点设计-效应面法优选巫山淫羊藿的炮制工艺。结果最佳炮制工艺为:炮制温度 115 ℃,炮制时间 10 min,占锅体积 25%。

20. 山茱萸

九蒸九晒指采用蒸法和晒法反复炮制中药材,主要目的是纠偏药材药性或增加药效成分,增强补益作用。马彦江等以水浸出物、多糖、莫诺苷、马钱苷、5-HMF 的含量为评价指标,采用均匀设计法考察黄酒用量、闷润时间、蒸制时间和蒸制次数对炮制工艺的影响,优选出山茱萸最佳九蒸九晒炮制工艺:

黄酒用量为药材的 15%,闷润时间为 1.5 h,蒸制时间为 1.5 h,蒸制次数为 9 次。

21. 炉甘石

炉甘石在临床上通常经煅制、水飞后使用。贾茹等以 ZnO 增加量及外观性状为评价指标,采用正交试验优化炉甘石煅制工艺;以 ZnO 含量、样品收率及水飞前后粒径之差为评价指标,采用正交试验优化炉甘石水飞工艺。最佳炮制工艺为:炉甘石破碎成 7～9 mm,700 ℃煅制 1 h 后,加 40 倍量水水飞,沉降 20 s 后倾出,共水飞 20 次。

22. 桂枝

张祺嘉钰等用 HPLC 法测定蜜桂枝中桂皮醛、香豆素、桂皮酸及桂皮醇的总评归一值,以闷润时间、火力、炼蜜用量及炮制时间为影响因素,经响应面法优化蜜桂枝微波炮制工艺。结果最佳工艺条件为:闷润 1.6 h,火力 40%,炼蜜用量 17.5%,炮制时间 5 min。

23. 胡芦巴

姜明月等通过单因素试验筛选出炮制温度、炮制时间及加盐量 3 个影响因素。以胡芦巴多糖、薯蓣皂苷元、胡芦巴碱和 4-羟基异亮氨酸提取率的综合评分为响应值进行 Box-Behnken 试验设计,优选出胡芦巴盐制工艺:100 g 胡芦巴,2 g 盐在 158 ℃下烘制 10 min。

24. 吴茱萸

刘丽婷等在单因素试验的基础上,采用响应曲面法考察甘草用量、闷润时间、炒制温度对吴茱萸质量的影响,采用综合评分法对各指标进行综合评定,获得制吴茱萸最佳的炮制工艺为:每 100 kg 吴茱萸用甘草 6 kg,闷润时间 6 h,炒制实际锅温(160±7)℃,炒制时间 16～18 min。

(撰稿:李伟东　审阅:蔡宝昌)

【19种中药炮制前后化学成分变化的研究】

1. 槟榔

胡璇等测得生槟榔、炒槟榔、焦槟榔中去甲槟榔碱、槟榔碱、去甲槟榔次碱、槟榔次碱含量均有差异。槟榔药材中去甲槟榔碱、槟榔碱、去甲槟榔次碱3种生物碱平均含量最高，分别为1.32、3.76、2.14 mg/g，显著高于槟榔饮片、炒槟榔和焦槟榔（$P < 0.05$），而槟榔次碱平均含量（1.29 mg/g）显著高于炒槟榔和焦槟榔（$P < 0.05$），但与槟榔饮片差异不明显。槟榔饮片中去甲槟榔碱、槟榔碱平均含量显著高于炒槟榔和焦槟榔（$P < 0.01$），分别为1.07、3.04 mg/g，但去甲槟榔次碱（1.51 mg/g）平均含量与炒槟榔、焦槟榔比较并无显著差异，而槟榔次碱（1.20 mg/g）平均含量显著高于炒槟榔（$P < 0.01$），与焦槟榔无显著差异。炒槟榔与焦槟榔在去甲槟榔碱、槟榔碱、去甲槟榔次碱平均含量上并无显著差异（$P > 0.05$），但焦槟榔槟榔次碱平均含量显著高于炒槟榔，为0.89 mg/g（$P < 0.05$）。

2. 川芎

廖宇娇等研究表明，与生川芎相比，川芎炮制品的浸出物含量均明显增加，增加程度为蜜川芎＞酒川芎＞芷川芎＞茶川芎。酒川芎中绿原酸、阿魏酸、洋川芎内酯Ⅰ、阿魏酸松柏酯、洋川芎内酯A、藁本内酯的含量均减少；蜜川芎、茶川芎、芷川芎中除阿魏酸含量增加外，其余5种成分含量均减少。提示黄酒、蜂蜜、茶叶及白芷提取物均能促进川芎中化学成分的溶出，增加浸出物的含量。

3. 淡豆豉

翁美芝等按《中国药典》（2020年版）制备淡豆豉，从中筛选获得3种产纤溶酶细菌，分别为枯草芽孢杆菌、嗜麦芽窄食单胞菌、微球菌。纤维蛋白平板法测定纯种发酵液纤溶酶活力的结果显示，嗜麦芽窄食单胞菌所产纤溶酶活力最高，达527.49IU/ml。

周姝含等检测了淡豆豉炮制中枯草芽孢杆菌、鸟肠球菌、屎肠球菌、解淀粉芽孢杆菌、黑曲霉等12种微生物调控γ-氨基丁酸的形成机制。12种微生物在pH 5～7、28～37 ℃时产谷氨酸脱羧酶和蛋白酶的酶活较高。其中黄曲霉产谷氨酸脱羧酶酶活最高，为41.97U/h，最适pH 7、温度28 ℃；其次是鲑色锁掷酵母菌、黑曲霉、米根霉、枯草芽孢杆菌，酶活分别为29.04、25.78、22.42、19.43 U/h。枯草芽孢杆菌产中性蛋白酶活最高，为24.80 U/ml，最适pH 7、温度37 ℃；其次是解淀粉芽孢杆菌、米根霉、鸟肠球菌，酶活分别为16.86、12.51、9.18 U/ml。解淀粉芽孢杆菌产碱性蛋白酶活最高，为13.29 U/ml，最适pH 7、温度34 ℃；其次是枯草芽孢杆菌、米根霉，酶活分别为8.86、6.20 U/ml。12种微生物产酸性蛋白酶能力普遍较差。该结果显示，真菌有较强的产谷氨酸脱羧酶能力，细菌有较强的产中性蛋白酶能力，淡豆豉高富集γ-氨基丁酸是多菌种共同作用所致。

4. 党参

窦霞等发现党参炮制为红党参后新增成分为5-HMF，平均含量为0.14％，党参中多糖含量为2.98％，红党参中多糖含量为6.12％，多糖含量增加105％；党参中党参炔苷含量为0.18％，红党参中党参炔苷含量为0.15％，党参炔苷含量降低16.7％。

吕立铭等测得党参生饮片和清蒸党参中党参多糖、党参炔苷、5-HMF、醇溶性浸出物含量分别为23.1％、0.65 mg/g、0 mg/g、64.20％和14.6％、0.46 mg/g、4.92 mg/g、71.34％。即清蒸后，党参炔苷、党参多糖含量降低，5-HMF、醇溶性浸出物含量增加。

吕立铭等测得党参不同炮制品中，党参炔苷含量（w/％）依次为：生品（6.5×10^{-4}）＞米炒（4.7×10^{-4}）＞清蒸（4.6×10^{-4}）＞麸炒（4.5×10^{-4}）＞蜜炙（2.9×10^{-4}）；党参多糖含量（w/％）依次为：生品（23.10）＞米炒（19.30）＞麸炒（18.54）＞蜜炙

(14.89)＞清蒸(14.60)；5-HMF 含量(w/％)依次为：清蒸(4.92×10⁻³)＞蜜炙(1.54×10⁻³)＞麸炒(1.41×10⁻³)＞米炒(8.4×10⁻⁴)＞生品(0)。表明党参采用不同方法炮制后，所含指标性成分均有不同程度的变化，进而会影响党参的功效。

5. 地黄

周国洪等运用植物代谢组学，分析地黄蒸制前后化学成分变化。生地黄和熟地黄组间存在明显差异。地黄蒸制后，环烯醚萜苷元、单糖和 5-HMF 等化合物含量显著增加，氨基酸和环烯醚萜苷类化合物含量降低。发现地黄蒸制后，颜色加深，乌黑如炭，可能是受到美拉德反应影响的结果。果糖和半乳糖的含量也明显上升，可能是熟地黄质地变黏，味由苦转甘的原因。环烯醚萜苷类成分含量显著下降，而环烯醚萜苷元成分含量显著上升，可能是生熟地黄功效存在差异的原因之一。

张江山等在前期糖类研究基础上筛选出与"色黑、味甘"产生机制相关联的甘露三糖、半乳糖和葡萄糖。熟地黄中 3 种糖含量分别为，甘露三糖 16.95％～39.85％，半乳糖 1.35％～3.18％，葡萄糖 2.39％～6.61％；甘露三糖、葡萄糖与色度值 L（其值越小代表被测物越黑）呈极显著负相关($P<0.01$)，与熟地黄样品和白板间的总色差值（其值越大代表被测物颜色越深）呈极显著正相关($P<0.01$)，相关系数分别为 -0.972、-0.646 和 0.960、0.643。熟地黄中色泽较黑较深者甘露三糖和葡萄糖含量也相对较高。

李娴等检测发现生地黄中未检出 5-HMF。清蒸熟地黄和酒炖熟地黄中可以检测到 5-HMF，环烯醚萜单糖苷梓醇和益母草苷几乎全部降解；环烯醚萜双糖苷地黄苷 A、地黄苷 D 和苯丙素苷毛蕊花糖苷、异毛蕊花糖苷的含量较生地黄中含量降低。九蒸九晒熟地黄中可以检测到 5-HMF，环烯醚萜单糖苷梓醇和益母草苷、环烯醚萜双糖苷地黄苷 A、地黄苷 D 和苯丙素苷毛蕊花糖苷、异毛蕊花糖苷几乎全部降解。

6. 杜仲

刘育婷等发现，烘制法、炒炭与砂炒法制备的杜仲炮制品与生品杜仲之间的损耗率、浸出物、松脂醇二葡萄糖苷含量以及绿原酸含量的差异均具有统计学意义($P<0.01$)。四川和湖南产地杜仲的损耗率由高到低依次为杜仲炭、砂炒杜仲和烘制杜仲($P<0.01$)。四川产地的杜仲在经过砂炒和炒炭之后，耗损率明显高于湖南产地杜仲($P<0.01$)，而在经过烘制之后，耗损率低于湖南产地杜仲($P>0.05$)。四川产地杜仲浸膏得率和松脂醇二葡萄糖苷含量由高到低依次为烘制杜仲、杜仲炭和砂炒杜仲($P<0.01$)；湖南产地杜仲浸膏得率由高到低依次为烘制杜仲、砂炒杜仲和杜仲炭($P<0.01$)。四川产地的杜仲在经过烘制之后，浸膏得率明显高于湖南产地杜仲($P<0.01$)，而在经过炒炭和砂炒之后，杜仲的浸膏得率低于湖南产地杜仲($P<0.01$)。四川产地的杜仲在经过烘制和砂炒之后，松脂醇二葡萄糖苷含量明显高于湖南产地杜仲($P<0.01$)，而在经过炒炭之后，松脂醇二葡萄糖苷含量低于湖南产地杜仲($P<0.05$)。四川产地杜仲绿原酸含量由高到低依次为烘制、砂炒和杜仲炭($P<0.01$)，湖南产地杜仲绿原酸和松脂醇二葡萄糖苷含量由高到低依次为烘制、杜仲炭和砂炒($P<0.01$)。四川产地的生品杜仲以及经过烘制、炒炭和砂炒之后，绿原酸含量均明显高于湖南产地杜仲($P<0.01$)。

刘育婷等测得盐炙、酒炙、蜜炙及姜炙杜仲与生品杜仲之间的损耗率、浸出物、松脂醇二葡萄糖苷含量以及绿原酸含量的差异均具有统计学意义($P<0.01$)。四川产地杜仲损耗率由高到低依次为盐炙法、姜炙法、酒炙法和蜜炙法($P<0.01$)；湖南产地杜仲损耗率由高到低依次为姜炙法、盐炙法、蜜炙法和酒炙法($P<0.01$)。四川产地杜仲在经过盐炙和酒炙之后，耗损率明显高于湖南产地杜仲($P<0.01$)，而蜜炙和姜炙与此相反($P<0.01$)。四川和湖南产地杜仲浸膏得率由高到低依次为蜜炙法、酒炙法、盐炙法和姜炙法($P<0.01$)，且四川产地各类炮制杜仲

的浸膏得率高于湖南产地($P<0.01$)。四川和湖南产地杜仲松脂醇二葡萄糖苷含量由高到低依次为盐炙法、酒炙法、蜜炙法和姜炙法($P<0.01$)。四川产地杜仲在经过盐炙、蜜炙和姜炙之后，松脂醇二葡萄糖苷含量明显高于湖南产地杜仲($P<0.01$)，而经过酒炙之后，其含量低于湖南产地杜仲($P<0.01$)。四川产地杜仲绿原酸含量由高到低依次为姜炙法、蜜炙法、酒炙法和盐炙法($P<0.01$)，湖南产地杜仲绿原酸含量由高到低依次为蜜炙法、酒炙法、盐炙法、姜炙法($P<0.01$)。四川产地的生品杜仲以及经过蜜炙和姜炙之后，绿原酸含量明显高于湖南产地杜仲($P<0.01$)，而经过盐炙之后，其含量低于湖南产地杜仲($P<0.05$)。该结果提示，杜仲炮制品的品质与产地和炮制方法密切相关。

7. 厚朴

刘娜等测得厚朴生品、姜炙品、姜浸品、姜煮品及生姜紫苏制品的厚朴酚、和厚朴酚、鞣质含量均有不同程度的增加，且与厚朴生品之间差异均有统计学意义($P<0.05$)；姜炙品、姜煮品与生姜紫苏制品中的挥发油和多糖含量均降低，姜浸品则明显升高，且4种厚朴姜制品中除生姜紫苏制品的挥发油含量变化不明显，其他3种姜制品的多糖与挥发油含量较生品差异均有统计学意义($P<0.05$)。4种厚朴姜制品中的5种成分含量两两比较，差异均有统计学意义($P<0.05$)。姜炙品和姜煮品的各类成分变化趋势一致。

8. 黄精

郑晓倩等测得黄精中多糖含有量随着蒸晒次数的增加，先减少后趋于稳定。双糖、单糖含有量在炮制过程中呈现先增加后递减的趋势，五蒸五晒品中果糖含有量最高，为38.33%；七蒸七晒品中葡萄糖达到最大值6.85%；蔗糖在经过6次蒸晒后无法检出。

吴丰鹏等测得未蒸制的黄精，多糖含量为14.36%，但随着蒸制次数的增加，黄精多糖的含量逐渐减少并趋于稳定，保持在4%左右；黄精多糖主要由甘露糖、葡萄糖、半乳糖、阿拉伯糖组成，未蒸制时4种单糖的含量分别为52.47%、36.84%、7.32%、3.37%；随着蒸制次数的增加，甘露糖的含量相对减少，葡萄糖的含量先减少后增加，半乳糖和阿拉伯糖的含量相对增加；黄精多糖具有一定的抗氧化活性，未蒸制黄精的多糖抗氧化活性显著低于蒸制后黄精的多糖($P<0.05$)。该结果提示，蒸制过程会造成黄精多糖成分的流失，在高湿和高温环境下，黄精多糖会发生糖异构化，使其单糖组成发生改变。

9. 黄芩

位玉蝶等报道黄芩饮片经酒炙、醋炙、盐炙后，不但改变了黄芩的外观，其内部结构也发生了改变，即物性参数发生了改变。黄芩物性参数与化学成分之间具有显著相关性，pH值与总黄酮、多糖含量的回归模型$R^2>0.9$，氧化值与黄芩苷含量的回归模型$R^2>0.9$，线性关系较好，模型拟合度高。黄芩炮制后黄芩苷含量呈下降趋势，且与生品相比存在显著性差异；酒黄芩总黄酮含量高于生黄芩，无显著性差异；盐黄芩多糖含量高于生黄芩，存在显著性差异。物性参数指征黄芩内在质量优劣，指征性最强的为pH值与氧化值。

10. 金樱根

韦熹苑等发现广西金樱根不同产地药材及其炮制品中金属元素含量存在一定差异，常量元素以Al和Fe元素最为丰富，其中Al元素含量偏高，在各种炮制品中可达到33.9～270 mg/kg，此特征性可作为广西金樱根药材的重要标志；Fe元素在生品中均达到1 mg/kg以上，但是个别产区的Fe元素经过炮制后呈现出无规律地下降或升高的特征。聚类分析和主成分分析将产地分为三类，柳州融水、宜州怀远、宜州洛东和桂林全州的炮制品聚为第一类，桂林灌阳、贺州信都、贵港桂平和钦州平吉的炮制品聚为第二类，贵港平南的金樱根炮制品聚为第三类,主成分分析结果与聚类分析结果完全一致。主成分分析特征元素为 Al、Pb、Ba、Zn、As、Sr。9 个产区的金樱根在经过不同方法炮制后 Pb、As、Sr 元素含量无显著性变化,Al 元素经过醋炙后的含量均显著降低,Zn 元素在经过醋炙后含量明显提高,而两种元素在其他炮制方法中无显著性变化规律,Ba 元素在柳州融水、贵港桂平及钦州平吉的产区炮制后变化明显外,其他产区炮制后变化无显著性。

11. 没药

周宜等应用热重-微熵热重技术,依据没药的不同品质等级,建立没药品质鉴别热解特性参数,并对没药及其相关配比物进行程序升温及恒温的热解特性研究。没药生品于(286.20±10.32)、(460.72±11.09)℃附近的强度为(3.13±0.13)、(4.68±0.63)%/min 的热解燃烧速率峰为品质鉴定没药燃烧热解特征峰,于(412.9±86.4)℃处现热失重速率峰可能与所含杂质有关。根据没药燃烧热解特性,量化本品文火炮制(醋没药、清炒没药)的具体温度为(145.17±2.72)℃;按照没药醋制品及挥发油醋配比物、总酸醋配比物燃烧热解特性可知,醋的加入以反比例降低挥发油热解最大热失重速率温度,并以反比例缩短挥发油热解所需时长,致使挥发油加速热解,从而易于失去,而且以正比例减少总酸热解,致使总酸量得以保留,本品的具体炮制火力和火候分别为炮制温度达到(145.17±2.72)℃后加热(5.67±0.98)min。动力学研究可知没药及其醋配比物都具有良好的线性关系,其中没药 R^2 范围为(0.887±0.051),醋配比物 R^2 范围为(0.929±0.019),证明 Page 模型用于中药材文火炮制验证的可行性。

12. 人参

李月茹等设计并利用密度泛函方法计算在复杂的人参炮制过程中,皂苷 Rg5 和 Rg6 形成的化学反应路径和基本化学反应机理。理论计算结果显示,产物的化学过程主要为皂苷的水解和甾醇的脱水;预测通过加工程序和手段的变化以及条件的控制,可使皂苷发生不同的化学反应,从而得到炮制品中组成和成效不同的皂苷产物。

13. 桑枝

白惠心等测定了桑枝不同炮制品中桑皮苷 A、绿原酸、白藜芦醇苷、白藜芦醇和桑辛素的含量。生品中各成分的平均含量分别为 6 808.45、176.00、2.87、6.52 和 131.67 μg/g;醋炙品中各成分的平均含量分别为 6 482.82、84.03、5.30、6.07 和 115.35 μg/g;酒炙品中各成分的平均含量分别为 7 289.55、81.63、5.23、7.18 和 148.32 μg/g;新工艺品(先盐水浸,再熟蜜拌,后在麸皮小米混合辅料中炒黄)中各成分的平均含量分别为 4 087.03、57.57、5.03、1.50 和 73.57 μg/g。该结果表明,桑枝酒炙后桑皮苷 A、白藜芦醇和桑辛素的含量增加最明显,醋炙后白藜芦醇苷的含量增加最明显,而绿原酸经炮制后含量均有所下降。

14. 山麻黄

吴珊珊等以 HPLC 法检测 3 批山麻黄生品中麻黄碱含量在 0.79%～1.58% 之间,平均值为 1.06%,伪麻黄碱含量在 0.57%～0.98% 之间,平均值为 0.76%;蜜炙山麻黄中麻黄碱含量 0.50%～1.36% 之间,平均值为 0.80%,伪麻黄碱含量在 0.48%～0.69% 之间,平均值为 0.61%;山麻黄绒中麻黄碱含量在 0.35%～1.02% 之间,平均值为 0.58%,伪麻黄碱含量在 0.34%～0.51% 之间,平均值为 0.44%;蜜炙山麻黄绒中麻黄碱含量在 0.24%～0.72% 之间,平均值为 0.42%,盐酸伪麻黄碱含量在 0.26%～0.42% 之间,平均值为 0.35%。3 批生品山麻黄中的麻黄碱和伪麻黄碱的含量最高,炮制后含量相应降低,其含量大小为生品山麻黄＞蜜山麻黄＞山麻黄绒＞蜜山麻黄绒。对比了山麻黄制绒过程中得到的麻黄绒和丢弃的粉末中的麻黄碱和伪麻黄碱的含量,山麻黄绒粉中麻黄碱含量在 0.95%～2.28% 之间,平均值为 1.45%,伪麻黄碱百分含量在 0.65%～0.99%之间,平均值为 0.94%,粉末中麻黄碱及伪麻黄碱含量远大于山麻黄绒中的含量。

15. 山药

孟永海等测得生品山药、土炒山药、麸炒山药、蜜麸炒山药的皮质部分总黄酮含量分别为 11.13、12.40、13.58、13.42 mg/ml,土炒山药、麸炒山药、蜜麸炒山药的粉质部分总黄酮含量分别为 3.22、2.98、3.63、3.77 mg/ml。山药及几种炮制品皮质总黄酮含量分别为粉质部分的 3.46、4.16、3.74、3.56 倍。

16. 王不留行

曹斯琼等测得王不留行炮制(清炒)前后刺桐碱、王不留行黄酮苷的含量分别为 0.11%～0.20%、0.42%～0.63%(生品)和 0.08%～0.11%、0.34%～0.50%(炮制品),即炒制后刺桐碱、王不留行黄酮苷的含量均有所降低。

林伟雄等测得王不留行生品、爆花和僵子饮片水溶性浸出物分别为 9.24%、15.73%、12.05%,王不留行黄酮苷含量均值分别为 0.535%、0.265%、0.357%,刺桐碱含量均值分别为 0.116%、0.082%、0.103%。该结果提示,僵化现象会降低炒王不留行的水溶出率,减少主要指标成分含量在炮制过程的损失。

17. 小大黄

高元平测定了藏药小大黄生品及酒炙、炒炭、蒸制 3 种炮制小大黄中没食子酸、表儿茶素、虎杖苷、土大黄苷、大黄素-8-O-β-D-葡萄糖苷、芦荟大黄素、大黄酸、大黄素、大黄酚、大黄素甲醚含量。小大黄生品与炮制品中,虎杖苷含量最高,其次依次是大黄素、大黄素-8-O-β-D-葡萄糖苷、土大黄苷、没食子酸;其余成分含量较低。生品组和酒炙组之间没食子酸、虎杖苷、大黄素 3 种成分含量具有显著差异($P<0.01$);其余 8 种成分含量差异均不显著($P>0.05$)。生品组和炒炭组之间没食子酸、虎杖苷、大

黄素-8-O-β-D-葡萄糖苷、大黄素含量差异显著($P<0.01$),其余成分含量差异不显著($P>0.05$)。生品组和蒸制组之间虎杖苷、大黄素含量具有显著差异($P<0.01$),其余成分差异不显著($P>0.05$)。没食子酸含量:炒炭＞酒炙＞蒸制＞生品;虎杖苷含量:生品＞酒炙＞蒸制＞炒炭;大黄素-8-O-β-D-葡萄糖苷含量:生品＞炒炭,大黄素含量:炒炭＞酒炙＞生品＞蒸制。研究表明,在酒炙、炒炭中没食子酸、大黄素含量均显著升高,炒炭中大黄素-8-O-β-D-葡萄糖苷含量显著降低,虎杖苷含量在所有炮制品中均显著降低。

18. 淫羊藿

李明雨等采用 UPLC-Q/TOF-MS 技术,根据 OPLS-DA 整体探究 9 个不同产地、批次的淫羊藿炮制前后化学成分的差异。从淫羊藿生品及炮制品中寻找并鉴定出 9 个标志性化学成分,即 8-乙烯-山奈酚、淫羊藿素、淫羊藿次苷 I、淫羊藿素-3-O-葡萄糖苷、异戊醇基箭藿苷 B、1,3-异戊二烯基朝藿定 C、1,3-异戊二烯基-箭藿苷 B-7-O-葡萄糖醛酸、3-O-(4-乙酰氧基)鼠李糖-2-O-(间二乙酰氧基)葡萄糖-淫羊藿苷及其同分异构体。淫羊藿炮制后黄酮组分结构发生变化,次级糖苷增加,多级糖苷减少,淫羊藿黄酮组分总体向低糖苷组分转化。

丁玉彤等发现,配伍炙淫羊藿与配伍生品淫羊藿的赤芍散相比,水煎液中肉桂醛、羌活醇、肉桂酸、阿魏酸、紫花前胡苷和芍药苷的含量分别增加 149.40%、20.67%、21.15%、3.76%、8.40% 和 15.98%,表明炙淫羊藿能够提高配伍药物的有效成分溶出。

19. 余甘子

满尔哈巴·海如拉等发现与余甘子生粉相比,牛奶浸渍、水煎、牛奶浸渍＋水煎炮制品中鞣质的含量都有所降低,牛奶浸渍组降低得最明显,牛奶浸渍＋水煎组次之,水煎组降低不显著,水煎组稍微增高。牛奶煎煮后没食子酸、柯里拉京和鞣花酸的含

量比生粉和其他两种炮制方法均有极显著减少（$P<0.01$）；与生粉比较，牛奶浸＋水煎组的没食子酸和柯里拉京含量均无显著性减少，而水煎组中没食子酸和柯里拉京的含量有显著提高（$P<0.05$）；而生粉组中鞣花酸的含量显著高于其余3组不同炮制品（$P<0.05$），而3种炮制品中鞣花酸的含量差异不显著。

罗兰等测得不同产地余甘子中没食子酸和鞣花酸的含量，广东潮汕（没食子酸25.20％、鞣花酸23.73％）、福建泉州（没食子酸26.28％、鞣花酸33.18％）、广西梧州（没食子酸26.59％、鞣花酸20.80％）、四川凉山（没食子酸27.59％、鞣花酸22.48％）、云南楚雄（没食子酸28.36％、鞣花酸25.59％），其中以云南楚雄的余甘子中没食子酸的含量为最高，其他产地含量略低；福建泉州的余甘子鞣花酸含量最高，其他产地含量偏低。在每年的六月中旬季节采收所得的没食子酸和鞣花酸的含量最高。没食子酸的含量为生品＞醋炙≈酒炙＞盐炙＞蜜炙；与生品相比，酒炙、盐炙和蜜炙后，鞣花酸含量有不同程度的上升，醋炙含量略微下降。

（撰稿：张永太　审阅：蔡宝昌）

【17种中药炮制前后药理作用变化的研究】

1. 白芥子

胡海宇等以卵白蛋白致敏激发法建立大鼠变应性鼻炎模型。造模后，模型组予0.9％氯化钠溶液滴鼻；丙酸氟替卡松组予丙酸氟替卡松滴鼻，方法同模型组；生白芥子组予穴位贴敷干预，取双侧"肺俞""脾俞""肾俞"贴敷；炒白芥子组选用炒白芥子贴膏，方法同生白芥子组。结果：与模型组比较，经治疗后生白芥子组及炒白芥子组行为学评分和IgE、IL-4含量显著降低（$P<0.05$），IFN-γ含量显著升高（$P<0.05$），且与丙酸氟替卡松组无显著性差异。而生白芥子组在行为学评分及IFN-γ含量改善方面均优于炒白芥子组（$P<0.05$）。该结果提示穴位贴敷

组方中选用生白芥子疗效更佳。

2. 斑蝥

李娴等发现，生斑蝥与碱制斑蝥均可使A549细胞活力明显降低；生斑蝥与碱制斑蝥均能抑制A549细胞迁移，且生斑蝥高浓度组划痕愈合程度最低，碱制斑蝥与生斑蝥高浓度组相比，差异具有显著性（$P<0.01$）；碱制斑蝥较生斑蝥抑制A549细胞侵袭作用更明显，差异具有显著性（$P<0.01$）；且生斑蝥与碱制斑蝥均可抑制MMP1和MMP2蛋白的表达，显著上调炎症因子IFN-γ水平，但对IL-1β、TNF-α含量则没有显著影响，Annexin V/PI双染荧光拍照发现生斑蝥组与碱制斑蝥组红绿荧光强度均增加，且碱制斑蝥组荧光增加更明显。该结果表明，碱制法炮制后斑蝥的抗癌作用显著提高，具有抑制A549细胞增殖，侵袭和迁移的作用，其机制可能与下调MMP1和MMP2的表达，促进凋亡及上调炎症因子IFN-γ水平有关。

3. 苍耳子

陈亚芬等发现苍耳子炒品与炒后碾去刺品的水浸出物含量、对小鼠的镇痛率明显高于生品（$P<0.05$），其中炒后碾去刺品的水浸出物含量、镇痛率最高。苍耳子炒品与炒后碾去刺品的脂肪油含量、对小鼠的致死率明显低于生品（$P<0.05$），炒品与炒后碾去刺品的脂肪油含量及对小鼠的致死率相比无明显差异（$P>0.05$）。苍耳子炮制后脂肪油物理常数及化学成分无明显变化。该结果提示，炒后碾去刺炮制法更适用于苍耳子入药。

4. 何首乌

周杨静等将SD大鼠随机分为空白对照组、生首乌组、制首乌组及一蒸一晒何首乌组、三蒸三晒何首乌组、五蒸五晒何首乌组、七蒸七晒何首乌组、九蒸九晒何首乌组，灌胃相应饮片水煎液。与空白组比较，五蒸五晒何首乌组大鼠血清ALT含量明显上升，生首乌组及所有何首乌蒸晒组大鼠血清

AST 含量明显升高,生首乌组和三、五、七、九何首乌蒸晒组大鼠血清 ALP 含量明显升高,九蒸九晒何首乌组肝脏重量明显增加。该结果表明,对大鼠长时间给予九蒸九晒何首乌水煎液,可造成不同程度肝损伤,随着蒸晒次数的增加,损伤程度先上升后减轻。

刘梦娇等测得蒸晒 11 次所得何首乌水煎液对正常人 L02 的肝细胞抑制率为 2.86%,而《中国药典》(2020 年版)制何首乌的肝细胞抑制率为 23.67%。该结果提示九蒸九晒炮制工艺可能更有助于减毒。

刘亚蕾等测得在相同蒸制压力和时间条件下,黑豆、米泔水或大枣蒸制对何首乌的主要成分包括没食子酸、儿茶素、顺式二苯乙烯苷、反式二苯乙烯苷、大黄素-8-O-β-D-葡萄糖苷、大黄素甲醚和大黄素及肝细胞毒性的影响相对较大,减毒效果最好的 3 种辅料分别为米泔水>大枣>黑豆。顺式二苯乙烯苷可能是何首乌对正常人 L02 肝细胞毒性相关的主要化学成分,大黄素-8-O-β-D-葡萄糖苷可能是何首乌潜在的毒性相关成分。

5. 黄药子

巫晓慧等将黄药子生品(RD)及其炮制品清炒黄药子(FD)、酒炙黄药子(WD)、甘草煎汤炙黄药子(LD)、当归煎汤炙黄药子(AD)灌服浓氨水致咳小鼠。与 RD 组比较,LD、AD 使浓氨水致咳小鼠有更长的咳嗽潜伏期($P<0.05$,$P<0.01$)和更少的咳嗽次数($P<0.05$,$P<0.01$),ALT、AST 水平均显著降低($P<0.05$,$P<0.01$),肝组织丙二醛(MDA)水平显著降低,总超氧化物歧化酶(T-SOD)、谷胱甘肽-S 转移酶(GST)、过氧化氢酶(CAT)、谷胱甘肽(GSH)、谷胱甘肽过氧化物酶(GPx)水平均显著被逆转($P<0.05$,$P<0.01$),而血清和肝组织各项指标此两组之间互相比较均无明显差异($P>0.05$)。与 AD 组比较,LD 组有更多的咳嗽次数($P<0.05$),FD、WD 使浓氨水致咳小鼠有更短的咳嗽潜伏期($P<0.05$,$P<0.01$)和更多的咳嗽次

数($P<0.05$,$P<0.01$),对血清 AST 和 ALT、肝组织 MDA、T-SOD、CAT、GSH、GPx 均无显著逆转作用($P>0.05$),而 WD 干预后仅对肝过低的 GST 水平有显著逆转作用($P<0.05$,$P<0.01$),FD 干预后对肝过低的 GST 水平没有显著逆转作用($P>0.05$)。结果表明,当归煎汤炙和甘草煎汤炙均增强了黄药子的止咳功效并降低了其肝毒性。

6. 雷公藤

关月晨等以金钱草煎汤炙雷公藤,以炮制减毒。口服给予小鼠雷公藤生品 28 d 后,诱导小鼠的血清肝功指标 AST、ALT、ALP 以及 MDA 的水平分别显著升高了 91%($P<0.01$)、46%($P<0.05$)、73%($P<0.01$)和 99%($P<0.01$),T-SOD、GSH、GPx 和 GST 的水平均显著降低($P<0.01$);而炮制品给药后,以上指标的异常均被显著逆转($P<0.01$ 或 $P<0.05$),其中尤以用质量分数 15% 的金钱草水煎液闷润雷公藤 1 h 后于 160 ℃炒锅中炒制 9 min 的工艺条件下对雷公藤的炮制减毒作用最佳,能使雷公藤引起的过高的 AST、ALT、ALP、MDA 水平分别降低 49%($P<0.01$)、32%($P<0.01$)、42%($P<0.01$)、17%($P<0.05$)。

南丽红等通过复制胶原诱导型关节炎(CIA)大鼠模型,观察雷公藤经莱菔子汁炮制前后对 CIA 模型大鼠的影响。雷公藤生品和莱菔子炮制品给药后第 10、13、16 d 的关节炎指数及足肿胀度均明显低于模型组($P<0.01$)。雷公藤生品和莱菔子炮制品均能明显减轻滑膜组织病理改变,且能明显降低 CIA 模型大鼠的脾脏指数、胸腺指数,下调外周血 CD_4^+ 细胞的比例及 CD_4^+/CD_8^+ 的比值,上调 CD_8^+ 细胞的比例($P<0.01$),能明显减少 CIA 大鼠滑膜组织中 NF-κB P65 蛋白的表达量及血清中 IL-6、IL-1β 及 TNF-α 的含量($P<0.01$)。雷公藤生品与莱菔子炮制品的作用比较无显著性差异。结果表明,雷公藤莱菔子炮制品对 CIA 模型大鼠有较好的治疗作用,其通过调节免疫应答和抑制 NF-κB 信号

通路而减轻炎症反应,进而减轻滑膜组织损伤达到治疗作用,与雷公藤生品作用相近。

王君明等在肝癌 H22 荷瘤小鼠病理状态下观测中药煎汁煮制炮制雷公藤的减毒增效(或存效)作用及其机制。雷公藤生品引起了肝癌 H22 荷瘤小鼠血清的丙氨酸氨基转移酶、肌酐和尿素氮、毒性靶器官肝和肾的炎性介质 TNF-α 等指标的显著升高,以及抗氧化物 GSH、GST、GPx、SOD、CAT 以及抗炎性介质 IL-10 等指标的显著降低;经金银花、白芍药、金钱草、甘草、绿豆分别煎汁煮制炮制后,对雷公藤生品引起的以上指标的异常均有不同程度的逆转作用。此外,各炮制品能使雷公藤对肝癌 H22 荷瘤小鼠的抑瘤率分别升高 21.2%、15.6%、29.9%、18.2%、29.1%。煎汁煮制炮制降低了雷公藤的肝毒性和肾毒性,并保存甚或增强了雷公藤的抗肿瘤活性,其中尤以金钱草煎汁煮制炮制的作用为佳。

7. 了哥王

周志容等比较"汗渍法"炮制前后了哥王乙醇提取物中活性/毒性成分芫花素的含量变化,以及炮制对其抗氧化能力的影响。将 SD 大鼠随机分为空白组、了哥王生品乙醇提取物组(317.52 mg/kg,简称"生品组")和了哥王炮制品乙醇提取物组(317.52 mg/kg,简称"炮制品组")。"汗渍法"炮制前后了哥王中芫花素的平均含量分别为 0.38、0.23 mg/g。与空白组比较,生品组大鼠血清中 SOD 含量显著升高,CAT 含量显著降低($P < 0.05$,$P < 0.01$);炮制品组大鼠血清中 MDA 含量显著降低,SOD 含量显著升高($P < 0.05$,$P < 0.01$);且炮制品组 MDA 含量显著低于生品组,SOD 含量显著高于生品组($P < 0.05$),提示经"汗渍法"炮制后,了哥王中芫花素的含量有所降低,且抗氧化活性增强;"汗渍法"具有一定的"减毒增效"效果。

8. 麻黄

张霞等采用皮下注射硝酸甘油复制偏头痛大鼠

模型,灌胃给予天麻饮片的 70% 乙醇提取液或正天丸水溶液。与模型组比较,正天丸对照组、生天麻组、姜天麻组在 0~30、30~60 min 两个时区的挠头次数明显降低($P < 0.01$);正天丸对照组血浆中 NO、降钙素基因相关肽(CGRP)含量明显降低($P < 0.01$),内皮素含量升高($P < 0.05$),多巴胺、5-羟色胺含量升高尤为明显($P < 0.01$);生天麻组中 NO 含量降低,而内皮素、多巴胺含量升高,组间差异均具统计学意义($P < 0.05$),5-羟色胺含量升高尤为明显($P < 0.01$),CGRP 含量明显降低($P < 0.01$);姜天麻组中 NO、CGRP 含量均明显降低($P < 0.01$),内皮素含量升高($P < 0.05$),5-羟色胺、多巴胺含量升高尤为明显($P < 0.01$),说明天麻经姜制后,对偏头痛的影响作用增大。

9. 茜草

高兰等将茜草与茜草炭分别以 95% 乙醇、纯水回流提取,分别制得提取物后灌胃给药。与戊酸雌二醇诱导大鼠子宫内膜出血模型组比较,茜草与茜草炭组均能显著延长凝血酶时间、凝血酶原时间,缩短活化部分凝血活酶时间,降低血浆纤维蛋白原含量($P < 0.01$);茜草与茜草炭在缩短凝血酶时间方面比较,差异有统计学意义($P < 0.05$);与空白组比较,模型组显著升高 6-酮-前列腺素 F1α 含量和血栓素含量($P < 0.01$);与模型组比较,茜草及茜草炭复合提取物均能够降低 6-酮-前列腺素 F1α 含量和血栓素含量($P < 0.01$),茜草与茜草炭比较,能够显著降低 6-酮-前列腺素 F1α 含量和血栓素含量($P < 0.01$),推测茜草相对于茜草炭对花生四烯酸代谢通路的影响更显著。结果显示,茜草、茜草炭通过作用于内源性、外源性凝血系统和花生四烯酸通路发挥显著的止血作用,而茜草炭对凝血系统的影响优于茜草,茜草较茜草炭对花生四烯酸通路的影响更显著。

10. 三七

肖锟钰等以小鼠皮下注射乙酰苯肼造溶血性血

虚模型,以大鼠皮下注射盐酸肾上腺素注射液联合冰水浴游泳造急性血瘀模型,分别以生、熟三七的混悬液、皂苷部位、多糖部位灌胃给药,检测小鼠的血常规及肝脾切片,大鼠的全血切变率及血浆黏度等指标。与正常对照组相比,模型对照组红细胞、血红蛋白明显降低($P<0.01$),肝脏、脾脏中含铁血黄素沉积、炎性细胞浸润现象严重;与模型对照组相比,熟三七混悬液 2.25 g/kg、熟三七皂苷 0.627 g/kg、熟三七多糖 0.372 g/kg 组及复方阿胶浆 0.002 ml/kg 红细胞、血红蛋白明显升高($P<0.05$ 或 $P<0.01$),肝脏、脾脏中含铁血黄素沉积、炎性细胞浸润现象均得到缓解,且熟三七各组优于生三七各对应组。与正常对照组相比,模型对照组大鼠全血切变率及血浆黏度显著升高($P<0.01$);与模型对照组相比,生三七混悬液 2.25 g/kg、生三七皂苷 0.566 g/kg、生三七多糖 0.306 g/kg 药组及阿司匹林肠溶片溶液 0.1 g/kg 组全血切变率及血浆黏度均明显降低($P<0.05$,$P<0.01$),且生三七各组优于熟三七各对应组。补血药效,熟三七优于生三七;活血药效,生三七优于熟三七,提示三七"生打熟补"理论科学合理。

11. 山茱萸

雷欣东等以山茱萸生品(生萸)、山茱萸酒炙品(酒萸)、山茱萸蒸制品(蒸萸)、山茱萸盐炙品(盐萸)分别配伍入方的六味地黄汤生萸组、六味地黄汤酒萸组、六味地黄汤盐萸组、六味地黄汤蒸萸组,以水煎液灌胃给药,以阿仑磷酸钠作为阳性药。除空白组外,其余组均采用切除雌性 SD 大鼠双侧卵巢的方式建立绝经后骨质疏松症模型。与模型组比较,生萸组、酒萸组、盐萸组、蒸萸组的六味地黄汤均可以显著提高绝经后骨质疏松症模型大鼠的股骨骨密度值及血磷含量,降低碱性磷酸酶的水平($P<0.05$),生萸组、酒萸组、蒸萸组的六味地黄汤可以降低绝经后骨质疏松症模型大鼠抗酒石酸酸性磷酸酶水平($P<0.05$);酒萸组六味地黄汤还可提高血钙含量($P<0.05$),酒萸、盐

萸组六味地黄汤可以降低血清骨钙素水平($P<0.05$)。结果表明,山茱萸生品及其不同炮制品分别配伍入方的六味地黄汤均可改善绝经后骨质疏松症,其中对骨密度的改善作用以酒萸组为优,且炮制品组优于生萸组;酒萸组、盐萸组、蒸萸组六味地黄汤的抗绝经后骨质疏松症作用没有显著差异。

12. 水蛭

钟苗等将小鼠灌胃给药,末次给药 60 min 后尾静脉注射 0.1% 鞣花酸溶液,建立高凝小鼠血瘀模型。采用毛细管法测定各组的凝血时间(CT),取贫血小板血浆(PPP),测定其活化部分凝血酶原时间(APTT)、凝血酶时间(TT)以及凝血酶原时间(PT)。与模型组比较,宽体金线蛭及其各炮制品(净制、烫制、酒炙)均可显著延长小鼠 CT,其烫制品和酒制品可显著延长小鼠 APTT,仅烫制品可显著延长小鼠 TT($P<0.01$);菲牛蛭活体冻干品、清水吊干品、酒炙品可显著延长小鼠 CT,且活体冻干品和清水吊干品能显著延长小鼠 APTT,但仅清水吊干品可显著延长小鼠 TT($P<0.01$)。各水蛭组小鼠 PT 无明显变化。结果显示,宽体金线蛭经高温炮制后体内抗凝活性升高;菲牛蛭经高温炮制后体内抗凝活性降低;水蛭发挥抗凝作用的途径可能为内源性凝血途径及共同凝血途径。

钟苗等分别采用水提取法及模拟胃肠道环境的仿生提取法提取菲牛蛭活体冻干品、清水吊干品、滑石粉烫制品、酒浸闷烘品中的活性成分。水提取法和仿生提取法中,APTT、PT、TT 均显示炮制后抗凝活性降低。抗凝活性顺序为活体冻干品>清水吊干品>酒浸闷烘品>滑石粉烫制品,此结果与抗凝血酶活性及蛋白含量顺序一致,高温炮制方法会降低菲牛蛭的抗凝活性。

13. 续断

张祺嘉钰等测定了四川、云南、贵州及湖北产地的续断经微波炮制后,生、炒、盐及酒炙品中马钱苷

酸、川续断皂苷乙及川续断皂苷Ⅵ的含量。云南炒续断马钱苷酸含量最高(3.39%),湖北酒炙川续断皂苷乙含量最高(0.27%),四川酒炙川续断皂苷Ⅵ含量最高(6.22%);湖北产地生续断、炒续断及盐炙续断抗氧化活性强于其他产地;四川产地酒炙续断对 1,1-二苯基-2-苦基苯肼清除能力最强(IC$_{50}$为3.50 mg/ml)。

14. 泽泻

严桂杰等测得泽泻生品组和麸炒、盐炙、土炒、酒炙各炮制品组水煎液给予大鼠灌胃给药,1 h 尿量较空白对照组显著增加,且利尿效应酒炙品>土炒品>麸炒品>盐炙品>生品;生品组和盐炙品组 2 h 尿量与空白对照组比较差异无统计学意义,而酒炙品组、土炒品组、麸炒品组尿量较空白对照组显著增加,且利尿效应酒炙品>土炒品>麸炒品。结果显示,泽泻经酒炙、土炒和麸炒后较生品利尿作用显著增强。

15. 三子养亲汤

李丹等研究了临方炮制三子养亲汤对哮喘的治疗效果。结果:对照组、生品组、临方炮制组哮喘患者治疗期间多索茶碱使用量比较无显著差异(F=0.36,$P>0.05$);3 种方法治疗哮喘的疗效有差异($P<0.05$),进一步地两两分析发现,其中临方炮制组和对照组治疗哮喘的疗效无差异($P>0.05$),而生品组与对照组和临方炮制组的疗效有差异($P<0.05$);治疗前后比较,治疗后 3 组患者临床症状积分均较治疗前明显减少($P<0.01$)。结果表明,临方炮制三子养亲汤联合布地奈德福莫特罗粉吸入剂 1 吸和布地奈德福莫特罗粉吸入剂 2 吸治疗哮喘的效果相同,均优于生品三子养亲汤联合布地奈德福莫特罗粉吸入剂 1 吸。

16. 四逆散

刘静等探讨了四逆散(SNS)、醋炙品组方四逆散(VPSNS,醋柴胡及醋白芍药与枳实、炙甘草)含药血清对皮质酮(CORT)致 PC12 细胞损伤的保护作用和抗抑郁作用的分子机制。与模型组相比,20% VPSNS 血清组与 20% SNS 血清组均能显著提高多巴胺、5-羟色胺含量和 SOD 活性,以及BDNF、ERK 和 CREB 蛋白和基因表达($P<0.05$),并均能降低 TNF-α、IL-1β 和乳酸脱氢酶含量以及细胞凋亡率($P<0.05$)。与 20% SNS 血清组相比,20% VPSNS 血清组对 CORT 致 PC12 细胞损伤的保护作用更佳($P<0.05$)。结果表明,BDNF-ERK-CREB 通路可能参与了 SNS 和 VPSNS 对 CORT 致PC12 细胞损伤的保护作用,且 VPSNS 的保护作用优于 SNS。

17. 温经汤

张秀萍等将 ICR 小鼠随机分组并分别连续给予温经汤原方、温经汤全方炮制品、温经汤君药炮制品、温经汤臣药炮制品及蒸馏水。温经汤原方、温经汤全方炮制组、温经汤君药炮制组均可延长小鼠出血时间(BT)及 CT,但以温经汤君药炮制组对小鼠BT 及 CT 效果最佳,差异有统计学意义($P<0.05$)。温经汤可以延长 BT 及 CT,但君药炮制后,可显著延长 BT 及 CT。

刘跃等将 ICR 小鼠分别给予温经汤原方、温经汤全方炮制品、温经汤君药炮制品、温经汤臣药炮制品水煎液灌胃给药,采用热板法观察小鼠扭体次数。温经汤原方组、温经汤全方炮制组、温经汤君药炮制组均可增强镇痛效果,但以温经汤君药炮制组镇痛效果最佳。

(撰稿:张永太　审阅:蔡宝昌)

［附］ 参考文献

B

白惠心,肖会敏,王四旺,等.桑枝不同炮制品中 5 种成分的含量测定[J].西北药学杂志,2020,35(2):200

毕胜,谢若男,金传山,等.基于仿生技术的制川乌炮制过程变化研究[J].中草药,2020,51(23):5956

C

曹淼淼,朱建光,张振凌,等.虎掌南星加工炮制一体化工艺优化[J].中成药,2020,42(5):1269

曹斯琼,吴文平,罗宇琴,等.王不留行炮制前后的UPLC指纹图谱比较及刺桐碱和王不留行黄酮苷的含量测定[J].中国药房,2020,31(19):2365

柴冲冲,曹妍,毛民,等.基于电子舌技术评价黄芩酒炙前后滋味变化及其在黄芩饮片鉴别中的应用研究[J].中国中药杂志,2020,45(11):2552

陈娟,李跃辉,王银,等.基于多指标评价优选煨木香的工艺[J].中国医药导报,2020,17(15):12

陈智,田景振.基于模拟炮制法研究黄芩炒炭前后苷类成分的变化[J].山东中医药大学学报,2020,44(1):79

陈亚芬,黄群,张周英.炒与炒后碾去刺 2 种炮制法对苍耳子成分及药效的影响[J].中国民族民间医药,2020,29(15):21

D

丁青,刘晓霞,魏梅,等.巴戟天盐炙前后寡聚糖类与环烯醚萜类指纹图谱差异[J/OL].中国现代中药,2020[2021-03-20].https://doi.org/10.13313/j.issn.1673-4890.20191119004

丁玉彤,赵瑞芝,王阳.羊油炙淫羊藿对赤芍散中主要活性成分溶出的影响[J].时珍国医国药,2020,31(1):57

窦霞,史巧霞,赵海鹰,等.红党参炮制前后成分变化的研究[J].时珍国医国药,2020,31(10):2398

段秀俊,刘培,叶花,等.多指标一测多评响应曲面法优选蜜炙甘草的最佳炮制工艺[J].中草药,2020,51(2):364

F

付媛媛,蒋玉兰,单鸣秋,等.盐黄柏饮片与易黄汤的特征图谱与主要成分测定研究[J].中草药,2020,51(10):2790

G

干丽,钟如帆,魏梅,等.狗脊炮制工艺优选及色度值测定[J].中成药,2020,42(9):2382

高兰,王侃,贾媛,等.茜草不同炮制品对子宫内膜出血模型大鼠的影响[J].中医学报,2020,35(1):144

高元平,加多五尼,吕金盈,等.UPLC-ESI-HRMS 同时测定藏药小大黄及其炮制品中 11 种成分[J].中草药,2020,51(22):5730

关月晨,王君明,宋玲玲,等.金钱草煎汤炒炙雷公藤的炮制减毒工艺研究[J].中国中药杂志,2021,46(5):1128

H

郝单丽,谢冉,岳巧欣,等.防己饮片标准汤剂质量标准研究[J].中华中医药学刊,2020,38(11):140

贺素容,王晶,吴博,等.响应面法-中心复合法优选炒酸枣仁炮制工艺[J].中医药导报,2020,26(15):52

贺亚男,陈露梦,黄伟,等.微波炮附子炮制工艺影响因素研究[J].中草药,2020,51(12):3157

侯晓杰,李玮,张建锋,等.白术一体化加工的可行性研究[J].时珍国医国药,2020,31(5):1114

侯新莲,黄露,彭成,等.HPLC指纹图谱结合正交试验优化红参的炮制工艺[J].中国药房,2020,31(10):1228

胡璇,于福来,元超,等.槟榔药材及其不同炮制品中 4 种生物碱成分 HPLC 定量分析[J].中华中医药学刊,2020,38(10):172

胡海宇,朱正阳,孙敏燕,等.复方生/炒白芥子穴位贴敷对变应性鼻炎大鼠行为学及血清 IgE、IL-4、IFN-γ的影响[J].中华中医药杂志,2020,35(9):4602

J

贾茹,鞠成国,杨明,等.炉甘石炮制工艺优化[J].现代中药研究与实践,2020,34(6):62

贾红梅,庚延和,于猛,等.基于化学计量学的酒萸肉特征性成分识别及定量测定[J].中草药,2020,51(5):1294

姜明月,曲扬,鞠成国,等.响应面法优化盐胡芦巴炮制工艺[J].中南药学,2020,18(1):62

L

雷欣东,于慧,杨磊,等.研究不同炮制山茱萸入方的六味地黄汤对去卵巢绝经后骨质疏松症大鼠的干预作用及机制[J].中南药学,2020,18(3):439

李潮,于欢,温柔,等.基于 AHP-CRITIC 混合加权法和响应面法的盐车前子炮制工艺优选及其利尿作用考察[J].中国实验方剂学杂志,2020,26(20):124

李丹,刘玉凤,陈琦辉,等.临方炮制三子养亲汤对哮喘治疗效果的临床观察[J].海峡药学,2020,32(5):74

李娴,李姗姗,庞金龙,等.碱制法炮制可显著增强斑蝥的抗肿瘤作用[J].南方医科大学学报,2020,40(9):1332

李娴,邢亚东,李姗姗,等.不同炮制方法对熟地黄中7种化学成分含量的影响[J].蚌埠医学院学报,2020,45(5):634

李香,汪巍,胡志平,等.三颗针不同炮制方法抗炎镇痛作用的比较及炮制工艺的优选[J].中药材,2019,42(12):2797

李喆,刘博男,张超,等.多指标综合评价结合层次分析法优化酸枣仁炒制工艺[J].中成药,2020,42(8):2089

李明雨,孙娥,徐凤娟,等.基于 UPLC-Q/TOF-MS 分析淫羊藿炮制前后黄酮组分的变化规律[J].中草药,2020,51(11):2900

李书晖,郁红礼,吴皓,等.法半夏炮制过程对半夏中毒蛋白凝集素蛋白的影响[J].中国中药杂志,2020,45(11):2546

李文兵,许玲,卢君蓉,等.基于 HPLC 指纹图谱的枇杷叶蜜炙前后标准汤剂质量控制研究[J].中草药,2020,51(13):3444

李月茹,张睿,王素凡.人参炮制过程中皂苷 Rg5 和 Rg6 形成机理的密度泛函研究[J].吉林农业大学学报,2020,42(2):154

连传运,徐冰,赵亚楠,等.基于针刺压力传感器的人参润制"药透水尽"科学内涵研究[J].中国中药杂志,2020,45(2):267

廖宇娇,敖明月,李星,等.不同炮制方法对川芎中化学成分的影响研究[J].中国中药杂志,2021,46(2):374

林伟雄,魏梅,邓李红,等.炒王不留行爆花与僵子差异

性研究[J].亚太传统医药,2020,16(3):60

林秀敏,岳丽丹,张振凌,等.GC-IMS 法比较不同方法炮制酒当归特异气味成分差异[J].中草药,2020,51(17):4464

刘敬,赵斌,曹晖,等.巴豆霜炮制工艺研究及脂肪油 GC 测定[J].中药材,2020,43(5):1113

刘静,蔡皓,段煜,等.四逆散及醋炙品组方含药血清对 CORT 致 PC12 细胞损伤的保护作用研究[J].南京中医药大学学报,2020,36(3):339

刘娜,袁金凤,彭诗涛,等.基于 militarine 含量结合 UPLC 指纹图谱的不同产地白及饮片质量分析[J].天津中医药,2020,37(5):583

刘娜,袁金凤,谢登香,等.基于多成分定量比较厚朴姜制前后化学成分的变化[J].中南药学,2020,18(6):1016

刘睿,刘逊,赵明,等.基于"蛋白质组-修饰组"研究砂炒炮制对穿山甲蛋白质类成分的影响[J].中草药,2020,51(13):3416

刘跃,王成功,郝新月,等.温经汤药材不同炮制方法组方的镇痛作用[J].中国药物经济学,2020,15(1):29

刘德鹏,王云,王国有,等.焦栀子炮制过程中饮片色泽变化与美拉德反应的相关性分析[J].中国中药杂志,2020,45(10):2382

刘丽婷,肖洋,李捷,等.制吴茱萸炮制工艺的优化及炮制前后色味变化规律的研究[J].中南药学,2020,18(3):411

刘梦娇,蒲俊安,戴冰,等.何首乌"九蒸九晒"炮制工艺优选及对 L02 肝细胞生长的影响[J].中国中医药信息杂志,2020,27(4):70

刘蓬蓬,张凡,史辑,等.UPLC-MS/MS 法测定不同温度定向炮制黄芪中8种苷类和4种苷元成分的含量[J].中国药房,2020,31(3):287

刘晓梅,张存艳,刘红梅,等.基于电子鼻和 HS-GC-MS 研究地龙腥味物质基础和炮制矫味原理[J].中国实验方剂学杂志,2020,26(12):154

刘亚蕾,部丹,李晓菲,等.不同辅料对何首乌炮制减毒效果对比研究[J].中草药,2020,51(2):330

刘育婷,齐武强,滕薇,等.四种炮制方法对不同产地杜仲的指示性成分的影响分析[J].陕西中医药大学学报,2020,43(1):76

刘育婷,滕薇,袁成代,等.三种炮制方法对不同产地杜

仲的药效成分影响因素分析[J].现代中医药,2020,40(5):18

吕立铭,高娟,李大炜,等.不同炮制方法对党参指标性成分含量的影响[J].沈阳药科大学学报,2020,37(7):650

吕立铭,高娟,李大炜,等.党参清蒸前后成分含量变化及对功效的影响[J].中医药导报,2020,26(9):45

罗兰,黄慧,饶雪娥,等.UPLC测定余甘子产地、采收时间和炮制对其质量关系影响[J].海峡药学,2020,32(1):30

M

马冬妮,冯银平,何军刚,等.基于层次分析权重系数的均匀设计法优选肉苁蓉的黑豆汁炮制工艺[J].时珍国医国药,2020,31(9):2143

马彦江,陈天朝,鲁静,等.均匀设计法优选山茱萸九蒸九晒炮制工艺[J].中医药信息,2020,37(3):17

孟永海,孟祥瑛,付敬菊,等.山药及几种炮制品皮与粉质部位总黄酮差异[J].化学工程师,2020,34(2):27

满尔哈巴·海如拉,魏梅梅,等.余甘子维吾尔医炮制前后主要成分含量及指纹图谱变化分析[J].时珍国医国药,2020,31(8):1873

N

南丽红,刘玉凤,黄枚,等.雷公藤炮制前后对胶原诱导型关节炎大鼠的影响[J].中华中医药杂志,2020,35(11):5795

P

蒲俊安,张思敏,刘梦娇,等.何首乌九蒸九晒炮制工艺的优化研究[J].中国药房,2020,31(22):2713

S

石典花,戴衍朋,苏本正,等.侧柏叶"炒炭存性"科学内涵初探[J].中草药,2020,51(23):5963

石典花,戴衍朋,苏本正,等.基于一测多评和色度识别的侧柏炭内外在质控方法研究[J].中国中药杂志,2020,45(24):5996

宋艺君,郭涛,王民波,等.响应面法优化蜜款冬花微波炮制工艺研究[J].中国新药杂志,2020,29(6):692

苏菲菲,杨珍,窦志英,等.基于星点设计-效应面法的巫山淫羊藿油炙炮制工艺优化研究[J].中南药学,2020,18(12):1962

苏文龙,曹文正,李函阳,等.响应面法优选黄芩炭炮制工艺研究[J].中华中医药学刊,2020,38(11):214

孙浩,罗川,胡雨.多指标权重分析法结合正交试验优选醋南五味子的工艺研究[J].陕西农业科学,2020,66(7):18

孙媛,王璐,彭梅梅,等.甘草不同炮制品的指纹图谱研究及质量标志物预测分析[J].中国中药杂志,2020,45(21):5209

T

屠万倩,张钰,李桂本,等.正交试验-主成分分析法优选牛膝醋制工艺[J].中国新药与临床药理,2020,31(8):990

W

汪颖舒,朱广灏,王冰,等.古法黑豆蒸晒与药典黑豆汁连续蒸对何首乌中12个成分含量的影响[J].中草药,2020,51(19):4972

王斌,梁伟龙,林钦贤,等.酒制延胡索微波炮制工艺的优化研究[J].中国药房,2020,31(20):2503

王珊,刘博男,吕新林,等.炒王不留行标准汤剂质量标准研究[J].中国中药杂志,2020,45(18):4398

王艳,陶培,王毓杰,等.油浴模拟砂炒过程中印乌碱的结构转化途径及转化产物毒性研究[J].中草药,2020,51(5):1205

王杨,甄臻,隆毅,等.基于颜色变化的酒白芍质量标准及炮制工艺研究[J].中药材,2020,43(9):2141

王凤娇,钟凌云,钟国跃,等.北沙参炮制工艺的优化[J].中成药,2020,42(1):24

王慧慧,张莉,杨方方,等.北葶苈子炮制前后对H_2O_2诱导的H9c2心肌细胞损伤保护作用[J].中成药,2020,42(8):2018

王靖越,张语凡,柴冲冲,等.何首乌饮片的颜色与蒽醌类和二苯乙烯苷含量的相关性研究[J].中南药学,2020,18(4):635

王君明,李金洋,武占娟,等.基于H22病理状态下的雷公藤炮制减毒增效研究[J/OL].中华中医药学刊,2020[2021-04-18]. https://kns.cnki.net/kcms/detail/21.1546.R.20200914.1310.006.html

韦熹苑,邓琦,舒柯,等.ICP-MS法测定广西金樱根及炮制品中22种金属元素[J/OL].广西植物,2020[2021-04-18].https://kns.cnki.net/kcms/detail/45.1134.Q.20200803.1643.010.html

位玉蝶,宋晨歌,王娇,等.黄芩不同炮制品物性参数与化学成分相关性研究[J/OL].中华中医药学刊,2020[2021-04-18].https://kns.cnki.net/kcms/detail/21.1546.r.20200824.1532.008.html

文旺,李莉,李德坤,等.基于液质联用技术和植物代谢组学的甘草炮制品化学成分差异性分析[J].中国实验方剂学杂志,2020,26(17):104

翁美芝,邓雄伟,王立元,等.淡豆豉炮制过程中产纤溶酶微生物的筛选和鉴定[J].中草药,2020,51(24):6221

巫晓慧,王君明,刘晨,等.炮制增强黄药子止咳功效并降低其毒性的研究[J].中国药学杂志,2020,55(10):817

吴昊,于小红,马光朝,等.基于LC-MS的甘草炮制雷公藤降低肝毒性的代谢组学研究[J].中草药,2020,51(21):5501

吴丰鹏,李芹英,吴彦超,等.九蒸九制对黄精多糖结构功能的影响[J/OL].食品工业科技,2020[2021-04-18].https://kns.cnki.net/kcms/detail/11.1759.TS.20200714.1239.004.html

吴建雄,龚千锋,于欢,等.变异系数法-AHP综合加权结合正交试验设计优选陈皮炮制工艺[J].中药材,2020,43(5):1107

吴珊珊,覃信,陈学艳,等.山麻黄不同炮制品中麻黄碱与伪麻黄碱含量测定[J].时珍国医国药,2020,31(8):1881

X

肖锟钰,王洁,吴明,等.基于不同提取部位的补血活血药效评价验证三七"生打熟补"炮制理论[J].中药药理与临床,2020,36(6):130

辛二旦,司昕蕾,边甜甜,等.基于响应面法的大黄产地加工炮制一体化工艺研究[J].中国中医药信息杂志,2020,27(5):53

Y

严桂杰,蓝梦柳,丘建芳,等.泽泻炮制前后化学成分及其利尿作用研究[J].中国中医药信息杂志,2020,27(4):59

严丽萍,于欢,李潮,等.基于Critic-G1法结合响应面法优选夏天无醋炙工艺[J].中药材,2020,43(10):2407

杨丽,龚燚婷,许铭珊,等.基于"表里关联"的大黄炭炮制过程颜色和成分变化关系研究[J].中草药,2020,51(22):5705

杨紫莹,王芳静,金传山,等.天南星及炮制品制天南星和胆南星水提物HPLC特征图谱比较研究[J].中草药,2020,51(3):639

Z

张凡,孟莉,刘蓬蓬,等.黄柏生品与盐炙品中生物碱类成分在大鼠肾组织脏器中的吸收差异[J].中成药,2020,42(11):2954

张霞,高慧,阿丽牙·阿布来提,等.江西"建昌帮"姜天麻对硝酸甘油诱导的大鼠偏头痛的作用[J].中药新药与临床药理,2020,31(8):887

张崇佩,罗雪晴,龚鹏飞,等.米泔水漂苍术炮制前后入血成分的UPLC-Q-TOF-MS/MS分析[J].中华中医药杂志,2020,35(8):3854

张江山,张振凌,陈祎甜,等.基于柱前衍生化法测定糖含量并结合色度值分析熟地黄传统质量标准[J/OL].中华中医药学刊,2020[2021-04-18].https://kns.cnki.net/kcms/detail/21.1546.R.20201212.0810.004.html

张文婷,何佳,郭增喜,等.HPLC-ELSD特征图谱分析地黄炮制过程成分变化[J].中国中药杂志,2020,45(16):3877

张欣荣,李越,许蕊蕊,等.Box-Behnken响应面法优选蜜炙金银花炮制工艺及其药效学[J].医药导报,2020,39(1):96

张欣舒,董金香,孙志远,等.甘草炮制工艺的优选[J].吉林中医药,2020,40(6):812

张秀萍,李厚忠,孙达辰,等.温经汤药材不同炮制方法组方对小鼠出血时间和凝血时间的影响[J].中国药物经济学,2020,15(9):36

张艳雪,周巧,张学兰,等.黄精炮制前后寡糖与单糖类成分含量变化与转化机制研究[J].中药材,2020,43(2):318

张祺嘉钰,孙毅,陈灏,等.响应面法优化蜜桂枝的微波炮制工艺[J].西北药学杂志,2020,35(1):24

张祺嘉钰,孙毅,赵重博,等.不同炮制方法对不同产地续断中有效成分含量及抗氧化活性的影响[J].西北药学杂

志,2020,35(2):169

赵鑫,张艳雪,李丽,等.甘草饮片炮制工艺的优选[J].山东中医杂志,2020,39(7):726

郑威,闫丽,高慧.知母盐制前后化学成分含量及改善2型糖尿病小鼠胰岛素抵抗作用的差异分析[J].中国实验方剂学杂志,2020,26(22):140

郑丽丽,聂继红,赵翡翠,等.基于Box-Behnken试验设计优化传统奶制马钱子的炮制工艺[J].中医药导报,2020,26(16):45

郑晓倩,金传山,张亚中,等.黄精九蒸九晒炮制过程中糖类成分动态变化[J].中成药,2020,42(7):1837

支美汝,顾欣如,韩舒,等.应用UPLC-Orbitrap-MS分析草乌及其不同炮制品化学成分差异[J].中国中药杂志,2020,45(5):1082

钟苗,雷艳,李尹,等.宽体金线蛭与菲牛蛭不同炮制品体内抗凝活性研究[J].中药材,2020,43(6):1353

钟苗,雷艳,谭赫,等.水提取法和仿生提取法研究菲牛蛭不同炮制品的体外抗凝活性[J].中国现代中药,2020,22(3):379

周宜,邓蓝冰,宁晨旭,等.没药热解特性与炮制相关性研究[J].世界科学技术(中医药现代化),2020,22(5):1760

周国洪,赵珍东,汪小根,等.基于植物代谢组学的地黄蒸制前后化学成分变化研究[J].海峡药学,2020,32(7):34

周姝含,黄越燕,熊京京,等.淡豆豉炮制中产γ-氨基丁酸微生物在不同pH值和不同温度下产酶能力比较研究[J].中草药,2020,51(16):4176

周杨静,唐俊峰,高峰,等.基于"九蒸九晒"炮制法的何首乌主要化学成分含量变化及对大鼠肝脏的影响实验研究[J].中南药学,2020,18(4):543

周志容,冯果,李玮,等."汗渍法"炮制对了哥王中芫花素含量及其抗氧化能力的影响[J].中国药房,2020,31(19):2320

祝婧,袁恩,牟俊雍,等.基于UPLC-Q/TOF-MS分析江西特色炮制工艺对枳壳化学成分的影响[J].中国实验方剂学杂志,2020,26(16):142

（六）中药药理

【概述】

2020年，国内外医药相关刊物上发表的中药药理研究论文8 000余篇。CNKI收录的中药药理研究论文6 000余篇，其中单味中药或方剂2 000余篇，中药有效成分4 000余篇；Web of Science收录的中药药理研究论文3 000余篇，其中单味中药或方剂1 000余篇，中药有效成分2 000余篇。

1. 抗病毒作用研究

中药及其制剂在对抗新型冠状病毒（SARS-CoV-2）的过程中发挥着重要的作用，网络药理学与分子对接技术的结合使用，能够寻找药物靶点并考察其作用的可能机制。吴昊等初步探索了清肺排毒汤（麻黄、炙甘草、杏仁、生石膏、桂枝、泽泻等）抗新冠肺炎的作用机制，且预测其药效物质基础。杨璐等采用网络药理学方法初步探讨了小柴胡汤缓解新冠肺炎发热的作用机制，β-谷甾醇、豆甾醇和3′-羟基-4′-O-甲基葡萄糖苷可能为小柴胡汤中主要发挥抑制SARS-CoV-2的成分。Su H等研究发现，在Vero E6细胞中双黄连制剂（双黄连口服液，双黄连冻干粉针剂或它们的生物活性成分）均抑制SARS-CoV-2复制中产生的3-胰细肤水样胰蛋白酶（3cLPro），并呈现浓度依赖性。Xia L等研究发现，疏风解毒胶囊（虎杖、连翘、板蓝根、柴胡、牛蒡、马鞭草等）显著降低HCoV-229E小鼠肺内病毒载量，并降低其炎症反应，这种作用在患者的数据中也得到了验证。Li RF等研究发现，连花清瘟胶囊（连翘、金银花、炙麻黄、炒苦杏仁、石膏、板蓝根等）显著抑制聚集在细胞膜、细胞质和血浆囊泡表面的病毒颗粒数量，抑制SARS-CoV-2诱导的细胞因子和趋化因子的表达。Chen X等进一步研究发现，其机制可能是由于连花清瘟胶囊中存在抑制与ACE2结合的成分，如大黄酸、连翘苷A、连翘苷I、新绿原酸及其异构体等。刘金安等研究发现，金樱子甲醇提取物能够抑制呼吸道合胞病毒（RSV）、I型单纯性疱疹病毒（HSV-1）对人喉表皮样癌细胞2的感染。李明等研究发现，白藜芦醇能够改善RSV感染所致的肺部炎症，减轻肺水肿，并降低炎症因子IL-1β的含量。王炳然等研究发现，扶正祛毒方（黄芪、当归、柴胡、郁金、半枝莲、白花蛇舌草等）对慢性乙型肝炎病毒携带小鼠的细胞免疫水平有一定的改善作用，其作用机制可能与调节辅助性T细胞Th1/Th2比例，从而调节相关细胞因子的释放有关。何玉娇等发现，杨梅苷25 μmol/L能够抑制丙肝病毒（HCV）的复制，促进IFN-α对HCV复制的抑制作用，而10、25、50 μmol/L明显抑制对miRNA-122 mRNA的表达。李兆新等研究发现，夏枯草水提物45、90 mg/kg能够缓解卡赛病毒感染小鼠的临床症状，且干预病毒的复制过程。

2. 对呼吸系统作用的研究

韩欣洁等研究发现，白藜芦醇（250 mg/kg）能够改善脂多糖（LPS）诱导的急性肺损伤（ALI），下调兔肺组织中的凋亡相关蛋白，减轻蛋白激酶R样内质网激酶、活化转录因子4、转录因子C/EBP同源蛋白的表达，其作用机制可能通过减轻内质网应激和细胞凋亡，发挥对LPS诱导兔ALI的保护作用。王蓉等研究发现，连翘脂苷A显著改善LPS诱导的小鼠急性肺损伤，减少MDA浓度，增强SOD和GSH-Px活性，其机制可能与激活核因子2相关因子2（Nrf2）

信号通路有关。朴艺花等研究发现,蓝萼甲素对卵清蛋白诱导的哮喘小鼠气道炎症有一定的改善作用,可能是通过抑制高迁移率族蛋白 B1(HMGB1)/Toll 样受体 4(TLR4)/NF-κB 信号通路有关。Wang S 等研究发现,蛇床子素能够扩张哮喘导致的气道狭窄,其机制是抑制磷酸二酯酶 4D(PDE4D)活性,从而放大气道平滑肌细胞中的自分泌前列腺素 E2 信号,激活环磷酸腺苷(cAMP)/蛋白激酶 A(PKA),导致气道松弛。

Yang H 等研究发现,采用酪氨酸激酶亲和力筛选方法,从紫苏叶提取物筛选出玫瑰果苷、视锥蛋白-2 和迷迭香酸等显著抑制脾酪氨酸激酶活性的成分,具有较好的治疗哮喘的作用。褚璨灿等研究发现,连朴饮(黄连、制厚朴、石菖蒲、制半夏、豆豉、栀子、芦根)含药血清能够抑制 TNF-α、IL-8 和 IL-1β分泌,降低细胞通透性,改善原代肺泡Ⅱ型上皮细胞炎症反应,其机制可能与介导糖皮质激素受体(GR)基因有关。Li Q 等研究发现,连花清瘟胶囊对 ALI 中巨噬细胞-上皮单位的生理完整性有一定的作用,能够抑制炎症巨噬细胞中 NF-κB 通路的活性,并降低细胞因子信号传导抑制蛋白 3 表达,其效果高度依赖于 c-Jun 氨基末端激酶(JNK)-激活蛋白 1(AP1)调控。

3. 对心血管系统作用的研究

Wei Y 等研究发现,黄芪甲苷 IV 可通过抑制瞬时受体电位阳离子通道 7(TRPM7)的功能和激活 TGF-β/Smads 通路,抑制心脏的纤维化,具有心脏保护作用。Wang X 等研究发现,二氢丹参酮 I 抑制巨噬细胞的激活和促炎细胞因子的过度释放改善心脏功能,通过介导雷帕霉素-转录因子 EB 途径抑制 NF-κB 导致的炎症反应。李敏等研究发现,银杏花总提取物和银杏花的氯仿部分、乙酸乙酯部分、正丁醇部分有一定的抗血管内皮细胞铁死亡的活性,其中木犀草素活性最好。王海云等研究发现,丹参多酚酸盐能够显著抑制 H_2O_2 诱导 HUVEC 细胞增殖,降低细胞内炎症反应,同时增加细胞内 SOD 的

水平和 Nrf2 的表达,从而对氧化应激引起的血管内皮细胞损伤有一定的保护作用。Yang S 等研究发现,五味子素 A 对离体大鼠胸主动脉具有血管舒张作用,其潜在机制可能与促进一氧化碳和前列腺素的产生,并抑制钙通道的开放有关。王子宽等研究发现,葛根素具有减轻压力负荷导致的心肌肥厚的作用,其机制可能通过增加沉默信息转录调节因子 1(Sirt1),降低 Forkhead 转录因子 O1 乙酰化水平,从而减轻心肌纤维化和炎症反应,改善心脏功能。Sun X 等研究发现,赶黄草提取物及其有效成分 TA、PG、TB 和 PG1 均表现出一定的自噬诱导作用,其中 TA 可通过 Ca^{2+}/AMPK 和 mTOR 依赖性通路表现出最强的诱导自噬的作用,从而降低 H_2O_2 诱导的人脐静脉内皮细胞(HUVEC)的氧化应激过程,参与治疗动脉粥样硬化或其他心血管疾病。Gong M 等研究发现,由党参、黄精、三七、琥珀、甘松组成的稳心颗粒可抑制 H_2O_2 和糖尿病诱导的氧化应激状态,改善线粒体功能,减轻心房重构,并降低房颤的发生率。刘晓瑜等研究发现,由丹参、三七、苦参、黄连等组成的定心方Ⅰ号方能够改善心肌缺血/再灌注所引起的氧化应激反应,减轻心肌损伤,其机制可能与抑制糖原合成酶激酶-3(GSK3β)磷酸化,上调 Nrf2/HO-1 通路有关。Li L 等研究发现,四妙勇安汤能改善糖尿病小鼠的葡萄糖代谢、胰岛素敏感性和高血糖素血症,同时也能够减轻糖尿病诱发的左室功能障碍和心肌重塑。进一步的研究发现,四妙勇安汤抑制心肌肥大、纤维化、凋亡、炎症和脂质积聚,并保留了肌丝排列和线粒体完整性,其机制可能与调节胰高血糖素(GLC)信号通路有关。李杰茹等研究发现,消痰化瘀利窍中药组方(丹参、法半夏、陈皮、茯苓、生黄芪、炒白术)可以下调慢性间歇性低氧大鼠心肌组织中胶原蛋白的生成,干预心肌纤维的发生。

4. 对中枢神经系统作用的研究

Wang M 等研究发现,川芎通过促进缺血性损伤大鼠神经母细胞内源性增加和神经分化因子的产

生发挥保护神经元的作用,同时能抗神经炎症。魏思灿等研究发现,槲皮素能够改善脑缺血再灌注大鼠的神经功能损伤,降低IL-6、TNF-α及MDA含量,并增强SOD活性,其机制可能是槲皮素通过调控磷酸酶及张力蛋白同源物诱导的蛋白激酶PINK1/parkin通路蛋白表达,激活线粒体自噬,减轻脑组织损伤。王衡等研究发现,木香烃内酯能够改善H_2O_2诱导的大鼠脑微血管内皮细胞氧化应激及细胞凋亡,其作用机制可能是通过调控LINC01116/miR-9-5p的表达而发挥作用。诸葛陆杰等研究发现,补阳还五汤能够通过上调miR-199a-5p表达,从而调控血管内皮生长因子(VEGF)和脑源性神经营养因子(BDNF)蛋白表达,促进脑缺血大鼠神经发生和血管生成。曾劲松等研究发现,脑泰方能明显下调脑出血大鼠的转铁蛋白受体(TFR)、转铁蛋白水平,提高细胞的抗氧化能力,降低铁和MDA含量,改善脑组织病理损伤及神经功能缺失。Yi LT等研究发现,姜黄素可增强顺铂诱导的自噬,部分逆转顺铂诱导的凋亡相关蛋白功能障碍,促进海马神经发生和突触形成,从而恢复受损的认知行为,发挥神经保护作用。谭会洁等研究发现,异鼠李素能够通过激活PI3K/Akt/GSK-3β/环磷腺苷效应元件结合蛋白(CREB)通路,减轻鱼藤酮对PC12细胞的损伤。王冉冉等研究发现,淫羊藿苷长期服用可抑制NF-κB p65磷酸化修饰,改善阿尔茨海默病模型APP/PS1转基因小鼠脑内的神经炎症。Xie Z等研究发现,红景天苷改善加速衰老小鼠所产生的Aβ1-42沉积,同时减少小鼠脑内的炎症反应,改善肠道屏障的完整性,改变肠道菌群,从而调节微生物菌群-肠脑轴。Cao J等研究发现,贯叶连翘提取物黄酮糖苷通过增强抗氧化物水平、减少自噬作用来保护海马区免受癫痫引起的神经元损害,其机制可能与维持体内抗氧化物水平和激活PI3K/Akt和MAPK途径密切相关。李艳荣等研究发现,五子衍宗丸可能通过改善脑内的神经炎症微环境,减轻其对神经元的损害,从而起到保护神经元的作用。

吴雨桐等研究远志中远志皂苷B、细叶远志皂

苷、3,6'-二芥子酰基蔗糖和石菖蒲中β-细辛醚对体外高表达APP基因的神经干细胞阿尔兹海默症的改善作用。结果显示,3,6'-二芥子酰基蔗糖对保护、促进增殖及向神经元分化的调节作用最强。祝美珍等研究发现,清脑益元汤(水牛角、水蛭、赤芍药、参三七、川牛膝、紫河车等)能提高相关神经保护因子BDNF、VEGF、碱性成纤维细胞生长因子(bFGF)表达水平,并可促进大鼠胚胎NSCs的增殖分化。

周雨慧等研究发现,地黄饮子加减方各剂量组(1.14、2.27、4.54 g/kg)可提高血管性痴呆模型大鼠学习记忆能力,改善皮质区神经元损伤,抑制炎症反应,改善胆碱能系统功能,从而起到神经保护作用。

5. 对消化系统作用的研究

Tao Y等研究发现,小檗碱通过抑制慢性炎症,对幽门螺杆菌引起的慢性萎缩性胃炎有治疗作用,其抗炎特性与抑制干扰素调节因子IRF8-IFN-γ信号轴密切相关。赵彩萍等研究发现,黄芪甲苷可降低LPS诱导的人胃黏膜上皮细胞的炎症因子水平,可能与其抑制MAPK通路磷酸化有关。巩子汉等研究发现,白及多糖可通过下调TLR-4、NF-κB p65基因和蛋白表达,进而抑制促炎因子IL-17和IL-23的异常分泌,减轻炎症级联放大反应,发挥保护胃黏膜组织及其功能的作用。张明昊等研究发现,大蒜素调节胃溃疡小鼠胃液pH值,降低胃蛋白酶水平,各给药组小鼠胃黏膜形态完整,胃腺损伤程度较轻,未见出血及坏死现象,表明大蒜素对胃溃疡小鼠胃黏膜具有较好的保护作用。龙腾腾等研究发现,姜辣素与砂仁组合物能降低顺铂、硫酸铜、阿扑吗啡等的致呕率,减少呕吐次数并延长呕吐潜伏期,且两者具有协同作用。Zhou D等研究发现,没食子酸对乙醇诱导的大鼠胃溃疡有明显的保护作用,可能与激活Nrf2/HO-1相关途径以增强抗氧化防御系统,同时调节Bax、Bcl-2和Caspase-3水平,抑制细胞凋亡有关。毛心勇等研究发现,气滞胃痛颗粒(柴胡、枳

壳、白芍药、醋延胡索、醋香附、炙甘草)可改善功能性消化不良模型大鼠的胃高敏感及精神状态,表现为不同脑区的结构改变。王丽园等研究发现,香砂六君子汤能上调慢性萎缩性胃炎大鼠胃组织 Bax 基因及其蛋白表达水平,下调 Bad、Bcl-XL 基因及其蛋白表达水平,从而改善慢性萎缩性胃炎病理变化。张录梅等研究发现,温胃舒胶囊(党参、附子、黄芪、肉桂、山药、肉苁蓉等)能够通过抑制 NF-κB 信号通路活化,降低 NF-κB p65、IκBα、COX2 蛋白水平和 TNF-α、IL-6 炎性因子水平,从而减轻慢性胃炎大鼠胃黏膜炎症,发挥治疗慢性胃炎的作用。苏萍等研究发现,苏龙嘎-4 颗粒(连翘、拳参、麦冬和木通)通过抑制腹泻小鼠肠道黏膜释放炎症相关因子的同时,抑制细胞凋亡,进而对肠黏膜损伤进行修复,最终达到治疗腹泻的作用。

6. 对肝脏系统作用的研究

张岳等研究发现,麦角甾酮预防给药对急性酒精性肝损伤具有保护作用,可显著降低小鼠血清中 AST 和肝组织中 ALT、MDA 的水平,并可调节酒精引起的肠道菌群中门水平和属水平菌群丰富度的变化。叶倩男等研究发现,红景天苷能降低 CCl_4 诱导肝纤维化小鼠肝组织中Ⅰ型胶原(Col Ⅰ)和 α-SMA 蛋白高表达,抑制肝星状细胞(HSC)活化,减少细胞外基质(ECM)合成,从而减轻肝纤维化程度,其机制可能通过抑制 CXC 趋化因子配体 16(CXCL16)及其诱导的 Akt 磷酸化,抑制 HSC 的活化及迁移,进而发挥抗肝纤维化的作用。Liang C 等研究发现,金丝桃素可通过减少氧化应激,抑制脂肪生成和增强脂质氧化,通过减少细胞凋亡、体内外肝细胞脂质堆积来改善细胞活力,其防治非酒精性脂肪性肝病(NAFLD)小鼠,调节血脂异常,可能是通过蛋白激酶介导的体内外 AMPK 信号通路实现的。Qi R 等研究发现,人参皂苷 Rg1 可减轻与衰老相关的肝损伤,恢复肝功能,维持肝脏葡萄糖和脂肪代谢的稳态,其机制可能与上调 FOXO1 和减轻肝脏氧化应激有关。Xu J 等研究发现,五味子木脂素(SC-

DLs)能减轻乙醇和内皮素-1 诱导的 HL-7702 细胞(属于肝实质细胞系)的损伤比例,降少内皮素受体 B(ETBR/EDNRB)的表达,抑制 LX-2 细胞(一种肝星状细胞)分泌 ECMs 和 ET-1。五味子木脂素可通过阻断 ETBR,改善乙醇和四氯化碳诱导的小鼠肝组织纤维化形成。Chen Y 等研究发现,百合乌药汤(百合、乌药)中的某些化合物具有保护肝脏和减少肝纤维化的作用,并通过抑制 HSC 的活化和在肝损伤过程中刺激细胞外基质(ECM)降解来减轻肝纤维化,可能的潜在机制涉及阻断 TGF-β1/Smad2/3 信号传导途径。周文君等研究发现,当飞利肝宁胶囊(水飞蓟、当药)能有效缓解 D-半乳糖胺引起的急性肝损伤小鼠的转氨酶升高和炎症细胞浸润程度,通过调节肝组织锌指蛋白 A20 的表达从而抑制 NF-κB 信号通路的活化可能是潜在的药效机制之一。

7. 抗血栓作用的研究

王莹等研究发现,洋甘菊醇提物能明显延长正常小鼠凝血时间和止血时间,抗凝作用显著;洋甘菊醇提物和水提物对大鼠的血栓抑制率分别可达 42.62% 和 31%,这种抗血栓作用可能与抑制凝血系统的功能有关,也可能与抑制血小板功能有关。刘惠娜等研究发现,药根碱与内源性凝血途径的接触激活因子 FXIIa 活性中心具有良好的对接,药根碱在体外可显著延长 APTT,但不延长 PT 和 TT。药根碱静脉注射可延长颈总动脉血栓模型血管闭塞时间,减轻动脉血栓和静脉血栓模型的血栓重量,表明该药具有确切的抗动脉血栓和静脉血栓形成的作用。周宙等研究发现,丹皮酚肟类化合物"苄基丹皮酚肟"具有抗凝血活性和抗血小板聚集活性,其抗凝血机制可能与增强 PC 活性和促进 AT-Ⅲ 与凝血酶结合有关,抗血小板聚集机制可能与抑制纤维蛋白原和 GPⅡb/Ⅲa 的结合有关。冯挺等研究发现,三七粉能够有效治疗大鼠血液的高凝状态,并能缓解相关的全身炎性反应,以及缓和大鼠深静脉血栓的发生发展。张丽媛等研究发现,川芎嗪在体外可显著抑制 Trap-6、U46619、二磷酸腺苷(ADP)诱导的血小板聚集,也可显著抑制缺氧诱导的血小板活化,在体内可抑制血栓形成。Tang P 等研究发现,鸡血藤配方颗粒减低血栓重量,降低组织因子蛋白的表达、血栓形成静脉壁中的炎性细胞的流入以及炎性细胞因子和 C 反应蛋白(CRP)的血清水平,其预防血栓形成的机制可能与 SIRT1 和 Nrf2 有关。陈海红等研究发现,龙生蛭胶囊(黄芪、水蛭、当归、红花、赤芍药、桃仁等)在体外主要通过激活纤溶酶原,活化纤溶酶,促进纤维蛋白块溶解,延长血浆复钙时间,延长体外 PT,具有较好的体外抗凝作用;龙生蛭胶囊在体内明显延长 TT、PT 和 APTT,明显提高血浆中 FIB 水平,使正常小鼠的凝血时间延长,具有较好的抗血栓和抗凝的功效,从而抑制血栓的形成。

8. 抗肿瘤作用的研究

Chen P 等研究发现,石斛中的天然产物毛兰素能够诱导肺癌细胞死亡,同时还引起 ROS 积聚、脂质过氧化和 GSH 耗竭,其机制是通过诱导 Ca^{2+}/CaM 依赖性的铁死亡和抑制细胞迁移而发挥的。Teng J 等研究发现,延龄草中的主要皂苷多茶素 VI(PPVI)通过在体内外诱导细胞凋亡和自噬,显著抑制非小细胞肺癌(NSCLC)的增殖,其作用机制可能是 PPVI 通过诱导 NSCLC 中的 ROS/NF-κB/NLRP3/GSDMD 信号轴,促进 caspase-1 介导的细胞凋亡。Yu D 等研究发现,在异柠檬酸脱氢酶 1(IDH1)突变胶质瘤细胞中,雷公藤甲素(TP)作为 Nrf2 抑制剂,能够通过下调谷胱甘肽(GSH)合成代谢相关基因 GCLC、GCLM 和 SLC7A11 表达而破坏 GSH 产生,导致细胞内氧化损伤加剧从而介导细胞凋亡,发挥抗肿瘤作用。TP 针对 GSH 代谢途径的干预作用可能是 IDH1 突变型胶质瘤治疗的新策略。李明芬等研究发现,鳖甲煎丸(鳖甲胶、阿胶、炒蜂房、炒䗪虫、鼠妇虫、蜣螂等)含药血清可抑制肝癌细胞增殖活性,阻滞细胞生长于 G0/G1 期,还可促进细胞凋亡,其中代谢通路及苯乙醇氨基转移酶(PNMT)、唾液酸转移酶 8E(ST8SIA5)基因是其发挥作用的重要通路和核心基因。魏征等研究发现,化瘀解毒方(全蝎、天龙、三七粉、半枝莲)可明显促进胃癌细胞 SGC-7901 凋亡,其机制可能是该方增强 BadmRNA 表达丰度,直接促进 Bad 蛋白表达,抑制 Bcl-2 蛋白的抗凋亡作用,从而明显促进胃癌细胞凋亡。王容容等研究发现,健脾消癌方(党参、白术、茯苓、法半夏、黄芪、灵芝等)能拮抗结直肠癌的转移,增加裸鼠移植结直肠癌中自然杀伤细胞的数量和活性,其作用机制可能与 NLRP3 和 Caspase-1 蛋白表达的增加有关。

9. 对动物证候模型的作用

贾岚等研究发现,白芍总苷具有保护化学性肝损伤肝阴虚证的功效,可能是白芍药养肝阴的物质基础,其作用机制可能与抗炎、减轻微循环障碍、通过 PI3K-Akt 信号通路来调节细胞因子 IL-6 和 IL-10 平衡有关。陈青青等研究发现,铁皮石斛超微粉"滋阴益胃"可改善胃阴虚证之"饥不欲食、口干不欲饮、手足心热、大便秘结"等症状,并能减轻胃黏膜损伤,其机制可能与调节胃肠激素分泌、抑制胃组织炎症、促进胃组织异常细胞凋亡有关。张丹丹等研究发现,黄芪总皂苷可通过减少气虚模型大鼠机体乳酸的积累,降低肌酸激酶(CK)活性、体内脂质过氧化物水平,以及调节免疫功能,从而起到补气、延缓疲劳发生、增强运动耐力的作用。邓燕桃等研究发现,川续断皂苷 VI 具有一定的活血化瘀及抗血栓作用,能显著提高气虚血瘀大鼠的存活率、协调能力和体质量,并显著性降低大鼠脑组织中肿瘤坏死因子 TNF-α 浓度。刘丽等研究发现,膈下逐瘀汤加减方(延胡索、赤芍药、牡丹皮、桃仁、川芎、枳壳等)明显改善慢性输卵管炎大鼠气滞血瘀证候,降低血液黏度,其可能通过降低 TNF-α、IFN-β 的表达水平而发挥免疫调节及抗炎作用。陈琳等研究发现,颐脑解郁复方(刺五加、醋五味子、郁金、丹参、炒栀子、川芎)可通过下调 JAK/STAT 通路中 JAK2、STAT3 基因及蛋白的表达来改善卒中后肾虚肝郁证大鼠抑郁状态,其起效部位可能在海马齿状回,最佳治疗时间是 28 d。

10. 药代动力学研究

航艾等从"抗炎药效-血药浓度-炎症机制"三个方面综合评价山豆根抗炎药效时效关系。研究发现,山豆根水提浸膏粉对角叉菜胶致大鼠足跖肿胀率的影响与大鼠体内苦参碱血药浓度具有高度相关性,提示苦参碱可以作为山豆根水提浸膏粉抗炎作用的标志性物质。晏余等研究发现,黄藤总生物碱制成固体分散体后黄藤素与药根碱的峰浓度(C_{max})和 AUC 与原药组相比有所提高,表明能有效提高黄藤素与药根碱的相对生物利用度。邓英光等研究发现,同时口服甘草酸和水飞蓟宾血药峰浓度 C_{max} 和 $AUC_{(0 \to t)}$ 分别增加 344.19% 和 185.34%,从而有助于发挥水飞蓟宾的药效。林燕等研究发现,虚寒性出血证大鼠模型给予姜炭乙酸乙酯提取液 4 h 后,血清中 6-姜烯酮、6-姜烯酚、姜酮、二乙酰基-6-姜酚、6-姜酚、10-姜酚的血药浓度与血清 TXB2 和 TXB2/6-keto-PGF1α 的药效强度变化趋势基本一致。Gao J 等研究发现,黄芪甲苷 IV 通过诱导 P-gp 活性来降低雷公藤甲素的吸收。利玲等考察达原饮(槟榔、厚朴、草果仁、知母、芍药、黄芩、甘草)中芍药苷和黄芩苷的药代动力学特征。研究发现芍药苷和黄芩苷是达原饮中能够通过体内的生物屏障进入循环系统的药物分子,且药代动力学特征并未被该方中其他药味所影响。康宁芳等研究发现,舒肝宁注射液(茵陈、栀子、黄芩苷、板蓝根、灵芝)在大鼠体内分布广泛,除黄芩苷外绿原酸、栀子苷、千层纸素 3 种成分均表现出了线性动力学的特征且滞留时间短,而黄芩苷是产生非线性药代动力学特征且会被重吸收。He X 等研究发现,大黄素和姜黄素合用可明显改善肾纤维化程度,与单次给药相比,共同给药后大黄酸和姜黄素在血浆和肾组织中的 C_{max} 和 AUC 显著提高。

11. 毒理学研究

侯磊等运用柴胡水煎液 HPLC 指纹图谱及体外肝毒性的谱毒关系,预测柴胡水煎液肝毒性的物质基础。研究发现,网络毒理学推测柴胡致肝毒性的成分为豆甾醇、黄芩苷等 17 个;整合分析确定柴胡致肝毒性的成分为共有峰 13、12、8、26、10、14、27、11 代表的成分及豆甾醇、黄芩苷、柴胡皂苷 D 等。Zhang K 等研究发现,通过毒理学证据链(TEC)和网络毒理学等技术,筛选乌头中 22 种潜在毒性成分,可能影响体内 Th17 细胞分化、Jak-STAT 信号通路、谷胱甘肽代谢和其他相关途径,通过调节相关靶标,从而诱导氧化应激,代谢异常,细胞凋亡,免疫反应和炎症因子的过度释放,最终导致大鼠肝损伤。王晓艳等研究发现,异补骨脂素对人正常肝细胞体外增殖有抑制作用,诱导细胞凋亡同时使细胞周期阻滞于 G1 期,此过程可能与上调 Bax,下调细胞周期蛋白 D1 表达有关。Chen K 等研究发现,在慢性雷公藤多苷诱导的药物性肝损伤中,CYP2E1 显著升高,其机制可能是通过抑制 miR-378a-3p 实现的。Wu X 等运用脂质组学和 UPLC-MS 结合多变量分析的方法研究何首乌的肝毒性。研究发现,何首乌可能通过引起磷脂代谢紊乱而引起肝脏损害。Yan Y 等通过传统的生化分析和非靶向代谢组学方法,系统地研究了何首乌的肝肾毒性。研究发现,何首乌主要通过影响苯丙氨酸和酪氨酸代谢导致肝损伤,并随着给药量的增加,进一步地影响维生素 B_6、胆汁酸和胆红素代谢,导致肝损伤加重,并明显体现出肾毒性。马兜铃酸(AA)所导致的各种肿瘤近年来是其毒理学研究的热点,Lu ZN 等对磷酸酶和张力蛋白同源物缺陷的小鼠单独给予马兜铃酸 I(AAI)或配合给予 CCl_4,均导致小鼠的肝细胞癌或合并肝内胆管癌,呈现剂量依赖性。AAI 导致 DNA 损伤和 AAI-DNA 加合物,可通过腺嘌呤到胸腺嘧啶的特征性断裂引发肝癌,AA 相关的突变信号主要与人类肝癌有关,尤其是来自中国的肝癌。在随机选取的中国肝癌患者的癌旁肝组织中检测到 25.8%(16/62)的 AAI-DNA 加合物。Li R 等发现 AA 是形态正常人尿道上皮的主要致突变因子,AA 极大地加速了突变积累并增强了克隆扩增。

（撰稿：赵燕 苏琳婕 张媛媛 寇俊萍 审阅：王树荣）

【中药防治新型冠状病毒肺炎的网络药理学研究】

2019 年 12 月以来，世界各地先后爆发新冠肺炎，严重威胁人类健康。新冠肺炎是一种包膜 RNA 病毒引起的急性肺部感染。研究发现 SARS-CoV-2 引起感染的过程与血管紧张素转化酶 2（ACE2）密切相关，其可通过表面的棘突蛋白（S 蛋白）与细胞受体 ACE2 结合，引起病毒包膜与细胞膜的融合，继而进入宿主细胞并大量繁殖入侵新细胞，引起 SARS-CoV-2 感染。中医药和中西医结合疗法在中国抗击防控新冠肺炎疫情中，发挥了积极而重要的作用。而网络药理学相关研究结果对于科研及临床工作均有指导意义。

1. 通过抗病毒信号途径防治新冠肺炎

邓燕君等采用网络药理学与分子对接法发现，藿香正气口服液（苍术、陈皮、厚朴、白芷、茯苓、槟榔等）通过与 ACE2 结合作用于多靶点调节多条信号通路，发挥对新冠肺炎的防治作用。沈浮等研究发现，金花清感颗粒（金银花、麻黄、杏仁、黄芩、连翘、知母等）中 3-甲氧基光甘草定、粗毛甘草素 C、甘草查尔酮 B 等活性成分与 Mpro 及 ACE2 受体酶结合活性较强，并且通过多种生物学途径及通路发挥干预新冠肺炎的作用。凌晓颖等研究发现，连花清瘟方（连翘、金银花、麻黄、苦杏仁、石膏、板蓝根等）中山奈酚、槲皮素、木犀草素与 Mpro 有较好的结合能力，甘草次酸、豆甾醇、靛蓝与 ACE2 有较好的结合能力，提示连花清瘟方可通过多成分、多靶点、多通路对新冠肺炎有治疗作用。何天目等研究发现，血必净注射液（红花、川芎、赤芍药、丹参、当归）中羟基红花黄色素 A、绿原酸及丹酚酸 B 等成分与 Mpro 和 ACE2 有较好的结合能力，揭示其具有治疗新冠肺炎的潜在作用机制。孔艺等研究发现，痰热清注射液（黄芩、熊胆粉、山羊角、金银花、连翘）中山奈酚、槲皮素、黄芩素、木犀草素和汉黄芩素与 Mpro 具有较好的亲和力，显示潜在的抗新冠肺炎的作用。PI3K/AKT 途径可以调节各种类型的血管生成和细胞增殖，这与 SARS-CoV-2 的复制、组装和致病性有关。杜海涛等研究发现，藿香正气汤抗病毒途径可能是通过 PI3K-Akt 信号通路影响病毒复制。彭修娟等通过整合药理学的方法，预测发现清肺排毒汤（麻黄、桂枝、甘草、茯苓、白术、射干等）可通过 PI3K/Akt 等信号通路防治新冠肺炎。施烜等研究发现，血必净注射液抑制病毒复制，其抗病毒作用的靶点蛋白调控的通路主要集中在 PI3K/Akt 等信号通路。

2. 调节抗炎信号途径防治新冠肺炎

Vaninov N 研究发现，"细胞因子风暴"是新冠肺炎的主要致病机制之一，是指人体被感染后产生并释放多种炎症因子，例如 TNF-α、IL-1、IL-6、IL-12、IFN-α、IFN-β 等。"炎性"细胞因子的释放将诱导新的细胞因子产生和释放，进而导致细胞和器官损伤。林嘉荣等研究发现，金花清感颗粒富集的关键基因靶点主要涉及的生物学过程为细胞因子活性、炎症反应。徐方飚等基于结构相似度和分子对接结果发现，升降散（白僵蚕、蝉蜕、大黄、姜黄）可从结构上干预病毒入侵和多靶点多通路调控抑制病毒入侵后引发的炎症风暴应激反应等多种病理状态。孙逊等研究发现，化湿败毒方（生麻黄、生大黄、藿香、葶苈子、生石膏、赤芍药等）治疗重症患者的作用机制主要与干预"RAS 通路-细胞因子风暴-重症危象"相关。周梦琪等从细胞因子风暴角度研究发现，清肺排毒汤的作用机制可能通过多成分作用于多靶点、多通路，达到抑制细胞因子风暴，从而治疗新冠肺炎的作用。张云等研究发现，麻杏石甘汤可负调控白介素、肿瘤坏死因子、整合素等免疫炎性反应递质，对新冠肺炎的病毒复制和细胞因子风暴具有显著的调节作用。孙凯滨等研究发现，小柴胡汤可用于早期治疗新冠肺炎，避免出现加重病情的细胞因子损伤。孔艺等进行网络药理学的富集，发现血必净注射液的作用靶点集中在炎症，可通过多靶点、多通路发挥药效。孙浠哲等研究发现，热毒宁注射液（青蒿、金银花、栀子）的通路主要富集在 IL-17、NF-κB 信号通路等，通过抗炎等治疗新冠肺炎。Chen L 等研究发现，维生素 C、姜黄素和甘草甜素通过预防细胞因子风暴，对 SARS-CoV-2 感染具有潜在的保护作用。

3. 通过免疫调节作用防治新冠肺炎

病毒感染的细胞释放信号以募集并激活免疫细胞分泌多种细胞因子和趋化因子，以将更多的免疫细胞募集到病变部位，但过度的免疫反应损害机体。中药可减轻过度的免疫反应，恢复身体的正常生理功能。凌晓颖等研究发现，连花清瘟方作用的关键靶点集中在免疫和炎症，其中免疫主要体现在 T 细胞受体通路。赵谭军等对湖南二号方（黄芪、陈皮、山银花、大枣、甘草）的活性成分靶点进行预测，研究发现其可能通过作用于 IL-6、IL-17 等来调节机体的免疫功能。

4. 其他

通过网络药理学分析可以预测中药的其他潜在靶点和途径。曹灿等研究发现，疏风解毒胶囊（虎杖、连翘、板蓝根、柴胡、败酱草、马鞭草等）预防和治疗新冠肺炎的潜在信号途径是 IL-17、低氧诱导因子-1（HIF-1）和 Toll 样受体，目标是 IL-10、IL-6、前列腺素-过氧化物合成酶（PTGS）、糖原合成酶 3（GSK3B）、转录激活因子 1（STAT-1）。谢铱子等研究发现，化湿败毒方与新冠肺炎具有 49 个共同靶点，包括 IL-6、TNF、MAPK、IL-1β。王梁凤等研究发现，生脉注射液中的活性化合物五味子内酯 E、豆甾醇、N-反式阿魏酰酪胺等能通过多靶点调节多条信号通路发挥抗炎、免疫调节、抗休克、增加血氧饱和度等作用，从而发挥对新冠肺炎的治疗作用。周文静等研究发现，藿香主要通过 Toll 受体、

MAPK、T 细胞受体信号通路等途径发挥作用。许禄华等研究发现，大黄作用靶点富集在 IL-17 信号通路、VEGF 信号通路、C 型凝集素受体信号通路和 TNF 通路等，通过多途径-靶点-通路发挥抗病毒、抗炎、抗氧化应激的作用。宗阳等研究发现，槲皮素和(-)-表没食子儿茶素没食子酸酯等 12 个中药成分可作用于 IL-6 调节多条信号通路，从而发挥治疗作用。

（撰稿：代玉洁 张媛媛 寇俊萍　审阅：王树荣）

【中药改善急性肺损伤的实验研究】

1. 抗炎症反应改善急性肺损伤

Li X 等研究发现，大黄素能够通过抑制肺组织和肺部巨噬细胞上哺乳动物雷帕霉素靶蛋白（mTOR）-缺氧诱导因子-1α（HIF-1α）-血管内皮生长因子（VEGF）信号通路，抑制支气管肺泡灌洗液（BALF）中 IL-1β、TNF-α 和 IL-6 等炎症因子的表达，改善 LPS 诱导的急性肺损伤（ALI）大鼠的肺部炎症。Chen G 等研究发现，丹参注射液通过降低基质金属蛋白酶（MMPs）-组织金属蛋白酶抑制剂（TIMPs）比值，调节其平衡，从而减轻 LPS 诱导的大鼠 ALI。Hu L 等研究发现，酒制黄芩通过降低 NO、IL-8、TNF-α、IL-6 等炎症因子的水平，显著改善 ALI。Huang JL 等研究发现，丹参中的丹参类 A 通过抑制 NF-κB 抑制蛋白-α（IκB-α）磷酸化调控 NF-κB 通路和激活核因子 E2 相关因子 2（Nrf2）-血红素加氧酶-1（HO-1）表达，促进 Nrf2 核易位，显著介导 Nrf2/HO-1 通路，减轻急性肺部炎症。Liu Z 等研究发现，甘草素是一种新型的瞬时受体电位通道 TRPV1 和 TRPA1 抑制剂，通过对 TRPV1 和 TRPA1 通道的双重抑制，发挥抗炎和镇咳作用，从而保护 LPS 诱导的 ALI。Long Y 等研究发现，黄芩苷脂质体可通过抑制 TLR4-JNK-NF-κB 通路，发挥减轻 LPS 诱导的小鼠 ALI 作用。Niu X 等研究发现，山药糖蛋白具有抗炎和免疫调节作用，通过抑制含 NLR 家族 Pyrin 域蛋白 3（NLRP3）和 NF-κB/

TLR4 信号通路,从而发挥对 LPS 诱导 ALI 的保护作用。Zhang YY 等研究发现,紫草素通过调控 miRNA-140-5p/TLR4/NF-κB 信号通路,改善脓毒症诱导的 ALI。Zhang H 等研究发现,紫锥菊多糖通过抑制炎症、细胞凋亡和激活 TLR4/NF-κB 信号通路减轻 LPS 诱导的肺损伤。

2. 抗氧化应激改善急性肺损伤

Badamjav R 等研究发现,亚欧唐松草通过减轻 AMP 依赖的蛋白激酶(AMPK)-Nrf2-Kelch 样环氧氯丙烷相关蛋白 1(KEAP1)信号通路、MAPKs-NLRP3-caspase-1 信号通路以及凋亡通路相关的氧化损伤,抑制炎性细胞因子的释放,从而降低颗粒物诱导的 ALI。Liu C 等研究发现,金银花可降低血清和支气管肺泡灌洗液中促炎细胞因子(TNF-α、IL-1、IL-6)水平,降低氧化应激因子 MDA 和髓过氧化物酶(MPO)的水平,提高肺组织中 SOD、GSH-Px 活性,发挥其对 LPS 诱导 ALI 的预防及保护作用。Yang Y 等研究发现,酸浆提取物显著降低氧化应激损伤和炎症反应,同时纠正 ALI 引起的能量代谢失衡,增加抗氧化剂相关代谢产物的数量,从而抑制肺细胞的凋亡。

3. 保护内皮屏障功能改善急性肺损伤

Liang X 等研究发现,益气化瘀解毒汤各剂量组均不同程度下调 PI3K-AKT 通路下游蛋白 AKT1 和 MAPK 通路激活蛋白 KRAS/NRAS/HRAS 的表达,从而通过改善内皮细胞通透性、抑制炎症反应、减少水肿、减少肺组织出血等多种途径保护 ARDS 模型鼠的肺组织。Wang YW 等研究发现,中药麦冬的主要有效成分鲁斯可皂苷元可以通过抑制血管渗漏和 TLR4-髓样分化因子 88(MYD88)信号通路,保护颗粒物诱导的 ALI。

4. 调节水通道蛋白表达改善急性肺损伤

Guo R 等研究发现,大黄素可通过上调结扎和穿刺盲肠大鼠 ALI 模型中水通道蛋白(AQP)和紧密连接蛋白的表达,抑制炎性细胞因子释放和肺细胞凋亡,恢复肺上皮屏障功能,降低死亡率。Hu J 等研究发现,越婢汤可能通过降低 AQP 表达,调节水代谢,减轻重症急性胰腺炎大鼠肺、肾水肿,减轻组织炎症损伤。此外,Ma C 等研究发现,芪东活血汤通过上调上皮细胞钠通道和 AQP-1 表达改善小鼠急性肺水肿。

5. 调节细胞凋亡和自噬功能改善急性肺损伤

Wen H 等研究发现,延胡索乙素通过恢复 PI3K/AKT/mTOR 介导的大鼠自噬,对肢体缺血/再灌注诱导的 ALI 有保护作用。Ding Z 等研究发现,葛根芩连汤可通过 PI3K/AKT 信号通路抑制 ALI 反应发生,并且通过代谢组学发现,可以通过逆转能量代谢失衡来抑制 ALI 的炎症过程。Wang Y 等研究发现,麻杏石甘汤通过 AKT-mTOR-核糖体蛋白 s6 激酶(p70S6K)通路减少肺细胞凋亡,消除 PM2.5 诱导的肺损伤。

6. 其他

Zhi H 等研究发现,黄芩根黄酮类化合物通过抑制体内补体系统的过度激活改善甲型流感病毒诱导的小鼠 ALI。Lu ZB 等研究发现,连翘苷 A 通过上调 miR-124 抑制脂多糖诱导的 ALI 中单核细胞与 Ⅱ 型肺泡上皮细胞的黏附和迁移,发挥对 ALI 的保护作用。Luo CY 等研究发现,益气化瘀解毒汤上调与 Fcγ 受体介导吞噬作用途径相关的造血细胞激酶(Hck)、磷脂磷酸酶 3(Plpp3)、富含豆蔻酰丙氨酸的 c-激酶底物(Marcks)和肌动蛋白相关蛋白 2/3 复合体亚基 2(Arpc2),缓解 LPS 诱导的大鼠急性呼吸窘迫综合征。

综上所述,ALI 的病理过程十分复杂,通过多个途径综合干预对于 ALI 的防治具有重要意义。中药及其有效成分可通过抗炎、抗氧化应激、抗细胞凋亡、保护屏障等多种方式改善 ALI。

(撰稿:张佳智 张媛媛 寇俊萍 审阅:王树荣)

【中药治疗缺血性脑卒中的作用机制研究】

1. 作用于神经细胞治疗缺血性脑卒中

盛明等研究发现,红景天苷通过调控 JAK2/STAT3 信号通路活性,显著改善 MCAO/R 大鼠神经功能损伤,降低脑组织内神经细胞凋亡。Chen X 等研究报道,补阳还五汤抑制神经元凋亡,促进神经干细胞的增殖和分化以及神经突形成,增强学习和记忆功能,并通过激活 PI3K-Akt 和 JAK2/STAT3/Cyclin D1 信号通路,增强体外神经元细胞的活力,促进体外培养的原代神经干细胞的分化,促进中脑动脉闭塞大鼠脑神经干细胞的增殖,并抑制神经元凋亡。Cui Q 等研究发现,舒血宁注射液通过抑制神经细胞凋亡和炎症反应而在脑梗死中起保护作用。Yang J 等研究发现,柚皮苷注射液对脑梗死的保护机制可能与其激活神经细胞中的 PI3K/AKT 途径、促进 p-AKT 蛋白的表达有关。Hou Y 等研究发现,二十味沉香丸(沉香、丁香、木瓜、肉豆蔻、红花、广枣等)通过调节缺血性中风后大鼠钙调蛋白激酶 II(CaMK II)、转录激活因子(ATF4)和 c-Jun 蛋白的表达,抑制线粒体凋亡,改善神经功能缺损,减小脑梗死面积。Yang W 等研究发现,龙生蛭胶囊(黄芪、水蛭、川芎、当归、红花、桃仁等)可下调 p38、MAPKs 和 HIF-1α/VEGF 信号通路,保护神经功能以改善脑缺血再灌注损伤。Lan B 等研究发现,复方中药脑泰方提取物治疗 MCAO 大鼠的作用可能是通过 TFR1/DMT1 和 SCL7A11/GPX4 途径实现的。

2. 作用于神经胶质细胞治疗缺血性脑卒中

Li X 等研究发现,银杏二萜内酯通过抑制 TLR4/NF-κB 信号通路减轻原代星形胶质细胞的氧糖剥夺/复氧(OGD/R)损伤和 LPS 诱导的炎症反应,其特征在于促进细胞活力,降低乳酸脱氢酶(LDH)活性并抑制 IL-1β 和 TNF-α 的释放,银杏二萜内酯还可减轻脑缺血损伤,抑制血小板聚集和星形胶质细胞活化。Ma C 等研究发现,清开灵抑制小胶质细胞增生和星形胶质细胞增生,保护神经元免受缺血/再灌注损伤。唐冰雪、Li X 等研究发现,淫羊藿苷和天麻中的有效成分 3,4-二羟基苯甲醛均可抑制小胶质细胞活化,抑制 TLR4 及其下游 NF-κB 信号通路的活化,降低相关 IL-1α、TNF-α 的表达,减轻缺血性脑卒中大鼠的神经功能缺损。

3. 作用于血管内皮细胞治疗缺血性脑卒中

Chen H 等研究发现,安息香的活性成分香脂酸可能通过调节 ACE-AngI-VEGF 途径促进血管生成,进而预防缺血性中风。Cao J 等研究发现,黄芪甲苷与羟基红花黄 A 通过减少 PHLPP-1 的表达并激活 Akt 信号转导,进而增加脑微血管细胞增殖和抑制细胞凋亡来减轻由 OGD 引起的细胞缺损,表明黄芪甲苷与羟基红花黄 A 可通过预防脑缺血再灌注损伤进而预防和治疗中风。Zhang Y 等研究发现,生脉制剂(人参、麦冬、五味子)通过抑制 Rho 激酶(ROCK)/cofilin 途径进而减轻 OGD/R 诱导的微血管内皮细胞屏障损伤。Zhang YM 等研究发现,醒脑静(麝香、冰片、栀子、郁金)通过抑制 SIRT1 途径的炎症反应改善 OGD/R 诱导的脑微血管内皮细胞损伤,这可能是治疗脑缺血再灌注损伤的有效靶点。缪霆等研究发现,亚低温联合红景天苷可以抑制氧化应激反应,减少 ROS 生成,减少基质金属蛋白酶 9 表达量及紧密连接蛋白 claudin5、occludin 的降解,进而保护缺血再灌注大鼠血脑屏障。

4. 其他途径

Zhang F 等研究发现,通窍活血汤(赤芍药、川芎、桃仁、红枣、红花、老葱等)可以改善大鼠缺血性脑卒中后肠道菌群失调及其诱发的炎症反应。饶江燕等研究发现,β-石竹烯通过上调自噬相关蛋白的表达,下调 p62 蛋白的表达,进而激活自噬,减轻小鼠脑缺血/再灌注损伤。张鹤等研究发现,清热活血中药联用可以通过调控哺乳动物雷帕霉素靶蛋白-雌激素相关受体 α-谷氨酰胺酶信号通路,增加脑组织中能量代谢,改善脑组织能量代谢紊乱,进而改善缺血再灌注引起的脑损伤。

综上所述,通过特定靶点细胞结合多个途径综合干预对于缺血性脑卒中(IS)的防治具有重要意义。中药及其有效成分可通过作用于神经细胞、神经胶质细胞、血管内皮细胞等多种方式改善缺血再灌注损伤,这为临床 IS 的防治及新药开发提供了依据。

(撰稿:任玉川 张媛媛 寇俊萍 审阅:王树荣)

【中药治疗糖尿病的机制研究】

1. 增强胰岛素敏感性改善糖尿病

王素星等研究发现,白藜芦醇通过下调 lnc RNA NONMMUT008655.2 和介导内脏脂肪 NPY 表达,改善高脂饮食诱导的小鼠胰岛素抵抗和限食后重饲大鼠胰岛素敏感性。Li P 等研究发现,姜黄素通过增强 PI3K/AKT/GSK3 信号途径和抑制 ERK/JNK 信号途径来改善高糖诱导的 HepG2 细胞的胰岛素抵抗。Zheng X 等研究发现,青钱柳可改善糖尿病、肥胖症和脂质代谢紊乱,其中富含三萜酸组分可通过 PI3K/Akt/GSK3β 途径改善胰岛素抵抗和肝脂肪变性。Lv Y 等研究发现,苦豆子中富含的黄酮类成分可以通过激活 PKC/GLUT4 途径和调节 PPARα 和 PPARγ 的表达来改善高血糖、血脂异常和胰岛素抵抗。Zhou C 等研究发现,胡芦巴通过抑制脂肪细胞 iRhom2/TACE 轴介导的 TNF-α 释放途径来减少肥胖小鼠的体重和脂肪积累,并且激活胰岛素受体,显著降低小鼠的空腹血糖,改善胰岛素抵抗。Zhu Y 等研究发现,桂枝茯苓丸可改善多囊卵巢综合征大鼠的胰岛素抵抗,并具有调节肠道菌群和控制炎症作用。刘凯等研究发现,黄芪乌梅配方颗粒(黄芪、乌梅)可能通过降低血清 TNF-α 和 FFA 水平,改善 GK 大鼠胰岛素敏感性和胰岛 β 细胞功能,从而明显降低 GK 大鼠血糖。吴健军

等研究发现,改良四妙散颗粒(黄连、苍术、黄柏、薏苡仁)能显著改善急性胰岛素抵抗引起的小鼠糖耐量受损,提高胰岛素敏感性,增加肝糖原的合成。Lu HF 等研究发现,人参加白虎汤可改善高脂饮食小鼠脂质和碳水化合物代谢的紊乱、小鼠的葡萄糖耐量以及胰岛素抵抗,发挥抗高血糖的作用。

2. 保护胰岛细胞改善糖尿病

Cui J 等研究发现,竹节参皂苷 IVa 通过激活 Wnt/β-catenin/TCF7L2 途径,增加间歇性高血糖诱导的 β 细胞增殖、减少凋亡和恢复其分泌活性,改善胰岛素敏感性,使 DM 大鼠血糖恢复正常。Liu Y 等研究发现,苦瓜皂苷可通过调节 PI3K/Akt/FoxO1,增加大鼠葡萄糖刺激后胰岛素的分泌和细胞内胰岛素的含量,并保护胰岛细胞。Wang C 等研究发现,葛根素诱导胰岛素和 PDX1 的表达,上调 GLP-1R 的表达并随后激活 β-catenin 和 STAT3 信号途径,促进胰岛 β 细胞的新生,从而发挥抗小鼠糖尿病的活性。Wang XY 等研究发现,肉桂中分离出的一种 A 型原花青素低聚物肉桂酸 D1(CD-1)通过增强体内外自噬作用,来保护胰腺 β 细胞免于糖脂毒性诱导的细胞凋亡;在高葡萄糖和棕榈酸处理的 INS-1 胰岛 β 细胞中,CD-1 可保护细胞发挥降血糖的活性。Lee MS 等研究发现,莲蓬的水提取物富含类黄酮衍生物,可诱导自噬,保护胰岛 β 细胞免受氧化应激诱导的细胞凋亡和损伤,从而改善糖尿病和胰腺细胞损伤。Liang H 等研究发现,灵芝中的蛋白聚糖提取物可保护胰腺 β 细胞免受 STZ 诱导的细胞凋亡。龚光明等研究发现,参芪复方(人参、黄芪、天花粉、生地黄、丹参、山药等)可调控 PI3K/AKT/mTOR 信号通路,减少胰岛 β 细胞凋亡,改善胰岛细胞功能,从而维持血糖稳态。

3. 调节糖代谢改善糖尿病

Xu LN 等研究发现,薯蓣皂苷可通过改善 miR-125a-5p 对 STAT3 的抑制作用,来减轻 T2DM 大鼠

的糖脂代谢紊乱,进而发挥有效的抗 T2DM 作用。Li R 等研究发现,黄精中多糖成分可通过激活 PI3K/AKT 信号通路来调节葡萄糖代谢,改善胰岛素的耐受性,并影响血脂的代谢。Tu J 等研究发现,葛根芩连汤通过调节脂肪细胞 PPARα 和 PPARγ 信号传导系统来维持葡萄糖和脂质代谢平衡,从而发挥抗糖尿病/降血糖作用。

4. 抗氧化应激改善糖尿病

孙广平等研究发现,紫苏叶多糖可以降低氧化应激水平和促进 PI3K/AKT/GLUT4 信号通路,从而发挥抗糖尿病的作用。许碧琪等研究发现,杜仲多糖可以增加机体的抗氧化因子活性,从而减少氧化应激对胰腺的损伤,进而改善胰腺组织损伤,降低空腹血糖。徐小惠等研究发现,葛根素可调控 SIRT1/PGC-1α 信号通路,保护 2 型糖尿病小鼠胰腺线粒体的氧化应激损伤,达到对胰腺组织的保护作用。程畅河等研究发现,青钱柳提取物通过抗氧化应激保护胰腺组织细胞的功能,发挥降血糖作用。韦乃球等研究发现,白子菜高剂量可抑制糖尿病小鼠氧化应激和炎症,从而调控糖脂代谢发挥抗糖尿病的活性。Huang S 等研究发现,藏荆芥对高脂饮食和低剂量链脲佐菌素诱导的糖尿病大鼠肾功能障碍有明显的改善作用,可通过抑制氧化应激诱导的细胞凋亡来保护肾小球系膜细胞,这可能与其调控线粒体-半胱天冬酶凋亡途径有关。钟艳花等研究发现,藿朴夏苓汤(藿香、川朴、姜半夏、赤苓、杏仁、薏苡仁等)对链脲佐菌素诱导的糖尿病大鼠具有降血糖作用,可能与其上调 PDX-1 的表达、提高抗氧化水平、改善胰岛 β 细胞功能有关。

综上所述,中药可通过多成分、多途径、多靶点来治疗糖尿病,具有副作用小,可长期治疗的优势。中药可以通过增加胰岛素敏感性,保护胰岛细胞释放胰岛素,调节机体糖代谢,抗氧化应激来改善糖尿病及糖尿病并发症。

(撰稿:胡金贵 李芳 寇俊萍 审阅:王树荣)

【中药调控 RAS 双轴的作用研究】

目前基于肾素-血管紧张素系统(RAS)的中药干预机制研究多集中在心血管、肾病等方向。

1. 防治心血管相关疾病的作用

卢丽娜等研究发现,益母草碱可以改善大鼠心肌重构,其机制可能与调节 ACE2、Ang 1-7 的水平有关。孟拓等研究发现,养心汤(黄芪、党参、半夏、远志、甘草、茯苓等)可降低慢性心衰模型大鼠血清 N 末端脑钠肽原(NT-proBNP)、肾素(REN)、Ang Ⅱ、醛固酮(ALD)水平,抑制 RAAS,保护心肌组织,改善心衰。洪莉丽等研究发现,真武汤能够改善大鼠慢性心力衰竭,其可能与抑制 RAAS/NF-κB/炎症因子级联反应有关。谭毅等研究发现,桂参通脉胶囊(桂枝、党参、黄芪、炒白术、茯苓、清半夏等)可降低大鼠血浆 Ang Ⅱ、ALD 水平和血清 NT-proBNP 水平,延缓心衰的进展。张光等研究发现,疏肝解郁益气温阳方(党参、黄芪、丹参、红花、薤白、桂枝等)可调节血管活性物质的水平,有效改善慢性心衰患者的心功能,其机制可能与调节血清中 ET-1、Ang Ⅱ、NT-proBNP、NO、肱动脉内皮依赖性血管舒张功能(FMD)水平有关。李雪萍等研究发现,苓桂术甘汤可以有效降低慢性心力衰竭模型大鼠血浆内 BNP、Ang Ⅱ 和 ET-1 含量,延缓心室重塑,改善心衰大鼠的心功能。付博文等研究发现,葛兰心宁软胶囊(葛根、山楂、绞股蓝)可改善冠心病不稳定型心绞痛痰瘀互结型患者的临床症状,其机制可能与降低血清中细胞间黏附分子-1(ICAM-1)和 Ang Ⅱ 的含量有关。Dang Z 等研究表明,三味檀香散(檀香、肉豆蔻、广枣)可改善慢性缺氧所致的右心室重构和纤维化,其机制可能与调节 ACE/Ang Ⅱ/AT1R 和 ACE2/Ang 1-7/Mas 轴有关。

2. 防治肺相关疾病的作用

ACE2 作为 SARS-CoV-2 感染人体的必要靶

点,在发生感染后,可导致新冠肺炎肺损伤和多器官衰竭。李振等研究发现,苦参及苦参碱类生物碱可能通过Ⅰ型干扰素、NF-κB信号通路、ERK信号通路、PI3K/Akt信号通路等途径发挥其抗病毒作用。马钦海等研究发现,六神胶囊(人工牛黄、麝香、珍珠、冰片、蟾酥、雄黄等)中的活性成分麦角胺、熊果酸、鹅去氧胆酸等可与ACE2结合并作用于前列腺素内过氧化物合酶1/2(PTGS1/2)、雌激素受体1(ESR1)等靶点调节多条信号通路,从而起到抑制SARS-CoV-2的作用。

3. 防治肾脏相关疾病的作用

杨丽等研究发现,黄芪可明显降低糖尿病肾病大鼠AngⅡ、MDA、8-羟基脱氧鸟苷(8-OHDG)、ET-1、TGF-β1及PKC水平,减轻糖尿病大鼠肾脏氧化应激损伤程度,发挥肾脏保护作用。鲁科达等研究发现,消瘀泄浊饮(生黄芪、制大黄、川牛膝、桃仁、地龙、车前草)能提高慢性环孢素肾病模型大鼠的Ang 1-7水平,上调ACE2/Ang(1-7)/Mas信号通路,从而减轻肾间质纤维化进展,发挥肾脏保护作用。何燕铭等研究发现,化聚消积方(黄芪、黄连、蒲黄、泽泻、绿豆衣、六月雪等)可明显降低肥胖伴高血压大鼠肾脏局部REN、AngⅡ及AT1R表达,以及肾小管AT1R及AT2R蛋白表达,通过抑制肾脏及肾小管局部RAS水平,从而改善肥胖伴高血压大鼠的肾脏损伤。

4. 防治其他疾病的作用

Chen ZZ等研究发现,丹参酮ⅡA可缓解子宫内膜异位引起的疼痛,作用机制可能是减少背根神经节神经元中血管紧张素原(AGT)、REN、ACE、AngⅡ和AT2R的蛋白表达,进而调节背根神经节RAS系统所致。Shen MD等研究发现,云母可减轻小鼠结肠炎,其机制可能与降低AngⅡ和IL-17A,增加ACE2、IL-10和Ang 1-7有关。Ding ZJ等研究发现,杜仲雄花通过激活ACE2/Ang 1-7/Mas信号通路,明显降低自发性高血压大鼠的血压。

Li S等研究发现,复肝丸(龙胆、黄芪、木香、红花、当归、精制蜜)可通过抑制ACE/AngⅡ/AT1R信号通路和增强ACE2/Ang 1-7/Mas信号通路,明显改善大鼠肝纤维化。姜北等研究发现,泻肺利水颗粒(桑白皮、地骨皮、茯苓、玉米须、黄连、夏枯草)可显著降低自发性高血压大鼠尾动脉压,其降压机制可能与抑制RAAS有关。黄晓燕等研究发现,半夏白术天麻汤(半夏、白术、天麻、橘红、茯苓、甘草等)能够降低自发性高血压大鼠血压值,其机制可能与调控ICAM-1、ET-1、NO等血管内皮功能相关因子水平,抑制胸主动脉组织RAS激活有关。曲怡等研究发现,补阳还五汤可通过抑制AngⅡ/AT1R轴激活,缓解AngⅡ/AT1R与PI3K/AKt信号通路的失衡,降低血压,减轻高血压对靶器官的损伤。

(撰稿:刘金成 张媛媛 寇俊萍 审阅:王树荣)

【中药调控脂肪细胞分化及脂代谢的机制研究】

1. 对脂肪细胞分化的作用

蔡圣宝等研究发现,盐麸子甲醇提取物、乙醇提取物、丙酮提取物以及游离态多酚对H_2O_2诱导的HepG2细胞氧化损伤具有良好的保护作用,能显著降低细胞内的ROS含量,减少细胞凋亡,抑制3T3-L1 MBX前脂肪细胞分化。王腾等研究发现,紫檀芪能够抑制3T3-L1前脂肪细胞分化,减少分化过程中的脂质堆积,并改善脂肪细胞的糖脂代谢,其机制可能与抑制PPARγ和C/EBPα蛋白表达有关。刘梅芳等研究发现,枸骨叶提取物可以显著抑制原代大鼠分化脂肪细胞内脂滴的积累,并且显著下调脂肪分化关键转录因子PPARγ以及脂肪分化标志物脂滴包被蛋白1(Plin1)及激素敏感性脂肪酶(HSL)蛋白水平,从而抑制脂肪分化进程。杨旭东等研究发现,羊栖菜多糖可抑制转录因子诱导细胞转化及脂滴生成,明显降低3T3-L1细胞PPARγ、FAS蛋白的表达,从而抑制3T3-L1前脂肪细胞的分化。Li T等研究发现,石榴花提取物可抑制PI3K-Akt信号通路激活,从而降低 PPARγ 蛋白表达来抑制脂肪细胞分化。Tie F 等研究发现,鸢尾提取物可通过调节 AMPK/ACC/肉毒碱棕榈酰基转移酶(CPT1A)信号通路来降低高血糖、高血脂和肝脂肪变性,同时也可下调脂肪形成转录因子 PPARγ 和 C/EBPβ 的表达来抑制脂肪生成和脂肪细胞分化。王爱超等研究发现,黑枸杞花青素能够降低 C57BL/6 小鼠血糖、血脂水平,减少小鼠腹股沟白色脂肪细胞中脂滴的大小,减少脂质积累从而抑制脂肪细胞的分化。

2. 调控脂肪细胞转化与代谢的机制

周睿娴等研究发现,葛根素可抑制 wnt 信号通路,下调 β-连环蛋白(β-cateinin)表达,从而减少特异性蛋白 PPAR-γ、C/EBP-α 及 C/EBP-β 的表达,抑制骨髓间充质干细胞向成脂肪细胞转化,这为葛根素治疗肥胖引起的骨质疏松症提供实验基础。Guo R 等研究发现,人参中的活性成分人参皂苷 Rb1 可调节脂肪细胞和脂肪组织中 PPARγ、磷酸化 PPARγ(Ser112)和 AQP7 的表达,从而改善糖脂代谢。吴冬梅等研究发现,不同质量分数的荷叶水提物可呈量效关系抑制 3T3-L1 细胞增殖,且可降低前脂肪细胞中 TNFαmRNA 的表达,促进脂肪细胞凋亡而影响脂肪细胞的活性。张继红等研究发现,红景天苷可通过调节 Nrf2/HO-1 和 PPARγ/CEBPα 信号通路,降低脂肪质量指数及附睾脂肪细胞大小和面积,增强抗氧化系统功能和抑制血糖、血脂升高从而治疗肥胖。张世和等研究发现,黄芪多糖能影响小鼠胚胎间充质干细胞棕色脂肪化过程中长链非编码 RNA(lncRNAs)的表达,从而影响包括胰高血糖素、cAMP 等信号通路中的基因相对表达来促进棕色脂肪细胞分化。Zhu R 等研究发现,脂肪细胞褐变可促进能量消耗从而减轻肥胖,如番茄红素作用于高脂喂养诱导的肥胖小鼠可减轻体重并改善其血脂水平,同时也可诱导 PPARγ 进入线粒体,导致白色脂肪细胞与组织褐变,并促进棕色脂肪组织的活化,改善系统葡萄糖转运与脂质代谢。Huang Y 等研究表明,灵芝树脂中的灵芝三萜类化合物可调

节脂质代谢,从而减少脂质累积,增强小鼠胚胎间充质干细胞的线粒体生物发生,并且可以增加棕色和米色脂肪细胞标志物的表达,促进白色脂肪向棕色和米色脂肪转化。朱晓蕾等研究发现,姜黄素能够减小脂肪细胞脂滴,增加脂肪细胞线粒体数量,且能上调棕色脂肪标志性基因,可促进白色脂肪细胞棕色化。

(撰稿:万诗尧 李芳 寇俊萍 审阅:王树荣)

【代谢组学的研究】

方证代谢组学理论实现了集阐明效应、揭示效应机制及鉴定效应成分于一体的中药有效性研究的新策略,破解了中药药效物质基础研究与临床疗效关联性不强的瓶颈。首先利用代谢组学技术表征证候生物标记物,实现了证候客观诊断,并以证候标记物为参数精准评价方剂效应;同时采用一体化研究,以中药血清药物化学方法鉴定方剂有效状态下进入体内的成分;最后,创建数学模型将方剂体内成分动态与证候生物标记物相关联,挖掘与证候标记物轨迹变化高度相关的方剂成分,作为药效物质基础并阐明作用机制,从而形成了中药体内药效物质基础研究的系统方法学,为解决证候生物标志物、质量标记物发现等中药有效性相关的科学问题提供新方法。

1. 证候/疾病标记物表征

证候是中医辨证论治的核心,概括了人体生理病理反应状态。疾病的发生会引起体内代谢产物的变化,代谢组学关注的是机体在经历病理、生理刺激或基因修饰后代谢产物的整体性变化,可对整个代谢网络的分子质量代谢物,特别是特征性潜在生物标志物进行描绘,进行全面、实时、系统的轮廓分析,通过"生化表型"反映生物体的整体功能状态,其全景式、整体互动性的特点与中医学"整体观""辨证论治""司外揣内"的思维模式不谋而合。代谢组学研究方法有助于揭示中医证候及疾病的微观物质基

础。金艳涛等采用 UPLC/Q-TOF-MS 技术检测代谢产物,使用主成分分析(PCA)和偏最小二乘判别分析(PLS-DA),研究发现艾滋病脾肾亏虚证患者与正常人的血清代谢物在得分图上明显区分;确定差异代谢物主要是牛磺胆酸、甘氨酸、磷脂酰肌醇、甘氨胆汁酸、牛磺去氧胆酸、鹅去氧胆酸甘氨酸偶联物、葡萄糖苷酸、胆红素等。赵超群等运用代谢组学技术分析乙肝肝硬化患者肝肾阴虚及肝胆湿热两种典型证候(同病异证)的血清差异代谢产物及其代谢通路,采用 GC-TOF-MS 技术对乙肝肝硬化患者以及与之相匹配的健康人的血清样本进行检测,采用非监督的 PCA、有监督的 PLS-DA 及正交偏最小乘法分析(OPLS-DA),观察各组之间代谢谱均有良好的区分,肝胆湿热及肝肾阴虚两典型证的共同物质 10 个,去除疾病(隐证)的信息,获得两证共同物质 6 个,涉及的代谢通路为甘氨酸、丝氨酸及苏氨酸代谢和苯丙氨酸代谢;同时分别获得两证各自特异性的代谢物质各 8 个,分别涉及亚油酸代谢和甘氨酸、苏氨酸及丝氨酸代谢。证实肝胆湿热及肝肾阴虚不同证之间既存在病的共同物质(同病),也存在证的差异物质(异证)。杨宇峰等运用 UPLC/Q-TOF-MS 和 PCA、PLS-DA 分析技术,发现脾气虚证代谢综合征大鼠血清样本脂质代谢物潜在生物标志物主要有溶血磷脂酰胆碱、2-羟基丁酸、棕榈酸、油酸、硬脂酸、亚油酸、花生四烯酸等,揭示脾气虚证代谢综合征大鼠模型存在明显脂质代谢紊乱,游离脂肪酸是脂质代谢中最活跃的成分,这些小分子化合物可能是中医脾气虚证候的微观物质基础。杨宇峰等研究发现,代谢综合征痰湿证生物模型存在氨基酸代谢、脂质代谢、胆汁酸代谢、氧化应激、磷脂代谢、碳水化合物代谢以及能量代谢紊乱。姜月华等通过检测痰湿壅盛型高血压病模型小鼠的血浆代谢组变化,分析挖掘该证候差异代谢物 125 个,差异最大的代谢物依次为磷脂酰胆碱、溶血磷脂酰胆碱、L-异亮氨酸、乙酰肉碱等。差异代谢物主要富集于胆碱代谢、GnRH 信号通路、氨基酸的合成、FcγR 介导的吞噬作用、磷脂酶 D 信号途径等。磷脂酰胆碱、

溶血磷脂酰胆碱、L-异亮氨酸、乙酰肉碱可作为痰湿壅盛型高血压病小鼠模型的特征血浆代谢标志物。李肖飞等运用代谢组学方法筛选绝经后骨质疏松症的潜在生物学标志物;运用 ^{1}H-NMR 技术分析其血清的差异代谢物,涉及 19 种差异代谢物,发现绝经后骨质疏松症各组可区分并且存在较为明显的潜在生物学标志物为甲酸,为临床治疗以及防治绝经后骨质疏松症提供了生物学依据。

2. 中药效应精准评价

方剂有效性精准评价是挖掘和揭示中医药治疗优势的前提。代谢组学技术通过揭示药物作用于机体产生的复杂代谢产物组变化,揭示药物作用途径及相关靶点信息,阐明中药药效机制。孙丽丽等运用 UPLC/Q-TOF-MS 技术探究当归补血汤(DBT)治疗 2 型糖尿病(T2DM)的作用机制,结合 PCA 和 OPLS-DA 等多元统计分析方法,筛选差异代谢物并进行鉴别。在血清中筛选出 16 种潜在的生物标志物,筛选出 7 条主要的代谢途径,分别是缬氨酸、亮氨酸和异亮氨酸的生物合成,甘油磷脂代谢,原发性胆汁酸生物合成,牛磺酸和亚牛磺酸代谢,苯丙氨酸代谢,脂肪酸代谢和不饱和脂肪酸的生物合成。T2DM 小鼠血清中甘氨胆酸、牛磺胆酸和棕榈酸等 11 个代谢物下调,亮氨酸、白三烯 E4 等 5 个代谢物上调,各给药组均能使这 16 种潜在的生物标志物有良好的回调趋势,推测 DBT 可通过提高机体对胰岛素敏感性、调节糖脂代谢紊乱、减轻炎症反应等缓解 T2DM 的进程。于栋华等采用尿液代谢组学研究穿山龙提取物抗急性痛风性关节炎作用。运用 UPLC/Q-TOF-MS 结合模式识别方法分析鉴别出 12 个共同的潜在生物标志物,分别为肌氨酸、二甲基甘氨酸、脱氧胞苷、尿酸、5-HT、L-胱硫醚、4-吡哆酸、脱氧尿苷、褪黑激素、5-甲氧基色胺、富马酸和胞苷。穿山龙提取物对肌氨酸、尿酸、L-胱硫醚、4-吡哆酸、脱氧尿苷、5-甲氧基色胺、胞苷、二甲基甘氨酸、褪黑激素、富马酸这 10 个标志物均表现出了纠正异常表达的趋势;与急性痛风性关节炎相关性最

强的代谢通路为半胱氨酸和甲硫氨酸代谢、色氨酸代谢。穿山龙提取物可能是通过促进半胱氨酸和甲硫氨酸代谢中胱硫醚向半胱氨酸的转化水平，上调色氨酸代谢中褪黑激素，实现对痛风性关节炎的防治作用。吴天敏等采用 ^{1}H-NMR 结合 PLS 辨别分析法研究中青年痰湿壅盛证的高血压病患者相关指标，发现乳酸、丝氨酸、葡萄糖、蛋氨酸、丙氨酸含量减少，极低密度脂蛋白、低密度脂蛋白、丙酮含量增多。化湿泻浊法能有效降低痰湿壅盛型高血压病患者的血压并改善其临床症状。王妮等基于 UPLC/Q-TOF-MS 联用技术的非靶向代谢组学探究人参干预脾气虚体质患者作用机制，发现并鉴定了 13 种潜在差异性标志物，主要参与机体的抗氧化及免疫功能、能量、甘油、脂肪酸、糖代谢以及胆汁酸代谢等方面。何娟等利用 GC-MS 技术对中药复方圣愈汤抗缺氧作用及代谢反应途径进行研究，寻找并分析阐明产生抗缺氧作用的代谢通路。圣愈汤各剂量组抗缺氧死亡时间比较模型组均有明显延长，确定 17 个差异代谢物与该模型有关。圣愈汤具有明显的抗缺氧作用，获得关键代谢通路涉及丙酮酸代谢，甘氨酸、苏氨酸、丝氨酸代谢，丙氨酸、天冬氨酸、谷氨酸代谢，三羧酸循环，以及糖酵解或糖异生。唐孟秋等基于 ^{1}H-NMR 探讨人参煎对 2 型糖尿病模型大鼠血清和尿液代谢组的影响。模型组大鼠血清中的蛋氨酸、牛磺酸、α-葡萄糖、β-葡萄糖含量极显著升高，3-羟基丁酸、乳酸、不饱和脂肪酸含量极显著降低；模型组大鼠尿液中的氧化三甲胺、甘氨酸、α-葡萄糖、β-葡萄糖、牛磺酸、磷酸胆碱的含量显著升高，肌酸、乳酸、乙酸、柠檬酸的含量显著下降。与模型组比较，给药组逆转了上述变化，揭示人参煎可以调节代谢紊乱，促进新陈代谢表型回归到正常范围，对 2 型糖尿病胰岛素抵抗大鼠具有治疗作用。赖丽嫦等基于 UPLC/Q-TOF-MS 技术探讨广金钱草水提物对肾草酸钙结石大鼠血清中内源性标志物的影响，从血清代谢组学角度阐释广金钱草水提物抗肾草酸钙结石的分子机制。研究发现共筛选、鉴定出与肾草酸钙结石密切相关的 16 个生物标记物，以及 14

条代谢通路。广金钱草可回调酪氨酸、色氨酸、苯丙氨酸、异亮氨酸、甜菜碱、尿苷、泛酸等 12 个代谢物，其抗肾草酸钙结石的作用可能通过调节氨基酸代谢、甘油磷脂代谢、泛酸和辅酶 A 代谢等多条代谢通路，改善内源性代谢物的水平，恢复机体正常代谢活动有关。陈德琪等研究与腹泻模型组大鼠比较，在陈皮藿香汤组、陈皮组和广藿香组的血清样本中分别发现了 11、12 和 10 个差异代谢物。差异代谢物主要与丁酸代谢以及酮体的合成和降解通路有关。陈皮藿香汤及其单味药改善腹泻模型大鼠血液代谢，主要与丁酸代谢以及酮体代谢有关，从而影响体内能量物质的代谢。董宇等通过非靶向代谢组学技术结合生物通路分析探讨益胃饮干预胃癌前病变的潜在作用机制。胃癌前病变模型大鼠血清中有 23 个代谢物有显著变化，益胃饮可显著回调其中 13 个代谢物趋于正常水平，主要涉及不饱和脂肪酸的生物合成，缬氨酸、亮氨酸、异亮氨酸的生物合成，鞘脂代谢，花生四烯酸代谢，类固醇激素合成等代谢途径；益胃饮干预胃癌前病变与抑制体 ET-1 和 IL-8 信号途径密切相关。益胃饮可通过回调花生四烯酸代谢等代谢途径和抑制 ET-1、IL-8 信号传导途径改善炎性环境，从而抑制胃癌前病变进程。孟胜喜等基于尿代谢组学探讨恒清Ⅱ号方治疗阿尔茨海默病（AD）小鼠的作用及其机制。研究发现恒清Ⅱ号方的抗 AD 作用主要涉及氨基酸的生物合成、氨基酸代谢以及能量代谢等途径。恒清Ⅱ号方可以改善 AD 小鼠的认知功能，其剂量与 AD 小鼠尿液潜在生物标记物 α-生育三烯酚、鞘氨醇激酶、多巴胺含量呈正相关，与胆固醇含量呈负相关。闫君等从代谢组学角度研究合煎与单煎厚朴温中汤对脾胃虚寒大鼠的影响，研究发现厚朴温中汤合煎组与单煎组共同调节 13 个潜在生物标志物，包括磷脂酰胆碱，溶血磷脂酸（LysoPA）和胆酸等，通过影响甘油磷脂代谢、甘油酯代谢、磷脂酰肌醇信号系统、酪氨酸代谢和甾体激素生物合成等代谢通路起到治疗脾胃虚寒的作用。厚朴温中汤合煎组与单煎组均能够使脾胃虚寒大鼠的体质量、胃动素和胃泌素含量基本恢复至正常水平,合煎比单煎效果稍优,提示厚朴温中汤单煎配方颗粒代替传统汤剂临床应用具有一定的可行性。Jiao ZY 等用交泰丸治疗改善了慢性不可预知轻度应激大鼠抑郁模型的代谢表型。并采用 UPLC/Q-TOF-MS 对交泰丸的主要化学成分进行了定性分析,利用非靶向代谢组学分析大鼠血清样品的代谢物的变化及热图分析确定了抑郁症最重要的十个生物标志物。交泰丸对抑郁症的治疗作用可能涉及氨基酸代谢、甘油磷脂代谢和能量代谢的调节。

Liu SX 等采用基于 UPLC/Q-TOF-MS 联用的粪便代谢组学方法,寻找异丙肾上腺素诱导的慢性心力衰竭大鼠的潜在生物标志物,并探讨芪参颗粒治疗慢性心力衰竭的可能机制。分析芪参颗粒对慢性心力衰竭大鼠的治疗作用及代谢变化。共鉴定出 17 个潜在的生物标志物,涉及胆汁酸代谢、脂肪酸代谢、炎症反应和氨基酸代谢。基于胆汁酸代谢进行定量分析,发现芪参颗粒治疗后,熊去氧胆酸、甘脱氧胆酸等胆汁酸含量与健康组相近。从代谢途径的角度了解异丙肾上腺素致慢性心力衰竭的发病机制及芪参颗粒的治疗机制。

3. 中药药效物质研究

曾威等研究发现,高脂血症大鼠口服广陈皮后入血的 11 个化学成分中 8 个为广陈皮的原型成分,3 个为广陈皮的代谢成分,分别来源于 5-去甲川陈皮素、二氢川陈皮素、5-羟基-3,7,3′,4′-四甲氧基黄酮。血清代谢组学分析得到 19 个高脂血症模型生物标记物,其中 11 个为广陈皮干预后具有回调趋势的代谢物,代谢路径分析显示特异性生物标记物主要影响了鞘脂代谢、精氨酸代谢和甘油脂代谢等代谢通路;与模型组比较,有 4 个代谢物的回调作用差异具有统计学意义。将 11 个血中移行成分与 11 个特异性生物标记物经过 PCMS 分析,入血成分中川陈皮素和 5-去甲川陈皮素葡萄糖醛酸代谢物与内源性生物标记物具有较高的关联性,认为是潜在的药效物质。广陈皮抗高脂血症的作用机制可能与调节鞘脂代谢和甘油脂代谢有关。Wang TY 等采用代谢组学结合网络药理学探索清燥救肺汤治疗急性肺损伤的质量标志物。在体外和体内分别鉴定出 121 个和 33 个化合物,筛选出 33 个吸收的原型化合物,构建了清燥救肺汤抗急性肺损伤的 20 个组分-47 个靶点-113 个通路的三维网络,预测主要机制与白细胞浸润、细胞因子、内源性代谢相关。接着从 20 个分析物中保留 18 个可测量组分。通过 PK-PD 分析,从 18 个 PK 标记中进一步筛选出 15 个主要有效成分,主要有效成分中筛选出 9 个代表性质量标志物。采用逐步整合策略可筛选与中医方剂治疗作用有关的质量标志物。Zhang GH 等采用 UPLC/Q-TOF-MS 对冠心静胶囊进行了化学分析,共鉴定出 148 个化合物。随后去除强度相对较低、口服生物利用度较低和药物相似性不合适的化合物,通过整合候选化合物基因和疾病基因的网络方法,进一步筛选出潜在的抗冠心病活性化合物,最终确定 7 个化合物为潜在的生物活性标志物。再采用基于非靶向 UPLC/Q-TOF-MS 的代谢组学方法和多元统计分析,确定了 5 种化合物作为潜在的差异标志物。利用该策略筛选出冠心静胶囊中 11 个化合物作为质量标志物,为其质量控制奠定基础。

(撰稿:张爱华 王喜军 审阅:王树荣)

［附］ 参考文献

B

Badamjav R,Zhang L,Sonom D,et al. *Thalictrum minus* L. ameliorates particulate matter-induced acute lung injury in mice[J/OL]. Journal of Ethnopharmacology,2020 [2021-03-13]. https://doi.org/10.1016/j.jep.2020.113379

C

Cao J，Tang C，Gao M，et al. Hyperoside alleviates epilepsy-induced neuronal damage by enhancing antioxidant levels and reducing autophagy［J/OL］. Journal of Ethnopharmacology，2020［2021-04-15］. https://doi. org/10. 1016/j.jep.2020.112884

Cao J，Wang K，Lei L，et al. Astragaloside and/or hydroxysafflor yellow A attenuates oxygen-glucose deprivation-induced cultured brain microvessel endothelial cell death through downregulation of PHLPP-1［J/OL］. Evidence-Based Complementary and Alternative Medicine，2020［2021-04-15］. https://doi.org/10.1155/2020/3597527

Cao Y，Yang Y，Wu H，et al. Stem-leaf saponins from Panax notoginseng counteract aberrant autophagy and apoptosis in hippocampal neurons of mice with cognitive impairment induced by sleep deprivation［J］. Journal of Ginseng Research，2020，44(3):442

Chen G，Ge D，Zhu B，et al. Salvia miltiorrhiza injection alleviates LPS-induced acute Lung injury by adjusting the balance of MMPs/TIMPs ratio［J/OL］. Evidence-Based Complementary and Alternative Medicine，2020［2021-03-13］. https://doi.org/10.1155/2020/9617081

Chen H，Ren M，Li H，et al. Neuroprotection of benzoinum in cerebral ischemia model rats via the ACE-Ang I-VEGF pathway［J/OL］. Life Science，2020［2021-04-10］. https://doi.org/10.1016/j.lfs.2020.118418

Chen K，Guo N，Zhang R，et al. CYP2E1 and miRNA-378a-3p contribute to acetaminophen- or tripterygium glycosides-induced hepatotoxicity［J］. Basic & Clinical Pharmacology & Toxicology，2020，126(2):153

Chen L，Hu C，Hood M，et al. A novel combination of Vitamin C，curcumin and glycyrrhizic acid potentially regulates immune and inflammatory response associated with coronavirus infections：a perspective from system biology analysis［J］. Nutrients，2020，12(4):1193

Chen P，Wu Q，Feng J，et al. Erianin, a novel dibenzyl compound in Dendrobium extract，inhibits lung cancer cell growth and migration via calcium/calmodulin-dependent ferroptosis［J］. Signal Transduction and Targeted Therapy，2020，5(1):51

Chen X，Chen H，He Y，et al. Proteomics-guided study on Buyang Huanwu decoction for its neuroprotective and neurogenic mechanisms for transient ischemic stroke：Involvements of EGFR/PI3K/Akt/Bad/14-3-3 and Jak2/Stat3/Cyclin D1 signaling sascades［J］. Molecular Neurobiology，2020，57(10):4305

Chen X，Wu Y，Chen C，et al. Identifying potential anti-COVID-19 pharmacological components of traditional Chinese medicine Lianhuaqingwen capsule based on human exposure and ACE2 biochromatography screening［J］. Acta Pharmaceutica Sinica B，2020，11(1):222

Chen Y，Li R，Nan H，et al. Baihe Wuyao decoction ameliorates CCl_4-induced chronic liver injury and liver fibrosis in mice through blocking TGF-β1/Smad2/3 signaling，anti-inflammation and anti-oxidation effects［J/OL］.Journal of Ethnopharmacology，2020［2021-04-15］. https://doi.org/10.1016/j.jep.2020.113227

Chen ZZ，Gong X. Tanshinone IIA contributes to the pathogenesis of endometriosis via renin angiotensin system by regulating the dorsal root ganglion axon sprouting［J/OL］. Life Science，2020［2021-04-10］. https://doi.org/10.1016/j.lfs.2019.117085

Cui J，Duan J，Chu J，et al. Chikusetsu saponin IVa protects pancreatic β cell against intermittent high glucose-induced injury by activating Wnt/β-catenin/TCF7L2 pathway［J］. Aging，2020，12(2):1591

Cui Q，Zhang YL，Ma YH，et al. A network pharmacology approach to investigate the mechanism of Shuxuening injection in the treatment of ischemic stroke［J/OL］. Journal of Ethnopharmacology，2020［2021-04-15］. https://doi.org/10.1016/j.jep.2020.112891

蔡圣宝,张璇,张成庭,等.盐麸子对细胞氧化损伤及3T3-L1 细胞分化的影响［J］.中国食品学报,2020, 20(10):59

曹灿,崔瑛,楚玉玺,等.基于网络药理学与分子对接方法的疏风解毒胶囊治疗新型冠状病毒肺炎(COVID-19)的作用机制与活性成分研究［J］.中草药,2020,51(9):2283

陈琳,唐启盛,刘海鹏,等.颐脑解郁复方对卒中后抑郁肾虚肝郁证大鼠海马区 JAK/STAT 信号通路的影响［J］.

北京中医药大学学报,2020,43(12):1003

陈德琪,陈淑婷,毋福海.基于代谢组学的陈皮藿香汤及其单味药对腹泻大鼠的干预作用研究[J].中药新药与临床药理,2020,31(6):702

陈海红,陈冰,张弈舒,等.龙生蛭胶囊抗凝、抗血栓作用的实验研究[J].中国中医急症,2020,29(10):1724

陈青青,苏洁,杜宇忠,等.铁皮石斛超微粉对"过食辛辣"致胃阴虚模型小鼠的影响[J/OL].中国中药杂志,2020[2021-04-15]. https://doi.org/10.19540/j.cnki.cjcmm.20200810.403

程畅河,刘兰星,杨章坚,等.青钱柳提取物抗糖尿病大鼠氧化应激作用的研究[J].国际医药卫生导报,2020,26(21):3243

褚璨灿,朱星,陈云志,等.连朴饮含药血清对肺泡Ⅱ型上皮细胞炎症反应的干预机制[J].中药药理与临床,2020,36(3):66

D

Dang Z, Su S, Jin G, et al. Tsantan Sumtang attenuated chronic hypoxia-induced right ventricular structure remodeling and fibrosis by equilibrating local ACE-Ang Ⅱ-AT1R/ACE2-Ang 1-7-Mas axis in rat[J/OL]. Journal of Ethnopharmacology, 2020[2021-04-10]. https://doi.org/10.1016/j.jep.2019.112470

Ding Z, Zhong R, Yang Y, et al. Systems pharmacology reveals the mechanism of activity of Ge-Gen-Qin-Lian decoction against LPS-induced acute lung injury: A novel strategy for exploring active components and effective mechanism of TCM formulae[J/OL]. Pharmacological Research, 2020[2021-03-13]. https://doi.org/10.1016/j.phrs.2020.104759

Ding ZJ, Liang C, Wang X, et al. Antihypertensive activity of *Eucommia ulmoides* Oliv: male flower extract in spontaneously hypertensive rats[J/OL]. Evidence-based Complementary and Alternative Medicine, 2020[2021-04-10]. https://doi.org/10.1155/2020/6432173

邓燕君,刘博文,贺桢翔,等.基于网络药理学和分子对接法探索藿香正气口服液预防新型冠状病毒肺炎(COVID-19)活性化合物研究[J].中草药,2020,51(5):1113

邓燕桃,刘源.川续断皂苷Ⅵ对气虚血瘀模型大鼠的相关研究[J].深圳中西医结合杂志,2020,30(5):5

邓英光,郭秀彩,李晓荣,等.甘草酸对水飞蓟宾在大鼠体内药代动力学的影响[J].今日药学,2020,30(3):164

董宇,赵丽沙,邱萍,等.基于代谢组学和生物信息学的益胃饮干预胃癌前病变机制研究[J].中草药,2020,51(21):5478

杜海涛,王平,马青云,等.藿香正气汤抑制新型冠状病毒复制过程的有效成分及机制初探[J].世界科学技术(中医药现代化),2020,22(3):645

F

冯挺,张家墉.三七粉对深静脉血栓模型大鼠血栓形成的预防作用[J].中医学报,2020,35(3):623

付博文,宫丽鸿.葛兰心宁软胶囊治疗冠心病临床疗效及对血清 ICAM-1 和 AngⅡ影响[J].辽宁中医药大学学报,2020,22(1):99

G

Gao J, Zeng X, Zhao W, et al. Influence of astragaloside IV on pharmacokinetics of triptolide in rats and its potential mechanism[J]. Pharmaceutical Biology, 2020, 58(1):253

Gong M, Yuan M, Meng L, et al. Wenxin Keli Regulates Mitochondrial Oxidative Stress and Homeostasis and Improves Atrial Remodeling in Diabetic Rats[J/OL]. Oxidative Medicine and Cellular Longevity. 2020, 2020[2021-04-15]. https://doi.org/10.1155/2020/2468031

Guo R, Li Y, Han M, et al. Emodin attenuates acute lung injury in Cecal-ligation and puncture rats[J/OL]. International Immunopharmacology, 2020[2021-03-13]. https://doi.org/10.1016/j.intimp.2020.106626

Guo R, Wang L, Zeng X, et al. Aquaporin 7 involved in ginsenoside-Rb1-mediated anti-obesity via peroxisome proliferator-activated receptor gamma pathway[J]. Nutrition and Metabolism, 2020, 17:69

龚光明,刘桠,张翕宇,等.参芪复方调控 PI3K/AKT/mTOR 信号通路改善糖尿病 GK 大鼠胰岛功能减少血糖波动的实验研究[J].辽宁中医杂志,2020,47(9):173

巩子汉,段永强,成映霞,等.白及多糖对胃溃疡模型大鼠胃组织 IL-17、IL-23、TLR-4 及 NF-κB p65 基因和蛋白

H

He X, Li G, Chen Y, et al. Pharmacokinetics and pharmacodynamics of the combination of Rhein and Curcumin in the treatment of chronic kidney disease in rats[J/OL]. Frontiers in Pharmacology, 2020［2021-04-15］. https://doi.org/10.3389/fphar.2020.573118

Hou Y, Qieni X, Li N, et al. Longzhibu disease and its therapeutic effects by traditional Tibetan medicine: Ershi-wei Chenxiang pills[J/OL]. Journal of Ethnopharmacology, 2020［2021-04-15］. https://doi.org/10.1016/j.jep.2019.112426

Hu J, Zhang YM, Miao YF, et al. Effects of Yue-Bi-Tang on water metabolism in severe acute pancreatitis rats with acute lung-kidney injury[J]. World Journal of Gastroenterology, 2020, 26(43):6810

Hu L, Wang Y, Sun H, et al. An untargeted metabolomics approach to investigate the wine-processed mechanism of Scutellariae radix in acute lung injury[J/OL]. Journal of Ethnopharmacology, 2020［2021-03-13］. https://doi.org/10.1016/j.jep.2020.112665

Huang C, Wang Y, Li X, et al. Clinical features of patients infected with 2019 novel coronavirus in Wuhan, China[J]. Lancet, 2020, 395(10223):497

Huang JL, Fan RZ, Zou YH, et al. Salviplenoid A from *Salvia plebeia* attenuates acute lung inflammation via modulating NF-κB and Nrf2 signaling pathways[J/OL]. Phytotherapy Research, 2020［2021-03-13］. https://doi.org/10.1002/ptr.6922

Huang S, Tan M, Guo F, et al. Nepeta angustifolia C. Y. Wu improves renal injury in HFD/STZ-induced diabetic nephropathy and inhibits oxidative stress-induced apoptosis of mesangial cells[J/OL]. Journal of Ethnopharmacology, 2020［2021-04-15］. https://doi.org/10.1016/j.jep.2020.112771

Huang Y, Wei G, Peng X, et al. Triterpenoids from functional mushroom *Ganoderma resinaceum* and the novel role of Resinacein S in enhancing the activity of brown/beige adipocytes[J/OL]. Food Research International(Ottawa, Ont.), 2020［2021-04-15］. https://doi.org/10.1016/j.foodres.2020.109303

韩欣洁,孙军平,张明月,等.白藜芦醇对急性肺损伤兔内质网应激和细胞凋亡的影响[J].解放军医学院学报,2020,41(4):364

航艾,孙杰,盛云华,等.基于药代动力学的山豆根抗炎作用机制研究[J].中国药理学通报,2020,36(5):645

何娟,杨茜,肖炳坤,等.圣愈汤抗缺氧作用的血清代谢组学研究[J].军事医学,2020,44(1):64

何天目,段灿灿,李晓飞,等.基于网络药理学和分子对接探索血必净注射液治疗冠状病毒肺炎的潜在机制[J].中国现代应用药学,2020,37(4):398

何燕铭,张曾,蒋琳,等.化聚消积方对肥胖伴高血压大鼠早期肾损伤的影响[J].中国中医药信息杂志,2020,27(7):70

何玉娇,黄茂林,乐燕,等.杨梅苷通过microRNA-122对丙型肝炎病毒复制的影响[J].中药药理与临床,2020,36(4):99

洪莉丽,张盛,汪倩,等.基于RAAS/NF-κB/炎症因子级联反应探究真武汤对慢性心力衰竭大鼠治疗作用[J].中草药,2020,51(5):1279

侯磊,王亮,刘闰平,等.基于谱毒关系和肝毒网络整合模式的柴胡水煎液肝毒物质基础研究[J].中草药,2020,51(10):2798

黄敬文,安丽凤,韩雪,等.基于网络药理学研究疏风解毒胶囊防治新型冠状病毒肺炎的潜在作用机制[J].海南医学院学报,2020,26(11):814

黄晓燕,高宏,艾尼瓦尔·吾买尔.半夏白术天麻汤对自发性高血压大鼠血管内皮因子及AT₁R表达的影响[J].中国药师,2020,23(4):609

J

Jiao ZY, Zhao H, Huang W, et al. An investigation of the antidepressant-like effect of Jiaotaiwan in rats by non-targeted metabolomics based on ultra-high-performance liquid chromatography quadrupole time-of-flight mass spectrometry[J/OL]. Journal of Separation Science, 2020［2021-03-15］. https://doi.org/10.1002/jssc.202000576

贾岚,王蕾蕾,孟靓,等.白芍总苷对大鼠化学性肝损伤

与肝阴虚证结合模型的影响和机制研究[J].中草药,2020,51(7):1885

姜北,胡元会,张安晶,等.泻肺利水颗粒对自发性高血压大鼠肾素-血管紧张素-醛固酮系统的影响[J].北京中医药,2020,39(10):1039

姜月华,陶燕楠,亓英姿,等.基于 UPLC-MS 探讨痰湿壅盛型高血压病小鼠血浆代谢组学特点[J].中华中医药杂志,2020,35(5):2671

金艳涛,杨春玲,袁君,等.艾滋病脾肾亏虚证患者血液代谢组学特征分析[J].中华中医药杂志,2020,35(11):5827

K

康宁芳,李梅,胡贺佳,等.UPLC-MS/MS 同时测定舒肝宁注射液在大鼠血浆中 4 种活性成分的含量及其药代动力学研究[J].中国中药杂志,2020,45(11):2626

孔艺,林莉莉,陈永,等.基于网络药理学探讨血必净注射液治疗新型冠状病毒肺炎机制[J].世界科学技术(中医药现代化),2020,22(3):552

孔艺,吴红卫,陈永,等.基于网络药理学和分子对接探讨痰热清注射液治疗新型冠状病毒肺炎(COVID-19)的机制[J].中草药,2020,51(7):1785

L

Lan B, Ge JW, Cheng SW, et al. Extract of Naotaifang, a compound Chinese herbal medicine, protects neuron ferroptosis induced by acute cerebral ischemia in rats[J]. Journal of Integrative Medicine, 2020, 18(4):344

Lee MS, Chyau CC, Wang CP, et al. Flavonoids identification and pancreatic beta-cell protective effect of lotus seedpod[J]. Antioxidants, 2020, 9(8):658

Li L, Chen X, Su C, et al. Si-Miao-Yong-An decoction preserves cardiac function and regulates GLC/AMPK/NF-κB and GLC/PPARα/PGC-1α pathways in diabetic mice[J/OL]. Biomedicine & Pharmacotherapy, 2020[2021-04-15]. https://doi.org/10.1016/j.biopha.2020.110817

Li P, Ding L, Cao S, et al. Curcumin metabolites contribute to the effect of curcumin on ameliorating insulin sensitivity in high-glucose-induced insulin-resistant HepG2 cells[J/OL]. Journal of Ethnopharmacology, 2020[2021-

04-15]. https://doi.org/10.1016/j.jep.2020.113015

Li Q, Ran Q, Sun L, et al. Lian Hua Qing Wen Capsules, a potent epithelial protector in acute lung injury model, block proapoptotic communication between macrophages, and alveolar epithelial cells[J/OL]. Frontiers in Pharmacology, 2020[2021-04-15]. https://doi.org/10.3389/fphar.2020.522729

Li R, Du Y, Chen Z, et al. Macroscopic somatic clonal expansion in morphologically normal human urothelium[J]. Science, 2020, 370(6512):82

Li R, Tao A, Yang R, et al. Structural characterization, hypoglycemic effects and antidiabetic mechanism of a novel polysaccharides from *Polygonatum kingianum* Coll. et Hemsl[J/OL]. Biomedicine & Pharmacotherapy, 2020[2021-04-15]. https://doi.org/10.1016/j.biopha.2020.110687

Li RF, Hou YL, Huang JC, et al. Lianhuaqingwen exerts anti-viral and anti-inflammatory activity against novel coronavirus(SARS-CoV-2)[J/OL]. Pharmacological Research, 2020[2021-04-15]. https://doi.org/10.1016/j.phrs.2020.104761

Li S, Zhao W, Tao Y, et al. Fugan Wan alleviates hepatic fibrosis by inhibiting ACE/Ang Ⅱ/AT-1R signaling pathway and enhancing ACE2/Ang 1-7/Mas signaling pathway in hepatic fibrosis rat models[J]. American Journal of Translational Research, 2020, 12(2):592

Li T, Zhang L, Jin C, et al. Pomegranate flower extract bidirectionally regulates the proliferation, differentiation and apoptosis of 3T3-L1 cells through regulation of PPARγ expression mediated by PI3K-AKT signaling pathway[J/OL]. Biomedicine and Pharmacotherapy, 2020[2021-04-15]. https://doi.org/10.1016/j.biopha.2020.110769

Li X, Huang L, Liu G, et al. Ginkgo diterpene lactones inhibit cerebral ischemia/reperfusion induced inflammatory response in astrocytes via TLR4/NF-κB pathway in rats[J/OL]. Journal of Ethnopharmacology, 2020[2021-04-15]. https://doi.org/10.1016/j.jep.2019.112365

Li X, Shan C, Wu Z, et al. Correction to: Emodin alleviated pulmonary inflammation in rats with LPS-induced acute lung injury through inhibiting the mTOR/HIF-1α/VEGF signaling pathway[J]. Inflammation Research, 2020, 69(7):711

Li X, Shan C, Wu Z, et al. Emodin alleviated pulmonary inflammation in rats with LPS-induced acute lung injury through inhibiting the mTOR/HIF-1α/VEGF signaling pathway[J]. Inflammation Research, 2020, 69(4):365

Li X, Xiang B, Shen T, et al. Anti-neuroinflammatory effect of 3, 4-dihydroxybenzaldehyde in ischemic stroke[J/OL]. International Immunopharmacology, 2020[2021-04-15]. https://doi.org/10.1016/j.intimp.2020.106353

Liang C, Li Y, Bai M, et al. Hypericin attenuates nonalcoholic fatty liver disease and abnormal lipid metabolism via the PKA-mediated AMPK signaling pathway in vitro and in vivo[J/OL]. Pharmacological Research, 2020[2021-04-15]. https://doi.org/10.1016/j.phrs.2020.104657

Liang H, Pan Y, Teng Y, et al. A proteoglycan extract from *Ganoderma lucidum* protects pancreatic beta-cells against STZ-induced apoptosis[J]. Bioscience, Biotechnology, and Biochemistry, 2020, 84(12):2491

Liang X, Luo C, Li Y, et al. Study on intervention mechanism of Yiqi Huayu Jiedu Decoction on ARDS based on network pharmacology[J/OL]. Evidence-Based Complementary and Alternative Medicine, 2020[2021-03-13]. https://doi.org/10.1155/2020/4782470

Liu C, Yin Z, Feng T, et al. An integrated network pharmacology and RNA-Seq approach for exploring the preventive effect of *Lonicerae japonicae* flos on LPS-induced acute lung injury[J/OL]. Journal of Ethnopharmacology, 2020[2021-03-13]. https://doi.org/10.1016/j.jep.2020.113364

Liu SX, Pi ZF, Liu ZQ, et al. Fecal metabolomics based on mass spectrometry to investigate the mechanism of qishen granules against isoproterenol-induced chronic heart failure in rats[J]. Journal of Separation Science, 2020, 43(23):4305

Liu Y, Mu S, Chen W, et al. Saponins of momordica charantia increase insulin secretion in INS-1 pancreatic β-cells via the PI3K/Akt/FoxO1 signaling pathway[J/OL]. Endocrinología, Diabetes y Nutrición, 2020[2021-04-15].

https://doi.org/10.1016/j.endinu.2020.05.005

Liu Z, Wang P, Lu S, et al. Liquiritin, a novel inhibitor of TRPV1 and TRPA1, protects against LPS-induced acute lung injury[J/OL]. Cell Calcium, 2020[2021-03-13]. https://doi.org/10.1016/j.ceca.2020.102198

Long Y, Xiang Y, Liu S, et al. Baicalin liposome alleviates lipopolysaccharide-induced acute lung injury in mice via inhibiting TLR4/JNK/ERK/NF-κB pathway[J/OL]. Mediators of Inflammation, 2020[2021-03-13]. https://doi.org/10.1155/2020/8414062

Lu HF, Lai YH, Huang HC, et al. Ginseng-plus-Bai-Hu-Tang ameliorates diet-induced obesity, hepatic steatosis, and insulin resistance in mice[J]. Journal of Ginseng Research, 2020, 44(2):238

Lu ZB, Liu SH, Ou JY, et al. Corrigendum to "Forsythoside A inhibits adhesion and migration of monocytes to type II alveolar epithelial cells in lipopolysaccharide-induced acute lung injury through upregulating miR-124" [TOXICOL APPL PHARM 407(2020) 115252][J/OL]. Toxicology and Applied Pharmacology, 2020[2021-03-13]. https://doi.org/10.1016/j.taap.2020.115328

Lu ZB, Liu SH, Ou JY, et al. Forsythoside A inhibits adhesion and migration of monocytes to type II alveolar epithelial cells in lipopolysaccharide-induced acute lung injury through upregulating miR-124[J/OL]. Toxicology and Applied Pharmacology, 2020[2021-03-13]. https://doi.org/10.1016/j.taap.2020.115252

Lu ZN, Luo Q, Zhao LN, et al. The Mutational Features of Aristolochic Acid-Induced Mouse and Human Liver Cancers[J]. Hepatology, 2020, 71(3):929

Luo CY, Li Y, Li X, et al. Alleviation of lipopolysaccharide-induced acute respiratory distress syndrome in rats by Yiqi Huayu Jiedu Decoction: a tandem mass tag-based proteomics study[J]. Frontiers in Pharmacology, 2020, 11:1215

Lv Y, Zhao P, Pang K, et al. Antidiabetic effect of a flavonoid-rich extract from Sophora alopecuroides L. in HFD- and STZ- induced diabetic mice through PKC/GLUT4 pathway and regulating PPARα and PPARγ expression[J/OL]. Journal of Ethnopharmacology, 2020

[2021-04-15]. https://doi.org/10.1016/j.jep.2020.113654

赖丽嫦,陈丰连,王术玲,等.基于 UPLC-Q/TOF-MS 的广金钱草水提物抗肾草酸钙结石大鼠的血清代谢组学研究[J].中药新药与临床药理,2020,31(8):950

李敏,张丹,张林,等.银杏花化学成分对血管内皮细胞铁死亡的抑制作用[J].国际药学研究杂志,2020,47(10):857

李明,李天苏,杨倩文.基于 PI3K/Akt 信号通路观察白藜芦醇对呼吸道合胞病毒致肺炎小鼠的保护作用机制[J].中药材,2020,43(4):986

李振,俞科贤.苦参多路径抗冠状病毒的机制探究[J].中草药,2020,51(4):888

李杰茹,任静,杨胜昌,等.消痰化瘀利窍中药组方对改善慢性间歇性低氧大鼠心肌纤维化的作用及其机制[J].中国应用生理学杂志,2020,36(5):414

李明芬,潘爱萍,林英辉,等.鳖甲煎丸含药血清抑制肝癌细胞的 miRNA-mRNA 调控机制分析[J/OL].中成药,2020[2021-04-15]. https://kns.cnki.net/kcms/detail/31.1368.r.20201231.0903.002.html

李肖飞,徐琬梨.基于证素辨证的绝经后骨质疏松症代谢组学研究[J].吉林中医药,2020,40(5):620

李雪萍,张宝成,黄聪,等.苓桂术甘汤对慢性心力衰竭大鼠 AngⅡ、ET-1、BNP 的影响[J].中西医结合心脑血管病杂志,2020,18(13):2063

李艳荣,樊慧杰,柴智,等.五子衍宗丸对帕金森病小鼠的神经保护及抗炎作用[J].中华中医药杂志,2020,35(7):3623

李兆新,许江涛,林雪妹,等.夏枯草水提物体内外抗塞卡病毒活性的研究[J].中药新药与临床药理,2020,31(12):1408

利玲,胡秀,利莉.达原饮中芍药苷和黄芩苷在大鼠体内药动学研究[J].中国药物应用与监测,2020,17(1):19

林燕,路咪咪,孟江,等.姜炭在虚寒性出血证大鼠体内的整合药代动力学与温经止血药效学的相关性研究[J].上海中医药大学学报,2020,34(3):50

林嘉荣,郑慰武,曾贵兴,等.金花清感颗粒治疗新型冠状病毒肺炎网络药理学的研究[J].中药材,2020,43(8):2074

凌晓颖,陶嘉磊,孙逊,等.基于网络药理学的连花清瘟方抗冠状病毒的物质基础及机制探讨[J].中草药,2020,51(7):1723

刘凯,李淑玲,李应东.黄芪乌梅配方颗粒对 GK 大鼠血糖及胰岛素敏感性的影响[J].现代中西医结合杂志,2020,29(1):5

刘丽,程英龙,刘进哲,等.膈下逐瘀汤加减方对气滞血瘀型慢性输卵管炎大鼠中医证候、血液流变学及 TNF-α、IFN-β 表达的影响[J].现代中西医结合杂志,2020,29(11):1141

刘惠娜,曹旺,邹芳,等.药根碱抗大鼠动脉血栓和静脉血栓形成作用的研究[J].中药药理与临床,2020,36(2):126

刘金安,刘相文,耿巧玉,等.金樱子不同提取方法提取物体外抑制病毒活性及机制研究[J].西部中医药,2020,33(1):9

刘梅芳,孙悦,李丽.枸骨叶水提物对小鼠肥胖的预防作用及对脂肪分化的影响[J].中国病理生理杂志,2020,36(5):899

刘晓瑜,顾民华,徐煜凌,等.定心方Ⅰ号方通过调控 GSK3β/Nrf2/HO-1 通路防治大鼠心肌缺血再灌注损伤的机制研究[J].中药新药与临床药理,2020,31(11):1265

龙腾腾,吴李娜,郭春丽,等.姜仁组合物联合抗呕吐作用研究[J].中国兽医杂志,2020,56(7):104

卢丽娜,陈浩,彭学勤,等.益母草碱对心肌重构大鼠 ACE2、AngⅡ及 Ang 1-7 的影响研究[J].贵州医药,2020,44(9):1347

鲁科达,张冰冰,石承乾,等.消瘀泄浊饮对慢性环孢素肾病大鼠 ACE2-Ang(1-7)-MAS 轴相关组分表达的影响[J].浙江中医药大学学报,2020,44(5):407

M

Ma C, Dong L, Li M, et al. Qidonghuoxue Decoction ameliorates pulmonary edema in acute lung injury mice through the upregulation of epithelial sodium channel and aquaporin-1[J/OL]. Evidence-Based Complementary and Alternative Medicine, 2020[2021-03-13]. https://doi.org/10.1155/2020/2492304

Ma C, Wang X, Xu T, et al. An integrative pharmacology-based analysis of refined Qingkailing injection against cerebral ischemic stroke: A novel combination of Baicalin, geniposide, cholic acid, and hyodeoxycholic acid[J]. Frontiers in Pharmacology, 2020, 8(11):519

马钦海,陈瑞晗,杨子峰.基于网络药理学和分子对接探讨六神胶囊治疗 COVID-19 的物质基础及作用机制[J].南京中医药大学学报,2020,36(6):907

毛心勇,国嵩,倪文超,等.气滞胃痛颗粒对功能性消化不良模型大鼠胃敏感性及精神状态的影响[J].中医杂志,2020,61(22):1996

孟拓,于海睿,皇甫海全,等.养心汤对慢性心衰大鼠血清 NT-proBNP 及 RAAS 系统的影响[J].湖北中医药大学学报,2020,22(1):20

孟胜喜,霍清萍,王兵,等.基于尿代谢组学的恒清Ⅱ号方治疗阿尔茨海默病作用及其机制的实验研究[J].中西医结合心脑血管病杂志,2020,18(17):2794

缪霆,孟宪泽,何宏,等.亚低温联合红景天苷对大鼠全脑缺血/再灌注后氧化应激和血脑屏障的影响[J].中国中西医结合杂志,2020,40(5):595

N

Niu X,Zang L,Li W,et al. Anti-inflammatory effect of Yam Glycoprotein on lipopolysaccharide-induced acute lung injury via the NLRP3 and NF-κB/TLR4 signaling pathway[J/OL]. International Immunopharmacology,2020[2021-03-13]. https://doi.org/10.1016/j.intimp.2019.106024

P

彭修娟,杨新杰,许刚,等.基于整合药理学探讨清肺排毒汤治疗新型冠状病毒肺炎的功效及作用机制[J].中国实验方剂学杂志,2020,26(16):6

朴艺花,王知广,姜京植,等.蓝萼甲素通过 HMGB1/TLR4/NF-κB 信号通路缓解卵清蛋白诱导的哮喘小鼠气道炎症[J].国际药学研究杂志,2020,47(9):738

Q

Qi R,Jiang R,Xiao H,et al. Ginsenoside Rg1 protects against d-galactose induced fatty liver disease in a mouse model via FOXO1 transcriptional factor[J/OL]. Life Sciences,2020[2021-04-15]. https://doi.org/10.1016/j.lfs.2020.117776

祁乐,马运涛,吴深涛.乌头汤对糖尿病周围神经病变大鼠背根神经节 PI3K/AKT 信号通路影响研究[J].辽宁中医药大学学报,2020,22(9):23

曲怡,王建波,薛亚楠,等.补阳还五汤对高血压模型大鼠心肌组织中 AngⅡ/AT1R 与 PI3K/AKt 轴的影响[J].中国中医基础医学杂志,2020,26(2):169

R

饶江燕,王倩,王钰淳,等.β-石竹烯通过激活自噬减轻小鼠脑缺血/再灌注损伤的研究[J].中国中药杂志,2020,45(4):932

S

Shen MD,Zhang BB,Wang MY,et al. Mica can alleviate TNBS-induced colitis in mice by reducing angiotensin II and IL-17A and increasing angiotensin-converting enzyme 2,angiotensin 1-7,and IL-10[J/OL]. Mediators of Inflammation,2020[2021-04-10]. https://doi.org/10.1155/2020/3070345

Su H,Yao S,Zhao W,et al. Anti-SARS-CoV-2 activities in vitro of Shuanghuanglian preparations and bioactive ingredients[J]. Acta Pharmacologica Sinica,2020,41(9):1167

Sun X,Wu A,Law BYK,et al. The active components derived from Penthorum chinense Pursh protect against oxidative-stress induced vascular injury via autophagy induction[J]. Free Radical Biology and Medicine,2019,146:160

沈浮,付中应,吴泳蓉,等.基于网络药理学及高通量分子对接研究金花清感颗粒中结合 SARS-CoV-2 特定靶蛋白的活性化合物干预 COVID-19 的潜在分子机制[J].世界科学技术(中医药现代化),2020,22(3):622

盛明,刘慧霞,梅露露,等.红景天苷通过调控 JAK2/STAT3 信号通路活性保护脑缺血再灌注大鼠受损神经研究[J].新中医,2020,52(2):1

施炬,魏娟,刘美云,等.血必净注射液治疗新型冠状病毒肺炎的整体调控作用研究[J].上海中医药杂志,2020,54(4):46

苏萍,陈影,张海静,等.苏龙嘎-4 颗粒抗番泻叶诱导腹泻的机理研究[J].中药药理与临床,2020,36(6):176

孙逊,陶嘉磊,许少菊,等.基于网络药理学探究化湿败毒方治疗新型冠状病毒肺炎的分子机制[J].中药材,2020,43(8):2050

孙广平,袁丽,方晓琳,等.紫苏叶多糖对糖尿病模型小鼠胰腺组织氧化应激及 PI3K/AKT/GLUT4 信号通路的影响[J].中国药房,2020,31(15):1874

孙凯滨,张新雨,刘静,等.小柴胡汤治疗早期新型冠状病毒肺炎(COVID-19)邪热郁肺、枢机不利证功效网络分析与机制预测[J].中草药,2020,51(7):1750

孙丽丽,白海英,郑文惠,等.基于 UHPLC-Q-TOF-MS 的当归补血汤治疗 2 型糖尿病小鼠的代谢组学研究[J].中国中药杂志,2020,45(3):636

孙浠哲,张宇驰,刘雨新,等.基于网络药理学探讨热毒宁注射液治疗新型冠状病毒肺炎机制研究[J].中药材,2020,43(7):1791

T

Tang P, Liu H, Lin B, et al. Spatholobi Caulis dispensing granule reduces deep vein thrombus burden through antiinflammation via SIRT1 and Nrf2[J/OL]. Phytomedicine, 2020 [2021-04-15]. https://doi.org/10.1016/j.phymed.2020.153285

Tao Y, Wang R, Zhang J, et, al. Mechanism of berberine in treating Helicobacter pylori induced chronic atrophic gastritis through IRF8-IFN-γ signaling axis suppressing [J/OL]. Life Sciences, 2020 [2021-04-15]. https://doi.org/10.1016/j.lfs.2020.117456

Teng J, Mei Q, Zhou X, et al. Polyphyllin VI induces caspase-1-mediat-ed pyroptosis via the induction of ROS/NF-κB/NLRP3/GSDMD signal axis in non-small cell lung cancer[J]. Cancers, 2020, 12(1):193

Tie F, Li G, Hu N, et al. Oligostilbenes extracts from *Iris lactea* Pall. var. *chinensis* (Fisch.) Koidz improve lipid metabolism in HFD/STZ-induced diabetic mice and inhibit adipogenesis in 3T3-L1 cells[J/OL]. Biomedicine and Pharmacotherapy, 2020[2021-04-15]. https://doi.org/10.1016/j.biopha.2020.110800

Tu J, Zhu S, Li B, et al. Gegen Qinlian Decoction coordinately regulates PPARγ and PPARα to improve glucose and lipid homeostasis in diabetic rats and insulin resistance 3T3-L1 adipocytes[J]. Frontiers in Pharmacology, 2020, 11:811

谭毅,徐洋,赵中秋,等.桂参通脉胶囊对心衰大鼠 Ang Ⅱ、ALD 的影响[J].中医药信息,2020,37(5):38

谭会洁,宋俊科,石峰,等.异鼠李素激活 PI3K/Akt/GSK-3β/CREB 信号通路减轻鱼藤酮诱导的 PC12 细胞损伤[J].中国药理学通报,2020,36(2):272

唐冰雪,张源文,吴雅晨,等.淫羊藿苷对脑缺血再灌注大鼠的神经保护及小胶质细胞 TLR4/NF-κB 通路的影响[J].中国实验方剂学杂志,2020,26(22):47

唐孟秋,林卫东,贤明华,等.基于 ^{1}H-NMR 的人参煎治疗 2 型糖尿病的血清和尿液代谢组学研究[J].中国中药杂志,2020,45(9):2186

V

Vaninov N. In the eye of the COVID-19 cytokine storm [J]. Nature Reviews Immunology, 2020, 20(5):277

W

Wang C, Yao J, Ju L, et al. Puerarin ameliorates hyperglycemia in HFD diabetic mice by promoting β-cell neogenesis via GLP-1R signaling activation[J/OL]. Phytomedicine, 2020 [2021-04-15]. https://doi.org/10.1016/j.phymed.2020.153222

Wang M, Yao M, Liu J, et al. Ligusticum chuanxiong exerts neuroprotection by promoting adult neurogenesis and inhibiting inflammation in the hippocampus of ME cerebral ischemia rats[J/OL]. Journal of Ethnopharmacology, 2020 [2021-04-15]. https://doi.org/10.1016/j.jep.2019.112385

Wang S, Xie Y, Huo Y, et al. Airway relaxation mechanisms and structural basis of osthole for improving lung function in asthma[J]. Science Signaling, 2020, 13(659):273

Wang TY, Lin S, Li H, et al. A stepwise integrated multi-system to screen quality markers of Chinese classic prescription Qingzao Jiufei decoction on the treatment of acute lung injury by combining "network pharmacology-metabolomics-PK/PD modeling"[J/OL]. Phytomedicine, 2020[2021-04-05]. https://doi.org/doi:10.1016/j.phymed.2020.153313

Wang X, Wang Q, Li W, et al. TFEB-NF-κB inflammatory signaling axis: a novel therapeutic pathway of Dihydrotanshinone I in doxorubicin-induced cardiotoxicity[J].

Journal of Experimental & Clinical Cancer Research，2020，39(1)：93

Wang XY，Zhu BR，Jia Q，et al. Cinnamtannin D1 protects pancreatic β-cells from glucolipotoxicity-induced apoptosis by enhancement of autophagy in vitro and in vivo [J/OL]. Journal of Agricultural and Food Chemistry，2020［2021-04-15］. https://doi.org/10.1021/acs.jafc.0c04898

Wang Y，Zhao B，Fei Y，et al. Ma xing shi gan decoction eliminates PM2.5-induced lung injury by reducing pulmonary cell apoptosis through Akt/mTOR/p70S6K pathway in rats［J/OL］. Bioscience Reports，2020［2021-03-13］. https://doi.org/10.1042/BSR20193738

Wang YW，Wu YH，Zhang JZ，et al. Ruscogenin attenuates particulate matter-induced acute lung injury in mice via protecting pulmonary endothelial barrier and inhibiting TLR4 signaling pathway［J/OL］. Acta Pharmacologica Sinica，2020［2021-03-13］. https://doi.org/10.1038/s41401-020-00502-6

Wei Y，Wu Y，Feng K，et al. Astragaloside IV inhibits cardiac fibrosis via miR-135a-TRPM7-TGF-β/Smads pathway［J/OL］. Journal of Ethnopharmacology，2020［2021-04-15］. https://doi.org/10.1016/j.jep.2019.112404

Wen H，Zhang H，Wang W，et al. Tetrahydropalmatine protects against acute lung injury induced by limb ischemia/reperfusion through restoring PI3K/AKT/mTOR-mediated autophagy in rats［J/OL］. Pulmonary Pharmacology and Therapeutics，2020［2021-03-13］. https://doi.org/10.1016/j.pupt.2020.101947

Wu X，Zhang Y，Qiu J，et al. Lipidomics analysis indicates disturbed hepatocellular lipid metabolism in reynoutria multiflora-induced idiosyncratic liver injury［J/OL］. Frontiers in Pharmacology，2020［2021-04-15］. https://doi.org/10.3389/fphar.2020.569144

Wu Y，Wang Y，Gong S，et al. Ruscogenin alleviates LPS-induced pulmonary endothelial cell apoptosis by suppressing TLR4 signaling［J/OL］. Biomedicine & Pharmacotherapy，2020［2021-04-15］. https://doi.org/10.1016/j.biopha.2020.109868

王衡，陈蓉，白瑞瑞，等.木香烃内酯通过调控 LncRNA LINC01116/miR-9-5p 的表达来减轻过氧化氢诱导的大鼠脑微血管内皮细胞损伤［J］.卒中与神经疾病，2020，27(6)：721

王妮，张娜，李铁，等.人参干预脾气虚体质的非靶向代谢组学研究［J］.中国中药杂志，2020，45(2)：398

王蓉，赵戈蕾，韩亮.连翘酯苷 A 对脂多糖介导的急性肺损伤小鼠肺组织的保护作用研究［J］.中医药导报，2020，26(16)：10

王腾，孙华磊，葛惠娜，等.紫檀芪对 3T3-L1 前脂肪细胞分化的影响［J］.郑州大学学报(医学版)，2020，55(1)：45

王莹，马红梅，兰卫，等.洋甘菊对 1 型糖尿病模型小鼠血糖的影响及其抗血栓作用研究［J］.化学与生物工程，2020，37(6)：28

王爱超，李长兴，王琦，等.黑枸杞花青素对 C57BL/6 小鼠血糖、血脂及脂肪细胞形态的影响［J］.青海大学学报，2020，38(3)：57

王炳然，张立平，郭子宁，等.扶正祛毒方对慢性乙型肝炎病毒携带小鼠细胞免疫水平的调节作用［J］.中国医药导报，2020，17(35)：19

王海云，王俏，王代明，等.丹参多酚酸盐对过氧化氢诱导的血管内皮细胞损伤的影响及其机制［J］.中国临床保健杂志，2020，23(6)：831

王丽园，成映霞，段永强，等.香砂六君子汤对慢性萎缩性胃炎大鼠的作用研究［J］.中国临床药理学杂志，2020，36(3)：318

王梁凤，李慧婷，王尧，等.基于网络药理学和分子对接技术探讨生脉注射液抗新型冠状病毒肺炎的作用机制［J］.中草药，2020，51(11)：2977

王冉冉，朱天瑞，张凤，等.长期淫羊藿苷治疗对 APP/PS1 小鼠神经炎症的影响［J］.山东大学学报(医学版)，2020，58(4)，71

王容容，蒋益兰，田雪飞，等.健脾消癌方对结直肠癌移植模型裸鼠 NLRP3 炎性小体表达及免疫功能的影响［J］.中华中医药杂志，2020，35(8)：3890

王素星，李会英，吕彩霞，等.白藜芦醇通过介导内脏脂肪 NPY 表达改善限食后重饲大鼠胰岛素敏感性［J］.山西医科大学学报，2020，51(11)：1218

王晓艳，李伟霞，张辉，等.异补骨脂素对 L02 细胞增殖、周期和凋亡的影响［J］.毒理学杂志，2020，34(5)：395

王子宽，李菁华，李炜，等.葛根素激活 Sirt1 抑制炎症

和纤维化减轻压力负荷诱导小鼠心肌肥厚的研究[J].解放军医药杂志,2020,32(10):12

韦乃球,柳俊辉,韦美梦,等.白子菜鲜、干品改善糖尿病小鼠糖脂代谢、氧化应激及炎症的对比研究[J].中药材,2020,43(12):3040

魏征,张爱华,李亚峰,等.化瘀解毒方对胃癌细胞凋亡的作用及机制[J].中国实验方剂学杂志,2020,26(21):62

魏思灿,林天来,黄玲,等.槲皮素通过PINK1/parkin通路激活线粒体自噬减轻大鼠脑缺血再灌注损伤[J].中国病理生理杂志,2020,36(12):2251

吴昊,王佳琪,杨雨薇,等.基于网络药理学和分子对接技术初步探索"清肺排毒汤"抗新型冠状病毒肺炎作用机制[J].药学学报,2020,55(3):374

吴冬梅,张晓东.荷叶水提物对3T3-L1前体脂肪细胞增殖、凋亡及前体脂肪细胞、成熟脂肪细胞IL-6 mRNA、TNF-α mRNA的影响[J].中医研究,2020,33(9):57

吴健军,欧阳钦.改良四妙散颗粒对小鼠急性胰岛素抵抗的影响[J].浙江中医杂志,2020,55(8):567

吴天敏,陈金水,薛文娟,等.化湿泻浊法治疗痰湿壅盛型中青年原发性高血压病及其证的内涵研究[J].光明中医,2020,35(16):2482

吴雨桐,肖洪贺,梁喜才,等.远志和石菖蒲有效成分对APP-NSCs保护及促进增殖分化作用[J].中国新药杂志,2020,29(4):443

X

Xia L, Shi Y, Su J, et al. Shufeng Jiedu, a promising herbal therapy for moderate COVID-19: antiviral and anti-inflammatory properties, pathways of bioactive compounds, and a clinical real-world pragmatic study[J/OL]. Phytomedicine, 2020[2021-04-15]. https://doi.org/10.1016/j.phymed.2020.153390

Xie Z, Lu H, Yang S, et al. Salidroside Attenuates Cognitive Dysfunction in Senescence-Accelerated Mouse Prone 8(SAMP8) Mice and Modulates Inflammation of the Gut-Brain Axis[J/OL]. Frontiers in Pharmacology, 2020[2021-04-15]. https://doi.org/10.3389/fphar.2020.568423

Xu J, Gao G, Yuan M, et al. Lignans from *Schisandra chinensis* ameliorate alcohol induced long term liver injury and reducing hepatocellular degeneration via

blocking ETBR[J/OL]. Journal of Ethnopharmacology, 2020[2021-04-15]. https://doi.org/10.1016/j.jep.2020.112813

Xu LN, Yin LH, Jin Y, et al. Effect and possible mechanisms of dioscin on ameliorating metabolic glycolipid metabolic disorder in type-2-diabetes[J/OL]. Phytomedicine, 2020[2021-04-15]. https://doi.org/10.1016/j.phymed.2019.153139

Xu X, Chen P, Wang J, et al. Evolution of the novel coronavirus from the ongoing Wuhan outbreak and modeling of its spike protein for risk of human transmission[J]. Science China Life Sciences, 2020, 63(3):457

谢铱子,钟彩婷,纪树亮,等.基于网络药理学及分子对接技术探讨化湿败毒方治疗新型冠状病毒肺炎的分子机制[J].中药药理与临床,2020,36(3):28

徐方飚,邝玉慧,谢抗,等.基于结构相似度和分子对接探讨升降散抗新型冠状病毒肺炎分子作用机制[J].中药材,2020,43(12):3089

徐小惠,黄英华,陈铭,等.葛根素通过SIRT1/PGC-1α信号通路对2型糖尿病小鼠胰腺线粒体的氧化应激损伤保护作用的研究[J].中国药理学通报,2020,36(10):1373

许碧琪,戴燕青,傅倩云.杜仲多糖对2型糖尿病小鼠胰腺组织氧化应激的影响[J].中医药导报,2020,26(10):18

许禄华,黄小靖,李彦荣,等.基于"温病在下其郁热"探究大黄在新型冠状病毒肺炎的作用及潜在机制[J].中药药理与临床,2020,36(2):85

Y

Yan Y, Shi N, Han X, et al. UPLC/MS/MS-based metabolomics study of the hepatotoxicity and nephrotoxicity in rats induced by Polygonum multiflorum[J/OL]. Thunb. ACS Omega, 2020[2021-04-15]. https://doi.org/10.1021/acsomega.0c00647

Yang H, Sun W, Ma P, et al. Multiple Components Rapidly Screened from Perilla Leaves Attenuate Asthma Airway Inflammation by Synergistic Targeting on Syk[J]. Journal of Inflammation Research, 2020, 13:897

Yang J, Yuan L, Wen Y, et al. Protective effects of Naringin in cerebral Infarction and its molecular mechanism

［J/OL］. Medical Science Monitor，2020［2021-04-15］. https：//doi.org/10.12659/MSM.918772

Yang S，Xu Z，Lin C，et al. Schisantherin A causes endothelium-dependent and-independent vasorelaxation in isolated rat thoracic aorta［J/OL］. Life Sciences，2020［2021-04-15］. https：//doi.org/10.1016/j.lfs.2020.117357

Yang W，Zhang L，Chen S，et al. Longshengzhi capsules improve ischemic stroke outcomes and reperfusion injury via the promotion of anti-inflammatory and neuroprotective effects in MCAO/R rats［J/OL］. Evidence-Based Complementary and Alternative Medicine，2020［2021-04-15］. https：//doi.org/10.1155/2020/9654175

Yang Y，Ding Z，Wang Y，et al. Systems pharmacology reveals the mechanism of activity of *Physalis alkekengi* L. var. *franchetii* against lipopolysaccharide-induced acute lung injury［J］. Journal of Cellular and Molecular Medicine，2020，24(9)：5039

Yi LT，Dong SQ，Wang SS，et al. Curcumin attenuates cognitive impairment by enhancing autophagy in chemotherapy［J/OL］. Neurobiology of Disease，2020［2021-04-15］. https：//doi.org/10.1016/j.nbd.2019.104715

Yu D，Liu Y，Zhou Y，et al. Triptolide suppresses IDH1-mutated malignancy via Nrf2-driven glutathione metabolism［J/OL］. Proceedings of the National Academy of Sciences of the United States of America，2020［2021-04-15］. https：//doi.org/10.1073/pnas.1913633117

闫君，邬思芳，刘莉，等.基于尿液代谢组学比较厚朴温中汤合煎与单煎对脾胃虚寒大鼠的影响［J］.中国实验方剂学杂志，2020，26(20)：117

晏余，郜玉钢，赵岩，等.黄藤总生物碱固体分散体在小鼠体内药代动力学及相对生物利用度研究［J/OL］.吉林农业大学学报，2020［2021-04-15］. https：//doi.org/10.13327/j.jjlau.2020.4859

杨丽，胡淑芳.黄芪对糖尿病肾病大鼠肾脏保护作用的探究［J］.中外医学研究，2020，18(1)：6

杨璐，崔换天，刘相国，等.基于网络药理学的小柴胡汤治疗新型冠状病毒肺炎（COVID-19）发热的可行性探讨［J］.中草药，2020，51(7)：1761

杨旭东，石杰，杨骄霞，等.羊栖菜多糖对 3T3-L1 前脂肪细胞分化及其相关基因表达的影响［J］.中医药通报，2020，19(5)：63

杨宇峰，刘军彤.基于代谢组学的代谢综合征痰湿证生物标志物研究［J］.时珍国医国药，2020，31(2)：509

杨宇峰，刘军彤.脾气虚证代谢综合征大鼠血清脂质代谢生物标志物代谢组学研究［J］.中医药导报，2020，26(6)：19

叶倩男，赵长青，平键，等.红景天苷调控 CXCL16 抗肝纤维化的机制研究［J/OL］.中国中药杂志，2020［2021-04-15］. https：//doi.org/10.19540/j.cnki.cjcmm.20201224.401

于栋华，宋明洋，王霄阳，等.穿山龙提取物抗急性痛风性关节炎的尿液代谢组学分析［J］.中国实验方剂学杂志，2020，26(8)：130

Z

Zhang F，Zhai M，Wu Q，et al. Protective effect of Tong-Qiao-Huo-Xue decoction on inflammatory injury caused by intestinal microbial disorders in Stroke Rats［J］. Biological & Pharmaceutical Bulletin，2020，43(5)：788

Zhang GH，Wang Q，Liu X，et al. An integrated approach to uncover quality markers of Traditional Chinese medicine underlying chemical profiling，network target selection and metabolomics approach：Guan-Xin-Jing capsule as a model［J/OL］. Journal of Pharmaceutical and Biomedical Analysis，2020［2021-04-15］. https：//doi.org/10.1016/j.jpba.2020.113413

Zhang H，Lang W，Wang S，et al. Echinacea polysaccharide alleviates LPS-induced lung injury via inhibiting inflammation，apoptosis and activation of the TLR4/NF-κB signal pathway［J/OL］. International Immunopharmacology，2020［2021-03-13］. https：//doi.org/10.1016/j.intimp.2020.106974

Zhang K，Liu C，Yang T，et al. Systematically explore the potential hepatotoxic material basis and molecular mechanism of Radix Aconiti Lateralis based on the concept of toxicological evidence chain(TEC)［J/OL］. Ecotoxicology and Environmental Safety，2020［2021-04-15］. https：//doi.org/10.1016/j.ecoenv.2020.111342

Zhang Y，Hu Y，Li M，et al. The traditional Chinese Medicine Compound，GRS，alleviates blood-brain barrier bysfunction［J］. Drug Design，Development and Therapy，

2020，28(14)：933

Zhang YM，Qu XY，Tao LN，et al. XingNaoJing injection ameliorates cerebral ischaemia/reperfusion injury via SIRT1-mediated inflammatory response inhibition［J］. Pharmaceutical Biology，2020，58(1)：16

Zhang YY，Liu X，Zhang X，et al. Shikonin improve sepsis-induced lung injury via regulation of miRNA-140-5p/TLR4-a vitro and vivo study［J］. Journal of Cellular Biochemistry，2020，121(3)：2103

Zheng X，Zhao MG，Jiang CH，et al. Triterpenic acids-enriched fraction from *Cyclocarya paliurus* attenuates insulin resistance and hepatic steatosis via PI3K/Akt/GSK3β pathway［J/OL］. Phytomedicine，2020［2021-04-15］. https://doi.org/10.1016/j.phymed.2019.153130

Zhi H，Jin X，Zhu H，et al. Exploring the effective materials of flavonoids-enriched extract from Scutellaria baicalensis roots based on the metabolic activation in influenza A virus induced acute lung injury［J/OL］. Journal of Pharmaceutical and Biomedical Analysis，2020［2021-03-13］. https://doi.org/10.1016/j.jpba.2019.112876

Zhou C，Qin Y，Chen R，et al. Fenugreek attenuates obesity-induced inflammation and improves insulin resistance through downregulation of iRhom2/TACE［J/OL］. Life Sciences，2020［2021-04-15］. https://doi.org/10.1016/j.lfs.2020.118222

Zhou D，Yang Q，Tian T，et al. Gastroprotective effect of gallic acid against ethanol-induced gastric ulcer in rats：involvement of the Nrf2/HO-1 signaling and anti-apoptosis role［J/OL］. Biomedicine & Pharmacotherapy，2020［2021-04-15］. https://doi.org/10.1016/j.biopha.2020.110075

Zhou P，Yang XL，Wang XG，et al. A pneumonia outbreak associated with a new coronavirus of probable bat origin［J］. Nature，2020，579(7798)：270

Zhu R，Wei J，Liu H，et al. Lycopene attenuates body weight gain through induction of browning via regulation of peroxisome proliferator-activated receptor γ in high-fat diet-induced obese mice［J/OL］. The Journal of Nutritional Biochemistry，2020［2021-04-15］. https://doi.org/10.1016/j.jnutbio.2019.10833

Zhu Y，Li Y，Liu M，et al. Guizhi Fuling Wan，Chinese herbal medicine，ameliorates insulin sensitivity in PCOS model rats with insulin resistance via remodeling intestinal homeostasis［J］. Frontiers in Endocrinology，2020，11：575

曾威，罗艳，黄可儿，等.广陈皮抗高脂血症的血清代谢组学研究[J].中药新药与临床药理，2020，31(1)：72

曾劲松，喻坚柏，廖君，等.脑泰方对脑出血大鼠脑组织铁沉积致神经细胞过氧化损伤的影响[J].中国中医药信息杂志，2020，27(4)：46

张光，贾倩，聂冀湘，等.疏肝解郁益气温阳法治疗老年慢性心衰临床疗效及血清 ET-1、Ang Ⅱ、BNP、NO、FMD水平变化分析[J].辽宁中医杂志，2020，47(8)：78

张鹤，刘雪梅，曾子修，等.清热活血中药联用对急性脑缺血再灌注大鼠 mTOR-ERRα-GLS 信号通路的调节作用[J].环球中医药，2020，13(6)：947

张岳，赵天倚，王欢，等.麦角甾酮对小鼠急性酒精性肝损伤及肠道菌群群落组成的影响[J].中国现代应用药学，2020，37(21)：2561

张云，杨卉，何轩辉，等.麻杏石甘汤治疗新冠肺炎细胞因子风暴的网络药理学分析[J].世界中医药，2020，15(13)：1908

张丹丹，王天合，余意，等.黄芪总皂苷对气虚模型大鼠的补气作用及机制研究[J].中国药房，2020，31(24)：3020

张继红，冯旻璐，许海燕，等.红景天苷通过调节 Nrf2/HO-1 和 PPARγ/CEBPα 信号通路抑制高脂诱导的大鼠肥胖[J].中药材，2020，43(5)：1214

张丽媛，陈璐，李春晓，等.川芎嗪通过抑制 ERK5/P70S6K/Rac1 信号通路发挥抗血小板活化及血栓形成作用[J].中华中医药学刊，2020，39(2)：135

张录梅，周熙祥，张秋菊，等.温胃舒胶囊通过抑制核因子 κB(NF-κB)通路减轻慢性胃炎大鼠胃黏膜损伤[J].细胞与分子免疫学杂志，2020，36(4)：297

张明昊，魏丹丹，高一盈，等.大蒜素对乙醇致小鼠急性胃溃疡的保护作用及其对 Wnt/β-catenin 通路的影响[J/OL].辽宁中医杂志，2020［2021-04-15］. https://kns.cnki.net/kcms/detail/21.1128.R.20201113.1304.100.html

张世和，曹宇鑫，邓步皓，等.黄芪多糖对C3H10T1/2细胞棕色脂肪分化中长链非编码 RNA 表达谱的影响[J].激光生物学报，2020，29(4)：333

赵彩萍,刘翠玲,梁爽,等.黄芪甲苷对脂多糖诱导人胃黏膜上皮细胞GES-1的抗炎作用及机制研究[J].中药新药与临床药理,2020,31(8):918

赵超群,蔡虹,陈龙,等.乙肝肝硬化肝胆湿热及肝肾阴虚证物质基础研究[J].世界科学技术(中医药现代化),2020,22(4):1121

赵谭军,石雅宁,蒋永亮,等.湖南二号方调节机体免疫防治新型冠状病毒肺炎的网络药理学研究[J].中医药导报,2020,26(11):1

钟艳花,林重,唐东晖,等.藿朴夏苓汤对链脲佐菌素诱导糖尿病大鼠的降血糖作用及机制研究[J].中药新药与临床药理,2020,31(11):1305

周宙,尹登科,杨晔,等.苄基丹皮酚肟抗血栓活性的初步研究[J].现代中药研究与实践,2020,34(1):16

周梦琪,杨璐平,马浩洁,等.清肺排毒汤干预新冠肺炎细胞因子风暴机制的网络药理学研究[J].海南医学院学报,2020,26(10):721

周睿娴,王光义,陈睿,等.葛根素抑制间充质干细胞成脂肪分化的作用及机制[J].西部中医药,2020,33(3):34

周文静,张萌,闫宇晨,等.基于网络药理学与分子对接探讨藿香防治新型冠状病毒肺炎的分子机制[J].实用中医内科杂志,2020,34(9):1

周文君,缪虹雨,李萌,等.当飞利肝宁胶囊对急性肝损伤模型小鼠肝组织锌指蛋白A20表达及NF-κB信号通路的影响[J].中医杂志,2020,61(22):2004

周雨慧,苗明三,李晓宁,等.地黄饮子加减方对血管性痴呆模型大鼠行为学及神经保护作用的影响[J].中药药理与临床,2020,36(1):46

朱晓蕾,杜苏苏,严琴慧,等.姜黄素诱导小鼠皮下前脂肪细胞棕色化的作用及机制[J].南京医科大学学报(自然科学版),2020,40(6):796

祝美珍,彭俊亮,曾宪晶,等.清脑益元汤对大鼠胚胎神经干细胞增殖分化和相关因子表达的影响[J].中华中医药杂志,2020,35(2):922

诸葛陆杰,方燕,金华倩,等.补阳还五汤上调miR-199a-5p表达促进脑缺血大鼠神经发生和血管生成[J].浙江大学学报(医学版),2020,49(6):687

宗阳,姚卫峰,居文政.以白介素6为受体挖掘中药单体治疗新型冠状病毒肺炎引发的细胞因子风暴的干预作用[J].中国医院药学杂志,2020,40(11):1182

（七）方剂研究

【概述】

2020年，国内外医药期刊中发表的方剂研究论文有1 900余篇。这些论文从实验、临床及文献理论等方面，对方剂的药理作用、配伍方法、有效成分、临床疗效、源流衍变等进行了探讨。其中，有关方剂作用机制的实验研究为数最多，经典名方的文献研究报道亦较往年有所增加。

1. 解表方

（1）实验研究　陈纪烨等探讨了桂枝汤中桂枝-白芍药不同配伍比例（1∶1、1∶2、2∶1）改善盐敏感高血压大鼠心肌纤维化的作用及其机制。结果：桂枝汤中桂芍不同配伍比例均可改善模型动物的心肌纤维化程度，其机制可能与调节转化生长因子-β1（TGF-β1）/Smads信号通路及减轻炎症反应有关，其中桂枝汤桂芍1∶1组减轻炎症反应，改善心肌纤维化效果最好。陈光玮等观察麻黄汤有效组分配伍给药对干酵母所致发热大鼠的解热作用，并探讨其与麻黄汤有效成分药代动力学之间的相关性。结果：麻黄汤有效组分可抑制发热大鼠致热因子白细胞介素-6（IL-6）、白细胞介素-1β（IL-1β）、肿瘤坏死因子-α（TNF-α）的释放，降低体温升高幅度，其药物效应与血药浓度之间存在明显滞后现象，符合Sigmoid-Emax模型。章晶晶等报道，三拗汤能够降低卵蛋白（OVA）诱导的哮喘小鼠模型的炎症水平，改善肺功能，减轻肺损伤，其机制可能与调节肺组织中瞬时感受器电位离子通道蛋白V2表达、降低辅助型T细胞2（Th2）的相关细胞因子及神经递质水平有关。

（2）临床研究　赵桓艺等在西医常规治疗的基础上联合应用大青龙汤加减，治疗外寒内热型哮喘患儿34例，临床总有效率达94.1%（32/34），明显高于西药对照组的79.4%（27/34）。结果：该方有效提升外寒内热型小儿哮喘临床疗效的机制，可能为改善患儿免疫失衡状态，从而促进炎性反应状态的恢复。牟方政等比较了麻杏石甘三仁汤（麻黄、杏仁、石膏、甘草、薏苡仁、豆蔻等）加减与小柴胡汤加减治疗新冠肺炎的疗效。纳入患者均符合《新型冠状病毒肺炎诊疗方案（试行第六版）》的普通型、重型，中医辨证均为湿毒郁肺证，两组均同时联合西医常规治疗，结果：总有效率麻杏石甘三仁汤组为97.3%（36/37），小柴胡汤组为73.0%（27/37），两组差异明显。可见在缩短发热和咳嗽时间方面，麻杏石甘三仁汤优于小柴胡汤。

2. 泻下方

（1）实验研究　孙文杰等报道，大承气汤可减轻雨蛙素联合脂多糖（LPS）引起的小鼠重症急性胰腺炎（SAP）并发肝损伤，其机制可能与抑制受体相互作用蛋白3（RIP3）-单核细胞趋化因子1（MCP1）信号通路、减轻炎性反应有关。孙琦等比较了大承气汤（大黄后下）、调胃承气汤（大黄共煎）汤剂与其颗粒剂泻下作用的差异，结果：大承气汤汤剂与颗粒剂都有明显的泻下作用，且二者没有明显区别；调胃承气汤汤剂与颗粒剂也有明显的泻下作用，但颗粒剂小肠推进率和泻下指数明显高于汤剂，首次泻下时间亦明显短于汤剂。提示复方的作用与煎煮方法有关，中药免煎颗粒剂是否能够完全替代复方汤剂，尚不能一概而论。

（2）临床研究　冯博等在西医常规治疗基础上

加用宣白承气汤,治疗肺炎致脓毒症 42 例。结果:该方可改善患者的血乳酸浓度、上腔静脉血氧饱和度等灌注指标,减轻炎症反应,从而减轻病情的严重程度。彭晓洪等报道,温脾汤能减轻脓毒症心肌损伤患者 NF-κB 信号通路激活所致的炎症反应,改善心功能及临床症状,缩短住院时间,但对远期预后无明显影响。

3. 和解方

(1)实验研究　刘静等研究表明,小柴胡汤对蛋氨酸-胆碱缺乏饮食诱导的非酒精性脂肪性肝炎(NASH)模型小鼠具有明显保护作用,其机制可能与抑制脂肪酸合成酶、固醇调节元件结合蛋白 1c 等脂肪酸合成基因的表达,减少脂肪堆积,并抑制炎症因子的表达有关。尚立芝等研究表明,柴胡加龙骨牡蛎汤通过提高抑郁大鼠海马组织磷脂酰肌醇 3-激酶(PI3K)蛋白水平及活性,激活蛋白激酶 B(Akt),抑制糖原合成酶激酶 3β(GSK3β)活性,阻止 β-链环蛋白降解,即提高大鼠海马组织 PI3K/Akt 信号通路活性,从而保护海马神经元。崔树婷等采用 2,4,6-三硝基苯磺酸/乙醇法建立溃疡性结肠炎(UC)大鼠模型,探究痛泻要方与参苓白术散对 UC 大鼠骨髓间充质干细胞(BMSCs)向结肠黏膜组织归巢作用的影响。结果:两方均能促进外周血来源 BMSCs 归巢到结肠黏膜组织,前者的作用优于后者,其促进归巢的机制可能与提高基质细胞衍生因子 1(SDF-1)及其受体 CXCR4 蛋白的表达相关。

(2)临床研究　王晶等观察比较了 62 例 2 型糖尿病脾弱胃强证患者治疗前后细胞免疫及肠道菌群的变化。其中治疗组 32 例用半夏泻心颗粒剂治疗,对照组 30 例用半夏泻心颗粒模拟剂(安慰剂)治疗,两组患者均接受基础治疗及胰岛素皮下注射,用药 12 周。结果:半夏泻心汤可以明显提高患者的 CD_3^+、CD_4^+、CD_4^+/CD_8^+ 水平,调节患者的肠道菌群,提高有益菌的比例,降低有害菌比例,认为这可能是该方治疗 2 型糖尿病的作用机制。

(3)文献理论研究　马家驹等研究认为,达原饮方证的本质为中焦的湿遏热伏重证。常见四诊特点为:初起或有恶寒,但发热,日晡益甚,头疼身痛,渐加烦渴,苔白厚腻如积粉,舌红绛,脉无定体,以数脉或濡脉为主。以舌诊为主要诊断标准。该方辛温燥烈,疏利膜原,能促进湿热证转变为单纯热证,即吴又可促邪溃败之意,符合分消走泄的湿热治疗原则。杨学等解析了黄连汤方证,认为黄连汤证与现代医学中消化性溃疡、胃食管反流病症相似,"伤寒"为疾病诱因,上热既是病性也是症状之一,审证要点为"胸中有热、腹中痛、欲呕吐"。黄连重用为清上热之要药,其服法昼三夜二服,意在频频饮用,以止其呕吐及"胸中热"。

4. 温里方

实验研究　王露瑶等采用"肩胛骨间棕色脂肪组织切除术+高脂饲料喂养+隔日寒冷环境刺激"方法建立大鼠脾阳虚模型,探讨附子理中汤温阳健脾祛湿的分子作用机制。发现该方能上调水通道蛋白 4(AQP4)mRNA 表达,通过 AQP4 的作用,一方面减轻胃肠组织炎症反应,另一方面经由利尿钠肽途径调控水液代谢。林致辉等报道,小建中汤具有抗运动性疲劳的作用,其机制可能是通过骨骼肌腺苷酸活化蛋白激酶(AMPK)/过氧化物酶增殖活化受体辅激活因子 1-α(PGC1-α)通路,增强线粒体氧化磷酸化,减少代谢产物的堆积,减缓糖原的消(耗)分解,增强骨骼肌能量合成。白敏等报道,黄芪建中汤改善脾胃虚寒型胃溃疡模型大鼠生存状况的机制,可能与干预 Janus 蛋白酪氨酸激酶 2(JAK2)/信号转导和转录活化因子 3(STAT3)信号通路激活所介导的胃黏膜免疫屏障功能障碍有关。樊凯芳等探讨了当归四逆汤防治动脉硬化闭塞症(ASO)的作用机制,结果:该方能通过抑制原位癌基因 c-myc mRNA 和细胞外信号调节蛋白激酶 1(ERK1)mRNA 的表达,从而抑制血管平滑肌细胞的增殖和迁移,阻止 ASO 的发生和发展。方颖等研究表明,黄芪桂枝五物汤减轻糖尿病周围神经病变的机制,可能与阻断晚期糖基化终产物(AGEs)/晚期糖基化终产物受体(RAGE)/NF-κB 信号通路中组织细胞表面 RAGE 的表达,抑制 NF-κB 激活及其引发 TNF-α 触发的氧化应激和过度炎症反应,从而避免细胞受损和功能紊乱有关。杨硕等报道,阳和汤含药血清可以促进乳腺癌 MCF-7 细胞的凋亡,其机制可能与有丝分裂原激活蛋白激酶(p38)/STAT3 信号通路有关。

5. 清热方

(1)实验研究　蒋宛瑾等研究显示,白虎加人参汤能降低转基因 2 型糖尿病 MKR 小鼠血清 LPS 含量及炎症相关因子水平,并调控 Toll 样受体 4(TLR4)/NF-κB 信号通路,通过改善内毒素血症、肠道屏障功能,减轻肠道炎症反应,从而改善胰岛素抵抗,降低血糖水平。林逸科等报道,三黄泻心汤能改善 7-酮基胆固醇引起的内皮依赖性血管功能损伤,其机制与抑制内皮 NOD 样受体蛋白 3 炎症小体活化介导的 NO 信号通路有关。刘正芸等比较了六神丸和雄黄对子宫内膜癌细胞 JEC 的抗肿瘤作用,结果:在等砷剂量下,六神丸与雄黄均能抑制 JEC 细胞的增殖和迁移,诱导细胞凋亡和 DNA 损伤,但六神丸的效果优于雄黄,提示六神丸中还有其他成分协同砷共同参与抗肿瘤作用。吴汉等报道,龙胆泻肝汤 70% 乙醇提物能显著抑制阴道加德纳菌(GV)增殖,并能抑制 GV 细胞毒性、黏附能力和生物膜形成。徐敏等报道,芍药汤可通过调控 TLR4/NF-κB 通路中 TLR4、NF-κB p65 和 IL-6 mRNA 及蛋白的表达,UC 的发展。赵婷等研究表明,白头翁汤正丁醇提取物可能通过重塑阴道黏膜上皮屏障的完整性而发挥治疗外阴阴道念珠菌病(VVC)的作用。

(2)临床研究　鹿彬报道,急性下肢丹毒患者在应用哌拉西林他唑巴坦的同时联合普济消毒饮口服,可有效恢复下肢红热肿胀状态,减轻病灶区炎症反应及循环压力引起的疼痛。临床应用哌拉西林他唑巴坦联合普济消毒饮治疗 30 例急性下肢丹毒患者,结果:VAS 疼痛评分、皮损消失天数和皮温恢复正常天数(1.08±0.21,4.21±1.25,2.86±0.71)等观察指标均明显优于哌拉西林他唑巴坦对照组(3.15±0.34,8.52±2.33,6.11±1.41)。

(3)文献理论研究　赵红霞等探析了四妙勇安汤的方源,指出该方源于清代《石室秘录》,后由《古今图书集成·医部全录》《疡医大全》《验方新编》等书引用,但书中均有方无名。"四妙勇安汤"之名,最早见于 1956 年《中医治疗动脉栓塞性坏疽症的成效》,由当时记者报道河北省释迦宝山运用该方治疗动脉栓塞性坏疽时冠名。在方药组成与剂量上,《石室秘录》为"金银花二两,当归二两,生甘草一两,玄参三两",而上述其他古籍、各版本《方剂学》以及释迦宝山临证所取之药物用量及配比均与原书有所不同;在治疗时间上,原书记载七日愈或十日愈,释迦宝山则用三四个月甚至五六个月;古籍中主治脱骨疽、大头疮,现代应用范围得到拓展。黄羚等通过查阅文献,对锡类散进行了全面梳理,结果:锡类散最早以"烂喉痧方"为名记载于清代尤怡《金匮翼》,为其同时期医家张瑞符治疗烂喉痧的验方,"锡类散"之名系清代王士雄在《温热经纬·方论》中首先提出。原方组成中的象牙屑推荐以琥珀、竹黄、珍珠、水牛角或人工牛黄替代,该方现广泛用于临床多个领域,治疗咽喉肿塞痹痛等症是其优势。

6. 表里双解方

(1)实验研究　陈阳等比较了正常大鼠与大肠湿热证模型大鼠对葛根芩连汤中各成分的肠吸收差异,发现正常鼠和模型鼠对同质量浓度的葛根芩连汤吸收程度不同,方中多数成分在大肠湿热证模型大鼠不同肠段的肠吸收均有一定程度增加。姚亮亮等报道,葛根芩连汤能够调节高脂血症肥胖大鼠肠道内二十四碳六烯酸、12-酮基去氧胆酸、3-氧代胆酸和切诺维乙醇酰胺含量,该方改善模型大鼠脂代谢紊乱的作用,与调节上述生物标记物参与不饱和脂肪酸的生物合成和胆汁酸代谢相关。

(2)临床研究　张仕娜等在西医常规抗感染的基础上加用大柴胡汤,治疗热毒内结型脓毒症 32

例,用药 3 d。结果:与治疗前相比,患者外周血中炎症因子含量和中医证候积分均显著下降,且明显优于西药对照组,提示大柴胡汤能有效减轻热毒内结型脓毒症患者的炎症反应。李建鸿等探讨了防风通圣汤治疗乙肝慢加急性肝衰竭(HBV-ACLF)早期的作用机制,结果:该方的治疗作用可能是通过降低患者血清 CD$_4^+$、CD$_8^+$ 等 T 细胞的程序性死亡因子-1/配体-1 的表达水平和血清内毒素水平得以实现的。

7. 补益方

(1)实验研究 李朵璐等研究表明,四君子汤提取物能够抑制人三阴性乳腺癌 MDA-MB-468 细胞的增殖和克隆形成,促进其凋亡,使 G2 期细胞减少,其机制可能与调控 STAT3 通路有关。琚婉君等报道,补中益气汤改善脾虚型大鼠胃肠动力学障碍的作用,可能与其影响代谢物轮廓,调控谷氨酰胺代谢、初级胆汁酸生物合成、不饱和脂肪酸生物合成和氨基酸代谢等有关。闻泽强等探讨了玉屏风水煎剂及其组分对大鼠肾脏组织及人胚肾细胞 293 阴离子转运蛋白(OAT)1/3 表达的影响,结果:玉屏风水煎剂对 OAT1/3 有明显的抑制作用,这种抑制作用可能跟白术、防风有关。李杰等报道,四物汤可通过调节前列腺素 G/H 合酶 2、雌激素受体、糖皮质激素受体的表达治疗原发性痛经;方中主要药味是当归、川芎,有效成分主要存在于挥发油中,白芍药、熟地黄亦有一定贡献。吴侠等研究显示,归脾汤可能通过提高特发性血小板减少性紫癜小鼠外周血调节性 T 细胞(Treg)数量及 TGF-β1 表达,抑制自身反应性 T 细胞、B 细胞的活化与增殖,防止抗血小板抗体的生成。郑旭颖等研究表明,炙甘草汤预处理能降低心肌缺血再灌注损伤(MIRI)大鼠异常升高的心肌酶肌酸激酶、乳酸脱氢酶、丙氨酸氨基转移酶、肌钙蛋白,抑制细胞的过度自噬,上调 PI3K、Akt 和哺乳动物雷帕霉素靶蛋白(mTOR)的表达,说明炙甘草汤抗 MIRI 致心律失常的作用可能与 PI3K/Akt/mTOR 信号通路有关。孟庆海等研究发现,六味地

黄方可以显著改善绝经后 ApoE$^{-/-}$ 小鼠脂代谢异常,其机制与调节肠道胆固醇的吸收和外排有关,而上调肠道雌激素受体表达和肠道 PI3K/AKT 信号可能是该方调节肠道胆固醇吸收和外排的机制。赵敏等研究表明,左归丸可以改善肾虚仔鼠胸腺上皮细胞的结构,并通过增加仔鼠胸腺内胸腺肽 β4 和胸腺肽 α1 的分泌,诱导胚胎期胸腺内 T 细胞从 CD44-CD25-(DN4)至 CD$_4^+$、CD$_8^+$ 双阳性细胞(DP)阶段的分化,说明左归丸可通过补肾填精,促进 T 细胞发育成熟,调节仔鼠肾虚免疫失调状态。

(2)临床研究 侯莹等报道,晚期胃癌患者在奥沙利铂联合卡培他滨(xelox)化疗同时加入补中益气汤治疗,有助于提升近期疗效,延长远期生存率。观察补中益气汤联合 xelox 治疗胃癌患者 45 例,有效率、疾病控制率(95.6%、100.0%)均高于西药对照组的(80.0%、88.9%);1 年生存率(37.8%)高于对照组(17.8%),2 年生存率与对照组无明显差异。王仕奎等以六君子汤加减(太子参、白术、茯苓、甘草、陈皮、半夏等)配合重组人生长激素治疗特发性矮小症(ISS)45 例,疗程 12 个月。结果:患儿生长速率、身高均高于治疗前,且均优于单用生长激素治疗的对照组;治疗前后骨龄比较无明显差异。贾维宁报道,知柏地黄丸加减辅助激素人工周期治疗卵巢储备功能低下(DOR),可有效提升患者 Treg 细胞免疫功能,改善卵巢血流动力学水平,降低性激素水平,提升 DOR 患者妊娠结局水平,且安全性高。知柏地黄丸治疗 51 例 DOR 患者 DOR 患者,6 个月为 1 疗程,受孕率达 54.9%(28/51),明显高于激素人工周期对照组的 35.9%(19/53)。

(3)文献理论研究 曾凤珊等从炙甘草汤的历史演变着手,分析了炙甘草汤的适应证、方剂特点和变化规律,认为自《伤寒论》起,后世医家将其证治由伤寒推广到杂病,明清时期更拓展至温病。该方适用于气血阴阳不足之证,方药涵盖气血阴阳四大类,调整其侧重可适应不同病情;伤寒、温病传变次序一横一纵至少阴交汇,此阶段多气血阴阳不足,恰恰符合炙甘草汤适应证。张秀芬等采用文献计量学方

法,对金代刘河间《宣明论方》地黄饮子进行了研究,结果表明,后世医家应用该方多遵从原书主治且有所扩展,主治病证以暗痱最多,其次为中风,亦用于暴喑、痿证、眩晕、遗尿等,病机总属"肾中水火俱亏";药物用量总体偏轻,制剂多为汤剂、煮散,在煎服方法上主张"浊药轻投""数滚即服""不计时候"。

8. 安神方

实验研究 陈建宁等探讨了朱砂安神丸对条件性恐惧大鼠恐惧记忆的影响及作用机制,结果:该方具有促进恐惧记忆消退的作用,其机制与保护海马神经元、调节海马突触结构和功能可塑性有关。黄晓宇等采用多平台水环境法建立大鼠睡眠剥夺模型,探讨天王补心丹(减去朱砂)的干预作用及可能机制,结果:该方可提高睡眠剥夺大鼠的睡眠质量与学习记忆能力,推测其作用机制可能与升高下丘脑抗炎因子EB病毒诱导基因3、细胞外信号调节激酶5、p21活化蛋白激酶4的mRNA表达水平,抑制血清促炎因子TNF-α、IL-1β、MCP1分泌,发挥抗炎作用有关。龙清华等研究表明,酸枣仁汤可以改善APP/PS1双转基因痴呆小鼠的学习记忆能力,并能抑制海马神经元和突触损伤,其机制可能与其激活PI3K/AKT/糖原合成酶激酶3β信号通路和抑制Tau蛋白磷酸化有关。黄运芳等研究了交泰丸治疗氯苯丙氨酸致失眠大鼠模型血清、尿液和脑、心、肝、肾、肾上腺等组织中5-HT、肾上腺素、多巴胺等9种神经递质的变化,结果:交泰丸可以回调失眠大鼠中枢及外周异常的神经递质水平,其中以肝脏、肾、肾上腺和脑组织最为显著,表明该方在调控中枢神经系统的同时,对其他器官组织也具有一定的保护作用。

9. 开窍方

(1)临床研究 刘鹏程等治疗脑出血合并非感染性发热患者120例,对照组(60例)采用常规治疗,观察组(60例)在常规治疗基础上加用安宫牛黄丸(1丸/次/d,口服或鼻饲,体温恢复正常3 d后停

用),疗程为28 d。结果:观察组NIHSS评分明显低于对照组,神经功能恢复总有效率达90%(54/60),明显高于对照组的75%(45/60);72 h内退热总有效率观察组为91.7%(55/60),也明显优于对照组的76.7%(46/60)。表明安宫牛黄丸对脑出血后合并非感染性发热患者退热效果显著,且能促进神经功能恢复,改善预后。

(2)文献理论研究 吕邵娃等对10部经典古医籍中内服紫雪方的组成、用量、剂型和功效主治等进行了比较研究,认为紫雪的组成应以《外台秘要》所载为准;在剂量上,建议采用《太平惠民和剂局方》所载药量;在剂型上,传统以雪剂为主要剂型,后世虽称其为紫雪散和紫雪丹,但实际剂型并非传统意义上的散剂和丹剂;现代所用之紫雪在组成、工艺和剂型方面都与古方有所不同;虽然紫雪组方、药量历代均有较大变化,但功效上仍以清热泻火、息风止痉为主,只是清热、息风各有偏重。

10. 理气方

实验研究 聂春莹等研究表明,越鞠丸可能通过提高海马中BDNF、TrkB表达及降低外周血清中炎症因子含量,对LPS抑郁模型小鼠发挥抗抑郁作用。刘彩红等报道,瓜蒌薤白半夏汤能够改善心肌梗死后大鼠的心功能,减轻心肌纤维化,减缓心肌梗死后心力衰竭的进程,其作用机制可能与降低半乳糖凝集素-3的表达有关。伏瑶等报道,瓜蒌薤白半夏汤可能通过激活PI3K/Akt/eNOS信号通路,发挥对2型糖尿病合并急性心肌缺血模型大鼠造血干细胞的保护作用。刘亚婷等研究显示,旋覆代赭汤能够减轻反流性食管炎模型大鼠食管黏膜的损伤,抑制TLR4、NF-κB的表达,促进食管黏膜损伤的恢复。胡方媛等报道,厚朴麻黄汤可以改善哮喘小鼠气道炎症、降低气道反应性,其机制除降低Th2相关的细胞因子水平外,可能也与调控瞬时受体电位通道蛋白A1、瞬时受体电位通道V1mRNA与蛋白表达,以及降低相关神经因子水平有关。

11. 理血方

（1）实验研究 周珊珊等初步筛选出桃核承气汤抗肾脏纤维化的主要有效物质部位为乙酸乙酯萃取物质部位、正丁醇萃取物质部位和三氯甲烷萃取物质部位，其中正丁醇萃取物质部位活性最强，其抗肾脏纤维化的作用机制可能与调节 TGF-β1 诱导的人肾小管上皮细胞中细胞外基质的合成与降解有关。陈乙菲等研究表明，血府逐瘀汤可通过调控心肌钙调神经磷酸酶/活化 T 细胞核因子通路，控制大鼠颈总动脉球囊损伤后血管内膜增生，抑制血扩张性重构，控制血浆 MCP1 水平。戴纪恒等报道，通窍活血汤含药脑脊液对氧糖剥夺/复糖复氧损伤大鼠 BMECs 具有保护作用，该保护作用可能通过 VEGF/VEGF 受体 2/黏着斑激酶/桩蛋白信号通路促进血管生成而发挥的。刘志超等研究结果：在静水压环境下，身痛逐瘀汤能够增加人髓核细胞活性，减少细胞凋亡，并能促进髓核细胞外基质相关蛋白Ⅱ型胶原蛋白、SOX9 表达，具有延缓椎间盘退变的作用。刘芳等从凋亡与自噬的调控探讨了补阳还五汤提取物对 PC12 细胞氧化应激模型的保护机制，发现在氧化应激损伤初期，补阳还五汤提取物能下调 Bax/Bcl-2 蛋白表达水平，抑制凋亡率，并一定程度上调自噬蛋白 Beclin1 和 LC3B/LC3A 的表达，激活自噬；当氧化应激损伤程度加剧，模型细胞中出现较高水平的凋亡与自噬时，该方则抑制凋亡和降低自噬。提示补阳还五汤提取物可通过对凋亡与自噬的交互动态调控，对不同程度损伤的氧化应激模型细胞挥发保护作用。陈炜聪等报道，鳖甲煎丸可能通过减少肝癌模型大鼠肝癌组织中 TGF-β1 的表达水平，抑制由 TGF-β/Smad 通路激活介导的肝癌细胞上皮间质转化，从而发挥抗肝细胞癌转移侵袭的作用。

（2）临床研究 艾香英等报道，桃核承气汤对气滞血瘀型肝硬化顽固性腹水疗效及安全性良好。观察气滞血瘀型肝硬化顽固性腹水患者 57 例，其中对照组给予呋塞米、螺内酯、白蛋白等常规治疗，治疗组在对照组基础上加用桃核承气汤，疗程为 28 d。结果：治疗组总有效率 86.2%（25/29）显著高于对照组总有效率 64.3%（18/28）；治疗组的显效率及疗效构成比均优于对照组，未出现严重肾损害及其他不良反应。冼冬炼等报道，在西医常规治疗的基础上，采用复元活血汤加减配合电针治疗脊髓损伤患者，可促进神经功能恢复，改善感觉和运功能力，提高膀胱功能和日常生活能力，并可促进神经营养因子的表达，抑制炎症反应。

12. 治燥方

实验研究 余功等建立荷 Lewis 肺癌小鼠模型，探讨了清燥救肺汤（桑叶、石膏、甘草、胡麻仁、真阿胶、枇杷叶等）治疗 Lewis 肺癌的作用机制，结果：该方可有效抑制荷 Lewis 肺癌细胞增殖，降低肺癌细胞葡萄糖摄取速率，糖酵解关键限速酶己糖激酶 2、6-磷酸果糖激酶 2、M2 型丙酮酸激酶可能是其药效作用靶点。陈江涛等报道，清燥救肺汤可能通过抑制 NADPH 氧化酶亚基单位 gp91phox 和 p22phoxmRNA 表达，减少活性氧含量，抑制 6-磷酸葡萄糖脱氢酶的表达，发挥抑制肺癌细胞能量代谢及细胞增殖的功效。马雪巍等研究了增液汤治疗大鼠慢传输型便秘（STC）的机制，结果：增液汤"增液行舟"的效应与其下调 STC 近端结肠组织 AQP3 表达、上调远端结肠组织中 AQP9 表达有关。

13. 祛湿方

（1）实验研究 黄庆芳等探讨了藿香正气口服液对湿困脾胃证大鼠的治疗作用及其机制，结果：该方能明显改善模型大鼠体质量、饮食、二便等状态，降低血清中 D-乳酸含量和二胺氧化酶活性，升高结肠组织 Na^+-K^+-ATP 酶、Ca_2^+-Mg_2^+-ATP 酶、谷胱甘肽过氧化物酶、过氧化氢酶和超氧化物歧化酶（SOD）活性，升高结肠组织紧密连接蛋白 occludin 和 ZO-1 的表达水平，提示藿香正气口服液能有效恢复湿困脾胃证大鼠肠屏障功能。何莲花等报道，二妙散能通过抑制 TNF-α 诱导的人类风湿关节炎

（RA）成纤维样滑膜细胞增殖、迁移、黏附、侵袭和分泌 IL-1β 的能力，从而发挥抑制 RA 滑膜炎症增生的作用，相关作用机制可能与 JAK/STAT 通路有关。陈丽莹等探究了五苓散治疗肾阳虚型小鼠口干燥症的机制，结果：五苓散能抑制肾阳虚型小鼠颌下腺萎缩，增加饮水量和唾液流量，此作用可能与改变 AQP-5 的表达分布有关。洪莉丽等研究显示，真武汤改善大鼠慢性心力衰竭的机制可能与抑制肾素-血管紧张素-醛固酮系统/NF-κB/炎症因子级联反应有关。郑若曦等研究表明，独活寄生汤可有效降低膝骨关节炎（KOA）大鼠关节液中 SDF-1 含量，抑制滑膜组织中 SDF-1 和软骨组织中 CXCR4、基质金属蛋白酶（MMP）3、MMP-9、MMP-13mRNA 和蛋白的表达，提示该方可通过调控 SDF-1/CXCR4 信号通路，抑制炎症反应，起到治疗 KOA 的作用。

（2）临床研究　谭永振等报道，三仁汤联合美洛昔康治疗湿热型骨关节炎，能有效缓解临床症状，降低炎症反应，调节血清细胞因子骨形态发生蛋白 2、软骨寡聚基质蛋白水平，改善关节功能。观察三仁汤联合美洛昔康治疗湿热型骨关节炎患者 41 例，总有效率为 95.1%（39/41），显著高于单用美洛昔康的对照 A 组（75.6%，31/41）和单用三仁汤的对照 B 组（78.1%，32/41）。张霞等治疗儿童传染性单核细胞增多症湿热证 60 例，其中对照组 30 例给予肌肉注射干扰素等治疗，治疗组 30 例在对照组的基础上口服甘露消毒丹加减（滑石、黄芩、茵陈、石菖蒲、川贝母、木通等）。结果：治疗组总有效率为 93.3%（28/30），显著高于对照组的 73.3%（22/30）；退热时间和咽痛、颈部淋巴结肿大缓解时间、异型淋巴胞、WBC 和 T 淋巴细胞亚群恢复正常时间治疗组亦均短于对照组。

14. 祛痰方

（1）实验研究　田真真等报道，温胆汤含药血清可通过调控 BDNF/TrkB/CREB 信号通路，提高 BDNF mRNA 表达，以保护海马神经元，达到防治精神分裂症认知障碍的目的。叶潇等探讨了段富津经验方加味温胆汤（温胆汤加黄芪、白芥子、丹参）及其拆方抗雌性大鼠营养性肥胖的作用机制。结果：加味温胆汤能够干预瘦素抵抗，降低下丘脑丙二酸辅酶 A（MCA）mRNA 表达及肝脏 MCA、肉碱棕榈转移酶 1 mRNA 表达，其作用是通过祛痰、理气活血、益气健脾等"药组"的配伍实现的。潘瑾等研究表明，清金化痰汤降低慢性阻塞性肺疾病急性加重期大鼠气道上皮细胞炎症反应的机制，可能与调节自噬蛋白 p62 有关。杨昆等研究发现三子养亲汤抗支气管哮喘的作用机制可能与抑制微小 RNA-155 表达，进而调节 Th17/Treg 平衡失调有关。

（2）临床研究　问莉娜等运用清金化痰汤加头孢哌酮钠舒巴坦钠治疗卒中相关性肺炎患者 41 例，总有效率达 92.5%（37/40），优于头孢哌酮钠舒巴坦钠对照组的 75.6%（31/41），表明清金化痰汤可有效改善患者 C 反应蛋白、WBC、超敏 C 反应蛋白水平，缓解肺部感染症状和神经功能缺损程度。唐林等报道，对痰浊中阻型原发性高血压患者在常规治疗基础上予以半夏白术天麻汤，血压控制临床总有效率达 98.7%（42/43），明显高于采用西药常规治疗的对照组的 81.4%（35/43），且血管内皮祖细胞（EPCs）数量、增殖细胞、迁移细胞、NO、VEGF、丙二醛、SOD 亦均高于对照组。表明半夏白术天麻汤可有效提升患者 EPCs 数量及分泌功能，改善血管内皮功能，提高血压控制疗效。

（撰稿：瞿融　审阅：司富春）

【复方治疗糖尿病及其并发症研究】

1. 临床研究

徐雪怡等在糖尿病常规治疗的基础上运用柴苓温胆汤（温胆汤加柴胡、白芍药、黄芩、丹参等）加减治疗脾胃虚弱型糖尿病性胃轻瘫 69 例。结果：该方可有效改善患者血糖水平和血液动力学指标，并可通过降低血清胆囊收缩素水平刺激胃动素和胃泌分泌，改善胃肠功能，增加胃动力，缩短胃排空时间，促进胃电活动恢复，临床总有效率（89.86%）明显高于多潘立酮片对照组(66.67%),且复发率低,安全性高。付利然等观察了温阳益气活血方(人参、附子、炙甘草、桂枝、柴胡、干姜等)对肥胖2型糖尿病患者肠道菌群及脂质代谢的影响。治疗后患者的总胆固醇(TC)、甘油三酯(TG)、低密度脂蛋白胆固醇(LDL-C)以及高密度脂蛋白胆固醇(HDL-C)水平均明显优于对照组;肠道双歧杆菌、拟杆菌以及乳杆菌数量均明显高于对照组,而肠杆菌、肠球菌以及酵母菌数量则显著低于对照组。表明温阳益气活血方可有效改善患者的血脂代谢,促进肠道菌群恢复平衡。孟元等采用非随机对照研究评价了保肾通络方(黄芪、熟地、菟丝子、鬼箭羽、刘寄奴、水蛭等)对糖尿病肾病(G3期)患者的安全性与有效性。治疗组58例患者在西医基础治疗的同时加服保肾通络方,对照组57例患者仅予基础治疗,观察12个月。结果:治疗组在6、12个月时,24 h尿蛋白定量、血肌酐、TC、TG水平均较治疗前明显降低,且均显著低于对照组,中医证候积分亦明显改善。认为保肾通络方可减轻糖尿病肾病(G3期)患者临床症状,延缓肾脏病进展,且安全性较好。张俊立等采用Meta分析的方法对血府逐瘀汤治疗糖尿病周围神经病变(DPN)的有效性进行了系统评价,共纳入文献33篇,病例2673例。分析显示,血府逐瘀汤可明显提高患者腓总神经运动神经和感觉神经传导速度,降低血糖,有效治疗DPN。

2. 实验研究

段秀俊等报道,四君子汤可显著提高2型糖尿病(T2DM)小鼠口服葡萄糖耐量,显著降低空腹血糖(FBG)、空腹胰岛素、胰岛素抵抗指数、肝糖原、TC、TG含量,表明其可改善T2DM小鼠的胰岛素抵抗,促进胰岛素功能的恢复,调节糖脂代谢紊乱。方颖等研究显示,黄芪桂枝五物汤可以显著降低DPN大鼠血清IL-1β、TNF-α含量,减少晚期糖基化终产物受体(RAGE)、核转录因子-κB(NF-κB)p65 mRNA含量及蛋白表达,表明该方治疗DPN的机制可能与阻断晚期糖基化终产物(AGEs)/RAGE/

NF-κB信号通路促发的氧化应激和炎症反应有关。王超群等报道,对妊娠糖尿病大鼠灌服左归丸,可显著降低模型鼠血糖及炎性因子TNF-α、IL-6、IL-8含量,明显升高血清胰岛素水平、胰腺十二指肠同源盒1(PDX-1)蛋白及mRNA表达,提示该方可能通过降低炎症反应及氧化应激反应,提高胰岛素分泌,改善胰岛素抵抗,减少胰岛β细胞的损伤,从而降低血糖。崔艳荣等研究表明,大柴胡汤治疗T2DM的作用机制可能与抑制氧化应激反应,保护胰岛β细胞有关。钟建等运用网络药理学及生物信息学方法探讨了真武汤治疗糖尿病肾病的潜在机制。结果:筛选出活性成分59个,预测潜在靶点95个,其中与糖尿病肾病相关的靶点54个,信号通路66条。认为该方的潜在作用机制可能与调控TNF信号通路、结节样受体信号通路和NF-κB信号通路等有关。

(撰稿:张卫华　审阅:瞿融)

【基于数据挖掘的组方配伍规律研究】

1. 含特定药物的方剂研究

廖柳等采用频次统计和关联规则等方法对《中华人民共和国卫生部药品标准——中成药成方制剂》(简称:《中药成方制剂》)《中国药典》(2015年版)中287首含有柴胡的成方制剂进行了研究。结果表明:此类方剂所治疾病共98种,常见为感冒、胁痛等;证候85种,常见为风热犯表证、肝郁证等;涉及药物共562味,常用药物有黄芩、当归、白芍药等16味,核心药组26个,常见组合为柴胡-黄芩、柴胡-白芍、柴胡-当归;治疗感冒的核心药组为小柴胡汤加减,胁痛的核心药组为丹栀逍遥散加减,风热犯表证的核心药组为小柴胡汤加减,肝郁证的核心药组为逍遥散加减。魏湘萍等搜集中国知网及《中药成方制剂》中含川楝子的方剂71首,对其配伍方法进行了研究。结果:共涉及药物248味,出现频率较高的为白芍、甘草、当归、丹参、延胡索;关联强度较高的药物组合有11种;药物性味以苦、甘、辛最为常见,归经以肝、心、脾经最为常见;主治疾病有13类,其中以肝系疾病居多。李顺源等探讨了《中药成方制剂》中含黄柏的 178 首方剂的组方规律。结果:此类方剂主治疾病共 127 种,主要为眩晕、口疮、牙痛等;证型 93 种,以热毒炽盛证、风寒湿凝滞筋骨证、气血两虚证居多;涉及药物 542 味,高频药物有甘草、黄芩、大黄、当归、栀子、黄连等,支持度和置信度均较高的药物组合有冰片-黄柏、当归-黄柏、黄芩-黄柏等 12 种。

2. 含特定药对的方剂研究

赵婉璐等对《中药成方制剂》中含延胡索-川楝子药对的 51 首方剂进行了组方规律研究。结果:此类方剂主治疾病共 20 种,以内科和妇科病为主,包括胃痛、胁痛、带下病、痛经等;频次≥2 的主治证候有 9 种,包括肝胃不和证、气滞血瘀证、肝郁气滞证、肝郁血虚证等;常用的配伍药物有白芍药、木香、甘草、香附等 17 味。买鹏宇等探讨了《中药成方制剂》中含苍术-厚朴药对的 94 首方剂的证治规律。结果:此类方剂涉及主治疾病 43 种,其中高频主治疾病为积滞、感冒,核心方剂是对金散、保和丸、五积散、藿香正气散;主治证候 36 种,其中高频主治证候为食积证、湿困脾胃证、风邪袭表证,核心方剂是对金散、平胃散、藿香正气散、不换金正气散。马青等对《中医方剂大辞典》中含全蝎-蜈蚣的 277 首方剂进行了数据挖掘。结果:共涉及药物 441 味,这些药物大多性寒或温,味辛或苦,主归肝、胃、肺、脾经,药物类别以活血化瘀药、清热药、解表药、祛风湿药、息风止痉药为主,主治疾病为脑系病、疮疡、躯体痹、瘿、瘤等。治疗脑系病常配伍麝香,治疗疮疡常配伍穿山甲,治疗躯体痹、瘿、瘤常配伍当归、穿山甲。胡亚洁等以山东中医药大学中医文献与文化研究院中医古籍文献数据库为数据来源,运用数据挖掘技术和 R 软件平台,归纳分析了 308 首含泽泻-白术方剂的配伍和方证规律。结果:此类方剂的主治疾病共 95 种,以泄泻居首,次为伤暑、伤寒、水肿等;症状共 240 个,常见腹泻、小便不利、大便溏、呕吐、口渴等;证型 122 个,以湿热内蕴、膀胱蓄水、脾胃虚弱等为主。涉及药物 203 种,高频药物有茯苓、猪苓、甘草、陈皮、肉桂、人参等 9 种;与相关高频症状、证候和疾病关联密切的药组有 16 个,其中四味药组有泽泻、白术、茯苓、猪苓等 5 个,五味药组有泽泻、白术、茯苓、黄芩、木通等 2 个。

3. 治疗常见病的方剂研究

(1)外感疾病方 蒋燕君等运用关联规则、聚类分析和复杂网络等方法探讨了 17 个省市中医药预防新冠肺炎方剂的组方用药规律。共纳入方剂 52 首,涉及中药 79 味。研究得出高频药物计 19 味,核心药物为黄芪、白术、防风和甘草;药物类别主要有补益药、清热药、解表药等 7 类;药物组合 3 个,分别为具有益气健脾、清热疏风作用的防风、白术、黄芪、甘草、桔梗、芦根、金银花、连翘、陈皮、佩兰、百合,即玉屏风散与银翘散的药物组合,以祛湿为主的贯众、苍术、藿香、薏苡仁组合,以及清热滋阴的桑叶、菊花、麦门冬、沙参组合。提示中医在预防中强调补气健脾、清热燥湿、调畅气机。白明等对《黄帝内经》《伤寒论》《温病条辨》等古医籍中治疗瘟疫的 118 首方剂进行了组方分析。结果:共涉及药物 182 味,高频药物有甘草、柴胡、黄芩、半夏、茯苓等,药物类别以祛湿药、补益药为主;核心药对 13 个,由甘草分别配伍桔梗、防风、羌活、黄芩、柴胡等组成;因子分析得到半夏、茯苓、白术、炙甘草等 9 个公因子,聚类分析得到羌活、防风等 6 个药物组合。

(2)内伤杂病方 黄远程等研究了《中药成方制剂》和《中国药典》(2015 年版)中治疗肝炎的 111 种中成药。结果:此类方剂的主治证候共 25 种,常见为肝胆湿热证、热毒瘀肝证、气滞血瘀证;涉及药物 226 味,常见药物有茵陈、板蓝根、甘草、五味子、柴胡、丹参等;所体现的治法以清利湿热、解毒化瘀为主,疏肝健脾为辅,处方多为茵陈蒿汤、小柴胡汤合舒肝饮的加减变化方。王伟斌等搜集《医案类聚》中古代医家治疗郁证的医案处方 439 首,对其用药规律进行了探讨。结果:共涉及药物 607 味,高频药物有茯苓、陈皮、甘草、人参、当归、白术,常用药对有白术-茯苓、茯苓-甘草、茯苓-当归、白术-甘草、人参-茯苓等,核心方药为丹栀逍遥散加减。兰济乐等运用关联规则、聚类分析、因子分析、决策树等方法探讨了中国方剂数据库中 669 首抗癫痫方剂的组方规律。结果:共涉及药物 495 味,核心药物为朱砂、麝香、牛黄、人参、全蝎,常用药物类别为平肝熄风药、补虚药、安神药、清热药、化痰止咳平喘药;关联规则分析得到麝香-朱砂等 7 个药对,牛黄、朱砂、麝香等 8 个药组,以朱砂为因变量的决策树筛选出了麝香、雄黄、琥珀 3 味主要中药。何喆等对《中医方剂大辞典》中 733 首治疗痰饮的方剂进行了用药规律研究。结果:共涉及中药 305 味,高频药物有半夏、甘草、陈皮、茯苓、白术、天南星等 16 味,多为化痰止咳平喘药;核心方为二陈汤、四君子汤,组方思路以燥湿化痰、健脾行气、清热利湿、温阳化饮为主。陆家凤等随机抽取上海交通大学医学院附属瑞金医院高血压肾病处方 1 209 张,采用复杂网络结合 KB 算法进行了研究。结果:共涉及 344 味中药,高频药物有丹参、薏苡仁、茯苓、当归、黄芪、白术等,药物功效以清热、补气、活血化瘀、利水渗湿、补阴为主;主要用于脾肾两虚、肾虚血瘀、肝肾阴虚和脾虚湿热 4 种证型。

(撰稿:赵凡　审阅:瞿融)

【四君子汤的研究】

四君子汤出自宋代《太平惠民和剂局方》,由人参、白术、茯苓、炙甘草组成,其药性平和,具有健脾和胃、益气补中之功效,临床上常用于脾胃气虚证的治疗。

1. 临床应用

(1) 胃肠道疾病　赖春林以 110 例重症胃肠功能障碍患者为研究对象。发现服用四君子汤患者的治疗总有效率较对照组高,且治疗后血清白蛋白和血清总蛋白水平均明显高于治疗前及对照组,四君子汤组在接受治疗后的评分均比治疗前及对照组患者低,说明四君子汤能够有效改善重症胃肠功能障碍患者的营养情况,提高临床治疗效果。张启龙等选取 212 例脾胃虚弱型小儿急性阑尾炎手术治疗后肠功能恢复不良的患儿为研究对象,观察患儿用药后排气时间、排便时间、肠鸣音恢复时间、住院时间等指标,发现中医四君子汤加味治疗脾胃虚弱型小儿急性阑尾炎术后肠功能恢复不良的临床疗效好,不良反应少,能有效促进患儿术后尽快康复。章斐然等通过比较患者化疗前后肠道菌群、机体免疫功能、卡氏功能状态评分、骨髓抑制程度的差异,发现四君子汤加化疗组患者治疗后双歧杆菌、乳杆菌、CD_3^+、CD_4^+、CD_4^+/CD_8^+、KPS 评分均比单独化疗组高,说明四君子汤能调节大肠癌术后化疗患者的肠道菌群失衡及改善机体免疫功能。桑贤良研究发现老年胃癌术后化疗患者接受四君子汤治疗可促进提高患者治疗效果,有效减轻毒副反应,改善预后,提高患者生活质量。张沁光等探讨了四君子汤合四磨汤加减用于出口梗阻型便秘 STARR 术后患者,可进一步减轻便秘症状和病情程度,提高患者生活质量,降低术后并发症发生率和复发率,还可改善肛门直肠动力学指标和氧化应激指标,提高临床疗效。

(2) 糖尿病及其并发症　蔡红霞等选取 124 例妊娠期糖尿病(GDM)患者为研究对象,观察四君子汤对 GDM 患者的临床疗效、内皮功能、围产期及新生儿情况的影响,发现四君子汤能有效改善患者血糖代谢,提高临床治疗疗效,降低患者围产期不良情况发生率,提高新生儿体重指数,还能有效改善患者血管内皮功能。沈皓月发现黄芪四君子汤联合中医膳食治疗 GDM 可明显控制血糖水平,且没有明显不良反应。关慧玲临床观察发现黄芪四君子汤的应用有助于 GDM 血糖降低,改善妊娠结局。

(3) 心血管疾病　周艳英等研究发现四君子汤合四妙散能改善肌电图、血清磷酸激酶同工酶(CPK)水平,对肌无力症状和体征的改善效果显著,但对多发性肌炎急性期患者血清抗 JO-1 抗体水平无明显影响。王燕珍等采用补阳还五汤合四君子汤联合针刺治疗中风后疲劳气虚血瘀证患者,具有抗氧化和抗炎作用,可明显减轻疲劳程度和神经功能缺损程度,提高日常生活能力和生活质量,临床疗效显著且安全。王鹏等研究表明四君子加川牛膝方可上调血小板衍化生长因子的合成和分泌,促进成纤维细胞的增殖,可能是其促进肉芽组织增生及创面愈合的作用机制之一。张涛研究发现急诊经皮冠状动脉介入术后采用四君子汤加减治疗,能够改善患者心功能,降低机体炎症反应,预防感染发生。

(4) 肝肾疾病 张玉萍等发现黄芪四君子汤联合成分输血对肝癌介入术后患者疗效显著,可有效改善患者免疫功能及临床症状。郭银雪等临床观察发现四君子汤合真武汤能有效治疗辨证为脾肾阳虚证的特发性膜性肾病,中医证候评分和 24 h 尿蛋白定量明显下降,能有效缓解症状,减少尿蛋白漏出,提高血浆白蛋白水平。

(5) 其他 刘兆红认为四君子汤联合艾灸治疗可有效缓解肾虚型月经不调患者临床症状,改善月经不调,调节激素水平,且疗效优于口服雌二醇环丙孕酮片。张平玲报道,寿胎四君子汤对于治疗胎漏、胎动不安疗效显著,可改善子宫内膜容受性和妊娠结局,安全可靠。符海燕等研究表明补肺汤合四君子汤加减能改善慢性阻塞性肺疾病稳定期患者临床症状、肺功能及运动耐力,其起效机制可能与调节 Th17/Treg 比例失衡及降低血清 SDF-1、VAP-1 水平来缓解气道炎症有关。陈妍等研究证实寿胎丸合四君子汤加减联合地屈孕酮片可以调节高龄先兆流产患者的免疫平衡及凝血功能,改善患者的症状以及提高保胎疗效。江小英等报道,四君子汤加减联合重组人生长激素对特发性矮小症患儿近期疗效较好,能提高患儿 IGF-1 和 IGFBP-3 水平,加快患儿生长速度。

2. 实验研究

(1) 糖尿病及其并发症 董征艳等比较四君子汤水提液、水提醇沉液、水提醇沉物对 2 型糖尿病(T2DM)大鼠肾损伤的影响,发现四君子汤不同提取物均对 2 型糖尿病大鼠肾损伤有一定的干预作用,其中四君子汤水提液作用更明显。王伊楠等研究发现,四君子汤不同浓度梯度乙醇提取物均能降低 T2DM 小鼠的摄食量、饮水量、降低 AUC、FBG、FINS、HOMA-IR、TG、T-CHO 含量,改善 T2DM 小鼠糖脂代谢,其作用机制可能与调节胰岛素分泌、降低胰岛素抵抗、增加肝糖原合成有关。段秀俊等报道,四君子汤高中低剂量组均可显著提高 T2DM 小鼠的口服葡萄糖耐量,显著降低空腹血糖、空腹胰岛素、肝糖原、胰岛素抵抗指数,四君子汤高、中剂量组可显著降低 T2DM 小鼠的总胆固醇以及甘油三酯,表明四君子汤能显著改善 T2DM 小鼠的胰岛素抵抗,调节糖脂代谢紊乱。刘培等通过网络药理学预测四君子汤治疗 T2DM 的主要活性成分和作用靶点,并运用 T2DM 模型大鼠验证 AMPK 信号通路中的 Ins R、PI3K,结果:四君子汤可显著改善 T2DM 大鼠 OGTT,同时降低 FBG,显著升高 Ins R、PI3K mRNA 的表达量治疗 T2DM,表明四君子汤可通过多靶点、多通路治疗 T2DM。

(2) 胃肠道疾病 郑章强等实验发现四君子汤主要通过影响精氨酸代谢通路和磷脂代谢通路,对肠梗阻解除后肠功能障碍、全身免疫失衡和营养障碍具有良好的干预作用。郭娜等采用 Meta 分析得出四君子汤协同肠内营养能改善胃癌术后患者免疫功能,促进患者肠道功能的恢复。

(3) 心血管疾病 卢永康等报道,四君子汤能够通过调节肠道菌群失衡,进而对心肌肥厚所诱导的心力衰竭发挥一定的治疗作用。陈岩岩等通过实验观察发现加味四君子汤可能通过稳定神经元细胞外基质(ECM)Fibulin-5,从而增加了 ECM 对细胞的黏附作用,促进 p-Akt 蛋白的表达,从而抑制神经细胞凋亡,发挥保护脑缺血损伤的作用。郭园园等研究表明,四君子汤水提液对 Aβ25-35 寡聚体诱导的人脑微血管内皮细胞损伤有改善作用,并且能够调控 Aβ 跨血脑屏障转运相关蛋白 GLUT1、RAGE、LRP1,达到调控 Aβ 在血脑屏障上转运的作用。

(4) 其他 黄铭等报道,四君子汤防治酒精性肝病可能与脂质代谢、脂质调控、炎症反应等相关，涉及的通路有 PPAR 信号通路、TNF 信号通路等，核心靶点可能是 PPARG。魏丽群等研究表明，在环磷酰胺治疗基础上加用加味四君子汤可以显著抑制 Lewis 肺癌模型小鼠肿瘤生长，改善小鼠的免疫功能。巩子汉等研究认为四君子汤可通过调控细胞因子 SP 及 NOS 异常分泌，进而下调 C-fos 基因和蛋白表达水平，从而发挥促进脾虚大鼠学习记忆能力的作用。

（撰稿：邓雪阳　审稿：司富春）

【逍遥散的研究】

逍遥散出自宋代《太平惠民和剂局方》，具有疏肝解郁、健脾养血之功效，主治肝郁血虚脾弱证。本方既补肝体，又和肝用，气血兼顾，肝脾并治。

1. 临床应用

（1）抑郁症　许静选取 60 例双向情感障碍抑郁发作患者，随机分为对照组和观察组各 30 例。对照组给予心境稳定剂碳酸锂治疗，观察组给予疏肝解郁法代表方丹栀逍遥散联合针刺治疗，疗程为 6 周。发现从第 2 周末开始，联合治疗组汉密尔顿抑郁量表评分较对照组明显降低，评分改善明显优于对照组；治疗后 2、4、6 周末两组临床疗效观察组治疗效果均优于对照组且不良反应低于对照组。陈全萍发现逍遥散治疗慢性心力衰竭合并抑郁患者，疗效肯定，可有效改善患者心功能，减轻炎性反应，并调节血清 5-羟色胺、去甲肾上腺素、皮质醇水平。张德龙等选取 60 例精神分裂症后抑郁患者，对照组 30 例（给予米氮平片治疗），观察组 30 例（给予米氮平片联合逍遥散治疗），治疗 12 周后 2 组 HAMD、HAMA 评分均比治疗前有明显下降，且观察组评分低于对照组，2 组康复效果均有所好转，且观察组患者治疗 12 后周生活能力、社交情况、兴趣爱好评分均高于对照组，说明逍遥散配合米氮平片治疗精神分裂症后抑郁患者的临床效果显著，有效降低患者

的情绪焦虑、抑郁的发生率，提高患者临床康复效果。赵世初等发现对老年脑卒中患者进行逍遥散加减联合草酸艾司西酞普兰的中西医结合治疗比单独使用草酸艾司西酞普兰更能减轻患者抑郁情绪，改善智力状态并提升日常生活能力。

（2）失眠　王秀荣等将 60 例肝郁化火型失眠患者，随机分为对照组和治疗组各 30 例进行临床治疗。对照组口服丹栀逍遥散加减方，治疗组在对照组治疗基础上配合子母补泻针刺法，疗程 22 天。结果：治疗组总有效率为 86.67%（26/30），优于对照组的 66.67%（20/30），$P < 0.05$。且子母补泻针刺法配合丹栀逍遥散加减方治疗后总有效率和 PSQI（匹兹堡睡眠质量指数量表）评分、ESS（埃普沃思嗜睡量表）评分改善程度均优于单纯丹栀逍遥散加减方治疗。曹朝霞等将 90 例围绝经期肝气郁结型失眠患者，随机分为西药组、中药组和针药结合组，三组患者均为 30 例。西药组口服艾司唑仑片治疗，中药组口服逍遥散治疗，针药结合组在中药组基础上给予疏肝调神针刺治疗，三组疗程均为 21 d。结果：西药组总有效率 86%（26/30），中药组总有效率 60%（18/30），针药结合组总有效率 83%（25/30），西药组和针药结合组总有效率均高于中药组（$P < 0.05$），西药组与针药结合组总有效率相当（$P > 0.05$）。疏肝调神针刺联合逍遥散治疗围绝经期肝气郁结型失眠临床疗效与艾司唑仑片相当，但疏肝调神针刺联合逍遥散改善睡眠质量、睡眠障碍、日间功能障碍和降低复发率的效果优于艾司唑仑片。黄玲玲等选取肝郁脾虚型不寐患者 48 例，对照组（24 例）予睡前服用佐匹克隆治疗，治疗组（24 例）则予逍遥散合归脾汤加减治疗。治疗 4 周后发现 2 组治疗前后匹兹堡睡眠质量指数评分比较均有显著性差异，结果：治疗组总有效率为 91.7%（22/24），明显高于对照组 83.3%（20/24），$P < 0.05$；两组治疗前后 PSQI 评分比较，也有显著性差异（$P < 0.05$），且治疗组总有效率明显高于对照组，表明逍遥散合归脾汤加减治疗肝郁脾虚型不寐有较好的临床疗效。

（3）甲状腺疾病　段姗姗等采用网络药理学方法对加味逍遥散治疗气滞痰阻型桥本甲状腺炎（HT）作用机制进行研究，通过整合文献报道及网络药理学结果，发现加味逍遥散可能通过维持 Th1/Th2 平衡，调节炎症因子白介素-6、TNF-α、TNF-β 表达，通过 HIF 信号通路介导血管内皮生长因子（VEGF）在甲状腺细胞中广泛表达，通过 VEGF 信号通路参与调控甲状腺组织中血管新生的生理病理过程，在治疗气滞痰阻型 HT 中发挥作用，同时预测加味逍遥散可能在 HT 转化成 PTC 治疗中发挥作用。田淋銮等报道，丹栀逍遥散加减联合甲巯咪唑片治疗甲亢患者临床疗效明显，治疗 4 周后综合疗效、中医证候积分、FT3、FT4、TSH 及 TRAb 水平以及甲状腺肿胀程度均显著改善。

（4）肝脏疾病　李媛媛等观察逍遥散对雷公藤多苷所致大鼠肝损伤的防治作用，发现与雷公藤多苷致肝损伤模型组比较，服用逍遥散组别的治疗组与防治组大鼠肝组织少部分炎细胞浸润，水肿减轻，部分细胞紊乱，血清 IL-1β、IL-6、TNF-α、ALT、AST、MDA 水平显著下降、GSH-Px、SOD 水平明显升高、肝组织 IL-6、TNF-α、IL-1β 阳性表达均显著减少，且防治组疗效更好，说明逍遥散在一定程度上能明显缓解雷公藤多苷所致长期肝毒性，且提前预防性给药效果较佳。王钱等运用整合药理学方法研究发现逍遥散可能通过当归、白芍药、柴胡、茯苓、甘草起解肝毒作用，并可能通过 Nervous system、Ras signaling pathway、VEGF signaling pathway 等通路起作用。商志浩等运用网络药理学方法探索逍遥散干预原发性肝癌（HCC）的作用机制，分析结果显示逍遥散作用于 HCC 的生物功能主要涉及无机物质细胞反应、趋化因子活动、细胞周期性蛋白依赖复合物等方面；KEGG 通路富集显示逍遥散影响的通路主要有细胞衰老信号通路、甾类激素生物合成信号通路、p53 信号通路等；分子对接结果显示逍遥散核心成分与原发性肝癌关键靶点亲和力良好，说明逍遥散改善原发性肝癌存在多成分、多靶点和多重药理作用，为进一步研究治疗原发性肝癌提供了线索。

（5）皮肤疾病　周琳发现逍遥散联合氨甲环酸射频导入有利于改善黄褐斑患者的氧化应激状态，促进皮肤屏障功能的修复，缓解症状，治疗黄褐斑效果确切。徐信蜂将 72 例冲任失调型迟发性青春期后痤疮患者的病历资料，根据治疗方式将患者分为两组，每组 36 例。对照组予以常规西药治疗，观察组采用丹栀逍遥散治疗。结果：观察组临床治疗总有效率为 94.44%（34/36），高于对照组的 72.22%（26/36），$P<0.05$。结果：丹栀逍遥散能够有效降低其血清性激素水平，改善皮疹情况，临床疗效确切。

（6）消化系统疾病　杨琦等选取大肠癌康复期胃肠功能紊乱患者 120 例，采用逍遥散合乌梅丸煎剂加减治疗，发现逍遥散合乌梅丸煎剂加减治疗大肠癌康复期胃肠功能紊乱效果较好。郑和平等将 131 例便秘型肠易激综合征患者，随机分为对照组（66 例）和观察组（65 例）。对照组治疗为四磨汤口服液，观察组给予逍遥散合四磨汤加减内服，两组疗程均为连续治疗 4 周。结果：观察组腹痛应答率、排便应答率和 IBS-SSS 缓解率分别为 95.38%（62/65），93.85%（61/65）和 90.77%（59/65），分别于高于对照组的 83.33%（55/66），78.79%（52/66）和 75.76%（50/66），均 $P<0.05$。可提高患者生活质量，调节多种脑肠肽因子，改善脑-肠轴紊乱情况。贺敏将 90 例慢性咽炎患者随机分为三组，逍遥散组（30 例），常规治疗联合逍遥散、半夏厚朴汤组（30 例），常规治疗逍遥散联合半夏厚朴汤组（30 例），疗程为 14 d。结果：逍遥散组总有效率为 73.33%（22/30），半夏厚朴汤组为 76.67%（23/30），逍遥散联合半夏厚朴汤组为 96.67%（29/30），均 $P<0.05$。表明逍遥散联合半夏厚朴汤治疗慢性咽炎具有协同增效的作用，能明显降低患者炎症因子水平，改善患者免疫功能。

（7）妇科疾病　张兵等报道，刘金星论治气滞血瘀型盆腔炎性疾病后遗症多从肝出发，确立了疏肝行气、活血止痛的治疗原则，以逍遥散加减论治气滞血瘀型盆腔炎性疾病后遗症。何灿封等利用网络药理学探究逍遥散治疗乳腺癌的潜在机制,发现逍遥散治疗乳腺癌的核心成分为槲皮素、木犀草素和山奈酚,核心靶点为 AKT1、IL-6 和 VEGFA,分子对接表明核心成分与 AKT1 有较好的结合作用,相关通路机制涉及细胞增殖和凋亡、免疫功能、血管生成、骨质破坏和药物耐药,其中 PI3K-Akt 信号通路很可能是逍遥散干预的通路。李玲将 96 例月经不调患者作为研究对象,随机分为对照组和观察组各48 例。对照组接受常规西药治疗,观察组在此基础上给予针刺调补冲任疗法联合逍遥散加减治疗,疗程为 3 个月。结果:对照组的总有效率 81.25%(39/48),观察组为 97.92%(47/48),$P<0.05$。其中针刺调补冲任疗法联合逍遥散加减治疗效果显著,可明显减轻月经不调症状。

(8)其他　黄洁等将 80 例斑秃患者随机分为对照组和观察组各 40 例,对照组患者给予西药治疗,观察组患者为逍遥散加减与梅花针联合治疗,疗程为 4 周。结果:观察组总有效率为 92.50%(37/40),对照组为 75%(30/40),$P<0.05$。该方法可有效改善患者毛囊、毛发密度,促进患者康复。陈铭泰等通过网络药理学方法探讨逍遥散对动脉粥样硬化和抑郁症的"异病同治"的作用机制,发现主要机制涉及神经内分泌、代谢、免疫炎症以及氧化应激相关信号通路,为进一步试验验证、潜在药理学机制及临床拓展应用提供参考依据。

2. 实验研究

(1)抑郁症　丁凤敏等采用慢性不可预知温和刺激方法建立大鼠抑郁症模型,研究发现与正常组(10 只)、氟西汀组(10 只)、模型组(10 只)比较,逍遥散组(10 只)下丘脑与结肠中 P 物质(SP)含量显著降低、血管活性肠肽(VIP)含量显著升高,说明逍遥散可能是通过调节脑肠肽 SP、VIP 的含量,发挥改善抑郁状态与胃肠功能的作用。杨皓然等采用卵巢切除联合慢性不可预知应激方法建立围绝经期抑郁症大鼠模型,发现逍遥散高剂量组能显著增加模型大鼠水平穿格运动次数、垂直运动次数和中心停留时间,且可显著下调炎症因子 IL-1β 和 IL-6 水平,同时逆转海马小胶质细胞的激活及数量变化,低剂量逍遥散显著下调 iNOS 蛋白水平,高剂量逍遥散对海马小胶质细胞 Iba-1 和 iNOS 蛋白表达水平均有显著下调,说明逍遥散可以改善卵巢切除联合慢性不可预知应激模型大鼠的焦虑抑郁样行为,其机制与其抑制海马小胶质细胞 M1 极化而发挥抗炎作用有关。

(2)脑部疾病　马春林等发现黑逍遥散通过调节阿尔兹海默症小鼠不同脑区参与细胞记忆形成机制的关键蛋白CaMKⅡα及其磷酸化表达,进而发挥改善阿尔兹海默症小鼠的学习记忆能力。胡俊秀等通过慢性不可预知性的轻微刺激建立肝郁脾虚型功能性消化不良大鼠模型,发现钠尿肽 B 受体表达与BDNF 表达有相关性,且呈负相关,进一步推测肝郁脾虚型功能性消化不良大鼠海马中钠尿肽 B 受体表达上调可能抑制脑源性神经营养因子 BDNF 的表达,且逍遥散对二者表达均有调节作用。程金来发现加味逍遥散能够改善肝郁脾虚型肝癌模型大鼠证候,其机制可能与增加脑内 DA 和 5-HT 有关。

(3)其他　许星明等采用高糖高脂乳剂灌胃和腹腔注射链脲佐菌素,建立 2 型糖尿病模型大鼠,给予丹栀逍遥散治疗,发现丹栀逍遥散抗胰岛素抵抗主要是影响外周的肌肉和脂肪组织 Bax、Caspase-9、ERK 基因的表达,且其对血糖的关联度具有一致性。杨皓然等报道,逍遥散可以改善卵巢切除模型大鼠的体质量增长率、肝脏脂质代谢异常和脂肪性肝炎,其机制可能与逍遥散促进肝脏 ERβ 表达,进而抑制肝内促炎因子表达有关。徐慧超等研究发现逍遥散可能通过上调非酒精性脂肪性肝炎肝郁脾虚证大鼠模型中 TLR4 基因甲基化水平,下调其TLR4 mRNA 的表达,从而改善肝脏脂肪变性程度、炎症反应及肝郁脾虚症状,这可能是逍遥散治疗非酒精性脂肪性肝炎肝郁脾虚证的机制。

(撰稿:邓雪阳　审稿:司富春)

【方剂防治新型冠状病毒肺炎的配伍规律研究】

2020 年新冠肺炎全球肆虐,中国抗疫取得举世瞩目的成绩,中西医结合、中西药并用是这次疫情防控的一大特点,中医方剂在防治过程中发挥重要作用。解析防治新冠肺炎方剂的配伍规律,有助于该类疾病的进一步研究。

刘子豪等分析 2020 年 1 月至 2 月多位国医大师公布的 22 个预防或治疗新冠肺炎的处方,并解读其辨证思路及用药规律。研究结果:10 个治疗方涉及中药 61 味,用药总频次为 102,使用频次≥3 次的中药分别是甘草(9 次,8.8%)、黄芩(5 次,4.9%)、藿香(4 次,3.9%)、知母(4 次,3.9%)、半夏(3 次,2.9%)、赤芍药(3 次,2.9%)、茯苓(3 次,2.9%)、厚朴(3 次,2.9%)、金银花(3 次,2.9%)、麻黄(3 次,2.9%)、桑白皮(3 次,2.9%)、杏仁(3 次,2.9%);9 个预防用方涉及中药 32 味,用药总频次为 60,使用频次≥3 次的中药分别是藿香(7 次,11.6%)、金银花(6 次,10.0%)、黄芪(5 次,8.3%)、甘草(3 次,5.0%)、荆芥(3 次,5.0%)、连翘(3 次,5.0%)、芦根(3 次,5.0%);3 个香囊方涉及中药 14 味。治疗和预防处方配伍的药材多以益气、化湿、清热解毒为主,辅以养阴清热、疏风解表、宣肺化痰,使用药物最多的是黄芪、藿香、金银花,具体证治方面则不尽相同。

李梦乾等挖掘《中医大辞典》和古今医籍及方书中具有代表性治疗瘟疫病的方剂,选取以"瘟疫"作为主病或所防治病证的方剂 115 首,涉及中药 322 味,用药总频次为 931 次,频数前 5 味药物依次为甘草、川芎、黄芩、苍术、桔梗。发现:322 味中药药性以温为主,其次为平和寒;药味以辛为主,继而为苦与甘;药物归经前 6 位为肺、脾、胃、肝、心、肾;药对以白芷-川芎、甘草-川芎最多见。

黄浪浪等总结国家及各省、自治区、直辖市发布的新冠肺炎中医药诊疗方案用药规律,发现:中医药防治新冠肺炎处方 285 个,涉及药物 237 味,使用频次较高的药物包括甘草、苦杏仁、茯苓、藿香、连翘、陈皮等;处方中温性、寒性和平性药物使用频次最多;五味以苦味、辛味和甘味为主;归经主要集中在肺、胃、脾经;功效以清热药、补虚药、解表药、化痰止咳平喘药、祛湿药等居多;高频药物组合包括"甘草-苦杏仁""石膏-苦杏仁""陈皮-茯苓""甘草-桔梗"等;置信度>0 以上的关联规则包括"石膏-麻黄-苦杏仁""槟榔-草果""炙麻黄-苦杏仁";得到核心组合 16 个,新处方 8 个。

吴红英等收集国家、各省、自治区、直辖市卫健委官网发布的诊疗方案及中国知网、万方、维普三大数据库相关文献报道涉及的中药处方,基于数据挖掘方法探讨全国各地区运用中医药防治新冠肺炎的用药规律。共筛选出 212 个中药处方,涉及中药 162 味。使用频数最多的中药是甘草、杏仁、麻黄、藿香;按功效分类,使用频数前 4 位的药物为清热药、解表药、补气药、补阴药;根据高频药物的关联规则分析,置信度最高的 2 组药分别为"杏仁配伍石膏、麻黄(100%)""杏仁配伍石膏、麻黄、甘草(100%)"。

曹新福等通过分析全国各地区防治新冠肺炎中医药方案相关数据,探讨新冠肺炎用药规律。共纳入处方 159 首,分析得出全国各地区防治 COVID-19 中医药方案用药以温性为主,五味以苦、甘、辛为主,主要归肺、脾、胃经;常用药物有甘草、杏仁、麻黄、石膏、藿香、黄芩、黄芪、苍术、金银花、连翘、白术等;常用药对组合有麻黄-杏仁、麻黄-石膏、藿香-厚朴、苍术-草果、金银花-连翘、葶苈子-石膏、草果-麻黄等。

岳萍等以全国地级市及以上卫生行政管理部门发布的 49 种中医防治方案为依据,对其中 308 首中药处方进行了分期整理(包括治疗期、预防期、恢复期处方)总结出常见证型频次、常用中药用药频次,提炼各阶段常用药对及组合,分析其关联规则,初步总结了新冠肺炎的中药处方用药规律。治疗期主要证型为内闭外脱、疫毒闭肺、寒湿郁肺、邪热壅肺,主要病机为寒、湿、热,共涉及 187 味中药,单味频次>20 次的共 29 种,频次最高的是苦杏仁,药对出现频次最高的是石膏-苦杏仁,核心组方为麻杏石甘汤;预防期无统一证型,主要病机为气虚,共涉及 119 味中药,单味频次>20 次的共 13 种,使用频次最高的是黄芪,药对出现频次最高者为黄芪-防风,核心组方为玉屏风散;恢复期主要证型为肺脾气虚、气阴两虚,主要病机为脾气虚、阴虚,共涉及 113 味中药,单味频次>110 次的共 12 种,使用频次最高的为茯苓,药对出现频次最高者为陈皮-茯苓,核心组方为二陈汤、生脉饮。

范逸品等解析《新型冠状病毒肺炎诊疗方案(试行第六版)》所推荐的清肺排毒汤组方配伍,该方由 21 味中药组成,包括麻黄、炙甘草、杏仁、生石膏、姜半夏、紫菀等,主要由麻杏石甘汤、射干麻黄汤、小柴胡汤、五苓散组成,并融合了大青龙汤、橘枳姜汤、茯苓杏仁甘草汤等方意。该方"大方复治"能疏解表里、通调三焦,具有宣肺行气、透邪解毒、润燥化湿、逐水泻热的功效,切合 COVID-19 寒、燥、湿的病机特点,并有效对症治疗,临证应用要考虑到地理气候环境的影响及未来气候的变化,遵循"三因制宜"原则,化裁变通,因证制宜,更显佳效。

张天鸽等通过中医传承辅助平台,挖掘以《湿热条辨》《温病条辨》《时病论》为代表的 30 部温病古籍中治疗肺热证 107 首方的用药规律:风热犯肺证高频药物有薄荷、连翘、淡豆豉等,燥热伤肺高频药物有杏仁、枇杷叶、麦冬、桑叶,肺热壅盛高频药物有石膏、连翘、桑白皮、地骨皮;湿热蕴肺高频药物有厚朴、香薷、滑石、通草等;热毒闭肺高频药物有连翘、金银花、薄荷、牛蒡子、玄参等。挖掘出 10 个核心药物组合并提取组合得到 5 个新处方,均体现出卫气营血辨证纲领下清肺热且存津液,同时知变防变的特点。王泽凤探讨在温病学古方中含有连翘并以其为核心的药对及其配伍的规律,挖掘得出与连翘配伍频次较高的中药有薄荷、栀子、黄芩、桔梗、金银花等,核心药对为连翘-黄芩、连翘-薄荷及连翘-金银花,其配伍规律以清热药频次最高,其次为解表药。

(撰稿:朱靓贤 陈德兴 审阅:司富春)

【复方防治血管性痴呆的作用机制研究】

血管性痴呆(VD)是指由各种脑血管病危险因素及各种脑血管病引起脑功能障碍,进而产生认知功能障碍的中枢退行性疾病,也属于老年痴呆中的一种类型。随着人口的老龄化,该病已成为神经科学及老年医学领域的重要课题。研究发现 VD 早期具有可逆性,是目前可预防的痴呆性疾病之一。

1. 调控 PI3K/Akt/Bad 信号通路抗细胞凋亡,保护神经元

孟胜喜等研究表明 PI3K/AKT 信号通路参与 VD 的发生、发展全过程,该通路的持续活化,对 VD 海马组织神经元凋亡起着至关重要的作用。细胞凋亡过程中,Bcl-2/Bcl-XL 是以抗凋亡为主要作用的蛋白;而 Caspases 即半胱天冬氨酸蛋白酶,则是对神经元的凋亡起关键促进作用的另一大类基因蛋白。对于改良双侧颈总动脉结扎法(2-VO 法)建立 VD 大鼠模型,恒清Ⅰ号方(益智仁、菟丝子、川芎、石菖蒲、熟地黄、杜仲等)中剂量组(0.535 g/ml)、高剂量组(1.070 g/ml)和欧来宁组能明显升高大鼠海马组织中 PI3K、AKT、p-AKT 蛋白表达量,且恒清Ⅰ号方高剂量组作用最佳,提示本方可以呈量效关系改善 VD 大鼠的学习记忆能力,其作用可能与抑制炎症反应、阻滞细胞自噬和调控 PI3K/AKT 信号通路有关。高玲等基于 PI3K/Akt/Bad 信号通路探讨益髓解毒方对血管性痴呆大鼠海马神经元凋亡的影响,研究表明益髓解毒方(肉苁蓉、益智仁、山茱萸、丹参、红花、地龙等)能明显上调模型大鼠海马组织 Akt mRNA 和 Akt、p-Akt 蛋白表达水平,降低 Bad-mRNA 和 Bad 蛋白表达水平,修复神经元受损细胞。王韵桥等研究发现五脏温阳化瘀汤(制附子、淫羊藿、干姜、巴戟天、桂枝、法半夏等)能明显升高 VD 模型组大鼠海马 Bcl-2 和 Bcl-XL 的表达量,明显降低 Caspase-9 和 Caspase-3 的表达水平,且高剂量组效果最为明显。周雨慧等研究发现地黄饮子加减方

学术进展

（人参、淫羊藿、肉苁蓉、肉桂、杜仲炭、川牛膝等）能显著增高 VD 模型组大鼠海马 CA1 区 PI3K、Akt 的积分吸光度和平均积分吸光度值，降低 Caspase-3 的积分光密度和平均积分吸光度。

2. 调控 cAMP/PKA 信号通路，减轻神经元凋亡

神经元凋亡被认为是慢性脑缺血导致认知功能损害的机制之一。cAMP/PKA 通路是细胞内经典的信号转导途径，PKA 及 CREB 是该通路中的关键因子，广泛分布于中枢神经系统内，对神经元的存活、生长等具有重要意义。李双阳等认为 PKA 催化丝氨酸 133 位点亚基磷酸化后，可募集其他转录因子结合 cAMP 效应原件启动子与 CREB 结合启动基因转录，促进下游早基因家族蛋白（如 c-fos 等）等调控神经元的分化、凋亡与存活。李双阳等研究发现通窍益智颗粒（麻黄、葛根、黄芪、地龙、水蛭、石菖蒲等）24.8、12.4、6.2 g/kg 剂量组均能明显减低模型组大鼠 c-fos 的表达，上调 cAMP 含量、PKA 及 pCREB 蛋白水平，且以 24.8 g/kg 高剂量组效果最佳，表明通窍益智颗粒改善血管性痴呆大鼠的学习记忆能力作用机制可能与调控 cAMP/PKA 信号通路关键因子的表达、减轻神经元凋亡有关。

3. 调控 BDNF/TrkB/PI3K/Akt 信号通路，改善学习记忆能力

张发友等认为 BDNF 是一种具有生物学功能的神经营养因子，支持中枢和周围神经元生存，BDNF 在维持学习记忆与调节突触的可塑性方面具有重要作用，其主要通过 TrkB 起作用。BDNF 与 TrkB 结合后会诱导 TrkB 磷酸化，向细胞内传递信号，诱导下游 PI3K/Akt 通路激活，促进神经细胞生存。将 40 只大鼠随机分为假手术组、模型组、奥拉西坦组、滋肾活血低剂量组、滋肾活血高剂量组 5 组，大鼠各 8 只。研究结果：对于改良 2-VO 法建立的大鼠 VD 模型，滋肾活血方（枸杞子、制何首乌、益智仁、桑椹、丹参、葛根等）低剂量组（8.8 g/kg·d）、高剂量组（17.6 g/kg·d）均能明显降低模型大鼠脑组织 p-Akt 和 Akt 蛋白表达水平，明显升高 TrkB 和 BDNF 蛋白表达，表明滋肾活血方可提高 VD 大鼠学习记忆能力，其作用机制可能与调节 BDNF/TrkB/PI3K/Akt 信号通路蛋白表达有关。

4. 调节细胞自噬，改善海马神经元损伤

谢乐等认为 PINK1/Parkin 通路是经典的介导细胞自噬的通路，当神经元受到缺血缺氧损伤后，线粒体膜电位下降，导致 PINK1 不能跨膜转移，不能被代谢而积累于线粒体外膜上；积聚的 PINK1 招募并活化细胞浆中 E3 泛素化酶 Parkin 使其与 LC3 结合，形成的自噬小体与溶酶体进一步结合形成自噬溶酶体，从而清除受损细胞成分，发挥保护细胞的作用。对于改良 2-VO 法建立的 VD 大鼠模型，滋肾活血方（同上）进行干预后能显著提高 VD 大鼠海马组织 LC3 II、Beclin1 以及自噬调控 PINK1/Parkin 信号分子的表达；恒清Ⅰ号方（同上）也能明显降低模型大鼠海马区 LC3-Ⅱ/LC3-Ⅰ比值。

章国良等研究表明，在缺血性损伤发生后过度自噬反而恶化神经元损伤（自噬性细胞死亡）。PI3K/AKT/mTOR 信号通路在细胞自噬过程中发挥着非常重要作用，而 mTOR 又是该通路中调控自噬的重要位点，它的活性是自噬体形成、成熟的关键。对双侧颈总动脉夹闭法制备的 VD 模型，在造模术后 1 周、2 周、4 周、8 周各时间段，珍龙醒脑胶囊（含紫檀香、西红花、珍珠、诃子、塞北紫堇、冬葵果等 29 味中药）均能显著上调模型大鼠海马组织 mTOR 蛋白表达，降低 Beclin1 蛋白表达，降低 LC3 II/LC3 I 比值，提示本方可通过激活 mTOR 信号通路，抑制自噬相关蛋白 LC3、Beclin1 表达，减轻自噬性损伤，发挥对血管性痴呆治疗作用。

5. 保护脑白质髓鞘

脑白质损伤是血管性痴呆的常见病理表现之一，脑白质有助于大脑的信息传递，使神经系统有快速高效的整合能力，因此对于大脑的认知功能十分

重要。李泽惠等研究发现聚苯乙烯微球脑内注射诱导的多发性脑梗死血管性痴呆模型大鼠脑白质的脱髓鞘损伤比较严重、脑组织髓鞘碱性蛋白(MBP)表达明显降低,给予参麻益智方(人参、天麻、鬼箭羽、川芎)干预后脑白质损伤评分明显降低,且 MBP 表达明显升高,表明本方能够改善脑缺血损伤所致的脑白质脱髓鞘改变,从而改善 VD 大鼠模型的认知功能。

6. 抑制炎症细胞因子释放

朱明瑾等研究表明,炎性反应在血管性痴呆的发生与发展中发挥着重要作用。对于自体血栓法制作的 VD 模型,自拟醒神汤(由熟地黄、郁金、益智仁、当归、川芎等组成)组能明显降低模型大鼠海马区促炎因子 TNF-α、IL-1 表达水平;对于改良 2-VO 法建立的大鼠 VD 模型,地黄饮子加减方(同上)能显著降低模型组大鼠脑组织中 IL-6、IL-1β、TNF-α 含量。提示自拟醒神汤、地黄饮子加减方均可能通过抑制 VD 模型大鼠炎性细胞因子释放,减轻脑组织损伤,改善行为学症状。

7. 抑制星型胶质细胞过度活化

胡卓瑶等报道,抑制星形胶质细胞的过度活化,有可能成为治疗 VD 的新靶点。GFAP 是星形胶质细胞的特征性标志,其表达增强表明星形胶质细胞被活化。TGF-β 具有营养神经、调节神经内分泌的作用,其在脑缺血时表达增强,起到脑保护及神经保护作用。如夏天无胶囊能显著减少 VD 模型大鼠海马区 GFAP 阳性神经元数量,显著上调脑内 TGF-β 蛋白阳性表达水平,从而改善血管性痴呆大鼠学习记忆能力。

此外,高音来等通过观察调心通督法对 VD 大鼠海马区 BFGF 表达的影响,发现同心调督法能够明显改善 VD 大鼠空间学习记忆能力,缩小脑梗死面积,而达到治疗目的。董风林认为临床上通窍活血汤能够显著提高瘀血内阻型血管性痴呆患者的生活能力和认知功能,降低患者血脂、同型半胱氨酸水平,减轻动脉粥样硬化程度。

(撰稿:陈少丽 陈德兴 审阅:司富春)

［附］ 参考文献

A

艾香英,谢敏.桃核承气汤联合西药治疗肝硬化顽固性腹水疗效观察[J].实用中医内科杂志,2020,34(9):9

B

白敏,段永强,杨晓轶,等.黄芪建中汤对脾胃虚寒型胃溃疡模型大鼠 JAK2/STAT3 信号通路的影响[J].中国实验方剂学杂志,2020,26(20):32

白明,李杨波,苗明三.基于古籍数据挖掘的中医防治疫病用药规律分析[J].中药药理与临床,2020,36(1):32

C

蔡红霞,丁金玉,张明恩.四君子汤对妊娠期糖尿病患者血管内皮功能及妊娠结局的影响[J].陕西中医,2020,41

(12):1708

曹朝霞,黄志强,谢宇平.疏肝调神针刺联合逍遥散治疗围绝经期肝气郁结型失眠临床研究[J].山东中医杂志,2020,39(2):145

陈妍,宁艳,胡珊,等.寿胎丸合四君子汤加减联合地屈孕酮片治疗高龄先兆流产的临床观察[J].中国实验方剂学杂志,2020,26(23):71

陈阳,崔波,范燕豪,等.葛根芩连汤中各成分在正常与大肠湿热证模型大鼠的肠吸收差异研究[J].中国中药杂志,2020,45(1):169

陈光玮,田彦芳,万海同,等.麻黄汤有效组分对发热大鼠的解热作用及与药动学相关性研究[J].中国中药杂志,2020,45(3):655

陈纪烨,周国锋,王永成,等.桂枝汤桂枝-白芍不同比例配伍通过调节 TGF-β1/Smads 信号通路及慢性炎症改善

盐敏感高血压大鼠心肌纤维化[J].中国实验方剂学杂志，2020，26(1)：50

陈建宁，唐霜，杨越，等.朱砂安神丸对条件性恐惧大鼠海马突触可塑性的影响[J].上海中医药杂志，2020，54(2)：97

陈江涛，余功，谢斌.清燥救肺汤对肺癌磷酸戊糖能量代谢途径的关键酶 G6PD 活性及其调控因子的影响[J].中国实验方剂学杂志，2020，26(4)：59

陈丽莹，王洁宜，朱潇莹，等.五苓散对肾阳虚型口干燥症小鼠颌下腺 AQP-5 的分布表达研究[J].中国中医急症，2020，29(3)：426

陈铭泰，肖娇，林海丹，等.基于网络药理学探讨逍遥散对动脉粥样硬化和抑郁症"异病同治"的作用机制[J].中国中药杂志，2020，45(17)：4099

陈全萍，谢春毅，张家美，等.逍遥散对慢性心力衰竭合并抑郁患者心功能、炎症介质和血清 5-HT、NE、CORT 的影响[J].现代生物医学进展，2020，20(21)：4063

陈炜聪，文彬，孙海涛，等.鳖甲煎丸通过 TGF-β/Smad 信号通路抑制 DEN 诱导肝癌大鼠上皮间质转化的机制[J].中国实验方剂学杂志，2020，26(20)：9

陈岩岩，李花，刘旺华，等.加味四君子汤通过调控 Fibulin-5，p-Akt 表达抗脑缺血大鼠神经细胞失巢凋亡机制[J].中国实验方剂学杂志，2021，27(1)：112

陈乙菲，隋殿军.基于 CaN/NFAT 号途径探讨血府逐瘀汤控制大鼠颈总动脉球囊损伤后血管内膜增生的实验研究[J].中药材，2020，43(5)：1229

崔树婷，刘喜平，崔国宁，等.参苓白术散与痛泻要方对溃疡性结肠炎大鼠 BMSCs 向结肠黏膜组织归巢作用的影响[J].中成药，2020，42(2)：480

崔艳荣，周琦，朱向东.大柴胡汤对 2 型糖尿病模型大鼠氧化应激致胰岛 β 细胞损伤的影响[J].世界科学技术-中医药现代化，2020，22(5)：1458

D

戴纪恒，吴思鹏，汪宁，等.通窍活血汤含药脑脊液对 OGD/R 损伤大鼠 BMECs 的保护作用[J].中国实验方剂学杂志，2020，26(14)：42

丁凤敏，吴佳佳，邹小娟，等.逍遥散对抑郁模型大鼠下丘脑、结肠中 P 物质和血管活性肠肽的影响[J].中华中医药杂志，2020，35(7)：3350

董风林.通窍活血汤治疗血管性痴呆的疗效及对血脂与同型半胱氨酸的影响[J].长春中医药大学学报，2020，36(2)：309

董征艳，王伊楠，郭宇航，等.四君子汤不同提取物干预糖尿病肾损伤的实验研究[J].山西医科大学学报，2020，51(10)：1086

段姗姗，王永恒，彭书旺，等.基于网络药理学探讨加味逍遥散治疗气滞痰阻型桥本氏甲状腺炎的作用机制[J].药物评价研究，2020，43(9)：1771

段秀俊，刘蓓，王科，等.四君子汤调节 2 型糖尿病小鼠糖脂代谢紊乱的药效学研究[J].时珍国医国药，2020，31(1)：62

F

樊凯芳，王欢，李晓亮.当归四逆汤对动脉硬化闭塞症寒凝血瘀型家兔血管平滑肌细胞 ERK1、c-myc mRNA 表达的影响[J].中华中医药杂志，2020，35(1)：424

范逸品，王燕平，马艳，等.从新型冠状病毒肺炎的寒疫病机探析清肺排毒汤的组方机制[J].中国实验方剂学杂志，2020，26(16)：1

方颖，王亚东，周雯，等.黄芪桂枝五物汤对糖尿病周围神经病变大鼠模型 AGEs/RAGE/NF-κB 信号通路的影响[J].中国实验方剂学杂志，2020，26(13)：52

冯博，邓洋，温泽迎.宣白承气汤治疗肺炎致脓毒症 42 例临床观察[J].安徽中医药大学学报，2020，39(2)：39

伏瑶，周继栋，桑晓宇，等.瓜蒌薤白半夏汤对 2 型糖尿病合并急性心肌缺血大鼠造血干细胞的保护作用机制[J].中华中医药杂志，2020，35(5)：2613

符海燕，王振贤，夏一春，等.补肺汤合四君子汤加减辨证治疗稳定期慢性阻塞性肺疾病 63 例[J].环球中医药，2020，13(11)：1882

付利然，于中玲，王大忠.温阳益气活血方对肥胖Ⅱ型糖尿病患者肠道菌群变化及脂质代谢的影响研究[J].亚太传统医药，2020，16(3)：154

G

高玲，赵建军，胡亚男，等.基于 PI3K/Akt/Bad 信号通路探讨益髓解毒方对血管性痴呆大鼠海马神经元凋亡的影响[J].中国实验方剂学杂志，2020，26(18)：58

高音来，陈芯仪，何灏龙，等.调心通督法对血管性痴呆

大鼠学习记忆能力及海马区 bFGF 表达的影响[J].湖南中医药大学学报,2020,40(1):87

高音来,田浩梅,陈楚淘,等."调心通督"针刺法对血管性痴呆大鼠学习记忆能力及海马组织 VEGF、Ang-1 蛋白表达的影响[J].中国针灸,2020,40(10):1108

巩子汉,段永强,杨晓轶,等.四君子汤对大鼠学习记忆能力的影响机制[J].中国临床药理学杂志,2020,36(10):1333

顾菁华,杜培欣,吴伟,等.黄连解毒汤对急性痔疮模型大鼠肛周病理组织形态、免疫功能以及炎症因子的影响[J].中国中医急症,2020,29(1):25

关慧玲.黄芪四君子汤治疗气阴两虚型妊娠糖尿病的临床观察[J].实用糖尿病杂志,2020,16(5):90

郭娜,李德辉,范焕芳,等.四君子汤协同肠内营养在胃癌术后恢复中应用的 Meta 分析[J].中国老年学杂志,2020,40(15):3175

郭银雪,葛平玉,戴永生.中医治疗特发性膜性肾病(脾肾阳虚型)106 例[J].江西中医药,2020,51(10):38

郭园园,郑琴,吴玲,等.四君子汤调控 Aβ 跨血脑屏障转运相关蛋白的作用研究[J].中国中药杂志,2020,45(12):2924

H

何喆,张琦,翁家俊,等.《中医方剂大辞典》中治疗痰饮方剂的用药规律[J].中成药,2020,42(5):1306

贺敏.逍遥散联合半夏厚朴汤治疗慢性咽炎的效果及对患者血清炎症标志物及 T 淋巴细胞亚群的影响[J].中医临床研究,2020,12(13):69

何灿封,孙玲玲,林丽珠.基于网络药理学探究逍遥散治疗乳腺癌的潜在机制[J].中国医院药学杂志,2020,40(21):2220

何莲花,覃清霞,王晗,等.二妙散对 TNF-α 诱导的人类风湿关节炎成纤维样滑膜细胞功能的影响[J].中国实验方剂学杂志,2020,26(5):11

洪莉丽,张盛,汪倩,等.基于 RAAS/NF-κB/炎症因子级联反应探究真武汤对慢性心力衰竭大鼠治疗作用[J].中草药,2020,51(5):1279

侯莹,严波.补中益气汤联合 xelox 方案对晚期胃癌近期疗效和远期生存率的影响[J].世界中医药,2020,15(3):426

胡方媛,范玉浩,范欣生,等.厚朴麻黄汤对哮喘小鼠气道炎症及 TRPA1,TRPV1 mRNA 与蛋白表达的影响[J].中国实验方剂学杂志,2020,26(1):37

胡俊秀,蔡正旭,郭慧淑.肝郁脾虚型功能性消化不良大鼠海马组织钠尿肽 B 受体与脑源性神经营养因子关系探讨及逍遥散的干预作用[J].辽宁中医杂志,2020,47(2):194

胡亚洁,赵晓锦,宋咏梅,等.基于数据挖掘分析含泽泻-白术的方剂配伍和方证规律[J].山东中医药大学学报,2020,44(5):497

胡卓瑶,侯吉华,陈乔.夏天无胶囊对血管性痴呆模型大鼠学习记忆的影响及机制初探[J].中药药理与临床,2020,36(4):144

黄洁,叶聪,潘灵芝.逍遥散加减结合梅花针治疗斑秃的疗效观察[J].中医临床研究,2020,12(11):119

黄羚,刘铁钢,白辰,等.经典名方锡类散小考[J].中国中药杂志,2020,45(17):4262

黄铭,王林燕,窦晓兵,等.基于网络药理学探讨四君子汤防治酒精性肝病的作用机制[J].浙江中医杂志,2020,55(6):463

黄浪浪,王建安,魏琦,等.基于"三因制宜"的全国各省区中医药防治新型冠状病毒肺炎用药规律探析[J].中草药,2020,43(6):1512

黄玲玲,张波,刘静文,等.逍遥散合归脾汤加减治疗肝郁脾虚型不寐临床观察[J].山西中医,2020,36(10):43

黄庆芳,龚梦鹃,陈艳芬,等.藿香正气口服液对湿困脾胃证大鼠肠屏障功能的作用研究[J].中国中药杂志,2020,45(9):2144

黄晓宇,谢光璟,李浩,等.天王补心丹加减对睡眠剥夺大鼠学习记忆及炎症因子表达的影响[J].中国实验方剂学杂志,2020,26(23):56

黄远程,黄超原,蒋凯林,等.基于数据挖掘研究治疗肝炎中成药的用药规律[J].中成药,2020,42(3):809

黄运芳,毕欣宁,郑伟,等.交泰丸对心肾不交型失眠大鼠中枢及外周神经递质的调控作用[J].中国中药杂志,2020,45(9):2172

J

贾维宁,陈体辉,罗玉辉,等.知柏地黄丸对卵巢储备功能低下性激素水平及妊娠结局的影响[J].世界中医药,

2020，15(7)：1038

江小英，晏红清，吴海泉.四君子汤加减联合重组人生长激素对特发性矮小症的临床研究[J].光明中医，2020，35(4)：579

姜晶晶，云云，张梦翔，等.白头翁汤正丁醇提取物对外阴阴道念珠菌病小鼠阴道黏膜中性粒细胞趋化的影响[J].中国中药杂志，2020，45(2)：361

蒋宛瑾，谢聪，喻嵘，等.白虎加人参汤对转基因2型糖尿病MKR小鼠肠道TLR4/NF-κB信号通路及肠道屏障功能的影响[J].中草药，2020，51(11)：3005

蒋燕君，连妍洁，李君，等.基于数据挖掘的各地区中医药预防冠状病毒感染肺炎组方用药规律研究[J].世界中医药，2020，15(3)：325

琚婉君，郭蕾，陈少丽，等.补中益气汤改善脾虚型胃肠动力障碍大鼠代谢组学研究[J].中华中医药学刊，2020，38(5)：69

L

赖春林.四君子汤对重症胃肠功能障碍患者营养状况的影响[J].光明中医，2020，35(5)：634

兰济乐，丁舒飞，邱璐琦，等.中药治疗癫痫的成方规律分析[J].中成药，2020，42(8)：2156

李杰，江华娟，何瑶，等.四物汤治疗原发性痛经的方剂配伍内涵及作用机制研究[J].中国中药杂志，2020，45(12)：2947

李玲.针刺调补冲任疗法联合逍遥散加减治疗月经不调患者的临床效果[J].河南医学研究，2020，29(19)：3572

李朵璐，张待娣，杨盟，等.四君子汤提取物对人乳腺癌MDA-MB-468细胞生长的抑制作用[J].中草药，2020，51(4)：1037

李建鸿，邱腾宇，莫小艾，等.防风通圣汤对乙肝慢加急性肝衰竭早期血清内毒素及程序性死亡因子-1/配体-1的影响[J].中国实验方剂学杂志，2020，26(20)：88

李梦乾，张晓梅，刘彧杉，等.中医药治疗瘟疫方剂用药规律的数据挖掘[J].天津中医药，2020，37(8)：866

李双阳，王凌雪，蒲玉婷，等.通窍益智颗粒通过cAMP/PKA-CREB信号通路影响血管性痴呆大鼠海马神经元凋亡的研究[J].中药药理与临床，2020，36(2)：190

李顺源，程卫，林浩，等.含黄柏中成药用药规律分析[J].山西中医，2020，36(6)：47

李媛媛，王一旭，王浩，等.逍遥散防治雷公藤多苷致肝损伤的作用机制[J].中国实验方剂学杂志，2020，26(23)：76

李泽惠，曹宇，刘佳妮，等.参麻益智方对多发脑梗血管性痴呆大鼠认知功能和脑白质损伤的影响[J].世界中医药，2020，15(8)：1120

廖柳，黄远程，陈晖，等.含柴胡中成药的用药规律研究[J].山东中医药大学学报，2020，44(4)：366

林逸科，谢银燕，骆林喆，等.三黄泻心汤抑制危险脂肪因子7-keto诱导血管内皮NLRP3活化引起的功能紊乱的机制分析[J].中国实验方剂学杂志，2020，26(1)：31

林致辉，周庆莹，王梦妮，等.小建中汤对运动性疲劳小鼠骨骼肌AMPK/PGC1-α信号通路的影响[J].中国实验方剂学杂志，2020，26(13)：73

刘芳，朱炎贞，赵冯岩，等.补阳还五汤类方提取物对PC12细胞氧化应激损伤模型凋亡与自噬的调控[J].中草药，2020，51(20)：5228

刘静，孙蓉.小柴胡汤对非酒精性脂肪性肝炎模型小鼠的保护作用研究[J].中草药，2020，51(14)：3708

刘培，孙芮芮，张莉丹，等.基于网络药理学的四君子汤治疗2型糖尿病的作用机制研究[J].中草药，2020，51(6)：1548

刘彩红，李洪雷，张倩，等.瓜蒌薤白半夏汤对心肌梗死后大鼠Gal-3蛋白表达的影响[J].中国实验方剂学杂志，2020，26(16)：50

刘鹏程，方无杰，吴云虎.安宫牛黄丸治疗脑出血合并非感染性发热临床观察[J].成都中医药大学学报，2020，43(2)：51

刘亚婷，刘菊，苗嘉萌，等.旋覆代赭汤对反流性食管炎大鼠模型TLR4/NF-κB的影响[J].中国中西医结合杂志，2020，40(1)：80

刘兆红.四君子汤联合艾灸治疗肾虚型月经不调临床研究[J].光明中医，2020，35(20)：3157

刘正芸，勾英，姜念，等.六神丸和雄黄诱导子宫内膜癌细胞凋亡和DNA损伤的机制[J].中国实验方剂学杂志，2020，26(14)：99

刘志超，张帆，孙旗，等.身痛逐瘀汤对静水压下人髓核细胞凋亡和基质相关蛋白表达的影响[J].世界中医药，2020，15(8)：1108

刘子豪，邢文龙，曹新福，等.国医大师防治新型冠状病

毒肺炎处方分析[J].北京中医药,2020,39(3):230

龙清华,赵宾宾,丁莉,等.基于 PI3K/AKT/GSK-3β 信号通路探讨酸枣仁汤对 APP/PS1 双转基因痴呆小鼠海马神经元突触损伤的改善作用[J].中华中医药杂志,2020,35(5):2546

卢永康,陈宛圆,庄贤勉,等.四君子汤调节大鼠肠道菌群改善心肌肥厚诱导心力衰竭的研究[J].现代中药研究与实践,2020,34(5):29

陆家凤,徐斌,杨铭,等.不同证型高血压肾病中药组方的用药规律[J].中成药,2020,42(3):813

鹿彬.普济消毒饮治疗丹毒临床观察[J].中国中医药现代远程教育,2020,18(4):115

吕邵娃,武印奇,李永吉,等.凉开三宝之紫雪"方"与"剂"的历史沿革[J].中国实验方剂学杂志,2020,26(12):212

M

马青,赵明.《中医方剂大辞典》含全蝎-蜈蚣药对的方剂用药规律分析[J].中医药导报,2020,26(13):106

马春林,吴红彦,段永强,等.黑逍遥散对 APP/PS1 双转基因小鼠海马和脑皮层 CaMKⅡα蛋白及其磷酸化表达的影响[J].中国实验方剂学杂志,2020,26(6):25

马家驹,王玉光.膜原及达原饮的临床指征探析[J].北京中医药大学学报,2020,43(6):463

马雪巍,刘传佳,唐学贵.对慢传输型便秘大鼠结肠 AQP9 的影响及血清中 5-HT 的表达变化[J].中华中医药学刊,2020,38(4):125

买鹏宇,朱闽,蒋越,等.基于数据挖掘与生物信息学对中药成方制剂中"苍术-厚朴"证治规律及机制分析[J].时珍国医国药,2020,31(2):499

孟元,赵文景,陈东,等.保肾通络方治疗糖尿病肾脏病(G3 期)的前瞻性非随机对照研究[J].世界科学技术-中医药现代化,2020,22(6):1807

孟庆海,马猛华,余夕潮,等.六味地黄方通过上调肠道雌激素受体改善绝经后 ApoE$^{-/-}$ 小鼠脂代谢异常研究[J].南京中医药大学学报,2020,36(5):661

孟胜喜,陈慧泽,王兵,等.基于 PI3K/AKT 信号通路及自噬探讨恒清Ⅰ号方治疗血管性痴呆的作用机制[J].现代中西医结合杂志,2020,29(35):3877

牟方政,龚雪,魏大荣,等.麻杏石甘三仁汤加减治疗新

型冠状病毒肺炎疗效观察[J].实用中医药杂志,2020,36(10):1259

N

聂春莹,王江荟,张海楼,等.越鞠丸对 LPS 抑郁模型小鼠抗抑郁作用的机制研究[J].时珍国医国药,2020,31(4):774

P

潘瑾,赵媚,王光耀,等.清金化痰汤通过调节 p62 对 AECOPD 炎症因子的影响[J].中国实验方剂学杂志,2020,26(12):64

彭晓洪,黄永莲,黄亚秀,等.温脾汤对脓毒症心肌损伤患者核转录因子-κB 的影响[J].中医药临床杂志,2020,32,(10):1906

S

桑贤良.老年胃癌术后化疗患者采用四君子汤对总有效率的效果分析[J].临床研究,2020,28(11):115

商志浩,潘成镇,马月辉,等.基于网络药理学联合分子对接对逍遥散干预原发性肝癌的作用机制研究[J].天然产物研究与开发,2020,32(8):1302

尚立芝,毛梦迪,许二平,等.柴胡加龙骨牡蛎汤对抑郁大鼠海马组织 PI3K/Akt/GSK3β/β-catenin 信号通路的影响[J].中国实验方剂学杂志,2020,26(23):12

沈皓月.黄芪四君子联合中医膳食治疗对妊娠期糖尿病患者的血糖水平及不良妊娠结局的影响[J].中国现代药物应用,2020,14(12):201

施岚尔,聂课朝,张文婧,等.基于网络药理学的小陷胸汤治疗 2 型糖尿病的药理机制[J].中国实验方剂学杂志,2020,26(4):198

孙琦,张英,侯伟娜,等.大承气汤、调胃承气汤汤剂与其颗粒剂中大黄泻下作用的对比研究[J].湖北中医杂志,2020,42(8):3

孙文杰,陈亚峰,李红昌,等.大承气汤干预重症急性胰腺炎并发肝损伤的作用机制[J].中成药,2020,42(1):200

T

唐林,黎宗宝,白瑞娜.半夏白术天麻汤对原发性高血压的作用机制研究[J].世界中医药,2020,15(16):2458

谭永振,刘彬,张双伟,等.三仁汤联合美洛昔康对湿热型骨关节炎患者关节功能及血清 BMP-2、COMP 水平的干预作用[J].中药材,2020,43(10):2570

田淋銮,张庚良,和欢,等.丹栀逍遥散加减合甲巯咪唑片治疗甲状腺功能亢进症 49 例[J].湖南中医杂志,2020,36(11):62

田真真,徐义勇,朱金华,等.温胆汤含药血清对 CREB mRNA 沉默海马神经元细胞凋亡及 BDNF/TrkB/CREB 信号通路的影响[J].中国实验方剂学杂志,2020,26(22):1

W

王晶,汪晓敏,岳仁宋.半夏泻心汤对 2 型糖尿病(脾弱胃强证)患者细胞免疫及其肠道菌群的影响[J].时珍国医国药,2020,31(9):2163

王鹏,刘欣,郭树豫,等.四君子加川牛膝方对大鼠下肢难愈性创面血小板衍化生长因子表达的影响[J].陕西中医,2020,41(2):139

王钱,周文静,周荣荣,等.基于整合药理学逍遥散治疗雷公藤肝毒性的"中药-化学成分-关键靶标-通路"的研究[J].中华中医药杂志,2020,35(1):415

王超群,王永辉,刘涛,等.左归丸对妊娠糖尿病大鼠血清相关指标及胰腺 PDX-1 表达的影响[J].中国实验方剂学杂志,2020,26(19):114

王露瑶,宁晚玲,唐汉庆,等.从水通道蛋白 4 探讨附子理中汤温阳健脾祛湿的作用[J].中国中医基础医学杂志,2020,26(9):1265

王仕奎,冯斌.六君子汤加减配合重组人生长激素治疗特发性矮小症[J].河南医学研究,2020,29(26):4936

王伟斌,李敬华,于琦,等.基于古代医案的郁证用药规律分析[J].中国实验方剂学杂志,2020,26(5):162

王秀荣,陈开珍,黄建峰,等.子母补泻针刺法配合丹栀逍遥散加减方治疗肝郁化火型失眠 30 例[J].福建中医药,2020,51(6):78

王燕珍,王维峰,安玉兰,等.补阳还五汤合四君子汤加减治疗中风后疲劳气虚血瘀证和抗氧化及抗炎的作用[J].中国实验方剂学杂志,2020,26(23):131

王伊楠,董征艳,张莉丹,等.四君子汤梯度乙醇提取物干预 2 型糖尿病小鼠糖脂代谢紊乱的评价研究[J].中药药理与临床,2020,36(4):93

王韵桥,夏猛,曹传东,等.五脏温阳化瘀汤对血管性痴呆模型大鼠 Bcl-2 及 Caspase 相关蛋白表达的影响[J].中华中医药杂志,2020,35(2):625

王泽凤.温病学古方中以连翘为核心的药对及其配伍规律探讨[J].山西中医,2020,36(1):45

魏丽群,李吉洪,唐凌.加味四君子汤对 Lewis 肺癌模型小鼠免疫功能的影响[J].川北医学院学报,2020,35(3):388

魏湘萍,白莉,苗明三.基于数据挖掘川楝子临床配伍规律分析[J].中医学报,2020,35(6):1346

闻泽强,李大朗,宋珏.玉屏风水煎剂及其组分对大鼠肾脏组织及 HEK-293 细胞 OAT1/3 表达的影响[J].中成药 2020,42(6):1457

问莉娜,郭珍,赵欢,等.清金化痰汤对卒中相关性肺炎患者的影响[J].西部中医药,2020,33(4):93

吴汉,敖梅英,陈雪丽,等.龙胆泻肝汤对阴道加德纳菌的体外抑制作用[J].中成药,2020,42(1):75

吴侠,侯殿东,马贤德,等.归脾汤对 ITP 模型小鼠外周血 Treg 细胞及 TGF-β1 表达的影响[J].中华中医药学刊,2020,38(10):157

吴红英,徐兰光,赵艳,等.基于数据挖掘的全国各地区运用中医药防治新型冠状病毒肺炎的用药规律研究[J].中药药理与临床,2020,36(3):6

X

冼冬炼,王小波,林任,等.复元活血汤加减联合电针对脊髓损伤后神经功能康复的效果[J].中国实验方剂学杂志,2020,26(11):148

谢乐,伍大华,曹思佳,等.滋肾活血方通过 PINK1/Parkin 信号通路增加自噬对血管性痴呆大鼠的影响[J].湖南中医药大学学报,2020,40(9):1082

徐敏,王凤仪,赵党生,等.芍药汤对湿热内蕴型溃疡性结肠炎大鼠 TLR4,NF-κB p65 和 IL-6 表达的调控作用[J].中国实验方剂学杂志,2020,26(14):53

徐慧超,高艳,陈浩,等.逍遥散对非酒精性脂肪性肝炎大鼠 Toll 样受体 4 基因甲基化水平的调节作用[J].北京中医药大学学报,2020,43(5):402

徐雪怡,欧小凡,靳晓娟,等.柴芩温胆汤加减对糖尿病性胃轻瘫患者血糖水平、胃肠功能障碍的影响[J].中国实验方剂学杂志,2020,26(18):98

许静.疏肝解郁法治疗双相情感障碍抑郁发作的疗效

观察[J].内蒙古医学杂志,2020,52(11):1302

许星明,谭荣荣,王晓敏.灰色关联分析丹栀逍遥散调节T2DM胰岛抵抗主效应[J].江西中医药,2020,51(11):60

Y

杨昆,龚新月,董滟,等.三子养亲汤通过抑制miR-155-5p调控Th17/Treg平衡失调对支气管哮喘的机制研究[J].中药药理与临床,2020,36(4):65

杨硕,李康乐,朱中博,等.阳和汤含药血清通过p38/STAT3信号通路对乳腺癌MCF-7细胞凋亡的影响[J].中国实验方剂学杂志,2020,26(5):6

杨学,孔祥亮.黄连汤方证探微[J].浙江中医药大学学报,2020,44(1):45

杨皓然,刘丽娜,葛飞,等.基于海马小胶质细胞M1型极化研究逍遥散对OVX联合CUS焦虑抑郁模型大鼠的影响[J].中国中药杂志,2020,45(20):4964

杨皓然,刘丽娜,严晶,等.逍遥散改善卵巢切除大鼠脂代谢异常和脂肪性肝炎的作用机制[J].中国实验方剂学杂志,2020,26(3):1

姚亮亮,盛译萱,曾国威,等.葛根芩连汤干预高脂血症肥胖大鼠的粪便代谢组学研究[J].中药药理与临床,2020,36(3):47

叶潇,左铮云,王炳志,等.加味温胆汤及其拆方"配伍药组"对雌性营养性肥胖大鼠LEP、MCA、CPT1表达的影响[J].时珍国医国药,2020,31(4):778

余功,陈江涛,胡桥,等.清燥救肺汤对荷Lewis小鼠肺癌细胞糖酵解关键限速酶HK2,PFK2,PKM2的影响[J].中国实验方剂学杂志,2020,26(4):54

袁培伟.柴胡疏肝散合四君子汤治疗胃脘痛的临床效果[J].内蒙古中医药,2020,39(11):59

岳萍,唐仕欢,于欢,等.新型冠状病毒肺炎中医防治方案的病机与组方规律分析[J].中国实验方剂学杂志,2020,26(14):13

Z

曾凤珊,黄仕营.炙甘草汤"由寒而温"轨迹疏暨方剂演进启示[J].中国中医基础医学杂志,2020,26(1):91

张兵,刘金星.逍遥散加减治疗气滞血瘀型盆腔炎性疾病后遗症[J].成都中医药大学学报,2020,43(4):48

张涛.四君子汤加减对急诊PCI术后患者的治疗效果

及hs-CRP表达的影响[J].黑龙江中医药,2020,49(2):177

张霞,冉志玲.甘露消毒丹加减辅助治疗儿童传染性单核细胞增多症(IM)湿热证30例临床观察[J].中医儿科杂志,2020,16(3):64

张德龙,章东元,陈方,等.逍遥散配合米氮平片治疗精神分裂症后抑郁临床研究[J].光明中医,2020,35(14):2210

张发友,伍大华,葛金文,等.滋肾活血方对血管性痴呆大鼠BDNF/TrkB/PI3K/Akt信号通路的影响[J].中国中医药信息杂志,2020,27(10):42

张俊立,董玮玮,杨梅,等.血府逐瘀汤治疗糖尿病周围神经病变的疗效:随机对照试验的系统评价与Meta分析[J].亚太传统医药,2020,16(3):164

张露丹,王金,张美英,等.补阳还五汤治疗糖尿病周围神经病变的网络药理学分子机制研究[J].天津中医药,2020,37(10):1183

张平玲.寿胎四君子汤对胎漏、胎动不安患者子宫内膜容受性及母婴结局的影响[J].内蒙古中医药,2020,39(11):75

张启龙,李东宁.四君子汤加味治疗脾胃虚弱型小儿急性阑尾炎术后肠功能恢复不良的临床疗效[J].中医临床研究,2020,12(19):83

张沁光,杨雄飞,王浩华.四君子汤合四磨汤加减治疗出口梗阻型便秘吻合器经肛门直肠切除术后的临床疗效[J].中国实验方剂学杂志,2020,26(19):183

张仕娜,郑爱华,刘红梅.大柴胡汤对热毒内结型脓毒症患者外周血炎症因子含量的影响[j].亚太传统医药,2020,16(7):150

张天鸽,辛奕君,黄超原,等.基于数据挖掘探析温病古籍肺热证候的用药规律[J].中药药理与临床,2020,36(2):36

张秀芬,王思梦,白建英,等.经典名方地黄饮子的古代文献考究[J].中国实验方剂学杂志,2020,26(14):59

张玉萍,李婵桂,邹莹.黄芪四君子汤联合成分输血对肝癌介入术后免疫功能影响的研究[J].新中医,2020,52(9):46

章斐然,谢澳斯,张金海,等.四君子汤对大肠癌术后化疗患者肠道菌群及免疫功能影响的临床研究[J].汕头大学医学院学报,2020,33(4):206

章国良,项颖卿,饶丽华,等.珍龙醒脑对血管性痴呆大鼠海马CA1区自噬相关蛋白表达的影响[J].江西中医药大

学学报,2020,32(2):91

章晶晶,李梦雯,范欣生,等.三拗汤对 OVA 诱导哮喘小鼠模型的效应及 TRPV2 表达的影响[J].中国中药杂志,2020,45(11):2619

赵敏,任梅荣,周艳艳,等.左归丸对肾虚仔鼠胸腺内 CD4-CD8-T 细胞分化的影响[J].中国实验方剂学杂志,2020,26(11):49

赵婷,王亚东,章康,等.白头翁汤正丁醇提取物对外阴阴道念珠菌病小鼠阴道黏膜上皮屏障的影响[J].中国中药杂志,2020,45(20):4991

赵红霞,于智敏,耿颖,等.四妙勇安汤方源探析[J].中国中药杂志,2020,45(5):1209

赵桓艺,潘俊辉,陈珠侨.大青龙汤对外寒内热证型小儿哮喘疗效及免疫功能的影响[J].世界中医药,2020,15(17):2608

赵世初,卢艳丽,田志军,等.逍遥散加减联合草酸艾司西酞普兰治疗老年脑卒中后抑郁肝郁化火型患者的临床效果[J].中国医药导报,2020,17(20):97

赵婉璐,秦路平,张璐.基于中医传承辅助平台探索含延胡索-川楝子药对方剂的组方规律[J].中草药,2020,51(18):4704

郑和平,张智彬,魏先鹏,等.逍遥散合四磨汤加减对便秘型肠易激综合征肝郁气滞证脑-肠轴的影响[J].中国实验方剂学杂志,2020,26(22):53

郑若曦,吴广文,陈俊,等.独活寄生汤对膝骨关节炎大

鼠 SDF-1/CXCR4 信号通路的影响[J].亚太传统医药,2020,16,(1):6

郑旭颖,麻春杰,陈永真,等.基于 PI3K/Akt/mTOR 信号通路探讨炙甘草汤抗大鼠 MIRI 致室速和室颤的作用机制[J].中国实验方剂学杂志,2020,26(17):1

郑章强,王彤彤,李琳,等.基于网络药理学对四君子汤干预肠梗阻解除后的代谢通路研究[J].中国中西医结合外科杂志,2020,26(6):1047

钟建,陈虹彤,熊冲,等.基于网络药理学的真武汤治疗糖尿病肾病的潜在机制探索[J].中药药理与临床,2020,36(3):77

周琳.逍遥散联合氨甲环酸射频导入治疗黄褐斑临床研究[J].新中医,2020,52(19):39

周珊珊,艾中柱,李伟男,等.桃核承气汤不同有效部位对 TGF-β1 诱导的 HK-2 细胞分泌与降解细胞外基质的影响[J].中国实验方剂学杂志,2020,26(19):127

周艳英,王晋平.四君子汤合四妙散对多发性肌炎急性期患者的肌力、肌电图及血清学指标的影响[J].湖南中医杂志,2020,36(7):8

周雨慧,苗明三,芦锰,等.地黄饮子加减方对血管性痴呆模型大鼠学习记忆能力及海马 CA1 区神经元损伤的影响[J].中国实验方剂学杂志,2020,26(8):53

朱明瑾,罗斌,王戈,等.自拟醒神汤对血管性痴呆大鼠行为学及炎性细胞因子的影响[J].中医药信息,2020,37(5):42

四、养生与康复

【概述】

2020 年，在中医养生与康复的学术领域，有如下研究特点：一是在养生与康复理论方面，养生研究倾向于文献的挖掘，康复研究倾向于将中医理论运用到康复的实践中；二是在养生与康复运用方面，一方面同互联网、大健康市场联系得更为紧密，另一方面将多种中医适宜技术联合运用到疾病的康复中。三是受 2020 年新冠肺炎疫情的影响，新冠肺炎的预防与康复成为研究热点，理论方面的研究倾向于用中医理论探析新冠肺炎的预防与康复，运用方面的研究倾向于运用中医各种疗法探讨新冠肺炎的预防与康复。

1. 养生与康复理论研究

（1）养生理论的文献挖掘 魏聪等系统梳理了中华养生的历史源流，包括《黄帝内经》《伤寒杂病论》《春秋繁露》《论衡》《淮南子》《养生论》《黄庭经》《抱朴子》《养性延命录》等，各个历史时期的医学典籍和医家相关的养生思想和特点，体现了儒释道医四大流派养生思想及其衍化发展。董善京等认为中国古代哲学观念如贵生恶死、天人相应、形神一元、动静合一、持中致和、无为守虚、见微知著等，既构成了中国传统宇宙观、人生观的核心，也引导了养生乃至整个中医的发展方向。牛文民等从节情以养德性、节欲以颐心身、节名利以除烦恼三方面对《备急千金要方》《千金翼方》中所载的关于性情调摄、饮食药饵、居处起居、卫生环境、房事等诸多方面的养生内容以及名利观做了概括总结，并以《道德经》《庄子》《黄帝内经》等典籍为依据，对根植于先秦道家思想的孙思邈养生理论做了源流探析，认为其养生思

想虽博大精深，但其精髓可用一个"节"字概之。贾思琦以《中华医藏》养生类古籍为研究对象，针对《中华医藏》养生类古籍初选目录中的文献展开书目与版本方面的调研，遴选出每种古籍中版本最佳者，为《中华医藏》养生类文献影印底本的选择提供支撑，从而使精品养生文献得到再生性保护并得以流传，也为挖掘养生保健方法和技术提供文献支持。龚海英就古医籍中和现代共有谷物品种的养生理论相关条文进行了辨析收集、归纳整理，探讨了谷物养生理论的发展源流、中医理论基础、性味功效、配伍及谷物养生应用等其他应用的特点和规律，明确了谷物养生的概念、理论基础、原则和应用领域等，以期个性化指导谷物养生。谢双峥从文献调查入手，运用目录学、文献学、历史学、诠释学等研究方法，对四时养生的历史与文献进行全面系统地调查分析，揭示了四时养生的历史发展轨迹，总结了各历史时期的思想理论特点，全面收集了存世的四时养生文献，进行了合理分类，并对文献载录的四时养生的内容方法作出了简要归纳。牛瑶瑶总结了葛洪的养生理论特点，认为《抱朴子内篇》的养生思想呈现了儒道并济的特征。其特点中既包含有以金丹为首，兼修众术的养生方法，又吸收了儒家的伦理秩序。并且在儒道关系上，认为葛洪的核心观点是道本儒末，孔老皆圣。姚海涛总结了荀子的养生理论特点，认为天生人成是荀子养生之道的基石，指向了其养生的丰富层面——身、心、性、情、欲。礼术合一是荀子养生之道的具体下贯与落实，指向了养生的具体理论。

（2）基于中医理论的康复研究 苏嘉等将"形-气-神"三位一体作为中医康复学的核心理论，通过环绕身心状态的评估与治疗、心神状态的调整以及治疗手段中"以意领气、以气运身"促进康复三方面进行了论述，认为"动静互涵、形神共修"可以作为

"形-气-神"三位一体的核心内容,可以为中医康复学的学科发展提供理论支点。程倩雯等基于"固本清源"理论,介绍了林洪生"五治五养"的恶性肿瘤治疗与康养模式,其中"五养"指心理调养、饮食调养、运动调养、功能调养、膏方调养。龚强等将"气脉常通"理论运用在急性心肌梗死(AMI)患者心脏康复中,认为气脉的通调,血脉的顺畅在 AMI 患者心脏康复中具有重要作用。在药物处方上,要益气活血、通脉通络;在运动处方上,要调气和血,通畅经络;在营养处方上,要理气调血,畅通脉道。卢雯湴等围绕围手术期的关键步骤,分别讨论术前、术中、术后机体变化与"气"的相关性,认为应该构建"气"生命理论指导下的中医快速康复外科(CMERAS)新理念,即 CMERAS 的重点在于调气,术前调顺精气、术中顾护真气、术后保养元气,并且要做到严于术前、精于术中、勤于术后。陈艳懂等从血脉康复理论探析了脑卒中后的认知障碍,认为血脉康复理论是治疗脑卒中后认知障碍的关键,运用针电结合疗法,在调神的基础上重脏腑,调精血,疏通经络,调理血脉,使病灶脉道通利,血气充沛,髓海充足,从而促进缺血性脑卒中后认知功能得以改善。高振梅等基于营卫理论探讨了痿证的康复机制,认为痿证的发生责在营卫失常,宗气不利,病变脏腑多在肺、脾,日久累及肝肾。呼吸训练、肌力训练、有氧运动这些方法能调和营卫,鼓舞宗气,推动呼吸。营卫敷布,肌肉滋养,症状改善,是现代康复技术的中医原理所在,是痿证最基本的康复治疗方法。

2. 养生与康复运用研究

(1) 养生保健的互联网、大健康研究 章文春等研发出了一款基于中医气学说的虚拟仿真养生保健系统,该系统的整体研发思路是以中医气学说为灵魂,以虚拟仿真技术和低频声波振动按摩床为载体,将传统中医气学说同现代科技相融合,从而研发出虚拟仿真养生保健系统,有利于中医气学说的发展和养生保健市场的开拓。高翔等通过中医体质监测,对个体下达中医特色的干预计划并实时监控,同时提供标准化的数据接口与服务,利用"互联网+"技术,研发了中医治未病健康管理服务云平台并应用示范。平台利用"互联网+"技术,给中医治未病健康管理服务的应用效果带来较大提升。彭玉凌等认为构建移动互联网养生保健平台,集中企业、医院、政府三方的优势力量,通过一定的模块进行交互活动,才能更好地解决行业供需不平衡的矛盾。并通过完善养生保健知识库、构建人机交互系统、健全相关法律制度,实现移动互联网养生保健平台功能模块和运行模式的良好发展。耿笑冉等从主要功能、实现方法等方面介绍基于语音识别技术的穴位动态识别 APP 设计,测试 APP 性能。结果表明该 APP 能够有效通过语音识别穴位信息,有助于普及穴位养生保健知识,帮助医学生记忆穴位信息,有很好的实用价值。

(2) 多种中医适宜技术的联合康复运用研究汤小敏等将 60 例脑卒中偏瘫患者随机分成治疗组30 例、对照组 30 例。入选患者均进行常规康复护理和治疗,对照组予以针刺,治疗组予以针刺+绳带疗法,以观察针刺联合绳带疗法对脑卒中偏瘫康复的疗效。结果发现:治疗 1～3 个疗程后,与治疗前比较,2 组患者治疗后 MAS 评分均明显降低($P<0.05$),MBI、FMA 评分均显著升高($P<0.05$);治疗组患者 MAS 评分下降程度明显大于对照组($P<0.05$),MBI、FMA 评分升高程度显著大于对照组($P<0.05$)。表明治疗组临床疗效明显优于对照组,疗效显著。王凯等认为肿瘤患者在化疗期间免疫力受到重创,元气亏虚。孙晓生提倡应用食疗和艾灸协同调治,重脾胃、培土扶正、调护元气、安神固元是重要的调治原则。通过性味功效、辨证施膳、增效减毒等多角度配膳,可以减轻化疗常见的不良反应;"暖艾疗法"艾灸可以起到安神固元、缓解焦虑、改善脏腑功能,具有良好的扶正驱邪、简便廉验的优点;应用食疗和艾灸改善患者生活质量,利于心理治疗和延长生存期。赵晓东等将 54 例颈椎病患者随机分为两组各 27 例,对照组开展传统形式的理疗与护理,观察组给予针灸联合理疗康复干预,对比两组治

疗效果,探讨针灸联合理疗康复在颈椎病治疗中的应用价值。结果:观察组治疗总有效率为 96.3%(26/27),较对照组 74.1%(20/27)高(P<0.05)。王洋等采用便利抽样法,选择 60 例脑卒中后尿失禁患者随机分为干预组和对照组各 30 例,对照组给予中医康复护理模式,干预组在对照组的基础上进行灸疗干预,探讨灸疗结合中医康复护理模式在社区脑卒中后尿失禁患者中的应用效果。结果:干预后,干预组的 Barthel 指数和尿失禁生活质量评分均优于对照组,差异有统计学意义(P<0.05)。表明灸疗结合中医康复护理模式在社区脑卒中后尿失禁患者中应用,可有效缓解患者脑卒中后尿失禁的情况,提高患者的生活质量,值得临床推广应用。

张爱莲选择 50 例单纯性肠梗阻患者随机分为对照组和观察组各 25 例,对照组给予常规护理干预,观察组给予中医综合疗法干预,探讨中医综合疗法干预在单纯性肠梗阻患者康复中的应用效果。结果:观察组治疗总有效率为 92.0%(23/25),高于对照组 68.0%(17/25)(P<0.05)。观察组肛门排气时间、排便时间均短于对照组(P<0.05)。干预后,两组生活质量评分较干预前升高,且观察组高于对照组(P<0.05)。表明中医综合疗法干预能有效促进单纯性肠梗阻患者康复,提升患者生活质量,有利于患者身心健康。

3. 新冠肺炎的预防与康复研究

(1) 中医理论探析新冠肺炎的预防与康复 游德森等综述了新冠肺炎初发时的病因病机,并总结了现有预防处方的用药特点,探讨培土生金法在新冠肺炎预防中应用的合理性。发现新冠肺炎的预防用药多以补益、健运脾胃药物为主,佐以宣利肺气的药物,符合培土生金的特点。认为培土生金法适用于预防新冠肺炎乃至其他由湿邪所致或素体脾虚有内湿人群的传染性疾病。宋斌等从新冠肺炎中医概述、肺脾两脏在预防新冠肺炎发病中的作用、"肺脾相关"确立新冠肺炎预防方组方原则、"固本辟疫汤"预防寒湿疫的临床实践等方面进行了阐释,对新冠

肺炎预防方的组方策略进行解说并进行临床示例,展现了中医药预防方在新冠肺炎防控中的重要作用。吕文亮针对 2019 新型冠状病毒感染引起的以肺部病变为主要表现的传染性疾病新冠肺炎疫情,结合中医药全程参与新冠肺炎防治工作实际,本着中医治未病的理念,从扶助正气、驱避邪气、锻炼身体、调摄情志、合理膳食、病愈防复六个方面阐述了新冠肺炎的中医药预防养护原则,特别强调未病先防、防重于治,认为确立新冠肺炎中医药预防养护方案是"未病先防、已病防变、病愈防复"原则的具体体现。陈良等基于仝小林院士学术理论体系中的"脏腑风湿"理论,根据恢复期"余毒未清,正虚邪恋"的病机特点,探讨了其符合具备脏腑风湿形成 3 个基本要素:即外受寒湿裹挟戾气为必要外因;脏腑内虚为重要基础;邪疫伏留胶着,正邪交争为致病关键。故在辨证施治中可应用脏腑风湿理论以调理脾胃、化湿透邪、补益肺脾、顾护阳气、养阴生津。

(2) 中医疗法探讨新冠肺炎的预防与康复 金琪等发现黄芪高频出现在各个防治方剂中,应用广泛,从新冠肺炎的病因病机入手,分析了黄芪的功效、现代药理学研究及应用现状,探讨了黄芪在新冠肺炎防治中的作用。杨思敏等认为通过艾药结合的方式作用于任督二脉,可最大程度调整五脏六腑及全身气血,扶助人体阳气,提高抗御新型冠状病毒的能力。任督灸可根据个体的身体状态,辨证施以不同的药物。谨守病机,随证加减,以灸促药,以药强灸。一则可以温补元气,提升人体正气;二则可以温化寒湿,改变人体寒湿的环境状态;三则对证施药纠偏,恢复患者阴阳平衡的状态,营造不利于病毒生存的体内环境。在新冠肺炎防控中,任督灸可以发挥"未病先防""愈后防复"的重要作用。姬爱冬等认为新冠肺炎隔离期导引康复功法是针对隔离人员的特点而设计,可以配合八段锦、六字诀等徒步定位功法进行。主要包括:吐纳肺腑、梳头升阳、擦面搓耳、擦鼻通窍、横擦胸部、竖擦肋胁、夹脊撞胸、揉擦丹田、轻揉腰肾、拍颤除浊、点击大椎、经穴按摩。发扬传统中医药的优势,用传统导引康复功法进行健身锻

炼,可以疏肝理气、活血化瘀、健脾安神。黄邓军等从中医传统功法研究进展及新冠肺炎相关诊疗指导意见为切入点,并基于"治未病"思想探讨中医传统功法在新冠肺炎预防及康复中的作用,认为中医传统功法应较早应用在该病的预防及康复过程中,并提出健康人群、新冠肺炎患者练习中医传统功法的相关建议,以充分发挥中医传统功法的特色及优势。章文春认为中医气功防控新冠肺炎必须根据中医学和气功学理论,结合临床中医病机特点,编排针对性强的中医气功方法,以提高中医整体方法干预疫病的疗效。并针对新冠肺炎的中医病因病机,特别编排了具有针对性的中医气功功法——健肺复元导引法,此功法通过意识与形体动作的结合,以达到舒展清阳、开宣肺气、健脾运中、强肾归元、畅通经络的功效,能有效地针对新冠肺炎康复期。另根据新冠肺炎康复期失眠的症状,编创了安眠导引法。并将这两个功法应用到新冠肺炎的预防与康复中,取得了良好的效果。

(撰稿:章文春　审阅:王克勤)

【保健食品的研究】

幸春容等探讨了大健康产业背景下中药保健食品的发展现状、应用优势、法律法规配套等情况。认为中药保健食品在大健康产业中一直占有较大的市场份额,以西洋参、灵芝、肉苁蓉等为主,整体趋势良好;增强免疫力、缓解体力疲劳的中药保健品市场占有率较高;改善睡眠、减肥、通便、改善记忆、缓解视疲劳、降血压、保护胃黏膜等中药保健品的开发力度呈上升趋势。建议加强"整体观"的应用,加强产品核心竞争力和功能评价体系研究,增强知识产权保护意识,促进中药保健食品产业更快、更好地发展。

陆正坤等研究了国内保健市场现状与需求,认为国内保健市场存在以下几个值得关注的特点:①行业规模稳步上升;②网络保健渐成主流;③保健市场公信力不足;④消费者消费诉求发生改变。产品需求方面,人们较往更加追求方便快捷、安全有效、真实可靠的产品。未来发展趋势呈现以下特点:①产品功能更加清晰,市场更加细分;②传统养生理论与现代科技结合趋势加强;③方便快捷的功能性产品将更受消费者青睐;④服务于保健流程的辅助类产品的市场将稳步扩大;⑤技术含量与创新程度会成为市场衡量产品的重要标准。综上,快捷实用、有效安全、创新环保将成为新时代保健领域发展过程中的关键词,传统养生理论与现代科技的结合、碎片化时间与高效养生的同步,将成为未来主流产品的发展趋势,对日常生活细节的关注与结合年轻人的互联网使用习惯,是不错的创新突破口。

田明等调查分析了新冠肺炎疫情之下保健食品行业的消费。2020年保健食品的销量增幅均超30%,其中跨境直邮产品平均超过50%。热卖产品为增强免疫、益生菌以及维生素、矿物质类产品。消费人群覆盖老人、中年、青少年和儿童。新冠肺炎疫情期间,保健食品的消费呈现消费常态化、消费群体多元化、消费理性化的特点。同时,保健食品产业还存在营养健康科学技术基础薄弱、保健文化建设缺失、产业发展环境待净化等主要问题。

张芳铭等从改善睡眠出发,对具有改善睡眠作用的食药资源进行了系统地总结与分析。与治疗失眠的精神类化学药物相比,天然食药资源安全性较高,不易出现耐药性和药物依赖性,是一种可持续的慢调理模式。改善睡眠作用的主要食物及其功能成分与作用机制,改善睡眠类保健食品中使用最多的食药资源依次为酸枣仁、褪黑素、五味子、天麻、珍珠、远志、百合等,以中药材复方应用为主。

周雪等通过检索特殊食品信息查询平台公布的具有缓解视疲劳功能的保健食品信息资料,以及药智数据网的中成药处方数据库中眼科中成药中有保健功能的产品信息资料,运用 Microsoft Excel 2016 软件及中医传承辅助平台对检得的产品信息进行统计,分析其配方特点。结果:共收集到 141 个具有缓解视疲劳功能的保健食品,其中 64 个(45.4%)保健食品配方中含有中药类原料。使用频次≥5的中药原料有 6 味,累计使用 145 次(72.0%),由高到低分别是菊花、枸杞子、决明子、桑椹、熟地黄、茯苓。通过无监督的熵层次聚类得到 3 个新处方。非中药原料在缓解视疲劳功能的保健食品中应用较为普遍，含有外来天然植物资源的 60 个产品，含叶黄素及维生素类的 17 个。统计眼科中成药中有保健功能的产品可知，使用频次≥4 的中药原料有 7 味，累计使用 32 次（29.0%），由高到低分别是枸杞子、决明子、菟丝子、熟地黄、菊花、五味子、车前子。通过无监督的熵层次聚类得到 1 个新处方。保健食品在中药原料的选择上与中医药理论治疗视疲劳的原则基本契合，即滋补肝肾、平肝明目。但二者在中药原料选择范围、原料配伍、剂型种类等方面有所不同。

闫文杰等研究了食用菌保健应用开发。我国具有悠久的菌类食用和药用历史，是食用菌生产大国和消费大国。食用菌具有抗肿瘤与免疫调节，抗菌与抗病毒，保护心血管系统，健胃助消化，保肝解毒和通便利尿等功效。市场上的食用菌类保健食品使用的原材料以灵芝和茯苓居多。保健食品中，食用菌类原材料种类比较多，除了灵芝、茯苓之外，还有猴头菇、木耳、金针菇等。市场上的食用菌保健食品普遍以多糖和腺苷为主要成分。现有的食用菌常见的保健食品为：猴头菇颗粒、猴头菇饼干、绣球菌冲调剂等。目前食用菌类保健食品的原料使用集中于药食两用类、虫草类；功能声称多集中于增强免疫力；长此以往不利于我国食用菌保健食品的丰富性及创新性。

萨翼以灵芝为例，研究了未来中药类保健食品发展方向。对 1997 年以来批准的灵芝类保健食品进行分类梳理，以之代表已批准中药类保健食品现状。许多中药类保健食品运用了现代制剂技术，如灵芝产品的固体制剂（包括片、胶囊、颗粒、茶等）占批准总数的 89.3%，液体制剂（包括口服液、酒剂）仅占比 10.7%，认为推动中药类保健食品的发展，可以从以下几个方面入手：推进保健食品原料目录的发布；推进新保健功能的发布；挖掘中医药养生古典名方；中药资源的可持续利用。

杨麒等探索了民族民间药食两用植物资源开发，提出民族民间药食两用植物资源开发思路：加强民族民间药食两用植物资源的调查和整理；加强民族民间药食两用植物资源的科学研究；完善相关管理规章制度，建立合理高效的审查机制；增强民族民间药食两用植物资源申报新食品原料的意识，为保健食品的研发奠定基础。

（撰稿：李奕祺　审阅：章文春）

【养老保健服务的研究】

2020 年度的养老保健服务研究文献，可分为学术研究类和科普读物类。养老保健科普类著作数量呈逐年上升趋势，如《现代老年养生保健》《老年人食疗 365》《国医名师谈健康长寿之道》等，便于满足老龄化社会日益增长的养老保健现实需求。学术研究类成果主要包括养老服务现状、养老服务理论研究、养老服务方法研究以及智能养老等方面。

1. 养老服务现状研究

于建荣、崔宝善主编的《中国老年健康服务发展报告》介绍了人口老龄化的现状和发展趋势，概述老年健康服务的定义和内涵，并对国内外老年健康服务的现状与发展趋势进行了分析，以医疗服务与医养结合、老年护理与长期照护、疗养康复与健康旅游、智慧医疗与健康服务、老年营养与科学养生、适老环境与适老辅具、精神关爱与心理服务、养老保险与健康保险、老年人权益与法律保护九个的内容为重点，提出了相应对策和建议，具有创新性、科学性、实用性和可操作性。梁敏认为我国长期以来形成的"家庭养老"传统模式，不适用于现代社会，围绕老年保健的重点人群、健康养老保健方法及养老保健的重点趋势等方面展开论述，主张建立以社区服务为依托、机构养老为补充的具有中国特色的社会养老服务体系。

2. 养老服务理论研究

程智方等通过研究《老老恒言》防疾篇探讨老年

"防疫"观,认为《老老恒言》防疫思想是曹庭栋"随事随物留心体察,闲披往籍",在自身实践的基础上总结出的易于实践的养生之法,其中的许多理念与现代医学研究吻合,值得进一步研究和推广。

任祖镛研究《养老奉亲书》,认为该书是世界上现存最早的老年养生医学专著,对后世养生学的发展有深远影响,其秉承《黄帝内经》的养生思想,借鉴孙思邈许多切实可行的养生方法以及食疗、药疗、养生、养性、保健相结合的防病治病主张,能针对老年人生理、心理、病理特点,指导老年人如何颐养延年,载方用药突出实用性。唐振宇等在壮医理论指导下,通过对壮族养生文化渊源、壮族老人生理特点和常用养生方法来探讨壮族老年养生文化,对丰富壮医养生理论,提高壮医防病治病水平具有一定意义。

余小平等主编的《老年照护常用技术》,介绍了老年人基础照护和常见疾病照护方法技术。周天寒等主编的《老年常见病中医诊疗与养生》,系统地介绍了老年人需要了解的常用中医养生保健知识及常见老年疾病的防治方法。

3. 养老保健方法研究

精神心理方面　吴佳欣认为,将科学合理的保健方法诸如运动、饮食、生活习惯以及心理状态等方法,运用到现代养生保健的过程当中,能够有效提高老年人的身体素质以及生活质量,能够有效帮助老年人缓解抑郁焦虑的不良心理情绪,提高老年人的心理素质,增强社交能力。许芳从生态学视角出发,认为老年心身疾病病人存在的情绪与行为障碍,可以采用传统养生术中的正念练习,改善心身疾病症状。钱琦主张从坚持身体锻炼、积极参与社会活动、开展心理疏导、加强兴趣学习等四方面调整老年人的心理失衡。

生活起居方面　董徐斌对《老老恒言》的内容进行梳理总结,阐述其中有关老年人睡眠养生的知识,探讨老年人的睡眠特点、睡眠问题的产生及睡眠养生的原则与方法。黎美娟等依据《老老恒言》,从睡眠的三个阶段、寝具选择、睡眠环境、睡眠姿势等方面探讨老年睡眠养生禁忌。李洁从《老老恒言》中选取"枕"作为研究对象,从形态、材质、填充物及特殊功能等方面探讨枕的养生作用机制及应用价值,可供老年人养生保健器具开发参考。

韩宇航、唐倩楠、王笑丽都认为环境与老年人养老保健和康复有密切联系,通过探究建筑景观、社区康复景观及设施、社区养老驿站等建筑环境设计与改善老年人的养老保健服务及促进疾病的康复关系,验证如何将养生文化元素与内涵体现在休闲养老园景观设计中,以期进一步建设更加完善的养老服务体系,解决老年人切实的服务需求,提升老年人生活质量。

食疗药膳方面　杨栋峰等发掘徐春甫关于老年食疗养生思想:老人食宜谨节、食宜谨遵四时、食治为先。李孟慧等研究了《老老恒言》中收录的百首粥方,统计出粥方辅料收录了92味食材和18味药材,认为曹氏粥方总以"香美适口"为原则,其"真性真味""淡粥"说,对老年人以高血压病为主的慢性病调治,提供了有积极意义的借鉴。杨慧君认为合理饮食和控制饮食对预防慢性疾病意义重大,且建议老年人养成健康的饮食习惯,针对不同的慢性疾病,采取不同的饮食原则,减少钠盐摄入。焦莉通过临床研究观察中医食疗干预对老年人群养生与疾病防治的价值,认为中医食疗对老年人的身体健康有积极作用。冯颖等主编的《应用营养学》是面向高等职院校老年服务与管理、老年健康服务管理等专业学生的老年营养基础教材,该书从营养学的角度介绍了老年人养老保健的理论应用及具体的方式方法,内容翔实新颖。

针灸功法方面　欧阳夏荔等通过观察保健灸关元穴对老年大鼠血清和肠道氧化及炎症反应的影响,探讨其延缓衰老的可能机制,研究发现艾灸关元穴不仅可以提高局部组织器官的抗氧化能力,还能减轻其炎症反应。姜玉雯等观察施氏十二字养生功调理老年女性焦虑情绪患者的疗效,认为施氏十二字养生功可有效缓解患者的焦虑情绪,改善睡眠质量。

4. 智能养老保健研究

人工智能作为新一轮科技革命和产业变革的核心驱动力,将对健康和养老领域带来深刻变革。宋剑勇、牛婷婷编著的《智能健康和养老》从不同角度阐述新一代人工智能如何助力智能健康和养老的发展,并对智能健康和养老的未来进行展望,该书是对我国《新一代人工智能发展规划》的解读。

(撰稿:叶明花　审阅:章文春)

【新型冠状病毒肺炎背景下的养生康复研究】

郭然等从"未病先防"的角度阐述普通人群应对新冠肺炎疫情时应采取的中医预防措施。在目前尚无特效药的情况下,大力推广中医药预防措施,顺应天时摄生防病,养成良好的生活习惯。饮食有节,营养均衡;起居有常,顺应天时;形劳不倦,适当锻炼;恬淡虚无,调摄精神;传统理疗,强身健体。张燕从中医"治未病"理论谈新冠肺炎的中医预防。从未病先防、欲病救萌、既病防变、瘥后防复4个层次入手,提出对于此次新冠肺炎疫情中的普通人群应采取存正气、避邪气的预防方法;对于医学观察人群、高危人群应采取主动出击,治疗萌芽状态的预防方法;对于已病人群应采取积极中医药治疗确保轻型患者不向普通型转化,普通型患者不向重型转化,重型患者不向危重型转化的预防方法;对于治愈出院人群应采取调养生息,防止复发的预防方法。

蒋燕君等利用数据分析各地区中医药预防新冠肺炎的组方用药规律。通过对17个省市涉及不同人群(包括儿童、老年人、孕妇等)的52个预防方的分析,以及44首内服方的数据挖掘,提出:①对于不同省份中的不同人群特点制定不同的预防方,体现了中医"三因制宜"的特色。②对于预防阶段,通过补益肺脾之气等来提高人体的正气,从而提高机体的抗病能力,方药有玉屏风散,核心药物有黄芪、白术、防风、甘草。③根据疾病的致病特点,相应地制定预防方药,做到"随证预防"。针对本次疫情"湿、热、毒、瘀、虚"的特点加入一些清热燥湿、滋阴养液的药物,可以使得预防方的针对性更加强。④强调"气机"的重要性,可在预防阶段加入如陈皮、厚朴、桔梗等理气的药物以使气机通畅,做到未病先防。

罗芯怡等认为除了补足正气,增强自身免疫力外,应根据不同气候、不同地区、不同人群辨证预防,这也体现了中医"三因制宜"的普适性。北方地区多燥,在清热解毒基础上应注意防燥,宜加滋阴润燥药物,如麦冬、芦根、玄参等;南方地区多湿,在清热解毒基础上应注意化湿,宜加芳香化湿之品,如藿香、佩兰、苍术等。新冠肺炎的预防还应注重不同体质的差异,需根据年龄、性别、基础病情况不同辨证用药。此外,还应重视隔离,适当运动,综合预防,灵活运用各种措施,以达到最佳预防效果。

郑涵尹等通过分析新冠肺炎的中医发病特点,在"三因制宜"理论的指导下,结合自贡地区的具体情况,提出了口服中药(根据不同的人群,服用对应的4种防冠方药)、佩戴香囊(苍术10 g,艾叶10 g,石菖蒲10 g,薄荷10 g,藿香10 g等)、中药熏蒸(板蓝根10 g,石菖蒲10 g,贯众10 g,金银花15 g)、中医运动(五禽戏、八段锦、太极拳、太极剑等)等预防方法,取得了一定的临床疗效。

宋成等基于中医"治未病"理论筛选出预防新冠肺炎的"药食同源"类中药,包括桑叶、菊花、黄芪、青果、桔梗、金银花、藿香、甘草、百合(鲜百合)九味中药,以应用于预防新冠肺炎。

蔡倩等基于八段锦、太极拳、易筋经等中华传统气功的调身、调息、调心作用,结合新冠肺炎的病因病机特点及防治思路,从运动训练、呼吸训练及心理支持三方面探讨健身气功防治新冠肺炎思路。认为健身气功防治新冠肺炎可能通过其提高患者的免疫功能、运动耐力、生活质量、日常生活能力等作用,以改善患者呼吸功能及缓解心理压力等,符合中医治未病的基本理念。

(撰稿:李奕祺　审阅:章文春)

[附] 参考文献

C

蔡倩,荆纯祥,张溪,等.健身气功的健身防病作用及其防治新型冠状病毒肺炎思路探讨[J].广州中医药大学学报,2020,37(8):1602

陈良,李光熙,李修洋,等.基于仝小林院士脏腑风湿理论探讨新型冠状病毒肺炎康复期的中药治疗[J].云南中医学院学报,2020,43(2):25

陈艳懂,刘先洪,苏同生.从血脉康复理论探析脑卒中后认知障碍[J].吉林中医药,2020,40(9):1150

程倩雯,周慧灵,毛启远,等.林洪生"固本清源"理论指导下的恶性肿瘤"五养"康复理念[J].中华中医药杂志,2020,35(12):6141

程智方,吴俊良,温红娟.《老老恒言》防疫观探析[J].长春中医药大学学报,2020,36(4):627

D

董善京,张思森.从中国古代哲学观谈中医养生[J].中医学报,2020,35(10):2110

董徐斌.《老老恒言》关于老年人睡眠养生的认识[J].世界睡眠医学杂志,2020,7(3):399

F

冯颖,李娉婷主编.应用营养学[M].北京:中国纺织出版社,2020

G

高翔,林柳云,黄晓源,等.广西"互联网+"中医治未病健康管理服务云平台的研发与示范[J].中国数字医学,2020,15(3):89

高振梅,徐东娟,丁元庆.基于营卫理论探讨痿证发病机制[J].中华中医药杂志,2020,35(12):6185

耿笑冉,刘秀峰,黄嘉健.穴位动态识别 APP 研发[J].医学信息学杂志,2020,41(9):74

龚强,郭磊磊,谢易谨,等.浅析"气脉常通"理论在急性心肌梗死患者心脏康复中的运用[J].中国民族民间医药,2020,29(21):10

龚海英.谷物养生文献研究[D].南京中医药大学,2020

郭然,何俊辰.浅析中医治未病思想对新型冠状病毒肺炎的预防指导[J].中国民间疗法,2020,28(14):3

H

韩宇航.北京地区社区养老驿站建筑设计研究[D].北京建筑大学,2020

黄邓军,李玢慧,谷磊,等.基于"治未病"思想探讨中医传统功法在新冠肺炎预防及康复中的应用[J].湖南中医药大学学报,2020,40(10):1261

J

姬爱冬,荆志伟,宋新红.导引康复法在新型冠状病毒肺炎隔离期的应用[J].中医学报,2020,35(7):1383

贾思琦.《中华医藏》养生类古籍版本考察与甄选[D].中国中医科学院,2020

姜玉雯,陈春凤,叶秀兰,等."施氏十二字养生功"调节老年女性焦虑情绪的效果观察[J].中外女性健康研究,2020,(3):126

蒋燕君,连妍洁,李君,等.基于数据挖掘的各地区中医药预防冠状病毒感染肺炎组方用药规律研究[J].世界中医药,2020,15(3):325

焦莉.中医食疗在老年人养生与防治疾病中的意义[J].医学食疗与健康,2020,18(1):34

金琪,郝晓凤,谢立科,等.黄芪于新型冠状病毒肺炎防治应用探讨[J].辽宁中医药大学学报,2020,22(5):50

L

黎美娟,叶明花,郑江明.从《老老恒言》看老年人的睡眠养生禁忌[J].陕西中医药大学学报,2020,43(1):51

李洁,张岩,蔡艳芳,等.《老老恒言》起居用具之枕的养生价值探析[J].中华中医药杂志,2020,35(7):3723

李孟慧,林殷,张聪,等.《老老恒言》粥方制法与食法探析[J].中医学报,2020,35(12):2532

梁敏.社区老年人健康保健方法和养老护理趋势[J].家庭科技,2020,(1):60

卢雯漪,任青玲."气"生命理论指导下中医快速康复外

科新理念的构建[J].山东中医药大学学报,2020,44(6):631

陆正坤,牛梦欣,于悦,等.国内保健市场现状浅谈与需求分析[J].现代商业,2020,(33):100

吕文亮.基于中医治未病理念的新冠肺炎中医药预防养护原则与思路[J].时珍国医国药,2020,31(3):706

罗芯怡,涂爽,李玲.中医"治未病"思想在预防疫病中的作用[J].河南中医,2020,20(4):503

N

牛文民,刘智斌,郭靖辉,等.孙思邈养生理论精髓之解析[J].中国中医基础医学杂志,2020,26(6):718

牛瑶瑶.《抱朴子内篇》儒道并济的养生思想研究[D].郑州大学,2020

O

欧阳夏荔,段浩茹,金琪,等.保健灸关元穴对老年大鼠血清和肠道氧化及炎症反应的影响[J].中国医药导报,2020,17(31):12

P

彭玉凌,王蕾.移动互联网养生保健平台创新发展探究[J].科技创新与应用,2020,(25):27

R

任祖镛.陈直与中国最早的老年养生医学专著[J].江苏地方志,2020,(5):55

S

萨翼.从灵芝类保健食品批准情况看未来中药类保健食品发展方向[J].中国现代中药,2020,22(7):1124

宋斌,邵建柱,赵林华,等.从"肺脾相关"谈新型冠状病毒肺炎中医药预防方组方策略[J].四川中医,2020,38(10):9

宋成,刘君君,姚诗文,等.基于中医"治未病"理论筛选预防新型冠状病毒肺炎的"药食同源"类中药[J].亚太传统医药,2020,16(11):18

宋剑勇,牛婷婷编著.智能健康和养老[M].北京:科学技术文献出版社,2020

苏嘉,谢平金,廖璐,等."形-气-神"三位一体理论在中医康复学中的核心作用探讨[J].中国中医基础医学杂志,2020,26(12):1775

T

汤小敏,陈南萍,文锦,等.针刺联合绳带疗法在脑卒中偏瘫康复中的应用[J].中国中医药现代远程教育,2020,18(23):115

唐倩楠.基于老年人的社区康复景观设施微更新设计[D].广东工业大学,2020

唐振宇,庞宇舟,马晓聪,等.壮族老年养生文化探究[J].广西中医药,2020,43(2):50

田明,孙璐,王茜,等.新冠肺炎疫情之下保健食品行业消费调查分析及政策建议[J].中国食品学报,2020,20(9):356

W

王凯,潘力弢,谢恩健,等.孙晓生教授指导应用食疗和艾灸在肿瘤化疗和康复期调治经验[J].深圳中西医结合杂志,2020,30(22):76

王洋,董妍,阎琪.灸疗结合中医康复护理模式在脑卒中后尿失禁患者中的应用[J].中华现代护理杂志,2020,26(22):3025

王笑丽.基于养生文化的休闲养老园景观设计研究[D].苏州大学,2020

魏聪,常丽萍,李翠茹,等.中华养生文化的历史沿革(上)[J].天津中医药,2020,37(10):1085

魏聪,常丽萍,李翠茹,等.中华养生文化的历史沿革(下)[J].天津中医药,2020,37(11):1225

吴佳欣.科学养生保健对老年人心理健康的影响[J].心理月刊,2020,15(2):45

X

谢双峥.古代四时养生思想的历史发展及文献研究[D].江西中医药大学,2020

幸春容,胡彦君,李柏群,等.大健康产业背景下中药保健食品发展浅析[J].中国药业,2020,29(18):19

许芳.传统养生术的生态学机理及在老年心身疾病中的应用[J].实用老年医学,2020,34(11):1124

Y

闫文杰,段昊,吕燕妮,等.食用菌在我国保健食品中的应用研究进展[J].食品科学,2020,41(21):296

杨麒,周月倾,王洪云,等.民族民间药食两用植物资源

学术进展

开发思路探索[J].现代商贸工业,2020,41(18):85

杨栋峰,陈常莲,华诗培,等.徐春甫老年食疗养生探析[J].江西中医药,2020,51(11):39

杨慧君.中老年人慢性疾病的健康饮食指导——评《老年膳食与营养配餐》[J].食品工业,2020,41(9):350

杨思敏,张玥玥,黄宗海,等.任督灸用于新冠肺炎的预防和后期体质的恢复[J].中医学报,2020,35(5):924

姚海涛.天生人成与礼术合一——荀子养生之道诠论[J].江南大学学报(人文社会科学版),2020,19(1):25

游德森,钟业霖,梁荣家,等.浅谈"培土生金"法在新型冠状病毒肺炎预防中的应用[J].广东药科大学学报,2020,36(6):907

于建荣,崔宝善主编.中国老年健康服务发展报告[M].北京:科学出版社,2020

余小平,林琳主编.老年照护常用技术[M].北京:人民卫生出版社,2020

Z

张燕.从中医"治未病"理论谈新型冠状病毒肺炎的中医预防[J].中医药信息,2020,37(2):5

张爱莲.中医综合疗法干预在单纯性肠梗阻患者康复中的应用[J].中国民间疗法,2020,28(14):46

张芳铭,郑慧,郑淘,等.改善睡眠功能的食药资源及保健食品应用[J].食品科学,2020,41(23):303

章文春.论中医气功在新型冠状病毒感染肺炎防控治疗中的作用[J].江西中医药大学学报,2020,32(2):16

章文春,刘争强,赵张旸.基于中医气学说的虚拟仿真养生保健系统的开发研究[J].江西中医药,2020,51(3):18

赵晓东,方芳,白雪松,等.针灸联合理疗康复在颈椎病治疗中的应用价值[J].内蒙古中医,2020,39(8):113

郑涵尹,叶灵兰,邹学敏,等.中医药预防新型冠状病毒肺炎方法探讨[J].中国中医药现代远程教育,2020,18(5):X37

周雪,张建军,乐娜,等.缓解视疲劳功能中药复方保健产品配方规律及特点分析[J].中草药,2020,51(14):3753

周天寒,黄姗,孙景环主编.老年常见病中医诊疗与养生[M].北京:中国中医药出版社,2020

五、医史文献

（一）古籍文献

【概述】

2020 年中医古籍文献研究主要是对训诂考据、版本目录、古籍临床应用等领域进行了深入研究。此外，本草文献、方剂文献和涉医出土文献研究方面亦多有进展，另设专条论述。

1. 训诂考据

吕晓雪等采用文献比较的方法，对古辞书中的医学词语进行梳理分析，并在前人研究的基础上，结合人体解剖学知识，确定"咽""喉""咙"三者的位置关系。认为咙即咽，咽与喉相连，喉在上，咽在下。"嗌""噎"为咽部疾病，指吞咽食物困难。"喝""瘄"为喉部疾病，指声音嘶哑。

赵雅琛等以中医古籍《伤寒论》《黄帝内经》和《食物本草》为例，分别列举对三部书中"昐""盼""眄"三字的误读现象，提示在阅读中医古籍时应当注意区别这三个字形相近的字，避免因文字混淆而产生的误解。

顾培杏等认为"瘾"字原作"隐"字，而对于"隐"字的理解通常局限于隐蔽、隐藏等含义。正是由于这种理解，现代普遍认为"瘾疹"的命名是由于其时而隐藏于皮肤之下的特点。但是命名为"瘾疹"的真正原因恰是由于其时而凸出的特点，即其原意是凸出皮肤外的疹子。

黄盈婷等发现，《黄帝内经》中"络"以单音节词形式出现的频次相对较少，词性为名词或动词，词义

常表络脉或联络的含义。"络"以词组形式出现的频次较多，词性为名词。"络"在《内经》中指细小的血府，虽仅一次提到"络病"之词，但对其病因、病机与诊治均较详细地论述，确为络病认识之源。

王明认为，病名的命名常结合病因、病机、病位、疾病特征等因素；腧穴命名主要依据为天人合一学说、建筑、卦象、阴阳五行学说、藏象学说、治疗功用、人体部位（肢体形态）等；植物药命名则来自药物的形态、纹色、气味、滋味、质地、性态（生长时间、生长环境、产地、生长特性、生理特性）、功能、故事传说、外来语、避讳。通过对中医术语训释，梳理和阐释中医学源远流长的文化内涵，对了解古代文化背景、先民的哲学思想、中医知识体系的构建、古代思维方式等都具有重要指导意义。

2. 版本研究

郭晨阳等认为，名为《素问纠略》的医书实有两个版本：其一为前述杨慎所著的三卷本，已经亡佚；其二为周木辑佚或假托元代朱震亨所作的《素问纠略》一卷本，现存抄本。

成高雅等整理日本京都大学附属图书馆富士川文库藏书，共得 85 件中医稿抄本，其中不乏多纪（丹波）元简、元胤等医学考证学派医家经手的写本、校本，也有一些中国国内已佚或残损，如国内已佚失的明代卢万钟《医说佛乘》，明代卢明铨《一万社草》国内仅存残本等。

邬晓东等认为，《惠直堂经验方》四卷成书于清代康熙年间，系清代浙江会稽陶承熹历二十年博采

众方,暨其外祖李大来验方和其父陶式玉效方共一千有余辑集而成。《中国医籍大辞典·方书类》定此书所载方剂"不惟广收博采,而又多经前人历试有验,故为一部颇为实用的方书"。根据《中国古医籍书目提要》统计,现存清康熙三十四年乙亥(1695年)侣山堂刻本、清雍正十三年乙卯(1735年)东壁堂刻本、清乾隆二十四年己卯(1759年)风自堂刻本、清乾隆四十九年甲辰(1784年)步云阁刻本。

林琦调查发现,《中国中医古籍总目》收录近500种民国雕版医籍,这些医籍种类繁多,涉及中医药学各科,质量较好。刻印机构沿袭旧有的官、私、公刻三大系统,当时雕版刻印医籍较多的有张氏及其义生堂、江阴宝文堂及上海千顷堂书局,其中从事医籍雕版刻印的地方基本遍布全国。林氏还指出,民国期间广东出版印刷的大量医籍反映出广东医学发展的基本概况:这一时期医学研究重点仍是中医药学;医学教育蓬勃发展;促生了一批本地医家及医著;医学研究视野扩大、医学信息暴增。

于业礼等发现,天一阁博物馆所藏中医药稿抄本中,有50余种为《中国中医古籍总目》所失载。

高雨等认为,近代著名外交家、法学家伍廷芳所撰《延寿新法》,其版本众多,以南京中医药大学图书馆馆藏抄本为善。

3. 校勘研究

通行本的《华佗传》选自中华书局1959年校点本《三国志·华佗传》,而中华书局校点本距今已有60年,近年来随着新发掘的各种《三国志》版本,中华书局《三国志·华佗传》的文字疑云逐渐浮现。陈红梅等将巴蜀书社《三国志版本荟萃》中涉及《华佗传》的15个版本,与通行本进行一一比勘,发现它有9处异文,并对9处异文逐一进行分析考辨。

校正医书局是北宋仁宗嘉祐二年(1057年)由官方专门设置的、以刊行颁印中医古籍为目的的临时性机构。至神宗熙宁二年(1069年),12年间先后有13位官员参与编校医籍11部。其中,《脉经》并未列入校正医书局最初校正8部医籍之计划,该书于神宗熙宁元年(1068年)由高保衡、孙奇、林亿等校讫,成为宋之后定型化版本,传习至今。孟永亮从校勘过程、方法和内容等三个方面进行简要考释。

黄英华等以朝鲜原书覆刻的日本文久元年(1861)本影印本为《医方类聚》底本,元勤有书堂刻本缩微胶片(简称元刊本)为《妇人大全良方》底本,对《医方类聚》引用《妇人大全良方》内容进行比较,发现《妇人大全良方》在《医方类聚》直接引用42次,其中"妇人门"41次,"小儿门"1次;间接引用分为单行大字和双行小字2种,无明显规律;直接引文是根据体例和内容进行了相关调整,引文与元刊本差异大多较小,可以互相修正、补充。

王羚翔等认为,目前熊宗立《王叔和脉诀图要俗解大全》之通行本为郑金生主编之《海外中医珍善本古籍丛刊·新编王叔和脉诀图要俗解大全》影印本、《海外回归中医善本古籍丛书·王叔和脉诀图要俗解大全》点校本及马继兴主编之《日本现存中国稀觏古医籍丛书·新刊勿听子俗解脉诀大全》影印本。王氏在整理明代医家聂尚恒编撰的《医学汇函》(崇祯戊辰1628年跃剑山房初刻本)时发现,该书收录了明代熊宗立编撰的《王叔和脉诀图要俗解大全》的内容,称"新刻医学脉诀",经与该书通行本对照校勘,纠正了一些误字,并补充脱文。

4. 目录研究

张晓红等从医学档案、医学专著、医学教育机构出版物、医学刊物四方面对现存民国广州医学文献进行调查分析。

5. 古籍临床应用

梁玲君认为,姚秦时期佛陀耶舍与竺佛念共译的《四分律》中对耆婆医案的记载最为集中,案例涉及病种有头痛、痔疮、肠扭结、水肿,治疗方法涉及外治法、内治法、手术疗法。通过对耆婆的生平、《四分律》中关于耆婆的六则医案以及医案反映出的医学思想等三个方面进行介绍,说明耆婆在中印医学交流史上的重要地位。

寿梅认为,《太平圣惠方》补充了 6 岁以下小儿疾病的治疗方法;划分了惊风与痫病的区别,认为惊风是热极生风所致的疾病,而痫病则是痰热引发;在治疗上,多用食物赋形,注重小儿服药的口感;在调制内服外敷药物时,又用不同汤剂来促进药效;同时注重针药并用、辨证论治,讲究寒热并用,顾护小儿脾胃。

贺敬波指出,陈士铎认为百病多起于痰,他对白芥子推崇备至,认为白芥子善化痰涎,皮里膜外之痰无不消,实胜于半夏、南星,白芥子"能消能降,能补能升",在《辨证奇闻》中内科、妇科、儿科疾病中广泛运用。白芥子多与人参、白术、白芍、当归、熟地等药物配伍,较少与其他化痰药配伍,用量以二钱和三钱为主。陈氏还主张阴气耗必有痰,血病也多痰,消痰始能补血,丰富了中医学痰与阴血之间的理论关系。

任诗音等认为,清代医家熊应雄在审病辨证、推拿治疗、选方用药、药物炮制、方药用法等方面重视后天调护,以"脾胃"为中心:辨治小儿脾系疾病时以健脾和胃、利湿化浊为重;辨治小儿肺系疾病时重用培土生金法;辨治小儿肝系及心系疾病时巧用抑木扶土法;辨治小儿肾系疾病时把握"先天和后天并重"的原则。用药方面善用甘味及归脾胃经的药物,同时严格控制剂量以保护脾胃功能,并采用姜制法、麸炒法、蜜制法等药物炮制方法,以及温服法如米汤化下、姜枣汤下等服药方法,进一步增强运脾和胃、温阳散寒之功效。

鲍昭认为,陈士铎辨治心系病证重视病因鉴别,探究病机充分联系五脏,论治时强健胃气、补助胆气、心肾同调,组方推陈出新、不泥于古,疗效往往一剂便知,数剂则愈。

谌癸酉等指出,《疡科心得集》"营气不从""按部求因""伏邪理论""经络辨证""外疡内出"等理论分析成脓的原因;辨脓讲究"阴阳、气血、虚实、有无、深浅、形质色泽、气味、预后";其内治提倡按卫气营血的阶段进行治疗,并且在临证中善用和营之法,外治则注重手术时机及方法的选择。

(撰稿:范磊　审阅:张如青)

【涉医出土文献研究】

钱超尘以天回老官山汉墓出土的医简,纠正《内经》《伤寒论》中三例文字的讹误,即"搏"当作"搏(抟)","惕惕"当作"惕惕","仁"应作"人"。袁开惠、和中浚指出老官山汉简《脉书》中的目病"浸"以流泪和目生肤翳为主要特征;"脉浸"以脉蔽瞳子、翳膜遮蔽黑睛为主要特征;"赦"以眼弦糜烂为主要特征。张雷认为,张家山汉简《引书》"寒则劳身"中的"劳"当释作活动;武威汉代医简 87 乙"治湯火涷方"中的"涷",当释为"涷",是"烂"的异体字。李丽等认为,张家山汉简《脉书》简 8"其衷约隋"中的"隋"读为"隳",义为毁坏,即大肠的约束能力坏掉;马王堆《五十二病方》中的"宏"当为一种疮痈类外科疾病,发病部位面积较大,可能呈现成片出现甚至病发全身的特点。纪婷婷等以胡家草场汉简"治心腹病"方和"病水"方为例,对里耶秦简中的若干文字进行补释,并结合传世医籍对两首医方所记病证及治疗方法作出初步疏证。丁媛通过考察出土文献和传世典籍,发现"瘅"病多表现为热盛于内,既有黄疸之候,又有阴亏虚劳之候。东汉以后,"疸"逐渐取代"瘅"的"黄病"义项。但是在相当长的一段历史时期,"瘅""疸"二字混用,皆可谓黄疸病。刘晨光等对简帛中医药文献中的瘅和疝两种病证进行梳理,再结合唐以前的传世典籍,从而探讨两种病证的源流及嬗递承传关系。郭晶磊等从出土简帛文献入手,结合传世文献,发现"癃(癃)"有罢病、小便不利等意思,认为这与古代学术分科有关,并对"癃""淋"进行了简要的梳理。

王化平将马王堆汉墓出土的房中书与后世传世文献中所保留相关内容进行比较研究,发现马王堆房中书极少出现女性对话者,强调房事对于夫妻双方的益处,将房事和谐与家庭伦理和政治相联系,展现出一些儒家思想的因素。后世文献中保留的房中书受道教影响很大,视房中术为成仙之道,将早期房中书中的一些内容发挥到了荒诞不经的地步。杨博介绍西汉海昏侯墓出土房中简约 60 枚,简大多残断,但格式齐整,分别讲到"八益""七损""十势""十修"与"十道",内容可以马王堆汉简《天下至道谈》《合阴阳》等相对应。杨氏列举了部分海昏侯简文,并且与马王堆汉简进行比较异同,认为海昏侯简牍的发现,提供了西汉时期《容成经》的可能面貌,对明确马王堆汉墓竹简《天下至道谈》等与容成阴道类书的联系、研究马王堆房中书的学派特性,均有不可替代的重要价值。刘娇认为,张家山汉简《引书》中多见"精""气""精气"之语,其理论背景应是先秦道家"精气"思想,"导气"是对这种"精气"思想的应用和发挥,并以此为依据,考察"人生于清"句和"治身欲与天地相求"一段。

于业礼对敦煌文献中的《新修本草》6 个残片作了详细梳理,认为 P.3714 卷十残卷,以朱墨杂书的形式写成,是目前最接近《新修本草》原貌的残卷,为后人辑佚该书提供了较重要的参考依据。葛政等指出 P.2666 保存了 13 首隋唐医方,涉及亡佚隋唐医方书《必效方》《崔氏纂要方》《救急单验方》《张文仲方》《救急方》《开元广济方》。赵雅琛等通过考证认为敦煌文献甘图 007《四分律删补羯磨卷》写本中的"干瘠"不应读为"消渴",当读为"干屑",不单指某一种疾病,而是一类皮肤病的统称。刘英华根据 ITJ756I 和 ITJ757 文书中引录的相关记载,再联系藏医史和《毕吉黄函》进行论证,推定其为毕吉疗伤方,并对拜占庭医药的东传及其影响做初步探讨。

李廷保等对敦煌《辅行诀脏腑用药法要》所载 61 首方剂中治疗脾胃病常用对药的功效进行了总结。陈程等从制备、用法、功效等方面探讨了敦煌古医方中的药油方和外来药物石蜜。杨佳楠等总结了敦煌文献中外用美容方组方用药特点,认为其治养结合,善用脂药、风药、香药。吴新凤等分析了敦煌文献《平脉略例》《玄感脉经》《亡名氏脉经第二种》中脉象描述特点。

马利芳等从本草的分类、三焦理念、本草的同形相类等三方面探讨了"三才思想"在敦煌医方中的体现。王凝等指出,"天人合一"观在敦煌中医药诊法文献中主要体现在关于平人脉息关系与四时平脉的论述方面;在本草医方文献中主要体现在天地之象与人之生理病理之象的类比、四时加减用药法等方面;在明堂经脉文献中主要体现在关于人神禁忌的论述方面的论述上。吴钧等从《易经》的中国文化原点出发,探究"医易同源、以易释译"的敦煌文献英译策略与方法,并因敦煌医学术语的特殊性与翻译的重要性,选择以敦煌医学为例说明"变译""象译"和"创译"在翻译实践中的运用。

沈澍农等发现,俄藏黑水城文书 TK187 主体为半纸衔接的特点,并提出"缀接"的概念,使本组 16 图中的大部分图叶的相对位置关系、抄录方式以及部分编缀顺序得以明确。陈陠等对俄藏黑水城文书 TK187 进行重新考释,纠正了以往的医学释读错误。于业礼等发现英藏黑水城文献 Or.8212/1343 残片所载内容实出自北宋朱肱所著《活人书》卷二,可新拟名为"写本《活人书》残片";Or.8212/1106 残片则与北宋时期编著的《太平惠民和剂局方》有着密切的关系。陈陠等指出 Or.8212/1343 残片中的文字与《南阳活人书》部分文字以及顺序完全相同,故极有可能抄自此书;俄藏黑水城文书 TK107V 的五件残片所载医方与传世医书《泰定养生主论》之"酸枣仁汤"存在同源关系;黑水城出土 HF249A 背文书所载药方为"快气汤",源自《太平惠民和剂局方》和《世医得效方》。

李姗姗等通过考证马王堆《足臂十一脉灸经》和《阴阳十一脉灸经》(甲乙本)、《黄帝内经》十二经脉和《伤寒论》"六经辨证"内容,从时间、数量词、经络名、循行、涉及疾病等方面系统阐述了三者间的联系和演变。

(撰稿:丁媛　审阅:张如青)

【中医翻译研究】

1. 翻译研究的对象

(1)名词、术语与词组　胡庭尧等对《黄帝内经》"五神"概念系统中"志意"一词的内涵进行了考证。指出"志意"在《素问》《灵枢》中分别出现了6次和4次。梳理《素问》《灵枢》所载10处"志意"一词的语篇,确定不同语境下"志意"的内涵。在术语内涵界定的基础上,对比"志意"一词在李照国、文树德(Paul Unschuld)、吴连胜和吕聪明(Henry C. Lu)四部《黄帝内经》英译本的不同译法,认为主要问题包括:第一,译者对"志意"对原文概念理解不准确、不全面,缺乏意识,存在误译现象;第二,译文过分强调译名统一,不同语境下"志意"一词的含义不同,但译名相同。如吕译本将4种含义的"志意"都译为 will and sentiment(s),文译本都译为 mind;第三,含义相同但译名不统一。如李译本将广义的"志意",即"精神"译为 mood, mental states, Yizhi(mind)三种不同译文。最后提出,中医术语翻译要遵循准确性原则、统一性原则和对应性原则。

李淑媛对比分析了李照国、吴连胜、威斯和文树德四部《黄帝内经》英译本中"夜卧早起"一词的英译及其翻译策略。指出"夜"为形声字,与昼相对,本义为"从天黑到天亮的时间",也可特指深夜。"卧"表示人卧倒躺下的状态,表示躺下,或躺下休息,或躺下准备进入睡眠。既可指已经睡眠的状态,也可指还处于觉醒状态。关于"夜卧"一词,不同译者对其理解不同:李照国将其译为"[People may] sleep late in the night";吴连胜译为"one should sleep when night comes";威斯将其处理为"After a night of sleep";文树德将其解释为"Goto rest late at night"。而"夜卧早起"应该被解读为晚睡,此处并非指熬夜,而是相对于"日出而作、日落而息"的生活习惯而言,强调四时作息应顺应季节的更替。通过比较四个译本的译文发现,文树德译本准确地表现了"夜卧早起"的真正内涵。

高天扬基于尤金·奈达的功能对等理论分析中医病名的翻译,将中医病名分为四类:一是与西医病名相同,含义相同;二是与西医病名不同,含义相同;三是与西医病名相同,含义不同;四是中医特有病名。针对不同的病名类型,主张采取直译、借译、重创等翻译策略,最大限度地实现译文的客观性、可读

性和实用性。

朱雁等认为,中医药术语中含有较多的抽象用语,且富含文学特性,故基于文本类型学理论分析中医药术语文本类型。进一步基于目的论的视角,提出语言共核优先、语言忠实与准确、语言动态对等、语言接受度及语言民族性传承等五大翻译原则。

曲倩倩等分析《中医药学名词》《传统医学名词术语国际标准》及《中医基本名词术语中英对照国际标准》收录的中医典籍书名中"方"的翻译存在问题,提出中医药术语的翻译是中医药文化翻译走向世界的关键,翻译中医药术语需要对术语的文本类型进行分析,从准确性原则、回译性原则及规范统一原则出发,宜用 prescription 一词来实现"方"的译名统一。而并非 recipe 和 remedy,recipe 容易让西方读者将中医典籍误认为是烹饪书,造成归类上的困扰,也容易造成误读;remedy 一词多译为"治疗""缓解"疾病,在翻译"方"时不具备回译性。"方"的翻译主要在于选择 formula 还是 prescription,而 prescription 在韦氏词典中包含了 formula 和 remedy。故 Prescription 翻译中医典籍书名中的"方"最为贴切。

(2)典籍、文本与文献　刘帅帅等提出,《饮膳正要》的翻译最早可追溯到20世纪80年代,而首部英译本出版于2000年,由英国劳特里奇出版社(Routledge)出版。10年后博睿学术出版社(Brill)出版增订版。目前,国内几乎没有关于《饮膳正要》英译的研究。刘帅帅等总结了《饮膳正要》首部英译本具有译本完整、注释详明、选词考究的特点。同时也存在术语翻译不当、伪对应、过度意译、偶有误译等问题。从翻译目的原则、连贯原则和忠诚原则的视角考量,英译本中一些不恰当的翻译降低了译文的忠实度,在一定程度上限制了准确传递原文信息的传递。但瑕不掩瑜,作为迄今为止唯一一部公开出版的完整英译本——*A Soup for the Qan* 较为全面系统地向西方读者介绍了中国古代第一部营养保健专著,为中医药文化对外传播做出了重要贡献,奠定了中国古代食疗翻译研究的基础。

高芸分析了《素问》不同英译本的文本特色:威译本基于译文可接受度,采用归化译法;倪译本采用编译,向初学者和普通读者介绍和传播中医学理论知识;李译本从语言国情学出发,采取异化译法,展现原作原貌;文译本全面再现中医经典原貌和中医文化价值,学术性强,同时采用符合西方读者习惯的语言表达方式。认为学界讨论归化与异化翻译应该考虑其特定的社会、时代背景,借助全球化潮流,跨越语言文化差异,逐渐实现平等的文化学术交流和对话。

王银泉等对 20 部《黄帝内经》英译版本情况进行了全面考证,总结出《黄帝内经》英译本的特点:①从早期发表在期刊,到中后期由正规出版社出版,译本的出版发行逐渐趋于成熟;②译本的形式多样,包括译本、选译、编译、全译等,既有全英文译本、中英对照,还有漫画插图本;③从译者背景来看,译者大都具备一定的医学背景,从事医学史、中医文献或典籍英译研究,或从事临床工作;④18 位译者中,外籍华人和爱国学者占多数,其中 14 个译本由外国译者或华人翻译,表明中医翻译及其传播在国外更受重视。同时文章还分析了关于加拿大译者吕聪明和亨利·C.陆实则为同一人。

曹思佳从功能对等理论出发,结合中医经典古籍《伤寒论》的文本特点,分析"功能对等理论"在《伤寒论》翻译中的运用,认为英译本的质量好坏取决于译文读者能否产生与原文读者相同的反应,功能对等理论的要求是使目标读者对译文的理解和接受能够与原文读者对原文的理解和接受保持一致。

梁舒佩等从接受理论视阈分析《内经》倪毛信译本和李照国译本。认为二者皆具有明确的读者定位,前者面对较为广泛的一般读者,译文注重流畅性,对文中的留白补充较多,用词亲近读者;后者面向具有一定中文或医学基础的学术性读者,译文注重忠实原文和逻辑性,对文中的留白补充较少,译文语气严肃,符合学术型读者的阅读习惯。

高芸认为,倪毛信《黄帝内经》译本在保留中医文化内涵的前提下,采用增译、改译、删减的翻译策略,以西方读者易于理解的方式对中医文化负载词进行诠释;通过添加连接词、过渡句,应用读者人称、态度词语、情态词语等语言资源加强译文的连贯与衔接,提升叙事的可读性;通过运用内容简介、翻译说明、标题与图表等形式的副文本手段满足目标读者的阅读期待。

汪芳萍认为,目前中医古籍翻译的现状和困境有四:①中医文化具有特殊性;②中医翻译缺乏科学理论指导;③中医翻译标准缺乏统一性;④中医翻译人才短缺。指出可从以下方面改善:提升译者的知识结构、提高译者多语言转换能力、培养译者跨文化意识、培养译者重视中国特色译法、鼓励译者树立"翻译团队"意识以及端正译者翻译态度培养中医译者的综合素质。

唐旭东等认为,《肘后备急方》外译困境有四:①《肘后备急方》的古文性质给外译带来了巨大挑战。不同于现代汉语,文言文在描述上存在着大量的实词和虚词混用的情况,并且由于缺少标点,让解读变得更加困难;②《肘后备急方》的古文性质给译者水平提出了巨大要求。《肘后备急方》外译需要进行大量的"二次翻译",对传统典籍的"二次翻译"不是指如何调整目标文本,如何进行二次创作,而是指在英译过程中,对典籍首先要进行从文言文到现代汉语的翻译,之后再进行"二次"的外译;③《肘后备急方》的文化属性给翻译策略选择带来了巨大困难。对于典籍翻译,外译中翻译策略的选择也会影响到外译的整体水平;④《肘后备急方》的研究环境给外译工作带来了巨大阻碍。故译者需要做的是将源文本真实科学地再现,在外译过程中,译者除了对现代汉语和外语有着扎实的基础外,还应该加强对古汉语的学习,对古汉语的出处进行缜密的考证。在翻译策略中,以"化境"为最高目标,通过中国特色文化词语翻译和英文注释的结合使译作变得完整,有可读性,并且可以最大限度地体现汉语的行文特点。

(3)文化、修辞与隐喻 余峥瑶等对中医跨文化翻译提出几点建议:①应用中医思维方式;②针对目标译文读者;③思考中医内涵。中医翻译不是一一对应的、机械的语言转换,译文既要展现原有的意义和文化,又要符合读者的思维和审美习惯。

李成华等提出中医翻译中的民族性原则和传统译论的英译法、直译法、异化翻译法都是源语导向的,为构建中医对外传播中的文化自信提供了基本遵循,有效地传递了中医文化,体现了文化自信。

张淼等提出中医典籍文化负载词翻译策略:①中医基本术语文化负载词采用直译法。对于中医基础理论类、诊断类、疾病类、治疗类术语,在结构上与英语的结构接近、词序相同,直接采用直译法能准确传达原文含义的同时保留原作风格,译文更容易被读者接受;②中国物质文化负载词多采用音译或音译加注。文化词语是表现民族丰富的文化内涵并且有固定文化附加义的词,例如"黄帝""岐伯""天师"等采用音译加注的翻译方法更合理;③古汉语特有文化负载词,多省译或意译。如"古今异义字""通假字""一词多义""连绵词"等,根据上下文具体情况,识别他们在不同语境中的含义,采用省译或意译等方法。

2. 翻译理论、原则与方法

李毅等发现信息压缩功能、双重语篇衔接功能、叙事客观功能及语体正式功能四种语篇功能类型在英译本中的作用体现:信息压缩功能使得译文信息概括精炼;双重语篇衔接功能包括主位衔接功能和词汇衔接功能,前者促进了小句信息流动和语义连贯,后者使得译文前后呼应,增强语义关联;叙事客观功能增强了译文的学术性和说服力;语体正式功能则有助于建构译者学术身份和译本学术价值。认为李照国译本通过名词化隐喻,合理再现了中医典籍学术语篇简古深奥、逻辑性强、客观抽象、学理味浓等特点,有效地提高了语篇的连贯性、学术性和接受性,对中医典籍英译和具有借鉴价值。

叶柳倩等指出,针灸术语具有信息性、表达性

和操作性,三者有机结合对提高针灸学术交流的质量以及中医药的有效传播具有重要意义。在学术文本交流环境下,术语外译的首要目的是实现交流,因此凸显术语的信息性优先原则。在术语外译时,既要分析术语的文本特征,同时也不能割裂术语的三个特征。要综合整体地把握术语的外译策略。

齐熠等发现,学生译者与专业译者最常用的翻译单位均为词语与词组,学生译者更常使用单字作为翻译单位,而专业译者使用句子为翻译单位的频次远大于学生译者。学生译者在翻译的过程中更倾向于把译文拆分到最小的可以解决单位,但由于翻译单位小于语义的最小搭配结构,从而容易造成误译。在中医文本汉英翻译过程中,专业译者的翻译单位通常大于学生译者的翻译单位。

马凯等认为《黄帝内经》文树德译本的"厚译法"特色为:①逐字逐句翻译,补全原文省略;②全书重视译注结合,引用数目多、种类广;③医学实用性与文化研究并重,跨学科、文化、国别交流;④确保《黄帝内经》原意,并附个人见解;⑤寻求译介平衡,引入汉字拼音;⑥厚译法有取舍。"厚译法"的方式是一种能弥补翻译工作中文化缺失的策略,可以成为中西文化沟通、中医典籍翻译的新模式。"厚译法"的应用使得《黄帝内经素问译注》内容系统合理,译注明了清楚,弘扬中医医理,首次将五运六气学说全面系统翻译,又兼顾宣传中国文化,无中华文化背景的外籍人士得以全方位、多角度认识中医,乃至中华文明的核心内涵。

李克林以《黄帝内经》的汉英翻译实例,结合符号翻译学派的基本观点,对中医经典典籍的翻译策略进行探析。认为对于《黄帝内经》中的文字符号,不能进行简单的字面翻译,而应结合上下文和符号意欲表达的含义,挖掘符号背后的深层指代,进行正确符号转换,完成翻译。指出中医语言符号历史悠久,文化内涵丰富,译者可以从符号翻译学派的角度切入,采用直译或者意译等翻译技巧和策略进行翻译,同时还可借助 CAT 工具以实现中医语言符号的

转换和意义的表达,以突破中医语言符号的翻译难点。最后指出,译者也可在翻译过程中建立术语库,便于提高翻译效率,保证翻译中医典籍翻译的质量。

王丹从形合与意合的角度分析了吴连胜父子的《黄帝内经》英译本存在的问题。形合与意合是英汉两种语言在句法层面最显著的差异之一。英语重形合,汉语重意合。吴氏父子的《黄帝内经》译本注入了译者对中医医理的理解,重视展现中医的临床价值,语言流畅易懂,具有很高的学术价值。但是译文中存在不少因忽略英汉两种语言的形合、意合的差异造成失误。通过对译本前 3 章的译文研究发现,吴氏父子译本中的某些译文不符合英语形合的特点,主要体现在并列结构问题、谓语动词问题、标点符号问题 3 个方面。

3. 翻译研究的技术与方法

朱文晓等以 1978—2018 年近 40 年来中医翻译研究特点如下:①重技轻论现象有所改善;②研究逐步规范化和科学化;③翻译对象有待拓展,翻译学者缺乏学科建设的使命感;④国家战略需求关注不足。

闵玲考察《黄帝内经》英译语料库研究现状与特点,认为从论文发表动态来看,2009、2012 和 2015 年的发文数量明显增多;从发文机构来看,其中南京中医药大学最多;从载文期刊来看,主要有《中国中医基础医学杂志》《中华中医药杂志》《中国中西医结合杂志》,主要为中医药类期刊。可见,中医药学术期刊已形成《黄帝内经》英译研究的主流平台,但中医英译尚未得到术语界和翻译界的重视;从研究主题来看,主要分为英译语料库建设和概述性研究两类;从译本语料入库情况来看,目前尚未有大型《黄帝内经》汉英平行语料库,已建成的语料库规模小、选用译本少、内容不全。

4. 中医翻译研究的历史与现状

谷峰分析近年来中医翻译研究的现状、特征和历程,并就现存问题进行反思。认为从发文量年度分布来看,1999—2006 年为沉寂期,2007—2010 年为黄金发展期,2011—2013 年为瓶颈期,2013 年之后为稳定发展期;从期刊发文量统计可见,刊发成果的主要刊物为医学类专业期刊,如《中国中西医结合杂志》《中西医结合学报》《中国中医基础医学杂志》《广西中医学院学报》《中医药导报》等,此外还有翻译类核心期刊,如《中国翻译》《上海翻译》《中国科技翻译》等;从作者合作共现图谱来看,中医翻译研究的学者并不少,但合作聚类相似度较低。作者间的合作有待加强;从研究机构合作共现图谱看,主要研究机构为上海师范大学,其次是南京中医药大学、上海中医药大学、河南中医药大学、上海外国语大学、陕西中医药大学、北京中医药大学等;从关键词共现图谱看,"中医名词""科学技术""中医术语""《黄帝内经》"等为核心关键词。提出今后应大力推进研究者之间、研究机构之间的多方合作,同时还要注重主题多元化、理论创建创新性等问题。

5. 教育、教学与人才培养

李兆瑞等通过对《伤寒论》中文化负载词的翻译举例,提出中医药院校教师要通过翻译教学,不断提高学生的跨文化交际能力。

刘帅帅等提出,目前国内存在培养理念制约翻译人才培养、课程设置不合理、教学方法缺乏多样化、专业师资队伍缺乏、培养和招生政策缺乏连贯性、招生规模小等问题。对此提出:①优化顶层设计,完善中医药翻译课程设置;②加快构建中医翻译理论体系,推动中医翻译学科发展,建立合理的高级中医翻译人才培养体系;③要加强中医药翻译教学师资队伍建设;④从专业化向职业化转变,强化中医药特色意识;⑤扩宽中医药人才选拔范围。

(撰稿:王尔亮　审阅:张如青)

［附］ 参考文献

B

鲍昭.《辨证录》心系病证辨治特色探析[J].湖南中医杂志,2020,36(8):112

C

曹思佳.功能对等理论在《伤寒论》英译中的应用[J].湖南中医杂志,2019,35(12):82

陈程,刘喜平.敦煌古医方中的药油方探析[J].时珍国医国药,2020,31(5):1197

陈程,刘喜平.敦煌古医方中石蜜应用探析[J].亚太传统医药,2020,16(5):168

陈陷,沈澍农,丁大伟.俄藏黑水城医方"酸枣仁汤"初探[J].时珍国医国药,2020,31(10):2454

陈陷,沈澍农.黑水城出土医方"快气汤"残片考[J].中国中医基础医学杂志,2020,26(7):917

陈陷,沈澍农.黑水城医药文书 TK187 再考[J].江西中医药大学学报,2020(5):1

陈陷,沈澍农.英藏黑水城医药文献 Or.8212/1343[J].南京中医药大学学报(社会科学版),2020,21(1):44

陈红梅,郭宁,申红玲,等.基于版本与文义训释的《三国志·华佗传》异文校勘探究[J].中医文献杂志,2020,38(1):9

谌癸酉,梁宏涛,王若琳,等.《疡科心得集》对脓症认识及和营法运用的探讨[J].陕西中医,2020,41(6):786

成高雅,于业礼.京都大学附属图书馆富士川文库所藏中医稿抄本初探[J].中医药文化,2020,15(1):23

D

丁媛."瘴"病辨析[J].南京中医药大学学报(社会科学版),2020,21(3):187

G

高雨,李文林.论伍廷芳《延寿新法》的版本及其养生思想[J].江西中医药大学学报,2020,32(3):7

高芸.《黄帝内经》译者主体性的社会话语分析与启示[J].中国中西医结合杂志:1—4[2021-04-12].http://kns.cnki.net/kcms/detail/11.2787.R.20201012.1403.002.html

高芸.倪毛信《黄帝内经》译本叙事建构策略研究[J].中医药导报,2020,26(9):214

高天扬,汤博文.从奈达功能对等角度分析中医病名翻译[J].海外英语,2020(19):10

葛政,万芳.敦煌卷子 P.2666 中的亡佚隋唐医方考[J].西部中医药,2020,33(12):21

谷峰.近二十年国内中医翻译研究的可视化分析——基础 CNKI349 篇研究文献的考量[J].中国中西医结合杂志,2020,40(5):633

顾培杏,付阳,沈澍农."瘕疹"名义与"隐"字古义[J].中国中医基础医学杂志,2020,26(4):433

郭晨阳,白明,苗明三.《素问纠略》作者、版本考[J].中医学报,2020,35(1):222

郭晶磊,赵翀.简帛文献中有关癃病的医学史考察[A].见:简帛(第二十一辑)[C].上海:上海古籍出版社,2020:269

H

贺敬波.《辨证奇闻》中白芥子的运用规律探讨[J].环球中医药,2020,13(8):1377

胡庭尧,李晓莉,王乐鹏,等.《黄帝内经》"志意"概念的释义及英译分析[J].环球中医药,2020,13(5):865

黄英华,梁永宣,李敏.朝鲜《医方类聚》引用《妇人大全良方》的文献学研究[J].中华医史杂志,2020(1):39

黄盈婷,李博群,刘二丽,等.《黄帝内经》中"络"及其词组的含义探析[J].浙江中医药大学学报,2020,44(1):4

纪婷婷,李志芳.胡家草场汉简医方杂识两则[J].江汉考古,2020,(1):118

L

李丽,蒋力生.简帛医籍病症词汇考释两则[J].中医文献杂志,2020,39(3):16

李成华,孙慧明,孙慧.论中医翻译的文化自信[J].中医药导报,2020,26(3):123

李克林.符号翻译学派视角下的中医经典翻译策略[J].宁波工程学院学报,2020,32(4):49

李姗姗，谭颖颖，赵星晨.论“十一灸经”到“六经辨证”经络演变过程[J].辽宁中医药大学学报，2020，22(4)：75

李淑媛，李福东，陈宁，等.《黄帝内经》“夜卧早起”英译探析及其教学意义[J].中国中医药现代远程教育，2020，18(20)：24

李廷保，杨鹏斐.敦煌《辅行诀脏腑用药法要》医方中辨治脾胃病药对探析[J].中医学报，2020(10)：2097

李兆瑞，孔来信，中医翻译教学实践——以《伤寒论》中的文化负载词为例[J].科教文汇，2020(30)：181

梁玲君，李良松.《四分律》中的耆婆医案探析[J].医学与哲学，2020，41(6)：75

梁舒佩，李琳，蒋基昌.接受理论视阈下《黄帝内经》英译研究——以倪译本和李译本为例[J].环球中医药，2020，13(10)：1783

林琦.民国雕版刻印医籍概述[J].中医药导报，2020，26(8)：68

林琦.民国时期粤版医书刻印研究[J].中医文献杂志，2020，38(2)：49

刘娇.据张家山汉简《引书》中的“精气”思想解读其中两处文字[J].出土文献，2020，(2)：62

刘毅，魏俊彦，张春凤.名词化隐喻在《黄帝内经》英译本中的语篇功能类型论[J].中国中医基础医学杂志，2020，26(2)：258

刘晨光，张如青.秦汉简帛中瘅、疝病症研究[J].中医文献杂志，2020，39(3)：77

刘海涛，田建辉.历代医家对“调神”的认识[J].中医学报，2020，35(1)：30

刘帅帅，李卓谨，苏红.《饮膳正要》首部英译本评述[J].中医药文化，2020，15(4)：54

刘帅帅，苏红，石国旗.高等中医药院校中医翻译研究生培养现状分析[J].医学教育研究与实践，2020，28(6)：966

刘英华.敦煌吐蕃医书所载毕吉伤药方考：从敦煌藏文医书所载毕吉疗伤方看拜占庭医药的东传[A].见：医疗社会史研究（第九辑）[C].北京：社会科学文献出版社，2020：161

吕晓雪，王育林.考释“咽”“喉”“咙”“嗌”“嗌”“嘶”“喝”[J].浙江中医药大学学报，2020，44(4)：391

M

马凯，赵润生，师旭亮.“厚译法”在文树德《内经》译本中的应用研究[J].中医药导报，2020，26(9)：211

马利芳，梁建庆，李金田，等.敦煌医方中本草应用与“三才思想”的关系[J].中国民族民间医药，2020，29(24)：1

孟永亮，梁永宣，师建平.北宋校正医书局对《脉经》校勘考释[J].中医文献杂志，2020，38(1)：3

闵玲.语料库翻译学视阈下的《黄帝内经》英译研究[J].中医药导报，2020，26(9)：218

Q

齐熠，李晓莉，都立澜.基于有声思维法的中医文本汉英翻译中翻译单位实证研究[J].中国中医基础医学杂志，2020，26(6)：834

钱超尘.《成都天回汉墓竹简》可正《内经》《伤寒》文字之失[J].中医文献杂志，2020，39(1)：1

曲倩倩，王治梅，马伦.中医典籍书名中“方”的翻译[J].中医药导报，2020，26(8)：112

R

任诗音，孔士琛，张仕年.基于《小儿推拿广意》探析熊应雄“从脾胃论治”儿科病[J].吉林中医药，2020，40(1)：56

S

沈澍农，陈陗.黑水城佚名写本方书TK187缀接研究[J].中医药文化，2020，15(6)：33

寿梅.《太平圣惠方》中儿科疾病治疗特点探析[J].中医儿科杂志，2020，16(1)：33

T

唐东旭，纪小清.在困境中挣扎的中医典籍翻译——以《肘后备急方》为例[J].锦州医科大学学报（社会科学版），2020，18(5)：16

W

汪芳萍.中医译者素质研究——以中医古籍翻译为例[J].海外英语，2020(9)：167

王丹.从形合意合的视角看《黄帝内经》吴氏父子译本中存在的问题[J].环球中医药，2020，13(5)：858

王明.中医术语名称研究[J].中医研究，2020，33(12)：63

王凝，梁永林，赵志伟等.论传统哲学“天人合一”观对

敦煌中医药文献的影响[J].医院与医学,2020(2):28

王化平.马王堆汉墓房中书的儒家因素[J].中医药文化,2020,15(2):60

王羚翔,傅海燕.《医学汇函》对《王叔和脉诀图要俗解大全》勘误举隅[J].中医文献杂志,2020,38(3):20

王银泉,余静,杨丽雯.《黄帝内经》英译版本考证[J].上海翻译,2020(2):17

邬晓东,裴丽.《惠直堂经验方》版本暨编者陶承熹家世考[J].中医文献杂志,2020,38(6):73

吴钧,胡和勤.敦煌文献英译策略与方法:以敦煌医学术语英译为例[J].燕山大学学报(哲学社会科学版)[J].2020,21(5):32

吴新凤,季文达,章天明,等.敦煌遗书脉象描述特点分析[J].中医杂志,61(24):2136

Y

杨博.西汉海昏侯刘贺墓出土"房中"简初识[J].文物,2020,(6):80

杨佳楠,陆航,程佳莉,等.敦煌遗书外用美容方探微[J].中华中医药杂志,2020,35(5):2483

叶柳倩,赵霞.基于学术文本交流的针灸术语外译策略及优先原则[J].医学与哲学,2020,41(14):67

于业礼,张莘航.英藏黑水城出土汉文医学残片新考[J].甘肃中医药大学学报,2020,37(2):113

于业礼,朱传磊,刘冉.天一阁博物馆藏中医药稿抄本初探[J].中医药文化,2020,15(2):45

于业礼.敦煌《新修本草》残卷概说[J].南京中医药大学学报(社会科学版),2020,21(1):39

余峥瑶,谢苑苑.从高低语境理论分析中医跨文化翻译的"文化折扣"现象[J].品位经典,2020(6):32

袁开惠,和中浚.张家山汉代医简《脉书》目病病名释义考辨[A].见:简帛(第二十辑)[C].上海:上海古籍出版社,2020:129

Z

张雷.汉简医书疑难字校释三则[A].见:简帛(第二十辑)[C].上海:上海古籍出版社,2020:137

张淼,李莉.中医典籍中文化负载词的识别及翻译策略刍[J].医学与哲学,2020,41(2):61

张晓红,饶媛,刘莹.民国广州医学文献书目调查分析及研究意义[J].中国中医药现代远程教育,2020,18(16):56

赵雅琛,张承坤,沈澍农.敦煌文献中"干痟"病考[J].中华中医药杂志,2020,35(9):4402

赵雅琛,张承坤,沈澍农.中医古籍中的"盼"字[J].中国中医基础医学杂志,2020,26(2):141

朱雁,李汉成,唐婷.目的论视角下中医药术语文本类型及翻译策略[J].中医药导报,2020,26(8):118

朱文晓,童林,韩佳悦.中国中医药翻译研究40年(1978—2018)[J].上海翻译,2020(1):55

（二）医家学派

【概述】

2020 年,国内学者在医家学派研究领域发表学术论文主要涉及仲景学说、温病医家和学说、历代医家学术思想、地域性学术流派、针灸推拿流派及其在临床上的应用、数据挖掘等方法对医派的研究等方面。

中医药在新冠肺炎疫情防治中的作用突显,本年度大量相关研究关注温病学派及其学术思想的研讨,以期为新冠肺炎疫情防治提供参考。李亚飞从吴又可《温疫论》入手,阐述了瘟疫的病机、传变、治则、治法、禁忌,分析了新型冠状病毒患者症状体征,认为新冠肺炎符合《温疫论》中疫邪多表里分传,邪气郁结化热、伤阴、致瘀,表里之气阻隔的进程,汗法、下法作为"引邪而出"的治本法也被一线普遍使用,且不可过用苦寒性滞之药。薛贝珊等以温疫传变各期为主线,系统梳理了《温疫论》中的失治误治内容,其所倡导的尽早祛邪、固护正气的原则为新冠肺炎的诊疗提供思路和方法。齐向华等以《温疫论》为指导,对新冠肺炎症状进行辨析,分析其病机,认为此次新冠肺炎危重症患者多为年老并伴有基础病患者,故本正气不足,加之感受戾气,疫邪毒甚,传变迅速,正气无力抵邪外出,疫毒内陷于肺,出现危重病症,并提供相应治法,提出病后调护和预防,为充实和完善关于新冠肺炎的中医临床治疗与预防提供参考。

数据挖掘的方法应用日趋广泛,通过数据挖掘,总结用药规律,以期阐释医家学术思想,展示流派特征。孙吉雅、田玉君、冯璐运用数据发掘研究方法,分别对叶天士治疗胃脘痛、呕吐病、妇科疾病用药规律进行分析,提炼出高频药物和药对,总结叶氏治疗不同疾病的治则治法,体现其学术思想,为临床提供指导。

另外,对于针灸推拿流派的研究亦是热点。王锐卿等系统整理分析了近 60 年手针疗法的相关文献,筛选出独具特色且有详细记录的手针疗法,根据其历史源流、理论基础等将手针流派分为 8 个,并对主要手针流派的理论基础、针刺方法、优势病种等进行了归纳比较。其后,刘敬萱等又对中国耳针不同流派进行比较与分析,通过整理近 60 年的耳针相关文献,将其理论基础、针刺方法及优势病种等进行归纳比较,提出了 3 大耳针流派,即法国诺吉尔耳针派的中国化耳针流派,分为黄氏耳针派、管氏耳针派及陈、许氏耳针派 3 个支流;由中国古典耳针继承与发展而来的轩辕耳针派;中西医理论相结合且异于诺吉尔耳针派胚胎倒置理论的尉迟氏耳针派,并进一步分析了不同耳针流派的理论来源、耳穴分布特点及其临床应用特色等的异同。张星贺等运用数据挖掘的方法,对近现代齐鲁医派小儿推拿治疗脑瘫临床特色进行研究,在治疗中,运用的穴位共有 28 个,以补肾治脑的揉二人上马、补肾水为核心,根据不同的症状表现选用不同手法穴位,形成了主次清晰的组方配伍关系。

（撰稿:张丰聪　审阅:张如青）

【孙思邈学术思想研究】

夏洁楠等指出,"大医精诚"中的"大医"是对医德高尚、医术精湛医生的概称,"精诚"可理解为通过努力,达到技艺高深、品德高尚的状态。陈焱认为,"大医精诚"之"大"来源于"大人之学",指的是一种天赋的道德本然状态。"精"取法于"惟精惟一",是一种对于自身心灵状态时刻保持反思与修持的精神境界。"诚"是孟子所言的"恻隐之心"。可见"大医精诚",是一种强烈的道德自律。

姜雯婕等指出,《千金方》中腑实热证以热邪充斥,经腑、脏腑同病,正气耗伤为病理特征,症状随各腑生理特征而异,治疗上以清热祛实为大法,兼顾正气,多配伍生津养血、滋阴护液之品。姜氏等还指出《千金方》中痼冷是肠胃久寒冷积所致,积热是热邪积聚胃腑所致,故治疗痼冷以温里散寒,治疗积热以清泻热积。

吴茜等指出,《千金方》中"痢病"根据寒热偏重分为"冷痢""热痢",热痢多见于湿热,治疗多用清法,以黄连为主药;冷痢多见于虚寒,多用温法,以干姜为主药;若寒热错杂,则需寒温并用。于子涵等通过分析《千金方》中治疗腰痛的方剂,发现此类方剂多补泻兼施、气血同治,重视温阳散寒,兼顾行气活血和补益肝肾,辅以补气利水和祛风解表。

刘伊莎等指出《千金方》治疗咳嗽用药以甘草、紫菀为主,遵循以脏腑相关、寒热虚实为主的指导思想。董真齐等将《千金方》消渴病病因病机总结为饮食不节,积热伤津;情志失调,造成伤阴;禀赋缺失,五脏虚弱;服用丹药。在治疗上,因证选药,注重清热、苦甘并用,且十分强调运动与食疗在消渴病治疗中的重要性。张俊鹏等认为,孙思邈治疗胸痹的思想既继承仲景通阳散寒以治胸痹的大法,创制"瓜蒌汤""桂心三物汤"等方,还提出胸痹可由中州失运,痰气交阻,痹阻心脉而发,可以"通气汤""前胡汤"等治疗。

彭丽媛等指出,《千金方》中治疗脱发的高频药物为风药,如附子、防风、白芷,其次是具有生发,防脱发功能的治标药,如侧柏叶、松针。对于风药治疗脱发的原理,彭氏总结为散风祛湿,宣通毛窍。陈烨文等总结了《千金方》痰饮病辨治特色。一是重视温药的运用,对经方灵活加减。二是运用吐法、下法、丸剂缓消法。

蒿杰等将《千金方》中儿科外治法特色进行总结为二:一是剂型多样,操作灵活,有汤浴、粉身、膏摩等。二是施药部位特定,主要有口内、鼻中、耳内、囟上、后阴内、母乳头。冯留群等认为,《千金方》中儿科护理的相关内容可分为接生后护理、饮食护理、起居护理、用药护理、护理技术。张靖等通过对孙思邈在小儿科行业、优生、胎教、小儿身心发育等方面的论述进行分析,总结其重"初"、以身心合一为本、崇尚"中和"的中医儿科心理思想。

连玮玮认为,《千金方》解肌汤属太阳少阳合方,适用于太阳表寒兼少阳里热津亏之外感病。李智鹏等发现,《千金》犀角散最早见于《张氏医通》,方中药物与《千金方》中"犀角汤"一方同。颜文强等认为,《千金方》当归散侧重于走人体一气周流的左路,对应摔伤瘀血严重、疼痛非常之病机,故能收急救之疗效。张林等指出,《千金方》开心散剂量在新雕本与宋校本间有明显差异,而宋校本所载剂量更为可靠,折算后的现代每日服用剂量是:远志 3 g,人参 3 g,茯苓 6 g,菖蒲 3 g。庄文君分析,《千金方》五石汤有涩泻并用、痰热并祛的特点,适用于胃间痰热证,符合川崎病发作期的特点。李新平认为,小续命汤不仅可以祛散风寒,而且可以宣降肺气,使人体气血通畅。

刘思宇等以及李祎辰等通过分析《千金方》十三鬼穴的分布,说明其有调节阴阳、化痰开窍、安神定惊、息风止痉之效,既可用于治疗急症,也可用于治疗癫狂、不寐、郁证等神志病证。

蒋立卫等指出,孙思邈导引养生思想以形神一体观为指导,有调身、调息、调心三个方面的导引实践方法。李凌云认为,孙思邈养生思想与健身气功的功理功法有异曲同工之妙,二者均主张天人合一、阴阳平衡、性命双修、动静结合的养生之道。邓月娥及范星宇、郝征总结孙思邈食疗思想,认为食疗具有资食存精,药食同源,五味化五脏的"治未病"作用,食疗中的一些注意事项有饮食种类不可繁杂、饮食须有节制、拒食生冷腐烂之品等。

(撰稿:李丛　审阅:张如青)

【海上医家学术思想研究】

杨奕望等认为,清代医家顾观光为上海金山区钱家圩人,其承袭乾嘉考据之风,将古代质朴之学推及至近代医药研究之中,并以医学家的身份、考据家的眼光校勘《黄帝内经》,补注《伤寒杂病论》,重辑《神农本草经》,尤其申张"中西之法可相证不可互废"的会通思想。

徐超琼等认为,李用粹在学术上主张删繁存要、补缺正奇,较多采纳王肯堂、李士材、皇甫中、方毂、张三锡等医家的学术观点。同时,李氏诊治疾病,有着鲜明的江南地域特色。徐氏等还指出,陈莲舫崇尚经典,批校医籍《金匮要略心典》,指出运用医学经典,核心在于和临床紧密结合。陈氏临证谨察时令,运用五运六气详审时病;立足江南,探究"温""瘟",精确辨析瘟疫时病的要点及其治法,这点从其病案可证。

邓玉海指出,陈存仁认为胃病的基础病因为饮食失调、情绪失畅、起居失常,临床上以痛、胀、呕、酸四大症最为常见,治疗上重视标本缓急,用药上秉承丁氏内科用药轻灵的特点,以轻去实,重视和法,同时注重日常调摄。

王巾杰认为,丁甘仁治疗月经病,辨证重视肝脾,治疗擅调气血,用药具有平淡轻灵的特色。

李剑颖总结,秦伯未治疗头痛,其中外感头痛以外感风寒、内热或湿邪为主,内伤头痛以气虚、血虚、肝火、寒厥、痰浊五种为要;虚证发作缓,实证发急;虚证多兼晕,实证多兼胀,且虚证以肝阳为常见,实证以肝火为常见。

冯涛指出,秦伯未对《西溪书屋夜话录·治肝卅法》进行分析解释,厘清其相关治法的关系,并在一定程度上补充了部分治法的症状描述,尤其在肝虚证治方面。其次,秦氏提出临床中处方不应是同类药物的堆积,例如肝血虚不能只用何首乌、菟丝子、枸杞子、酸枣仁、山茱萸、黑芝麻等,应以补血通剂四物汤为底方,根据相关宜忌进行加减。

肖梅华等对金寿山的病案整理和分析,学术思想上病证互参,区分矛盾主次;衷中参西,追求突破和创新;博采众长,温病最崇香岩;重实践,证理论;坚持历史唯物观。并且在中医学习的道路上,不断汲取地方医学精华,尤其是孟河医派学术精髓。

王成硕等认为,近现代海上川籍中医刘民叔临证思想源于川派伤寒学始端,有"善用重剂、习用经方"的川派中医特点,注重虚实。刘氏建立了伤寒学六经、三纲、六法、八目的学术体系,其用药多遵从《神农本草经》。

(撰稿:胡蓉　审阅:张如青)

【岭南医学研究】

莫海欣等指出,《异物志》《南方草木状》《海药本草》以治疗脾胃疾病药物居多,且药性平性温和味甘,功效以清热祛湿、甘温益气为主,或兼以理气、行气、降气,以主治泄泻、痢疾以及胃气上逆疾病的药物最多。李永宸等认为,《卫生要旨》《中外卫生要旨》《卫生指南》《卫生至宝图说》《学校卫生学》为清末岭南卫生典籍,具有鲜明的中西汇通特色,是西方公共卫生思想与近代中国社会实际相结合的产物,"卫生"一词含义的变迁与救亡图存、疾疫流行、人口增长停滞、西学东渐、健全国民的培植等社会历史背景密不可分。

夏荃指出,《岭南采药录》记载了161种药物的216次炮制方法,捣、磨、研等修治法应用最普遍,火煅存性等制炭应用广泛,炮制辅料种类多样,多采用"十蒸九晒"等反复蒸制的工艺;林慧等认为,《岭南采药录》中童便、米醋、黄酒、姜汁同浸的"四制益母草"、"十蒸九晒"的独脚仙茅、"猪肾夹煨骨碎补"等是岭南特色炮制法。

黄远程等纳入岭南地区慢性非萎缩性胃炎中医临床研究类文献130篇,发现虚实夹杂以实证为主,肝胃不和、脾胃湿热、脾胃气虚为核心证候,气滞、热、气虚、湿是基本证素,陈夏六君子汤合四逆散加减主之。赵志敏等纳入1979—2019年岭南地区医家治疗非酒精性脂肪肝文献85篇、处方97首,发现其以痰湿、瘀血、肝郁、湿热、脾虚为主,多用活血化瘀、燥湿化痰、健脾渗湿、清热利湿,基础药物为山楂、丹参、茯苓、泽泻、柴胡、白术。聂文强等检索1998—2018年岭南地区中医或中西医结合辨证和(或)治疗多囊卵巢综合征文献56篇,得其证候以肾虚证、痰湿证为主,本虚标实为特点,用药以补虚药、活血化瘀药为主,大多归肝、脾、肾经,以辛、甘、苦等药味为主,药性大多温、平、寒。

梁颖超等调查140种岭南地产药材使用情况,发现其使用频率不到常规药材的1/4,而频率最高的岭南药陈皮远不及白术、甘草,此与名老中医经验存在偏差。岭南药材中使用广而研究少的是广升麻,研究多而应用少的是凤尾草。

孙燕等分析岭南流派外感证治特点,认为"天热地湿,湿热相合"与"四时不正,愆阳所积"等动静相合的独特岭南风土,塑造了"阳外而阴内,阳浮而阴闭"的岭南人群体质特征,逐步形成"善用燥湿温中,罕用辛散攻逐,遣药轻清灵巧"等独特遣药特点。

黄娴等报道岭南罗氏妇科诊治不孕症,主要病机"肾-天癸-冲任-胞宫"生殖轴失调,男女同查同治,调经培元种子,配合膏方、针灸综合治疗。曾蕾等分析罗颂平中药周期序贯疗法治疗肾虚痰湿型多囊卵巢综合征特点,发现400例中基础体温升温前236例以补益脾肾、理气化痰、通经活血为治,升温后164例改以平补肾阳、固护肾精、活血调经为治。

汪沛等报道罗氏妇科论治早发性卵巢功能不全,病机主要是肾精亏虚,天癸乏源,冲任两脉衰少,肝郁脾虚血瘀,以左归丸随证加减,先后天并重,善用南药、膏方。

杨京华等总结岭南儿科治疗特色:运脾和中先行同时注重疏肝,清法见长、温清并进,擅用独脚金、孩儿草、青天葵、布渣叶、芒果核、鸡蛋花等岭南草药,有疏春方、健夏方、安秋方、暖冬方等四季调养食疗方,灵活运用推拿、刮痧、热奄包、放血疗法、针灸等外治法。熊金花等运用"岭南飞针疗法之头皮针"治疗血管性痴呆,随机分组与传统头皮针治疗对照,升高MMSE评分、HDS评分与降低SDSVD评分均明显为优,可有效提高生活质量;并观察其治疗后循环缺血性眩晕疗效及对血液动力学的影响,随机分组与常规体针针刺比较,总体疗效、降低DHI评分、提高Vm值和降低RI值均明显为优,可有效缓解眩晕症状及后循环供血情况。

刘鹏认为,近代岭南中医对比和汇通中西医学,及时引入当时先进的西医解剖知识构建新的身体观,直接影响了现行中医理论"范式"的构建,也影响了对疾病病机的传统认知,进而导致传统辨治体系的局部改变。张晓艳等从海外药物输入、药材出口、成药出口三方面,梳理岭南中医药海外贸易史,其时间之长、品种之多、数量之大、地域之广远超其他门类,故海上丝绸之路又被称为"海上香药之路"。

(撰稿:黄辉 王又闻 审阅:张如青)

［附］ 参考文献

C

陈焱.《大医精诚》新释——一个中国哲学史的视角[J].医学与社会,2020,33(7):130

陈烨文,孙达,王俊霞.唐代《千金方》辨治痰饮病的方药特色[J].辽宁中医杂志,2020,47(11):78

程旭阳,陈靖,宋文英.浅析《肘后备急方》皮肤病外治用药特色[J].长春中医药大学学报,2020,36(5):864

崔韵然,朱秋阳,陈一凡.《肘后备急方》灸法内容浅探[J].中国中医急症,2020,29(9):1655

D

邓玉海.陈存仁胃病治验初探[J].中国中医药现代远程教育,2020,18(1):39

邓月娥.孙思邈饮食养生治未病思想与方法探究[J].福建中医药,2020,51(4):51

董真齐，黄荟颖，李卉佳，等.孙思邈《千金要方》消渴病病因病机分析及用药特点[J].长寿，2020(1)：113

F

范星宇，郝征.基于《千金方》探讨食疗中的"治未病"思想[J].长春中医药大学学报，2020，36(6)：1107

冯璐.基于数据挖掘的叶天士奇经辨治妇科疾病规律研究[D].辽宁中医药大学，2020

冯涛.秦伯未解《西溪书屋夜话录》"治肝卅法"[J].山东中医药大学学报，2020，44(5)：580

冯留群，陈华.《千金方》中儿科护理思想探析[J].中医药导报，2020，26(5)：56

H

蒿杰，赵艳.《备急千金要方》儿科药物外治法阐微[J].中医文献杂志，2020，38(4)：11

黄娴，朱玲，曹蕾，等.岭南罗氏妇科诊治不孕症的特色[J].中华中医药杂志，2020，35(10)：4843

黄远程，朱朝阳，林煜翔，等.岭南地区慢性非萎缩性胃炎证治规律的文献分析[J].广州中医药大学学报，2020，37(4)：770

J

姜慧，齐向华，滕晶.吴又可《瘟疫论》理论辨析新型冠状病毒肺炎[J].四川中医，2020，38(3)：12

姜雯婕，杨勇.《备急千金要方》腑实热病证组方配伍用药特色初探[J].天津中医药，2020，37(1)：53

姜雯婕，杨勇.结合数据挖掘分析《备急千金要方》痼冷积热篇方药特点[J].中医药学报，2020，48(7)：27

蒋立卫，顾博丁，梁尚华.从"形神合一"谈《千金方》导引养生思想[J].中医文献杂志，2020，38(2)：43

L

李剑颖，杨建宇，马帅，吕方，吴大真，王凤岐.浅析秦伯未对头痛的治疗[J].中医临床研究，2020，12(12)：16

李凌云.从孙思邈养生思想看健身气功功理功法[J].武术研究，2020，5(8)：95

李新平.小续命汤与肺朝百脉[J].中国合理用药探索，2020，17(12)：10

李亚飞.《温疫论》对新型冠状病毒肺炎传变与治法的启示[J].中医学报，2020，35(9)：1812

李祎辰，朱垚，陆明.鬼穴在现代急症中的应用[J].河南中医，2020，40(7)：1008

李永宸，何钰怡，林曦.养生到"卫生"的嬗变：清末岭南卫生典籍产生的社会历史背景[J].南京中医药大学学报(社会科学版)，2020，21(3)：172

李智鹏，陈慧敏，解进，等."《千金》犀角散"出处质疑[J].环球中医药，2020，13(6)：1034

连味味.《千金》解肌汤方义及验案举隅[J].浙江中医药大学学报，2020，44(6)：588

梁颖超，钟燕珠，李思怡，等.关于岭南地产药材临床使用情况及研究热度的调查研究[J].广东药科大学学报，2020，36(2)：285

林慧，黄冉，梅全喜，等.《岭南采药录》药物炮制方法探析[J].亚太传统医药，2020，16(6)：175

刘鹏.近代岭南中医身体观的构建与影响[J].医学与哲学，2020，41(19)：66

刘敬萱，王锐卿，张子迪，等.中国耳针不同流派比较与分析[J].中国针灸，2020，40(12)：1363

刘思宇，黄文雅，朱安宁，等.《千金方》十三鬼穴治疗神志病浅析[J].中华中医药杂志，2020，35(3)：1395

刘伊莎，李耀辉，李哲，等.基于中医传承辅助系统探析《千金方》咳嗽用药规律分析[J].亚太传统医药，2020，16(5)：146

M

莫海欣，黎同明，潘华峰，等.汉唐年间岭南脾胃用药规律初探[J].中药材，2020，43(1)：229

N

聂文强，韦之富，王浩钰，等.岭南地区多囊卵巢综合征证候分布、中药用药规律的分析[J].中成药，2020，42(12)：3364

P

彭丽媛，张雪亮.孙思邈风药治疗脱发探析[J].中国中医基础医学杂志，2020，26(3)：309

S

孙燕，蔡怡航，王嫒嫒，等.岭南流派外感证治特点探源

[J].北京中医药大学学报,2020,43(10):865

孙吉雅,阳伟红,周桂桐.基于复杂网络探析《临证指南医案·胃脘痛》用药规律[J].山东中医药大学学报,2020,44(4):379

T

田玉君,范发才.基于数据挖掘的《临证指南医案》呕吐病用药规律研究[J].光明中医,2020,35(2):183

W

汪沛,朱玲.岭南罗氏妇科论治早发性卵巢功能不全[J].长春中医药大学学报,2020,36(5):891

王成硕,陈丽云.沪上川籍医家刘民叔虚实观及其临床运用[J].中医文献杂志,2020,38(1):65

王巾杰,高霖雨.丁甘仁治疗月经病医案举隅[J].国医论坛,2020,35(2):60

王锐卿,张子迪,刘敬萱,等.手针不同流派比较[J].中国针灸,2020,40(11):1223

吴茜,张声生,王瑞昕,等.《备急千金要方》以寒热为纲治痫的方药特点探析[J].中华中医药杂志,2020,35(11):5427

X

夏荃.《岭南采药录》炮制技术的整理及特色探讨[J].中国中医药图书情报杂志,2020,44(4):45

夏洁楠,曹洪欣."大医精诚"内涵探析[J].医学与哲学,2020,41(20):51

肖梅华,邴守兰.浅论金寿山治学理路及其学术思想的形成[J].中医文献杂志,2020,38(4):68

熊金花,蔡伟彬,秦敏.岭南飞针疗法之头皮针治疗血管性痴呆40例临床疗效观察[J].中医药导报,2020,26(16):90

熊金花,王晓婷,秦敏.岭南飞针疗法之头皮针治疗后循环缺血性眩晕的临床疗效及对血液动力学的影响[J].广州中医药大学学报,2020,37(9):1690

徐超琼,杨奕望.海上名医李用粹《证治汇补》中明清江南地域医学特色[J].中华中医药杂志,2020,35(3):1405

徐超琼,杨奕望.御医陈莲舫辨治江南时病瘟疫[J].中医文献杂志,2020,38(5):20

薛贝珊,徐雅.《温疫论》失治误治思想对新冠肺炎治疗的启示[J].中医学报,2020,35(8):1597

Y

颜文强,张其成.《千金要方》"当归散"急救摔伤原理析探[J].中华中医药杂志,2020,35(11):5471

杨京华,李彦昕,王莲玉,等.岭南儿科治疗用药特色初探[J].广州中医药大学学报,2020,37(10):2026

杨可君,林怡冰,吴承艳.《肘后备急方》苦酒应用探讨[J].中国中医基础医学杂志,2020,26(10):1546

杨奕望,王颖晓.近代儒医顾观光的医学考据及医药会通研究[J].中国中医基础医学杂志,2020,26(1):51

于子涵,孙鼎,苏励.基于数据挖掘的《千金方》治疗腰痛用药规律研究[J].上海中医药杂志,2020,54(7):47

Z

曾蕾,林欣仪,曾芳冬,等.罗颂平治疗肾虚痰湿型多囊卵巢综合征中药周期序贯疗法规律探讨[J].时珍国医国药,2020,31(5):1247

张靖,罗浩,孔军辉,等.孙思邈中医育儿心理思想探赜[J].中国中医基础医学杂志,2020,26(2):146

张林,曾凤.《千金要方》开心散剂量的文献考证[J].北京中医药大学学报,2020,43(8):641

张俊鹏,金华,刘双芳,等.孙思邈对《金匮要略》胸痹治疗理念的发挥与创新[J].实用中医内科杂志,35(3):5

张晓艳,张晓红.基于"一带一路"的岭南中医药海外贸易史研究[J].中国中医基础医学杂志,2020,26(2):203

张星贺,邰先桃,郭太品,等.基于数据挖掘的近现代齐鲁医派小儿推拿治疗脑瘫临床特色研究[J].山东中医杂志,2020,39(8):826

赵志敏,罗虎,辛奕君,等.岭南地区非酒精性脂肪肝中医辨证论治文献研究[J].中国民族民间医药,2020,29(13):1

庄文君.千金五石汤治疗川崎病的理论探讨[J].中国民间疗法,2020,28(16):59

（三）医史文化

【概述】

2020 年，在医学史、中医药文化等学术领域，学者们聚焦中医药相关名词溯源与考究、中医药文化构建与发展、历代医学人物与公共卫生、医学史研究思路等方面，发表相关论文有数百篇之多，主要刊发于《中华医史杂志》《医学与哲学》《南京中医药大学学报（社会科学版）》《世界中医药》《中医文献杂志》《中医药文化》等相关杂志，也有不少发表在《中医杂志》《中华中医药杂志》《中国中医基础医学杂志》《中国中药杂志》《时珍国医国药》《中国卫生事业管理》等期刊。

溯中医药名词术语之本源、探古医籍及其作者等信息，辨析异同，推阐本义，具有很高学术价值。有关中药名称的考辨，如王飞旋等《〈圣济总录·伤寒门〉药名考述》、银赟等《〈金匮要略〉"野苣""白苣"考》、董思含等《附子历史沿革考辨》、翁晓芳等《〈养生方〉药物"非廉"考释及"非廉"文化内涵探讨》、邬家林《钩吻药名辨析》、石开玉《昆布文献考证》等。中药历史悠久，同种本草多种名称，不同药物名称相同，所以文献研究者与临床工作者在运用或研究方药时，皆审辨药名之变化。有关方名及用法者，如薛昊等《经典名方半夏白术天麻汤源流与应用考》、王畅等《缩泉丸用茴香考》、金孟灵等《丹溪治痛泄方的源流与应用探究》等。更有学者通过梳理古籍中麻沸散相关记载，探讨古代手术麻醉方剂可能存在的证据，如袁红凯等《华佗麻沸散可能存在的文献和历史证据》。而中医病名的相关研究，更为多样，如邝守兰等《"不寐"病名源流考》、李亚慧等《中医郁证病名解析》、林怡冰等《咳逆病名考辨》、孟锋等《血瘀证

源流考》、陆跃等《鬼箭风病证考略》、高新颜《中西医结合新病名"耳眩晕"的衍生与确立》等。论及中医证候者，如姜芬等《"阴虚证"证名及内涵源流考》、赵凯维等《"热入血室证"源流探讨》、袁颖超等《气陷证源流考》、陈勇等《阳盛质述评》、吴佳豪等《〈金匮要略〉泻心汤证"心气不定"考辨》等。还有涉及中医治法、诊法诸多概念的研究，如李相珍等《儿科五脏辨证学说源流和特点》、戴小军等《毒邪理论治疗肿瘤源流及辨治要法》、曹思思等《药浴的中医源流及应用》、宋亚佩等《宁先生导引养生法之功法源流、版本传变及复原编创》、张阔等《复式补泻手法的历史源流与现代临床应用》、王楠等《石氏伤科治疗颈椎病学术思想源流》等。有关医药书籍的考证，如刘荣喜《殷仲春和〈医藏书目〉新考》、牛亚华《〈医略正误概论〉书名及其作者考辨》、张雪丹等《吴翌凤〈经史秘汇〉考略》、艾萌《元代医籍〈瑞竹堂经验方〉考辨》等。可见，2020 年度中医界医史文献学术研究热烈，探讨医药本源内容丰富，涉猎领域也极其广泛。

中医药文化是中华民族优秀传统文化的重要组成部分，弘扬中医药文化不仅有利用中医事业的发展，对于扩大中华文化的影响力也有着重要意义，学界所关注的包括米贺芝等《纯中医发展的战略思考》、郭翠萍等《关于中医世界性的探讨》、张海波等《改革开放以来中医药文化发展的演进与特点探析》、任婕等《中医药传承及其创新发展的思考》等。结合文化强国战略，不少研究从国际化传播、文化软实力的角度展开分析，如张宗明《中医药文化是中华文化"走出去"的先锋》、王鸿江等《文化强国视域下中医药文化国际化传播现状及问题分析》、常玉倩《"一带一路"倡议下中医药文化传播策略——以〈中医文化关键词〉为例》、朱世哲等《岭南特色针灸流派

的海外传承传播整理研究》、刘晓霞等《"文化强国"视域下中医药文化软实力的影响要素》等。中医药的发展与自然、社会环境的关系密不可分,不少学者从多学科交融的跨文化视野进行研究,如马凯等《历史气候学视野下的中医发展变迁》、梁秋语等《浅谈人类学对中医药国际化的意义》、陈沛锦等《〈春秋繁露〉中的易医思想研究》等;也有学者从时间、空间和天人关系理论三个方面,对《内经》宇宙论进行探析,探微医学理论的哲学根基,如郭云鹏"医以载道:《黄帝内经》宇宙论发微";还有学者从文化知识普及度、中医药健康旅游等视角展开多元化的研究,如赵玉洋等《2017 年全国中医药健康文化知识普及情况调查数据分析》、司建平等《中医药健康旅游消费认知调查研究——以河南为例》等。此外,张海鹏《宗教与医学之间的罗布泊"墓葬麻黄"》、蒋辰雪等《欧美学者的中医人文研究回顾及其对中医海外传播的启示》、李希颖《养生视域下的印度瑜伽与中国导引》,这些研究充分体现了在全球文化格局下审视中医的新趋势,对于增进世界各国中医药团体间的了解沟通,加强世界各国同仁间的学术交流,促进中医药学与世界各种医药学的交流与合作,有着深远意义。

历代医学人物、近现代公共卫生以及医患关系等方面的探索,一直是医史文献研究的重要工作。讲述医学人物及其学术思想的文章,如李灵辉等《民国医家陈逊斋籍贯考》、王瑞等《新安医家吴楚生平考》、樊讯等《李时珍"三因制宜"学术思想浅析》、姚涛等《张锡纯脉诊经验之探赜索隐》、蔡云《张简斋治疗眩晕经验总结》等。新冠疫情背景下,中医药防治疫病的研究,多层面及时开展。与疫病紧密相关的公共卫生研究,如吕强等《国民政府时期的涉疫法规及其特征》、李剑《1966—1967 年流行性脑脊髓膜炎疫情及其防控的历史回顾》、许春燕等《1946 年苏皖边区的霍乱流行与防治》、林曦等《慎食卫生会研究》、王圣鸣等《应急中医方案在突发疫情中的发布规制探究》等。

中医学在几千年的发展过程中,对于医者、患者以及二者之间关系,形成了独特的认识,如高振等

《中医临床视野下的医者与患者》,认为中医学的辨证论治、因人施治、重视与患者沟通与反馈、主要以患者感受为关注点的疾病诊疗观与当前叙事医学提倡的医生聆听患者、与患者沟通并给予关注,以获得更多的与疾病有关的个体化因素不谋而合;李丽亭等《中医与文学:〈醉花窗医案〉的叙事反思》,通过对文史学典故的援引以及对民俗文学体裁的融合,尝试在传统文化背景下对《医生自身、医生与患者、医患与社会》等各层面的叙事反思。

中医学具有深厚的中国传统文化底蕴,伴随近三十年医疗社会文化史的发展,各种新材料、新方法、新思路被广泛运用于医史文献的研究工作。若从文献材料运用角度而言,有利用报刊史料者,如吴文清《〈申报〉所见中国 1918—1920 年大流感流行史料》、翟凌枫《晚清〈大公报〉医学广告视野下的西医东渐研究》、李忠萍《从报刊视域下的民间逐疫看近代中国公共卫生——以民国安徽、江苏为中心》等;有采用语言材料者,如傅锟等《〈韩诗外传〉"人主之疾"试析》,以十二种疾病分喻不同的治国理政失当之处,并考释这十二种病名在汉初的含义;使用出土文献者,更为丰富,详见专条;有利用笔记小说者,如厚宇德《医基于理:笔记小说视域的中医文化与精神》;有采用神话传说者,如段鸣鸣《从神异叙事看中西医文化的碰撞与差异》;使用地方志者也日趋增多,如林鹏妹等《北京地方志医学资料挖掘浅析》、徐满成等《地方志涉医文献研究的价值、现状和策略》;更有学者对馆藏文物的文化内涵展开了细致研究,如张如青《上海中医药博物馆藏碑刻拓片"无际禅师换骨丹"考释》、袁开惠等《上海中医药博物馆藏乾隆针灸铜人的宗教意蕴》等。综上所述,随着中医药研究模式的日益精进,学科领域的交互融通,医史文化的内涵研究正在不断深入。

(撰稿:杨奕望 徐超琼 审阅:张如青)

【儒家文化与中医之研究】

作为中国传统文化的主流思想,儒家文化在中

医体系形成和发展的过程中发挥着举足轻重的作用,具体体现在中医理论、方法学、医德伦理及养生学等方面。尹晨东等在综合分析传统"儒释道"思想与中医学的关系中,将儒家文化对中医发展的影响概括为:两汉经学促成了中医理论的奠基与中医学术的系统化和规范化;宋明理学格物致知的方法论给中医学提供了科学的认知方法,为医学流派的学术争鸣打下基础;后来的唯心主义使中医学的发展陷入思辨主义的范式结构而呈现出封闭性、僵化性和笼统性。强调中医学只有抛弃糟粕的传统文化所带来的负面影响,发扬优秀的传统文化,才能走向世界、走向繁荣。

钟礼韬等以传统儒释道文化为切入点,探究了传统文化对中医医德的构建作用,特别强调儒家文化的人贵、仁爱、重义思想对于传统医德塑造的重要意义。

胡宗兵从中国传统儒学文化视角,分析当前医患信任危机产生的原因,包括重"治疗"轻"沟通",重"利益"轻"道义",以及强化立场对立性、淡化关系统一性等,进而基于儒学思想提出以人为本、重利轻义、提高医德医风建设,加强儒学人文关怀、树立合作共赢理念,构筑医患命运共同体、重构医患合一信任关系等对策,反映出中华优秀传统儒学文化的新时代价值和文化内涵。

魏聪等系统梳理了儒、释、道、医四大流派传统养生思想,其中以儒家为首,提出儒以修身养性、中庸和谐为途径,促进自我道德的完备和身心的健康,从而达到养生的目的,而医家正是在吸收融合儒释道各家的哲学思想和养生理念的基础上,形成了顺应自然、和谐平衡、养正御邪、形神兼养等养生思想与方法。

宋代以后,儒者习医之风的兴起以及随之而来的儒家与医家之间的深入交流,显示出儒家文化对中医学的高度认同。王居义等通过对苏轼著作中有关中医方面的资料整理,总结了其在养生思想和医学理论上的贡献,进而探讨了宋代儒而知医的现象。

王安吉等分析了金代文学家段克己、段成己《二妙集》中诗文体现出的儒学医道,包括与医家药师的交往,褒扬中医的医术医德,品评中医药的神奇功效,探讨人生意义和养生之道,以及呼吁中医药的传承保护等,认为其彰显出"儒医同源"与"术以医名行以儒"的思想观念,体现着中华传统文化的历史底蕴和人文精神。

王小丁等通过分析明末清初著名学者吕留良、黄宗羲与名医高斗魁的交往,以及二人基于黄宗羲所撰《高旦中墓志铭》对高斗魁医术评价所起的争论乃至最终决裂的过程,探究了清初儒者习医、隐医、行医而带来的士风变化与医学发展,指出"儒""医"相融成为特别的文化共同体,传统医学成为践履最高道德理想儒家"仁"的技术。

同时,医家群体亦借助儒家文化以达成社会身份和学术理论的双重提升。盛红从探讨朱丹溪在江南地域彰显的儒医形象出发,考察了作为丹溪传人的医学群体的师承脉络,提出文本知识的汇融与重构对丹溪学派知识谱系的形成具有决定性作用,并以其鲜明的流派风格提升促进了明清医学的文脉传承与知识演进。

汪翔等以《论医汇粹》为依据,探讨了明代新安医家在儒学影响下的讲学风气,归纳其讲学通常具有医理论述通俗易懂、理论探讨言必有据、理论实践相互结合、辩证对待他人观点、不明之处暂且存疑、发扬质疑究底精神等特点,指出讲学是新安医家塑造个人儒医形象,提升群体知名度,同时与"世医""时医"群体相区别的重要手段。

儒家文化对传统医学的影响不仅限于中国,还辐射到周边国家。陈静等通过分析日本医学史上儒医群体的产生、形成及其在江户时期的历史演变,指出日本儒医是儒学东进和社会医疗需求的产物,经历了由儒到医、儒医融合、儒医俱衰三个阶段,体现着日本知识分子的实用主义倾向及汉方医学与儒学同兴衰的共同命运。

(撰稿:张苇航　审阅:张如青)

【中医海外传播研究】

1. 传播国家和地区

杨运娇等从本科学制、教学语言、合作大学、主要课程、培养模式等方面，调查分析了马来西亚拉曼大学、国际医药大学、英迪国际大学、南方大学学院、厦门大学马来西亚分校、林肯大学学院及国际管理和技术学院7所高校中医药专业的中医药教育情况，认为目前马来西亚中医教育存在：生源严重不足、对中医经典理论、思维及辨证能力欠佳、相关管理法规不完善、中医师地位不被重视、中医药未被纳入医疗保险体系、师资力量匮乏、临床实践不足等问题。针对相关问题，作者提出具体建议：首先将中医的"道"与"术"相结合，即理论结合临床实践；其次，推进中医药海外教育的本土化，马来西亚的中医教育模式不能照搬中国现代中医教育模式，应采用中英文双语教学，选用高水平中医药英文译本；最后，要加强中医药英语复合型人才的培养。注重对中医典籍和传播中医文化的翻译人才的培养。

曹惜惜等认为，马来西亚域内的传统医学包括马来医学、中医学和印度医学。三种传统医学是马来西亚多元文化的重要组成部分。其中，中医学在马来西亚的发展缘于19世纪华人在当地数量的增加，其使用率约为所有医学20.0%。近年来中马之间的中药贸易发展形势良好，但由于宗教和文化差异，一些酒精或动物源性药物出口受限，且麻黄、附子严禁使用，阻碍了中医药在马来西亚的发展。21世纪以来，随着中国综合国力的提升，中华文化在世界各地蓬勃发展，包括中草药和针灸在内的中医学在马来西亚的发展，体现了中医强大的生命力和适应性。中医学在马来西亚发展所遵循的相互补充、尊重地方差异的原则，对中医和中国文化的国际传播，都有着重要的借鉴作用。

毛红等指出，匈牙利是中医最早进入中东欧地区的国家。2015年3月，匈牙利佩奇大学中医孔子学院正式成立，中匈合作与交流平台正式搭建，促进了中医药在中东欧地区的传播。分别从创新中医教育模式、深入当地民众、依托本土管理资源、广泛开展国际学术交流4个方面分析匈牙利佩奇大学中医孔子学院特色建设及其实现可持续发展模式的经验。认为在中东欧地区传播中医药的最大障碍是语言，2014年，中医药在匈牙利立法，为中医药在中东欧地区的传播起到积极作用；中医孔子学院为中医药国际科研合作提供平台；孔子学院要发挥当地高校的平台优势，走"产学研一体"的发展模式。

赖寒等指出，捷克的中医医疗服务主要以针灸、推拿和按摩为主，医疗机构和诊所都不能开具中药，且中医药并未在捷克立法，因此中医在捷克的传播存在困难。为此建议：①要坚持官方与民间相结合模式；②应注重"知行合一"，即理论与实践相结合；③要注重因地制宜，中医药在捷克的发展应该考虑当地的人文、自然和社会因素，在传播过程中，尊重当地的传统，与当地民众生活需求相融合。

沈云辉等指出，澳大利亚政府除了在教育、科研、临床与市场领域与澳大利亚知名大学、研究机构、医院、医药企业建立广泛而密切的合作外，中医药在澳大利亚的传播和发展还需要从民间和官方多渠道的合作宣传，从文化、政策、服务等多方面宣传中医药、普及中医药。通过政府鼓励、协会组织、专家领衔等方式，成立中医药文化对外教育传播机构，培养一批高素质的复合型中医药人才，以便开展对外中医药教学、医疗和科研工作。还可考虑建立中医医院或中西医结合医院，促进中医药在澳大利亚的发展。

赵凯凯等提出泰国中医专业本科教育汉语教学的策略：①注重教材的更新；②增加教师中医专业知识和教学方法的学习；③培养学生的中医药文化素养。

卢珏鸿等系统梳理了美国中医针灸立法的历史背景和全过程，总结立法现存问题并探讨其背后原因，提出相应对策。认为立法存在"重针轻药""缺乏针灸联邦立法"和"针灸未被纳入社会医疗保险"三个主要问题。虽然这些问题无法在短期解决，但可先通过加强中医药教育、加大中医药人才队伍的建设、提高临床科研水平、动员团结各方势力、积极传播中医文化等方法来改善，通过增强中医话语权，遏制"去中国化"趋势，提升自身综合实力，促进中医在未来实现全面立法。

2. 传播渠道和载体

（1）海外中医中心

张三庆提出，中医药海外中心发展需要加强其顶层设计、培养国际复合型中医药人才、推动中医药立法和市场准入、建立健全中医药海外中心管理体系、推动中医药标准的制定、树立品牌，共建医疗共同体等，搭建"一带一路"中医药海外中心，弘扬中医药，推动中医药国际化，使中医药成为中国与世界"政策沟通、设施联通、贸易畅通、资金融通、民心相通"的桥梁和纽带。

（2）孔子学院

胡以仁等提出，孔子学院作为中国对外教育传播的一个重要平台，建构了一种中医药文化传播的话语产生机制，搭建了一个在"全球人类命运共同体"框架下，代表中医药话语表达的一种教育合作和文化传播模式。并建议从 5 个方面促进中医药文化国际传播：①强化中医药师资力量，提升传播水平；②积极搭建中医药文化传播与交流平台，有效融入"本土"；③借助"中医＋"思维理念，拓宽资源渠道；④挖掘中医药普世价值没实现品牌效应；⑤建立质量评估标准，确保中医药文化传播效果。

3. 传播策略和方法

赵安祺等指出，加强国际中医药学术合作，不仅要促进中医药在外国的合法化，还要加强国家间的中医药学术合作，使中外学术交流常态化。

望丽影提出，中医药文化译介的主体，既要精通英语，还要熟悉中医的基本理论知识，同时还应了解中英两种语言在语言、文化、思维等方面存在的差异；译介内容的选择上应选择精华，充分弘扬中华优秀传统文化。传播途径以及由单向传播转向以互联

网、智能手机为载体的多维度新兴媒体。译介主体应以译介受众的信息需求为出发点，充分考虑到语言文化差异，同时兼顾译介受众的认知状况。

刘博指出，在"一带一路"健身气功文化传播走向国际化的道路中，传播是首要前提，可通过网络等新型传播方式，建立完善相关传播体系，采取有效手段推动健身气功传播的国际化。同时要加强培养我国高素质健身气功人才，国家和政府相关部门应该为其提供机会，保证健身气功队伍及人才的可持续发展，为健身气功在国际化传播中夯实保障体系。

高静等认为中医药作为最具代表性的中国元素，已经传播到世界 183 个国家和地区。国家层面主导的途径主要有设立中医孔子学院、中医药海外中心；社会层面为创办海外中医药学术团体、海外中医药教育机构；个体层面则是开办海外中医诊所及个体执业。并提出可从 4 个方面增强中医药海外平台传播的有效性：①教育领域，加强教育合作、以学历教育规范化推动中医药进入世界主流医学教育体系。②科研领域，加强内外交流，以标志性科研成果提升中医药全球学术影响力。依托海外平台资源，加强与世界一流大学、顶尖机构的合作。加强海外平台与 WHO，ISO 等国际组织的合作交流，积极参与中医药国际标准制定。③医疗领域，以标准化、规范化运营融入当地社会。④文化领域，由技术推广文化，从技术层面的医术深化为精神层面的医道传播。

毛志强等认为，中医药文化海外传播的话语权生成研究主要有以下观点：①是以宏观视角和微观视角相结合的方法，把中医药文化海外传播的话语总结为国家层面的话语、文化层面的话语和个体层面的话语；②从发展趋势与历史演进的视角来看，认为中华民族优秀传统文化和中国古代哲学思想是中医药文化海外传播话语建构的主要来源；③从人类命运共同体的角度，把中医药文化理解为造福全人类、为世界人民健康提供另一种医学选择体系，成为跨国公共产品的提供者。我们应当从话语表达、话语主体、话语渠道等方面提升与优化中医药文化海

外传播话语权。

4. 传播效果和意义

李文术通过分析"李子柒现象"对中医药文化国际传播得出4点启示：①推进民间外交，实行主体准入。在政府实行准入的前提下，发展民间外交。鼓励国医大师、学术名师、知名中医成为传播主体，并着力培养具有跨文化沟通能力的中医药人才。②要凝练核心价值，共建网络知识库，提高对外知识传播的整体水平。③强化外教属性，创新大众传播。中医药文化"走出去"急需利用好新媒体，实现大众传播。④要引导正面印象，建跨专业团队。

汪于祺认为，中医药国际传播存在国际认同度低、中西医药文化差异以及沿线国家传播不均衡等困难，因此建议如下：①要完善政府间交流合作机制；②要推动中西医互学互鉴；③完善中医药文化翻译；④完善中医药知识保护体系；⑤对外传播与自身研发并重。

渠淑洁认为，当前存在国内外公众对中医药文化认可度偏低、中西方文化差异、我国公众自身文化自信缺失等问题。提出中医药文化的传播需要通过多渠道、多层面的双边或者多边交流与合作，中医药文化的国际传播应当把握"一带一路"合作倡议的时机，充分利用和发挥中医文化自信的力量，学好、用好、讲好中国故事。

常馨月等对2014—2019年中医药文化国际传播相关文献进行梳理，从传播内容、传播路径、传播话语权构建及人才培养等方面阐释了目前中医药文化国际传播面临的主要问题。提出在传播过程中应重视翻译问题、重视中医药文化理论传播、加强网络舆情监控、加强人才培养、灵活运用现代新媒体技术等策略。

陈洪等提出，要善于借鉴人类学、社会学、文化心理学等多元学科视角，全面分析和掌握中医药跨文化传播的第一手资料，加强对传播受众的多方位认识和把握，进一步提高中医药跨文化传播的靶向性和有效性。

（撰稿：王尔亮　审阅：张如青）

［附］ 参考文献

A

艾萌.元代医籍《瑞竹堂经验方》考辨[J].中医药文化，2020，15(6):53

B

邴守兰，高驰，段逸山."不寐"病名源流考[J].中华中医药杂志，2020，35(2):574

C

蔡云.张简斋治疗眩晕经验总结[J].中华中医药杂志，2020，35(10):4925

曹思思，史磊，王磊，等.药浴的中医源流及应用[J].中华中医药杂志，2020，35(8):4101

曹惜惜，张春月，陈铸芬.论多元文化背景下马来西亚域内传统医学发展及启示[J].环球中医药，2020，13(12):2107

常馨月，张宗明，李海英.2014—2019年中医药文化国际传播现状及思考[J].中医杂志，2020，61(23):2050

常玉倩."一带一路"倡议下中医药文化传播策略——以《中医文化关键词》为例[J].出版广角，2020(6):62

陈洪，刘家僖，何清湖，等.文化符号在中医药跨文化传播中的应用初探[J].湖南中医药大学学报，2020，40(4):507

陈静，张萍.日本儒医群体的产生与演变[J].南京中医药大学学报(社会科学版)，2020，21(4):247

陈勇，罗玲，任毅.阳盛质述评[J].中国中医基础医学杂志，2020，26(9):1415

陈沛锦，张其成.《春秋繁露》中的易医思想研究[J].医学与哲学，2020，41(24):65

D

戴小军,于彦威,刘延庆.毒邪理论治疗肿瘤源流及辨治要法[J].中华中医药杂志,2020,35(10):5122

董思含,孟江,吴孟华,等.附子历史沿革考辨[J].中国中药杂志,2020,45(22):5567

段鸣鸣.从神异叙事看中西医文化的碰撞与差异[J].中华中医药杂志,2020,35(12):5982

F

樊讯,李家庚,蒋跃文,等.李时珍"三因制宜"学术思想浅析[J].时珍国医国药,2020,31(8):1998

傅锟,张如青.《韩诗外传》"人主之疾"试析[J].中医药文化,2020,15(2):85

G

高静,郑晓红.基于海外传播平台的文明交流互鉴助推中医药国际传播与文化认同[J].中医药导报,2020,26(13):207

高振,董竞成.中医临床视野下的医者与患者[J].中医药文化,2020,15(5):32

高新颜.中西医结合新病名"耳眩晕"的衍生与确立[J].中华医史杂志,2020,50(5):286

郭翠萍,马寻院,王艳梅,等.关于中医世界性的探讨[J].中华中医药杂志,2020,35(6):2719

郭云鹏.医以载道:《黄帝内经》宇宙论发微[J].医学与哲学,2020,41(17):23

H

厚宇德.医基于理:笔记小说视域的中医文化与精神[J].医学与哲学,2020,41(24):60

胡以仁,严暄暄,魏一苇,等.孔子学院承载中医药文化国际传播的战略思考[J].湖南中医药大学学报,2020,40(9):1157

胡宗兵.传统儒学文化与医患信任重构[J].医学与哲学,2020,41(11):55

J

姜芬,杜松,战丽彬,等."阴虚证"证名及内涵源流考[J].中国中医基础医学杂志,2020,26(12):1751

蒋辰雪,张树剑.欧美学者的中医人文研究回顾及其对中医海外传播的启示[J].南京中医药大学学报(社会科学版),2020,21(2):128

金孟灵,陈明显,傅睿.丹溪治痛泄方的源流与应用探究[J].中医文献杂志,2020,38(6):12

L

赖寒,胡迪,汤朝晖,等.马克思交往理论视阈下中医药在捷克的传播[J].科技传播,2020,11(上):11

李剑.1966—1967年流行性脑脊髓膜炎疫情及其防控的历史回顾[J].中华医史杂志,2020,50(2):101

李霄,李霖,金鑫瑶,等.痰证理论源流及演变略论[J].中医杂志,2020,61(15):1303

李丽亭,尚冰.中医与文学:《醉花窗医案》的叙事反思[J].医学与哲学,2020,41(9):54

李灵辉,王尊旺.民国医家陈逊斋籍贯考[J].中华医史杂志,2020,50(4):250

李文术.李子柒案例对中医药文化国际传播的启示[J].湖南中医杂志,2020,36(8):128

李希颖.养生视域下的印度瑜伽与中国导引[J].医学与哲学,2020,41(7):67

李相珍,黄岩杰,彭超群,等.儿科五脏辨证学说源流和特点[J].中医杂志,2020,61(20):1771

李亚慧,赵红霞,高蕊.中医郁证病名解析[J].中国中医基础医学杂志,2020,26(4):430

李忠萍.从报刊视域下的民间逐疫看近代中国公共卫生——以民国安徽、江苏为中心[J].南京中医药大学学报(社会科学版),2020,21(3):176

梁秋语,张其成.浅谈人类学对中医药国际化的意义[J].中医杂志,2020,61(11):938

林曦,李永宸.慎食卫生会研究[J].中华医史杂志,2020,50(4):200

林鹏妹,张弓也,段晓华.北京地方志医学资料挖掘浅析[J].中医文献杂志,2020,38(2):52

林怡冰,杨可君,吴承艳.咳逆病名考辨[J].中国中医基础医学杂志,2020,26(9):1225

刘博."一带一路"背景下健身气功文化传播对策研究[J].安徽教育科研,2020,(24):10

刘荣喜.殷仲春和《医藏书目》新考[J].中华医史杂志,2020,50(5):314

刘晓霞,张洪雷."文化强国"视域下中医药文化软实力的影响要素[J].中医杂志,2020,61(9):762

卢钰鸿,张立平,张丹英,等.美国中医针灸立法问题分析和对策[J].世界中医药,2020,15(12):1836

陆跃,陈仁寿.鬼箭风病证考略[J].中华中医药杂志,2020,35(12):6080

吕强,王昕.国民政府时期的涉疫法规及其特征[J].中华医史杂志,2020,50(5):290

M

马凯,师旭亮,康素刚.历史气候学视野下的中医发展变迁[J].中医文献杂志,2020,38(5):55

毛红,王蕾.中医孔子学院可持续发展模式探索——以匈牙利佩奇大学中医孔子学院为例[J].中医药文化,2020,15(2):68

毛志强,杨德辉.中医药文化海外传播话语权的整体性建构[J].南京中医药大学学报(社会科学版),2020,21(4):241

孟锋,王笑红,卢红蓉.血瘀证源流考[J].中国中医基础医学杂志,2020,26(5):569

米贺芝,张英栋.纯中医发展的战略思考[J].中华中医药杂志,2020,35(4):1654

N

牛亚华.《医略正误概论》书名及其作者考辨[J].中华医史杂志,2020,50(5):311

Q

渠淑洁."一带一路"合作倡议下中医文化国际传播中的伦理问题思考[J].大学教育,2020,(11):147

R

任婕,梁金燕,万倩芸,等.中医药传承及其创新发展的思考[J].时珍国医国药,2020,31(7):1689

S

沈云辉,王硕,郑林赟.澳大利亚中医药教育现状及对中医药国际化传播的思考[J].中国中医药现代远程教育,2020,18(17):6

盛红.元明之际江南地域丹溪学派的文化生态与脉络传承[J].中华中医药杂志,2020,35(10):4850

石开玉.昆布文献考证[J].中华医史杂志,2020,50(4):241

司建平,王先菊.中医药健康旅游消费认知调查研究——以河南为例[J].中国卫生事业管理,2020,37(3):237

宋亚佩,范铜钢.宁先生导引养生法之功法源流、版本传变及复原编创[J].中华中医药杂志,2020,35(12):6406

W

汪翔,郭静.医理学理交融:明代新安医家讲学初探[J].三峡大学学报(人文社会科学版),2021,43(1):1

王畅,杨进.缩泉丸用茴香考[J].中华医史杂志,2020,50(5):283

王楠,唐田,徐文强,等.石氏伤科治疗颈椎病学术思想源流[J].中国中医基础医学杂志,2020,26(9):1247

王瑞,邓勇,胡建鹏.新安医家吴楚生平考[J].中医文献杂志,2020,38(5):60

汪于祺."一带一路"倡议下的中医药国际化发展与文化有效传播[J].文教资料,2020,(25):56

王安吉,宁水龙.术以医名行以儒——《二妙集》中儒学与医道关系初探[J].运城学院学报,2020,38(1):8

王飞旋,金鲁微,杨金萍,等.《圣济总录·伤寒门》药名考述[J].中国中医基础医学杂志,2020,26(10):1542

王鸿江,申俊龙,张洪雷,等.文化强国视域下中医药文化国际化传播现状及问题分析[J].中国卫生事业管理,2020,37(5):382

王居义,汪居安,戴优雅.苏轼与中医——兼论宋代儒而知医现象[J].光明中医,2020,35(4):487

王圣鸣,田侃,陆超,等.应急中医方案在突发疫情中的发布规制探究[J].南京中医药大学学报(社会科学版),2020,21(4):261

王小丁,闫春燕.从吕留良与黄宗羲的《高旦中墓志铭》之争透视清初江南儒者习医[J].中医药文化,2020,15(4):26

望丽影.传播学视阈下中医药文化的译介模式研究——以亳州为例[J].锦州医科大学学报:社会科学版,2020,18(6):109

魏聪,常丽萍,李红蓉,等.儒、释、道、医养生思想撷要(上)[J].中国实验方剂学杂志,2020,26(1):191

魏聪,常丽萍,李红蓉.儒、释、道、医养生思想撷要(下)

［J］.中国实验方剂学杂志，2020，26（12）：227

翁晓芳，刘阳，顾漫.《养生方》药物"非廉"考释及"飞廉"文化内涵探讨［J］.中华医史杂志，2020（1）：54

邬家林.钩吻药名辨析［J］.中华医史杂志，2020，50（3）：171

吴佳豪，何睦，杨丹倩，等.《金匮要略》泻心汤证"心气不定"考辨［J］.中华中医药杂志，2020，35（9）：4404

吴文清.《申报》所见中国 1918—1920 年大流感流行史料［J］.中华医史杂志，2020，50（4）：225

X

徐满成，李文惠，段逸山.地方志涉医文献研究的价值、现状和策略［J］.中华中医药杂志，2020，35（1）：43

许春燕，陶慧静，彭伟.1946 年苏皖边区的霍乱流行与防治［J］.中华医史杂志，2020，50（5）：302

薛昊，陈仁寿.经典名方半夏白术天麻汤源流与应用考［J］.中国实验方剂学杂志，2020，26（15）：14

Y

杨运姣，陈水平.从马来西亚的中医教育现状看中医药文化在东南亚国家的传播［J］.牡丹江大学学报，2020，29（11）：72

姚涛，胡志希，李琳，等.张锡纯脉诊经验之探赜索隐［J］.中华中医药杂志，2020，35（12）：6359

银赟，张琦.《金匮要略》"野苣""白苣"考［J］.中国中医基础医学杂志，2020，26（3）：304

尹晨东，仇湘中.浅述中国传统"儒释道"文化思想对中医学发展的影响［J］.湖南中医杂志，2020，36（9）：125

袁红凯，李聪聪，尹磊森.华佗麻沸散可能存在的文献和历史证据［J］.中医药文化，2020，15（1）：86

袁开惠，刘庆宇，崔为.上海中医药博物馆藏乾隆针灸铜人的宗教意蕴［J］.中医药文化，2020，15（4）：33

袁颖超，杜松，张华敏，等.气陷证源流考［J］.中国中医基础医学杂志，2020，26（2）：143

Z

翟凌枫.晚清《大公报》医学广告视野下的西医东渐研究［J］.南京中医药大学学报（社会科学版），2020，21（4）：254

张阔，张一平，李凯，等.复式补泻手法的历史源流与现代临床应用［J］.中国中医基础医学杂志，2020，26（7）：1041

张海波，王振宇，沈劼，等.改革开放以来中医药文化发展的演进与特点探析［J］.世界科学技术（中医药现代化），22（4）：1249

张海鹏.宗教与医学之间的罗布泊"墓葬麻黄"［J］.中华医史杂志，2020，50（3）：131

张如青.上海中医药博物馆藏碑刻拓片"无际禅师换骨丹"考释［J］.中医药文化，2020，15（4）：70

张三庆."一带一路"建设背景下中医药海外中心的发展［J］.广西中医药大学学报，2020，23（3）：127

张雪丹，张苇航.吴翌凤《经史秘汇》考略［J］.南京中医药大学学报（社会科学版），2020，21（1）：34

张宗明.中医药文化是中华文化"走出去"的先锋［J］.南京中医药大学学报（社会科学版），2020，21（2）：71

赵安祺，徐文杰，孙婕，等.基于"一带一路"背景下中医药国际化发展途径的探索［J］.医药界，2020，（18）：156

赵凯凯，薄彤，张丽.泰国中医专业本科生汉语课程教学初探——以泰国华侨崇圣大学为例［J］.教育教学论坛，2020，（35）：137

赵凯维，张华敏，刘寨华，等."热入血室证"源流探讨［J］.中国中医基础医学杂志，2020，26（3）：301

赵玉洋，谭巍，钱思妍，等.2017 年全国中医药健康文化知识普及情况调查数据分析［J］.中国中药杂志，2020，45（8）：1953

钟礼韬，陈力，袁兵，等.儒释道文化在医德培养中的作用研究［J］.中国中医现代远程教育，2020，18（21）：3

朱世哲，涂新莉，曾召.岭南特色针灸流派的海外传承传播整理研究［J］.中医文献杂志，2020，38（6）：64

六、民族医药

【藏医药研究】

1. 文献研究

高艳菊等通过对藏医药文献研究,绘制出该领域内高产作者及机构的知识图谱,认为高校是藏医药文献研究的主流群体,藏医理论和藏药理化是其研究热点。才让南加等对藏医本草典籍《药名之海》的命名、章节内容、著述年代与学术特征及对后续本草典籍影响进行分析与研究,认为该书是藏医本草史上四大经典著作之一,由噶玛·攘迥多吉编著,是14世纪收录藏药材数量最多的本草典籍;该书创新了藏医学的本草药物分类方法,不仅影响藏医巨著《晶珠本草》,还影响蒙医学的发展。郭肖等通过文献与实地考察互证法来考证藏药日官孜玛的基原植物,并分析导致日官孜玛用药混乱原因。并发现历代藏医药权威文献对其记载较清晰,无混乱现象,但近代汉译版藏医药文献收录的来源植物较混乱,涉及3科5属15种植物。才曾卓玛等通过古籍文献内容对比研究,梳理药性理论与适时采收关系,认为藏药适时采收和合理初加工是提高药材质量的重要环节。

2. 理论探讨

文化传承与产业发展方面。侯滢等认为西藏藏医药文化是我国中华传统医药文化的组成部分,在"一带一路"的对外传播中同样占有重要地位,做好传承、发展、保护与创新,挖掘藏医药文化的特点与价值,加强在"一带一路"沿线国家或地区的传播,对继承发扬我国中华传统医药文化有着重要意义。周晶认为藏药产业具有广阔的市场前景,但整个产业链和各环节之间仍存在信息化程度低、种植不成规模、科研转化率低和品牌意识淡薄等问题,建议有计划、成建制地综合考量搭建藏药种植、生产和销售信息服务平台。何长廷等通过针对藏医药产业专利方面存在的问题,分析目前藏医药产业发展存在的问题,提出应增强保护意识、加快藏药产业特色与优势技术发明创造进度、注重培养人才、提升专利申请质量、推进成果转化等建议。

药学理论方面。岳萍等通过还原《四部医典》等文献所记载的藏药浴药液制备技术,并进行整理、归纳、总结与分析,认为其重要特色在于药液制备过程所采用的发酵工艺,认为传承与创新药液制备技术研究是提高疗效与保障相关产业可持续发展的核心需要。索南卓玛等以《晶珠本草》中植物及矿物药类为研究对象,对解毒类文献进行梳理和归纳,突出了该书蕴含的解毒思想,认为从药材种类的数量来比较,植物类药比矿物类药多。体现出藏医药对毒的认识及疗毒方面的优势,尤其在药物炮制减毒、毒的预防及解诸毒等方面,其作用机理主要包括作用相抵、聚敛毒物、清除毒物、导出毒物、以毒攻毒等方面。

医学理论方面。索南卓玛等整理藏医古籍关于隆及索隆病文献记载和临床报道,并梳理藏医学对抑郁症的认识及诊治特色,认为抑郁症属藏医索隆病范畴,是情志不和、愁苦抑郁等引起体内索隆的增盛紊乱后侵入心脉引起。斗周才让等认为传统藏医学所认识的"培根"相当于人体内的津液、黏液及其他水液类物质,位于上体,具腻、凉、重、钝、稳、柔、黏等7种特性,可分为培根丹且、培根湿且、培根良且、培根其木且、培根居而且等5种类型,正常情况下可为人体提供营养和输送体液、促进消化、调节睡眠、稳定情绪等,其失衡后则可引起各脏器疾病。项措卓玛等对原发性高血压和藏医学"查隆堆仓病"的病因、临床症状、治疗方法等对比,认为查隆堆仓病是隆推升病血而引起,临床症状是头痛、头晕、颈项板紧等,由此认为原发性高血压与藏医学"查隆堆仓病"是同一种疾病。曾他吉等通过搜集、整理《藏医药大典》所记载藏医音哑症的传统诊疗方法,总结、归纳出藏医治疗音哑症的用药规律,得出频次最大的方剂是八味丁香散,而音哑症使用最多的药物是诃子,其治疗的药物归经以甘、苦味和苦化味药物为主,用药时多以津平赤巴为主,兼顾隆的调节。

3. 临床研究

扎西措等将 228 例甲状腺功能减退患者随机均分为两组,对照组服用优甲乐治疗,观察组在此基础上联合藏药夏觉解疤、九味牛黄丸、血骚普清散、八味沉香散、香茛尼阿散治疗,疗程均为 2 个月。结果:观察组总有效率为 94.7%(108/114),对照组为 86.0%(98/114),$P<0.05$。陈晓鸥等将 90 例类风湿关节炎患者随机分为两组,对照组采用口服美洛昔康片治疗,治疗组采用藏医脉泻疗法治疗(早服二十五味大散,午餐后服二十五味驴血丸,晚服三果汤治疗),疗程均为 4 周。结果:治疗组总有效率为 95.6%(43/45),优于对照组的 82.2%(37/45),$P<0.05$。治疗后患者类风湿关节的压痛数、关节肿胀数、晨僵时间、双手平均握力及疼痛评分均较治疗前改善,并且是治疗组评分改善情况均优于对照组($P<0.05$)。完玛仁青将 100 例冠心病患者随机均分为两组:乙组以常规治疗,并给予二十五味余甘子丸、二十味沉香丸、二十五味大汤散等药物治疗,甲组在乙组基础上加藏药红景天治疗,每次口服两粒红景天胶囊(每粒 0.38 g),每日 3 次。疗程均为 2 周。结果:甲组总有效率为 92%(46/50),优于乙组的 76%(38/50),$P<0.05$。相对于乙组来说,甲组冠心病患者心绞痛的发作次数和持续时间均有明显改善。董伯岩等评价三果汤散对急性痛风局部静脉全血黏度、红细胞分析及炎性因子的影响,发现其通过改善局部 PO_2、UA、各全血黏度及炎性因子水平,加速病血与津血分离,最终实现减少放血量的目

的。格日多杰等通过多中心收集藏医治疗慢性胃炎的临床有效医案,构建"方-药-性-效"研究模式,发现藏医对慢性胃炎诊疗具一定规律可循,在诊断中可分为四种证型,总体治疗体现以"清血热-抑胃-养胃火-通胃隆"四位一体的隐形用药规律,其中隆型以镇隆平气为主,赤巴型以清热凉血为主,培根型以平寒温胃为主。

4. 药学研究

药材种养殖方面。赵芳玉等以濒危藏药桃儿七为研究对象,测定并分析不同水分梯度下的桃儿七叶片的相对含水量、叶绿素含量、光合参数和荧光参数等,探究桃儿七对土壤干旱胁迫的光合生理响应,认为最佳土壤相对含水量为 39.7%~89.0%,过高或过低均会影响其光合表现。尹秀等采用藏药甘青青兰种子为实验材料,研究不同光照条件、温度、pH 值、埋藏深度和营养液单因素处理对种子萌发及幼苗生长的影响。冯欣等研究发现,影响藏药波棱瓜子产量的因素,有催芽方法、播期、雌雄比、密度、施肥、农艺措施等多个方面,如甘青青兰种子为萌发需光型,种子萌发特性和幼苗生长情况随着培养温度的升高呈先升高后降低的趋势,种子萌发的最适 pH 阈值为 6.0~6.5,种子萌发阶段最适的营养液 KH_2PO_4 和 NH_4NO_3 浓度分别为 1 g/L 和 0.5 g/L。禄亚洲等探讨外源水杨酸对干旱胁迫下甘青青兰种子萌发及幼苗抗旱能力的影响,结果:外源水杨酸浸种可通过提高种子发芽势、发芽指数和活力指数等进而促进种子萌发,并增强植物抗渗透胁迫能力,降低细胞膜脂过氧化损伤,提高甘青青兰幼苗的抗旱能力,且 0.6 mmol/L 水杨酸浸种 24 小时效果最佳。

藏药资源方面。宗粉粉等应用 AFLP 技术,以龙胆科花锚属椭圆叶花锚及龙胆属近缘种麻花艽为外类群构建 DNA 指纹谱。从 64 对引物组合中筛选出 12 对,共扩增出 315 个条带,其中多态性条带 254 条,占比为 80.63%。粗茎秦艽种内遗传多样性丰富,遗传变异主要存在于居群间(87%),居群内部遗

传变异较小(13%)。PCA 分析及 Mantel 检验等均表明粗茎秦艽居群间遗传距离与空间地理距离具有显著的正相关关系。何芳等对藏药兔耳草主产区及藏医院、藏药企业、市场开展实地调研,并收集常用且基原准确的兔耳草原植物及药材,采用体式显微镜、光学显微镜等仪器,结合植物分类学、性状鉴别法及显微鉴别法进行观察和比较。结果:发现常用的兔耳草原植物共5种,分别是短管兔耳草、全缘兔耳草、圆穗兔耳草、革叶兔耳草及短穗兔耳草,其中全缘兔耳草、圆穗兔耳草及短管兔耳草使用频率较高。亢俊铧等通过野外实地调查、采集标本、资料查阅等方法对班玛县藏族传统药用植物进行分类统计,分为真菌类植物、蕨类植物、裸子植物和被子植物等4大类,共70科228属478种。裸子植物的用药部位包括树脂、球果、树干内皮、针叶等,可用于治疗风寒湿痹、疮疖溃烂、虫病、慢性支气管炎、疝气等病证。该研究对班玛县药用植物资源的保护和藏药的可持续发展,提供了依据。何焱等利用翼首草转录组数据库筛选出翼首草角鲨烯合酶(PhSQS)基因,采用生物信息学方法对 SQS 氨基酸的组成、理化性质、疏水/亲水性、蛋白质结构及其功能域等预测与分析,构建 SQS 蛋白的系统发育树;确定 PhSQS 蛋白具催化鲨烯功能,为研究藏药翼首草次生代谢调控提供理论依据。

用药规律研究。切尼项毛等探讨含石榴子藏药方剂的用药规律,分析其治疗"三胃火"功能失调所致相关疾病的药性特点,认为石榴子常与荜茇、豆蔻等温性药材联用,见于凉性方剂中,体现藏医药"温中有凉,凉中含温"的学术思想。周则加等对含冰片类藏药方剂的用药规律及药性进行研究,发现冰片常与天竺黄、红花等凉性药材联用,符合藏医清肺热、瘟疫热、肝热等标本兼治的治病原则,且与天竺黄配伍是增效减毒机理;与温性药材肉豆蔻、丁香等配伍体现凉温兼用的用药规律。张炜等通过给 SD 大鼠灌胃服用不同剂量和不同时间的佐太及含佐太复方制剂,探索研究血液和主要器官中总汞和不同价态汞的蓄积情况,发现大鼠灌胃给予佐太和含佐

太珍宝类藏成药后,汞在肾脏、肝脏中和脑组织中产生蓄积,蓄积汞的形态多为二价无机汞,提示服用佐太及含佐太的珍宝类藏成药制剂时应控制剂量和服用周期,为临床用药提供参考依据。文成当智等探讨藏药五味麝香丸治疗"真布"病(即类风湿关节炎)的机制,认为 TNF、FAS、IL6、IL-10、FASLG、PTGS2、IL1B 等是网络的核心靶标,分别与奎宁酸、百里酚、去氢表雄酮、诺卡酮等有效成分以范德华力、氢键、疏水作用力、Pi-cation 键等连接而发挥治疗"真布"病作用。

药性理论方面。东改措等基于藏医"味性化味"矢量结构模型和网络药理学等方法研究藏药三热散治疗慢性胃炎的药性和作用机制,三热散具有生热、助消化、促分解、顺行隆等功效,主治三胃火衰弱、培根偏盛、胃寒、消化功能障碍。根据网络药理学分析,该方可通过调节人体免疫功能、信号转导蛋白、能量代谢以及抑制胃肠道细胞癌变等多方面共同干预实现治疗慢性胃炎的作用。

5. 实验研究

生产工艺方面。何彦峰等采用 Box-Behnken 响应面法优化白沙蒿挥发油超临界 CO_2 萃取的最佳工艺,并考察萃取物的抗氧化活性。切吉卓玛等以蕨麻为原材料,采用纤维素酶解法提取可溶性膳食纤维,考察料液比、纤维素酶用量、酶解溶液 pH、酶解温度、酶解时间等因素对提取率的影响。董浩等优化蕨麻总生物碱的提取工艺并对其抗氧化活性测定,以蕨麻总生物碱提取量为指标,将影响生物碱提取的因素(提取时间、提取温度、溶剂浓度、料液比等)采用单因素实验和 Box-Behnken 响应面法进行优化。高生英等优化藏药甘青青兰多糖的提取工艺并测定分析其不同时期、不同地区、不同部位多糖的含量,为其产业化开发和质量评价提供参考。

质量控制方面。南措等用一测多评法同时测定复杂基原藏族药"蓝花龙胆"中环烯醚萜类成分和黄酮类成分含量。采用 HPLC,以药材中龙胆苦苷、异荭草苷2个成分为内参物,测定其与马钱苷酸、獐牙

菜苦苷、獐牙菜苷、异金雀花素-2″-O-吡喃葡萄糖苷、异金雀花素的相对校正因子,实现一测多评;同时采用外标法测定药材中这 7 种成分的含量,以验证一测多评法的准确性和可行性。结果:各相对校正因子重复性良好。证实一测多评法可用于蓝花龙胆的质量评价,为蓝花龙胆多指标成分质量评价提供参考。吴玲芳等运用 HPLC 同时测定藏药余甘子药材中主要成分没食子酸、安石榴苷 B、没食子酸甲酯、老鹳草素、柯里拉京、诃子林鞣酸、诃黎勒酸和鞣花酸含量,为余甘子药材质量控制提供依据。结果:余甘子药材中主要成分 μg 线性范围内线性关系良好,平均回收率较高。该方法简便、准确、稳定,可同时测定余甘子药材主要成分的含量,为余甘子的质量控制提供依据。王容等建立常用乌头属藏药材榜那指纹图谱及多指标成分含量测定方法,可用于其质量和临床用药安全性控制,为多基原药材的质量标准制定和临床安全用药提供参考。梁军等建立白脉软膏指纹图谱并测定其主要成分含量,采用 HPLC 法对白脉软膏中的主要成分进行含量测定,对 2 个产地的 14 个不同批次白脉软膏质量进行全面评价,为其质量控制提供依据。结果:甘草苷、甘草酸铵、甘松新酮、姜黄素的质量分数分别为 0.051～0.200 mg/g、0.136～0.622 mg/g、0.030～0.345 mg/g、0.001～0.069 mg/g,建立的白脉软膏指纹图谱共标定 17 个共有峰,经对照品指认共鉴定出甘草苷、甘草酸铵、甘松新酮 3 个色谱峰,14 批样品的相似度均大于 0.975。

药理研究方面。阿都莫子力等研究源自"松蒂"基原植物中的 6 个多酚类化合物对非酒精性脂肪肝(NAFLD)体外细胞模型各项指标及脂滴形成的影响,认为"松蒂"类药材的山柰酚、异槲皮苷、没食子酸、金丝桃苷、芦丁和白桦林烯酮均可不同程度减少细胞内 TG 水平,抑制细胞内 MDA 水平同时提高 SOD 水平,并减少细胞内脂滴形成。梁雨生等研究藏药吉堪明目方对糖尿病视网膜病变大鼠肠道菌群、氧化应激、血管异常新生的影响,模型大鼠随机分为模型对照组、羟苯磺酸钙组和吉堪明目方低、中、高剂量组,另设空白对照组,进行体质量、空腹血糖值的常规监测,疗程 8 周,测定 SOD、ICAM-1、VEGF、HIF-1α 等水平。结果:吉堪明目方可减缓模型大鼠体质量的下降趋势,对血糖无明显影响,可减轻视网膜病理改变,改善视网膜血管紊乱形态。李毛加等探讨藏药复方三味豆蔻汤散水提物对小鼠镇静催眠作用,观察对小鼠自发活动次数的影响、阈下剂量戊巴比妥钠致小鼠入睡率影响以及阈上剂量戊巴比妥钠致小鼠睡眠时间影响,发现其对小鼠具有明显镇静、催眠作用。

化学成分方面。谢雄雄等采用 UPLC-Q-TOF/MS 液质联用仪分析藏药短管兔耳草提取物灌胃后入血成分,解析其血中移行成分及其潜在的 XOD 抑制剂,为短管兔耳草降尿酸新药开发提供实验依据。朱继孝等研究藏药西伯利亚蓼不同部位降尿酸活性,发现 30%、50%、90% 乙醇部位是其降尿酸活性部位,作用机制为抑制 XOD 活性和调控尿酸转运体表达;不同部位 HPLC 图有差别,为探讨其不同部位降尿酸药效物质基础提供依据。赵芬等初步探寻藏药三味龙胆花片治疗新冠肺炎的活性化合物及作用机制,认为其可通过多成分、多靶点、多通路的协同作用发挥疗效,从而起到抗新冠肺炎的作用。朱琳等采用 UPLC-Q-Exactive 四极杆-静电场轨道阱高分辨质谱联用技术初步研究藏药八味沉香散的血清药物化学,初步揭示八味沉香散体内潜在的药效物质基础。

(撰稿:徐士奎　审阅:陈仁寿)

【蒙医药研究】

1. 蒙医研究

伊乐泰等认为通过对国医大师巴·吉格木德的学说、医案等整理研究,能更好地了解和继承蒙医药特色。巴氏是蒙医基础理论系统化奠基者,在蒙医基础理论方面,系统化和完善了五元学说、阴阳学说、七素学说、脏腑学说、白脉学说等理论。创造性地提出了"赫依是人体生理活动的动力和引导,协调希拉、巴达干的正常活动""寒热学说是蒙医学总纲领"等诸多学术观点。其中包括五元(金、木、水、火、土)与三根(赫依、希拉、巴达干)的研究,改变了蒙医学界有关五元学说理解曾经较为模糊的状态,为蒙医基础理论的进一步研究扫清了障碍。

特日格乐认为清瘟十二味方(漏芦花、麦冬、麝香、多叶棘豆、草乌叶、角茴香等)是蒙医临床常用药,早在《蓝塔布》中记载,本方性凉,为治粘热症主方,具有清瘟、解热、止痛功能,用于瘟疫、咽喉肿痛、牙痛、头痛等症。本文通过查阅蒙医药书籍资料,对清瘟十二味方的处方药、工艺、用法用量、功能主治等进行文献综述整理,为该方剂的进一步研究和开发提供参考。

王利辉等认为蒙医脉诊理论是蒙医学的主要内容之一,是蒙医诊断疾病的重要手段。根据蒙医传统文献中对寒热十二脉象的波动特征描述,设计了脉象信息的自适应采集系统,该系统由气压系统、电子测控系统和专家系统组成,探索蒙医脉诊的现代化研究和创新发展。脉象采集方面,采用了智能加压和多点检测技术,按照需求采集不同指压下的脉搏信号,根据专家系统和诊断样本信息库,对已采集样本进行信息分类,形成从脉象采集、脉象存储到脉象分析的一整套智能化脉象诊断系统设计方案。

包纳日斯等认为蒙医药名词术语规范化是蒙医药学标准化、系统化、科学化的基本前提,也是蒙医药学研究、发展和传承的重点所在。通过对蒙医药名词术语规范化研究、目前存在的问题以及翻译工作中需要注意的问题等三个方面进行论述,提出了传承与发展蒙医药必须不断完善高水平人才培养体系的建议。

2. 蒙药研究

廖翠平等应用 UPLC-Q-TOF-MS/MS 法检测了蒙药黄芦木(蒙药名"吉日巴"和"西日一毛都")醇提液中 28 个化合物,其中通过与对照品对比鉴定了 5 个化合物,分别为小檗碱、小檗胺、药跟碱、巴马汀和木兰花碱;应用 UPLC-MS(高效液质联用仪)分

析了蒙药古日古木-7 保肝活性部位的主要成分鞣花酸、木犀草素与其糖苷、芹菜素与其糖苷、熊果酸、bidenoside C、黄烷-3-醇聚合物。

果佳霖应用 GC-MS 法测定了蒙药苏格木勒-4 汤低极性化学成分正己烷及乙酸乙酯总提取物中化学成分,其主要由萜类、三萜类、苯丙酸类、生物碱、甾体、脂肪类、芳香酸、有机酸、醛、酯、醇、烃类和苯的衍生物组成。哈力嘎等应用 SGCC-TLC 法对长松萝(蒙药名为"色日古德")乙醇提取物的正丁醇萃取部位进行分离纯化,并通过 NMR(核磁共振波谱法)鉴定了 8 个化合物。

韩盟帝等应用 HPLC-Q-Exactive-MS 法检测了蒙药蓝盆花含药血清色谱图并分析其入血成分,该方法可较全面地反映蓝盆花口服给药后吸收入血情况,为其体内药效物质研究及质量控制奠定基础。吴双英等通过优选蒙药的炮制工艺,来提升黄精的药物含量。采用紫外可见分光光度法,以黄精多糖为指标,通过正交试验[L9(3^4)]考察加入药粉量、原粉粒度、粉碎时间对奶黄精超微粉碎工艺的影响,确定最佳超微粉碎工艺。结果:奶黄精最佳超微粉碎工艺为加入药粉量 500 g、原粉粒度 100 目、粉碎时间 15 min,奶黄精多糖平均含量为 24.0%,RSD 为 1.8%。表明优选的奶黄精超微粉碎工艺稳定可靠。

赵丽娜等采用 TLC 法对小儿清肺八味丸中红花、麦冬、拳参、人工牛黄、胡黄连等药,进行定性鉴别,建立蒙成药小儿清肺八味丸的质量控制方法;采用高效液相色谱法测定胡黄连中胡黄连苷 I 和胡黄连苷 II 的含量。结果:薄层鉴别方法专属性强,特征斑点清晰,阴性对照无干扰;胡黄连苷 I 在 3.8~76 μg/mL 范围内与峰面积呈良好线性关系(r = 0.9999),平均回收率为 99.71%,RSD 为 1.03%;胡黄连苷 II 在 8.4~168 μg/mL 范围内与峰面积呈良好线性关系(r = 0.9999),平均回收率为 103.30%,RSD 为 1.95%。表明所建立的定性、定量分析方法简便、准确、灵敏度高,可用于小儿清肺八味丸的质量控制。

(撰稿:莲花 审阅:董秋梅 陈仁寿)

【彝医药研究】

1. 文献研究

罗艳秋等通过文献整理与临床经验整理相结合的方法,对彝医外治疗法论治体系进行分类和整理,试图构建符合彝医知识体系内在规律和思维特点的外治法分类体系。彝医认识到疾病的产生有三大根源:一是脏腑气浊哎哺的升降出入、形影变化失常;二是外来的邪毒疫伤的侵袭所致,或是次生病理产物的堆积所致;三是由于骨折导致。基于此,将彝医外治疗法分为三大类:一为治根本法,二为治邪气法,三为归位法。发现彝医外治法具有以下特点:①在彝医生命时空理论指导下进行治疗,通过施术或施药于体表,发挥调节八相八根、七门六路功能的作用。②以气血通顺,肠胃通畅,孔窍通灵为治疗目的。罗艳秋等运用文献追溯法系统梳理并阐释彝族传统医药中"气浊—阴阳五行—五脏"之间的关系,总结为"五脏的气浊互化功能呈现升浮降沉圆周运动"这一学术观点。此学术观点的基本内涵为彝医基于"以数运象"的思维模式,运用天数和地数在不同方位的拟布格局反映气浊的螺旋圆周升降运动。气浊的运动产生了阴阳五行的变化,五脏相互协调共同完成了人体气浊的升、浮、降、沉的圆周循环运动,及"血循而气生,气循而浊产"的气浊转化过程。

2. 理论探讨

徐士奎等对彝医原创性思维模式"气浊二元论"的学术内涵进行阐释,指出"气浊二元论"是一种高度凝练,能引领彝医学发展的核心思维模式;从"人体同天体"的认识论入手,"气浊二元论"是彝族对生命、健康、疾病等研究主体的认知方法,对彝医的各种诊疗活动起到指导作用。彝医思维的基本元素,包括"观天识人""以数运象""以理论命""气浊二元""形影一体"等思维要素,彝族文化是二元哲学,彝医生命时空理论均以"气浊二元论"为核心,彝族先贤认识宇宙生命是从气与浊两类不同物质开始而不是

从"元气"开始。罗艳秋等通过对彝、汉两族的族源,以及从彝文和汉文发生发展的历史渊源及彝、汉文典籍中记载的宇宙观、古天文历法等古代科学技术等进行综合推断,指出彝医和中医是对中华上古医药理论的延续和发展,是中国传统医学的重要组成部分。彝文典籍《哎哺啥呃》和《黄帝内经》的学术思想均秉承于上古时期的伏羲先天易学,认为阴阳五行理论是中医、彝医治病用药的理论基础,并由此提出彝医与中医两者表现为同源异流关系。毕自珍等在彝医"毒邪理论"的基础上,根据毒邪的来源和类型的不同总结、归纳彝药分类方法,并结合彝药的传统功效与用药实践对部分药物进行分类,将其分成"给刺(撵毒药)"和"博布(和顺药)"两大类。撵毒药包括撵风毒药、撵寒毒药、撵热毒药、撵湿毒药、撵燥毒药、撵瘀毒药、撵虫毒药、撵食毒药及撵闷毒药;和顺药分为扶脏腑药、安神药及顺气药。彝医学中的"撵"指祛除或排泄毒邪病因,以解除毒邪引起的病症。"和顺"指恢复气浊的有序运行,消除人体脏腑因毒邪入侵导致的损坏或亏虚。赵桂刚等通过系统整理与研究彝医药有关的学术文献与名老彝医临床诊治经验,总结彝医防治风湿类疾病的主要经验与特点。彝医根据对病患病根及症候的综合分析,分为行痹、痛痹、着痹、尪痹、劳痹;并根据这五大类痹病的病理实质,采用彝医望闻问切的诊察方法,辨病与彝医算病相结合,对病患进行辨治;分别采用祛风通络、散寒除湿、温经散寒,祛风除湿、除湿通络,祛风散寒、清经通络,以及补益肝肾、祛风通络的治法进行治疗;主要选用透骨草汤、木瓜鸡根汤、苍术木瓜汤、旭痹汤、血藤二活汤等彝药方剂,并辅以外治法和食疗。黄相中等通过整理民间医师口述"祠别依钟"疗法并观看该治疗技术的演示,介绍彝医"祠别依钟"疗法及其疗效。彝医"祠别依钟"疗法,又称经络阻滞疗法,主要包括捏法、双手臂捆绑法、双手臂双脚捆绑法,是根据彝医"内病外治"的原理,通过刺激表面的经络,依托内部经络将这种刺激传导到病变部位,使病变部位脏器或躯体组织功能恢复正常,进而达到治疗疾病、恢复身体平衡的一种疗法。

结果:获得该治疗方法具体操作方法、适应证及禁忌证等。认为"祠别侬钟"疗法对胆绞痛、肾绞痛、心绞痛等脏腑类疾病具有较好的疗效。

3. 药学研究

苏仕林等通过走访记录、实地勘察、文献搜索等方法对楚雄州彝族民间传统医药知识和药用植物资源进行调查、记录、整理,总结了民族民间医药传统文化、药用植物功效、药用植物种类和民族植物学知识,彝族常用药用植物有 34 科 55 种,主要包括有清热药、祛风湿药、理气药、利水渗湿药、止血药、活血化瘀药、化痰止咳平喘药、安神药和收涩药等 9 大类。提出发展存在的问题:①彝族药用植物的使用和传承仍未得到实质性延续;②彝药缺乏理论体系的构建和指导,大部分彝药知识和配方仍停留在农村民间彝医和乡医。并提供可行性建议:①构建彝药理论体系;②发展彝药种植产业;③建立信息网络。佘锐等采用微波消解样品,氢化物发生-原子荧光光谱法测定几种常见彝药中铅的含量。通过研究分析,天油菜中铅含量 1.830 mg/kg、包谷七铅含量 2.565 mg/kg、刺梨粉铅含量 0.804 mg/kg,都未超过《中国药典》(2020 年版)中关于铅的限量标准的规定值。该方法操作简便、快速,相对标准偏差为 0.8%～3.7%。管小军等采用 ACE Neptune-C18 色谱柱法对 22 批紫丹参样品质量进行评价,建立了紫丹参样品指纹图谱,确定了 23 个共有峰,并指认了其中 8 个成分。发现 22 批紫丹参样品指纹图谱与对照图谱的相似度为 0.541～0.997,聚类分析与主成分分析均将样品分为 2 类。表明基于 HPLC 指纹图谱与多成分含量测定,并结合化学模式识别法,建立的紫丹参质量评价方法稳定、可靠,重复性好,可用于紫丹参药材的质量控制。张彬若等采用现代色谱技术对地蜈蚣的乙醇浸膏进行分离和纯化,根据化合物光谱数据进行结构鉴定,运用 HPLC 法建立其中 5 个成分的含量测定方法。结果:分离鉴定了 6 个化合物,分别为山奈酚(1)、(＋)-阿福豆素-3-O-α-L-吡喃鼠李糖苷(2)、紫云英苷(3)、阿福豆苷(4)、

multiflorin A(5)、multiflorin B(6);以甲醇－水(35：65)为流动相,检测波长为 230 nm,测定(＋)-阿福豆素-3-O-α-L-吡喃鼠李糖苷的含量;以甲醇－0.2%磷酸溶液为流动相,梯度洗脱,检测波长为 265 nm,测定紫云英苷、muliflorin B、阿福豆苷、multiflorin A 的含量。表明化合物 1～5 为首次从节肢蕨属植物中分离得到,所建立的含量检测方法灵敏度高,重复性好,对于地蜈蚣药材的质量控制研究和指导临床应用具有一定的意义。

（撰稿:罗艳秋 周鑫 审阅:陈仁寿）

【维吾尔医药研究】

治疗白癜风。阿肯木江·艾尔肯等将 372 例白癜风患者随机分为对照组和试验组各 186 例,对照组为常规治疗,并给予白癜风蜜膏及赤肤乌发诃子膏;试验组在此基础上加用阿提日拉力片治疗,疗程均为 35 d。结果:两组患者治疗前后白斑总面积组内比较,试验组总积分($Z=-11.387$, $P=0.000$),$P<0.05$;对照组总积分($Z=-11.667$, $P=0.000$),$P<0.05$。巴哈古丽·力提甫等将 90 例白癜风患儿进行临床观察,根据异常体液分型结果给予相应的成熟剂,同时给予玫瑰花膏、行气那尼花颗粒、阿娜尔糖浆等药物口服以改善肠胃功能后,再给予阿亚然吉派克日或阿亚然吉罗嘎子亚口服以清除异常体液,经治疗后 90 例患儿中包括痊愈 18 例(20%),明显好转 33 例(36%),好转 25 例(27%),无效 14 例(16%),总有效率 76 例(84%)。麦麦提尼亚孜·阿布都克热木等采用驱虫斑鸠菊注射液治疗稳定性白癜风,总观察病例数 54 例,住院天数 35 d,其中痊愈 4 例(7.4%),显效 32 例(59.2%),好转 18 例(33.3%),无效 0,总有效率 100%,治疗后复色率较治疗前明显缩小。张兰兰等研究两种上市维药复方卡力孜然酊(KL)与驱白巴布期片(QB)治疗白癜风豚鼠的作用,将 90 只黑色豚鼠用随机分组分为 9 组,30 日造模成功后,分别给药。空白对照组与模型组均给予生理盐水,阳性对照组

给予胃白灵片,KL低、中、高剂量组经皮肤涂抹给药,QB低、中、高剂量组给予灌胃给药。实验证明治疗白癜风的两种维药均有提高白癜风豚鼠模型皮肤组织MC计数、表皮含黑素颗粒基底细胞计数以及皮肤组织酪氨酸酶强度的作用,驱白巴布期片具有调节白癜风动物模型血清免疫球蛋白的作用。

治疗银屑病。塔依尔江·艾木孜等将90例红皮病型银屑病患者外用菊苣蒸露(卡斯尼蒸露)联合孜玛德蒲地那(薄荷、艾蒿、黄连、花椒、硫黄等)治疗,痊愈和显效率85.6%(77/90),好转率14.4%(13/90)。说明维吾尔医药菊苣蒸露(卡斯尼蒸露)外用治疗红皮病型银屑病效果显著,能够快速改善临床症状。穆开热姆牙生等将124例寻常型银屑病患者随机分为常规组和激光组各62例,常规组行润肤克比热提软膏或者司马甫软膏治疗,激光组于常规组基础上加施308 nm准分子激光治疗,比较两组治疗前后的PASI评分变化情况与不良反应的发生情况。激光组治疗后PASI评分较常规组明显更低($P<0.05$);激光组患者不良反应的发生率较常规组的明显更低($P<0.05$),针对寻常型银屑病,在维吾尔医治疗的基础上联合308 nm准分子激光行综合治疗可有效降低患者的PASI评分,并减少不良反应的发生,提高治疗的效果与安全性。

治疗慢阻肺。唐黎明等将160例毛细支气管炎寒饮犯肺证患儿随机均分为两组,疗程35 d。对照组为常规治疗,治疗组在对照组治疗方法的基础上予寒喘祖帕颗粒口服。结果:对照组总有效率为72.5%(58/80),治疗组为88.8%(71/80),2组比较,差异有统计学意义($P<0.05$),对2组治疗有效的患儿经6个月的随访,对照组复发19例(32.8%),治疗组复发11例(15.5%),差异有统计学意义($P<0.05$)。赵丽萍等将114例支气管哮喘患儿随机均分为两组,对照组常规治疗,治疗组给予寒喘祖帕颗粒,疗程为3个月。结果:观察组显效36例,有效17例,总有效率93.0%(53/57);对照组显效32例,有效16例,总有效率84.2%(48/57)。观察肺功能、免疫因子、两组C-ACT评分比较等指标,治疗组改善指标均高于对照组。寒喘祖帕颗粒能够改善支气管哮喘患儿肺功能,这与其调节免疫平衡递质IL-10、IL-17、IL-6相关。尹彬等将78例哮喘缓解期患儿随机均分为对照组和观察组各39例:对照组给予沙美特罗替卡松粉吸入剂治疗,观察组在对照组基础上加用寒喘祖帕颗粒治疗,疗程为1个月。结果:观察组治疗后肺功能指标[用力肺活量(FVC)、最大呼气流量(PEF)、一秒用力呼气容积(FEV1)、用力呼气量占肺活量百分比(FEV1/FVC)]、炎症指标[中性粒细胞(PMN)、嗜酸性粒细胞(EOS)、单核细胞趋化蛋白-4(MCP-4)、白细胞介素-4(IL-4)、肿瘤坏死因子-α(TNF-α)]、免疫功能指标(CD_3^+、CD_4^+/CD_8^+)、Toll样受体4(TLR4)、核转录因子-κB(NF-κB) mRNA差值水平均高于对照组(均$P<0.05$)。

治疗不孕不育。华众等用罗补甫克比日丸治疗弱精子症,将患者206例弱精症子患者随机均分为两组,对照组予以维生素E软胶囊治疗,试验组予以罗补甫克比日丸治疗。结果:治疗12周后,试验组有10例患者配偶成功受孕,18例患者的精子活动率已经达到正常水平,62例患者精子活动率虽未正常但较前明显改善,总有效率为87.4%(90/103);对照组2例患者配偶成功受孕,11例精子活动率正常,47例患者精子活动率虽未正常但较前明显改善,总有效率为58.3%(60/103),两组总有效率差异有统计学意义($P<0.05$)。结果表明:罗补甫克比日丸可有效改善弱精子症患者精子活率。闫向前将186例选择少弱精症患者,采用自身治疗前后的观察方法,统计患者治疗前后的精子密度和活力的变化情况,将结果进行对比。结果:患者的临床症状均明显改善缓解,其中显效73例,有效95例,无效18例,治疗总有效率为90.3%(168/186),且无明显不良反应现象发生;另外患者的精子密度和活力等指标均出现了明显的好转,显著优于治疗前,比较差异显著($P<0.05$)。

(撰稿:范振宇　审阅:陈仁寿)

【民族医药防治新型冠状病毒肺炎研究】

2020年间，各地的民族医药研究者对用民族医药防治新冠肺炎进行了深入的研究，对预防和治疗新冠肺炎起到了较好的指导意义。

藏医药方面。曹文龙等认为，新冠肺炎患者以发热、干咳、乏力等为主要特征，根据藏医"三因"平衡理论、疫病理论，认为其属于藏医疫病瘟热的范畴。在预防方面可以通过调理起居饮食，增强自身免疫力，并运用药香燃熏、悬挂九味黑药防疫散，或者用三果汤散煎服等方法达到目的；治疗方面可用流感丸、清肺止咳丸、十五味肺病、十五味竺黄散等方药为主，后期辅以调和"隆肺"的三十五味沉香丸、十五味沉香丸，使机体三因趋于平衡而达到治疗目的。加羊加措等还观察了藏医治疗新冠肺炎的组方配伍规律及药性功效。他们选取了8套藏医防治方案中的60首方剂作为研究对象，采用数据挖掘和可视化方法，以方剂-药物-药性-药效的思路进行研究。结果：出现频次最高的方剂为催汤丸、流感丸、九味防瘟散等，单味药物为诃子、藏木香等，药对为诃子-藏木香；药性聚类发现达斯玛保丸偏凉性，常松八味沉香丸偏温性，整体上以凉性方剂为主；六味和三化味中苦味和苦化味居多；十七效中燥效、糙效、动效居多。其病机主要为隆热上亢、培根偏生、黏柔增生所致，组方配伍主要根据"热症催熟与祛邪"相结合的思路，其药性功效模式主要为"苦味-苦化味-糙、动、轻、燥"，主要针对性治疗培根黏性、柔性、稳性、腻性。

壮医药方面。尚昱志等认为，新冠肺炎属于壮医"瘟痧"的范畴，在治法上，内治外治相结合，运用外治法以调气排毒，内治法以驱毒，药膳食疗以补虚强体。预防可用佩药疗法，常用佩药方是桂皮、大风艾、苍术、豆蔻、石菖蒲、小茴香等，制药包随身佩戴。烟火熏防疫法，常用药物有青蒿、五月艾、硫磺、酸醋、黄荆等。食疗防疫法，可用五指毛桃、黄花倒水莲、土人参、山药、生姜、薏苡仁组成食疗防疫粥，以达到调气解毒，健脾除湿目的。药浴防疫法，以艾叶、石菖蒲、大蒜加水适量煎煮，每日睡前浴足以达到温阳通络，化湿祛浊，强体避疫的目的。隔离避秽法，要求人们要隔离居住，并在门口悬挂标志，谢绝来访，并通过烟熏防疫法清洁居室，对感染者使用过的器物衣被蒸煮洗晒，以达到祛邪避秽，防止疫毒扩散的目的。

蒙医药方面。李福全等研究认为，新冠肺炎属于蒙医"肺黏疫病"范畴，其病位在肺，由"黏虫"引起，其发病主要是SARS-CoV-2（黏虫）经呼吸道侵入肺脏，致三根相对平衡失调，血、协日偏盛，与巴达干、赫依相搏，使肺受损，继而引发全身脏腑功能受损而发病。在外用预防方面，可用佩戴法和熏疗法。药物预防方面有护己和防他两种。护己时，早上起时嚼大蒜或抹在鼻子里可防护一日；防他时，用纳格布-9，空腹口服给予1粒，可预防"疫病"的传染。治疗方面，以杀黏、清黏热，解毒，凉血药为主，排泄药物和镇"赫依"药辅助，调节体素药结合。常用方药有清瘟十二味丸、清肺十八味丸、二十九味藁本丸等。纪明月等对蒙药预防新冠肺炎的组方用药规律进行了分析。纪氏以内蒙古自治区卫生健康委员会发布的《新型冠状病毒感染的肺炎蒙医预防和诊疗方案》第二版及第三版为资料来源，对纳入标准的45首方剂进行关联规则分析和聚类分析。结果：使用频次最多的蒙药为红花、诃子、麝香、肉豆蔻、檀香、牛黄。性味方面，以凉、温出现较多，五味以苦、辛、甘味为主，使用最多的药物为清热药、镇"赫依"药、祛"巴达干"药、杀"黏"药、止咳化痰平喘药。

（撰稿：李永亮　审阅：陈仁寿）

［附］ 参考文献

B

毕自珍,罗艳秋,熊勇,等.基于彝医毒邪理论的彝药分类法[J].中国民族医药杂志,2020,26(8):35

巴哈古丽·力提甫,古丽巴哈尔·伊明,阿力同古丽·阿力木,等.维吾尔医治疗90例儿童白癜风的经验[J].世界最新医学信息文摘,2020,20(51):204

包纳日斯,娜米拉,白乌日力嘎,等.蒙医名词术语规范化研究的思考[J].亚太传统医药,2020,16(12):26

C

曹文龙,东生玲.藏医药防治新型冠状病毒肺炎探析[J].甘肃医药,2020,39(2):179

陈晓鸥,洛松它西,赵耕,等.藏医脉泻疗法治疗类风湿关节炎临床研究[J].新中医,2020,52(15):95

才让南加,孟宪丽.藏医本草典籍《药名之海》学术价值的初步探讨[J].西南民族大学学报(人文社科版),2020,41(7):29

才曾卓玛,切羊让忠,何长廷,等.基于藏医理论指导下的藏药采收与初加工[J].中国现代中药,2020,22(10):1726

D

东改措,文成当智.基于"味性化味"和网络药理学的藏药三热散治疗慢性胃炎的药性和作用机制研究[J].世界科学技术(中医药现代化),2020,22(5):1524

董浩,李军乔,王雅琼,等.响应面法优化藏药蕨麻总生物碱提取工艺及其抗氧化研究[J].湖南师范大学自然科学学报,2020,43(4):69

董伯岩,克珠,卢旭亚.三果汤散对急性痛风局部静脉全血黏度、红细胞分析及炎性因子的影响[J].中华中医药杂志,2020,35(10):5325

斗周才让,李先加.传统藏医学对"培根"病的认识及诊疗特色[J].中国民族医药杂志,2020,26(9):70

E

阿都莫子力,魏荣锐,秦伟瀚,等.基于非酒精性脂肪肝

体外细胞模型对藏药"松蒂"基原植物中6个多酚类化合物的活性评价[J].中成药,2020,42(10):2592

F

冯欣,登巴达吉,孔四新,等.基于线性回归分析模型的藏药波棱瓜子产量预测及其影响因子解析[J].中国现代中药,2020,22(3):409

G

高生英,叶菊,才让南加,等.藏药甘青青兰多糖提取工艺优化及含量测定[J].中华中医药杂志,2020,35(2):892

高艳菊,张丹.当代中国藏医药学主流学术群体及其代表人物[J].世界科学技术(中医药现代化),2020,22(8):2927

格日多杰,文成当智,久先,等.基于数据挖掘和"方-药-性-效"的藏医治疗慢性胃炎用药规律研究[J].世界科学技术-中医药现代化,2020,22(1):108

管小军,厉君,李俊,等.基于HPLC指纹图谱及多指标成分分析的化学模式识别评价彝药紫丹活血片质量[J].中草药,2020,51(4):986

郭肖,李先加,仁青多杰,等.藏药材日官孜玛的基原考证[J].中国药房,2020,31(6):759

果佳霖.蒙药苏格木勒-4汤低极性化学成分的GC-MS分析[J].西部中医药,2020,33(9):65

H

哈力嘎,希古日干,白淑珍,等.蒙药长松萝的化学成分研究[J].中药材,2020,43(3):612

韩盟帝,石佳欣,董馨,等.基于HPLC-Q-Exactive-MS法的蒙药蓝盆花血清图谱研究[J].中药材,2020,42(12):2843

何长廷,多杰.基于专利分析的我国藏医药产业发展研究[J].中国现代中药,2020,22(7):1151

何芳,高必兴,赵春艳,等.藏药兔耳草的生药学研究[J].中药材,2020,43(4):824

何焱,李忠玥,李卿,等.藏药翼首草角鲨烯合成酶的生物信息学分析[J].基因组学与应用生物学,2020,39

(7):3139

何彦峰,王瑞楠,暨迪军,等.藏药白沙蒿挥发油超临界 CO_2 萃取工艺优化及其抗氧化活性研究[J].中国现代应用药学,2020,37(23):2834

侯滢,周艳红,马黎."一带一路"愿景下西藏藏医药文化对外传播策略研究[J].西藏民族大学学报(哲学社会科学版),2020,41(1):94

华众,陈如兵,王晨,等.罗补甫克比日丸对弱精子症患者精液质量及精浆相关生化指标的影响[J].中华男科学杂志,2020,26(11):1020

黄相中,夏石生,岳和,等.彝医"祠别依钟"疗法简述[J].中国民族医药杂志,2020,26(8):74

J

纪明月,其其格,席琳图雅,等.蒙古族药预防新型冠状病毒肺炎组方规律分析[J].中国中药杂志,2020,(13):3013

加羊加措,李先加,贡保东知,等.新型冠状病毒肺炎藏医防治方案的组方配伍规律及药性功效研究[J].中药药理与临床,2020,36(5):33

K

亢俊铧,龙主多杰,苏旭,等.青海班玛县藏药植物资源现状的调查研究[J].生物学杂志,2020,37(2):65

L

李福全,图雅.蒙医用蒙药对新冠肺炎及疫病的防治对策[J].世界科学技术-中医药现代化,2020,22(3):642

李毛加,张金魁,李海丽,等.藏药三味豆蔻汤散水提物镇静催眠作用研究[J].辽宁大学学报(自然科学版),2020,47(1):65

梁军,刘彩凤,刘冬涵,等.藏药白脉软膏多成分定量、指纹图谱结合多元统计分析的质量控制研究[J].中草药,2020,51(2):356

梁雨生,曾勇,朱正文,等.藏药吉堪明目方对糖尿病视网膜病变大鼠的影响及机制研究[J].中国现代应用药学,2020,37(11):1281

廖翠平,赵鹿,等.基于 UPLC-Q-TOF-MS/MS 技术分析蒙药黄芦木中的化学成分[J].中药材,2020,43(10):2459

禄亚洲,李宁,张二豪,等.水杨酸浸种处理对藏药甘青青兰种子萌发及幼苗抗旱性的影响[J].河南农业科学,2020,49(3):63

罗艳秋,徐士奎,郑进.彝医学与中医学关系初探[J].中医学报,2020,35(9):1859

罗艳秋,徐士奎.基于彝医"以数运象"思维模式的气浊在五脏圆周运动学术内涵研究[J].亚太传统医药,2020,16(3):39

罗艳秋,徐士奎.彝医外疗法论治体系的分类整理研究[J].中华中医药杂志,2020,35(9):4702

M

麦麦提尼亚孜·阿布都克热木,阿依努尔·阿部都热依木,伊合帕尔·木拉提,等.初步评价维吾尔药驱虫斑鸠菊注射液对稳定性白癜风临床疗效及安全性[J].中国民族医药杂志,2019,25(1):13

穆开热姆牙生,谢尔扎提吐尔逊.维吾尔医联合 308 nm 准分子激光治疗寻常型银屑病的综合治疗方法探讨[J].世界最新医学信息文摘,2020,20(33):207

N

南措,古锐,付林,等.一测多评法测定藏族药"蓝花龙胆"中环烯醚萜类和黄酮类成分的含量[J].中国中药杂志,2020,45(18):4423

Q

切吉卓玛,李军乔,李积云.藏药蕨麻可溶性膳食纤维酶法提取工艺优化[J].食品工业,2020,41(1):42

切尼项毛,才让吉,文成当智,等.基于 Apriori 算法和"味性化味"矢量模型的含石榴子藏药方剂的用药规律及药性研究[J].中国药房,2020,31(8):906

S

尚昱志,陈秋霞,方刚,等.壮医五法预防新型冠状病毒肺炎[J].医学争鸣,2020,11(2):7

佘锐,廖诗画,周冰,等.微波消解-原子荧光法测定常见彝药中铅的含量[J].广东化工,2020,47(15):162

苏仕林,周楠.楚雄州彝族药用植物的民族植物学研究[J].安徽农学通报,2020,26(16):45

索南卓玛,扎西东主,贡却坚赞.藏医学对抑郁症的认

识及治疗[J].中华中医药杂志,2020,35(6):3032

索南卓玛,扎西东主.探析《晶珠本草》的解毒思想[J].中医药导报,2020,26(12):47

T

塔依尔江·艾木孜,再米拉·阿不都热合曼,塔吉古丽·麦麦提,等.维吾尔医药菊苣蒸露(卡斯尼蒸露)外用治疗红皮病型银屑病的临床疗效[J].中国民族医药杂志,2020,26(11):29

唐黎明,沈健,乔洁.寒喘祖帕颗粒辅助治疗婴幼儿毛细支气管炎寒饮犯肺证80例临床观察[J].中医儿科杂志,2020,16(6):54

特日格乐.蒙医不同文献中记载清瘟十二味方的差异[J].中国民族医药杂志,2020,26(11):51

W

完玛仁青.冠心病心绞痛经藏药红景天治疗的效果探究[J].中西医结合心血管病电子杂志,2020,8(20):152

王容,魏屹,周春岚,等.基于指纹图谱结合化学计量法对乌头属藏药材榜那的多指标成分分析[J].中草药,2020,51(11):3037

王利辉,春香,包晓华.蒙医脉象采集分析控制系统研究[J].内蒙古民族大学学报(自然科学版),2020,35(5):433

文成当智,张云森,仁真旺甲,等.基于"味性化味-网络靶点-分子对接"的藏药五味麝香丸治疗"真布"病的作用机制研究[J].中国药房,2020,31(2):164

吴玲芳,梁文仪,张兰珍.藏药余甘子主要成分含量测定研究[J].世界科学技术(中医药现代化),2020,22(8):2857

吴双英,吴青松,娟娟,等.蒙药奶制黄精超微粉碎工艺研究[J].亚太传统医药,2020,16(6):85

X

项措卓玛,才让南加,多杰仁青,等.浅谈藏医对原发性高血压病的认识[J].中国民族医药杂志,2020,26(8):76

谢雄雄,谢晶,曾金祥,等.藏药短管兔耳草血中移行成分及其与XOD分子对接研究[J].江西中医药大学学报,2020,32(5):71

熊成,阿肯木江·艾尔肯,居来提·阿不都瓦衣提,等.维吾尔药阿提日拉力片治疗稳定期白癜风的临床疗效观察[J].世界最新医学信息文摘,2020,20(50):215

徐士奎,罗艳秋,王正坤.彝医原创性思维模式的学术内涵——"气浊二元论"阐释[J].西部中医药,2020,33(5):59

Y

闫向前.罗补甫克比日丸对少弱精症患者精液质量的影响[J].中国医药指南,2016,14(12):198

伊乐泰,巴·吉格木德.国医大师巴·吉格木德教授在蒙医基础理论方面的学术思想与贡献[J].中国民族医药杂志,2020,20(17):19

尹彬,邱静,邓德明,等.寒喘祖帕颗粒联合沙美特罗替卡松粉吸入剂治疗支气管哮喘缓解期患儿的效果[J].安徽医学,2020,41(1):81

尹秀,德珍,张二豪,等.不同环境因子对藏药甘青青兰种子萌发及幼苗生长的影响[J].生物学杂志,2020,37(5):58

岳萍,才多.藏药浴药液制备技术研究进展[J].中国民族民间医药,2020,29(2):47

Z

曾他吉,三智加.探讨藏医音哑症的诊断及用药规律[J].中国民族医药杂志,2020,26(5):75

扎西措,桑乾才让,拉措卓玛.藏西医结合治疗甲状腺功能减退的临床疗效[J].中国民族医药杂志,2020,26(5):14

张炜,刘海青,骆桂法,等.佐太及珍宝类藏成药中汞在大鼠体内的蓄积研究[J].中国药事,2020,34(2):195

张彬若,刘录,李晓红,等.彝药地蜈蚣中化学成分的分离及含量测定[J].中药材,2020,43(4):915

张兰兰,康雨彤,霍仕霞,等.两种维药对白癜风豚鼠模型黑色素、酪氨酸酶及血清免疫球蛋白水平的影响[J].中国临床药理学杂志,2020,36(3):322

赵炎,张英睿,李轩豪,等.基于网络药理学和分子对接技术的藏药三味龙胆花片用于新型冠状病毒肺炎(COVID-19)的作用机制探讨[J].中药药理与临床,2020,36(3):35

赵芳玉,徐元江,彭诗原,等.濒危藏药桃儿七对逐步失水的光合生理响应[J].干旱区资源与环境,2020,34(3):143

赵桂刚,潘立文,余成敏,等.彝医药防治风湿类疾病经验[J].中医药导报,2020,26(5):52

赵丽娜,籍学伟,王玉华.蒙成药小儿清肺八味丸的质量控制方法研究[J].中国民族医药杂志,2020,29(3):27

赵丽萍,王竞芳,曹宏武.寒喘祖帕颗粒调节支气管哮喘患儿免疫平衡临床研究[J].浙江中西医结合杂志,2020,30(3):227

周晶.产业链视角下四川省藏药产业发展现状及对策研究[J].亚太传统医药,2020,16(5):12

周则加,仁增加,拉太加,等.基于数据挖掘的含冰片藏药方剂用药规律及药性研究[J].高原科学研究,2020,4(4):53

朱琳,李永芳,李向阳.基于 UPLC-Q-Exactive 技术对藏药八味沉香散血清药物化学的初步研究[J].中药材,2020,43(1):88

朱继孝,王陆,钟国跃,等.藏药西伯利亚蓼降尿酸活性部位筛选及 HPLC 分析[J].安徽农业科学,2020,48(10):141

宗粉粉,赵志礼,倪梁红,等.藏药解吉那保基原植物粗茎秦艽品种鉴定及种内遗传多样性分析[J].药学学报,2020,55(8):1941

七、国外中医药

【国外针灸治疗研究】

印度尼西亚大学的 Putri DE 团队研究激光针灸治疗对痉挛性脑瘫患儿痉挛的疗效及影响,将 60 例痉挛性脑瘫患儿随机分为接受激光针刺的治疗组和接受安慰剂激光针刺的对照组。所有患儿每周接受 3 次相同的常规治疗,治疗组在 GV20(百会)、GV14(大椎)、LI4(合谷)、GB34(阳凌泉)和 LR3(太冲穴)进行激光针刺,安慰剂组(不激活激光针刺)在相同位置进行安慰剂治疗,共 12 次。结果:接受治疗后,总 MAS 评分的平均差为 8.923(P<0.05),95% CI 在 2.616~15.230 之间。治疗组和对照组之间的 MAS 总分有显著差异。两组中 28 例 MAS 评分降低的患者和 24 例无任何降低的患者(P<0.05),提示与安慰剂激光针灸患者相比激光针灸导致 MAS 评分降低。表明激光针刺可减轻痉挛性脑瘫患儿的痉挛状态。

泰国董里医院的 Sangtin S 团队探讨应用生存分析技术确定中风患者针灸治疗的最佳疗程。将在 Trang Hospital 接受针灸疗法作为辅助治疗的中风患者进行了一项回顾性观察研究,日常生活活动(ADL)的显著临床改善定义为 Barthel 指数从基线水平升高 points10 点。研究结果:在 89 例患者中,有 78.6%(70/89)的患者有明显的临床改善。Kaplan-Meier 分析估计,到第 1 次针灸治疗后,有 50.5%(45/89)的患者表现出明显的改善。到第 8 次治疗时,患者比例增加到 80.9%(72/89)。亚组分析显示,临床改善并不取决于基线 Barthel 指数,而早期治疗(卒中发作后 3 个月内)与晚期治疗相比反应更快。在早期和晚期治疗组中实现显著改善所需的疗程中位数分别为 8 和 11。治疗的卒中患者在第

16 次针灸治疗后 Barthel 指数得到了显著改善,其边缘改善随后显著下降。

美国威斯康星州密尔沃基大学健康信息学和行政学系的 Fink J 团队探讨在当地的大型医疗系统奥罗拉医疗保健中嵌入综合癌症护理封闭模型的研究,探索可复制综合护理模式能否证明按摩和针灸治疗肿瘤效果是否一致。使用视觉模拟量表调查患者在针灸和按摩治疗前后他们对疼痛、压力、恶心和神经病变的感知水平。研究结果:针灸治疗前后的疼痛、抗免疫、压力和恶心评分均存在显著差异(P<0.001)。据报道针灸治疗后,疼痛、压力和神经疾病的缓解率分别为 61.7%、68.8% 和 47.9%。癌症按摩前后的疼痛、恶心和压力评分也显著不同(P<0.001)。按摩在减轻压力和疼痛方面作用更大,分别为 42.5% 和 34.4%。结果:在综合癌症护理患者的治疗中,针灸的效果高于按摩。

东京医科齿科大学牙科麻醉学系 Handa T 团队报道了一例针刺配合触发点注射治疗慢性肌筋膜痛且咀嚼肌疼痛患者的案例。患者为一 46 岁的女性,左下颌第一磨牙区域(磨牙 5 月前摘除)慢性持续性疼痛,曾进行星状神经节阻滞及阿米替林治疗,但无效。在咬肌、颞肌和胸锁乳突肌上发现了几个压痛点,伴有双侧疼痛,视觉模拟量表疼痛评分为 85,诊断为慢性肌筋膜疼痛,伴咀嚼肌疼痛。行咀嚼肌拉伸和触发点注射,两月后见效。患者要求对所有压痛点进行注射,由于范围过大,所需治疗的局部麻醉剂总量将过大,因此选用针刺结合触发点注射。治疗 9 个月后症状消失,疗程共 1 年。

巴西圣保罗大学的 Comachio J 等进行了针刺及电针治疗非特异性低腰疼痛有效性的随机对照研究。研究对象为 20 - 60 岁间的 66 名具有非特异性慢性低腰疼痛的患者(疼痛至少持续有 3 个月),随

机分为针刺组和电针组。主要通过 Roland Morris 残疾问卷调查得出的疼痛程度(数字评分量表)和残疾程度。主要选择背腧穴(肾俞、大肠俞、膀胱俞等)进行针刺或电针治疗。研究结果:发现针刺和电针治疗均能缓解患者疼痛,且治疗效果无明显差异。

意大利维罗纳大学的 Schweiger V 等,将 60 名女性纤维肌痛综合征患者,随机分为营养治疗组(辅酶 Q10、维生素 D、α-硫辛酸、镁和色氨酸)和针灸治疗组,疗程 3 个月。在治疗开始后 1、3 和 6 个月,通过纤维肌痛影响问卷评分(FIQ-R)、纤维肌痛严重程度量表(FSS)和生活质量评分表(QoL)的变化进行评估。最终 55 例患者完成了研究(营养治疗组为 21 例,针灸组为 34 例)。治疗 1 个月后,营养组患者治疗后疼痛减轻,治疗 3 个月后减轻明显;在治疗过程中针灸治疗组减轻疼痛的功效更为明显。FIQ-R 和 FSS 的结果也表明两组患者生活质量均有所提高,对于纤维肌痛综合征患者,营养疗法和针灸均能减轻疼痛及提高生活质量。

巴西睡眠和心脏实验室的 Silva MVFP 等,研究了针灸对有阻塞性睡眠呼吸暂停(OSA)的高血压患者的疗效。研究对象是 44 名轻度至中度阻塞性呼吸暂停的高血压患者,随机分配为针灸组(22 例)和假针灸组(非介入非穴位针刺,22 例)。分别在治疗前和 10 次针灸治疗后,使用多导睡眠监测、24 小时动态血压监测和生活质量问卷对患者进行了评估。两组结果显示患者的干预前后呼吸暂停低通气指数,白天或夜间血压或生活质量均无差异。

纽约纪念斯隆·凯特琳癌症中心的 Bao T 等进行了针灸对化疗引起的周围神经病变(CIPN)影响的随机对照实验。选择化疗≥3 个月的患有持续中度至重度 CIPN 的肿瘤患者,随机分为电针组(24 例)、假针灸组(23 例)、常规护理组(21 例)。治疗 8 周后及第 12 周随访结果显示,相比常规护理组,电针组的疼痛、刺痛、麻木感显著降低,假针灸组患者的疼痛症状也有所减轻。

土耳其伊斯坦布尔大学的 Ozden MC PhD 等进行了一项随机单中心临床实验,浅刺和深刺治疗对与咬肌相关的肌筋膜颞下颌关节疾病的疗效对比。使用手动痛阈测量仪和视觉模拟刻度(VAS)分数来评估针刺的深浅。60 例患者随机分配到浅刺组(20 例)、深刺组(20 例)、对照组(20 例)。每次针刺持续 20 分钟,每周一次。分别在治疗后第三周、第六周进行评估,结果:浅刺组及深刺组均显示出疼痛减轻,但浅刺组疼痛减轻更明显。

伊朗马什哈德医科大学的 Bahrami-Taghanaki H 等研究针灸及药物治疗对腕管综合征的疗效。60 例临床诊断为腕管综合征患者随机分为针灸治疗组(30 例)和常规药物治疗组(30 例)。药物治疗组患者服用塞来昔布片剂 100 mg,每天 2 次。针灸治疗组患者进行 12 次针灸,每周 3 次,每次 30 分钟,共 4 周,针刺点固定。两组均在夜间佩戴腕带以保持 1 个月。结果:与药物组相比,针灸治疗组的临床症状(疼痛、麻木、刺痛和肌肉无力)及肌电诊断结果有明显改善。

葡萄牙波尔图大学生物医学科学研究所的 Cardoso R 等研究针灸对运动引起的急性肌肉酸痛及迟发性肌肉酸痛的作用。45 名志愿者随机分为普通针刺组、假针刺组(非传统中医穴位)和对照组。引起运动引起的肌肉损伤后,在不同时间点评估肌肉酸痛和压力痛阈值。结果评估分别在第一次针灸治疗之前和之后 20 分钟,以及在 24 小时后,第二次针灸治疗之前和 20 分钟后进行。在普通针刺组和假针刺组中,在两次治疗前评估后立即进行 2 分钟的针刺,而对照组仅休息 2 分钟。结果:普通针灸组可以将运动引起的急性肌肉酸痛的发生率降低一半,将迟发性肌肉酸痛的发生率降低三分之一。

美国佛罗里达州圣奥古斯丁疼痛与压力研究中心的 Armstrong K 等研究低频电针(2.5 Hz)和高频电针(15 Hz)对心率变异性及迷走神经的影响。24 名健康者随机分为低频电针组(13 例)和高频电针组(11 例)。选用双耳耳穴(丘脑、神门等)进行电针 5 分钟,用电子心电图评估结果。结果:低频电针组心率变异性提高、交感神经压力减少、副交感迷走神经张力增加;高频电针结果也有所改变但不明显。

因此低频电针对于交感神经及副交感神经有良好的调节作用。

瑞典隆德大学的 Landgren K 等研究不同针刺对腹部绞痛患儿排便、睡眠及饮食的影响。147 例 2-8 周的患儿被随机分为标准化最小针刺组（48 例）、半标准化个体针刺组（49 例）、不进行针刺组（48 例）。通过随访记录以及父母调查表评估患儿的情况。随访显示针刺两组患儿的排便、睡眠和饮食无明显差异，但通过父母电话随访发现针刺两组的多数父母认为患儿进食和睡眠有变化，绞痛的症状也有所改善。

巴西埃尔米尼奥·奥梅托大学的 Alonso HR 等研究针灸对成年雌性 Wistar 大鼠背部皮肤切除损伤修复影响。将 90 只大鼠分为针刺治疗组、艾灸治疗组及对照组。在大鼠术后第 7、14 和 21 d 对它们进行安乐死，以取出背部皮肤组织并进行分析。结果发现相对于对照组，治疗组的结构分析无变化。14 d 和 21 d 时，针刺组和艾灸组的成纤维细胞总数显著高于对照组，而粒细胞数量与对照组比明显减少。21 d 时，新形成的血管总数增加，针刺组和艾灸组明显增加，而对照组的双折射胶原纤维的量明显增加。两组治疗组之间糖胺聚糖、羟脯氨酸、胶原蛋白Ⅰ、Ⅲ型胶原蛋白没有差异，但和对照组相比数量减少。两组治疗组大鼠中的转化生长因子 β1 和血管内皮生长因子的含量相似，但少于对照组。因此，在成年雌性大鼠的外伤修复中，针刺和艾灸刺激成纤维细胞增殖和新生血管生成，并延长胶原纤维重组的时间。

（撰稿：林炜　审阅：王克勤）

【中医药海外发展现状】

2020 年中医药海外的发展状况主要反映在中医立法、医保覆盖、医学教育、医师执业（针灸、专科）、药品准入、医院诊所等方面。

1. 中医立法

在亚洲：焦宏官等介绍，新加坡于 2000 年确立中医师合法地位，开始从法律层面接受中医药。岑思园等介绍，2013 年 2 月，马来西亚颁布《马来西亚传统与辅助医药法令》（简称 756 号法令），对中医药及其他传统医药进行规范化管理。虽然未正式宣布中医合法，但近年来马来西亚已对中医进行登记。焦宏官等还指出，越南将中医称为"北医"，与其本土医学"南医"相对，差异主要在药材上。越南全面接受《中国药典》，确立了中医药在该国的法律地位。高欣桐等介绍，2016 年初，卡塔尔颁布了《传统和补充/替代医学从业者执业资格申请指南》，将针灸合法化，作为传统和补充/替代医学纳入国家医疗体系。

李佳烨等介绍，在澳大利亚，2000 年 5 月维多利亚州颁布《中医注册法》，这是西方国家首个肯定中医法律地位的法案。2009 年，澳大利亚政府宣布将从 2012 年 7 月 1 日起全国的中医进行注册管理。

在欧洲：胡玮晔等介绍表明，瑞士虽然重视医药应用，但目前并没有针对中医药的法律法规。邵沁等指出，荷兰尚未明确中医立法。黄祎晨等介绍，在西班牙，目前政府尚未承认中医药的合法性，对针灸持观望和默许态度。宋坪等介绍，在德国，中医药尚未立法。

2. 医保覆盖

高欣桐等指出，在卡塔尔，传统补充和替代医学疗法不进入公立医院，因此不在医保范畴内。李华飞等介绍，在阿联酋，国家基本医疗保险不涵盖任何的传统补充和替代医学治疗，中药或针灸治疗均属于自费项目。胡玮晔等指出，2012 年起，瑞士将包括中医针灸在内的自然疗法纳入了强制医疗保险，不过仅限于西医师的治疗。加入瑞士医疗协会的中医师也被看作替代/自然疗法治疗师，医药费可通过私人补充保险报销。瑞士民众普遍接受传统医药及各类替代疗法，并要求将针灸纳入强制医疗保险。

邵沁等指出，在荷兰，医师只要通过保险公司认可的医师协会的认证，其开出的治疗费用即可报销。各医疗保险公司也会提供包含中医药的报销方案。同时指出，在西班牙，中药和针灸不纳入国家医保，而大部分私人保险公司可提供包括针灸在内的自然疗法方案。宋坪等介绍,在德国,中医治疗仅被个别州纳入医保,针灸治疗慢性腰痛和膝关节痛的费用可由医保报销,其他疼痛性疾病的针灸治疗可由商业保险付费,一些私人医疗保险公司以较贵的附加保险认可针灸治疗。

3. 医学教育

岑思园等指出,目前,马来西亚中医教育形式大致包括自学、师带徒、祖传、函授、学院短期课程、华人医药总会统考、5年制学院等七类途径。高欣桐等介绍,卡塔尔目前尚无中医药相关的医学院校或专业,仅有一些私立的民间针灸培训机构,但其承认中国全日制中医药大学培养的针灸医生。

胡玮晔等调查显示,瑞士的大学目前尚无中医专业,但有关自然疗法的学校有19所,其中中医及针灸推拿学校有3所,其他自然疗法学校也开设了中医课程。瑞士承认中国及其他国家相关的传统医药教育。宋坪等指出,在德国,中医教育有3种形式:学校教育、社会力量办学及普及教育。对中医药疗法的人员资质要求较低,德国本土医师在取得行医执照后只需追加一门针灸学继续教育课程,即可开展针灸治疗。

4. 医师执业

员晓云等指出,泰国于2000年7月承认中医的合法地位,是最早认可中医行医资格的国家。焦宏官等调查显示,新加坡于2000年确立中医师合法地位,中医管理委员会负责中医师注册、投诉、学历认证等事务。李华飞等指出,阿联酋于2001年6月成立了传统补充和替代医学部,同年制定了相关考试与注册方法。在诊疗范围内,中医师可开展所有的中医治疗项目,如开中药、针灸、拔罐、推拿等,但针灸师只能进行针灸治疗。石炜弘等研究显示,在黎巴嫩,目前只有个别当地"中医医生"以开设私人诊所的形式执业,其中大部分人并未接受过正规的中医教育,学历水平参差不齐。

李佳烨等指出,澳大利亚《中医注册法2000》将

中医药类医疗人员按3个专业注册:中医师、针灸师、配药师。黄祎晨等指出,获得中国认证的针灸医生可在西班牙进行针灸治疗,但没有用药处方权。宋坪等介绍,在德国,仅注册医师(包含中医针灸师)和自然疗法治疗师可从事中医药治疗,其他理疗师、按摩师等群体仅可操作按摩、足浴、拔罐等,不能进行针刺等创伤性治疗,也没有处方权。

5. 药品准入

焦宏官等指出,2000年起,泰国中药合法化,中成药进口限制逐步放宽,中泰两国中药品种和贸易总额均呈上升趋势。高欣桐等介绍,在卡塔尔,中草药被列入非处方药物或食品补充剂,并作为单独类别进行管理,植物药的药品准入流程较烦琐。石炜弘等指出,在黎巴嫩,中医药产品主要以食品、调味品和茶等形式带入境内,政府规定进口中药必须通过药品生产质量管理规范(GMP)认证。

李佳烨等指出,目前在澳大利亚销售的中药类型主要有3种:中草药、中成药及"科学"中药(即将中药磨成粉,定量,烘干,做成颗粒、胶囊或分袋包装,不进行煎煮,疗效未知)。澳大利亚所需中药材大部分从中国进口,但很担心农药残留超标、重金属含量过高等质量问题。黄祎晨等指出,在西班牙,中药饮片不能作为药品流通,但已通过GMP认证的中药企业可为中医师的中草药处方即时配制成药。宋坪等指出,德国对中药的管理遵守2004年颁布的《欧盟传统药品法》,但中药很难以药品注册上市,大多以食品、食品补充剂、化妆品等形式在市场销售。德国对重金属、农药残留可能超标及特殊炮制过的中药材难以接受,大部分中草药需从荷兰和英国转口进入德国,或从日本、中国台湾地区进口。

邵沁等指出,荷兰的药品准入政策相对宽松。荷兰《药物法》详细规范了中成药销售许可的获取方式。目前欧盟上市的中成药仅有地奥心血康胶囊及丹参胶囊,在荷兰均获得上市。但是,荷兰濒危动植物保护政策限制了部分中药的使用。张子隽等指出坦桑尼亚出产多种常用中药,我国出口坦桑尼亚的

中药类产品包括提取物、保健品、中成药及饮片，2012—2018 年，出口数量总体呈上升趋势。

6. 医院诊所

岑思园等调查表明，目前，马来西亚中医医疗机构大致可分为四类：设立中医部的百年大型综合医院、民办中医院或门诊部、个体私人诊所、公立医院传统与辅助医药部门下设的中医科室。高欣桐等介绍，截至 2017 年，卡塔尔已有 5 家中药店（中草药店）和中医诊疗机构，主要提供针灸、草药、推拿及拔火罐等传统中医疗法。

龙堃等指出，在巴基斯坦，中医药主要分布在综合性医院的中医诊疗部门、专门的中医诊所，以及中巴联合建设医院中的中医分部等。中医药诊疗多以针灸诊疗为主，配合中药治疗。黄祎晨等指出，目前西班牙没有盈利性的中医医院、卫生中心等，但诊所众多，主要是针灸诊所和中医诊所。

综合中医药海外发展现状，很多学者认为，中医药的海外发展应采用"疗效先行，文化渗透"的方法。应充分考虑"因人制宜、因地制宜、因时制宜"的原则，针对不同情况，根据不同地区的特点和规律，如同中医特色的四诊合参、辨证论治一样，给予针对性的中医药海外发展"特色治疗"。

（撰稿：张淑娜　审阅：王克勤）

【冥想状态下脑电活动的研究】

利用脑电图（EEG）等无创探测技术研究各种冥想状态中人脑表现出的特殊活动模式，深入认识和理解脑神经网络的工作机制，是当前脑-认知科学研究领域的热点。

冥想是禅修的意思，是瑜伽实现入定的一项技法和途径，把心、意、灵完全专注在原始之初之中；最终目的在于把人引导到解脱的境界。静功是以站、坐、卧等外表上静的姿势配合意念活动和各种高速呼吸的方法的一类功夫。特点是外静内动，静中有动。冥想与静功从认识的概念上应有所区分。

1. 方法论述评

Deolindo CS 等认为，一个标准的冥想脑电活动研究方案应该超越随机临床试验指南，该方案应该包括冥想实践的建议和规范，以及具体的脑电图指南/检查表；明确规定冥想的类型和控制条件（例如：睁眼/闭眼）、记录的持续时间、受试者的冥想经验水平和其他感兴趣的人群变量，说明如何处理流程、变量，确保稳健性等事宜，讨论结果。

Travis F 建议，冥想研究者应该注重以下几方面：①研究狭窄的频带，特别是 $\theta1$、$\theta2$、$\alpha1$ 和 $\alpha2$，它们反映了不同的认知过程；②在理论上已知的空间区域平均脑电图；③运用功率谱和一致性分析来更准确地定义冥想实践的不同类别，并更可靠地将冥想实践应用于特定的受试人群。

2. 冥想功率谱特征

研究者采集 25 名冥想初学者呼吸练习过程 EEG 数据，发现走神与 θ 带振荡（4 - 8 hz）的振幅增加和频率降低有关。α 带振荡（8 - 14 hz）在分心期间振幅降低，频率增加。此外，走神时还伴有 α 和 θ 节律之间谐性和相位同步性的增加。由于在涉及记忆和执行控制的受控认知过程中，θ-α 频率范围内的类似频谱变化已被报道，研究者推测，分心和受控认知过程可能共享一部分共同的神经认知机制。

Rodriguez-Larios J 通过对 43 名经验丰富的冥想者的脑电数据进行研究，发现从冥想到算术任务（冥想＜休息＜算术），谐波锁定（α 和 θ 节律的瞬时频率以 2：1 排列的时间百分比）线性增加。尽管线性效应具有广泛的空间分布，但与静坐相比，休息期间的谐波锁定增加在中央和左颞顶叶上更为明显，而算术运算中增加主要分布在额叶。此外，从休息到算术的谐波锁定总发生率的增加主要表现为谐波持续时间的增加，而从冥想到休息的谐波锁定增加是由于每分钟谐波发生次数的增加。该结果初步支持冥想状态的特征是 α 和 θ 节律谐性降低的观点。该研究还发现，走神和认知任务中的受控过程可能共享 α-θ 带交叉频率动力学中包含的一些神经认知机制。

Yordanova J 等研究冥想专家在 FAM(专注冥想)、OMM(开放冥想)和 LKM(慈爱冥想)期间的脑电图连接模式。与静息状态相比,三种冥想状态具有高度一致的连接模式,并呈现以下特征:①δ 连接性的大范围分布增加;②左半球内 θ 连接性显著增加,左后半球局部整合;③右半球内 α 慢波和快波的同步显著增加,右后区有局部整合。研究结果表明,这三种冥想状态与静息状态明显不同:脑网络在不同频段变得紧密相连,以不对称的方式包围左右半脑,而与冥想的类型无关。这表明 FAM、OMM 和 LKM 共享神经机制,以支持高度注意状态和元认知过程,或普遍增强的意识体验。

3. 注意脑电指标

Klee D 等将 64 名轻度紧张的健康老年人分为基于互联网的正念减压课程组(IMMI)、基于互联网的健康福祉教育课程组及对照组,并以主动和被动听觉 oddball 范式研究注意力相关的 N2 和 P3 诱发电位。IMMI 组的受试者在主动 oddball 任务中表现出对目标音调的 N2 反应增强,并且与对照组相比,主动和被动 oddball 范式的 P3 峰谷振幅差异显著。干预与 N2 电位无明显关系。研究数据显示,当 IMMI 组辨别或引导注意力远离听觉刺激时,注意力控制能力显著提高。这些发现支持使用 N2 和 P3 作为冥想参与和干预效果的神经生理学指标。

Wang MY 等观察 33 名冥想者和 27 名健康对照者在工作记忆(WM)中的 P300 和同时分心于触觉刺激中的 α 活动。结果:在 WM 刺激后 P300 神经活动的额叶分布均更明显;在单任务(仅触觉刺激)和双任务(触觉刺激加 WM 任务)之间,顶枕区 α 活动的调节亦均更明显,但冥想者的表现准确于对照组。神经活动分布的改变与 WM 表现的改善同时表明,专注于任务相关功能的注意力资源更多。因此,研究者认为冥想相关的神经变化可能是多方面的,既包括分布的改变,也包括大脑活动的幅度,从而根据任务要求增强注意过程。

4. 记忆脑电指标

Nyhus E 等结合正念冥想训练、情景记忆任务,和脑电图来检验正念冥想如何改变行为表现和神经相关的情景记忆。其中正念冥想实验组训练和练习正念冥想 4 周。结果:正念冥想实验组的 FFMQ 量表总分、描述和非判断从训练前到训练后的得分增加,对照组(冥想训练初学者)无变化;在源辨识方面,正念冥想实验组从训练前到训练后,源辨别能力增加,对照组没有变化;在 EEG 方面,正念冥想实验组从训练前到训练后 θ 功率增加,对照组没有增加。认为,在正念冥想实验组中,右额叶通道训练前到训练后 FFMQ 描述分数的增加与训练前到训练后 EEG θ 功率的增加呈正相关。

5. 认知脑电指标

Chan RW 等研究与认知控制过程密切相关的持续性额叶 N2 相关电位(ERP)及其预测行为测量的能力。将 29 名受试者分为 3 组:21 次 FAM(FAM21, $n=12$)、1 次 FAM(FAM1, $n=9$)及无 FAM 对照组($n=8$)。在 SRTT(连续反应时任务)期间持续记录 64 通道 EEG,并提取正确表现时的 N2 振幅。研究使用混合效应回归模型比较组间的成分振幅、兴趣区域和行为结果。FAM21 与其他组相比,在大多数学习模块中表现出更快的反应时间。在 SRTT 期间,FAM21 在大多数感兴趣的前部和中部区域表现出更明显的 N2。当 N2 波幅与一般学习表现相比较时,FAM21 在前部和中部区域的波幅下降率最大。

Katyal S 等使用自我参照编码任务(SRET)来检查 ERP 在评估长期冥想者与年龄匹配的冥想初学者的愉快情绪的表达。与对照组(冥想初学者)相比,长期冥想者认可更多愉快情绪表达;对照组表达愉快与否的词语有较大心理反应,而长期冥想者则与之相反。排除被试的自我选择性偏差影响,可认为长期的冥想训练可能会影响大脑和行为机制,从而支持更灵活和健康的自我关系。

6. 冥想的身心效应

Hudak J 等评估基于正念的认知训练干预阿片类药物滥用、正念定向恢复增强（MORE）对冥想期间 α 和 θ 功率以及 FMT 连贯性的影响。观察上述神经效应是否与阿片类药物剂量的减少和自我参照加工的改变有关。在 8 周以上或支持性心理治疗控制前后，接受 LTOT 的退伍军人 62 例练习正念冥想，同时记录 EEG。与对照组相比，接受更多治疗的受试者表现出显著增加的 α 和 θ 功率（θ 功率效应更明显）以及增强的 FMT 一致性，这些神经变化与改变的自我参照加工有关。同时，随着时间的推移，阿片类药物的剂量会显著减少；统计显示，这种剂量的减少部分是由额叶 θ 功率的变化介导的。认为，正念冥想练习可在前额叶皮层产生内源性 θ 刺激，从而增强对阿片类药物剂量递增行为的抑制控制。

Bigliassi M 等将 24 名参与者（12 名女性和 12 名男性；Mage＝23.6，SD＝3.9 岁）分为实验组（正念冥想组和非正念冥想组）和对照组（非冥想者），并要求其以自适速度行走 200 米。在步行过程中，使用便携式 EEG 系统测量脑电活动，以快速傅立叶变换将脑电图样本分解为 θ(5 - 7 Hz)、α(8 - 14 Hz) 和 β(15 - 29 Hz)频率。利用光谱相干性分析额叶和颞顶叶电极部位之间的脑连接，探讨功能相互作用。采用情感和知觉反应采用单项量表和问题量表进行心理测量。结果：正念训练在任务相关思维、下调知觉激活和增强情感反应方面显示出明显效应。相反，与正念冥想组和对照组相比，非正念冥想组分离性思维增加，令受试更少地意识到他们的体感和情绪，抑制了情感反应，且在更大程度上上调感知激活。提示，正念训练对运动的影响机制似与大脑皮层右额叶和左颞顶叶之间高频波的半球间连通性增强有关。

（撰稿：叶阳舸　审阅：王克勤）

［附］　参考文献

A

Alonso HR，Kuroda FC，Passarini Junior JR，et al. Acupuncture and moxibustion stimulate fibroblast proliferation and neoangiogenesis during tissue repair of experimental excisional injuries in adult female wistar rats [J/OL]. Acupuncture in Medicine，2020［2021-04-15］. https://doi.org/10.1136/acupmed-2016-011314

Armstrong K，Gokal R，Todorsky W. Neuromodulating influence of two electroacupuncture treatments on heart rate variability，stress，and vagal activity[J/OL]. Journal of Alternative and Complementary Medicine，2020［2021-04-15］. https://doi.org/10.1089/acm.2019.0267

B

Bahrami-Taghanaki H，Azizi H，Hasanabadi H，et al. Acupuncture for carpal tunnel Ssyndrome：a randomized controlled trial studying changes in clinical symptoms and electrodiagnostic tests[J]. Alternative Therapies in Health and Medicine，2020，26(2):10

Bao T，Patil S，Chen C，et al. Effect of acupuncture vs sham procedure on chemotherapy-induced peripheral neuropathy symptoms：A Randomized Clinical Trial［J/OL］. JAMA Network Open，2020［2021-04-15］. https://doi.org/10.1001/jamanetworkopen.2020.0681

Bigliassi M，Galano BM，Lima-Silva AE，et al. Effects of mindfulness on psychological and psychophysiological responses during self-paced walking[J/OL]. Psychophysiology，2020［2021-05-10］. https://doi.org/10.1111/psyp.13529

C

Cardoso R，Lumini-Oliveira JA，Santos MJ，et al. Acupuncture can be beneficial for exercise-induced muscle soreness：a randomised controlled trial［J/OL］. Journal of

Bodywork and Movement Therapies，2020［2021-04-15］. https://doi.org/10.1016/j.jbmt.2019.03.015

Comachio J，Oliveira CC，Silva IFR，et al. Effectiveness of manual and electrical acupuncture for chronic non-specific low back pain：a randomized controlled trial［J］. Journal of Acupuncture and Meridian studies，2020，13(3)：87

Chan RW，Alday PM，Zou-Williams L，et al. Focused-attention meditation increases cognitive control during motor sequence performance：Evidence from the N2 cortical evoked potential［J/OL］. Behavioural Brain Research，2020，2020［2021-05-10］. https://doi.org/10.1016/j.bbr.2020.112536

岑思园，郑建强，文娟，等.从本土国策法规窥探中医药在马来西亚的发展［J］.中国民族民间医药，2020，29(5)：85

D

Deolindo CS，Ribeiro MW，Aratanha MA，et al. A critical analysis on characterizing the meditation experience through the electroencephalogram［J/OL］. Frontiers in Systems Neuroscience，2020［2021-05-10］. https://doi.org/10.3389/fnsys.2020.00053

F

Fink J，Burns J，Perez Moreno AC，et al. A quality brief of an oncological multisite massage and acupuncture therapy program to improve cancer-related outcomes［J］. Journal of Alternative and Complementary Medicine，2020，13(3)：87

G

高欣桐，严夏继，宋欣阳，等.卡塔尔中医药发展现状及策略探讨［J］.国际中医中药杂志，2020，42(1)：1

H

Handa T，Ichinohe T. Acupuncture combined with trigger point injection in patient with chronic myofascial and referred pain［J/OL］. Bulletin of Tokyo Dental College Coll，2020［2021-04-15］. https://doi.org/10.2209/tdcpublication.2019-0017

Hudak J，Hanley AW，Marchand WR，et al. Endogenous theta stimulation during meditation predicts reduced

opioid dosing following treatment with Mindfulness-Oriented Recovery Enhancement［J/OL］. Neuropsychopharmacology，2020［2021-05-10］. https://doi.org/10.1038/s41386-020-00925-z

胡玮晔，李屹龙，宋欣阳.瑞士联邦中医药服务贸易发展现状及策略［J］.国际中医中药杂志，2020，42(2)：103

黄祎晨，邵沁，宋欣阳.中医药服务贸易在西班牙王国的发展现状及策略［J］.国际中医中药杂志，2020，42(4)：312

J

焦宏官，奚锦，杨柱，等.东盟地区中医药民族药现状分析［J］.贵州中医药大学学报，2020，42(4)：99

K

Klee D，Colgan DD，Hanes D，et al. The effects of an internet-based mindfulness meditation intervention on electrophysiological markers of attention［J/OL］. International Journal of Psychophysiology，2020［2021-05-10］. https://doi.org/10.1016/j.ijpsycho.2020.10.002

Katyal S，Hajcak G，Flora T，et al. Event-related potential and behavioural differences in affective self-referential processing in long-term meditators versus controls［J/OL］. Cognitive Affective and Behavioral Neuroscience，2020［2021-05-10］. https://doi.org/10.3758/s13415-020-00771-y

L

Landgren K，Hallstrom I，Tiberg I. The effect of two types of minimal acupuncture on stooling, sleeping and feeding in infants with colic：secondary analysis of a multi-centre RCT in Sweden(ACU-COL)［J/OL］. Acupuncture in Medicine，2020［2021-04-15］. https://doi.org/10.1177/0964528420920308

李华飞，董燕，李莎莎，等.中医药在阿拉伯联合酋长国的发展现状及展望［J］.国际中医中药杂志，2020，42(3)：199

李佳烨，柴铁劬.澳大利亚中医药全面立法后的发展现状［J］.世界中医药，2020，15(20)：3169

龙堃，郑林赟.中医药在巴基斯坦伊斯兰共和国的现状及发展策略探究［J］.国际中医中药杂志，2020，42(5)：417

N

Nyhus E，Engel WA，Pitfield TD，et al. Combining

Behavior and EEG to Study the Effects of Mindfulness Meditation on Episodic Memory[J]. Jove-Journal of Visualized Experiments，2020[2021-05-10]. https://doi.org/10.3791/61247

O

Ozden MC PhD，Atalay B DDS，MSc，et al. Efficacy of dry needling in patients with myofascial temporomandibular disorders related to the masseter muscle[J]. Cranio-The Journal of Craniomandibular and Sleep Practice，2020，38(5):305

P

Putri DE，Srilestari A，Abdurrohim K，et al. The effect of laser acupuncture on apasticity in children with apastic cerebral palsy[J]. Journal of Acupuncture and Meridian Studies，2020，13(5):152

R

Rodriguez-Larios J，Alaerts K. EEG alpha-theta dynamics during mind wandering in the context of breath focus meditation：an experience sampling approach with novice meditation practitioners[J/OL]. European Journal of Neuroscience，2020[2021-05-10]. https://doi.org/10.1111/ejn.15073

Rodriguez-Larios J，Faber P，Achermann P，et al. From thoughtless awareness to effortful cognition：alpha-theta cross-frequency dynamics inexperienced meditators during meditation[J]. Rest and Arithmetic，2020，10(1):5419

S

Sangtin S，Supasiri T，Tangsathitporn R，et al. Application of survival analysis techniques to determine the optimal number of acupuncture therapy sessions for stroke patients[J]. Acupuncture in Medicine，2020，38(3):194

Schweiger V，Secchettin E，Castellani C，et al. Comparison between acupuncture and autraceutical treatment with migratens® in patients with fibromyalgia syndrome：a prospective randomized clinical trial[J]. Nutrients，2020，12(3):821

Silva MVFP，Lustosa TC，Arai VJ，et al. Effects of acupuncture on obstructive sleep apnea severity，blood pressure control and quality of life in patients with hypertension：a randomized controlled trial[J/OL]. Journal of Sleep Research，2020[2021-04-15]. https://doi.org/10.1111/jsr.12954

邵沁，宋欣阳.中医药服务贸易在荷兰的发展现状及路线分析[J].国际中医中药杂志,2020，42(8):724

石炜弘，韩昀希，赵颖，等.中医药在黎巴嫩共和国的发展现状与挑战[J].国际中医中药杂志,2020，42(9):835

宋坪，李宗友，张子隽，等.中医药在德国的发展现状及建议[J].国际中医中药杂志,2020，42(7):625

T

Travis F. Temporal and spatial characteristics of meditation EEG[J/OL]. Psychological Trauma and Cultural-Trauma，2020[2021-05-10]. https://doi.org/10.1037/tra0000488

W

Wang MY，Freedman G，Raj K，et al. Mindfulness meditation alters neural activity underpinning working memory during tactile distraction[J/OL]. Cognitive Affective and Behavioral Neuroscience，2020[2021-05-10]. https://doi.org/10.3758/s13415-020-00828-y

Y

Yordanova J，Kolev V，Mauro F，et al. Common and distinct lateralised patterns of neural coupling during focused attention，open monitoring and loving kindness meditation[J/OL]. Scientific Reports，2020[2021-05-10]. https://doi.org/10.1038/s41598-020-64324-6

员晓云，戴铭.中国与东盟各国医药美容养生交流探析[J].亚太传统医药,2020，16(8):6

Z

张子隽，张咏梅，宋坪，等.坦桑尼亚联合共和国传统医学发展现状及对坦中医药合作策略[J].国际中医中药杂志,2020，42(3):205

八、教学与科研

（一）教学研究

【新型冠状病毒肺炎疫情下中医院校教学方法的实践探索】

2020 年初的新型冠状病毒肺炎疫情给教育带来极大冲击。为配合疫情防控，各高等中医院校在教育部提出的"停课不停教、停课不停学"指导意见下，积极开展在线教学的探索与实践。在保证教学秩序顺利进行的同时，也推进了教育方法与内容的改革。

在教学实践的总体研究方面：张力元等从教学模式、平台选择、教学内容、教学监管 4 方面对在线教学实践进行了阐述，提出构建课堂教学新模式、丰富精品课程资源、加强临床诊疗数字平台建设、提升中医药文化自信等方式方法。陈楚淘等提出应从课程运行平台、教与学理念更新、课程重构与课堂管理、过程性考核等方面采取应对策略。杨帆等从教育教学理念、教师线上授课技能、学生思想观念、平台建设力度 4 个方面分析了当前信息化教学中存在的问题，针对性地提出顶层设计、抓质量促管，强化技能、抓教师促教，严控成效、抓学生促学，技术保障、抓平台促效等提升策略。袁娜等调查了 24 所中医药高等院校学生的在线学习情况，结果显示学生情感认知维度得分最高，学习动机、学习行为、课程体验及学习满意度均超过理论均值。说明学生在线学习情况总体较好，但仍有改进空间，应从课程资源、引导师生互动、提高学生自学能力等角度不断完善在线教学方案。黄菁菁等通过进行线上学习的切身体会以及相关信息的搜集整理，指出疫情期间大学生线上学习呈现模式多样化、自主学习比重增加的特点，应通过完善学习平台、优化教学模式等途径充分发挥线上教学优势，培养和提高大学生的自学能力。

在教学质量的控制方面：项乐源等分析了在线教学的质量控制问题，制定了面向深度学习的中医药课程在线教学质量控制标准等，并通过明确自主学习要求、提升在线学习任务挑战性、强化师生有效互动、教师支持和质量督导等保障措施，为中医药课程在线教育的实施和质量评估提供了有效参考。

在教学方式的探索方面：吕立江等指出在慕课教学中教师应把握好方法与策略，包括做好前期准备、积极引导学生、补充实践教学、做好评价工作等。李晓伟等经过对教学资源和工具的横向比较，提出采用直播＋异步 SPOC（小规模限制性在线课程）教学形式，并分析了直播支持异步 SPOC 教学的效果。

在课程思政的贯彻方面：姜瑶等指出思政工作者应把握疫情中的教育契机，以教学的熟练之道、系统之道、变化之道、平衡之道来实现思政教育的因事而化、因时而进、因势而新。刘小敏等将抗疫期间涌现的大量先进人物和事迹发掘整理成思政元素，并与中医学专业课程教学相结合，从抗击疫情的"中国方案"、医务人员的使命与担当、中国传统医学的生命力等角度丰富了课程思政内容。倪菲等结合新型冠状病毒肺炎疫情与超星学习通网络平台的特点，从教学资源的调整与完善、课前思政、课上思政与课后思政 4 个方面阐述了医学英语"课程思政"的教学实践，对于提升医学英语人才的综合素养、提高中医院校学生的文化认同感和民族自信具有重要意义。

在具体课程的教学实践中,与疫情相关的课程与学科建设得到了重视。如谷晓红对中西医传染病学科的建设提出对策和建议,具体包括坚定文化自信、重视中医经典和名老中医经验传承、加强学科交叉与跨界联动、提升临床救治能力、强化平台建设提升科学研究水平、加强学科人才队伍建设、构建学科建设的长效机制等。郑秀丽等从课程目标、课堂设计、课程思政、教学内容、教学方式与教学效果 6 个方面阐述了"瘟疫学"课程的教学实践。在免疫学基础与病原生物学教学实践中,魏科等从充分挖掘网络教学资源、加强在线教学指导、激发学生学习积极性、强化学生"抗疫"本领、培养学生奉献精神 5 个方面探讨了抗疫时期的教学改革策略;陈伶俐等从挖掘课程育人要素、培养学生奉献担当精神、提升学生理论联系实践能力、引导学生积极向上 4 个方面探讨了抗疫时期网络教学的育人策略。蓝江等强调中医院校应重视医学影像学课程,提出优化人才培养方案、完善课程体系、改进教学方法、加强师资力量培养、结合中医特点编写医学影像学教材等促进中西医结合的建议。

另一方面,其他中医药课程也在疫情防控期间进行了大量教学方式的探索与改革,其中以中药学领域的报道为多。如杨琳等提出推动线上线下混合式教学改革,把握在线教学规律、丰富在线课程资源、推动中药人才培养模式改革、构建教与学的新形态等措施。张晓东等认为混合式教学应突出在线面对面＋网络自主学习,重视与复课后的线下教学有序对接,并强调以学生为主体的知识主动构建,从学情分析、授课形式、学习方式、教学方法、教学策略、效果评控 6 个方面进行了混合式教学的构建,同时提出基于 BOPPPS 模型的实施方案。耿子凯等从教学平台技术、课程建设和组织、教学运行测试、专业及课程思政教育等方面探讨了建立中药学专业线上课程组合体,构建"主平台""备用平台"以及"兜底平台"互相协同的教学保障措施,为中药学专业的线上教学提供支持。张晓朦等报告了借助中国大学 MOOC 平台、超星平台、校内 BB 平台、轻新课堂等

丰富并优化网络课程资源,对中药学、中药不良反应与警戒概论、中药治疗学等多门课程的教学计划与大纲进行了调整,建立以名师在线引领、整合优质资源、灵活远程教学为主要措施的课程改革方案。沈群等提出在线翻转课堂的教学思路,并在中药学专业医药市场营销学课程中开展了实践与创新,并在网络利用、是否直播、过程管理与发展前景等问题上进行了深入思考。

此外,李光宇等对利用慕课、钉钉、微信等网络平台开展的网络教学工作进行了介绍,分析了目前中医药院校开展网络授课的可行性、优点和不足之处,进一步提出正确选择教学资源、网络与面授双规并合、每班配备辅导老师、加强操作演练以完善教学流程及应急预案等建议。宋敏等提出在混合式教学模式基础上引入多种在线学习平台及教学方法,形成线上混合式教学,从而优化线上学习资源的使用。代炳灵等探索了基于 BOPPPS 教学模型,依托"掌上金课"平台开展线上《眼科学基础》课程教学形式;李强等介绍了思维导图在线上中医眼科学教学中的应用。这些不同课程的教学实践不仅为疫情防控期间中医院校的教学做出了保障,也为未来信息化教学的发展提供了重要参考。

(撰稿:张苇航　审阅:崔蒙)

【慕课在中医药教学中的应用研究】

慕课(Massive Open Online Course,MOOC)即大规模网络公开课,是近年来迅速崛起的一种新型教学模式。它具有免费、范围广、内容多、参与灵活、开放性等特点,而且还可以随时与教师、同学进行交流互动。许甜甜等将慕课引入中医现代化教学中,与传统教学方式相互补充,通过慕课搭建中医在校课程平台,借以完善流派学术传承网络和中医临床实践教学,构建研究型中医学科体系。

在通识课方面:赵东丽采用慕课方式教授"论语",既能让内容与观点更清晰,又能使看似无关联的条文内容完整立体地呈现,从而形成传统文化的

氛围,使学生深刻体会古人的思想及情感,还能以其客观的呈现方式,影响学生学习古代文化乃至中医的方法,从而做好中医学生对于中医及传统文化的融入和理解。

在专业基础课方面:袁洁等探索将"慕课＋讨论式"教学模式引入《现代仪器分析技术》课程,从线上慕课学习、线下习题考核、课堂师生互动讨论等方面进行了教学探讨,充分调动了学生学习的主动性,培养了独立思考的能力,进一步提高了实验技能。方剑锋等将"伤寒论"课程划分为不同阶段并建立中医经典学习知识库,为学生提供提早接触知识,扎实基础的机会。通过以"经典回归临床"理念为指导进行慕课建设,课程凸显"理论与临床结合、经典与现代结合、继承与创新结合、教学与服务结合、课程与体系结合"特色,运用互联网思维对课程教学内容、教学方式进行重新设计,取得较好的成效。杨岚等提出打造一个精品级"正常人体解剖学"的慕课,与线下教育相辅相成,形成"网络、课堂、教师、医生、学生、网络同伴,理念、知识、能力一体"的"混合式"教学模式,不但是实现教学模式的创新改革,还是提高课程整体创新性的有利举措。

在专业课方面,肖玉洁等在"中西医结合内科学"教学中采用慕课与传统教学结合的方式进行教学。在课堂学习方面,学生在预习、复习和教学过程中,都能提高学习效率。同时,在学生管理方面,能够调动学生学习积极性,使得思维更加活跃,教师也能更好地了解学生的学习动态。曹卫刚等发现在乳腺外科带教中采用慕课为基础的翻转课堂混合教学模式,为学生提供了更自由、更快捷的学习方式,提高了学生的学习兴趣和分析问题、解决问题的能力,加强师生间沟通,培养学生的临床思维能力,从而提高了临床教学质量。李娟等发现慕课教学能提高"中医妇科学"授课的效率和质量,提高学生的学习热情和学习兴趣,帮助教师及时了解学生的整体学习情况,把握教学方向。学生可以根据自己的时间安排自主学习,在线提问,查漏补缺。此外,利用网络平台展示临床病例,让学生将理论知识点应用到临床实践中,提高了学生临床实践能力。郑燕等运用慕课、微课进行"妇产科学"的教学,实施过程包括建设网络平台和数字化课程教学资源库,开设师生互动交流论坛,设置在线练习、在线小测试,在线直播及时互动与反馈指导。发现学生学习主动性明显增强,师生交流互动反馈及时,学生的"妇产科学"临床思维能力明显提升。张宏艺等观察慕课在中医骨伤科住院医师规范化培训带教中的应用,发现慕课教学法可提高中医骨伤科规培医生的理论知识水平及临床实践能力,教学满意度高。颜益红等依托慕课建设平台,通过组建专兼结合教学团队,以职业能力培养为核心,进行项目化课程设计,建设精品在线开放课程"康复评定技术",并开展线上线下混合式教学,从而提高康复评定技术课程教学质量。杨志虹等以执业医师资格考试为导向,录制了针对第一阶段实践基本技能的针灸学、推拿学操作的慕课视频,存放在学院的微信公众平台,既有利于学生理论知识的巩固,也强化了学生的技能操作基本功,为其执业医师的考核夯实了基础。初晓等将70例本科针灸推拿专业学生作为研究对象,对照组35例接受传统授课方式,观察组35例进行慕课模式下的翻转课堂教学。结果:发现观察组在理论知识、手法力学、人体模特、手法演示成绩均高于对照组,观察组学习积极性优于对照组,观察组学生总满意率高于对照组,差异具有统计学意义($P<0.05$)。从而得出结论,使用慕课模式下的翻转课堂教学能够显著提升推拿学教学质量,激发学生学习积极性。王宇航等将慕课应用于小儿推拿学教学,发现慕课使学习者的学习过程变得更加灵活;在线开放的教学使得教育过程更加平等;真实事件的影像教学在传授基础知识的基础上,更加重视能力的培养。同时应该看到慕课的教学模式并不完美,本科学生在自我学习过程中仍然需要及时高效的师生面对面的交流,对于临床技能的操作仍然需要集中学习和练习,同时需要教师的演示和纠正。所以现阶段,慕课应作为现有授课方式的一种补充。

(撰稿:徐贻珏　审阅:崔蒙)

［附］ 参考文献

C

曹卫刚,杨振林.基于慕课的翻转课堂混合教学模式在乳腺外科带教中的探讨[J].中国中医药现代远程教育,2020,18(1):15

陈楚淘,何清湖,黄巧玲,等.疫情期间高等院校在线教学应对策略[J].中医教育,2020,39(4):7

陈伶利,卢芳国,魏科,等.抗疫时期网络教学中育人策略的探索——以免疫学基础与病原生物学课程为例[J].中医教育,2020,39(4):14

初晓,隗宁,彭炼,等.MOOC模式下的翻转课堂教学对推拿学教学质量的影响[J].中国民族民间医药,2020,29(15):116

D

代炳灵,王博,路雪婧."新冠"疫情期间《眼科学基础》课程线上教学的思考[J].成都中医药大学学报(教育科学版),2020,22(1):107

F

方剑锋,王保华,李赛美,等.伤寒论慕课建设的实践与思考[J].中国中医药现代远程教育,2020,18(5):86

G

耿子凯,王少平,张加余,等.新型冠状病毒肺炎疫情下中药学专业教学体系及课程思政体系的构建[J].中国中医药现代远程教育,2020,18(5):15

谷晓红.新疫情下对传染病学科建设的思考[J].中医教育,2020,39(3):1

H

黄菁菁,袁世清.对新型冠状病毒肺炎疫情期间大学生线上学习的思考[J].成都中医药大学学报(教育科学版),2020,22(1):102

J

姜瑶,黎祖敏.从抗疫精神探索教学之道[J].实用中医药杂志,2020,36(7):963

L

蓝江,姚彦文.新型冠状病毒肺炎疫情下对中医院校医学影像学教学现状的思考[J].中国中医药现代远程教育,2020,18(5):20

李娟,马红霞,刘华,等.慕课在中医妇科学教学中的应用[J].中国中医药现代远程教育,2020,18(11):1

李强,王红义.疫情期间思维导图在线上中医眼科学教学中的应用[J].中医眼耳鼻喉杂志,2020,10(2):118

李光宇,张清,唐先平,等.疫情期间中医内科网络教学模式的应用与思考[J].中国中医药现代远程教育,2020,18(5):34

李晓伟,张明,曲雷.疫情下基于腾讯会议支持的异步SPOC教学的构建与应用[J].中医教育,2020,39(4):25

刘小敏,姜力.疫情下中医学课程思政的思考[J].江西中医药大学学报,2020,32(2):99

吕立江,马睿杰,裘伟国,等.新型冠状病毒肺炎疫情下的网络教学应用探讨——以慕课应用为例[J].中医教育,2020,39(4):22

N

倪菲,崔家鹏,于睿,等.新型冠状病毒肺炎疫情下的医学英语"课程思政"网络教学方法研究与实践[J].中国中医药现代远程教育,2020,18(5):25

S

沈群,戴娇娇,张春辉.疫情下在线翻转课堂教学实践——以中药学专业医药市场营销学为例[J].中医教育,2020,39(4):18

宋敏,海云翔,曹林忠,等.疫情背景下线上混合式教学在中医骨伤科教学中的探索[J].甘肃中医药大学学报,2020,37(3):104

W

王宇航,黄渊,李守栋,等.MOOC在小儿推拿学教学中的应用[J].中国中医药现代远程教育,2020,18(6):19

魏科,何清湖,卢芳国,等."抗疫"时期"停课不停教、不停学"教学改革策略——以免疫学基础与病原生物学为例[J].中医教育,2020,39(3):13

X

项乐源,王琳,胡鸿毅,等.抗疫时期中医药在线教学的质量控制与实践探索[J].中医教育,2020,39(3):27

肖玉洁,黄立中,宋炜熙,等.慕课在中西医结合内科学教学中的应用探讨[J].中医教育,2020,39(1):35

许甜甜,蒋卓君,董莉.慕课在中医现代化教学中应用的可行性[J].中医药管理杂志,2020,28(7):17

Y

颜益红,曾德昕,胡蓉.基于慕课平台的精品在线开放课程《康复评定技术》的开发与应用[J].按摩与康复医学,2020,11(5):83

杨帆,王世宇.疫情背景下高等中医药院校信息化教学能力提升探讨[J].成都中医药大学学报(教育科学版),2020,22(1):96

杨岚,陈雄斌,李敏,等.以"慕课"促"金课"——基于线上教学的《正常人体解剖学》慕课建设研究与实践[J].成都中医药大学学报(教育科学版),2020,22(2):101

杨琳,李永吉,刘红宁,等.新型冠状病毒肺炎疫情下对中药学类专业在线教学的思考[J].安徽中医药大学学报,2020,39(4):90

杨志虹,杨孝芳,李嘉,等.基于大数据信息化背景下以中医执业医师资格考试为导向的针灸推拿技能慕课构建[J].中国中医药现代远程教育,2020,18(8):160

袁洁,王磊,姚军."慕课＋讨论式"教学模式在多民族地区高校的应用——以《现代仪器分析技术》课程为例[J].中国民族医药杂志,2020,26(2):56

袁娜,翟双庆,焦楠,等.基于学习者体验视角的新冠疫情期间中医药高等院校学生在线学习情况调查[J].中医教育,2020,39(4):1

Z

张宏艺,焦锋,刘栋华.慕课在中医骨伤科住院医师规范化培训带教中的应用[J].中医药导报,2020,26(11):216

张力元,张智兵,郑启玮,等.疫情"大考"下高等中医院校在线教学的实践探索[J].湖北中医杂志,2020,42(09):51

张晓东,刘敏,杭爱武,等.新型冠状病毒肺炎疫情背景下的混合式教学探讨——以中药学课程为例[J].中医教育,2020,39(4):10

张晓朦,林志健,张冰,等.疫情下临床中药学教学改革思考与实践[J].中医教育,2020,39(3):16

赵东丽.基于通识教育的中医药院校论语慕课教学设计与实践[J].中国中医药现代远程教育,2020,18(7):14

郑燕,李宇轩,王晨笛,等.基于慕课、微课的师生互动教学在妇产科学教学中的实践与探索[J].成都中医药大学学报(教育科学版),2020,22(1):110

郑秀丽,郭尹玲,王浩中,等.新冠疫情下《瘟疫学》课程的教学活动探索[J].成都中医药大学学报(教育科学版),2020,22(2):97

（二）科研方法

【中医药产业的创新发展研究】

中医药产业的发展对促进中医药科技创新、提高中医药社会服务能力，以及推进公共卫生服务体系建设具有重要意义。如陈可冀院士即强调必须创新性发展中医药现代化、产业化事业。李慎明等认为进一步完善中医药管理体制机制、将中药材作为国家安全战略资源实行专管专营、对中医药相关知识和技术实施知识产权保护和保密制度等可为中医药产业的创新发展提供保障。惠娟等总结了知识产权保护、天然药物开发、中医药质量控制、中医药产业创新优化等方面的问题及对策，为了解中医药产业创新发展现状、把握中医药产业布局的演变过程、寻找提升中医药产业创新能力的发展路径提供了理论基础。

从文献研究可以看出当前中医药产业发展的政策内容与大体趋势。陈荷等对国内中医药产业化现状与政策研究的相关文献进行了综述，发现当前中医药产业的热点问题是中医药产业可持续发展和"互联网＋中医药"产业，但政策研究尚未在宏观层面形成体系。王艳芳选取2008—2018年中医药产业政策中的22份法律法规文件，从分词、词频统计、语义网络等方面进行文本挖掘分析，从而提出实现中医药产业标准化、推进中医药国际化、加快发展中医药健康产业、提高中医药服务水平、鼓励中医药继承和创新、提高中医药科技水平等具体建议。

在利用互联网促进中医药产业发展方面，魏冬捷探讨了中医药产业与互联网深度融合发展的路径，包括借助互联网技术建立中药资源动态监测信息体系、依托物联网技术发展中医药产业、推进中医药大数据分析和发展中医药人工智能等，并提出产品模式、商业模式和流通渠道互联网化的发展模式。刘淑铭等提出构建"百草园"中药行业网络互助社区的设想，即在整合现有中药相关网络行业的基础上，提升服务项目和质量，为从事中药相关领域的企业单位和个人提供全面、及时、专业的中药材交易、技术服务和人才交流等方面的信息。

从产业内容来看，中药产业仍是当前中医药产业发展的重点。如曾洁等基于全球制药装备专利整体态势，针对炮制、制丸、干燥相关设备的中药制药装备领域的关键技术进行了深入分析，并利用社会网络分析法，对制药装备核心技术领域及其发展趋势做了研究，提出推动我国中药制药装备产业高质量发展的若干建议。胡小琴等对发展中国-东盟中药鲜药保健品产业的必要性、可行性及实施策略进行了探讨，并制定了具体实施办法。值得注意的是专利信息的获取与分析得到显著重视，为充分掌握重要专利信息及深度挖掘技术路径，王婷等运用专利引文网络，从路径特定通用性和路径特定新颖性两个维度衡量技术轨迹演化特征，并将其应用于中药提取技术领域，从而探究中药产业现代化的发展趋势。李耿等基于知识产权产业金融大数据平台，结合数据分析和实证分析，对三七产业相关的全球专利申请、产业创新领域、专利资产分布、专利引证网络及企业分布、人才团队、竞合态势等进行了研究，提出完善标准体系、持续强化科技支撑、建设高水平产业技术创新平台、引导长期资本稳定投入等建议。仇敏等运用专利分析方法与SWOT分析方法相结合模型，分析了中藏药余甘子产业链国内外专利申请现状与发展趋势，为余甘子的开发利用、产业链专利布局及相关产业国际竞争力的提升提供了参考。

与此同时,中医药文化产业作为新兴业态已成为中医药产业创新发展的前沿。王玮娇等对中医药文化产业的概念进行了诠释,总结其特点为高附加值性、强融合性、知识产权性、民生性、实用性和广泛性,指出中医药文化产业的发展优势有国家政策支持、历史积淀悠久与中医文化人才助力。并提出提升中医药文化认同、创造良好政策环境、提升中医文化自信度和从业者素质、重视社会效益等发展路径。王紫红等从生产要素、需求条件、相关支持性产业、企业战略结构与同行竞争、机会、政府支持6个基本要素出发,提出加大中医药文化的科研投入与创新人才培养,加强研发与使用文化传播工具,以及推动政府职能转变等建议措施。

从中医药文化产业的地区性实践看,融合中医药文化宣传与康养的中医药文化旅游最受欢迎。如赵明旸提出促进旅游产业集群化发展、优化旅游产品供给、规范旅游市场、加强社会宣传是发展中医药文化旅游产业的有效途径。田娟在产业融合视角下,从延伸型融合、重组型融合、渗透型融合3方面阐述了中医药特色小镇培育路径,提出发挥政府引导作用、完善配套设施、多措并举提高经济效益、加大人才引进、注重运营推广等培育措施。莫雅兰等对中医药养生康体旅游的优势、劣势、机会和威胁进行了分析,提出深度挖掘多元中医药旅游资源、整合国内外人才智力资源、规划开发高水准中医药旅游基地、提升中医药旅游服务水平等产业创新发展对策。

在中医药文化产业的基础上,不少地区亦积极开展中医药健康服务综合产业的构建,为地方经济的发展助力。如马凤岐等阐述了综合产业园区模式、特色养生服务模式和历史文化弘扬模式3种融合文化传承和产业发展的中医药健康服务模式各自的文化亮点和产业特色。姚新生提出将发展中医药与大健康产业作为澳门经济适度多元化发展的重要方针之一。项斌等介绍了江西樟树市打造"中国药都",构建中医药大健康产业生态圈的实践举措。

最后,张治国等提出公益化与产业化二位一体、促进中医药发展的观点,归纳出通过创新组织文化与结构、共建共享相互赋能、长期扎根社区实现公益化发展,以及通过区域规模化、动态标准化、生态平台化、传播人格化实现与产业化发展相结合的经验模型。

(撰稿:张苇航　审阅:崔蒙)

【中医药翻译的应用研究】

在中医药对外传播的过程中,语言翻译问题一直是一个困扰。目前国内学者对中医药的翻译现状及存在问题已展开研究。如范杨阳等通过对中国知网(CNKI)、万方、维普数据库发表的649篇中医英译相关期刊文章进行文献计量与可视化分析,发现文献集中发表于医药卫生类期刊;研究者多为中医院校或科学院相关人员,合作关系多为跨学院、同学院同事、师生等;研究内容主要涉及中医术语的英译与标准化、中医典籍的英译、应用翻译、翻译路径及文化与语言特点五大领域。认为应进一步完善中医药翻译的理论框架,紧扣国内国际翻译领域研究重点,加强跨学科与多元化研究。吴周美瑕等提出中医学在英译时,需要兼顾科学性和文化传统两方面,不能通篇借用西医语义来翻译。另外,现在同时具备良好中医背景及较高翻译素养的翻译人才也存在极大的空缺。诸多因素导致目前中医药翻译的发展较为缓慢,但从总体趋势而言,中医药翻译正处于方兴未艾的大好形势。王小燕认为目前中医药翻译存在名词术语标准化及中医药翻译人才培养语种单一、小语种人数不足、外语教育与中医药专业培养结合度不紧密的问题。提出政府应该牵头制定、推行具有中国话语权的中医名词术语(外语)标准;中医药院校应该与外语院校优势互补,合作建立外语语种健全、中医翻译人才数量可观的人才培养体系;调动各方力量,积极作为,推动中医药翻译事业的发展。

在中医药科普和对外宣传方面,丁琳琳将中国专家学者撰写的通俗读物进行加工翻译,并赋予丰富的中医药文化内涵,把看似深奥的道理用喜闻乐见的形式,用国外读者能读懂的英语展现出来,让更多的国外读者读懂中医药,读通中医药,更愿意了解、学习并使用中医药。卞青妮等建议中医药企业必须强化商标品牌名英译意识,结合中医药特色,灵活选用译法,多法合参,以提升英译质量,促进中医药与各国合作实现更大范围、更高水平、更深层次的大开放、大交流、大融合。曾秋霞等基于功能翻译理论"功能加忠诚"原则的翻译观,对中医民间养生谚语的英译进行分析,提出在翻译实践中,究竟该直译还是该意译可以遵循两大原则:一是译者可否理解译文,二是原文的形式有没有价值。如果谚语中的术语是中医特有的或是带有民族特色的,就应当采取音译加注释的方法进行翻译。

在中医药名词术语翻译方面,段英帅等借助大数据的文献分析,梳理了近30年的学术聚焦状况,并选取代表论著,重点从翻译原则、研究视角、翻译方法、标准建设、其他探索5个方面梳理、分析中医术语翻译研究的学术焦点,并从译者修炼、译料拓展、译介升级、服务读者4方面思考学科未来的发展趋势,以期能为中医药全球推广及海外传播提供研究思路。都立澜等借鉴翻译研究的层级关系:宏观的原则指导(翻译策略)-中观的途径选择(翻译方法)-微观的具体实施(翻译技巧),辨析翻译策略、方法和技巧的概念内涵,尝试构建中医药名词术语英译策略与方法的体系,为中医药名词术语英译规范化提供理论框架,为中医药名词术语中英双语词典编纂实践提供指导。项梦萍等从文化缺省的角度,对中医五行学说的英译进行探讨,指出对于文化缺省的部分,译者可通过直接删除、文内明示以及文外加注三种策略将缺省内容进行补偿后再翻译,以期最大限度地传递中医文化的精髓,使中医获得越来越多的国外读者的认同和接受。钟敏等认为在中医儿科病名术语的翻译中,对于完全对应的中西医病名,可采用借用西医归化的翻译策略,对于中医特有的病名术语可采用异化的翻译策略,运用音译的翻译方法。中医儿科术语的英译既要反应中医儿科的

本义,又要符合英语国家的表达习惯。罗茜认为病历档案的翻译原则为:简洁准确、清晰流畅、连贯性,能使病历文本信息得到有效表达和传递。词的翻译应使用国际通用且有准确含义的医学专业术语;注重相似词语间的细微差异,选用词义单一的词汇;注重词性的转化,避免过度使用动词。句的翻译应合理使用被动语态;充分利用长句复合句;妥善处理无主句。篇章的翻译应注意出院小结及查体的段落划分,按照汉语病历的逻辑关系和意群适当分段。

在中医经典著作翻译方面,宋梅等从人类学的视角出发,借鉴了民族志、深描理论与跨文化阐释3个研究方法,从多样文本、深度翻译与译者身份对《黄帝内经》译介的构建进行探讨。汤蕾等从语篇角度利用主述位理论对比分析原文和译文中的主位及主述位推进关系,并以对偶句为例阐述《黄帝内经》的英译策略:尽量保持原文的主述位推进模式;主语和谓语是"动作者"和"动作"的关系,保持原文主述位英译;中文原文的主语和谓语是"话题+说明"的关系,在翻译成英文时应转换为英语主语主位;出现句式主位则要根据句式主位在句中体现的并列关系或从属关系对原文进行翻译。张晶等在奈达功能对等理论指导下,将《金匮要略》的文化负载词概括为专有名词类、术语类、行为操作类、描述类;分析了《汉英对照金匮要略》(李照国版)中文化负载词的具体翻译方法,包括:音译结合注释、意译、直译、阐释性译法,并对具体翻译方法的适用性及优缺点进行了探讨。沈晓华以罗希文教授1987年所译《金匮要略》为研究文本,认为该译本在医理英译方面注重文本的译语表达,灵活运用多种归化式译法,实现医理之意的有效传递。

(撰稿:徐贻珏 审阅:崔蒙)

【中医数据挖掘常用算法研究】

近年来,随着大数据、人工智能、互联网+等现代信息技术的兴起,越来越多的研究人员采用数据挖掘的方法开展中医相关的研究。数据挖掘是利用

机器学习、大数据、人工智能、统计学习等相关方面的知识和技术，从海量数据中整理、归纳发现高价值模型或数据的方法和技术。数据挖掘也是从海量数据中提取出新颖的、有效的、潜在有用的并且可被理解的模式处理过程。本研究以"数据挖掘"和"中医"为主题词，从CNKI中查找2020年度发表的中医数据挖掘相关的学术期刊、学位论文、会议论文、报纸等文献，共找到861篇相关文献。本研究通过自建数据挖掘算法词库对861篇文献的摘要进行中文分词，提取文献中的数据挖掘算法，共提取到35种数据挖掘算法，主要包括关联规则、频数统计、复杂系统熵聚类、复杂网络、互信息法、因子分析、贝叶斯网络、支持向量机、Logistic回归分析、主成分分析、决策树、人工神经网络、降维分析等。上述数据挖掘算法主要用于开展用药规律研究、组方研究、临床经验总结研究、文献挖掘研究、专病研究、名老中医专家经验研究等，如李志国等采用关联规则算法开展癃闭病的中医用药规律研究、邓文仕等采用复杂系统熵聚类和关联规则算法开展腰椎间盘突出症外治方剂组方分析和新方发现的研究、马宁等采用复杂网络开展中医痰证用药配伍规律研究、王世琤等采用点式互信息结合复杂网络开展慢性肾脏病本虚标实证中药配伍规律研究、付书璠等采用因子分析结合聚类分析算法开展新安医家王任之治疗月经不调的用药规律研究等。

（撰稿：李明　审阅：崔蒙）

［附］　参考文献

B

卞青妮,徐海女,蒋辰雪,等.中医药商标品牌名英译现状及对策研究[J].中国中西医结合杂志,2020,40(7):876

C

陈荷,唐农,唐红珍,等.我国中医药产业化现状及中医药产业化政策研究综述[J].中国卫生产业,2020,17(14):195

陈可冀.创新性发展中医药现代化、产业化事业[J].科技导报,2020,38(6):1

D

邓文仕,张家立,赵犀,等.基于关联规则和复杂系统熵聚类的腰椎间盘突出症外治方剂组方分析和新方发现[J].大众科技,2020,22(1):65

丁琳琳.中医药文化科普文献外译的必要性与可行性研究[J].黑龙江科学,2020,11(3):160

都立澜,朱建平,洪梅.中医药名词术语英译策略与方法辨析及体系初步构建[J].中华中医药杂志,2020,35(6):2838

段英帅,段逸山.近30年中医术语翻译研究现状及分析[J].中华中医药杂志,2020,35(1):442

F

范杨阳,王天芳,董俭,等.2014年至2018年国内中医英译研究的文献计量与可视化分析[J].中华中医药杂志,2020,35(6):3094

付书璠,奚然然,赵永璐,等.基于聚类与因子分析研究新安医家王任之治疗月经不调用药规律[J].西南医科大学学报,2020,43(4):360

H

胡小勤,付蓉,李莉,等.中国-东盟中药鲜药保健品产业发展策略探讨[J].中国现代中药,2020,22(1):134

惠娟,陈丽宇."健康中国"背景下中医药产业研究进展[J].智库时代,2020,(7):5

L

李耿,陈洁,李振坤,等.三七专利数据分析与对产业发展启示[J].中国中药杂志,2020,45(5):1011

李慎明,陈其广,张小敏.对我国振兴中医药事业及产业的思考[J].经济导刊,2020,(7):10

李志国,苏刚岭,马凯敏.基于Apriori关联规则算法探索癃闭中医用药规律研究[J].四川中医,2020,38(12):220

刘淑铭,尹正奇,孙校莉,等.基于"互联网＋"中药行业网络互助社区的构建[J].产业与科技论坛,2020,19(14):204

罗茜.基于交际翻译观的病历档案文本翻译研究[J].西部中医药,2020,33(5):158

M

马宁,白金牛,邢俊凤,等.基于复杂网络的中医痰症用药配伍规律研究[J].中医药信息,2020,37(2):39

马凤岐,白钰,王恒苍,等.文化传承和产业发展同步推进的中医药健康服务模式实践探索[J].浙江中医杂志,2020,55(3):223

莫雅兰,伍保平,文仆.桂林中医药养生康体旅游产业创新发展研究[J].商业经济,2020,(9):43

Q

仇敏,黄浩洲,林俊芝,等.基于专利视角的余甘子全产业链开发现状分析与评述[J].中草药,2020,51(12):3355

S

宋梅,董德刚,严暄暄,等.人类学视域下《黄帝内经》译介构建研究[J].中华中医药杂志,2020,35(5):2487

沈晓华.交际翻译策略视角下的《金匮要略》英译研究——以罗希文译本为例[J].中国中西医结合杂志,2020,40(1):116

T

汤蕾,刘凯.主述位视角下《黄帝内经》英译研究[J].西部中医药,2020,33(1):158

田娟.产业融合视角下泰州中药养生特色小镇培育策略研究[J].商业经济,2020,(10):24

W

王婷,黄玉凤,刘心蕊,等.基于主路径—衍生路径的技术轨迹识别——以中药产业为例[J].情报理论与实践,2020,43(8):128

王世琤,杜华,张宁.基于复杂网络技术和点式互信息分析慢性肾脏病本虚标实证中药配伍规律[J].北京中医药,2020,39(6):548

王玮娇,张洪雷.中医药文化产业特点、现状与发展路径辨析[J].中国医药导报,2020,17(6):140

王小燕."一带一路"背景下中医药文化的翻译、传播现状与路径[J].洛阳师范学院学报,2020,39(7):90

王艳芳.基于文本挖掘方法的中国中医药产业政策分析[J].中国药物评价,2020,37(3):237

王紫红,苏敏艳,郑慧凌,等.基于钻石模型下中医药文化产业发展现状及提升路径研究[J].中医药导报,2020,26(15):208

魏冬捷."互联网＋"时代安徽中医药产业发展深度融合的路径与模式研究[J].安徽工业大学学报(社会科学版),2020,37(1):8

吴周美瑕,刘新亚.基于三大标准的中医外科病名英译对比分析[J].江西中医药大学学报,2020,32(2):106

X

项斌,刘德禄.樟树构建中医药大健康产业生态圈[J].赣商,2020,(4):36

项梦萍,云红.从"文化缺省"角度看中医五行学说的英译[J].西部中医药,2020,33(6):153

Y

杨小娟.数据挖掘国内研究综述[J].电脑编程技巧与维护,2020(8):115

姚新生.关于澳门适度多元化发展中医药与大健康产业问题的建议[J].今日科苑,2020,(4):1

Z

曾洁,施晴,臧振中,等.基于全球专利分析的中药制药装备产业技术发展趋势研究[J].中草药,2020,51(17):4373

曾秋霞,付剑鹏.功能翻译理论视角下的中医民间养生谚语英译研究[J].江西中医药大学学报,2020,32(1):107

张晶,蒲桦鑫.功能对等理论指导下《金匮要略》文化负载词的英译[J].西部中医药,2020,33(2):157

张治国,钟锭,周良荣.湖南省"优儿帮"公益化与产业化二位一体促进中医药发展的实践与经验[J].中医药导报,2020,26(3):70

赵明旸.亳州市中医药文化旅游产业发展研究[J].产业科技创新,2020,2(7):13

钟敏,杜雪琴,许芷菲,等.中医儿科疾病名称英译的探讨[J].江西中医药大学学报,2020,32(3):106

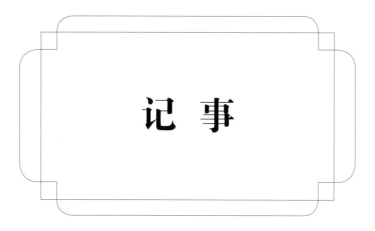

记　事

一、学术会议

▲**第二届海峡两岸青年中医药传承创新论坛暨第二届皖湘中药论坛在衡阳召开**　8月21—24日，由中华中医药学会、台湾中华海峡两岸中医药合作发展交流协会、湖南省中医药和中西医结合学会、安徽省药学会共同主办的本次论坛在湖南衡阳市召开，120余位来自海峡两岸的专家、中医药从业者及致力于两岸交流的各界人士参加了此次会议。

本次论坛聚焦于"两岸道地药材"与"青年中医药人才"，旨在通过海峡两岸专家对两岸道地药材的交流以及两岸青年中医药学者创业案例分享，促进海峡两岸特别是皖湘地区的道地药材交流，增强中医药文化的凝聚力和亲和力，共同探讨海峡两岸中医药产业高质量发展和中医药事业的传承创新发展。

▲**世界中医药学会联合会睡眠医学专业委员会第十届学术年会召开**　由世界中医药学会联合会睡眠医学专业委员会主办、甘肃中医药大学承办的本次学术年会于8月29日召开，会议以线上线下相结合方式召开，线下会场设在甘肃兰州。

会议以"弘扬中医药文化，传播中医睡眠，推动中西医结合睡眠医学发展"为主题，在传播睡眠医学的最新理念，推动临床睡眠医学的普及和本土化应用，丰富世界临床睡眠医学等方面进行了深入学术交流。本次大会深入探讨了近年来睡眠医学理论的发展和实践的应用，继承、发扬中医优势，做出具有中华特色的睡眠医学理论及实践，为中西医结合睡眠医学作出的贡献，促进了睡眠相关学科之间的互动交流和睡眠医学的整体发展。

▲**中华中医药学会脾胃病分会第32次全国脾胃病学术交流大会先锋青年学者论坛召开**　8月31日，由中华中医药学会主办，脾胃病分会、重庆市中医院、中国中医科学院西苑医院承办的中华中医药学会脾胃病分会先锋青年学者论坛拉开"2020·火红9月"线上全国脾胃病学术周序幕。

青年学者们从临床及实验研究两方面对自身所做的研究进行了汇报，涉及食管、胃、肠及肝脏，内容富有创新性，研究方法合理，邀请的中西医专家从实验的设计、造模方面、检测指标、实验的合理性、实验的不足之处等多方面针对各位青年学者的演讲提出问题，并进行了分析点评，对台上演讲和屏幕前观看的青年学者均有很好的启发，听众收益颇丰。先锋青年学者论坛展现了脾胃病青年学者的风采，为全国的青年学者提供了一个很好的学习交流平台，同时对推动青年学者的创新精神、提升研究水平、培养研究人才起到了极大促进作用。

▲**第674次香山会议在北京召开**　9月18日，第674次香山科学会议在中国科技会堂召开。蒋田仔院士、骆清铭院士、李校堃院士、程京院士和商洪才研究员担任会议执行主席。会议以"人工智能与中医药学"为主题。

会议召开恰逢习近平总书记在科学家座谈会上讲话不久，是中医药界对习总书记讲话精神的具体贯彻落实："加快科技创新是推动高质量发展的需要，是实现人民高品质生活的需要，是构建新发展格局的需要，是顺利开启全面建设社会主义现代化国家新征程的需要。""坚持面向世界科技前沿、面向经济主战场、面向国家重大需求、面向人民生命健康，不断向科学技术广度和深度进军。"以此次会议为契机，号召中医药界以更加包容、开放的心态，积极引进应用多学科现代技术方法，继承、发掘中医药原创理论与实践规律，从零到一，创新研究，转化应用，与现代医学有机结合,更好地服务医疗健康事业,造福人民。

▲**第四届中医药文化大会在日照召开** 9月19日,由中华中医药学会、中国中药协会、世界针灸学会联合会、日照市人民政府等联合主办的第四届中医药文化大会在山东日照开幕。本次大会宗旨为"传承创新、文化引领、产业驱动、科学发展",主题为"疫情防控常态化下中医药作用与创新发展"。400多位中医药领域院士、国医大师及专家会聚一堂,共商中医药事业发展,助推健康中国战略实施。

本次大会线上线下同时进行,形式多样,内容丰富。大会发布了中医药文化日照宣言,举办了高峰对话、主旨论坛以及中医药健康旅游暨地方传统文化论坛,道地药材与海洋食药材产业发展论坛,中医、民族医疑难杂症论坛3个平行论坛,涵盖了中医防疫经验成果分享、中医药健康旅游产业发展、传统中医药文化传承与创新、中医药服务"一带一路"、中医与养老等议题。

▲**世界中医药学会联合会中医特色诊疗研究专业委员会第四届理事换届会议暨第十三届国际学术年会在北京召开** 9月25—27日,本次会议在北京召开。大会以"传承精华,守正创新"为主题,秉承"坚定信心,乘势而上,全力推进中医药传承创新发展"理念。

经民主选举,中医特色诊疗研究专业委员会第四届理事会,国家重点研发计划、中医药现代化专项首席科学家、国家中医药管理局中医传统知识保护研究中心主任、中国中医科学院中国医史文献研究所副所长、中国中医科学院广安门医院主任医师刘剑锋连任会长,中国中医科学院杨健任秘书长。来自世界各地120余位中医特色诊疗技术持有人、各级医院、治未病中心等相关科室及机构的技术骨干、医务人员及民间名中医,组成新一届理事会。

学术研讨会上,余小萍副会长就重视民间中医宝藏进行了学术报告,熊鸣峰副会长及其团队就十

层脉诊的应用研究进行学术研讨。会议就舌诊与临床、纳西医杨氏疗法治疗耐药结核病的特色优势、常见病多发性骨节病的诊断和常用手法、银屑病中药治疗等进行学术交流。四十余位中医特色诊疗技术持有人现场演示了李氏铁手腕挺直法、平衡针脑技术在院前急救中运用等特色诊疗技术。

▲**中华中医药学会神志病分会第十二次学术研讨会暨换届选举会议在哈尔滨召开** 9月25—27日,由中华中医药学会主办,中华中医药学会神志病分会、黑龙江神志医院承办的本次会议在哈尔滨召开。

25日晚召开了中华中医药学会神志病分会换届选举会议,选举产生了中华中医药学会神志病分会第四届委员会。黑龙江神志医院赵永厚教授当选为主任委员,王志伟等当选为副主任委员,柴剑波当选为秘书长。

本次大会采用"线上+线下"相结合的方式,会议设置了神志病名老中医专家学术经验继承与发展论坛,围绕神志病创新理论、技术与应用等内容进行了专题研讨,同期开展了中医药文化传承、中医神志病标准化项目专题培训,呈现了一场别开生面、内容丰富的学术盛宴,专家云集,内容精彩。大会的召开,为促进重大精神疾病中医药防治工作、加强中西医学科融合、推动协同创新发展起到积极作用。

▲**中华中医药学会健康管理分会第五次学术年会暨换届选举会议在连云港召开** 10月10—11日,由中华中医药学会主办,中华中医药学会健康管理分会等单位承办的本次会议在连云港召开。

10月10日晚召开了中华中医药学会健康管理分会换届选举会议,选举产生了中华中医药学会健康管理分会第二届委员会。上海中医药大学季光教授当选为主任委员,丁霞、刘翠清、苏惠萍、杨静、张晋、张磊、陈淑娇、周一心、崔远武当选为副主任委员,王健英当选为秘书长,吴长汶、吴夏秋、周文君当选为副秘书长。

本次大会以"中医药健康管理及产业发展"为主题,采用"线上＋线下"相结合的方式,为与会专家代表呈现了内容丰富、精彩绝伦的学术盛宴,会议的召开,将为进一步促进健康管理发展、实现多学科交叉融合、推动协同创新发展发挥积极作用。

▲**中华中医药学会防治艾滋病分会 2020 年学术年会在西安召开** 10 月 15—18 日,由中华中医药学会主办,中华中医药学会防治艾滋病分会承办,西安市第八医院协办的本次会议在西安召开。200 余位从事艾滋病临床、科研、教学等方面的中医、中西医结合专家参加了会议。19 位专家代表做大会报告。与会专家还围绕中医、中西医结合防治艾滋病的研究现状及展望,中医、中西医结合艾滋病诊疗新技术、新成果,艾滋病中医病因病机及证候演变规律探究,艾滋病中医疗效评价及方法学研究等方面进行了学术交流。

▲**"全国中医微创针法与经方论坛"在南阳召开** 10 月 16 日,由中华中医药学会主办,中华中医药学会国际中医微创共同体、中医特色微创技术(筋骨针法)国际传承基地、北京世界针灸学会联合会中医微创针法研究院承办的本次会议在医圣故里南阳召开,本次论坛也是"第八届仲景论坛"系列配套活动之一。

本次论坛汇聚了院士、国医大师、针法经方名家,传授治疗疼痛病、筋骨伤病、中风后遗症等临床常见病、疑难病的心得精华。为弘扬仲景文化,推动中医微创针法、经方的传播与临床应用做出了积极努力,为建设健康中国、实现中华民族伟大复兴的中国梦贡献力量。

▲**中华中医药学会李时珍研究分会换届选举会议暨第十三届李时珍医药论坛在天津召开** 10 月 16—17 日,由中华中医药学会主办,河北省中医院承办的本次会议在天津召开。

10 月 16 日晚召开了分会换届选举会议,选举产生了中华中医药学会李时珍研究分会第六届委员会。河北中医学院党委副书记、河北省中医院党委书记孙士江当选为主任委员,杨倩、张一昕、黄必胜、梅全喜、程学仁当选为副主任委员,赵宝玉当选为秘书长,肖璟、张汉伟当选为副秘书长。

大会以"弘扬时珍精神、服务健康中国"为主题,采用"线上＋线下"相结合的方式。国医大师李佃贵教授、全国名中医陈宝贵教授、全国名中医刘启泉教授分别就《从抗疫谈中医药的传承与创新》《〈本草纲目〉说参茸》《李时珍四时用药理论应用与体会》做了精彩的学术报告,孙士江教授以《从历史视域下探析本草著作发展》为题做报告,黄必胜教授、梅全喜教授等围绕李时珍医药研究进行了深入的探讨,精彩的讲座受到参会委员的一致好评,会议的召开将为传承李时珍学术思想,促进学术发展,起到积极的作用。

▲**中华中医药学会补肾活血法分会 2020 年学术年会暨换届选举会议在天津召开** 10 月 17—18 日,由中华中医药学会主办,中华中医药学会补肾活血法分会承办的本次会议在天津召开。

10 月 17 日晚召开了中华中医药学会补肾活血法分会换届选举会议,选举产生了中华中医药学会补肾活血法分会第三届委员会。张勉之教授当选为主任委员,卢富华、邢练军、李伟、李顺民、陈洪宇、张琳琪、徐英当选为副主任委员,程项阳当选为秘书长,苑娟、祝昆艳、蔡倩当选为副秘书长。

本次会议以"传承、创新、发展"为主题,采用线上、线下相结合的方式,为与会专家学者呈现了内容丰富的学术盛宴。

▲**2020 年海峡两岸暨港澳青年科学家学术论坛在深圳召开** 10 月 18 日,由中国科协、中国针灸学会主办,中国针灸学会青年委员会、深圳市针灸学会、深圳市中医院承办的 2020 年海峡两岸暨港澳青年科学家学术论坛——"新时代针灸循证医学的发展与展望"在深圳召开。

全国20余家高校、医院、科研院所的100余位优秀青年代表参加了此次论坛。14位青年学者围绕"新时代针灸循证医学的发展与展望"分享了精彩的学术报告。与会代表就"一带一路"中医针灸事业的发展机遇、如何提升针灸治疗的国际影响力、国际多中心针刺临床研究经验、人工智能机器学习与神经影像技术结合在未来针灸研究中的应用等方面展开积极讨论,通过严谨的循证医学证据证实针灸的有效性与科学性,并举例指出针灸治疗难治性便秘、偏头痛、稳定型心绞痛、抑郁症等疾病的独特优势。本次会议促进针灸临床应用和科学原理阐释提供了新思路和新启迪,加深了海峡两岸港澳地区青年科学家的学术交流。

▲**中华中医药学会第二十四次全国风湿病学术会议在哈尔滨召开** 10月16—18日,由中华中医药学会主办,中华中医药学会风湿病分会、中国中医科学院广安门医院承办,黑龙江省中医药学会风湿病专业委员会、黑龙江中医药大学附属第一医院共同协办的本次会议在哈尔滨召开。大会以"传承精华、聚焦疑难、中西对话、平台共建"为主题,针对风湿病的难点、热点问题进行全面深入交流与探讨。

大会设王为兰学术经验传承专场、关节炎/疑难病学术专场、青年医师中医医案分享交流专场、中西名家对话专场等分论坛,立足风湿病临床经验传承,聚焦风湿疑难病新进展,为青年人才成长搭建平台,答疑解惑,会议内容丰富,形式多样,取得圆满成功。

▲**中华中医药学会眼科分会第十九次学术年会在线召开** 10月18日,由中华中医药学会主办,中华中医药学会眼科分会、中国中医科学院眼科医院、《中国中医眼科杂志》承办的本次年会线上会议召开。

本次学术会议部分分为五个部分,分别是名家主题讲座、眼底血管病、中医眼科、青光眼、白内障、眼表及基础部分。会议聚焦最前沿的中医、中西医眼科学术和相关领域的最新动态,内容丰富翔实、指导性强。会议内容不仅涵盖了中医眼科相关的基础、临床研究,并对疑难中医眼病提出了专家级的指导意见,进一步讨论了中医眼科发展的方向和趋势问题。

▲**中华中医药学会推拿分会第二十一次学术年会在长春召开** 10月23—25日,由中华中医药学会主办,中华中医药学会推拿分会、中国民族医药学会推拿分会、长春中医药大学附属医院等单位共同承办的本次会议在长春召开,年会采用线上线下相结合的形式召开。

10月24日晚,中华中医药学会推拿分会以线上、线下相结合的方式召开了推拿分会第六届委员会全体常务委员工作会议,会议由分会副秘书长吴兴全主持。宋柏林主任委员做了2020年度工作报告,总结了一年来分会取得的成就,并就下一步工作重点指明了方向。会上一致同意增补杨永刚为副主任委员;增补吴云川、宋鸿权为常务委员;增补马红清等31人为委员;增补万兴等23人为青年委员。

本次年会进一步凝聚了全国推拿同仁共同建设针灸推拿一级学科的共识。

▲**第十六届国际络病学大会暨第八届中西医结合血管病学大会在石家庄召开** 10月23—25日,本次大会在石家庄召开。十余位两院院士以及海内外知名专家学者和医学界同仁600余人齐聚现场,同时在全国28个省份设立3000多个视频分会场。本次会议线上线下共辐射超6万余名医学者同步收看,共享中医络病理论重大成果,共谋中医药现代化发展之路。国际络病学大会以"传承、开放、创新、融合"为主题,开展深入的交流,共同深化提高,将为中医药学的理论创新提供新的视角、新的思路。

▲**中华中医药学会感染病分会2020年学术年会在北京召开** 10月23—24日,由中华中医药学会主办,中华中医药学会感染病分会承办的本次会议在北京召开,年会采用线上、线下结合的形式举办,

来自全国温病学、感染病及传染病学、临床相关学科的近百位专家、学者受邀参加线下会议。

年会设立了战疫经验分享论坛、名老中医战疫经验分享论坛、青年论坛等三个分论坛。收到论文投稿近百篇,涉及名老中医传承及新冠肺炎经验等,系统梳理和总结了感染病学术发展成果和中医药在抗击新冠肺炎疫情中的防治经验,为与会者搭建了良好的交流平台。

▲**中华中医药学会编辑出版分会2020年学术年会在长沙召开** 10月23—25日,由中华中医药学会主办,中华中医药学会编辑出版分会、中医杂志社承办,湖南中医药大学协办的本次会议在湖南省长沙市召开。年会采取线上、线下相结合的形式举办,来自全国各中医药期刊编辑部及中医药相关出版社、报社负责人及编辑70多人参加线下会议。

年会还设立了青年论坛,4位青年编辑分享了所在期刊社的创刊实践、办刊理念以及编辑工作中的经验和体会。分会工作讨论环节,与会代表就期刊发展建设中存在的问题进行了交流与探讨。年会的召开将为提升中医药期刊的学术质量和核心竞争力,促进学术交流与创新发展起到积极作用。

▲**中华中医药学会针刀医学分会2020年学术年会在线召开** 10月24日,由中华中医药学会主办,中华中医药学会针刀医学分会、福建中医药大学海上丝绸之路针刀医学研究所、福州中德骨科医院承办的本次会议召开。会上,董福慧、倪家骧、郭长青、李义凯、李石良、肖德华、王海东、修忠标等8名国内针刀医学资深专家分享了精彩的学术心得。

▲**首届傅山学术与文化传承研讨会在太原召开** 10月24日,为促进中医药传承创新发展,展示傅山文化研究成果,由中华中医药学会主办、山西中医药大学承办的本次研讨会在傅山故里山西太原召开。会议特邀国医大师王世民教授及中国中医科学院、北京中医药大学、上海中医药大学、山西中医药大学

等单位专家围绕傅山与中医探讨交流。

追本溯源以求古为今用,搜集、发掘、整理以傅山为代表的中医药名家学术思想,提出有建设性的研究设想,推出有分量的研究成果,是弘扬中医药文化、促进中医药传承创新发展的不竭动力。研讨会不仅展示了傅山文化研究的相关成果,还在研讨交流中理清了傅山学术传承发展的思路和方向,启发了智慧和创造,对傅山文化传承与中医药古今名家学术经验研究的广泛开展起到了示范和推动作用。

▲**中华中医药学会仲景学说分会换届选举会议暨第28次全国仲景学说学术年会在北京召开** 10月24—25日,由中华中医药学会主办,中华中医药学会仲景学说分会承办的本次会议在北京召开。

10月24日晚召开了中华中医药学会仲景学说分会换届选举会议,选举产生了中华中医药学会仲景学说分会第七届委员会。王雪茜当选为主任委员,王振亮、吕翠霞、刘英锋、刘晓鹰、谷松、郑丰杰、麻春杰当选为副主任委员,郑丰杰当选为秘书长,罗广波、柳成刚、谢雪姣、汤阳当选为副秘书长。

大会以"传承精华、守正创新"为主题,学术报告紧扣中医药辨治新冠肺炎的思路与方法、经方临床应用等关键问题。会议的召开将为仲景学说的传承与发展,促进中医药学术进步起到积极作用。

▲**中华中医药学会肾病分会2020年学术会议暨换届选举会议在天津召开** 10月29—31日,由中华中医药学会主办,中华中医药学会肾病分会、天津中医药大学第一附属医院承办的本次会议在天津召开。

10月29日晚召开了中华中医药学会肾病分会换届选举会议,选举产生了中华中医药学会肾病分会第四届委员会。天津中医药大学第一附属医院杨洪涛教授当选为主任委员,巴元明、邓跃毅、王立范、刘光珍、刘旭生、陈志强、李伟、张勉之、张琳琪、赵文景、柳红芳、周恩超、鲁盈、雷根平当选为副主任委员,北京中医药大学东直门医院柳红芳教授当选为

秘书长,刘伟敬、刘宝利、杨波、钟逸斐当选为副秘书长,刘伟敬、杨波当选为青年副主任委员。

大会以"传承精华,守正创新"为主题,采用"线上＋线下"相结合的方式,交流内容包括慢性肾脏病国内外诊治前沿进展、肾病名老中医经验传承、疑难肾病临床诊治、中医药在腹膜透析、血液透析治疗中的应用、CKD慢病管理、肾病中成药的临床应用等多个方面,涵盖学科发展、理论研究、方药应用、科学实验、临床研究等方面热点内容,为参会同仁呈现了别开生面、内容丰富的学术盛宴。

▲世界中医药学会联合会满医专业委员会第三届学术年会在长春召开　10月30日,本次会议在吉林长春以线上线下相结合的形式召开。来自国内外满医药研究领域众多相关专家人士及满医专业委员会理事、会员等200余人在线上参加会议。

大会以新时期满族医药传承、创新、发展为主题。为挖掘整理满族医药理论,提高学术水平、加强国内外满族医药研究领域人才培养、学术交流与合作提供了必要平台。会议就目前满医药的传承与发展现状,传统文化、知识产权的保护,民族医药发展思路及途径,满医在常见慢性疾病中的应用,满族医药新药研究,国内外中医防治新冠疾病的体会等方面通过线上途径进行学术探讨。

▲中华中医药学会检验医学分会2020年学术年会暨换届选举会议在北京召开　10月30—31日,由中华中医药学会主办,中华中医药学会检验医学分会、中国中医科学院望京医院承办的本次会议在北京召开。

10月30日下午召开中华中医药学会检验医学分会换届选举会议,陈永德当选为检验医学分会主任委员,王文杰、任伟宏、寿好长、黄开泉、黄宪章、康向东、李金星、赵友云、洪燕英、徐菲莉、陶庆春当选为副主任委员,郭洁当选为秘书长,李琦、徐宁、韩冉、董国伟当选为副秘书长。

本次学术会议以"传承经典、提升能力、精准诊断"为主题,中医特色突出,为与会专家代表呈现了内容丰富的学术盛宴。会议的召开将为促进中医检验学术研究、推动中医药与检验医学协同创新发展起到积极作用。

▲中华中医药学会继续教育分会2020年学术年会暨继续教育高峰论坛在成都召开　10月31日,由中华中医药学会主办,中华中医药学会继续教育分会、四川省第二中医医院等单位承办的本次论坛在成都召开。

此次高峰论坛,各位领导、专家、同仁将聚焦中医药继续教育和中医医院继续教育,共同分享经验,探索工作实践。希望大家通过认真交流,互相启发,携起手来,在中医药天时地利人和的新时代,担当新任务,踏上新征程,努力奋进,不断开创中医药继续教育工作的新局面。中华中医药学会继续教育分会将主动适应新形势、新常态,积极履行分会职能,充实人员队伍,服务继教工作。

▲中华中医药学会周围血管病分会第十二次学术年会线上召开　11月7日,由中华中医药学会主办,中华中医药学会周围血管病分会、黑龙江中医药大学附属第二医院承办的本次会议线上召开。

本次年会以"周围血管病血脉辨证"为核心,采用线上专家讲授、专家讨论及互动交流相结合的方式,为参会同仁呈现了内容丰富的学术盛宴。专家云集,内容精彩,使大家对中医周围血管病的辨证理论体系有了全新的认识,初步树立了血脉辨证的概念,赢得与会专家及参会人员的一致好评。

▲中华中医药学会外科分会2020学术年会系列活动在南昌启动　11月7日,"中华中医药学会外科分会2020学术年会"系列活动在江西南昌开幕,主论坛为:中医外科名家论坛与传承发展。本次大会由中华中医药学会主办,中华中医药学会外科分会、江西中医药大学附属医院承办。大会以"技术创新、外科先行"为主题,线上线下同步进行,设立特邀

报告、专题报告等环节,围绕中医外科疾病进行了多方面的探讨与交流,同时对中医外科的发展方向进行了回顾和展望。

大会分为四个时段进行,全面梳理1年来我国中医外科、中西医结合外科的学术成就。以中医外科的手术创新、技术创新为切入点,就进一步发掘中医外治技术和外用药物的特色优势,传承中医外科学术流派学术思想,探讨国际难治性疾病治疗要点以及交流外科教学科研新思想进行的深层次的探讨和交流。

▲**中华中医药学会治未病分会 2020 年学术年会暨换届选举会议在长沙召开**　11月6—8日,由中华中医药学会主办,中华中医药学会治未病分会等单位承办的本次会议在长沙召开。

11月6日晚召开了中华中医药学会治未病分会换届选举会议,选举产生了中华中医药学会治未病分会第二届委员会。湖南中医药大学副校长何清湖教授当选为主任委员,马波、朱爱松、朱嵘、李晓屏、杨志敏、张晋、张晓天、陈运中、欧阳琴、袁尚华、黄琦、谢胜当选为副主任委员,刘富林当选为秘书长,孙贵香、董健强、李峰、付中原当选为副秘书长,孙相如、张冀东当选为青年副主任委员。

本次学术年会历时2天,设有1个主论坛,3个分论坛。大会的召开,为促进中医药在治未病领域发挥主导作用、加强产学研融合、推动中医药高质量发展起到了学术引领和平台搭建的重要积极作用。

▲**世界中医药学会联合会骨关节疾病专委会第六届学术年会在洛阳召开**　11月13—15日,由世界中医药学会联合会联骨关节疾病专业委员会主办,河南省洛阳正骨医院(河南省骨科医院)、平乐郭氏正骨流派传承工作室承办的本次会议在河南洛阳召开。

本届盛会采取线上+线下的双模式进行,线下吸引了来自全国各医疗机构骨伤科专家、学者200余人,论文交流200余篇,现场精彩讲座主题30余

个,线上近7万人观看直播。

▲**中华中医药学会综合医院中医药工作委员会2020 年学术年会在成都召开**　11月13—15日,由中华中医药学会主办,中华中医药学会综合医院中医药工作委员会、四川大学华西医院承办的本次会议在成都召开。

大会根据综合医院中医药工作特点,分为了"抗击疫情专题""学科建设管理专题""青委护理专题""临床学术专题"四个论坛主题板块,各地综合医院中医药工作委员会代表及全国各省市综合医院中医药工作、护理工作负责人等近20位代表在抗击新冠疫情、学科建设、临床医教研工作及中医护理等领域,进行了经验交流和学术研讨。

为促进综合医院青年中医药工作者的成长,培养人才,本次年会还进行了综合医院中医药工作委员会青年委员增补工作,李国菁、王小岗、聂玲辉、韩力等增补为青年副主任委员。

▲**世界中医药学会联合会外科专业委员会换届大会在北京召开**　11月14日,由世界中医药学会联合会主办,中日友好医院和世界中医药学会联合会外科专业委员会承办的本次会议召开。

外科专业委员会是涵盖多个专业的二级分支机构,夏仲元、贾小强、郑丽华、王军等23人当选第二届理事会副会长。本届理事会成员除中国外,还有来自美国、加拿大、印尼等8个国家210人组成,分别从事疮疡、血管及淋巴疾病、肛肠、乳腺甲状腺疾病、男科和皮肤科等专业。

学术报告部分:裴晓华教授从中医外科与脾胃学说阐述外科学理论与实践,胡春福教授从中医药文化建设角度探讨外科发展;贾小强教授对中医外科学科发展进行相关总结与展望;王晏美教授以医者在互联网时代下如何构建个人品牌为题进行了介绍。针对顽固疾病的治疗,张燕生教授强调应注重中医外科托补法在炎症性肠病中的应用,张书信教授则善于将温药运用在中医外科疾病治疗中,李国

栋教授和韩宝教授分别对外伤性肛门失禁的诊治和出口梗阻便秘的治疗进行经验总结。

▲中华中医药学会皮肤科分会2020年度主委扩大会议在重庆召开　11月14日，"中华中医药学会皮肤科分会2020年度主委扩大会议暨湿疹中医诊疗方案专家共识会"在重庆召开。

各位与会委员就皮肤科分会的发展及规划情况进行了交流发言，大家分别围绕分会的特色诊疗、医疗服务、疫情防控、年会举办、科学研究、专家共识、教材编写等多个方面发表意见，进一步明确了分会2021年的工作方向，并团结各方面力量，展现中医皮肤人的风采。

会议同时举办了"湿疹中医诊疗方案专家共识会"，本共识的修订由重庆市第一人民医院刁庆春教授牵头进行，刘毅教授就共识修订情况进行了汇报，皮肤科分会的专家们针对共识进行了深入探讨，强调中医在辨治湿疹中的特色和优势，一定要体现出有效性、实用性、规范性，要有专家共识的意义和高度。

中华中医药学会皮肤科分会就中老年人皮肤问题不断增多的现状，由杨志波主委牵头，提出了"中老年沐浴专家建议"的编写计划，其目的就是纠正目前中老年沐浴存在的问题，指导其正确沐浴，为中老年的皮肤健康做出贡献。

▲中国针灸学会针推结合专业委员会第二届委员会换届会议暨2020年学术年会在深圳召开　11月21—22日，本次会议在深圳召开。会议由中国针灸学会针推结合专业委员会主办，长春中医药大学针灸推拿学院、广州中医药大学深圳医院（福田）、深圳市医疗卫生三名工程"长白山通经调脏手法流派"传承工作室承办。

中国针灸学会副秘书长贾晓健主持中国针灸学会针推结合专业委员会第三届委员选举。会议选举产生了新一届委员会65名。刘明军当选为主任委员；陈波、唐巍、师彬、张欣、罗健、吴山当选副主任委员，陈邵涛当选秘书长。同时，大会成立了中国针灸学会针推结合专业委员会第三届委员会党的工作小组，陈邵涛当选为组长。

由第三届针推结合专业委员会名誉主任委员、长春中医药大学原校长王之虹，广州中医药大学原副校长许能贵，第三届针推结合专业委员会主任委员刘明军等来自全国各省市12位专家，围绕"针推结合"主题，从针灸推拿一级学科建设的角度出发，以多学科交叉为基础，研究针推结合的关键科学问题，从针推结合的技术手段、实验研究、成果研发、推广应用、流派传承等方面进行深入研讨交流。

▲2020年世界中医药学会肿瘤精准医学专业委员会第四届学术交流大会召开　11月21日，由世界中医药学会联合会肿瘤精准医学专业委员会、浙江省抗癌协会联合主办，浙江中医药大学附属第一医院、上海中医药大学附属曙光医院联合承办的本次大会以线上、线下相结合的形式召开。

大会分开幕式、2020抗疫专题报告、肿瘤精准医学主题报告、闭幕式四个环节。邀请了30余位海内外知名专家学者就"肿瘤诊断、治疗的基础研究、临床研究""肿瘤中、西医诊疗的基础研究、转化医学研究、临床研究及研究进展""肿瘤防治技术与创新方法研究""肿瘤中西医诊治及疑难合并症的经验总结"等热点问题进行广泛深入讨论。

▲中华中医药学会养生康复分会2020年学术交流会在深圳召开　11月22日，由中华中医药学会主办，中华中医药学会养生健康分会及中山大学附属第七医院承办的本次会议闭幕。

会议邀请了多位国内知名养生及临床专家，采用线下及线上结合的方式，为医疗同行及广大民众带来既专业又接地气的学术报告。本次会议，以探讨中医禁食疗法的发展前沿及未来规划为主题，吸引了我国多地区、跨学科的知名专家与会，交流了禁食疗法的成功经验和最新研究成果，为禁食疗法的未来发展提供了指导。

▲中华中医药学会适宜技术国际推广合作论坛暨"和之道"中医学术思想研讨会在上海召开
11月27日,由中华中医药学会主办、上海中医药健康服务国际合作中心及上海中医药大学科技人文研究院承办的"中华中医药学会适宜技术国际推广合作论坛暨'和之道'中医学术思想研讨会"在上海召开。来自全国各地的领导、专家及上海中医药大学师生代表等各界嘉宾共120余人参会。

本次会议是将中医核心理论与适宜技术实践相结合的一次尝试,是将中医药这一祖先留给我们的宝贵财富传承好、发展好、利用好的深刻探讨,是"传承精华、守正创新"的生动实践。

▲中华中医药学会第十八次中医护理学术交流会在北京召开 11月29日—12月4日,由中华中医药学会主办,中华中医药学会护理分会、中医护理传承与创新发展共同体承办,天使在线(北京)教育咨询有限公司协办的本次会议以线下与线上结合的方式召开。

会议围绕"开放、合作、传承、创新"为主题,邀请来自中医临床、护理教育、医院管理、临床护理等多方面的专家,围绕中医经典与护理实践、中医养生与保健、人才培养、科普实践等多个内容开展专题讲座。12月4日开放免费线上直播互动活动,在全国开设7个分会场,围绕火疗技术、铜砭刮痧、耳穴综合疗法、灸法、刺络拔罐、脐火疗、杵针技术在常见病症中的应用,和大家开展线上案例分享及互动交流活动,受到全国中医护理同仁的一致好评。

▲中华中医药学会免疫学分会第六次学术交流会在广州召开 11月30日—12月1日,中华中医药学会免疫学分会第六次学术交流会、广东省中医证候临床研究重点实验室学术研讨会暨中医药免疫学进展培训班在广州召开。

大会以"中医药免疫与感染、证候与免疫"为主题,围绕免疫学研究前沿进展、免疫相关疾病的中医及中西医结合临床与基础研究,免疫学分会主任委员、广东省中医院副院长卢传坚教授,广州中医药大学周联教授等免疫学相关领域知名专家及免疫学分会专家做学术报告,并组织了9名青年学者做学术分享。大会以免疫学研究为切入点,突出中医药抗感染与证候,研讨了中医药防治银屑病、肿瘤、溃疡性结肠癌等免疫相关疾病的最新进展,从疾病防治、临床研究、基础研究、机制探索等内容全方面展示了多学科技术在免疫性疾病中的最新发现和应用前景,实现了高层次的学术交流,进一步推动了中医药免疫学学术的发展。

▲中华中医药学会内科分会2020年学术年会在北京召开 12月5—6日,由中华中医药学会主办,中华中医药学会内科分会、北京中医药大学东直门医院承办,中华中医药学会中医护理传承与创新发展共同体协办的本次会议在北京召开。

12月6日上午举行了学术年会开幕式,大会分为主旨报告论坛、重大疾病论坛、疑难病例论坛、护理康复论坛四个模块,累计线上加线下参会人员10 000余人次,与会代表地域分布广泛,报告成果丰富。12月6日下午同步开启了重大疾病研究、疑难病例、护理康复等三个分论坛,大会报告多、质量高,共计26位专家学者在各分论坛围绕论坛主题进行了学术报告交流,突出"抗疫"主题,内容涉及心脑血管、呼吸、肾病、内分泌、消化、肿瘤等重大难治病及常见病的重大研究成果、行业标准、治则治法、名医经验及疑难病例分享、护理康复技术、中医适宜技术等介绍,重视基础研究与转化研究相结合,以生动有趣的形式,线上线下结合的方式,受到与会代表的一致好评。

▲2020年中国中医经方大会在郑州召开
12月12—13日,由中华中医药学会主办,河南中医药大学第一附属医院等承办的本次大会在郑州召开。大会设置经方论治血管相关疾病论坛、经方论治皮肤相关疾病论坛、经方论治肿瘤疾病论坛、经方

论治儿科疾病论坛、经方基础与产业论坛,在各分论坛上,特邀来自全国 80 余名知名专家、教授进行了精彩纷呈的报告,为广大线上和线下学员奉献了一场学术盛宴。

会议内容丰富,专家授课内容有深度、有广度、有创新、有传承。会议结束后,现场参会的各级专家纷纷表示受益匪浅,日后将持续致力于经方的临床应用研究,同时会带动更多的同道学经方、用经方,为经方的传承创新发展做出更大贡献。

▲**第十七届世界中医药大会在北京召开**　12 月 15 日,由中国国家中医药管理局指导,世界中医药学会联合会主办的本次大会在北京召开。大会以"构建人类健康命运共同体,全球中医药人在行动"为主题,采用线上线下结合形式。大会收录学术论文 230 余篇,举办学术报告 37 场,涵盖中医药抗疫国际经验交流分享、中医药防治重大疾病研究进展、中医药科技创新发展前沿、中医药国际影响力提升、中医适宜技术的应用推广、中成药大品种技术研究、中医知识产权保护等多个专题。

▲**中华中医药学会皮肤科分会 2020 年科研工作会议在西安召开**　本次会议于 12 月 20 日以现场会议及线上直播的形式召开。本次会议是中华中医药学会皮肤科分会第六届委员会科研工作会议,旨在博采众长、融会贯通,以期提升全国中医皮肤科临床医生及研究人员在国家自然科学基金申报及申请书撰写方面的能力,同时进一步提升中医皮肤科科研整体水平和扩大学术影响力。

▲**中华中医药学会全科医学分会 2020 年学术年会在线上召开**　12 月 27 日,由中华中医药学会主办,中华中医药学会全科医学分会、上海市中医药学会中医全科分会、上海中医药大学全科医学系承办的本次会议在线上召开。同期还举办了"全科医学学科建设与师资培训学术研讨会""上海市中医药学会中医全科分会 2020 年学术年会"。

会议以"医联体背景下,'全科＋专科'新模式探索"为主题,采用线上形式召开。上海市卫生健康委员会副主任、上海市中医药管理局副局长、中华中医药学会副会长、中华中医药学会全科医学分会主任委员、上海市中医药学会会长、上海市中医药学会中医全科主任委员胡鸿毅主持开幕式。

本次会议主题突出,内容聚焦全科医生持续发展能力,吸引了来自全国各地区 3 000 余名医学同道的在线参与和关注。全科医学分会将于 2021 年推出"全科医学临床思维师资培训""中医全科诊疗技能'云'赛会"等各种形式的学术活动。

二、中外交流

▲世界针灸学会联合会第一次中医药治疗新型冠状病毒肺炎国际团体会员网络论坛召开 3月13日,世界针灸学会联合会召开本次网络论坛。各团体会员代表分别介绍了本国新冠疫情的现状。多国代表纷纷表示,本国医疗体系以西医为主,中医的认可度和参与度不够高,希望中医工作者能携手并进,推动中医的全球发展。他们在尽其所能地通过翻译中文消息和文件,使本国民众了解疫情的最新相关信息,引起重视,也各自用中医手段进行预防。

▲世界中医药学会联合会举办中医药专家经验全球直播 3月26日,世界中医药学会联合会举办本次直播,组织全球20个国家和地区的会员团体、使领馆和医院连线直播,特邀中央疫情防控指导组专家组成员、世界中联副主席、天津中医药大学校长张伯礼院士向世界分享中医药抗疫经验。

张伯礼院士分享了新冠肺炎的中医概念、病因病机、临床症候特点,中西医结合在救治中的作用,循证证据＋基础研究的研究进展,中医药走出国门参与国际等。直播期间,张伯礼院士就西班牙、澳大利亚、法国、匈牙利、美国和意大利会员团体的问题进行解答和经验分享。

▲世界中医药学会联合会举办中医药专家经验全球直播(第二场) 3月31日,世界中医药学会联合会举办本次直播,特邀中央指导组专家成员,国家中医医疗救治专家组副组长,首都医科大学附属北京中医医院院长、世界中联医院感染管理专业委员会会长刘清泉向世界分享中医药抗疫经验。全球30个国家和地区的会员团体,以及匈牙利前总理迈杰希,挪威前议员瑞塔女士,国际病毒联盟组织理事、美国马里兰大学医学院人类病毒学研究院理事汪晓峰亲临直播间。超过30个国家和地区的专家学者观看。

刘清泉分享了新型冠状病毒肺炎及重症危重症中医诊疗的思考,详细介绍了新型冠状病毒的临床医学观察特点,从中医的角度分析了新型冠状病毒的病因,讲解了病机的特点,分享了对治疗轻症、重症和危重症的宝贵经验。

▲世界中医药学会联合会举办中医药专家经验全球直播(第三场) 4月3日,世界中医药学会联合会举办本次直播,32个国家和地区的会员团体和代表参与连线。

本次直播特邀首批国家中医医疗队领队,国家中医药管理局医疗救治专家组组长、中国工程院院士、中国中医科学院院长黄璐琦,中央指导组专家、国家中医药管理局临床救治专家组组长、中国科学院院士、中国中医科学院首席研究员仝小林参与连线,从亲临武汉前线开展中医药救治新冠肺炎分享经验。

▲世界中医药学会联合会中医药抗疫经验专家网络会召开 4月16日,世界中医药学会联合会举办本次网络连线。本次视频会议特别邀请中央指导组专家、国家中医药管理局临床救治专家组组长、中国科学院院士、中国中医科学院首席研究员仝小林教授,北京中医药大学东直门医院书记、国家重大传染病防治科技重大专项责任专家组副组长、北京中医药大学援鄂抗疫医疗队总领队叶永安教授,上海中医药大学附属龙华医院急诊医学科主任、武汉雷神山医院感染三科五病区主任方邦江教授参与连线,从亲临武汉前线开展中医药救治新冠肺炎,向美方中医药学者、华人华侨、西医医生等80余位嘉宾

分享了中医药抗疫经验。

▲**世界中医药学会联合会举办中医药抗疫经验专家对话——意大利专场全球直播** 4月22日,世界中医药学会联合会举办本次直播,特邀中央疫情防控指导组专家组成员、世界中医药学会联合会副主席、天津中医药大学校长张伯礼院士,国家中医医疗救治专家组副组长、首都医科大学附属北京中医医院院长、世界中医药学会联合会医院感染管理专业委员会会长刘清泉,国务院联防联控中医科技专班临床救治组副组长、国家中医药管理局应对新型冠状病毒感染的肺炎疫情防控工作专家组副组长、广东省中医院副院长、广州中医药大学副校长、世界中医药学会联合会热病专业委员会会长张忠德,亲临武汉抗疫前线的中医药高级别专家与意大利及全球同仁分享了他们的宝贵经验,并针对中医药抗疫中遇到的实际问题为大家答疑解惑。

▲**中西医结合防治新型冠状病毒肺炎网络学术交流会(英文专场)召开** 4月23日,世界中医药学会联合会主办,浙江省中医药学会、葡萄牙科英布拉大学孔子学院和微医集团共同承办的本次直播举办。来自中国、葡萄牙等国的10余位中西医专家、学者进行了对话交流,共吸引海内外5 000余人观看。

会议邀请了中国赴意大利抗疫医疗专家组副组长杨珺超、浙江省第一批援鄂医疗队医疗组组长吴晓虹、浙江省援武汉第二批医疗队成员董雷三位参与过一线抗疫的专家从不同角度,分享了浙江省新冠肺炎中医药防治策略、新冠肺炎西医治疗经验和中西医结合诊治新冠肺炎的案例,同时与葡萄牙在线专家就新冠肺炎的预防、治疗和康复等话题展开了讨论和交流。

来自欧洲中医药学会、葡萄牙米尼奥大学、波尔图大学、葡萄牙中医药协会、葡萄牙南京中医药空间协会、葡萄牙万吉学院、波尔图人与自然研究院、葡萄牙中医诊疗中心等单位的专家学者就中西医如何

结合抗击新冠肺炎、中医药在武汉抗击疫情中参与情况和作用成效、中医药对新冠患者的心理干预,以及社会复工后健康家庭、社区的预防策略等问题与在线专家进行交流。

▲**"新型冠状病毒中医药对策中日网络交流会"线上召开** 5月9日,由中华人民共和国驻日本大使馆、吉林中日韩合作研究中心支持,吉林省中医药学会与日本中医学会联合主办的本次会议召开。

中华人民共和国驻日本大使馆参赞兼总领事詹孔朝,学会会长、长春中医药大学校长宋柏林,日本中医学会会长平马直树,学会副会长兼秘书长朱桂祯参会并讲话。会议特邀吉林省第九批支援湖北医疗队专家、学会常务理事、长春中医药大学附属医院疫情防控首席专家王檀进行主旨演讲并在线答疑,中日两国专家学者等400余人参加。

▲**第73届世界卫生大会视频会议召开** 5月18日晚,国家主席习近平在第73届世界卫生大会视频会议开幕式上发表题为《团结合作战胜疫情 共同构建人类卫生健康共同体》的致辞。习近平强调,面对新冠肺炎疫情这场第二次世界大战结束以来最严重的全球公共卫生突发事件,各国人民勇敢前行,守望相助、风雨同舟。中国坚持以民为本、生命至上,始终本着公开、透明、负责任态度。始终秉持构建人类命运共同体理念,既对本国人民生命安全和身体健康负责,也对全球公共卫生事业尽责。习近平指出,现在疫情还在蔓延,防控仍需努力,要全力搞好疫情防控,发挥世卫组织领导作用,加大对非洲国家支持,加强全球公共卫生治理,恢复经济社会发展,加强国际合作。习近平宣布中国为推进全球抗疫合作的五大举措,呼吁各国携起手来,共同构建人类卫生健康共同体。

▲**博鳌亚洲论坛全球健康论坛第二届大会筹备工作暨"全球疫情防控经验和国际合作交流"视频专家会议召开** 6月2日,国家中医药管理局党组成

员、副局长孙达应邀出席本次视频专家会议并致辞。

博鳌亚洲论坛全球健康论坛大会主席陈冯富珍主持会议并讲话,指出在抗击新冠肺炎疫情的过程中,国际社会应该相互借鉴,才能形成抗击疫情的最大合力。博鳌亚洲论坛理事长潘基文出席会议并致辞时表示,新冠疫情的爆发和局势的复杂程度凸显全球健康论坛的价值和必要性,为各方交流经验、启发思想、共商应对之道提供重要平台。博鳌亚洲论坛秘书长李保东出席会议,并在致辞中指出,没有哪个国家能够在全球性挑战面前独善其身,只有坚持多边主义,加强国际合作,才能更好地应对全球性挑战。

孙达表示,新冠肺炎疫情发生以来,习近平总书记多次强调,坚持中西医结合、中西医并重、中西药并用,为中医药在疫情防控中发挥重要作用提供了根本遵循。全国中医药系统深入贯彻落实习近平总书记重要指示批示精神和党中央、国务院决策部署,组织近5 000人奔赴湖北抗疫一线,边救治边总结、边临床边科研,加大有效中药筛选攻关力度,及时推广以清肺排毒汤为代表的有效方药,推动中医药深度介入疫情防控全过程,有效提高了治愈率、降低了病亡率,成为疫情防控"中国方案"的一大特色和亮点。中医药积极参与全球疫情防控,贡献"中国智慧"和"中国力量"。国家中医药管理局发布英文版《新型冠状病毒肺炎中医药诊疗方案》,支持举办国际视频交流和直播活动,根据需求向海外捐赠中医药产品,配合国家卫生健康委选派中医师赴海外帮助当地抗击疫情,充分展示了中国作为负责任大国的担当,充分体现了世界各国相互依存、休戚与共的精神,为构建人类卫生健康共同体注入了中医药力量。

▲2020上海合作组织传统医学论坛视频会议召开 7月30日,本次会议召开。会议以"发挥传统医学独特优势,团结合作抗击新冠疫情"为主题,全国人大常委会副委员长、上海合作组织睦邻友好合作委员会主席沈跃跃,吉尔吉斯斯坦副总理伊斯梅

洛娃,乌兹别克斯坦副总理穆萨耶夫,上合组织秘书长诺罗夫,世界卫生组织传统、补充与整合医学部主任张奇,江西省委书记刘奇,国家卫生健康委党组成员、国家中医药管理局党组书记余艳红出席开幕式并代表主办单位致辞,中国政府欧亚事务特别代表李辉,国家中医药管理局局长于文明,国家卫生健康委原副主任、上合组织睦邻友好合作委员会副主席崔丽,江西省委常委、省委秘书长赵力平,副省长孙菊生、陈小平,省政协副主席刘晓庄出席会议。出席视频会议的还有上合组织成员国政要及卫生部门负责人,上合组织成员国、观察员国和对话伙伴传统医学专家、学者。

国家中医药管理局主持召开了专题圆桌会,中国工程院院士张伯礼、黄璐琦等专家与上合组织国家的医学专家分别介绍了各自国家传统医学在此次新冠肺炎疫情防控中发挥的独特作用和做出的积极贡献,专家们就未来开展传统医学领域交流合作提出了意见和建议。

▲世界中医药学会联合会第十二届中医儿科国际学术交流大会召开 8月14—17日,本次大会在长沙召开。大会由世界中医药学会联合会儿科专业委员会主办,湖南中医药大学第一附属医院承办,来自中国、中国香港、中国澳门、中国台湾、新加坡、越南、泰国、马来西亚、澳大利亚、巴西、美国、英国、法国、葡萄牙、西班牙、比利时、荷兰等国家和地区的1万余位中医儿科同道汇聚线上线下,交流经验、分享成果,共谋中医儿科发展大计。

会议编辑整理了《世界中医药学会联合会第12届中医儿科国际学术交流大会论文集》,分为抗疫专栏、调查报告、临床研究、实验研究、特色疗法、规律探索、临证心得、名医医案、综述9个版块,介绍了近年来中医药诊疗在儿科各方面的进展及成果。

▲第三届中国-东盟卫生合作论坛和第六届传统医药论坛在广西召开 11月24—25日,由国家卫生健康委、国家中医药管理局和广西壮族自治区人

民政府共同主办的本次论坛在广西召开。国家卫生健康委主任马晓伟致辞,副主任于学军出席论坛并做主旨演讲,广西壮族自治区代主席蓝天立会见,副主席黄俊华出席开幕式并致辞。国家中医药管理局党组成员、副局长孙达代表主办方发布《第三届中国—东盟卫生合作论坛倡议》,并在传统医药论坛开幕式致辞。孙达希望,中国—东盟进一步加强深度合作,携手应对后疫情时期卫生领域的挑战,坚持发挥传统医药优势,助力抗击疫情国际合作,坚持推动传统医药发展,提升民众健康福祉,坚持深化传统医药合作,共筑人类卫生健康共同体。

第六届中国—东盟传统医药论坛以"传统医药发展与人类命运共同体构建"为主题,围绕传统医药在新冠肺炎疫情防控、资源保护和健康产业等议题开展交流研讨。国家卫生健康委有关司局,国家中医药管理局国际合作司、广西壮族自治区中医药管理局有关负责同志参加有关活动。

▲**首届博鳌中医药国际发展论坛召开** 11月28日,由国家中医药管理局指导,世界中医药学会联合会、海南省卫生健康委员会、海南省中医药管理局和博鳌乐城国际医疗旅游先行区管理局联合主办的本次论坛在海南召开。

论坛旨在为深入贯彻落实《中共中央国务院关于促进中医药传承创新发展的意见》和《关于支持建设博鳌乐城国际医疗旅游先行区的实施方案》精神,促进中医药创造性转化和创新性发展,有力助推海南自贸区建设。分为开幕式、管理篇、交流篇、发展篇和研讨篇5个板块,研讨交流构建中医药的国际化高端智库,打造中医药国际教育发展共同体,打造中医药品牌的国际化共同体,打造数字中医药的国际化共同体,为中医药国际化蓬勃发展助力,为全球健康提供中国处方。

▲**世界针灸学会联合会2020国际针灸学术研讨会在海口召开** 11月29日,国家中医药管理局党组成员、副局长孙达出席本次研讨会并致辞。上海

合作组织秘书长诺罗夫,世界卫生组织传统补充医学处负责人张奇,哥斯达黎加前总统菲格雷斯,中国民间组织国际交流促进会副会长窦恩勇,中国工程院院士黄璐琦、石学敏、吴以岭等国际组织和国内外中医药机构代表以线上、线下方式参加会议。

2010年中医针灸成功入选联合国教科文组织"人类非物质文化遗产代表作名录"。本次大会由世界针灸学会联合会、中国中医科学院、海南省卫生健康委共同主办,围绕"中医针灸传承创新,全球抗疫命运与共"主题,通过多种形式展示了中医针灸"申遗"十年来世界中医针灸学术研究成果和中医针灸发展现状。

▲**第八次世界中西医结合大会在武汉召开** 12月4日,第八次世界中西医结合大会在武汉开幕。国家中医药管理局党组成员、副局长孙达出席开幕式并致辞。本次大会由中国中西医结合学会主办,湖北省中西医结合学会、华中科技大学同济医学院附属同济医院承办。大会主题是"中西医结合抗击疫情,守正创新开创未来"。湖北省副省长杨云彦,中国中西医结合学会会长、中国工程院院士陈香美,中国工程院院士钟南山致辞,我国中西医结合领域的多名院士、国医大师和知名专家,部分中西医高等院校、科研院所和大型医疗机构负责人,以及来自美国、加拿大、俄罗斯、德国、意大利、日本、韩国、巴基斯坦、智利、毛里求斯等国的专家学者,通过线上线下相结合的方式参加大会。

大会设立了中俄、中亚、中欧、中美4个海外专场,麻醉、传染、重症3个分会场以及呼吸病线上分会场,并在武汉现场举办了中西医结合展览和壁报展示,从多个专业领域开展学术活动。

▲**联合国教科文组织保护非物质文化遗产政府间委员会第十五次会议召开** 12月14—19日,联合国教科文组织保护非物质文化遗产政府间委员会第十五次会议在牙买加首都金斯顿及线上同期举行。世界中医药学会联合会线上参与此次会议。

联合国教科文组织保护非物质文化遗产政府间委员会由《保护非物质文化遗产公约（2003年）》的24个缔约国的代表组成，每年召开一次会议，负责对《公约》执行情况进行监督。目前，《公约》已成为由180个国家批准的国际法律文本。

在此次会上，委员会成员将3个项目列入《保护非物质文化遗产优秀实践名录》，会议审议通过了3个《急需保护的非物质文化遗产名录》项目和29个《人类非物质文化遗产代表作名录》项目。其中中国地区申请的太极拳项目成功进入《非遗名录》，成为中国第42个列入人类非遗名录的项目，位列世界第一。

▲第二届中国老年健康国际论坛在珠海召开

12月16日，第二届中国老年健康国际论坛在珠海开幕。全国人大常委会副委员长、农工党中央主席陈竺为论坛致贺信，十一届全国政协副主席、中国人口福利基金会会长李金华出席论坛并致辞，国家卫生健康委党组成员、全国老龄办常务副主任、中国老龄协会会长王建军，国家中医药管理局党组成员、副局长孙达出席开幕式并作主旨发言，钟南山院士和张伯礼院士以视频形式出席会议并发言，珠海市委副书记、市长姚奕生出席开幕式并致辞。

本次论坛以"积极老龄观、健康老龄化、幸福老年人"为主题，由中国老年保健医学研究会和珠海市人民政府联合主办，全国老龄办作为指导单位，珠海市人民医院医疗集团承办。我国医药和老年健康领域的专家、学者和企业家400余人，来自英国、奥地利、荷兰、澳大利亚、新西兰等国的专家学者，以及4100家老年慢病医联体机构工作人员，通过线上线下相结合的方式参加论坛互动。

三、动态消息

▲**2020 年全国中医药局长会议召开** 1 月 9—10 日,2020 年全国中医药局长会议在北京召开。国家卫生健康委党组书记、主任马晓伟出席并讲话,国家卫生健康委党组成员、国家中医药管理局党组书记余艳红做总结讲话,国家中医药管理局局长于文明做工作报告。国家中医药管理局副局长王志勇、闫树江、孙达出席会议。会议以习近平新时代中国特色社会主义思想为指导,全面贯彻党的十九大和十九届二中、三中、四中全会精神,贯彻落实《中共中央国务院关于促进中医药传承创新发展的意见》和全国中医药大会精神,回顾总结 2019 年中医药工作,研究部署 2020 年中医药重点任务,全力推进中医药传承创新发展。

会议强调,2020 年是"贯彻落实年",总的部署要求是:坚持以习近平新时代中国特色社会主义思想为指导,深入贯彻落实党的十九大、十九届二中、三中、四中全会和中央经济工作会议精神,坚定不移贯彻新发展理念,以高质量发展为主题,以全面贯彻落实《中共中央国务院关于促进中医药传承创新发展的意见》和全国中医药大会精神为主线,以深化改革、完善制度为动力,遵循中医药发展规律,传承精华、守正创新、开放包容,强化服务体系内涵和能力建设,改革人才培养模式加强人才队伍建设,加快传承创新体系布局,推动中药质量提升和中药产业高质量发展,拓展对外交流合作,走特色发展、内涵发展、转型发展、融合发展之路,充分发挥中医药在防病治病中的独特作用,为健康中国建设、全面建成小康社会作出新贡献。

会议指出,做好 2020 年中医药工作,一要全面推动《中共中央国务院关于促进中医药传承创新发展的意见》和全国中医药大会精神落地落实;二要进一步发挥中医药在健康中国建设和深化医改中的作用;三要强化中医药服务体系内涵和能力建设;四要以改革人才培养模式为重点加强中医药人才队伍建设;五要布局中医药传承创新体系建设;六要确保医疗服务中药质量提升;七要加强中医药服务监管。八要提升对外交流合作质量水平。会议还指出,做好 2020 年工作,还要把握以下几点:一要更加注重中医药融入卫生健康的大局;二要更加注重落实中央意见与实施"一法一纲要"的衔接;三要更加注重练好内功与完善外部治理的结合;四要更加注重全面推进与局部探索改革的关系。

▲**中医药国家队"逆行"向武汉** 1 月 25 日,庚子年正月初一,国家中医药管理局组织中国中医科学院广安门医院、西苑医院中医专家组成医疗队,赶赴湖北省武汉市新型冠状病毒感染的肺炎防疫一线,参与疫病的防治工作。

国家中医药管理局副局长王志勇到北京西客站为医疗队送行。

医疗队共 25 人,由副局长闫树江带队,中国中医科学院院长黄璐琦院士领队,广安门医院和西苑医院各派出呼吸科、急诊科、ICU 等科室的 6 名医师和 4 名护士,携 N95 口罩、防护服以及部分中药等物资,乘火车前往武汉,提供中医医疗援助,为打赢防疫攻坚战贡献中医力量。

▲**第二支国家中医医疗队驰援武汉** 1 月 27 日,国家中医药管理局调集 100 名中医医务工作者组成第二支国家中医医疗队奔赴武汉支援一线救治工作。

第二支国家中医医疗队由北京中医药大学附属东直门医院、东方医院的 40 名医护人员和广东省中医院、广东中医药大学第一附属医院、广东省第二中医院的 60 名医护人员组成,医疗队中的中医专家来自呼吸、急诊、ICU 等科室。27 日 7 时左右,医疗队分别从北京、广东两地出发,赶赴湖北武汉参与抗击新型冠状病毒感染的肺炎疫情防控救治工作。

国家中医药管理局副局长孙达,北京中医药大学校长徐安龙等到首都机场为医疗队送行。

▲第三支国家中医医疗队从五省市赶赴武汉

2 月 10 日,国家中医药管理局组织来自天津、江苏、河南、湖南、陕西等五个省市的中医专家及护理人员共计 209 人组成第三支国家中医医疗队,赶赴湖北省武汉市新冠肺炎防控救治一线,提供中医医疗援助。

第三支国家中医医疗队人员构成为天津市 60 人、江苏省 44 人、河南省 33 人、湖南省 40 人、陕西省 32 人,队员中有中医师 54 人、护士 152 人、管理人员 3 人,主要来自呼吸科、感染科、急诊科、影像科、ICU 等科室。10 日上午分别从天津、南京、郑州、长沙、西安五地出发,乘火车前往武汉,抵达后将重点参与方舱医院救治等工作。

▲三部门表彰全国卫生健康系统新型冠状病毒肺炎疫情防控工作先进集体和先进个人

国家卫生健康委、人力资源社会保障部、国家中医药管理局印发《关于表彰全国卫生健康系统新冠肺炎疫情防控工作先进集体和先进个人的决定》,授予北京大学第一医院重症救治医疗队等 113 个集体"全国卫生健康系统新冠肺炎疫情防控工作先进集体"称号,授予丁新民等 472 位同志"全国卫生健康系统新冠肺炎疫情防控工作先进个人"称号,追授徐辉等 34 位同志"全国卫生健康系统新冠肺炎疫情防控工作先进个人"称号,获奖个人享受省部级表彰奖励获得者待遇。

▲国家中医药管理局向港澳地区捐赠中药

3 月 13 日,国家卫生健康委党组成员、国家中医药管理局党组书记余艳红在武汉会议中心会见香港特区政府驻武汉经济贸易办事处主任冯浩贤,介绍内地中医药参与新冠肺炎疫情防控工作进展,了解需求,向港澳相关机构捐赠了一批用于防控新冠肺炎疫情的中成药,携手共同推进疫情防控工作。

余艳红表示,国家中医药管理局认真贯彻落实习近平总书记重要讲话精神,积极发挥中医药特色优势,分享中西医结合防控新冠肺炎疫情的诊疗经验与防治手段,通过向港澳特区政府捐赠中成药,传递祖国内地对港澳同胞的关心与关怀,与港澳同胞同舟共济,守望相助,共同应对全球公共卫生挑战。

▲中西医并重助力人类卫生健康共同体建设访谈活动召开

5 月 30 日,是第四个"全国科技工作者日"。由中华中医药学会与人民网人民健康共同主办的"中西医并重助力人类卫生健康共同体建设访谈活动"在线上召开。本次活动是中国科学技术协会组织的全球科技发展与治理系列国际交流研讨会活动之一,以"中西医并重,全球抗疫"为主题,旨在面向全球分享中西医并重抗疫故事,展现抗击疫情的科研成果,贡献中国对人类卫生健康共同体建设的思索与探讨。

面对新冠肺炎疫情这场全球公共卫生事件,我国中西医并重、中西医结合、中西药并用的救助模式,为世界各国提供了可资借鉴的中国智慧,也为中医药走向世界提供了新的历史机遇。中华中医药学会将充分发挥国际学术交流平台作用,持续向全球分享中医药科技智慧,共同推进人类卫生健康共同体建设。

▲第二届中医药国际化发展论坛在北京召开

6 月 7 日,以"中医药传承创新发展的前景探讨及所面临的机遇和挑战"为主题的本次论坛在北京召开。中国工程院院士、天津中医药大学校长张伯礼以《中医药守正创新,走向世界》为主题做报告,国医大师孙光荣对中医药相关政策进行解读,首都医科大学附属北京中医医院院长刘清泉以《抗击新型冠状病毒药物筛选从基础到临床》为主题作报告。与会专家围绕"如何打造中西医并重,彰显中医药在慢性病防治中的优势""如何促进中药质量提升和国际化""中医药科技创新的前景探讨"等进行交流。

▲公共卫生防控救治能力视频会议召开 6月12日,国家发展改革委、国家卫生健康委、国家中医药管理局联合召开视频推进会,就具体落实三部门联合印发的《公共卫生防控救治能力建设方案》,做好公共卫生补短板、堵漏洞、强弱项工作做出安排部署。国家发展改革委副主任连维良、国家中医药管理局局长于文明、国家卫生健康委规划司负责同志出席会议并讲话。

▲新型冠状病毒肺炎中医药防治工作专家研讨会召开 6月15日,国家中医药管理局组织召开本次研讨会,研究中医药预防、治疗工作思路举措及方案。

国家中医药管理局局长于文明到会看望慰问专家,对专家组在疫情防控与救治中作出的重要贡献及展现的崇高精神给予了高度的赞扬和衷心的感谢,强调北京市自6月11日以来发生聚集性疫情,在防控和医疗救治中,要充分发挥中医药特色优势,加强中西医结合、中西药并用,为防控和医疗救治贡献中医药力量。

国家中医药管理局党组成员、副局长闫树江总结强调,要切实增强中医药自信,充分发挥中医药优势作用,继续指导各地实施好《新型冠状病毒肺炎诊疗方案(试行第七版)》,提高患者救治有效率、治愈率,局防控工作领导小组疫情防控与医疗救治组要与北京市中医管理局建立工作联系机制,推动中医药更好参与北京疫情防控工作。

▲中医药法实施三周年视频交流会召开,"中医药法宣传月活动"启动 6月30日,国家中医药管理局召开中医药法实施三周年视频交流会,总结中医药法实施三年以来的贯彻落实情况,研究部署下一步工作。国家中医药管理局局长于文明出席会议并讲话,国家中医药管理局党组成员、副局长孙达主持会议。北京市中医管理局、河南省中医管理局、浙江省中医药管理局、中国中医科学院、上海中医药大学和国医大师孙光荣做会议交流发言。全国人大教科文卫委、国家卫生健康委、国家中医药管理局有关部门负责同志,直属有关单位负责同志在主会场参加了会议。各省中医药主管部门主要负责同志、分管法治工作负责同志,省级中医医院及有关中医药高等院校、科研院所主要负责同志在各分会场参加了会议。

▲"十四五"中医药发展规划编制"专班"工作启动 为充分发挥专家智库作用,提高规划编制科学性,加强"十四五"中医药发展规划编制工作,国家中医药管理局成立了以张伯礼、黄璐琦、王琦三院士为组长,国务院医改领导小组专家唐旭东等为副组长的规划编制工作专班。7月7日,国家中医药管理局在局机关召开"十四五"中医药发展规划编制工作专班第一次会议,局党组书记余艳红出席会议并讲话,局长于文明主持会议。

会议通报了工作专班有关情况,听取了14项前期研究课题汇报,交流讨论了《"十四五"中医药发展规划基本思路》,与会专家对"十四五"指导思想、重点任务、指标体系等进行了认真研讨。张伯礼院士认为要将中央领导同志关于中医药工作的重要指示批示精神贯彻落实到规划编制工作中,坚持中医药医、教、研、产等领域统筹规划相统一、中医药事业和产业高质量发展相统一的原则,统筹推进相关工作;王琦院士指出规划编制中要以国家需求、发展问题瓶颈为导向,坚持整体性、时效性和可操作性兼顾谋划,以推动中医药高质量发展为目标;黄璐琦院士提出要主动协调相关部门,高标准、严要求推进规划编制工作。

▲《中医药抗疫蓝皮书》第一次编写工作会召开 为总结中医药抗疫的学术成果,受国家中医药管理局科技司委托,中华中医药学会将组织编写《中医药

抗疫蓝皮书》,以中医药抗疫重要学术价值的论文和文献为核心,系统总结中医药在抗击新冠肺炎疫情中的学术成果。

7月22日,《中医药抗疫蓝皮书》第一次编写工作会于在中华中医药学会召开,国家中医药管理局科技司中医科技处处长邱岳,中华中医药学会副秘书长孙永章等领导和专家参加了本次会议。会上针对《中医药抗疫蓝皮书》编制工作安排、提纲及分工建议进行了充分的研讨,并计划于今年11月份完成相关工作。

▲后疫情时代中医药高质量发展论坛召开　8月8日,由中华中医药学会、《医师报》社共同主办的"健康中国　中西合璧——后疫情时代中医药高质量发展论坛"在北京召开。论坛以"建设健康中国,促进中西合璧"为主题,共同总结探讨中医药参与抗疫工作的经验及后疫情时代如何实现中医药的高质量发展,具有十分重要的现实和深远意义。

与会专家分别就抗击新冠肺炎的中国智慧和中国方案、中西医结合抗疫的优势、后疫情时代中医院高质量发展、中医从宏观走向精准的历史选择等多个角度,分享对中医药未来发展的意见。天津中医药大学校长张伯礼院士,中国工程院院士钟南山在线上以"中西医并重,合力抗疫——抗击新冠肺炎的中国智慧和中国方案"为主题,分别作了题为《中医药传承创新发展》《中西医结合抗疫》的主旨报告。

▲2020 重大科学问题和工程技术难题发布　8月15日,中国科学技术协会在第二十二届中国科协年会闭幕式上发布了 10 个对科学发展具有导向作用的科学问题和 10 个对技术和产业具有关键作用的工程难题。

10 个前沿科学问题为:冠状病毒跨种传播的生态学机制是什么?引力波将如何揭示宇宙奥秘?地球物质是如何演化与循环的?第五代核能系统会是什么样子?特种能场辅助制造的科学原理是什么?数字交通基础设施如何推动自动驾驶与车路协同发展?调节人体免疫功能的中医药机制是什么?植物无融合生殖的生物学基础是什么?如何优化变化环境下我国水资源承载力,实现健康的区域水平衡状态?如何建立虚拟孪生理论和技术基础并开展示范应用?

10 个工程技术难题为:如何开发新型免疫细胞在肿瘤治疗中的新途径与新技术?水平起降组合动力运载器一体化设计为何成为空天技术新焦点?如何实现农业重大入侵生物的前瞻性风险预警和实时控制?信息化条件下国家关键基础设施如何防范重大电磁威胁?硅光技术能否促成光电子和微电子的融合?如何解决集成电路制造工艺中缺陷在线检测难题?无人车如何实现在卫星不可用条件下的高精度智能导航?如何在可再生能源规模化电解水制氢生产中实现"大规模""低能耗""高稳定性"三者的统一?如何突破进藏高速公路智能建造及工程健康保障技术?如何突破光刻技术难题?

▲2020 年中国医师节座谈会召开　8月19日,国家中医药管理局召开本次座谈会。张伯礼院士、黄璐琦院士、仝小林院士、晁恩祥国医大师等 8 位中医药系统医务工作者代表在座谈会上做交流发言。国家卫生健康委党组成员、国家中医药管理局党组书记余艳红出席并讲话,国家中医药管理局局长于文明主持座谈会并传达习近平总书记重要指示、李克强总理重要批示精神,国家中医药管理局副局长闫树江传达孙春兰副总理在庆祝 2020 年中国医师节座谈会上的讲话精神。

▲于文明在武汉调研并主持召开中医药工作座谈会　9月12—13日,国家中医药管理局局长于文明在湖北省武汉市调研并主持召开本次座谈会,湖北省副省长杨云彦参加调研和会议。

于文明实地调研湖北省中医院、湖北省中西医结合医院、武汉市中西医结合医院、武昌徐家棚街社区卫生服务中心等机构,看望国医大师,慰问张继先等抗疫一线医务人员,听取武昌区政府等关于中医药传承创新发展的意见建议。座谈会上,湖北等省(市)介绍有关工作情况,就"十四五"中医药发展规划编制、推进公立中医医院高质量发展、中医"治未病"健康工程升级版广泛听取意见建议,对医改中医药重点工作任务、秋冬季传染病中医药防控工作等作出安排部署。会上,大家就如何更好完成"十三五"中医药规划目标任务,高质量编制"十四五"中医药发展规划,谋划提出一批有力度的重点任务、重大政策、重大工程项目和重大改革措施,开展了深入研讨。

▲**余艳红主持召开长三角中医药发展座谈会**
9月15日,国家卫生健康委党组成员、国家中医药管理局党组书记余艳红在杭州主持召开本次座谈会,强调要深入学习贯彻习近平总书记在扎实推进长三角一体化发展座谈会上的重要讲话精神,紧扣高质量一体化两个关键词,把握重点方向、突出重点任务,加快完善顶层设计,促进长三角中医药高质量发展,为长三角一体化发展贡献中医药力量、展现中医药担当。

会上,上海中医药大学原校长严世芸等7位专家学者谈了有关意见和建议,上海、江苏、浙江、安徽等地中医药主管部门负责同志汇报了有关工作。

▲**2020年全国中医药局长专题学习研讨班召开**
9月23—24日,2020年全国中医药局长专题研讨班在北京召开。国家卫生健康委党组成员、国家中医药管理局党组书记余艳红,局长于文明,党组成员、副局长王志勇、闫树江、孙达出席会议。"人民英雄"国家荣誉称号获得者、中国工程院院士张伯礼受邀出席会议并作主旨报告。

研讨班上,张伯礼院士以"弘扬抗疫精神,坚定文化自信"为主题,分享了习近平总书记颁授奖章的激动时刻和切身体会,梳理了中医药在抗击疫情中发挥的重要作用,就更好发挥中医药在抗疫防病治病中的独特优势和作用谈了思考建议。局人教司、规划财务司、医政司、科技司、国际合作司负责同志

就中医药人才队伍建设、中医药"十四五"规划编制、中医药服务体系和医保制度、中药审评审批制度改革、中医药"走出去"等作专题研讨报告,与会人员聚焦五个方面进行深入研究讨论。

▲**第四批全国中医临床优秀人才研修项目第六期中医药经典理论培训班开班** 10月10日,本次培训班在北京举行。国家中医药管理局党组成员、副局长王志勇出席开班仪式并讲话。

全国中医临床优秀人才研修项目于2003年启动实施,通过全国统考,选拔具有扎实理论基础、较高临床水平、很有培养前途的优秀中青年中医临床人员作为培养对象,采用"读经典、做临床、跟名师"的人才培养模式进行重点培养。该项目已顺利开展四批,累计培养了1 337名优秀中医临床人才。

400名学员参加为期一周的中医药经典理论学习培训。班主任、国医大师孙光荣对研修学员提出了坚持研究中医学之源流、坚持研究中医优势病种、坚持研究中医药事业发展态势,以及注重医德修养、注重文化修养、注重言行修养的要求和希望。

▲**中华中医药学会中医疫病学学科发展项目启动会召开** 10月10日,本次会议召开,采取线下与线上相结合的方式。本项目的编写专家来自全国10余所高校、医院,涉及中医疫病学、温病学、感染病学、临床相关各科、基础研究、药学、科研方法学等多个学科。庄乾竹主任为谷晓红教授颁发了首席科学家聘书。谷晓红教授向专家颁发了专题报告编写专家聘书。中医疫病学学科发展项目秘书、中华中医药学会感染病分会秘书长刘铁钢介绍了《中医疫病学学科发展报告》编写要求及编写大纲。与会专家及骨干成员进行了积极研讨,为报告编写和学科建设提出了宝贵意见和建议,对编写大纲进行了梳理,并确定了报告的编写思路和时间进度安排。中医疫病学学科发展报告的编写对于推动中医疫病学的学科建设,发挥中医药防治新发突发传染病的优势作

用具有重要意义。

▲**首届中医药促进大会(西柏坡)高峰论坛在石家庄召开** 10月30日,由世界中医药学会联合会主办的"首届健康中国·中医药促进大会(西柏坡)高峰论坛"在石家庄市开幕。本届大会围绕"时代大变革·共创大未来"主题,聚焦时代发展、中医药产业政策、市场趋势、学术研究、商业创新等热点,旨在推动落实健康中国战略,进一步推进中医药服务体系在新经济时代下创新发展、协同发展和健康发展。

除大会主题论坛外,本次大会还设置了南山-以岭肺络研究学术论坛、儿童流感循证研究学术论坛、医共体发展交流论坛、医药商业高峰论坛等平行论坛,涵盖学术、科普、行业发展等多个领域。

▲**后新冠疫情下的"一带一路"卫生健康共同体建设研讨会召开** 10月30日,本次研讨会在北京召开。十二届全国政协副主席、丝路规划研究中心理事长陈元,十二届全国政协副秘书长、机关党委书记,清华大学"一带一路"战略研究院专家指导委员会主任张秋俭,国家中医药管理局党组成员、副局长孙达出席会议并讲话。会议还邀请到包括国家卫生健康委、中西医临床、金融等领域专家学者,共计70多人参加会议。

参加会议的领导和专家分别围绕课题结合实际发表主题演讲。与会代表一致认为,这是一次高规格、高水平的研讨会,进一步提升了与会代表关于中医药在抗击新冠肺炎疫情和参与构建人类卫生健康共同体中发挥重要作用的认识。并为推动中医药"走出去"搭建了高水平的合作平台,对促进中医药国际化具有深远意义。

▲**中华中医药学会首届基层中医药协同创新发展大会召开** 10月30日—11月1日,由中华中医药学会主办、李时珍医药集团支持的本次大会在厦门召开。会议以"传承创新,共建共享"为主题,对基层中医药适宜技术的普及与推广、基层中医医疗机构、药品服务机构整合发展等方面进行了深入研讨。来自全国各地的600余位代表参加了本次会议,并开展了广泛交流。

为提高基层中医药从业人员的基础知识及临床技术水平,促进基层整体服务能力的提升,中华中医药学会组织行业顶尖专家,编写了中医药适宜技术系列教材,并录制了面向具有医护执业资质者的配套视频教学课程,用于中医适宜技术专项培训。开幕式上《基层中医药适宜技术丛书》和培训项目正式发布,这将为中医适宜技术在基层的推广普及提供途径。

▲**古代经典名方工作推进会在北京召开** 11月6日,国家中医药管理局科技司、国家药品监督管理局药品注册管理司在京召开古代经典名方工作推进会。国家中医药管理局党组成员、副局长王志勇,国家药品监督管理局药品注册管理司副司长王海南等同志出席会议。王永炎院士、刘昌孝院士、金世元国医大师、黄璐琦院士、北京中医药大学张世臣教授、中华中医药学会曹洪欣研究员等30余名行业知名专家学者及企业代表参加会议。

会议指出,在新的历史时期和形势下,加快推进古代经典名方工作,是深入贯彻落实习近平总书记"传承精华、守正创新"要求,落实《中华人民共和国中医药法》相关规定的具体举措,对于发掘中医药宝藏的临床价值、科学价值、经济价值,维护人民群众生命安全和身体健康具有重要意义。会上,国家中医药管理局、国家药品监督管理局共同印发《古代经典名方关键信息考证意见》《古代经典名方关键信息表(7首方剂)》,将进一步加快古代经典名方简化注册审批步伐。

▲**中医药文化传播行动正式启动** 11月7日,国家中医药管理局、湖北省人民政府共同举办中医药文化传播行动启动仪式,采取线上线下相结合的方式,在北京直播间进行线上直播,同步在武汉举行线下活动。国家中医药管理局党组成员、副局长王

志勇,湖北省政府副秘书长陈家伟出席活动并致辞。

在武汉线下活动现场,开展中医药主题表演,开设中医药抗疫、贯彻落实《中共中央国务院关于促进中医药传承创新发展的意见》和全国中医药大会精神、中医药扶贫等专题展览,为群众提供中医药健康咨询服务,发放中医药科普宣传品,普及中医药健康养生知识和文化理念。

▲中国医院协会中医医院分会第六届年会在北京召开　11月7日,中国医院协会中医医院分会第六届年会暨2020年中医医院院长论坛在北京召开。国家卫生健康委党组成员、国家中医药管理局党组书记余艳红出席会议并讲话。会议发布了《凝心聚力,弘扬伟大抗疫精神,促进中医院高质量发展倡议书》。会前,中国医院协会中医医院分会召开了换届会议,中国中医科学院广安门医院党委书记王笑频当选为中国医院协会中医医院分会第二届委员会主任委员。

▲《中医病证分类与代码》和《中医临床诊疗术语》印发　11月23日,国家中医药管理局、国家卫生健康委联合印发了《关于印发〈中医病证分类与代码〉和〈中医临床诊疗术语〉的通知》。《通知》指出,推广使用新修订的《中医病证分类与代码》和《中医临床诊疗术语》,对提高中医医疗服务标准化水平和管理效率,促进中医诊疗信息有效互联互通具有积极意义。《通知》提出要积极推进中医病证分类与代码全面使用。自2021年1月1日起,各级中医医疗机构、非中医医疗机构的中医临床科室及基层提供中医药服务为主的医师,应当按照新修订的《中医病证分类与代码》《中医临床诊疗术语》等规范中医病案首页填报及中医病历书写。

▲首届"一带一路"传统医药联盟成立暨生物医药成果转化会召开　11月26日,国家中医药管理局党组成员、副局长孙达出席本次会议并致辞。中国工程院院士杨宝峰、中国科学院院士郝小江等专家学者和科研院所、医药企业代表等出席会议。

此次会议以"绿色、共享、传承、创新"为主题,围绕"一带一路"传统医药发展、中医药产业化国际化、生物医药成果转化以及生物医药研发、生物加工、销售等议题进行了交流研讨。科技部生物技术发展中心、国家中医药管理局国际合作司、云南省科技厅和西双版纳州政府有关负责同志出席。

▲2020中国针灸学会专家工作站/服务站建设经验交流会在海口召开　11月28日,本次会议在海口召开,中国针灸学会会长刘保延、中国针灸学会副会长兼秘书长喻晓春、中国针灸学会副秘书长兼学术部主任文碧玲、全国13家专家工作站/服务站负责人、工作站/服务站所属地方学会会长或秘书长出席本次会议。

中国针灸学会副会长兼秘书长喻晓春主持会议并致辞。指出,自2015年以来,中国针灸学会专家工作站/服务站已在全国13家单位落户成立,在此期间,各专家工作站/服务站发展状况不一,有的发展良好,有的状况欠佳,召开此次会议的目的是召集大家一起交流讨论专家工作站/服务站建设运行中的问题,提出发展需求,共同探讨专家工作站/服务站健康发展办法。

▲全国中医药行业高等教育"十四五"规划教材建设专家论证会在北京召开　11月30日,本次会议在北京召开。国家中医药管理局党组成员、副局长王志勇出席会议。会议总结了"十三五"中医药行业规划教材建设工作,分析存在问题,并对"十四五"教材建设方案等进行了研讨。中国工程院院士、天津中医药大学校长张伯礼,教育部高等学校中医学类专业教学指导委员会主任委员、北京中医药大学党委书记谷晓红,教育部高等学校中药学类专业教学指导委员会主任委员匡海学以及10余所中医药院校专家对中医药行业规划教材建设提出了意见建议。

▲**中华中医药学会第七次全国会员代表大会召开** 12月5日,本次大会在北京召开。全国政协副主席何维出席开幕式并讲话。国家卫生健康委党组成员、国家中医药管理局党组书记余艳红,中国科协副主席、书记处书记孟庆海出席开幕式并致辞。于文明当选中华中医药学会第七届理事会会长。

会议审议并通过了《中华中医药学会第六届理事会工作报告》和《中华中医药学会章程(修改草案)》,选举产生了中华中医药学会第七届理事会理事、常务理事和领导成员。于文明当选为新一届中华中医药学会理事会会长,王国辰、仝小林、闫树江、李灿东、杨关林、杨明会、杨殿兴、肖伟、陈达灿、郑进、胡鸿毅、徐安龙当选为副会长。提名王国辰为秘书长,刘平、孙永章为副秘书长。

中华中医药学会第六届理事会会长王国强做了理事会工作报告。国家中医药管理局党组成员、副局长闫树江宣读了第七届理事会致第六届理事会的感谢信。大会还为2020年度中华中医药学会科技进步奖、李时珍医药创新奖获奖者颁奖。

▲**中华中医药学会第一届监事会成立** 12月5日,本次大会在京召开。会议审议通过了《中华中医药学会第一届监事会选举办法(草案)》,选举产生了中华中医药学会第一届监事会,王昌恩、刘长信、高金波、曹正逵、魏玮当选为监事。在随后召开的第一届监事会第一次会议上,曹正逵当选为监事长,高金波当选为副监事长。会议审议通过了《中华中医药学会监事会工作规则》。曹正逵强调:要充分发挥监事会的监督作用,确保会员代表大会各项决议贯彻落实;要积极维护全体会员的合法权益;要不断总结完善监事会工作机制,探索学会建立监事会后的工作新思路和新方法。

按照相关规定要求,社会团体应成立监事会,本届监事会是中华中医药学会首次设立,监事会的成立有助于学会更好地依法民主办会,完善治理结构,规范学会有序健康发展。

▲**中医药标准化综合知识培训班在广州召开** 12月6—7日,本次培训班在广州召开。培训班旨在深入学习贯彻党的十九届五中全会、《中共中央 国务院关于促进中医药传承创新发展的意见》和全国中医药大会精神,强化学习宣传中医药标准化相关法律法规,提升中医药行业标准化能力和水平,为中医药传承创新发展提供有力支撑。

培训主要围绕《中共中央、国务院关于促进中医药传承创新发展的意见》、"十四五"中医药标准化研究成果及标准立项、审批和评价等内容,并就新发布的《中医病证分类与代码》和《中医临床诊疗术语》等4项标准的推广应用进行培训和交流。培训班由国家中医药管理局政策法规与监督司主办,各省、自治区、直辖市中医药标准化行政主管部门负责同志及推荐医疗机构负责同志、中医药各专业标准化技术委员会标准化骨干、2020年中医药标准化项目课题研究骨干等110余人参加培训。

▲**2020健康责任论坛在北京召开** 12月16日,由人民健康、中华中医药学会主办,无限极(中国)有限公司协办的"2020年健康责任论坛暨2020年全民中医健康指数研究报告发布"活动在京举行。论坛以健康责任为主题进行了深入交流和探讨。会上还发布了《2020年全民中医健康指数研究报告》。

会上,举行了"全民中医健康指数研究报告及评估系统"发布仪式。"全民中医健康指数研究报告"自2015年启动后,今年是第五次发布。旨在通过传播"养生固本,健康人生"的健康理念,普及养生知识,为社会大众提供简单、实用的养生方法,提升民众健康素养。

▲**2020年中医药非物质文化遗产发展论坛在厦门召开** 12月21日,本次论坛在厦门召开,同期召开了中国非物质文化遗产保护协会中医药委员会常务委员扩大会议。文化和旅游部党组成员、中国非物质文化遗产保护协会会长王晓峰,国家中医药管理局党组成员、副局长孙达出席开幕式并致辞。

孙达表示，中医药这一祖先留给我们的宝贵财富，不仅为维护和促进人民健康发挥了独特作用，也是中华传统文化的重要代表，在我国非物质文化遗产保护工作中占有独特地位。孙达指出，继"中医针灸"和"藏医药浴法"之后，12月17日，太极拳被列入联合国教科文组织人类非物质文化遗产代表作名录，令我们备受鼓舞。但我们也应看到，中医药非物质文化遗产保护工作还刚刚起步，任重而道远，还需不断努力，必须尽职尽责全力做好工作。要进一步提高对中医药非遗工作重要性的认识，发挥中医药非遗工作的优势作用，积极为构建人类卫生健康共同体贡献智慧和力量，进一步贯彻落实中央有关精神，以中医药非遗工作推动和促进中医药传承创新发展。

本次大会由中国非物质文化遗产保护协会中医药委员会主办，以"传承精华、守正创新"为主题。文化和旅游部、国家中医药管理局相关部门负责同志，中国非物质文化遗产保护协会中医药委员会负责同志，以及部分特邀专家参加会议。

▲**中医药首次写入《国家基层高血压防治管理指南（2020）》**　12月26日由国家卫生健康委员会、国家中医药管理局、国家基层高血压防治管理办公室在国家心血管病中心联合发布了《国家基层高血压防治管理指南》和《国家基层高血压防治管理手册》。

本着中医干预高血压"未病先防，既病防变，已变防衰"的指导思想，在《国家基层高血压防治管理指南》中首次增加了"高血压与中医药"的章节，内容包括高血压的中医经典方剂辨证论治、中医特色适宜技术、传统运动方法、中医综合调理等内容。中医经典方剂辨证论治按照中医传统理论推荐经典名方及确有临床疗效，并积累了一定的循证医学证据的中成药；中医特色适宜技术推荐了包括针灸、推拿、耳穴贴压、穴位贴敷、刮痧、中药代茶饮、体质调摄等中医特色方法，传统运动方式推荐了太极拳和八段锦。本部分内容的制定基于中医经典理论和循证医学证据证明确有降压疗效的原则，突出中医药"简、便、验、廉"的特点，适合社区医生使用。

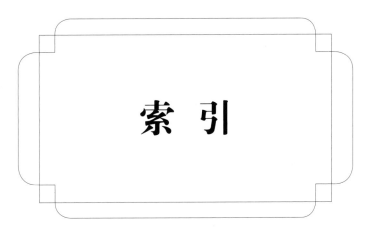

索 引

主题词索引

A 阿癌安凹

阿尔茨海默病/针灸疗法　281a

癌毒病机认识　139b

癌毒医家经验　140a

安神方　485a

安胎降糖汤/治疗应用　190a

凹顶越桔/化学　369b

B 巴白柏斑版保北苯鼻辨标表槟病补不

巴豆霜/生产和制备　433a

白芥子/生产和制备　441a

白芷/化学　370b

柏氏养肌膏/治疗应用　236b

斑蝥/生产和制备　441b

版本　516b

保健食品/研究　509a

北沙参/生产和制备　433a

苯丙素类/分析　370b

鼻-鼻窦炎/中西医结合疗法　264a

鼻炎,变应性/病因病机/中医疗法　262a,263a

辨状论质/利用　349b

标准汤剂/分析　432a

表里双解方　484b

槟榔/生产和制备　436a

病因病机　102a

补肺益肾平喘方/治疗应用　202a

补肝养肾汤/治疗应用　173b

补骨脂/化学　369b

补肾活血方/治疗应用　189a

补肾活血益气法/治疗应用　214a

补肾健脾活血方/治疗应用　251a

补肾凉血安胎法/治疗应用　189b

补虚驱铅方/治疗应用　205b

补益方　484a

补益肺肾法/治疗应用　210b

C 苍草柴产超陈成出川传中垂醇刺催痤

CiteSpace　291a

苍耳子/生产和制备　441b

柴胡/化学　369b

柴术调肝理脾汤/治疗应用　214b

产地加工一体化　430b

产后盆底功能障碍/治疗　191a

产后缺乳/针灸疗法　288a

超临界提取技术/方法　419a

超声提取/方法　411a

陈皮/生产和制备　433a

陈氏盆乐汤/治疗应用　192a

成分分析,复方　371b

成分分析,中药 371b

出土文物 518a

川山橙/化学 370a

川芎/化学 371a

川芎/生产和制备 436a

传染病/中医疗法/中西医结合疗法/中医病机 132a

垂枝石松/化学 370a

醇沉/方法 412b

醇提/方法 412a

刺法 271b

催吐萝芙木/化学 370a

痤疮/治疗与研究 225b

D 大代带胆淡当党地丁动毒独杜对多

大肠癌/中医药疗法 142b

大黄/生产和制备 435a

大孔树脂纯化/方法 412a

代谢组学 464b

带状疱疹/治疗与研究 227a

胆囊炎/治疗与研究 235b

胆通颗粒/治疗应用 232b

淡豆豉/生产和制备 436a

当归/化学 371a

当归复感汤/治疗应用 208b

党参/生产和制备 436b

地黄/生产和制备 437a

地萸补肾固冲方/治疗应用 184b

丁氏妇科补肾养血保胎方/治疗应用 186a

动物类药材,DNA 技术/组织学和解剖学 361a

动物实验 281a,302b

独角莲/化学 370a

杜仲/生产和制备 437b

多元统计分析/利用 347b

多指标成分-TOPSIS法/利用 345b

多指标优化炮制工艺 430a

E 儿耳

儿童流行性感冒/治疗 207a

儿童注意缺陷多动障碍/治疗 214b

耳鸣/中西医结合疗法 261b

F 翻方非肥肺分扶复

翻译 519a,570b

防治新冠肺炎方剂 495a

非生物胁迫,中药材 334b

肥胖/针灸疗法 280a

肺炎,重症/中西医结合疗法 151a

分离纯化/方法 412a

分子生物学,中药材 327a

扶正解毒方/治疗应用 201a

防治血管性痴呆复方 496b

复方鹿角胶丸/治疗应用 251a

复方五凤草液/治疗应用 221b

复耐降消膏/治疗应用 167b

G 甘肝干肛功枸骨固关桂国

甘草/生产和制备　433a

肝炎,乙型,慢性/中医疗法　132a

肝脏疾病/药物作用　454a

干眼症/中西医结合疗法　259b

肛瘘/治疗及实验研究　236a

攻下方　481b

枸骨/化学　369a

骨科疾病/护理　324b

骨质疏松症/治疗及实验研究　250b

固本清源理论　141b

关节炎,膝/针灸疗法　286a

桂枝/生产和制备　435b

国外针灸治疗研究　555a

H 海含何和红厚呼葫化环缓黄回豁活

海派中医妇科名家　183a

海藻连翘方/治疗应用　234a

何氏妇科流派　183a

何氏养巢颗粒/治疗应用　193a

何首乌/生产和制备　433b,441b

何天佐传统中医药正骨疗法　253b

和解方　482a

红参/生产和制备　432b

红葱/化学　370b

厚朴/生产和制备　438a

呼吸系统疾病/护理　322a

呼吸系统中药/药理学　451b

胡芦巴/生产和制备　435b

化毒清湿汤/治疗应用　236b

化瘀地黄汤/治疗应用　199b

化瘀固齿汤/治疗应用　266b

环糊精包合物/生产和制备　413b

缓控释制剂/生产和制备　420b

《黄帝内经》　289b

黄褐斑/治疗与研究　228b

黄花油点草/化学　371a

黄精/生产和制备　438a

黄芩/生产和制备　434a,438b

黄酮类/分析　369b

黄药子/生产和制备　442a

回乳抑增一号/治疗应用　235a

豁痰通络方/治疗应用　210a

活血解毒汤/治疗应用　199b

活血灵方/治疗应用　244b

活血明目汤/治疗应用　257b

活血祛风汤/治疗应用　215b

活血消异方/治疗应用　188b

J 基急加健胶结解金津筋经晶颈灸救

急性肺损伤/药物作用　458b

急性胰腺炎/治疗及实验研究　232b

加味散血葛根汤/治疗应用　228a

健脾活血退黄颗粒/治疗应用　205b

健脾平肝加葛根汤/治疗应用　203b

健脾消滞饮/治疗应用　212b

健脾养胃汤/治疗应用　202b

健脾益气汤/治疗应用　213a

健脾止泻合剂/治疗应用　212b

胶囊剂/生产和制备　422a

胶束/生产和制备　418b

结肠炎,溃疡性/中西医结合疗法　156a

解表方　481a

解毒生肌汤/治疗应用　236a

金腺莸/化学　369a

金银花/生产和制备　432b

金樱根/生产和制备　438b

津力达颗粒/治疗应用　184a

筋痹颗粒/治疗应用　247b

经典针刀术式　244b

经络研究　270a

颈椎病/治疗与研究　246a

灸法　271a

救顽汤/治疗应用　232a

K 开抗考壳口醌

开窍方　485a

抗病毒中药/药理学　451a

抗疏强骨合剂/治疗应用　252b

抗血栓中药/药理学　454b

抗肿瘤中药/药理学　455a

考证　516a

壳聚糖絮凝/方法　412b

口腔溃疡,复发性/中西医结合疗法　266a

醌类/分析　370b

L 老了雷类理利连磷岭龙漏炉鹿卵罗骆

老年性疾病/护理　323a

了哥王/生产和制备　443a

雷打果/化学　370b

雷公藤/生产和制备　442b

类风湿关节炎/中西医结合疗法　172a

理气方　485b

理血方　486a

利胆和胃方/治疗应用　236a

连花清瘟胶囊/治疗应用　208a

磷脂复合物/生产和制备　414a

岭南医学　529b

龙江韩氏妇科　184a

漏芦升麻汤/治疗应用　209a

炉甘石/生产和制备　435b

鹿茸中药复方/治疗应用　251b

卵巢储备功能减退/治疗与研究　192b

卵叶巴豆/化学　369b

罗氏二稔汤/治疗应用　184a

骆驼蓬/化学　370b

M 麻马脉慢莽茅没玫酶蒙民蒙名冥膜木慕

麻黄/生产和制备　443a

马钱子/生产和制备　434b

慢性疲劳综合征/针灸疗法　284b

莽草/化学　369a

茅根连翘芪参汤/治疗应用　203a

没药/生产和制备　439a

玫瑰色丁香/化学　371a

酶法提取/方法　411b

蒙医药研究　545b

民族医药防治新冠肺炎　550a

冥想状态下脑电活动的研究　559a
膜分离/方法　412b
木香/化学　369b

木香/生产和制备　435a
慕课/应用　565b

N 纳南脑凝牛

纳米混悬剂/生产和制备　417b
纳米粒/生产和制备　417b
南五味子/生产和制备　434b

脑瘫/按摩疗法　305a
凝胶剂/生产和制备　416a
牛膝/生产和制备　434b

P 帕盘炮培配喷片贫平

帕金森病/中医疗法　170a
盘龙七片/治疗应用　249b
炮制工艺/利用　430a
炮制原理　432a
配方颗粒/生产和制备　423b
喷雾干燥/方法　413a

片剂/生产和制备　415a
贫血,再生障碍性/中西医结合疗法　165a
平动汤/治疗应用　215a
平衡脱水干燥/方法　413a
平乐正骨平衡理论　249a

Q 芪其气茜芩清祛缺

芪柴辛苍汤/治疗应用　211a
芪黄疸愈方/治疗应用　224b
芪麦益气汤/治疗应用　190b
气功/利用　310a,314a,315b,316a
气体射流冲击干燥/方法　413b
茜草/生产和制备　443b
芩栀复感颗粒/治疗应用　208a
清肠行气止痛汤/治疗应用　156b
清肺利咽汤/治疗应用　204b

清肺通络方/治疗应用　209b
清解化攻方/治疗应用　234a
清热耳鸣方/治疗应用　262a
清热方　483a
清热化痰散结方/治疗应用　226a
清心消痤饮/治疗应用　226b
祛湿方　486b
祛痰方　487a
缺血性脑卒中/药物作用　460a

R 人妊肉乳

人参/生产和制备　439a
妊娠期绒毛膜下血肿/治疗　188b
妊娠期糖尿病/治疗　189b

肉苁蓉/生产和制备　434b
乳腺增生病/治疗及实验研究　234a

S 三桑沙山上参神肾升生声失湿食视舒疏腧数水四菘苏酸髓孙

三颗针/生产和制备　434a

三七/生产和制备　443b

"三维平衡正脊"手法　248a

三子养亲汤/生产和制备　445a

桑枝/生产和制备　439b

沙枣/化学　370a

山麻黄/生产和制备　439b

山药/生产和制备　440a

山茱萸/生产和制备　435a，444a

上海　529a

参麻益智颗粒/治疗应用　173b

神曲消食口服液/治疗应用　212b

肾病，膜性，特发性/中西医结合疗法　163b

肾衰竭，慢性/中西医结合疗法　162a

肾素-血管紧张素系统/药物作用　462b

升麻/化学　371a

生物碱类/分析　370a

生长年限，药材　348b

声光可调-近红外光谱技术/利用　345a

失眠/护理　324a

湿疹/治疗及实验研究　230b

湿疹溻渍方/治疗应用　232a

食用菌/应用　510a

视神经萎缩/中西医结合疗法　261a

视网膜病变，糖尿病性/病因病机　258a

视网膜静脉阻塞/病因病机　257a

舒筋活络汤/治疗应用　247a

疏肝行气泄热汤/治疗应用　233a

疏肝利胆排石汤/治疗应用　235b

腧穴学　270a

数据挖掘　488b

水蒸气蒸馏/方法　411a

水蛭/生产和制备　444b

四君子汤　490a

四逆散/生产和制备　445b

菘蓝/化学　370a

酸枣仁/生产和制备　433b

髓系白血病/中医药疗法　143b

孙思邈　527b

T 塌泰糖特体调萜通土菟推

塌渍法/治疗应用　210a

泰山磐石散/治疗应用　185b

糖尿病，2 型/康复　315b

糖尿病/药物作用　461a

糖尿病足/治疗及实验研究　237b

体质学说　109b

萜类/分析　369a

通腑化瘀汤/治疗应用　232b

通络活血方/治疗应用　238b

通络益气汤/治疗应用　228a

通络止痛方/治疗应用　249a

通窍平喘方/治疗应用　211b

土丁桂/化学　371a

菟紫养肾汤/治疗应用　194b

推拿/方法　302b

推拿学　300a，302b，306b

W 外丸王微维温巫吴五

丸剂/生产和制备　414b

王不留行/生产和制备　440a

微乳/生产和制备　417a

维吾尔医药研究　548b

温经汤/生产和制备　445b

温里方　482b

温润辛金培脾法/治疗应用　211b

温阳利湿化瘀方/治疗应用　199b

巫山淫羊藿/生产和制备　435a

吴茱萸/生产和制备　435b

"五分法"　225b

X 膝夏线项逍消小哮心新熊虚续褟旋血训

膝骨关节炎/治疗及实验研究　249a

夏天无/生产和制备　434a

线梗胡椒/化学　370b

项痹蠲方/治疗应用　248b

逍遥蒌贝汤/治疗应用　234b

逍遥散　492a

消化系统中药/药理学　453b

消痈方颗粒剂/治疗应用　222b

小大黄/生产和制备　440a

小儿变应性鼻炎/治疗　211a

小儿反复呼吸道感染/治疗　208a

小儿功能性消化不良/治疗　212a

小儿咳嗽变异性哮喘/治疗　210b

小儿迁延性腹泻/治疗　212b

小儿清肺颗粒/治疗应用　200b

小儿湿疹/治疗　215b

小儿外感发热/治疗　206b

小儿支原体肺炎/治疗　209a

小儿紫癜性肾炎/治疗　213b

哮喘,咳嗽变异型/中医疗法　152a

心肌梗死,急性/中西医结合疗法　152b

心力衰竭,慢性/中西医结合疗法　153b

心血管系统中药/药理学　452a

新生儿高胆红素血症/治疗　205b

新型冠状病毒肺炎　275b

新型冠状病毒肺炎/康复　314a

新型冠状病毒肺炎/养生与康复　512a

新型冠状病毒肺炎/药物作用　457a

新型冠状病毒肺炎/中西医结合疗法　135a

熊继柏　126a

虚挂线疗法/治疗应用　237a

虚拟仿真养生保健系统　507a

续断/生产和制备　444b

续筋接骨液/治疗应用　244a

褟国维　128a

旋提手法　246b

血竭/化学　369b

训诂　516a

Y 牙咽延仰养腰药一怡彝抑益阴茵银淫有幼余玉云孕

牙周炎,慢性/中西医结合疗法　266a

咽炎,慢性/中医外治法　265a

延胡索/生产和制备　434a

仰卧定点复位法　247a

养老保健服务/研究　510a

《养老奉亲书》　511a

养生 316a

养血祛斑汤/治疗应用 229b

养阴清瘀汤/治疗应用 214a

腰椎间盘突出症/治疗与研究 253a

药性考证 121a

一测多评（QAMS）药材质量评价模式/利用 346b

怡心汤/治疗应用 203a

彝医药研究 547a

抑郁症/针灸疗法 283a

益气化瘀方/治疗应用 244b

益气健脾补肾生血方/治疗应用 204a

益气健脾除湿汤/治疗应用 226b

益气软肝方/治疗应用 159a

益气养阴散结通络汤/治疗应用 260b

益肾健骨丸/治疗应用 249b

益肾通络方/治疗应用 224a

阴阳五行学说 100a

茵苓健脾退黄汤/治疗应用 206a

银黄解毒促愈汤/治疗应用 223b

银羚清瘟方/治疗应用 207b

淫羊藿/生产和制备 440b

有效基准特征图谱质量表征模式/利用 347b

幼科升降汤/治疗应用 206b

余甘子/生产和制备 440b

玉容消斑汤/治疗应用 230a

玉竹/化学 371a

云南姚氏妇科流派 183a

孕康口服液/治疗应用 185b

Z 甾栽藏泽针诊镇证栀脂植指质治智中肿种注壮资滋子

甾体类/分析 371a

栽培技术,中药材 329a

藏医药研究 542a

泽泻/生产和制备 445a

针灸学 275b，289b，291a

诊法 103a

镇痛消癥方/治疗应用 187b

证候动物模型/药物作用 455b

证候规律 105b

证候实质 107b

栀黄解毒饮/治疗应用 207b

脂代谢/药物作用 462b

脂肪肝,非酒精性/中西医结合疗法 157b

脂肪细胞分化/药物作用 463b

脂质体/生产和制备 418a

植物类药材,DNA 技术/组织学和解剖学 356a

指纹图谱/分析 432a

指纹图谱/利用 346b

质量标志物,中药材 362a

治燥方 486b

《智能健康和养老》 512a

中耳炎,分泌性/中西医结合疗法 262a

中风,缺血性/中西医结合疗法 171a

《中国老年健康服务发展报告》 510a

中国医学史 516a，533a

《中华医藏》 506b

中枢神经系统中药/药理学 452b

中药/化学 369a

中药/药代动力学 456a

中药材提取/方法 411a

中药毒理/毒性 456a

中药干燥/方法 43a

中药炮制品/药理学 431a

中药炮制品成分/化学 430b

中药配伍理论 118b

中药品种/考证 350a

中药新制剂　414a

中药药性理论　117a

中药饮片质量/分析　431b

中药制药技术/利用　411a

中药转录组　330b

中医儿科学　305a

中医科研,数据挖掘　571b

中医流派　527a

中医文化传播　536a

中医文献学　291a,306b

中医学　132a

中医药海外发展现状　557a

中医药学文献　516a,518a

肿瘤癌毒病因论　139b

肿瘤相关性贫血/中医药疗法　140b

种质资源,中药材　328b

种子萌发,中药材　333b

注射剂/生产和制备　415b

壮骨通痹丸/治疗应用　250a

资坤汤/治疗应用　193a

资源生理生态学,中药材　328b

滋活汤/治疗应用　193b

子宫内膜异位症/治疗及实验研究　186b

组方配伍规律　488b

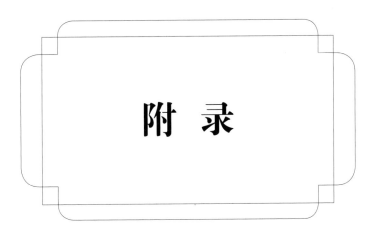

附 录

一、2021 卷《中国中医药年鉴(学术卷)》文献来源前 50 种期刊

1. 中草药
2. 中国中药杂志
3. 中华中医药杂志
4. 中国实验方剂学杂志
5. 中药材
6. 中医药导报
7. 中国中医基础医学杂志
8. 时珍国医国药
9. 中成药
10. 中医学报
11. 新中医
12. 中华中医药学刊
13. 中医杂志
14. 中国针灸
15. 辽宁中医杂志
16. 中国中医药现代远程教育
17. 世界中医药
18. 中国现代中药
19. 环球中医药
20. 亚太传统医药
21. 中医临床研究
22. 湖南中医药大学学报
23. 四川中医
24. 中药药理与临床
25. 世界科学技术(中医药现代化)
26. 中医文献杂志
27. 光明中医
28. 天津中医药
29. 辽宁中医药大学学报
30. 上海中医药杂志
31. 中华医史杂志
32. 中国药房
33. 中国中医急症
34. 西部中医药
35. 北京中医药大学学报
36. 湖南中医杂志
37. 实用中医药杂志
38. 浙江中医杂志
39. 中国中医药信息杂志
40. 江西中医药大学学报
41. 陕西中医
42. 针刺研究
43. 中国中西医结合杂志
44. 中药新药与临床药理
45. 吉林中医药
46. 中国民族民间医药
47. 北京中医药
48. 国际中医中药杂志
49. 河南中医
50. 南京中医药大学学报

二、2021 卷《中国中医药年鉴（学术卷）》 文献来源前 50 所大学（学院）

1. 北京中医药大学
2. 广州中医药大学
3. 南京中医药大学
4. 上海中医药大学
5. 中国中医科学院
6. 成都中医药大学
7. 湖南中医药大学
8. 河南中医药大学
9. 江西中医药大学
10. 浙江中医药大学
11. 天津中医药大学
12. 陕西中医药大学
13. 辽宁中医药大学
14. 甘肃中医药大学
15. 安徽中医药大学
16. 湖北中医药大学
17. 黑龙江中医药大学
18. 山东中医药大学
19. 广西中医药大学
20. 河北中医学院
21. 福建中医药大学
22. 首都医科大学
23. 贵州中医药大学
24. 长春中医药大学
25. 广东药科大学

26. 南方医科大学
27. 山西中医药大学
28. 中国医学科学院
29. 内蒙古医科大学
30. 郑州大学
31. 重庆医科大学
32. 青海大学
33. 云南中医药大学
34. 吉林农业大学
35. 广州医科大学
36. 南京农业大学
37. 上海交通大学
38. 成都大学
39. 青海民族大学
40. 云南民族大学
41. 北京大学
42. 河南省中医药研究院
43. 华北理工大学
44. 暨南大学
45. 西南医科大学
46. 中国药科大学
47. 遵义医科大学
48. 复旦大学
49. 广西医科大学
50. 贵州医科大学

三、2021 卷《中国中医药年鉴(学术卷)》文献来源前 40 家医疗机构

1. 上海中医药大学附属曙光医院
2. 中国中医科学院广安门医院
3. 南京中医药大学附属医院
4. 首都医科大学附属北京中医医院
5. 天津中医药大学第一附属医院
6. 中国中医科学院附属西苑医院
7. 成都中医药大学附属医院
8. 广州中医药大学第二附属医院
9. 河南中医药大学第二附属医院
10. 湖南中医药大学第一附属医院
11. 上海中医药大学附属龙华医院
12. 上海中医药大学附属岳阳中西医结合医院
13. 广州中医药大学第一附属医院
14. 河南中医药大学第一附属医院
15. 中国中医科学院附属眼科医院
16. 中国中医科学院望京医院
17. 河北中医学院附属医院/河北省中医院
18. 北京中医药大学第三附属医院
19. 北京中医药大学东直门医院
20. 浙江中医药大学附属第一医院/浙江省中医院
21. 黑龙江中医药大学附属第一医院
22. 江西中医药大学附属医院
23. 辽宁中医药大学附属医院
24. 广西中医药大学第一附属医院
25. 浙江中医药大学附属温州市中医院
26. 安徽中医药大学第一附属医院
27. 湖北中医药大学附属医院/湖北省中医院
28. 武汉市第一医院/武汉市中西医结合医院
29. 甘肃中医药大学第一附属医院/甘肃省中医院
30. 广州中医药大学第三附属医院
31. 上海中医药大学附属第七人民医院
32. 郑州人民医院
33. 天津中医药大学第二附属医院
34. 新疆维吾尔自治区维吾尔医医院
35. 成都中医药大学第三附属医院
36. 福建中医药大学附属康复医院
37. 广东药科大学附属第一医院
38. 广西中医药大学附属瑞康医院
39. 广州医科大学附属第一医院
40. 青海省藏医院

四、2021 卷《中国中医药年鉴(学术卷)》撰稿人名单

姓　名 (按姓氏笔画为序):

丁　媛　上海中医药大学中医文献研究所
于　峥　中国中医科学院中医基础理论研究所
万诗尧*　中国药科大学中药学院
马　琳*　上海中医药大学科技创新服务中心
马小淋*　上海中医药大学附属岳阳中西医结合医院
马丽娜*　上海中医药大学附属龙华医院
马程程*　上海中医药大学中药研究所
王　宇　上海中医药大学科技实验中心
王　妍　安徽医科大学第一附属医院
王　娇*　上海中医药大学附属岳阳中西医结合医院
王　静　上海中医药大学针灸推拿学院
王又闻　上海中医药大学中药学院
王尔亮　上海中医药大学科技人文研究院
王冬盈*　广州中医药大学第一临床医学院
王永丽　上海中医药大学中药研究所
王茹茹*　上海中医药大学中药研究所
王笑民　首都医科大学附属北京中医医院
王家豪*　南京中医药大学中医药文献研究所
方智婷*　上海中医药大学科技实验中心
邓宏勇　上海中医药大学科技创新服务中心
邓雪阳　中国药科大学中药学院
石洁洁*　上海中医药大学针灸经络研究所
叶阳舸　上海中医药大学气功研究所
叶明花　北京中医药大学国学院
代玉洁*　中国药科大学中药学院
代秋颖*　上海中医药大学附属龙华医院
皮亚妮*　上海中医药大学附属曙光医院
吕孝丽*　广州中医药大学第一临床医学院
朱文伟　复旦大学附属肿瘤医院

朱恒清*　中国药科大学中药学院
朱靓贤　上海中医药大学基础医学院
仲芫沅　上海中医药大学附属龙华医院
任玉川*　中国药科大学中药学院
刘　芳　湖南省中医药研究院附属医院
刘　瑛　广州中医药大学第一临床医学院
刘　瑜　南方医科大学附属佛山妇幼保健院
刘　霖　河南省中医药研究院信息文献研究所
刘文利　广州中医药大学第一临床医学院
刘立公　上海中医药大学针灸经络研究所
刘金成*　中国药科大学中药学院
刘堂义　上海中医药大学针灸推拿学院
安广青　上海徐汇区枫林街道社区卫生服务中心
许　吉　上海中医药大学科技创新服务中心
许　军　上海中医药大学附属岳阳中西医结合医院
纪　军　上海中医药大学针灸经络研究所
纪淑玲*　广州中医药大学第一临床医学院
苏琳婕*　中国药科大学中药学院
李　丛　《江西中医药》杂志编辑部
李　芳　中国药科大学中药学院
李　明　上海中医药大学科技信息中心
李　洋　上海中医药大学中西医结合岳阳医院
李　萌*　上海中医药大学附属曙光医院
李永亮　广西中医药大学人事处
李伟东　南京中医药大学药学院
李安然　中国药科大学中药学院
李奕祺　福建中医药大学中医学院
李祖頔　中国药科大学中药学院
李捷凯*　上海中医药大学附属岳阳中西医结合医院
李雪铭*　中国药科大学中药学院

杨　丹*	上海中医药大学附属岳阳中西医结合医院
杨奕望	上海中医药大学科技人文研究院
吴　欢	上海中医药大学附属曙光医院
吴　健	南京农业大学园艺学院
吴立宏	上海中医药大学中药研究所
吴晶晶	上海中医药大学附属龙华医院
吴靳荣	上海中医药大学中药学院
邱海龙*	南京中医药大学药学院
何立群	上海中医药大学附属曙光医院肾科
余庆英*	广州中医药大学第一临床医学院
张　英	中国中医科学院广安门医院肿瘤科
张　展	上海中医药大学附属岳阳中西医结合医院
张卫华	南京中医药大学基础医学院
张丰聪	山东中医药大学中医文献研究所
张永太	上海中医药大学中药学院
张莘航	上海中医药大学科技人文研究院
张园娇*	南京中医药大学药学院
张佳智*	中国药科大学中药学院
张珊珊*	上海中医药大学中药研究所
张爱华	黑龙江中医药大学药学院
张淑娜*	上海中医药大学科技人文研究院
张惠敏*	广州中医药大学第一临床医学院
张媛媛	中国药科大学中药学院
张馥琴	上海中医药大学针灸经络研究所
陆　颖	上海中医药大学气功研究所
陈少丽	上海中医药大学基础医学院
陈佳欣*	中国药科大学中药学院
陈漫双*	广州中医药大学第一临床医学院
陈慧娟	上海中医药大学基础医学院
陈德兴	上海中医药大学基础医学院
范　磊	山东中医药大学基础医学院
范明惠*	上海中医药大学中药研究所
范振宇	上海中医药大学研究生院
林　炜	福建中医药大学中西医结合研究院
罗艳秋	云南中医药大学图书馆
罗晓玲*	湖南省中医药研究院附属医院
金　岚*	上海中医药大学附属龙华医院

周　悦	上海中医药大学附属龙华医院
周　蜜	上海中医药大学附属岳阳中西医结合医院
周　鑫	云南中医药大学图书馆
周月希*	广州中医药大学第一临床医学院
周志强*	山西中医药大学基础医学院
周凯男	中国中医科学院广安门医院肿瘤科
郑　智	江西省肿瘤医院
孟　畑	上海中医药大学附属龙华医院
孟祥才	黑龙江中医药大学药学院
赵　凡	南京中医药大学基础医学院
赵　玲	上海中医药大学针灸推拿学院
赵　燕*	中国药科大学中药学院
胡　菲	上海市嘉定区菊园新区社区卫生服务中心
胡　蓉	上海中医药大学科技人文研究院
胡金贵*	中国药科大学中药学院
柏　冬	中国中医科学院中医基础理论研究所
侯　丽	北京中医药大学东直门医院
俞晓菡*	上海中医药大学附属曙光医院
施　杞	上海中医药大学附属龙华医院
姜丽莉	上海市普陀区中医医院
莲　花	内蒙古医科大学蒙医药学院
栗枭杰	北京中医药大学东直门医院
钱　帅	中国药科大学中药学院
倪梁红	上海中医药大学中药学院
徐　浩	上海中医药大学附属龙华医院
徐　皓*	上海中医药大学附属岳阳中西医结合医院
徐士奎	云南省食品药品监督检验研究所
徐光耀	上海中医药大学附属市中医医院
徐贻珏	江苏省常州市中医医院
徐超琼*	上海中医药大学科技人文研究院
殷玉莲	上海中医药大学附属龙华医院
高　宠	北京中医药大学东直门医院
唐德志	上海中医药大学附属龙华医院
黄　佳*	湖南省中医药研究院附属医院
黄　辉	安徽中医药大学中医学院
黄陈招	浙江省玉环市人民医院
黄煦格*	广州中医药大学第一临床医学院

附录

曹　蕾　广州中医药大学第一临床医学院

龚慧雨*　广州中医药大学第一临床医学院

常　城*　南京中医药大学中医药文献研究所

崔世超*　广州中医药大学第一临床医学院

崔学军　上海中医药大学附属龙华医院

崔唐明*　上海中医药大学科技创新服务中心

麻志恒　上海市崇明区中心医院中医内科

梁倩倩　上海中医药大学附属龙华医院

彭　璐*　上海中医药大学科技实验中心

董春玲　上海中医药大学附属龙华医院

曾丽华*　广州中医药大学第一临床医学院

谢立科　中国中医科学院附属眼科医院

谢宝珍*　广州中医药大学第一临床医学院

褚美玲*　上海中医药大学附属龙华医院

蔡晓册*　上海中医药大学附属岳阳中西医结合医院

谭　鹏　北京中医药大学中药学院

谭红胜　上海交通大学医学院

魏　民　中国中医科学院中医药信息研究所

魏元锋　中国药科大学中药学院

注：带 * 者为在读研究生

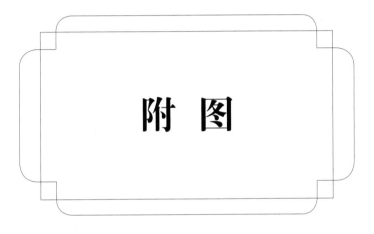

附　图

一、"中医基础理论"栏目参考文献关键词分布图

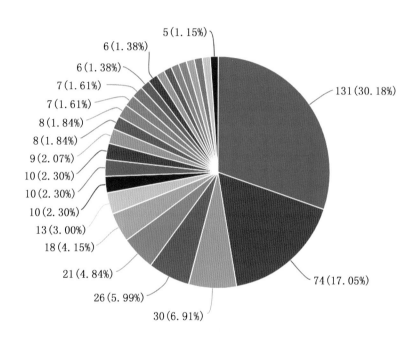

5(1.15%)
6(1.38%)
6(1.38%)
7(1.61%)
7(1.61%)
8(1.84%)
8(1.84%)
9(2.07%)
10(2.30%)
10(2.30%)
10(2.30%)
13(3.00%)
18(4.15%)
21(4.84%)
26(5.99%)
30(6.91%)
131(30.18%)
74(17.05%)

- 《黄帝内经》
- 《伤寒论》
- 中医体质
- 五运六气
- 中医学
- 《金匮要略》
- 相关性研究
- 《伤寒杂病论》
- 学术思想
- 中医体质辨识
- 象思维
- 理论探析
- 肠道菌群
- 张仲景
- 临床意义
- 中和医派
- 思想探析
- 肺
- 理论研究
- 厥阴病
- 文献研究
- 治未病
- 临床应用
- 中医思维
- 脾

二、"妇科"栏目参考文献关键词分布图

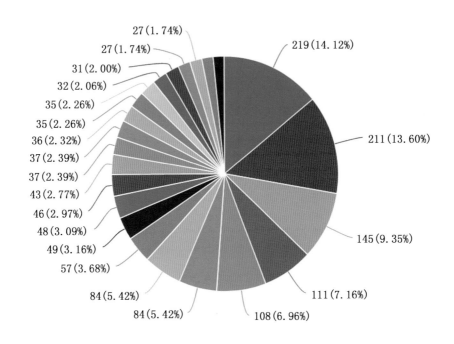

27(1.74%)

27(1.74%)

31(2.00%)

32(2.06%)

35(2.26%)

35(2.26%)

36(2.32%)

37(2.39%)

37(2.39%)

43(2.77%)

46(2.97%)

48(3.09%)

49(3.16%)

57(3.68%)

84(5.42%)

84(5.42%)

219(14.12%)

211(13.60%)

145(9.35%)

111(7.16%)

108(6.96%)

- 多囊卵巢综合征
- 临床观察
- 临床研究
- 原发性痛经
- 不孕症
- 慢性盆腔炎
- 子宫内膜异位症
- 月经不调
- 临床效果
- 围绝经期综合征
- 盆腔炎性疾病后遗症
- 用药规律
- 卵巢早衰
- 卵巢储备功能下降
- 先兆流产
- 月经过少
- 复发性流产
- 中医治疗
- 妇科疾病
- 临床经验
- 数据挖掘
- 子宫腺肌病
- 早发性卵巢功能不全

三、"外科"栏目参考文献关键词分布图

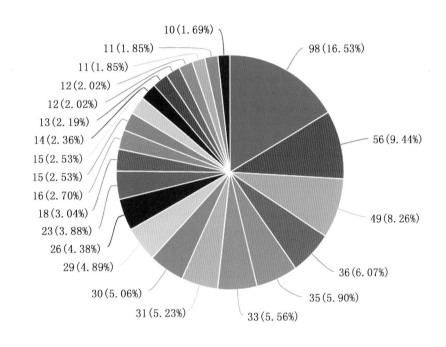

临床观察 98(16.53%)
临床研究 56(9.44%)
创面愈合 49(8.26%)
肛瘘术后 36(6.07%)
肛周脓肿 35(5.90%)
混合痔 33(5.56%)
术后创面愈合 31(5.23%)
乳腺增生 30(5.06%)
混合痔术后 29(4.89%)
中药熏洗 26(4.38%)
肛周脓肿术后 23(3.88%)
18(3.04%)
16(2.70%)
15(2.53%)
15(2.53%)
14(2.36%)
13(2.19%)
12(2.02%)
12(2.02%)
11(1.85%)
11(1.85%)
10(1.69%)

- ● 临床观察
- ● 临床研究
- ● 创面愈合
- ● 肛瘘术后
- ● 肛周脓肿
- ● 混合痔
- ● 术后创面愈合
- ● 乳腺增生
- ● 混合痔术后
- ● 中药熏洗
- ● 肛周脓肿术后
- ● 脊髓损伤
- ● 内芽肿性乳腺炎
- ● 用药规律
- ● 温热下注型
- ● 临床疗效
- ● 浆细胞性乳腺炎
- ● 外敷治疗
- ● 熏洗坐浴
- ● 术后疼痛
- ● 痔疮术后
- ● 肛肠疾病

四、"骨伤科"栏目参考文献关键词分布图

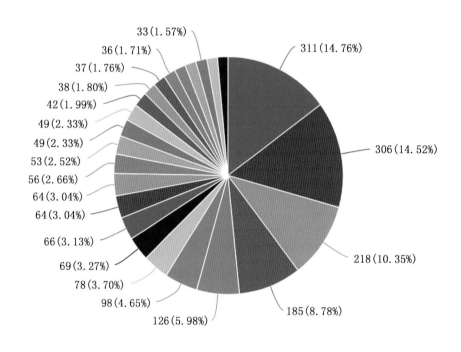

- 🔵 腰椎间盘突出症
- ⚫ 临床观察
- 🔘 临床研究
- ⚫ 膝骨关节炎
- 🔘 神经根型颈椎病
- 🔘 颈椎病
- ⚪ 独活寄生汤
- ⚫ 椎动脉型颈椎病
- ⚫ 临床疗效
- ⚫ 手法治疗
- 🔘 股骨头坏死
- 🔘 骨关节炎

- 🔘 桡骨远端骨折
- 🔘 肩周炎
- ⚪ 椎间盘突出症
- ⚫ 中药熏洗
- 🔘 颈型颈椎病
- ⚫ 中药熏蒸
- 🔘 中医骨伤手法
- 🔘 独活寄生汤加减
- 🔘 温针灸
- 🔘 针灸治疗
- ⚪ 中医治疗
- ⚫ 外敷治疗

五、"方剂研究"栏目参考文献关键词分布图

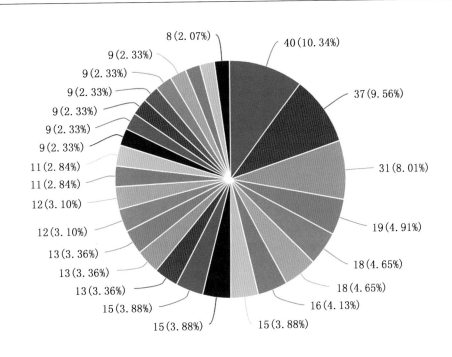

图例：

- 数据挖掘
- 用药规律
- 临床应用
- 临床经验
- 经典名方
- 验案举隅
- 排毒汤
- 《伤寒论》
- 组方规律
- 配伍规律
- 小柴胡汤
- 国医大师
- 《伤寒杂病论》
- 桂枝汤
- 半夏泻心汤
- 仝小林
- 组方配伍
- 清肺排毒汤
- 柴胡桂枝干姜汤
- 《金匮要略》
- 温胆汤
- 关联规则
- 量效关系
- 古代文献
- 张仲景
- 四逆散

六、"养生与康复"栏目参考文献关键词分布图

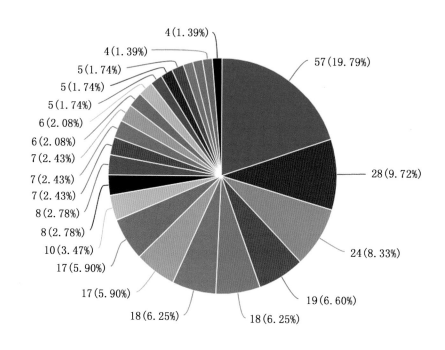

养生 ● 《老老恒言》 ●
养生法 ● 阳气 ●
中医养生 ● 气血不足 ●
老年人 ● 《红楼梦》 ●
养生思想 ● 八段锦 ●
《黄帝内经》 ● 养生学 ●
养生保健 ● 祛湿 ●
养生经 ● 思想探析 ●
国医大师 ● 春夏养阳 ●
冬季养生 ● 中医学 ●
养生文化 ● 涌泉穴 ●
养生智慧 ●

《中国中医药年鉴（行政卷）》

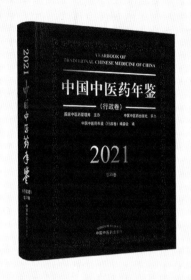

《中国中医药年鉴（行政卷）》（以下简称《年鉴》）是由国家中医药管理局主办，综合反映上一年中医药工作各方面情况、进展、成就的史料性工具书。2021卷《年鉴》分为11个篇目：重要文选、大事记、专题工作、国家中医药工作、地方中医药工作、军队中医药工作、港澳台地区中医药工作、直属单位及社会组织、机构与人物、统计资料、附录。

《中国中医药年鉴（行政卷）》一直力求站在中医药事业发展前沿，追踪和汇集中医药发展的新动态、新成果，紧扣时代脉搏，大力宣传国家的中医药政策，热情讴歌中医药事业取得的伟大成就。39年来，我国中医药事业的重要事件、重要法规等均在书中收载。《年鉴》已成为各级中医药工作人员案头必备的工具书，成为广大读者了解中医药的可靠载体。

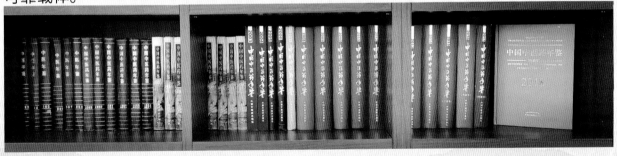

关注获得更多资讯

详情请咨询《年鉴》编辑部：

咨询电话：010-64405719-377

邮　　箱：zgzyynj@163.com

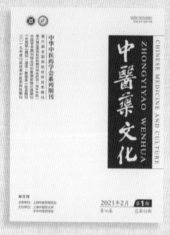
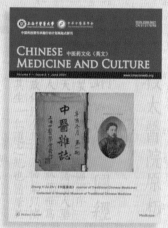